医师继续教育用书

男女不育症
中西医现代诊断与治疗

主　编　陈利生　倪雅莲　徐元诚
副主编　陈守信　王薇薇　陆海峰

CONTEMPORARY TREATMENT OF MALE AND FEMALE INFERTILITY BY TRADITIONAL AND WESTERN MEDICAL METHODS

世界图书出版公司
上海 · 西安 · 北京 · 广州

图书在版编目(CIP)数据

男女不育症中西医现代诊断与治疗/陈利生，倪雅莲，徐元诚主编. —上海：上海世界图书出版公司，2006.8

(医师继续教育用书)

ISBN 7-5062-8189-9

Ⅰ.男... Ⅱ.①陈...②倪...③徐... Ⅲ.不孕症—中西医结合—诊疗—终生教育—教材 Ⅳ.R711.6

中国版本图书馆CIP数据核字(2006)第074780号

男女不育症中西医现代诊断与治疗

陈利生 倪雅莲 徐元诚 主编

上海世界图书出版公司出版发行

上海市尚文路185号B楼

邮政编码 200010

(公司电话：021-63783016 转发行科)

上海市印刷七厂印刷

如发现印装质量问题，请与印刷厂联系

(质检科电话：021-59110731)

各地新华书店经销

开本：787×1092 1/16 印张：34.75 字数：880 000

2006年8月第1版 2006年8月第1次印刷

印数：1—4 000

ISBN 7-5062-8189-9/R·154

定价：148.00元

http://www.wpcsh.com.cn

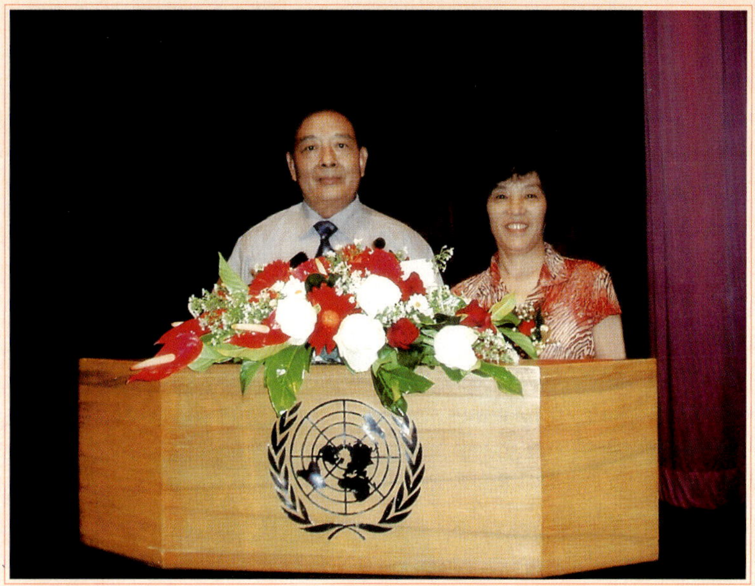

陈利生　江苏省海门市人，1944年出生。1970年毕业于东南大学医学院。现任南京金陵男科医院院长、主任医师、国际中医男科学会副主席、世界中医药联合会男科分会常务理事、《中华男科学杂志》编委。

20世纪70年代开始与倪雅莲合作从事生殖医学中西医结合的理论和临床研究，对多囊卵巢综合征、闭经－溢乳综合征、输卵管性不育症、男性少弱精症、不射精症等的研究比较深入，并在临床上取得较好的效果；80年代发表相关论文20多篇，并与倪雅莲合作编写《中西医论治女性不孕》，1994年又与倪雅莲再次合作编写了《中西医论治男性不育》。这两部著作采用中西医结合的方法研究和治疗男、女不育症，这在国内尚属首创，学术界普遍认为这两部著作有很好的临床参考价值。2000年始，对性功能障碍引起男性不育的研究更加深入，首先提出了“插入障碍（IO）”这一新概念，并治愈了许多因插入障碍引起不育的夫妇。2004年在《中华男科学》杂志发表了他的研究成果，并多次在国际、国内的男科学论坛上作了“插入障碍诊断和治疗”的学术报告，取得了广泛的认同。

陈利生和倪雅莲长期从事临床工作，善于将现代生殖医学新进展与祖国传统医学继嗣之要法有机地结合起来，创立了一套完整的理论体系，并总结了数十年的临床经验，编写了《男女不育症中西医现代诊断与治疗》一书，为现代生殖医学增添了新的篇章。

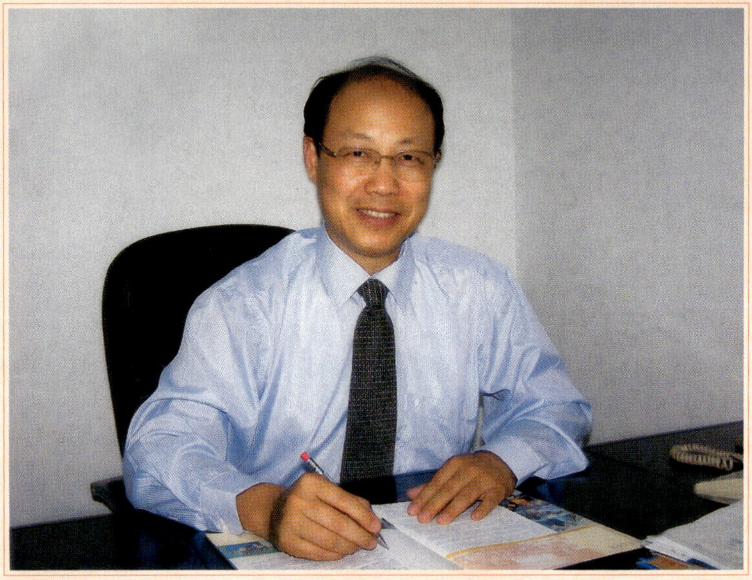

徐元诚　上海市人，1951 年生。1973 年从事医学临床工作，1984 年毕业于江苏省职工医科大学。1988 年起潜心钻研男科疾病，并参与组织了我国首次全国性男科学术大会和首届亚洲大洋洲男科学术大会。1992 年创立南京金陵男科医院。在临床实践中，与南京军区总医院黄宇烽教授合作研制了 MACRO 精子计数板，得到了广泛应用，并获军内科技进步三等奖。1999 年晋升泌尿外科副主任医师，又任中华医学会男科分会委员、中国中医药学会委员、《中华男科学杂志》副主编、江苏省中西医结合学会生殖医学分会主任委员和世界中医药联合会男科分会副主任委员。

《男女不育症中西医现代诊断与治疗》编委成员

主　　编　陈利生　倪雅莲　徐元诚

副 主 编　陈守信　王薇薇　陆海峰

编　　委　陈利生　倪雅莲　陈守信　王薇薇　陆海峰
徐建平　汪洪亮　陈予雯　唐庆来　薛　珺
高存阁　王玉谨　吉正国　张奎增　王如忠
陈　莉　张爱君　张　迅　丁学刚　马金涛
高明军　郭维弟　孙有成

编务人员　尹　松　王海军

前　言

近半个世纪以来，生殖健康问题已成为全球性的大课题，最为瞩目的是男子的精子数量和质量呈逐年下降趋势。据世界卫生组织（WHO）统计，现代男性精子数量和质量较半个世纪前下降了1/3，因而男女不育症的发病率呈逐年上升趋势。根据国家计生委统计，20世纪80年代不育症的发病率为3%左右，而2002年统计达15%。男女不育症不仅是一个生殖健康问题，也是一个社会问题。它与人类社会、家庭和个人息息相关。许多本来称心如意的家庭因为没有子女而苦恼；不少本来幸福和睦的家庭因没有子女而濒临破裂；还有许多不育妇女因不能生育而遭歧视、辱骂和欺凌，对生活失去希望。现代生殖医学的发展不仅使过多生育的家庭节制生育，也可以使不能生育的家庭喜得贵子，享受天伦之乐。

笔者从事生殖医学理论研究和临床实践30多年，20世纪90年代编写了《中西医论治女性不孕》和《中西医论治男性不育》两部专著，深受广大读者的喜爱，曾连续多次重印发行。十多年来生殖医学发展迅速，辅助生殖技术逐渐趋于普及，分子生物学、遗传学、生殖免疫学的进展日新月异。本书是笔者参阅大量国内外最新资料，深入探讨祖国医学"子嗣门"之宝库，集中西医生殖医学理论之大成，并结合数十年的临床经验和科研成果编写而成。本书以男女不育逻辑分类为纲，中西医理论相结合，辨病辨证相结合，并体现了笔者诊断和治疗男、女不育症的标准化、程序化思路。全书分三编，第一编为男性不育；第二编为女性不育；第三编为辅助生殖技术。

本书理论知识由浅入深，将现代遗传学、分子生物学、生殖免疫学、心理治疗学等深奥理论，以通俗易懂的方式介绍给读者，易读易懂。介绍的诊断和治疗方法既新颖又实用。并将古籍理论，以通俗的语言表达，使读者既晓之理，又懂其法。这是一部理论新、实用性强、中西医结合的学术专著，可供男科医生、妇科医生和从事生殖医学研究的专业人员参考，也可提供广大患者学习，增长生殖健康知识。

由于编者水平有限，难免有不妥之处，希望同仁们和广大读者批评指正。

编著者

2005年10月于南京

目 录

第一编 男性不育

第二编 女性不育

第三编 辅助生殖技术

第一编

男性不育

第一章　男性生殖系统结构与功能

生殖繁衍后代必须通过夫妇间正常的性生活才能完成。同时男女双方生殖系统必须具备完整的结构和正常的功能。因此,研究男性不育应对男性生殖系统的结构及功能有充分的了解。男性生殖系统包括内生殖器和外生殖器两部分。内生殖器由性腺(睾丸)、输精管道(附睾、输精管、射精管)和附属腺体(精囊、前列腺、尿道球腺)组成。外生殖器包括阴囊和阴茎(图Ⅰ-1)。

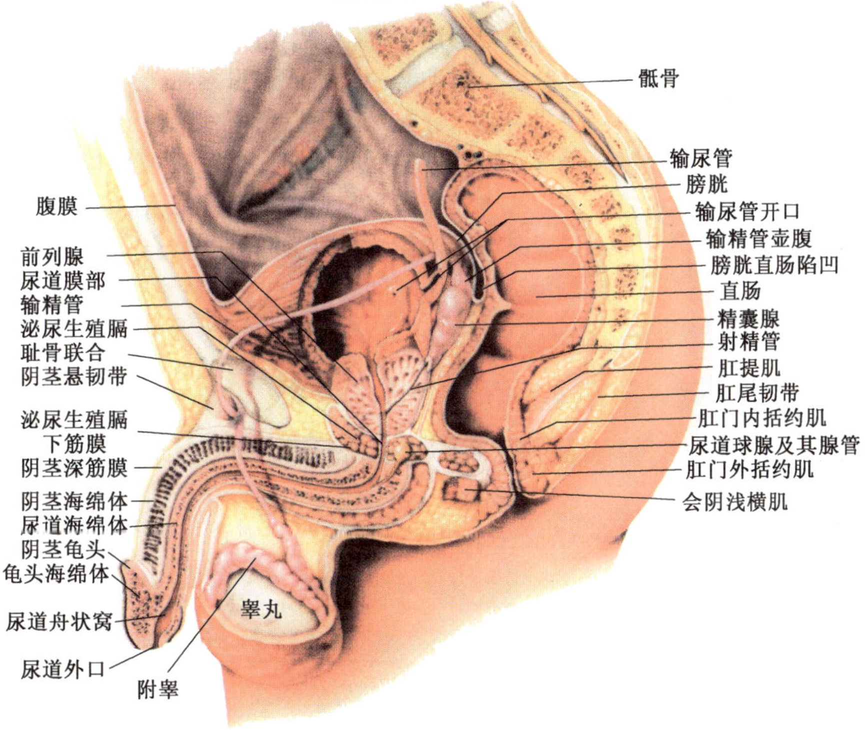

图Ⅰ-1　男性生殖系统解剖示意图

(引自:辛钟成,2002年)

第一节　内　生　殖　器

男性内生殖器包括睾丸、输精管道和附属腺体三部分。

一、睾丸

睾丸位于阴囊内,左右各一。形态呈微扁的椭圆体。其大小平均测量为4 cm×3 cm×2.5 cm,重约20～30 g。睾丸表面光滑,有一层坚厚的纤维膜,称白膜。白膜在睾丸的后缘增厚,称睾丸纵隔。纵隔的结缔组织伸入睾丸,形成结缔组织小隔,称睾丸小隔,把睾丸分成 200 多个锥体形小叶,每小叶内含有 1～4 条小管,称精曲小管,又称曲细精管。精曲小管极度弯曲,长 20～70 cm,管粗 150～250 μm。正常男子一侧睾丸有 300～1 000 条精曲小管,其总长度约 360 m,若双侧睾丸总计,其长度可达 720 m,为成亿精子生成创造了条件。精曲小管行至小叶锥顶变成直管,称精直小管,又称直细精管。精直小管进入睾丸纵隔后互相吻合成网,称睾丸网。从睾丸网发出 12～15 条睾丸输出小管,出睾丸后缘上部进入附睾(图Ⅰ-2)。

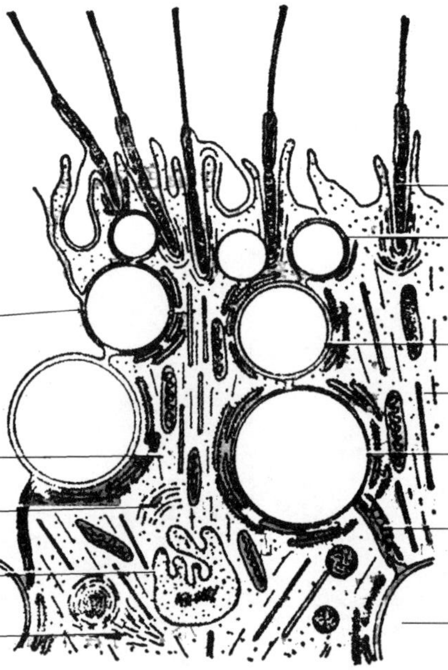

图Ⅰ-2 精曲小管支持细胞与生精细胞图解

正常成年男子的两侧睾丸体积大致相同。刘振国采用国际通用的睾丸测量模型测量了我国 1 000 例正常男子的睾丸体积,其大小范围为 15# ～25# (表Ⅰ-1)。国外成年男子睾丸体积为 20# ～30# (表Ⅰ-2)。睾丸体积大小是男性不育临床工作中一个重要的诊断指标。

表Ⅰ-1 中国成年男子睾丸体积

号 型	纵径×横径(cm)
15#	4.29×2.58
20#	4.55×2.93
25#	5.01×3.01

(引自: 刘振国,男性学基础)

表Ⅰ-2 国外成年男子睾丸体积

号 型	纵径×横径(cm)
20#	4.50×2.70
25#	5.00×3.00
30#	5.50×3.20

(引自: Campboll's Urology fourth edition)

睾丸的功能是产生精子和分泌雄激素。精子是由精曲小管被称为生精细胞的上皮细胞发育分化而成。雄激素是由分布在精曲小管之间的间质细胞分泌。

(一) 精曲小管 精曲小管也称曲细精管、生精小管。占睾丸总体积的60%～80%。精曲小管被特殊的固有层包绕,其中包括胶原层构成的基底膜和管周细胞(双称肌成纤维细胞)。管周细胞(peritubular cell)是一种具有自发性收缩的低分化肌细胞。这些细胞是排绕在精曲小管周围形成同心的 6 层环状结构,各层之间被胶原层分开。管周细胞分泌一些与细胞收缩有关的因子，即结合素、凝蚀溶素、平滑肌肌球蛋白以及肌动蛋白。该细胞还分泌细胞外基质和连接组织细胞所特异表达的因子——波形蛋白和纤维蛋白。管周细胞具有间歇性收缩的功能，将精子输送到精曲小管的出口处。调节管周细胞的因子有催产素、前列腺素和雄激素（睾酮），其中睾酮是管周细胞的重要活化因子。

精曲小管中还有两种具有重要生理功能的细胞，即生精细胞和支持细胞。生精细胞产生精子；支持细胞起支持、营养作用，并有分泌功能。

1. **生精细胞**（geminal cell）　生精细胞包括精原细胞、初级精母细胞、次级精母细胞、精子细胞、精子，它们都是男性生殖细胞发育分化过程中不同阶段的细胞。各级生精细胞均镶嵌于支持细胞间。精原细胞位于基膜上，其后各阶段的细胞均依次沿有支持细胞的侧面往内迁移到支持细胞表面。所以镶嵌在支持细胞表面的大多数生精细胞是精子细胞与精子（图I-2）。

（1）精原细胞：位于生精上皮的基底部，分A、B两种类型。A型精原细胞进一步分为Ad型和Ap型，在正常情况下，Ad型精原细胞不发生任何有丝分裂，被视为精原干细胞，当精原细胞数量显著减少时，通过有丝分裂继续产生精原细胞。Ap型精原细胞通过分化增殖为两个B型精原细胞。B型精原细胞再通过分裂增殖为初级精母细胞。B型精原细胞与初级精母细胞通过细胞间桥保持紧密连接。在细胞分裂时，胞质都没有完全分开，仍由胞质相连。因此，从一个精原细胞就可以产生许多具有胞质桥相连的精子细胞群。这种结构可能与细胞的同步发育有密切关系。

（2）初级精母细胞：这类细胞的体积比精原细胞大，直径约为18 μm。细胞核的DNA经过复制后，细胞进行第一次减数分裂，分裂后的细胞染色体数目减少一半，所形成的两个次级精母细胞，一个含22条常染色体和一条X染色体；另一个含22条常染色体和一条Y染色体。由于第一次成熟分裂的分裂前期历时较长，可达22天，所以在精曲小管的横切面上，常可见到初级精母细胞处于不同的分裂阶段。

（3）次级精母细胞：细胞移近管腔，体积较小，直径约12 μm，核圆形，染色较深。次级精母细胞经历一个简短的分裂间期，并无DNA复制便进入第二次成熟分裂。第二次成熟分裂与一般有丝分裂相似。结果形成两个精子细胞，其染色体数目与次级精母细胞相同。由于次级精母细胞存在时间很短，在切片中较少看见。

（4）精子细胞：位于近管腔，体积更小，直径约8 μm，细胞核圆形，着色较深，胞质少，内含中心粒、线粒体和位于核旁的高尔基复合体。精子细胞不再进行分裂，它经过复杂的形态变化，直接演变成精子（图Ⅰ-3）。

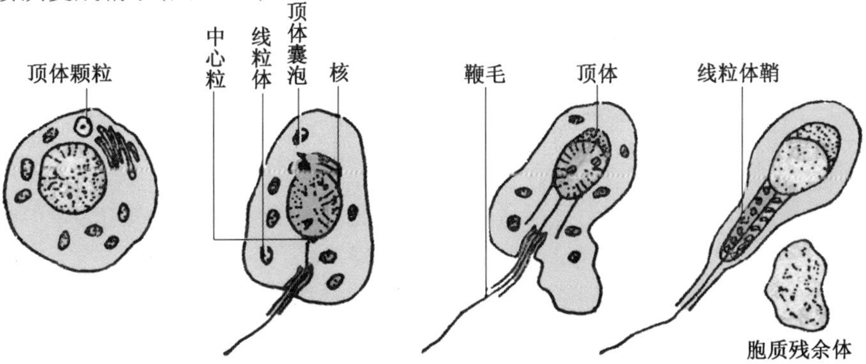

图Ⅰ-3　精子的变态过程

(5) 精子：精子形似蝌蚪，全长 60 μm，可分头部和尾部，头部长 4～5 μm，宽 2.5～3.5 μm。头部的主要成分是浓缩的细胞核。染色质高度致密，并常有大小不等的不规则空泡。头部有一个特殊的结构，称顶体(acrosome)，它呈帽状覆盖在细胞核的前半部。顶体内含有大量的糖类和几种溶酶体的酶。这些酶能溶解女性卵细胞外围的透明带和放射冠，因而对受精起重要作用。

精子尾部又称鞭毛。鞭毛可运动，长约 55 μm，又可分为颈段、中段、主段和末段(图Ⅰ-4)，构成鞭毛轴心的是轴丝。轴丝由外周 9 组双微管及 2 根中央微管所构成，这种"9＋2"结构与纤毛的结构基本一致。轴丝贯通尾部全长(图Ⅰ-5)。

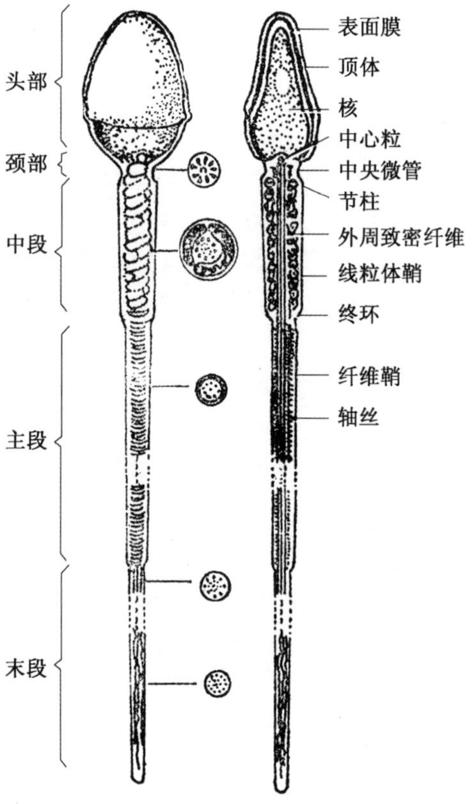

图Ⅰ-4　精子超微结构图解

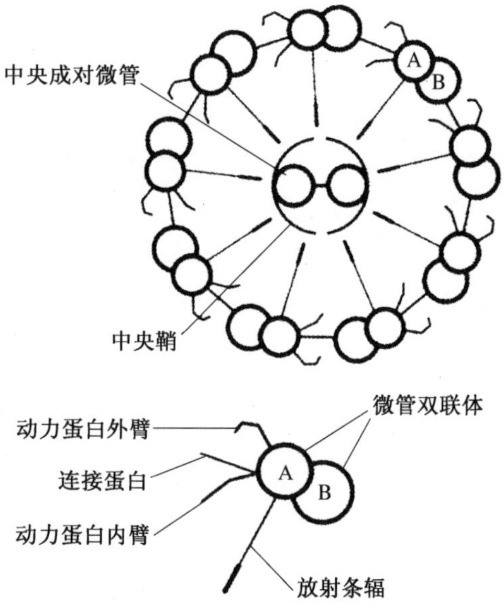

图Ⅰ-5　精子的轴丝结构示意图

(引自：辛钟成，2002 年)

2. **支持细胞**(sertoli cell)　也称支柱细胞。是精曲小管内维持生精环境稳定的重要细胞。分布在各期生精细胞之间，呈锥体形，底部贴在基膜上，顶端伸向管腔，侧面和表面有生精细胞嵌入。细胞核卵圆形，表面有一至多个深凹，染色质细而均匀，核仁很明显。有一个称为真核仁的大核仁以及 2～3 个所谓的随体染色质，核仁内有极为丰富的内质网、溶酶体、残余体、脂肪滴、各种形态致密小体和高尔基体，在细胞顶部有纵向排列的微丝、微管与棒状线粒体。在人类，支持细胞中还存在着一种特殊的类晶体(图Ⅰ-2)。

近年来电镜下看到支持细胞基部的侧突与相邻支持细胞侧突相接，两者胞膜形成紧密的连接，此连接刚好位于精原细胞上方。这种紧密连接装置可阻挡间质内的一些大分子物质穿过，是精曲小管腔内外进行物质交换的一道可透性屏障，故称血-睾屏障(blood testis barrier)。近年研究发现血-睾屏障由两部分组成,即位于精曲小管管壁和支持细胞交织连接处的外层间隙,称为血-睾屏障的基底间隙,功能上是血-睾屏障的外环境;另一部分是与精曲小管管腔相衔接的内层间隙,功能上是血-睾屏障的内环境。形态结构上是两层,外层是精曲小管外周和肌样细胞的相邻间的连接,内层是相邻的支持细胞的复杂连接,即呈现一种紧密的连接。血-睾屏障的生理意义有:① 阻止血液循环中大分子物质进入精曲小管内,使精曲小管内维持一个有利于生殖细胞分化的微环境;② 阻止雄激素结合蛋白(ABP),及其结合的雄激素外逸,从而保证近管腔部位的生精过程能够在一个稳定适宜的内环境中进行;③ 将精子细胞上所带的抗原性物质与血循环分隔开,防止机体产生免疫反应;④ 保障细胞之间进行一定的离子交换,使生精过程协调进行。

在人类,青春期之前是缺乏血-睾屏障的,在 3～8 岁时,两个相邻的支持细胞间未发现有血-睾屏障的结构。在青春期,当精子发生过程一开始时,血-睾屏障就迅速形成。

支持细胞的功能除了形成血-睾屏障外,还有其他一些重要功能:① 为各级生精细胞提供营养并起着保护与支持作用,为生精细胞的分化和发育提供合适的微环境,各级生精细胞,尤其是精子的头部都嵌入支持细胞的胞质中。② 有助于生精细胞不断地向管腔方向移动,最后由于支持细胞顶部的微丝、微管的收缩,将精子排入管腔。③ 由于支持细胞中存在着多种形态的溶酶体,因此,还具有"清洁"的作用,可吞噬、消化在生精过程中产生的残余小体和发育中退化的生精细胞及死亡精子。④ 支持细胞分泌的液体形成睾丸网液的一部分。⑤ 合成、分泌雄激素结合蛋白(ABP),这是支持细胞最突出的功能。ABP 的作用是保证生精上皮中含有高浓度的睾酮,同时也是反映支持细胞功能变化的重要指标。⑥ 最近有人认为支持细胞还能分泌 LH－RH 类似物,现已认识到人类支持细胞的功能受 FSH 的调节,人类支持细胞是 FSH 的靶细胞。FSH 与支持细胞膜上的专一受体结合,刺激腺苷环化酶产生 cAMP,促发 RNA 和蛋白质的合成,从而支持细胞才能发挥其生理活性和分泌功能。

支持细胞另外一个重要功能就是它可决定睾丸的最终体积和成人的精子生成数量。每一个支持细胞的形态与功能决定了精子发生的相应数目。因此,只要支持细胞功能正常,数目越多,产生的精子数量就越多。

支持细胞在 15 岁以后,即初级精母细胞进行有丝分裂时开始就终止分化,不再发生分裂和繁殖,对有害因子,如感染、营养不良、放射线等的抵抗力和耐受力比生精细胞强得多。

(二) 睾丸间质细胞(interstitial cell)　也称雷氏细胞(Leyding cell)。在睾丸小叶间,精曲小管周围有疏松的结缔组织,称为间质。在间质中除了有丰富的血管、淋巴管、纤维细胞、巨噬细胞、肥大细胞和间充质细胞外,还有一部分分泌雄激素的雷氏细胞。雷氏细胞在人类约占睾丸体积的 5%～12%。根据立体理论研究分析,20 岁的男子睾丸内约有 700×10^6(即 7 亿)个雷氏细胞,形态为圆形、梭形或多角形,体积较大,直径约 14～20 μm,常常三五成群,靠近血管。有一个大而圆的细胞核,核内染色质较少,有 1～2 个核仁。胞质丰富,嗜酸性。这种细胞具有分泌类固醇的腺细胞所具有的细胞结构特征,即含有丰富的带管状嵴的线粒体和大量的滑面内质网。滑面内质网上含有合成雄激素所需要的一些酶。此外,胞质内还含有丰富的脂滴,这为睾酮合成所需要的类固醇提供来源(图Ⅰ-6)。同时核旁区还有发达的高尔基体,胞质中尚有中心粒、微管、微丝、过氧化酶体、溶酶体及脂褐色颗粒等。

雷氏细胞的功能是分泌雄激素(主要是睾酮),其中线粒体上的酶使胆固醇转化为孕酮,

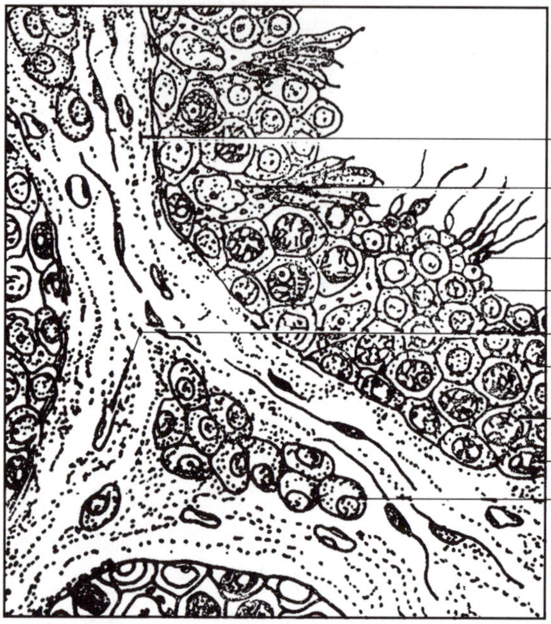

图Ⅰ-6　精曲小管各级生精细胞及间质细胞(高倍镜)

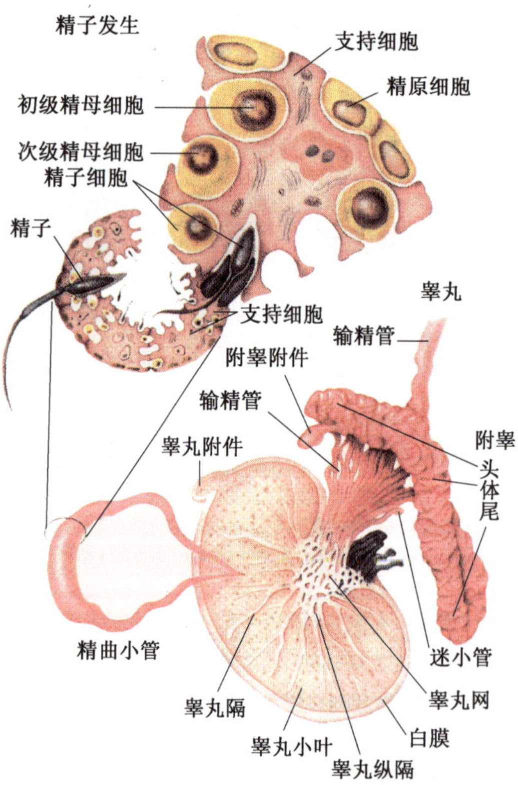

图Ⅰ-7　睾丸结构示意图

(引自：辛钟成,2002年)

滑面内质网上的酶使孕酮转化为睾酮。LH对雷氏细胞分泌功能起调节作用,雷氏细胞膜上有LH特异受体,LH与这受体结合后,可以在几分钟内通过cAMP作用使胆固醇转化为孕酮,再转化为睾酮。现已认识到FSH也与睾酮生成有关,主要是FSH与LH相互作用使睾酮水平升高。

近年研究提示,间质细胞对构成睾丸免疫微环境的稳态、避免免疫活性细胞产生大量因子也有不可忽视的意义。

(三)精直小管和睾丸网　在睾丸的间质内有两种输出精子和分泌液的生殖管道,即精直小管和睾丸网。精直小管是精曲小管末端接近睾丸纵隔突然变细变直的很短一段,管壁由单层柱状上皮或立方上皮组成,是由支持细胞变形而来,管壁外层包有薄薄的固有膜,当进入睾丸纵隔时移行至睾丸网(图Ⅰ-7)。

睾丸网是睾丸纵隔内的网状上皮管道。管壁为单层立方上皮或单层扁平上皮,管腔大而不规则,腔内液体含有丰富的钾离子、葡萄糖、谷氨酸盐、乳酸、肌醇等，以供精子正常代谢的需要。此外，尚有较高浓度的与雄激素结合蛋白相结合的睾酮。上皮外层也有固有膜。电镜下观察，精直小管和睾丸网上皮的游离面都有短的微绒毛，并且每个细胞都有一根较长的纤毛深入管腔。纤毛可摆，其生理作用尚不完全清楚，可能与运输精子及液体有关。

二、输精管道

输精管道包括附睾、输精管和射精管。

(一) 附睾 附睾(epidedymis)呈新月形，紧贴睾丸的上端和后缘而略偏外侧。上端膨大为附睾头，中部为附睾体，下端狭细为附睾尾。附睾尾向上弯曲移行为输精管。

1. **附睾的结构特征** 附睾头由睾丸网发出的10～15条弯曲的输出小管盘绕而成。输出小管的末端汇入一条附睾管，附睾管形成许多弯曲，构成附睾体和尾。附睾管急转向上成为输精管(图Ⅰ-8)。

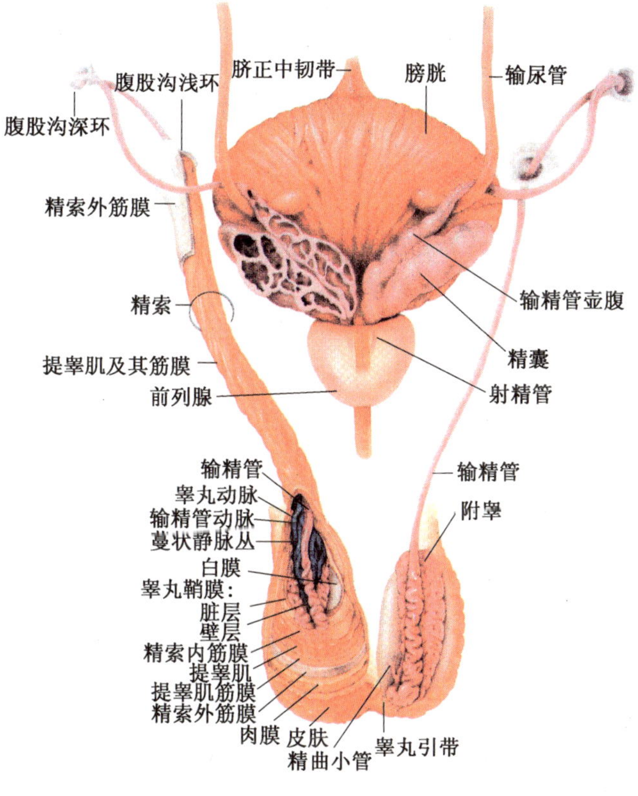

图Ⅰ-8 精液输送管道示意图(后面观)

(引自：辛钟成，2002年)

输出小管的组织学特征是管壁由假复层柱状上皮构成，高柱状纤毛细胞(主细胞)群和低柱状细胞(基细胞)群相间排列，故上皮高低不平。无纤毛的低柱状细胞表面有微绒。两种上皮细胞都有分泌功能，胞质内含有类脂质、色素及分泌颗粒。主细胞除分泌功能外，还可吸收腔内的液体，其纤毛向附睾管方向摆，帮助精子通过。上皮基膜的外面有一层环形的平滑肌包绕。通过输出小管纤毛的摆动、管腔内液体的流动以及管壁平滑肌的收缩，将精子向附睾管运送。

附睾输出小管上皮除主细胞、基细胞外，还有顶细胞、狭窄细胞和亮细胞三种上皮细胞。顶细胞具有分泌酸性物质和吸收水分的功能；亮细胞较主细胞具有更强的吸收功能。上皮外有完整的一层收缩细胞，它们之间为成纤维细胞。细胞间隙内充满胶原纤维、弹力纤维。

附睾管是一条长5～6 m的高度弯曲的管道，构成了附睾的体和尾。管壁由假复层纤毛柱状上皮构成。这些细胞的胞质内含有分泌颗粒、类脂、糖原、碱性磷酸酶和磷脂等。其不动纤毛帮助细胞分泌物排入腔内。上皮基膜外面有一层环行平滑肌。

Johnson和Varner研究表明，精子穿过附睾需要2～11天，在附睾中精子逐渐趋于成熟并储存其中，以备射精。

2. **附睾的功能**　目前认为有以下几种：

(1) 吸收功能：睾丸的支持细胞产生大量的睾丸网液，这些睾丸网液带着不活动的精子注入附睾，其中99%左右的睾丸网液被附睾重吸收。若结扎睾丸输出管，可见睾丸立即肿大，但在附睾管下部结扎，睾丸不会肿胀。故认为附睾头部上皮细胞是重吸收睾丸网液的重要部位。电子显微镜下观察到附睾头部上皮细胞表面有发达的微绒毛，细胞顶端有许多吞饮小泡，也表明其有活跃的吸收功能。如果干扰附睾的吸收功能可影响精子的正常运转。

(2) 分泌功能：附睾产生的分泌物很多，主要有：① 甘油磷酸胆碱(GPC)：GPC的功能目前还不清楚，一般认为它与渗透压有关，附睾尾部管腔内GPC浓度很高，从而造成一个高渗的微环境。GPC可以作为能源，但附睾无分解GPC的酶，所以附睾内精子并不利用它。但近年发现女性生殖道内含有一种分解GPC的酶，可将其分解。精子在女性生殖道内可利用其分解产物甘油作为能源。② 肉毒碱：附睾液中肉毒碱含量极高，约为血液中的500倍。有人认为肉毒碱不是附睾分泌的，附睾只是摄取、浓集血液中的肉毒碱，并将其释放到附睾液中。肉毒碱的作用可能与精子的代谢和成熟有关。③ 糖蛋白：睾丸网液中并无糖蛋白，而抽取附睾液作生化鉴定证实附睾液中含有大量糖蛋白，且种类繁多，提示附睾上皮有分泌糖蛋白的功能。其中最引人注目的是唾液糖蛋白，这种糖蛋白一般仅在性成熟后的附睾液中才能见到，可见其分泌受性激素的控制。唾液糖蛋白带负电荷，它附着在精子表面，使精子表面带负电荷，并且还可能起着遮盖精子固有抗原的作用。

除上述分泌物外，还有一些与精子膜糖蛋白代谢相关的酶，如酸性磷酸酶、磷酸核苷酶、β-半乳糖酶等，这些酶与精子成熟密切相关。

(3) 为精子创造适宜的微环境：附睾液是一个特殊的微环境，其pH值低，渗透压高，含氧量少，二氧化碳张力高，因此使精子处于一种静息状态，积贮能量，可以生存好几个月，以待射精。附睾液中含有大量的谷氨酸，但精子并不利用谷氨酸；相反，谷氨酸对精子活动有抑制作用，从而延长精子的存活时间。附睾液中钾离子浓度很高，并且从头部到尾部其浓度逐步减少，形成一个明显的钾离子浓度梯度，这一浓度梯度可以激发精子鞭毛活动。

(4) 内分泌功能：附睾液中雄激素含量很高。一般认为其来源有三个：一部分来自血循环；一部分来自睾丸网液；最近认为附睾上皮本身也能合成一些雄激素。在电子显微镜下可见到附睾管的高柱状上皮细胞中高尔基体发达，胞质内有丰富的滑面内质网，这些内质网排列成能合成甾体的细胞所特有的同心圆状结构。这一组织学特点表明附睾能合成部分雄激素。附睾液中高浓度的雄激素，为精子成熟所依赖。而附睾液中主要的雄激素是双氢睾酮,双氢睾酮作用到附睾组织,增加新的 RNA 和蛋白质的生物合成,促使精子的成熟,而不是直接作用于精子。

(5) 免疫屏障功能:精子具有抗原性,但在正常情况下,精子抗原并不引起自身免疫反应。睾丸中存在着血-睾屏障,可保护精子不受攻击。附睾中并不存在类似血-睾屏障的结构。许多小分子物质可以自由进入附睾组织中,但也不引起自身免疫反应。根据目前研究认为,附睾的免疫屏障功能可能与以下几种因素有关:① 如前所述,附睾上皮分泌一些糖蛋白附着到精子表面。尤其是唾液酸糖蛋白可能起着遮盖精子表面固有抗原的作用。② 由于精子表面覆盖有一层酸性糖蛋白,附睾上皮表面也覆盖一层酸性糖蛋白。酸性糖蛋白中羧基带负电荷,两者静电相斥,阻止精子穿入附睾组织中。并且附睾上皮细胞表面有发达的微绒毛,目前看来这些绒毛上覆盖着一层带负电荷的酸性糖蛋白,构成了一道免疫屏障。在电镜下从未见到精子穿入绒毛之间,提示静止纤毛的屏障作用。③ 附睾上皮内的免疫活性细胞也起着分割和局部消灭抗原的作用。精子在附睾运行过程中,有些精子会死亡解体,尤其是附睾尾部,是精子的贮存场所,若久不排精,精子会不断地变性破裂。这些精子抗原可被附睾上皮内的吞噬细胞所消灭。此外,从精直小管开始,睾丸网、输出小管、附睾管和输精管上皮内均存在淋巴细胞。这些上皮内淋巴细胞一般在性成熟后才出现。它们起到局部隔绝精子抗原的作用,可防止自身免疫反应的发生。

(6) 运输功能:附睾亦是输精管道。精子在附睾内运行有下列动力因素:附睾管内的静水压梯度;附睾管上皮细胞的纤毛沿输出方向摆,导致附睾液及精子的流动;睾丸输出管及附睾管本身有自主节律收缩,帮助精子向输精管运行;附睾管壁平滑肌受交感神经与副交感神经支配,在射精过程中平滑肌强烈收缩,将精子驱入精道;此外附睾管腔内压力升高也可刺激附睾管平滑肌收缩,促进精子运行。

(7) 促使精子的成熟:睾丸中的精子只具备微弱的振颤旋位运动力,其前向运动和受精能力有赖于浸浴在附睾液中逐步具备。实验证明,取自附睾头部的精子,多不能使次级卵母细胞受精。人类精子在附睾内停留期间,其膜蛋白的组成和排列、通透性及流动性、糖基分子的修饰、膜电荷、核染色质密度、尾部细胞器的排列、顶体的代谢等均发生变化,尤其附睾液一些特异蛋白与精子质膜的结合或覆盖,不仅促进精子前向力的出现,稳定质膜及顶体膜结构,并且增强与卵细胞膜的固着力,而且更可使精子得以维持在“去获能”状态。

(二) 输精管 输精管(ductus deferens)是一对细长的管道,是附睾管的直接延续,长约 50 cm,分为附睾段、精索段、盆腔段和终末部,终末部即射精管。管壁较厚,肌层比较发达,而管腔细小。于活体触摸时,呈圆索状,有一定的坚硬度。输精管的行程较长,起于附睾尾端,沿睾丸后缘上行进入精索,后经腹股沟管进入腹腔,立即弯向内下,进入盆腔,沿盆腔侧壁向后下,经输尿管末端的前上方至膀胱的后面。在此,两侧输精管逐渐接近,并膨大成输精管壶腹(图Ⅰ-8)。

输精管壁可分为黏膜、肌层和外膜三层。黏膜上皮是假复层柱状上皮,较附睾上皮矮,细胞表面有不动纤毛,但到壶腹部则逐渐消失。固有膜的结缔组织中含有较多的弹性纤维和血管;肌层为平滑肌,分内纵、中环和外纵三层。肌层强有力的收缩,促使精子排出;外膜由疏松结缔组织组成,富有血管和神经。

输精管的主要功能是输送精子,输精管壶腹部是储存精子和润滑液的地方,是精子的第二储存处。

(三) 射精管 射精管(ejaculatory duct)输精管壶腹部的下端变细与精囊的排泄管汇合成射精管。射精管是一对很短的肌性管道,约 2 cm 长,包在前列腺内,穿入前列腺底,开口于尿道的前列腺部(图Ⅰ-8)。射精管只有在性兴奋达到一定阈值时才突然开放,使精液经尿道射出。

上皮是假复层柱状上皮,上皮细胞内含有大量黄色的色素颗粒;固有膜内含有大量的弹力纤维;肌层与前列腺的肌纤维相混合,由于肌肉的收缩而完成射精。

三、附属腺体

附属腺体包括精囊、前列腺和尿道球腺。

(一) 精囊 精囊(seminal vesicle)又称精囊腺。为一对弯曲的盲管,长 4～5 cm,宽 1.5～2.4 cm,位于前列腺后上方,输精管壶腹部的外侧(图Ⅰ-9)。

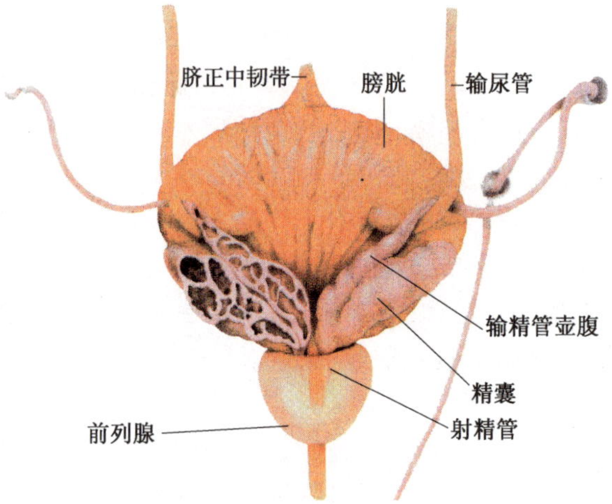

图Ⅰ-9 前列腺、精囊结构示意图(后面观)

精囊的黏膜有高而薄的皱襞,且多分支,彼此连接成网,并形成许多不规则的腔隙。黏膜上皮为假复层柱状上皮,细胞质内含有大量分泌颗粒和黄色的脂色素。精囊具有分泌功能。它分泌一种淡黄色的黏稠性物质,弱碱性,其中含有丰富的果糖、前列腺素、蛋白质、维生素 C、凝固酶、肌醇、山梨醇、磷脂酰胆碱、尿酸、蛋白酶抑制剂及微量柠檬酸等。几乎不含钠,但钾离子含量高,果糖是精液重要成分,为精子运动提供所需的能量。精囊分泌的前列腺素 E_2 能使子宫松弛;前列腺素 $F_{2\alpha}$ 有增强精子运动和穿透宫颈黏液的能力;蛋白酶抑制剂有稳定顶体膜的作用。凝固酶可使精液凝固。另外精囊还有一种特异性蛋白的分泌,具有抗受精功能,称为去能因子。这种特异蛋白与精子的质膜结合后可以封闭精子表面一些受体,遮盖某些功能基团或离子通道,并具有免疫阻抗性,以保护精子在女性生殖道不受攻击。精囊的分泌功能也受睾酮的调节。如切除睾丸后,精囊即萎缩。另外精囊分泌液可稀释精液,并对阴道和子宫处的酸性物质起中和作用,维持精子在阴道和子宫内的活动。近来还有人认为性欲的强度可能与精囊的膨胀程度有关。

(二) 前列腺 前列腺(prostata)是一个呈栗子状的实质性器官。纵径 3 cm,横径4 cm,前后径 2 cm,重约 20 g。前列腺环绕尿道的起始段,位于膀胱和尿生殖膈之间,前列腺底与膀胱底、精囊、输精管壶腹相接触(图Ⅰ-9),前列腺后面贴近直肠,因此体检时可经直肠触及前列腺后面,正常情况下后面有前列腺中央沟。

前列腺一般分 5 叶,即前、中、后叶及两个侧叶(图Ⅰ-10)。中叶位于尿道与射精管之间。前列腺的两侧叶受雄激素的影响,中叶对雌激素起反应。老年雄激素分泌减少,两侧叶萎缩,而雌激素相对增加,致使中叶肥大,严重时可压迫尿道。

也有人将前列腺分为外、内、中央和周围 4 个区。如果按腺泡环绕尿道的分布，则又可分为黏膜区、黏膜下腺区和主腺区 3 个不同区域(图Ⅰ-10)。

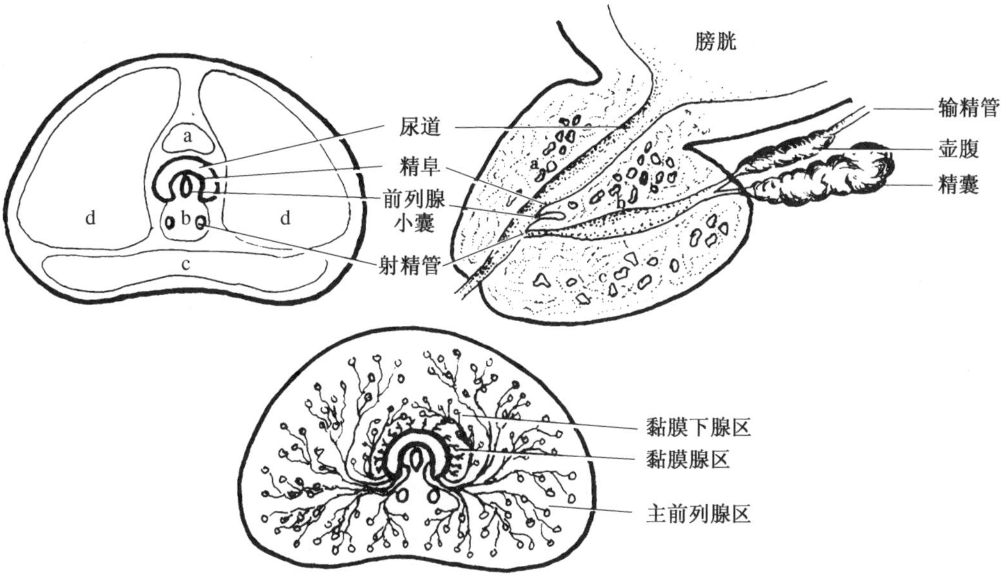

图Ⅰ-10 前列腺结构的分叶(模式图)

上左：精阜水平横切面 a. 前叶 b. 中叶 c. 后叶 d. 左右侧叶 上右：尿道矢状切面 下图：按摩组织分区、黏膜腺区为尿道上皮内陷，腺短小，末梢稍膨大；黏膜下腺区为小管泡状腺，靠近尿道与主腺区之间有平滑肌团；主前列腺区成于 30～50 个管泡状腺，以 15～30 个有导管开口于精阜区的前列腺窦

前列腺由腺组织和肌组织构成。前列腺是复管泡状腺，由 30～50 条分泌管泡组成。泡管汇集成 16～32 条排泄管，开口于尿道内的精阜两侧。腺腔较大，有较多的皱襞，皱襞高低不平，腔面起伏不平。腺上皮形态不一，有单层柱状、单层立方、假复层柱状上皮等。腺上皮表面有不规则的微绒毛，胞内有丰富的粗面内质网和许多分泌颗粒。分泌物为较稀薄的液体，是精液的重要成分之一，约占精液的 30%，内含酸性磷酸酶、蛋白水解酶、纤维蛋白酶、纤维蛋白酶原激活物、溶菌酶、柠檬酸盐、脂类、转移因子和锌离子等多种成分。前列腺液中含有较高浓度的蛋白水解酶和纤维蛋白酶，均与精液的液化相关，还可使宫颈黏液水解，有利于精子穿透宫颈黏液。前列腺液中的锌离子可与蛋白质结合，分布在精子表面，起到保护生物膜的作用，有利于延缓精子膜的脂质过氧化及保护精子的活力。而且锌还是抗病菌因子及酶活性的辅助因子，所以锌的含量与精子活力及精子密度成正相关。前列腺液中的酸性磷酸酶是体内反应最强的部位。

前列腺的外表面有结缔组织和平滑肌构成的被膜。被膜伸入腺内形成支架，平滑肌的收缩促使分泌物排出。

前列腺前括约肌是膀胱三角区的平滑肌向下呈管状延伸进入前列腺，直到精阜水平。前列腺前括约肌在射精时的收缩可使前列腺部尿道的近侧部闭合，防止精液反流到膀胱内。因此，前列腺手术损伤、交感神经阻滞剂均可损害前列腺的前括约肌功能而引起逆行射精。

(三) 尿道球腺 尿道球腺(bulbourethral gland)是一对豌豆大的球形腺，位于尿道膜部的两侧。尿道球腺由大小不一的复管泡状腺组成,导管开口于尿道海绵体部的起始部分。腺上皮由单层细胞构成,细胞形态不一,呈扁平、立方或柱状。胞质中含有黏液样小滴,分泌黏性蛋白,为在射精时形成黏液的一部分。腺泡间及腺体表面均有结缔组织、弹性纤维及平滑肌。

另外,分布于整个尿道而主要集中于前尿道海绵体内的腺体称尿道旁腺。在阴茎勃起时受挤压而分泌清亮的黏液。以滑润尿道黏膜的表面。在慢性感染时,则分泌黏液丝。

第二节 外 生 殖 器

一、阴囊

阴囊(scrotum)为一皮囊袋,位于阴茎的后下方。阴囊的皮肤薄而柔软,成年男子生长有少量阴毛,色素沉着明显。阴囊壁由皮肤和肉膜组成。肉膜是阴囊的浅筋膜,含有平滑肌纤维。肉膜在正中线向深部发出阴囊中隔,将阴囊分为左右两部,分别容纳两侧的睾丸和附睾。肉膜内平滑肌随外界温度成反射性舒缩,以调节阴囊内的温度,使阴囊内温度保持低于腹腔内温度 2℃左右,这种温度是精子发生的合适温度。相反如在胚胎发育期间,由于某种原因,睾丸不降入阴囊内,则精曲小管不能正常发育,也无精子产生。另一方面如果对发育成熟的动物睾丸进行加温处理,则可观察到生精细胞的退化萎缩,精母细胞及精子细胞核内出现空泡化,精子细胞不能完成变态过程而不能发育成为成熟的精子。当遇高温时,肉膜内平滑肌舒张,阴囊表面积扩大,有利于散热,当遇低温时,肉膜平滑肌收缩,阴囊皱缩,减少散热。借此来调节阴囊内温度,以保证睾丸的生精上皮在适宜温度的环境下产生精子。

阴囊是容纳睾丸和附睾的皮肤囊袋,但在胚胎初期睾丸位于腹腔后壁腰部,随着胚胎的发育,睾丸沿腹后壁向下伸展,至胚胎第 3 个月末降至髂窝,第 4～7 月时下降至腹股沟管腹环处,至第 8 个月降入阴囊。如果睾丸未降入阴囊中而停滞于腹腔或腹股沟管内,称为隐睾,可引起不育。

二、阴茎

阴茎(penis)是男子的主要性器官,可分为头、体、根三部分。后端为阴茎根,藏于阴囊及会阴部皮肤的深面,固定于耻骨下支和坐骨支,中间部分为阴茎体,呈圆柱形,悬于耻骨联合的前下方,为可动部。阴茎前端膨大为阴茎头,头的尖端处有矢状位的尿道外口。中国正常男子阴茎长度为 10～15 cm,身高与阴茎长度无关。

(一) 阴茎海绵体 阴茎主要由有两个阴茎海绵体和一个尿道海绵体构成,外面包以筋膜和皮肤。阴茎海绵体为两端尖细的圆柱体,左右各一,位于阴茎的背侧。两者紧密结合,前端尖细部嵌入阴茎头底面的凹陷内,后端分离,分别附于两侧的耻骨下支和坐骨支,称为阴茎脚。尿道海绵体位于阴茎海绵体的腹侧,尿道贯穿其全长。中部呈圆柱形,前端膨大成阴茎头,后端膨大为尿道球,位于阴茎脚的中间,固定于尿生殖隔下筋膜上(图Ⅰ-11)。

海绵体的外面包有一层坚厚的纤维膜,称为白膜。阴茎海绵体白膜较尿道海绵体白

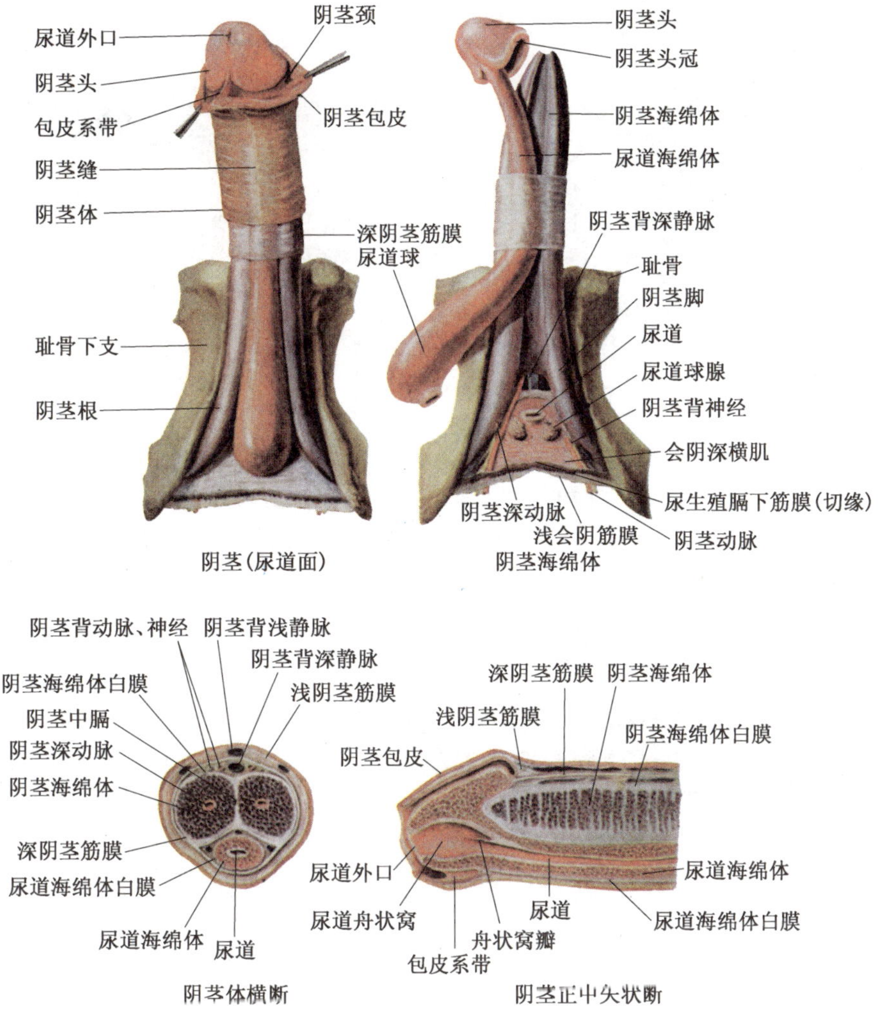

图Ⅰ-11 阴茎的结构

膜发达。海绵体是由平滑肌构成的海绵网状结构,网间的空隙为海绵窦,结缔组织和海绵窦腔内有内皮细胞覆盖,分泌舒张因子,调节海绵体平滑肌的舒缩功能。平滑肌细胞的胞质内有收缩性细胞和有支持结构的致密体,直接参与平滑肌的舒张和收缩。阴茎海绵体内还有血管穿行,如毛细血管、螺旋动脉、小静脉等。白膜是由内环外纵两层胶原纤维构成,有导静脉斜形穿出。因此,阴茎海绵体是人类具有勃起功能的一种特殊构造的血管组织(图Ⅰ-12)。

(二)阴茎的动脉血供 阴茎的血液供应分别来自于浅层和深层的动脉系统。浅层的动脉系统起自股动脉的分支阴部外动脉,分成背侧动脉支和腹侧支,供应阴茎的皮肤和包皮,在冠状沟处与深部动脉系统相交通。深层动脉系统起自髂内动脉的分支阴部内动脉。阴部内动脉穿过泌尿生殖膈后,发出会阴后支成为阴茎动脉。阴茎动脉在尿道球部分出球动脉和尿道动脉。球动脉供应球海绵体肌和尿道海绵体近侧端血液,尿道动脉供应尿道血液;阴茎动脉在耻骨弓状韧带后最终分出阴茎背动脉和阴茎深动脉(也称海绵体动脉)两个终支。阴茎背动脉向阴茎远端行走时发出螺旋动脉,并有小分支进入阴茎海绵体。阴茎背

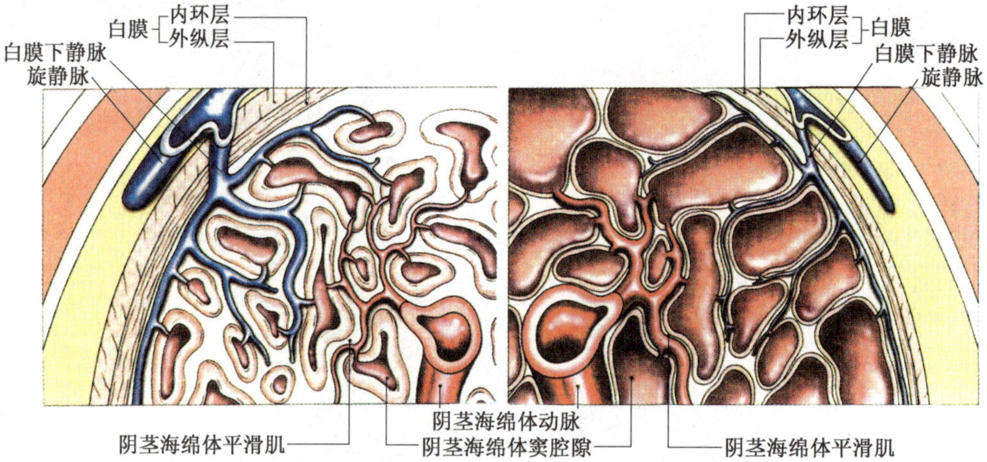

图Ⅰ-12　阴茎海绵体结构示意图(疲软状态/勃起状态)

(引自：辛钟成,2002 年)

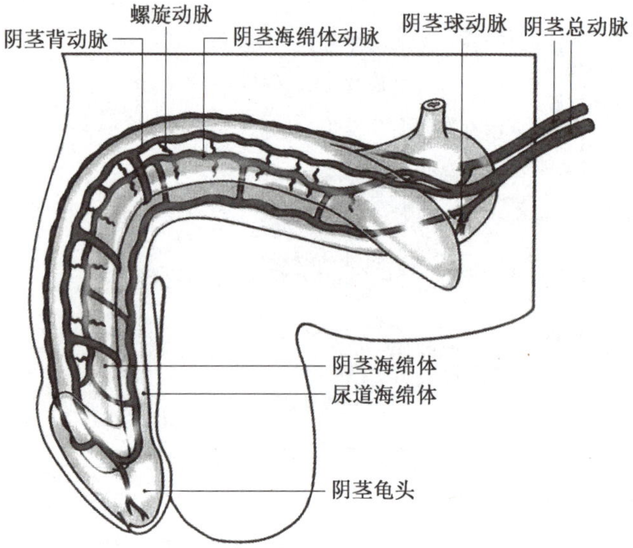

图Ⅰ-13　阴茎动脉示意图

(引自：辛钟成,2002 年)

动脉主要供应阴茎龟头和皮肤的血液。海绵体动脉行走于阴茎海绵体中央,沿途像树枝样发出螺旋动脉分成小动脉进入海绵体,是海绵体的主要营养和动能动脉。阴茎动脉之间有许多吻合通路(图Ⅰ-13)。

(三)阴茎静脉回流　阴茎的静脉回流系统分浅、中、深三层静脉。阴茎皮肤、皮下组织的静脉主要注入阴茎背浅静脉。阴茎头、尿道海绵体及阴茎海绵体远端 2/3 的血液汇入阴茎背深静脉(中层),阴茎海绵体的血液汇成小静脉,穿出白膜汇合成导静脉,大多数汇入阴茎背深静脉,最终回流入髂内静脉。深层静脉系统由海绵体静脉、球静脉、脚静脉组成。收集阴茎海绵体近侧 1/3 的导静脉血流汇合成海绵体静脉,再穿行尿道球部、海绵体脚部,回收球静脉和脚静脉的血液汇入髂内静脉(图Ⅰ-14)。

(四)阴茎的神经系统　阴茎的神经主要是阴茎背神经和海绵体神经。阴茎背神经是阴部神经的第 1 分支,而阴部神经来自于骶丛的 $S_{2\sim4}$。它沿着阴茎海绵体背外侧下行,沿途发出许多小的神经分支,末端终止于阴茎头,主要传递阴茎头和阴茎皮肤的感觉(图Ⅰ-15)。

海绵体神经起自盆丛,在前列腺底部后外侧走行,穿过尿生殖膈,进入双侧阴茎海绵体

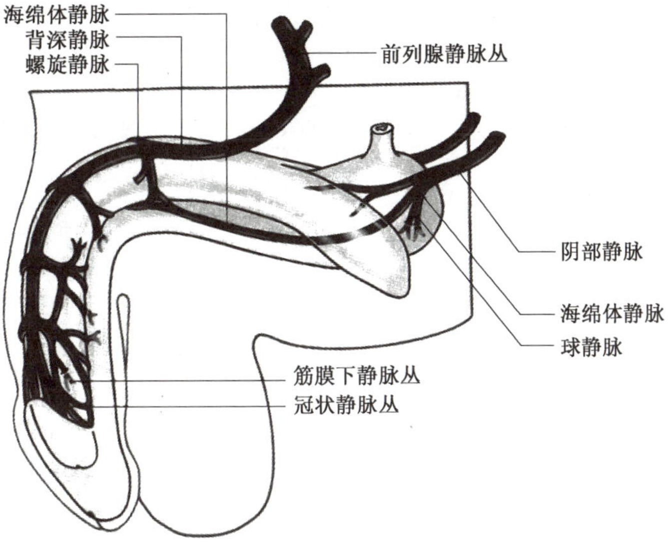

图Ⅰ-14 阴茎静脉示意图

（引自：辛钟成，2002 年）

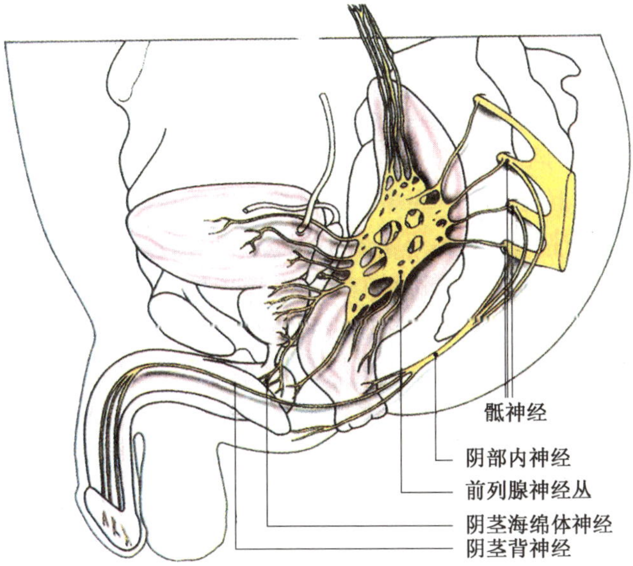

图Ⅰ-15 调节阴茎勃起的周围神经分布示意图

（引自：辛钟成，2002 年）

和尿道海绵体，它含有交感神经和副交感神经纤维，支配阴茎及球部尿道腺体和肛尾肌，在性生活时，自主神经与躯体神经经常协同激活，以调节阴茎血管的舒张、前列腺液的分泌和射精。

三、男性尿道

男性尿道（urethra masculinn）兼有排尿和排精的功能。男尿道起于膀胱的尿道内口，出于尿道外口。成人男性尿道平均长 18 cm,全长可分为三部分,即前列腺部、膜部和海绵体部。临床上把前列腺部和膜部叫后尿道,海绵体部叫前尿道。

前列腺部为尿道穿过前列腺的部分,管腔最宽,长约 2.5 cm。后壁上有一纵行隆起,称尿道嵴。嵴中部隆起部分称为精阜。精阜中央有凹陷,称为前列腺小囊。囊的两侧有一对细小的射精管开口。精阜及附近的黏膜上有许多前列腺排泄管的开口。

膜部为尿道穿过尿生殖膈的部分,周围有尿道膜部括约肌,管腔最为狭窄。

海绵体部为尿道穿过尿道海绵体的部分,尿道球内的尿道较宽,称为尿道球部。尿道球腺开口于尿道球内。在阴茎头处的尿道扩大成尿道舟状窝。尿道黏膜下层有许多黏液腺,开口于黏膜。

男性尿道,尿道海绵体及邻近肌肉参与射精。射精是从睾丸输出小管收缩开始,附睾、输精管、精囊与前列腺均相继收缩,将精液排入尿道前列腺部,随后为输精管壶腹部收缩及精囊液排出。在射精期间,前列腺液随每次节律性收缩不断地加入,于是精液形成,并进入扩张的尿道球部。当尿道球部被进入的精液刺激后,膀胱颈即反射性关闭,同时内括约肌收缩,防止精液逆向进入膀胱,同时在射精时防止尿液进入尿道。尿道球部及会阴部横纹肌大量节律性收缩,将精液通过尿道排出体外。

第三节 男性生殖器官的中医术语

中医学对男性生殖器官无系统的专论,散见于有关医学著作中。下面就男性生殖器官的中医术语与现代医学术语对照作一概述,供读者参考。

一、宗筋

一般来说宗筋指前阴,即现代医学的外生殖器,包括阴茎和阴囊。据《灵枢·五味篇》记载:“阴者,积筋之终也。”阴者,指前阴,积筋者,宗筋也。《素问·厥论》亦云:“前阴者,宗筋之所聚,太阴,阳明之所合也。”有时宗筋专指阴茎,如《素问·痿论》云:“宗筋弛纵,发为筋痿。”

宗筋起胞中,内连于肾。因此,笔者认为宗筋尚有男性生殖器的统称之意。如《灵枢·五音五味篇》所云:“宦者,支其宗筋,…故须不生。”此段经文中“宗筋”作睾丸之释。如果只去外阴,不去睾丸,不会引起须不生。

二、玉茎

“玉茎”一词始见于元·张从正《儒门事亲》中记载:“男子宗筋为束骨之会,而肝专主筋。睾者,囊中之丸。虽主外肾,非厥阴环而引之,则玉茎无由伸缩。”

玉茎,即现代医学中的“阴茎”, 早期称为“阴器”,“阴器”一词始见于《灵枢·经筋篇》曰:“其病阴器不用,伤于内则不起,伤于寒则阴缩入,伤于热则纵挺不收。”

从元朝张从正开始引用“阴茎”一词。如元·张从正《儒门事亲·七疝病形》记载:“筋疝,其状阴茎肿胀;寒疝,久而无子,其状…阴茎不举。”从此后,“阴茎”、“玉茎”两词混用。龟头,古代医书中称为“阴头”;尿道口,古代医书中称为“马口”、“精孔”。《疡科心得集》中有云:“夫肾岩翻花者…初起,马口内生肉一粒。”如明·汪机《外科理例》记载:“阴茎疣核,称玉茎疽。”

三、阴囊

阴囊即与现代医学中的阴囊一词同，无异义，偶见古典医籍中简称“囊”、“肾囊”、“脬囊”、“睾囊”等。如元·张从正《儒门事亲》中记载：“水疝，其状肾囊肿痛。”又如清·沈金鳌《杂病源流犀烛》云：“其曰溃疝，则阴囊如升斗、不痒、不痛者是也。”

四、肾子

“肾子”即“睾丸”。“肾子”一词始见于金·窦汉卿《疮疡全书》：“肾…须待其成熟，以油头绳扎住肾子，以小刀开海底穴。”往后经常沿用此词。如清·王维德《外科全生集》：“如肾子作痛而不升者，外观红色，子痈也。”

睾丸也有称“睾”和“阴丸”者。如元·张从正《儒门事亲》中记载：“睾者，囊中之丸。”又如明·张介宾《类经图翼·三卷》中云：“睾，阴丸也。”往后的医籍中“肾子”、“睾”、“阴丸”三词通用，也有直呼“睾丸”者，如元·朱震亨《格致余论》中记载：“疝气之甚者，睾丸连小腹急痛也。”

古书中也有将睾丸称之为“外肾”，如《奇效良方》：“癞疝者，外肾坚中肿”即睾丸坚硬肿大。

五、精窍

“精窍”一词始见于明·李中梓《医宗必读·遗精篇》曰：“有色欲过度，精窍虚滑”。“精窍”、“溺窍”为肾之两窍，该两窍均开口于马口(马口即尿道口)。精窍为泄精之窍；溺窍为排溺之道。因此，笔者认为“精窍”与现代医学的输精管道类同。

“精窍”亦称“精道”。明·王肯堂《证治准绳》中云：“淋病在溺道，浊病在精道。”此后，“精道”一词沿用较多。如明·张介宾《景岳全书》中云：“精道滑而遗泄不止者，速当补脾肾。”

六、精室

“精室”的位置如明·张介宾《类经图翼》中记载：“于膀胱之后，小肠之右上，大肠之左上。”因此，笔者认为“精室”与现代医学中的“精囊”同。另外，血精是精囊炎的主要病证，中医学认为血精乃“火扰精室”所致。

七、子之系

子即肾子，睾丸即是；系为悬挂之意，也作系带讲。“子之系”应与现代医学的精索同。包括精索静脉。子之系也有睾系之称，如《灵枢·四进气》：“小腹控睾，引腰背，上冲心，邪在小肠者，连睾系。”

(陈守信　孙有成　陈利生　郭维弟)

第二章　男性生殖生理

第一节　男 性 性 成 熟

正常男子只有当性成熟后才能具有生殖功能。而生殖系统是全身最后发育的一个系统。通常9岁以前的男童，其生殖系统几乎没有变化，9岁以后开始发育，直至20岁左右才发育成熟。童年过渡到成年这一阶段称为青春发育期，一般认为在9～20岁，也有定为9～24岁。男子在青春发育期发生一系列形态、生化、内分泌及心理、智力、行为的突变。

一、青春期分期及特征

青春发育期目前国际上尚无统一的分期标准。我国目前一般将青春发育期分为5个阶段。

第Ⅰ期：为青春期前。约在9岁，第一、第二性征发育不明显。睾丸长径小于2.5 cm。

第Ⅱ期：9～12岁。生殖系统的发育表现为睾丸间质细胞(Leydig细胞)和支持细胞的数目稍有增加，故睾丸开始增大，睾丸长径为2.5～3.2 cm，阴囊皱折增多，有稀少较短的阴毛生长。此时，血液中卵泡刺激素(FSH)已开始增多。

第Ⅲ期：12～15岁。以体格发育突增现象为主。上唇口角已开始长胡须，有稀少腋毛生长，声音开始变化，四肢和躯干肌肉发达健壮，脸和背部皮脂腺分泌活跃，常出现痤疮。

阴茎增长变粗，睾丸进一步增大，其长径4.1～4.5 cm，阴毛生长分布到耻骨联合，且变黑变粗，呈卷曲状。血液中FSH进一步升高，黄体生成激素(LH)有脉冲式释放。睾酮也开始明显的增多。

第Ⅳ期：15～17岁以第二性征发育为主，形态发育速度减慢。此时期阴茎勃起时平均长度已达15 cm，睾丸进一步增大，阴囊皮肤暗黑色，阴毛已分布到腹中线，呈现男性分布，射精时精液中含有精子，精液量增加。肌肉发达有力，生长已达高峰，血中FSH、LH和睾酮的含量已接近成人水平。

第Ⅴ期：17～20岁，为性成熟期，外表和成年男性相似，阴毛平均长约3.8～5 cm，其分布范围可扩展到脐和大腿内侧面。血液中FSH、LH和睾酮已达到成年男子水平，外生殖器发育为成人样，睾丸长径大于4.5 cm，精子发育成熟。此期具备正常性交能力和生育能力(图Ⅰ-16)。

二、激发青春期启动因素

目前对激发青春期启动开始的机制仍不十分清楚。一般认为内分泌系统产生的变化与遗传、营养、生理疾病和社会环境有重要关系。

下丘脑-垂体-性腺轴的活动经历了母体期、婴儿期、成人期三时期。在母体期，下丘脑-垂体-性腺轴促进了胎儿性别的分化；在婴儿期，下丘脑-垂体-性腺轴活动有较敏感的反馈控制。血中少量的性激素即能产生极敏感的负反馈控制作用。因此，在这期间其活动一直

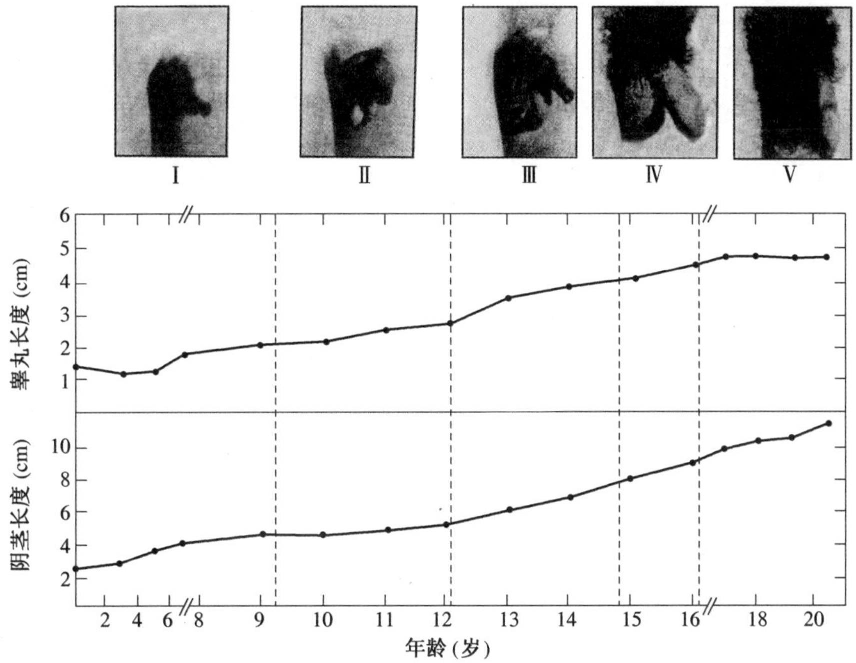

图Ⅰ-16　男孩青春期发育期(Ⅰ～Ⅴ期)阴茎、睾丸长度、阴毛发育与年龄的关系

(引自 Marshall WA, Tanner JM, 1970)

处于明显的静止状态;在青春前期下丘脑发育成熟,对低水平的性激素负反馈反应已失去敏感作用,因此下丘脑解除抑制,导致下后脑促性腺激素释放激素(GnRH)、促性腺激素、性激素的合成和分泌增加,促进身体、性腺发育和第二性征的出现。那么究竟什么原因导致下丘脑-垂体-性腺轴的活动增强,目前还不十分清楚,可能是由于中枢神经系统逐渐成熟,减少对下丘脑正中隆起的抑制作用,增加了 GnRH 的合成和释放。

三、青春期内分泌变化

在青春期,身体发生许多显著变化,主要是内分泌系统产生的激素刺激和环境的相互作用的结果。内分泌方面的变化主要有以下几种。

(一) 下丘脑促性腺激素释放激素　下丘脑结节部促性腺区的神经释放一种十肽的生物活性物质,称促性腺激素释放激素(GnRH),其由下丘脑肽能神经元合成、释放,属神经激素,可调控 LH 和 FSH 的合成、释放,并受性激素的负反馈抑制。儿童时期下丘脑对性激素的这一负反馈抑制特别敏感,至青春期敏感度明显降低。另外,下丘脑释放 GnRH 还受中枢神经系统的调控。组织化学观察和生物化学测定表明,下丘脑具有丰富的儿茶酚胺、5-羟色胺和乙酰胆碱等神经递质,多集中于正中隆起区域。人们把合成和释放单胺类递质的下丘脑神经元称为单胺神经元,大量资料提示,下丘脑的单胺神经元其递质调节着肽能神经元的活动,从而调节下丘脑 GnRH 的释放。中枢神经系统其他部位传来的信息,经单胺神经元递质,汇集于下丘脑促性腺激素释放神经元,刺激 GnRH 的释放。

下丘脑释放的 GnRH 通过垂体门脉循环运送到垂体前叶,刺激腺垂体释放 FSH 和 LH。

（二）促性腺激素　是由腺垂体分泌的激素，包括 FSH 和 LH 两种。它们的释放受 GnRH 的调控。Rifkind 测到胎儿血清中含有较高浓度的 FSH，分娩时胎儿血中 FSH 水平下降，出生后仍可测到婴儿血中 FSH 和 LH，其含量没有性别差异。3～5 岁儿童血中促性腺激素含量最少，达到最低水平，以后又逐渐升高并稳定在一定水平，至青春Ⅱ期 FSH 开始升高，Ⅳ期已接近成人水平。而 LH 升高则在 FSH 之后，Ⅲ期才明显地升高，至Ⅴ期 LH 含量约为儿童期的 2～4 倍。

FSH 和 LH 释放呈脉冲式，且与睡眠有明显的相关性。它们在青春期的分泌量很少受睾酮负反馈影响，故分泌量增加。

大量资料证明青春期 FSH 对睾丸早期发育和支持细胞分化繁殖有促进作用，并与精子的发生有密切联系。动物实验进一步证明，FSH 并不直接作用于生精细胞，有可能是通过支持细胞间接给生精细胞提供适当浓度的睾酮起作用的。另外，FSH 可刺激支持细胞产生雄激素结合蛋白，转运雄激素，刺激生精过程。

青春Ⅲ期 LH 分泌增加，至Ⅴ期已达到成年人水平。青春期 LH 的主要作用一方面是刺激间质细胞再分化为成熟的间质细胞，并促进输精管道增殖。另一方面刺激已成熟的间质细胞分泌睾酮。故在青春Ⅲ期后睾酮持续升高。近年来实验证明 LH 的上述作用，必须在 FSH 的协同作用下才能发挥。

（三）性腺激素　男子性腺激素主要是睾酮，在青春早期其分泌量一直处于低水平状态，直至青春Ⅲ期，随着 LH 释放的增加，促使阴茎的增大，胡须的出现，大量腋毛，阴毛呈男性化以及附属性腺的发育和性欲、性行为的出现。另外，睾酮与精子的发生密切相关。所以，青春期出现排精现象。

男子青春期是性成熟的开始，青春后期已具备了生殖能力。其阴茎、睾丸以及内分泌激素已达到成年人水平。它们的增长过程如下图所示（图Ⅰ-17）。

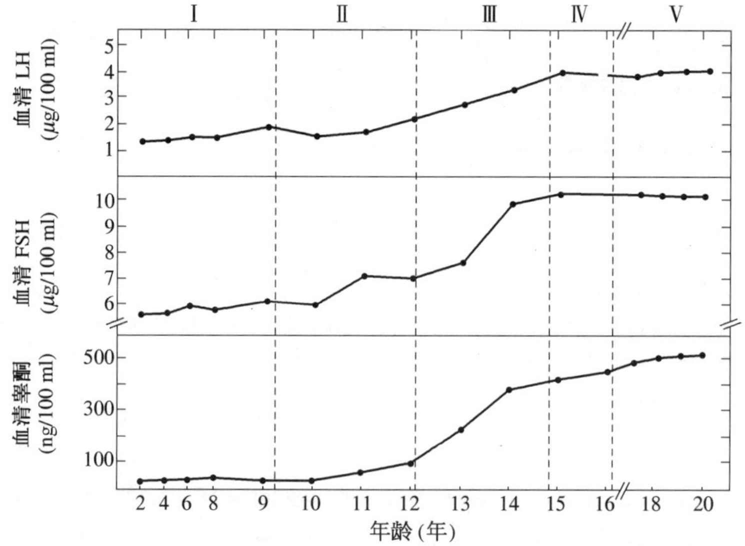

图Ⅰ-17　男性青春期血 FSH、LH、T 变化与年龄的关系

（引自：FAIMAN C. 等，1974）

如果青春期内分泌发生紊乱，可发生青春发育障碍，常见有青春期早熟和延迟两种。男童在 9 岁以前，出现第二性征者应考虑为性早熟；年龄在 14 岁时仍缺乏青春期征象，要考虑为青春期延迟。正常人从第二性征出现到具有成年人特征一般需要 4 年半，如果超过 5 年也属青春期延迟。

第二节　精液的特性与组成

一、精液的特性

精液是由男性生殖器官协同分泌的液体，包括精子和精浆两部分。正常精液是灰白色半透明，有特殊的腥味。pH 为 7.5，呈弱碱性。青年男子每次射出的精液量并无一定标准，少至 1 ml，多至 10 ml 不等，通常为 2～6 ml。

新鲜的精液在排出体外后有一定黏稠性，接触空气后会变成凝胶状，10～20 分钟后又液化。这种从液态变凝胶，又从凝胶变液态的转变过程与精液中所含有的酶体系有关。如果这一酶体系异常，就会发生精液不凝固或不液化的病理现象。如短期内多次射精，其精液浓度较稀薄。反之精液长期贮存于精囊内，黏稠度就增加。

二、精液的组成

精液由精子和精浆两部分组成。

（一）精子　精子由睾丸产生，并悬浮于精浆中。其数目在每毫升精液约有 2 000 万至 2 亿，如每毫升精液内少于 2 000 万，可造成不育。精子在男性生殖道内能存活很长时间，一般为数周。一旦被射出体外后，在正常体温内其运动能力维持 24～72 小时，受精能力仅维持 1 天左右，而在低温状态下（−196℃）能长期存活。这为人工授精提供了方便。不正常的精子形态和死精子数量不应超过 40％，否则会造成不育。

（二）精浆　精液中 95％是精浆。精浆由附睾、输精管、精囊腺、前列腺和尿道球腺分泌出来的混合液体组成。其中，以前列腺和精囊腺的分泌物为最多。

精浆决定着精液的生化和生理学特性。精浆含有很多血浆中成分，如果糖、柠檬酸、前列腺素、蛋白酶抑制因子、二胺氧化酶、精胺和去能因子。这些物质对精子的活性、移动和受精能力均有一定的影响。

1. **果糖**　人类精浆中含有丰富的果糖，其正常含量为 0.82～4.5 g/L，如果低于 0.82 g/L即属异常。果糖由精囊腺分泌，如患有精囊腺炎或雄激素不足，都可造成精浆中果糖含量降低。不完全排精或排精过频或人到老年时，精囊腺萎缩，精浆中果糖含量均有降低。另外，射精管阻塞也可引起果糖含量降低。果糖在精浆中是精子所需能量的主要来源，其含量高低直接影响精子的活动。

2. **柠檬酸**　精浆中还含有柠檬酸，其由前列腺所分泌。柠檬酸可通过与钙离子的结合而影响排精后精液的凝固和液化过程，对维持精子活力和透明质酸酶的活性起着重要作用，精浆中柠檬酸的高低与血液中睾丸酮的含量成正相关。因此，测定精浆中柠檬酸的含量可间接地知道体内雄激素的分泌状况。

3. **前列腺素**　近年还发现精浆中前列腺素的含量很高，并证明与男性的生育有关。有人发现不育男子精浆中前列腺素E(PGE)含量比正常男子显著降低，低于11 μg/ml以下。正常男子精液中PGE为33～70 μg/ml。精浆中前列腺素主要有PGE和PGF，且主要是由精囊腺产生，前列腺也产生一部分。

4. **转铁蛋白** 近年还发现精浆中含有转铁蛋白(Tf)。Foresta等报道，精浆中80%的Tf是由支持细胞分泌的，Tf含量高低反映支持细胞的功能。正常成年男子精浆中Tf含量为23.4±12.6 μg/ml。Tf是β_1球蛋白与铁结合的一种复合体，其功能是作为铁的转运载体，将血清内铁转运给精曲小管生殖上皮上不同发育时期的生精细胞，以促进细胞的生长。精浆Tf含量直接与精液指标相关。Orlando报道精浆中Tf水平与精子活率密切相关。王书奎报道精浆中Tf含量与精子密度密切相关。随着精子密度的增加，其精浆Tf含量呈上升趋势，精子密度大于或等于20.0×10^6/ml的男性与精子密度小于0.6×10^6/ml的男性，精浆Tf水平差异非常显著($P<0.001$)。因此精浆Tf含量测定有助于评价精子的数量和质量，这可作为反映支持细胞功能的特异性指标。

5. **胆固醇** 最近有人测定精浆中胆固醇含量可作为评价男性生育能力的一个有意义的指标，正常生育男子精浆胆固醇含量为1.147 mmol/L，明显高于不育男子及妻子有习惯性流产的男子，这说明精浆中胆固醇含量与精子的数量和质量都存在着密切的相关性。

6. **微量元素** 精浆中含有多种微量元素。人类精浆中钙的浓度是血液中的3～4倍(血中钙为2.2～2.5 mmol/L)，主要来源于前列腺，也有一部分来源于精囊。精浆中钙的浓度为7 mmol/L，而离子状态的钙占3%(0.17 mmol/L)。精浆中非离子钙主要是与低分子量的配合基结合，到目前为止，这一配合基的性质还不太清楚，有人提出是柠檬酸盐，也有认为是磷酸盐。精子中钙含量较低，且主要是以离子状态存在，这是因为一般情况下精子膜对钙是非通透性的，但因精子膜上存在钙泵，起到排钙作用，故可保证细胞内低钙水平。而精浆中低钙离子状态对维持细胞低钙离子有一定帮助。

精浆钙对精子运动的作用比较复杂。Hong认为钙离子是人类精子功能的主要调节剂，既能刺激未成熟精子成熟，又能抑制成熟精子的活动性。

Rufo等认为在射精时一种钙转运抑制物紧密地结合在精子膜上，而在获能时这种物质被移去，使钙结合点暴露。获能本身无需钙参与，而获能后精子发生的顶体反应是由钙触发的，其中细胞外钙起着重要作用，而精子头部存在的钙泵，可调节细胞外钙离子流入。

精浆中含有丰富的镁，主要来源于前列腺，有一定的抑菌作用，对精子具有保护作用。

钾、钠是精浆中主要的阳离子。钾在精子中的浓度高于精浆，而钠离子与钾正好相反，这种分布的差异是由离子的主动运输所维持的。钾离子影响着精子存活性。

近年研究表明，精浆中微量元素的变化是影响男性生育力的因素之一。它与男性生殖生理、生化和内分泌调节功能有关。现将研究较多的几种微量元素与男性生育的关系介绍如下。

精浆中锌的含量为70.0～223.6 μg/ml，其主要来源于前列腺。近年研究发现，锌直接参与精子的生成、成熟、激活和获能过程；能延缓精子膜的脂质氧化，维持胞膜结构的通透性和稳定性，从而使精子保持良好的活动力，并影响精子头尾结合部位和精子顶体部位的功能。精子吸收精浆中锌与胞核染色质的巯基结合，以防止核染色质的过快解聚，促进精卵结合。此外精浆中锌也有一定的抑菌作用。可见锌是调节生育的重要因子。

人体内铜的浓度的升高可以直接影响精子的生理功能，或通过干扰垂体内分泌腺的分泌功能来影响男性生育。Holland 研究认为铜抑制精子的酵解和氧化作用而直接影响精子。人精浆中铜的含量为 0.034～1.53 μg/ml。

硒是人体所必需的微量元素之一，但对男性生育的生理效应目前尚不清楚。Blean 等报道，人体内硒含量的过多或缺乏均可能对生殖器官的功能产生影响。推测硒是多种元素镉、铝、铜的毒性拮抗剂。精子线粒体上可能有硒结合蛋白，通过硒的谷胱甘肽过氧化物酶，起拮抗保护作用。精液中硒的含量为 0.007～0.028 μg/ml，主要存于精浆中，精子硒仅占 15%以下。

7. *免疫物质*　精浆中含有丰富的免疫物质。人体精浆中含有大量蛋白质，接近血清蛋白的 1/2。无疑精浆中含有多种抗原。据 Shulman 等归纳，人类精浆中含有 30 多种抗原。其中有些是精子和精浆所特异的，有些与血清、乳汁、唾液、胃液、尿液、阴道和子宫颈黏液等所共有，还有一些甚至与细菌发生交叉反应。

精浆中的抗原一般有 8～15 种，名称相当混乱，较为公认的有转铁蛋白、PSA 染色阳性蛋白、乳铁蛋白、前列腺酸性磷酸酶、透明质酸酶、顶体蛋白酶等，这些物质均具有抗原性。

精子抗原非常复杂，种类繁多，例如，附着精子表面的精浆成分，称为“精子附着抗原”；精子膜抗原来自精囊液，分布于整个精子表面；精子含有乳酸脱氢酶（LDH - C_4）和透明质酸酶。Rvmke 认为这两种酶是自身抗原，也是同种异体抗原；近年研究证明人类精子确实存在着组织相容性抗原，即 ABO 抗原和 HL - A 抗原。前列腺和精囊腺提供了抗原蛋白成分；此外，人类精子还有核抗原。

免疫球蛋白是一种具有抗体活性的蛋白质，精浆中含有 IgG、IgA 和球蛋白的节段，正常情况下不存在 IgM。

8. *免疫抑制物质*　生殖免疫学研究证实，精子对男性是一个自身抗原，精子对女性是一个同种异体抗原。性交可被视为一个反复给女性注入同种异体抗原的过程。在正常情况下，精子这个自身抗原在男性体内并不会引起自身免疫反应。同时，精子这异体细胞在女性生殖道内非但不被排斥，相反能在女性生殖道内顺利转运，以至发生受精作用。许多事实提示精液中存在免疫抑制物（IF_S）以及一部分附着在精子表面的 IF_S 可抑制男性及女性生殖道内的免疫反应，从而保证了精子的正常发育、贮存、运转和受精，据王一飞报道，通过低温高速离心，并通过分离得到两种具有免疫抑制作用的蛋白质 DF_1 及 DF_2。DF_1 是糖蛋白，其中锌含量很高，由精囊及前列腺产生；DF_2 富含酸性氨基酸，尤以谷氨酸为多。IF_S 中一部分附着于精子表面，这些附有 IF_S 的精子同样具有免疫抑制作用，在精子获能过程中，由于去除了精子表面的覆盖物质，同时也去除了表面所附着的 IF_S 的免疫抑制作用。表现为未获能精子有明显的免疫抑制作用，而获能精子则无此作用。

9. *促性腺激素和性激素*　精浆中还含有促性腺激素和性激素，其中 LH 浓度比血浆高 3 倍，催乳素比血浆中高 5 倍，而 FSH 和 HCG 的水平要比血浆中低。

精浆对于精子从男性到女性生殖道起一种媒介作用，精浆还含有精子取之不尽的能量来源。精浆在阴道液体 pH 为 3～6 的酸性环境中起着重要的缓冲作用。精浆中许多物质保护和促使精子顺利通过女性生殖道到达女性输卵管，完成受精。

第三节 精子的生成和调节

精子由睾丸中精曲小管的生精上皮的生殖干细胞发育、分化而成，发育过程中精母细胞经过两次成熟分裂，一次 DNA 的复制，形成 4 个精子细胞，因此精子细胞为单倍体(22+X)或(22+Y)。精子细胞内经过复杂的形态变化，最终形成成熟的精子，这种变态过程，称为精子形成。

一、精子发生的规律

在人类整个生命中，精原干细胞一方面不断地补充幼稚细胞，另一方面周期性提供进一步分化发育的细胞。结果在精曲小管管壁的同一断面，可见到各不同发育阶段的生精细胞是顺次排列的，即由基膜至管腔，分别为精原细胞、初级精母细胞、次级精母细胞、精子细胞、分化中的精子、直至精子成熟脱落至管腔，按其时间顺序构成了精曲小管上皮周期(图I-18)。

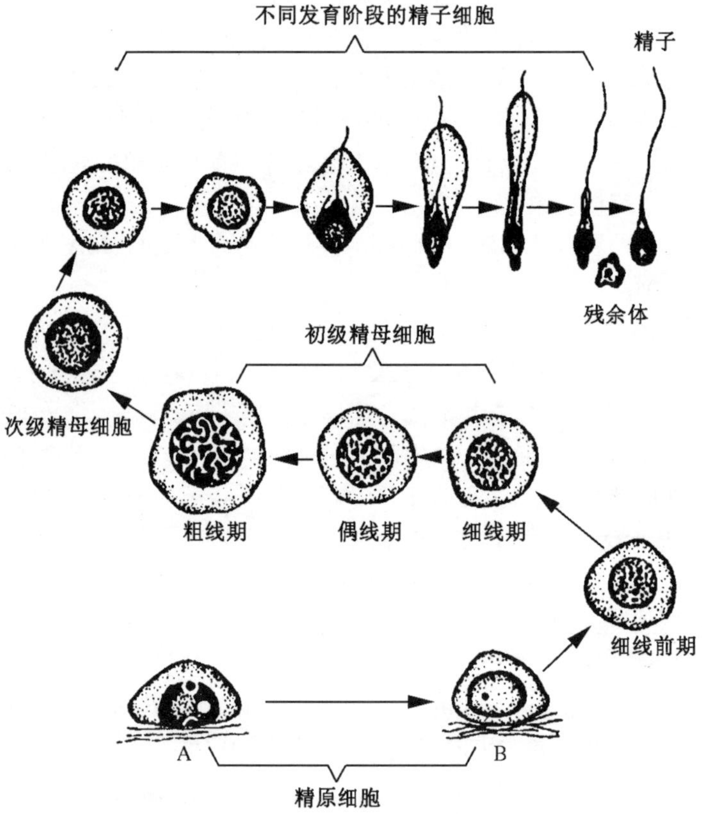

图Ⅰ-18 各级生精细胞形态学结构特征

(引自：周作民，2004 年)

位于同心圆同一层的细胞处于精子发生的相同发育阶段。表明它们是同一时代的细胞，是同步发育而来的。

观察生精小管全长，发现精子发生是分节段的，因此就同一生精小管来说，精子的发生是不同步的。正因为如此,个体才能源源不断地有成熟精子的形成。正常成年男子每秒产生的精子数量为 300～600 个/克睾丸。其精子发生是一个持续过程,未分化的精原细胞不断地再生和增殖,因此精子的发生保持恒定的储备能力。

精子发生需进行一系列的细胞分裂,从一个精原细胞衍生形成一群细胞,并同步分化,组成一定细胞团,称克隆现象。这一群细胞之间有细胞质桥相通。据认为这种细胞质桥使得细胞之间互有物质交换和信息传递,从而导致了精子的同步发生。但生精细胞与支持细胞之间不存在这种细胞间桥。

精子发生需要经过一系列的复杂步骤,从进入第一次减数分裂到精子释放,称之为精子发生的时程。人精子发生的时程为 64 天。

二、精子发生的过程

精子的形成过程主要包括三个阶段,即① 精原细胞的增殖和分化阶段,通过数次有丝分裂,分化成精母细胞;② 精母细胞经减数分裂,形成单倍体精子细胞;③ 精子细胞通过形态的改变,形成蝌蚪形精子。

(一) 精原细胞的再生、增殖和分化　生殖干细胞的再生和增殖为精子源源不断地形成奠定了基础。精原细胞是精子发生的干细胞。人类精原细胞有 4 型,即 Along、Ad、Ap 和 B 型。最近有人提出可能存在另外的精原细胞类型。一般认为 A 型精原细胞起干细胞作用;Ad 细胞为“储存干细胞”,正常情况下不参与精子发生;Ap 细胞为“活性干细胞”,进行增殖分化,产生精子;Along 细胞为人类所特有,很少出现。放射性核素标记研究表明 Along 与 Ap 细胞一样具有有丝分裂活性。B 型精原细胞是已经分化的成分,它最终产生细线前期初级精母细胞。

未分化的精原细胞(As)成单层排列于精曲小管的基膜上,具有再生功能,细胞周期短,按 1∶1 的关系产生两个进入分裂的子细胞及两个新的 As 干细胞,以后继续分化。在开始分化前,这些细胞大部分进行同步分裂,每次分裂的子代都保留细胞间桥相连接,结果形成大克隆连续细胞。人类 Ap 精原细胞除有再生的可能作用外,还产生分化程度较好的 B 型精原细胞,在人类仅有一代 B 型精原细胞,B 型精原细胞发育成熟将分裂形成细线前期的初级精母细胞。

近年研究表明,每种精原细胞都可能有 3 种去向：作为干细胞保留;作为分化、定向型细胞存在;作为死亡细胞自行消失,即细胞凋亡。

(二) 精母细胞的发育与减数分裂　由最后精原细胞分裂产生的细线前期精母细胞开始进入静止期(G_1 期),然后进入生长期。此时细胞体积增大,细胞器也逐渐丰富。当精母细胞进入历时较长的减数分裂前期,DNA 进行复制,比原来增加一倍,这为第一次减数分裂作好核物质的准备。在精子发生过程中精母细胞进行两次减数分裂,形成四个精子细胞,其染色体减少一半。它们的染色体组成在正常情况下应是 2(22＋X)和 2(22＋Y)。初级精母细胞发生第一次减数分裂,次级精母细胞发生第二次减数分裂。

1. *第一次减数分裂*　这是极其重要的一次成熟分裂,比较复杂。可分为下列四期。

(1) 前期：本期最主要的事件是染色体配对,称为联会。这是减数分裂所特有的,在有丝分裂中不发生这种现象。此时成对染色体会分开,发生新的结合,同源染色体的一小段与对应染色体的相应部分发生交换,这就是所谓的基因交换。前期比较长,又可分若干阶段：① 细线期：染色体呈细网状,细线上有许多深染的染色粒。仔细观察可发觉同源染色体的染色粒彼此配对的联合情况,所以在细线期的染色体已含有两条染色单体。② 偶线期:此期每条染色体都与其对应的染色体配对,且一条染色体上的每一个部分与其同源染色体的相同部分相连接。用电子显微镜可观察到两条染色体链是以一种所谓的联合复合体连接在一起的。这种联合的染色体称之为二价体(bevalents)。它和常染色体不同是X和Y染色体浓缩成染色很深的异染色质体,称谓性泡(sex-vesicles)。③ 粗线期:这是前期中为时最长的阶段,此时二价体浓缩形成螺旋结构,性泡仍明显可见。当二价体的成对染色体开始分开时,粗线期才告结束。④ 双线期:此时二价体的两条染色体除基因交换处外,其余部分开始分开。链的交换产生了X样结构,称之为交叉。它们仍将同源染色体维系在一起,并借此一个染色单体上的物质与同源染色体的物质进行交换。但随着同源染色单体相互排斥的增强,交叉点便向染色体末端移动。此过程称为端化作用。⑤ 终变期:为前期的最后阶段。其特点是由于二价体逐渐缩短,染色体更加浓缩,染色愈来愈深,而且由于端化作用交叉数目更少。

(2) 中期:除了同源染色体配对成为二价体之外,减数分裂中的中期与有丝分裂中期相同。此时核膜消失,染色体排列于赤道板上,每对染色体的着丝点在赤道板的两边附着于纺锤丝。

(3) 后期:包含两条染色单体的每条染色体虽然借着丝粒相互连结在一起,但此时期已开始与同源染色体分开,于是23条双链的染色体分别进入两个子细胞。但由于互换每条染色单体在遗传性质上是彼此不相同的。

(4) 末期:当染色体到达两极后,末期就开始。此时核膜和核仁又复出现,染色体也逐渐伸长。当胞质分裂完成即形成两个子细胞。

2. **第二次减数分裂** 当初级精母细胞完成第一次减数分裂后,立即进入第二次减数分裂。其间仅有很短的分裂间期。此时看见的染色体呈“X”状。第二次减数分裂与有丝分裂过程相似,没有DNA的复制,在胞质分裂时着丝粒一分为二,将两条染色单体分开,各进入一个极,结果子细胞的染色体为单倍体,染色体组成为(22+X)或(22+Y)。

精母细胞通过发育和二次成熟分裂,形成4个精子细胞(图Ⅰ-19)。

(三) 精子细胞的形态改变与精子形成 精子细胞经过复杂的形态改变,最终形成成熟的精子,这种形态改变过

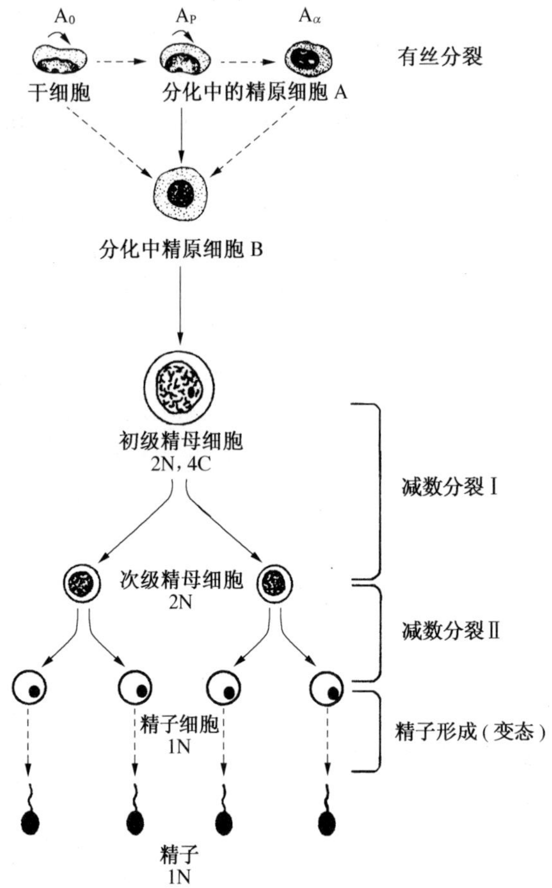

图Ⅰ-19 人精子发生图示

人生精干细胞经过3次有丝分裂(哺乳类动物5~6次,大鼠6次)的增殖期,由分化中的精原细胞B开始,经过4个周期和2次减数分裂(成熟分裂),再经过精子形成(变态)成为成熟的精子需时16天/周期×4=64天。图上部弯箭头表示储备干细胞的增殖,Ap亮型精原细胞;Ad暗型精原细胞。理论上每个分化中的精原细胞B可产生64个精子(引自:葛秦生,2001年)

程，称之为精子形成。成熟的精子是一种高度特化的细胞，没有其他细胞所具有的细胞器，因为成熟的精子并不合成 RNA 或蛋白质，也不分泌，所以没有核糖体、核仁、粗面内质网及高尔基复合体。只是具有穿透功能的顶体、高度浓缩的核及特殊形状的线粒体、鞭毛等。人的精子形似蝌蚪，总长约 60 μm，由含亲代遗传物质的头和具有运动功能的尾所组成。

1. **精子的形成**　精子在形成过程中发生一系列的形态变化，包括顶体发生、细胞核的浓缩和伸长，尾的形成和多余胞质的脱落。一般将这一连续过程分为相继的四个时期。

(1) 高尔基期：精子细胞最早的分化征兆是在高尔基复合体区出现富含糖蛋白的 PAS 阳性颗粒，称前顶体颗粒，其外为一膜包裹，称顶体泡。前顶体颗粒在顶体泡内迅速融合成一个大的顶体颗粒。顶体泡及所含的顶体颗粒移向细胞的一极并与核膜相连。高尔基复合体和滑面内质网紧靠顶体泡，并不断产生新的小泡并入顶体泡，因此顶体泡不断扩大。此外，线粒体却向胞质周围移动，并分布于细胞膜的内面。互成直角的两个圆柱状中心粒则移至细胞核的后极，分为近端中心粒和远端中心粒。近端中心嵌入核后极的植入窝；远端中心粒形成精子尾部中轴的轴丝。

(2) 顶体帽期：顶体泡不断沿核膜向后极扩展，包绕核的前半部，形成帽状结构，于是顶体泡改称顶体帽。顶体帽包括顶体外膜、顶体内膜及内外膜间的顶体囊腔及其内容。在核膜与顶体膜之间有颗粒-丝状物质的形成，且此区的核膜孔丧失，这可能是由于核膜内侧的染色质集聚造成的。此时胞体中核蛋白体移到中心粒区，聚集在远端中心粒的四周，构成一疏松的大形环状结构，此处的细胞膜内面局部特化形成一小的密环，成为终环原基。以后疏松的大形环消失，小形的致密环成为终环。

(3) 顶体期：顶体帽继续扩大，同时顶体内各种物质弥散于整个顶体帽中，此时便形成了完善的顶体。与此同时细胞核变长，核质浓缩。高尔基复合体离开细胞核的前极，游离于细胞质中。微管则聚集成束，一端连接顶体后环，一端伸入精子尾部，形成一管状结构，围绕核后部、中心粒和轴丝的起始部，此结构称为尾管。此时细胞变长，轴丝也相应伸长，在中心粒周围出现 9 条较短的致密纤维成为节柱，尾部颈段即形成。继而在颈段的后方远端中心粒和大形环状结构退化消失。胞质中的线粒体则聚集于颈段与终环之间，并呈现螺旋状排列，形成线粒体鞘，此时，尾部中段即形成。此时尾管消失，在终环尾侧、轴丝周围出现了纤维鞘，代替线粒体鞘包绕本段的外周致密纤维，于是在终环尾侧形成了尾部的主段。末段无甚特殊结构。至此精子各段已全部形成。

(4) 成熟期：此期主要是精子细胞的多余胞质脱落，被支持细胞吞噬。最后，支持细胞释放晚期精子到生精小管的管腔。

有报道，人精子的发生(即从精原细胞发育分化形成成熟精子)所需要的时间为 61～76 天。

精子在发生过程中，伴着形态的变化，核蛋白的类型也发生了明显的变化，精原细胞、精母细胞中富含赖氨酸的组蛋白，随着生精细胞的变态，逐渐被过渡蛋白(精氨酸、赖氨酸各占约 50%)所取代。到晚期精子细胞阶段，富含精氨酸和胱氨酸的鱼精蛋白，又逐渐取代了过渡蛋白。

近年来研究发现精子染色体结构非常复杂，有些属性与体细胞 DNA 结构相似，而有些则是其特有的。Ward 等建立了精子染色体结构模式。他描述了从长链状裸露的 DNA 到逐渐组装成染色体，共分四个阶段：① 裸露的双链 DNA 附着于精子细胞核中的核环上，称之为染色体锚定；② 锚定的染色体通过特殊的片段(基质连接区)与核基质中的蛋白质形成连接,使染色体形成一系列环状结构；③ DNA 环再结合鱼精蛋白而浓缩成紧密的结构；④ 浓缩的染色体进行空间排列。

染色体锚定是代表着一种新型 DNA 结构,这种结构只存在于生精细胞中。另外,在体细胞中 DNA 环区在 DNA 的复制和转录中起着重要作用,而成熟的精子核已不再进行 DNA 复制和转录,是因为精子中 DNA 大多数与鱼精蛋白结合,形成致密的超环面结构。

2. **精子的结构**　人类成熟精子在透射电子显微镜下可观察到微细结构。

(1) 头部：精子的头主要由细胞核、顶体、核膜、核后环所组成(图Ⅰ-20)。① 细胞核：位于头部中央,由均质浓染的极度致密染色质构成,外包核膜。核内常有大小不等、形状不规则的核泡。② 顶体：是覆盖精子头前端 2/3 的帽状结构,有一厚度均匀的前段及稍薄的赤道段。核仁和顶体的外面包有一薄层细胞质,最外面是细胞膜。顶体是一种特化的溶酶体,外包以单位膜,紧贴细胞膜的那层,称顶体外膜,贴近核膜的那层,称顶体内膜。内外膜之间的狭窄腔隙中,含有无定形均质性的顶体内容物,其中有多种水解酶和糖蛋白,如透明质酸酶、唾液酸苷酶、顶体素、ATP 酶和放射冠穿透酶等,总称为顶体酶。③ 顶体后环：在顶体尾侧,细胞质局部浓缩,特化成一薄层环状的致密带,紧贴于细胞膜下,表现为环状增厚,但与核膜并不紧贴,这一环状带,称为顶体后环。受精时,此环状的细胞膜首先与卵膜融合,有些不育症的患者,没有顶体后环。④ 核后环：在顶体后环尾缘,细胞膜与核膜紧贴,构成一环状线,称核后环。⑤ 植入窝：在核的后极上有一浅窝,称植入窝,与颈段的小头相嵌合,可增强头与尾的连接,使强烈的尾部运动产生的力,不致造成头尾分离。

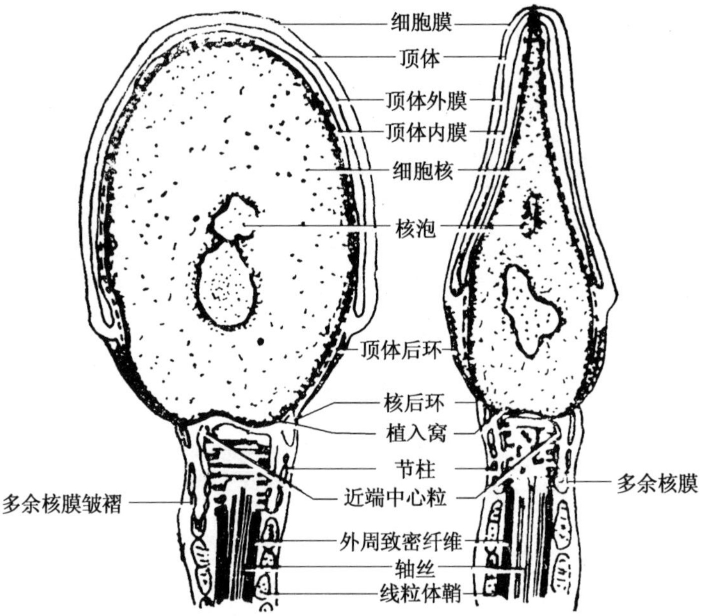

图Ⅰ-20　人精子头、颈、中段(模式图)

(2) 尾部：精子的尾部位于头部的后方,与精子运动有关,可分为颈段、中段、主段和末段。① 颈段：精子颈段紧接精子头部,故也称连接段。颈段的前端是一致密关节结构——小头,嵌入植入窝内。小头有环状排列的 9 条节柱。颈段的尾端与相应的外周致密纤维融合。外周致密纤维的尖端包围近端中心粒，中心粒由环状排列的 9 根三联微管所构成，三联管的长轴垂直于尾部。近端中心粒在鞭毛发生时负责轴丝微管的集合，所以被认为是鞭毛运动的启动处。颈段的中轴部可见一对微管，是轴丝的一对中央微管的直接延续，其头端与近端中心粒相连，其尾端延伸至精子尾的最末端。在节柱的外周常有 1～2 个纵行排列的线粒体，并形成突起，穿入节柱之间。颈段长约 0.5 μm。② 中段：长约 5～7 μm，前接颈段，后达终环。其中轴为轴丝，外周有 9 条粗大的纵行纤维柱，称外周致密纤维。纤维柱外有大量线粒体呈螺旋状排列而形成的线粒体鞘。紧接线粒体鞘尾侧最后一旋，有一致密环形板状结构，称终环，它是中段和主段的分界标志，是由局部细胞膜反折特化而成的，可防止精子运动时线粒体鞘向尾端移动。③ 主段：是精子尾部的主要组成部分，上起终环，下接末段，长约 45 μm。中央仍为轴丝，但外周为高度特化的纤维鞘，没有线粒体。④ 末段：是纤维鞘及致密纤维终止以后的精子尾。长 5～7 μm，由中央轴丝和外周的细胞膜构成(图Ⅰ-4)。

精子尾部的中段、主段和末段的中心部分都是轴丝，在横切面中，轴丝由外周呈环状排列的 9 个双微管和中央 2 条单微管组成，构成轴丝典型的“9＋2”结构。呼吸道、输卵管及子宫内膜上皮纤毛，其轴丝也同样有“9＋2”结构。近年认为鞭毛波动运动及纤毛的摆动运动并不因为收缩蛋白分子的结构而改变，而是由微管的滑动运动所诱发。不言而喻，轴丝是精子运动的主要结构基础，外周致密纤维则是精子运动不可少的形态学组分，线粒体鞘可产生能量，也是供精子运动所需。另外，镁离子是鞭毛运动所必需的元素。

另外，电镜下精子膜有三层，故膜的生理性能有明显的区域性不同。头前半部的膜参与顶体反应；顶体后区的膜可与卵膜识别及融合；尾部的膜则与产生能量有关。

三、精子发生的调控

精子发生有赖于精曲小管良好的微环境和全身完整的生精调节网络，包括神经内分泌调节、睾丸内细胞间局部调节和相关基因调节。

(一) 精子发生的激素调节　下丘脑-垂体-睾丸性腺轴在精子发生过程中起着十分重要的作用。

1. *促性腺激素释放激素*(GnRH)　GnRH 是由下丘脑合成和分泌的，并以脉冲式释放，与垂体促性腺激素细胞膜表面的特异受体结合，促使 FSH 和 LH 的释放。如果 GnRH 的合成、储存释放或作用过程出现异常，都会产生性腺功能异常和生精功能障碍。适当从静脉给予合成的 GnRH，可以使这种状况得以逆转。另外，近年研究发现下丘脑大细胞性神经系统，如视上核和室旁核分泌一种神经肽，称为垂体腺苷酸环化酶激活肽(pituitary adenylate cyclase activating poly-peptide，PACAP)。其广泛分布于下丘脑、垂体、睾丸、附睾和肾上腺等部位。其中，睾丸内 PACAP 含量丰富，且其受体广泛分布于睾丸 sertoli 细胞和生精细胞，提示 PACAP 在精子生成和分化等过程中具有重要的调节作用。

2. LH *和* FSH　垂体促性腺激素 FSH 和 LH 是人类精子发生的最主要调节因素，实验研究证明，如去垂体后，精子的形成发生障碍，补充 FSH 和 LH 后，则可诱发精子的发生。现有资料表明生精细胞上并没有 FSH 受体，而支持细胞上含有 FSH 受体。推测 FSH 促进精子的发生是通过支持细胞起作用的。LH 是通过睾酮而起作用，LH 脉冲式释放，刺激

Leydig 细胞生成和分泌睾酮，使精曲小管中含高浓度的睾酮水平，有利于精子的发生。

3. *睾酮* 雄激素是精子发生最基本的因素。睾丸内雄激素水平比外周血雄激素浓度高出 10 倍。有实验显示，生精细胞膜上可能存在一些甾体激素受体，雄激素直接作用于该受体，从而发挥其调控精子发生的作用。另外，睾酮又是调节 LH 分泌的主要激素，其负反馈的作用部位在下丘脑，降低 GnRH 脉冲式释放，而使 LH 峰下降。

其他，如泌乳素、雌激素对精子发生也有调节作用。适量的泌乳素能增加 LH 受体的数量，间接促进精子的发生，病理性泌乳素升高往往引起生育力的损伤；同样适量的雌激素对精子的发生有刺激作用，如人类生活环境中摄入过量的雌激素，会造成人类精子数目的下降。

（二）精子发生的睾丸局部调节 精子的发生不仅需要性腺轴的正常分泌，还需要一个适宜精子发生的良好微环境。一方面支持细胞及其胞外基质、细胞黏附分子与生精细胞间密切接触，另一方面睾丸内细胞产生多种因子，精细地调节精子发生。

1. *细胞外基质(ECM)、细胞黏附分子(CAMS)与精子发生* ECM 由胶原蛋白、弹性蛋白和糖蛋白等组成，这些组分不仅是细胞的支持物，也具有生物活性，介导细胞黏附、增殖分化和运动。CAMS 主要有整合素、选择素、依赖钙离子的粘连素。大量实验证明，精曲小管基膜、支持细胞间、支持细胞与生精细胞间有丰富的 ECM 和 CAMS。它们都是生精细胞转位时必需的物质基础。

2. *睾丸内细胞分泌因子与精子的发生* 近年来研究发现睾丸内有 50 多种具有生物活性的物质，多数为睾丸内细胞分泌。例如：① 类胰岛素生长因子(IGF)能增强 LH 与 Leydig 细胞的结合，增加 LH 诱导的睾酮的含量。此外，IGF－1 可刺激减数分裂前期生精细胞 DNA 的合成。② 表皮生长因子(EGF)能增加 Sertoli 细胞对 FSH 的应答，也能刺激 Leydig 细胞合成睾酮，调节精子发生。③ 转化生长因子(TGF)通过自分泌和旁分泌作用以增强 Sertoli 细胞对 FSH 的应答，也刺激 Leydig 细胞合成雄激素，调节精子发生。并且 TGFβ 在睾丸生精细胞的时序分布和空间分布方面起着决定性作用。④ 成纤维细胞生长因子(FGF)不仅是细胞存活因子，也是促细胞分裂因子，对启动精子发生具有重要作用。⑤ 抑制素和激素，现已证明血清抑制素 B 含量是临床评估人精曲小管功能和精子发生的重要指标。激活素能刺激 I 型精原细胞和前细线期精母细胞合成 DNA。

（三）精子发生的基因调节 近年来大量研究表明，在精子发生的任何一个阶段都伴随着一些特异基因的表达。

1. *原癌基因与精子发生* 生精细胞的原癌基因对生精细胞的增殖、分化和变态有着重要的调控作用。原癌基因主要有 4 大类：① 蛋白激酶类：如 C-Kit、C-abl、C-mos、C-raf 和 pin－1。② GTP 结合蛋白类：如 H-ras、K-ras 和 N-ras。③ 核转录因子：如 C-fos、C-jun。④ Wnt－1。

研究证实 A 型精原细胞有 C-Kit 基因表达，当进入减数分裂期，该基因关闭。当 C-kit 异常时，精原细胞增殖阻滞并大量凋亡。C-Kit 是精原细胞的生存因子；初级精母细胞内有 C-abl 的转录体，早期精子细胞亦有 C-abl 的转录体；早期精子细胞有丰富的 c-mos 转录产物；C-raf 多见于粗线期精母细胞；GTP 结合蛋白家族中 H-ras 表达于精母细胞和精子细胞。K-ras 表达于粗线期精母细胞。N-ras 表达于精子细胞；C-fos 为核内转录因子，减数分裂期和减数分裂后的精子细胞均有表达；Wnt－1 编码蛋白为分泌因子，表达于圆形精子细胞,可结合于胞外基质及细胞表面。上述这些原癌基因在精子发生过程中的明确功能至今仍然不十分清楚,有待进一步研究。

2. **精子发生的其他相关基因** 精子发生伴随着一系列特异基因的阶段性转录、表达。如精原细胞增殖期表达的 C-Kit,减数分裂初期的 BAX、dl - 3、MLH - 1 和 Pdha - 2,减数分裂中期的 pdlk - 2、PMS_2、ATM 和 sperm - 1,减数分裂后及精子变态时 CREM、HR6B、过渡蛋白(TP)、鱼精蛋白、管蛋白、肌动蛋白和 Pim - 1 等。

3. **Y 染色体基因微缺失与生精障碍** 1976 年 Tiepolo 和 Zuffardi 发现 6 名具有正常男子体型的无精子症患者,Y 染色体长臂远端部分缺失,因此提出在 Y 染色体长臂(Yq11.23)存在着控制精子发生的基因。由于该基因缺失,患者多数表现为无精子症,故将其称为无精子基因(AZF)。往后的研究证实,在 Yq11 上存在 3 个精子发生位点,各位点在男子生殖细胞发育的不同时期起作用。由于每一个位点缺失所致最严重的表现为无精子症,故将其命名为 AZFa、AZFb、AZFc(图Ⅰ-21)。

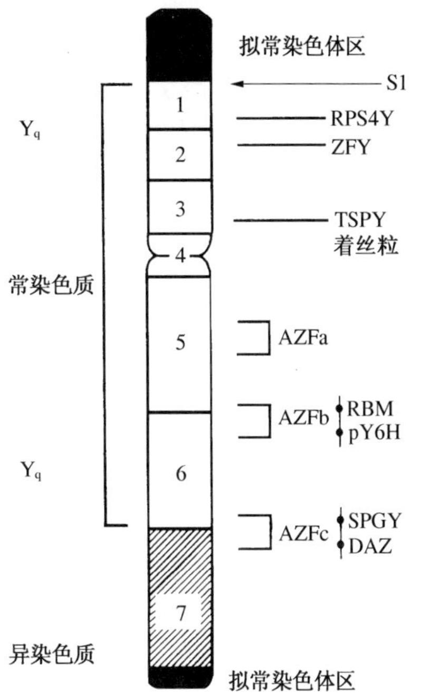

图Ⅰ-21 示人类 Y 染色体 AZFa、AZFb 和 AZFc 基因位点的分布

第四节 精子的成熟

睾丸内精子尚未成熟,无受精能力,必须在附睾内停留一个时期才能达到成熟阶段。在人类大约需要 12 天。

一、精子成熟过程

精子在附睾内成熟过程包括获得前向运动的能力、固着于透明带的能力和受精能力。

(一) 精子运动能力的获得 根据精子的成熟状态,精子的运动可呈现环行运动、原地振颤运动及前向运动。用微穿刺和精子运动定量技术发现,附睾头部存在着某种诱导精子迅速而突然获得运动能力的机制。放射性核素标记实验证明,诱导精子突然出现运动能力的地点与附睾上皮活跃地转运肉毒碱的地点一致。提示肉毒碱与精子运动的诱导有关。

精子前向运动的获得与前向运动蛋白有关。当有磷酸二酯酶的存在时,前向运动蛋白与精子表面的前向运动蛋白受体结合后,使精子鞭毛变得硬直,从而阻止精子经常地改变方向,诱导了精子前向运动。

附睾尾部精子获得了前向运动能力,但在附睾液中是不动的。现已发现精子运动的抑制是由于附睾液内含有制动蛋白。

(二) 精子固着于透明带能力的获得 精子有了前向运动的能力,精子可以顺利到达输卵管,但与卵子结合完成受精过程,还必须具备识别透明带并与之结合的能力。识别过程是精子表面的糖基被卵子透明带糖基结合蛋白识别，以及透明带表面的糖基被精子表面糖基结合蛋白互相识别的过程。这种识别能力及精子固着于透明带上能力获得的完成依赖于雄激素。附睾液中雄激素含量很高，为精子的成熟提供了必备条件。

（三）精子受精能力的获得　精子在附睾内获得了受精能力。实验证明，兔和大鼠的精子首先在附睾远端和尾部近端获得受精能力。而人类的情况似乎不同，临床上有附睾与输精管吻合术后受精的报道，是否说明人的精子在附睾头部就已经获得受精能力目前尚无定论。人类输精管似乎能继续提供完成精子成熟所必需的内环境。

精子在成熟的同时，还将覆盖一些物质，使之暂不发生作用，这种物质称为去能因子。保证精子射出后转运至女性输卵管与卵子结合后才发生受精作用。

二、精子在成熟过程中的变化

精子在成熟过程中，其结构、代谢均发生重要的改变，精子膜的改变尤为明显。

（一）精子在成熟过程中结构的改变　精子在成熟过程中体积略变小，且胞质中的小滴由颈部向远端移动，最终脱下。若这些胞质小滴不能后移并脱下，则精子不能成熟。胞质小滴实际上是一种溶酶体，内含丰富的酸性水解酶。胞质小滴的后移取决于溶酶体系的作用。

顶体的形态在精子成熟过程中也呈现明显的改变，这在豚鼠最为明显。未成熟的精子，顶体的侧面为扁平形，在附睾中运行时变为球形，带有一个锥形的尖顶。

精子在成熟过程中，DNA 和核组蛋白的结合越来越紧密。故表现为精子核的组化反应(Feulgen 反应)的不断减弱，这是精子是否成熟的重要指标。精子获能后 Feulgen 反应又可增强，说明获能以后，DNA 和核组蛋白的结合不如附睾中那样紧密。DNA 和核组蛋白紧密结合对 DNA 有保护作用，否则 DNA 易受损伤，造成胚胎早期死亡。

精子在成熟过程中，精子核、顶体后区、精子中段、鞭毛、线粒体及精子膜上的氢硫基被逐步氧化成二硫键。其结果对核结构与基因稳定起保护作用。这种变化也使鞭毛等运动器官更为坚固，以利前向运动。

（二）精子成熟过程中代谢的改变　精子在成熟过程中糖酵解增加，糖酵解产生的 ATP 和乳酸可作为精子成熟时的能源。同时精子还可以利用磷脂作为精子的能源。精子不但可以利用内源性磷脂，还可以利用附睾腔中的磷脂。因此，使附睾中磷脂的含量下降。此外精子在成熟中呼吸交换增加，对环境的反应性增强，合成活性下降，蛋白质含量也下降。

（三）精子膜的改变　精子成熟过程中膜的改变十分明显也十分关键。据目前研究有下述几种。

1. *通透性的改变*　未成熟的精子不会排钠，只有当精子成熟后才能排钠。精子成熟后，精子膜的 ATP 酶增加，促使 K^+ 的通透性增加，因而精子内钾离子浓度高，细胞外钠离子浓度高。

附睾内 pH 是逐渐降低的。另外，随着附睾管梯度的变化，钠离子、氯离子浓度逐渐降低，而钾离子浓度则升高。在睾丸网内的液体是等渗的，而在附睾内的液体是高渗的。

2. *表面电荷的改变*　用带阳电荷的胶体铁染色法证实，精子在附睾运行过程中表面负电荷增加。负电荷的增加，有利于精子在附睾内贮存。

3. *精子膜凝集素受体的改变*　近年来研究还发现精子膜凝集素受体也发生明显的改变。麦芽糖凝集素(WGA)试验证实附睾头部精子极易被 WGA 凝集，而附睾尾部精子

WGA 的凝集度要小得多，说明精子在成熟过程中 WGA 受体变得稀少而精子获能后 WGA 受体明显增加。精子在成熟过程中精子膜 WGA 受体减少的可能原因是精子在运行过程中吸附了附睾上皮的分泌物而遮住了受体。其生理意义可能是精子受精前的重要准备工作。

4. **精子膜抗原性的改变**　近年免疫荧光技术证实了精子成熟过程中其抗原性也有改变，取自附睾不同节段的精子抗原性有所差异，可见精子在附睾中也获得了一系列包裹抗原，这些包裹抗原一方面可以保护精子，另一方面又为顶体反应及受精做好准备。

5. **精子膜覆盖物的改变**　精子在附睾中运行时覆盖了由附睾上皮分泌的多种糖蛋白。如前向运动蛋白、糖基转移酶、唾液酸糖蛋白等，这对维持精子膜结构的完整性具有重要的生理意义。

三、精子成熟的调节

（一）激素的调控　附睾中精子的成熟有赖于雄激素。附睾液中的雄激素是双氢睾酮，这与精子的成熟相关，精子在附睾内的成熟过程依赖于双氢睾酮的作用。研究显示附睾头部管腔内雄激素浓度很高，比同部位血管中的雄激素浓度高 50～60 倍。双氢睾酮作用到附睾组织，增加新的 RNA 和蛋白质的生物合成，促使精子的成熟，而不是直接作用于精子。

（二）离子的调控　附睾上皮细胞具有很重要的吸收和离子转运功能，其中附睾上皮对电解质和水的转运为精子的成熟造成一个良好的液态环境。附睾管与肾小管的胚胎起源相同，因此，附睾管上皮的这种重吸收功能类似于肾小管，主要是对水和电解质的重吸收。附睾的重吸收在不同部位是有高度选择性的，特别是 Na^+ 和 K^+，在睾丸液中与血浆中一样，以高钠低钾为特征，而到了附睾液，表现为低钠高钾，随着附睾管的移行，附睾液中 K^+ 和 Na^+ 的比例逐渐升高。此外，pH 值也有明显下降。有学者认为附睾尾部高钾环境使精子处于静息状态。

（三）基因调控　精子在附睾内逐渐成熟，附睾中的特异基因调控起重要的作用。附睾基因表达具有一定的特点：① 高度的程序化：造成一个不断变化的管腔微环境，使精子在这微环境中也发生一系列的程序性改变，逐步成熟获得运动能力和受精能力。② 高度的特异性：这些基因主要在附睾表达，在其他组织中不表达或很少表达。如 HE_2、HE_6、GPX_5、B/C、CES、CE_9、CE_{10} 等。③ 高度的区域性：有不少基因仅在附睾头部表达，如 B/C、HE_2 等。也有一些基因主要在附睾体部和尾部表达，如 HE_4、HE_1、HE_5。这与附睾中精子成熟变化是相一致的。另有研究表明附睾基因的表达是受雄激素调控的，并呈现一定的区域特异性。

第五节　精子的运输与获能

一、精子的运行

（一）精子在男性生殖道内的运行　成年人的精子由支持细胞释放到精曲小管管腔，直到通过射精由尿道外口排出体外，需要在男性生殖管道内经历约 6 m 长的管道。

精曲小管节律性收缩可促使精子从精曲小管输送到精直小管、睾丸网和输出小管。据研究认为催产素能提高精曲小管的收缩频率。

由于精曲小管内的静水压比附睾头部低,所以精子从睾丸网转运到附睾内必须依靠动力,这种动力来源于环绕精曲小管外周的肌样细胞或是睾丸白膜的收缩作用。

精子在附睾内转运有下列动力因素:附睾管内的静水压梯度;附睾管上皮细胞的纤毛沿着管壁输出方向的摆动所产生的动力,导致附睾液的流动;附睾管的自身蠕动收缩。

至于精子如何离开附睾并通过输精管,至今尚无定论。Pabst 认为精子的运行包括下列因素:① 精子由附睾持续地输向输精管,所以射精前输精管已有精子存在;② 泄精期收缩波从尿道开始延向附睾端,附睾端管腔收缩防止液体返流,管腔内液压增加,肌肉的强烈反射性收缩将液体送入输精管壶腹部;③ 精液随着射精时一系列的肌肉收缩而排出体外。

(二) 精子在女性生殖道内的运行 射精后,精子在女性生殖道内的运行,并非单纯依赖自身的活动,还必须依靠女性生殖道各部的协调,才能迅速有效地转运到受精部位。现将精子在女性生殖道各部移行分述如下:

1. *精子从阴道向宫颈运行* 男女双方通过性交,男方将精液射入女方阴道内,射精后精液存留于阴道后穹隆的精液池中,阴道 pH 低,而精液 pH 高,约 7.2～8.0,呈碱性,另外精液中含有能使精液凝成胶冻状态的糖蛋白。射出的精液在 1 分钟内呈现不同程度的凝固。把大多数精子禁锢于内,这对精子起到明显的保护作用。10～20 分钟后精浆中溶纤维酶又使凝块完全或部分液化。

精子依靠阴道的收缩从阴道向宫颈运行。因此,性交时,特别是女性性高潮时阴道收缩强烈。又据 Fox 报道,用压力换能器及遥测术,在性交时测得阴道内及子宫内压力,在阴茎插入阴道时,阴道内压力为负压,在女方性高潮时阴道内压力为正压,从而促进精子从阴道进入宫颈。

有人将精子在女性生殖道中的运行,分为三期:① 快速短程运行:精液沉积于阴道后穹隆后,精子即穿入宫颈黏液的微胶粒,有些精子则快速通过宫颈管,此期约需 2～10 分钟。② 精子在贮存区内凝集:宫颈黏液中的微胶粒将精子引向宫颈隐窝,大量精子被禁锢于宫颈隐窝的复合黏膜皱襞中,形成一个贮存区。宫颈黏液中白细胞较阴道中少,因而精子被吞噬的数目也少。进入宫颈贮存区的精子越多,达到输卵管的精子也越多。贮存区越大,输卵管内保留相当数量精子的时间也越长。因此可以增加受精机会。③ 缓慢释放及运行:具有相当数量精子的贮存区在女性生殖道内建立后,精子可在较长时间内持续释放,这种缓慢释放,加上精子自身的活动力及子宫及输卵管的肌肉收缩,可以保证精子源源不断地进入输卵管,增加受精机会。

2. *精子在宫颈中运行* 宫颈对精子的运行起着重要作用,似为控制不同量的精子进入子宫的生物学阀门(选择性屏障)。

宫颈外口通常朝向阴道后壁,因此在射精后,宫颈外口便浸于阴道后穹隆的精液池内。宫颈外口的口径在月经周期中呈现周期性变化。增殖期,宫颈外口逐渐扩大,至排卵期直径可达 3 mm,排卵后宫颈外口缩小为 1 mm,同时宫颈紧张度增高。这种周期性变化,有利于精子在排卵前期或排卵期通过宫颈管。

宫颈黏膜有许多复杂的皱襞构成了许多裂隙、沟槽和隐窝。这些结构为精子的储存提供解剖上的条件。黏膜上皮由一层高柱状细胞组成，包括无纤毛的分泌细胞和有纤毛的细胞。宫颈管内充满黏稠的液体。在性激素的影响下，黏液的质和量随月经周期而变化。在排卵前期和排卵期黏液量增多，每天约 0.5 ml，而在其他时期，黏液量减少，每天约 0.1 ml。宫颈黏液含有两种主要成分：① 胶态的黏蛋白：由糖蛋白聚成大分子的胶粒组成；② 胶粒间的浆液：由蛋白质、盐和水组成。胶粒的排列和浆液的黏稠度对精子的通过影响很大。胶粒常排列成结节状单纤维。在排卵期，这些纤维呈平行排列，造成了“允许”精子单向通过的液道，而且浆液中水和盐含量增加，使其黏稠性降低，有利于精子的穿透。在黄体期，胶粒纤维交织成网，且浆液量少而黏稠，精子难以通过。

宫颈黏液中氢离子浓度在月经周期中也呈现周期性改变。排卵期宫颈黏液 pH 从 6.2 上升到 8.5。宫颈黏液变为碱性，有利于精子的生存与活动。

宫颈黏膜的纤毛细胞上的纤毛向阴道侧摆动，从而促使黏液从分泌细胞表面流向阴道，从而阻止大量精子的上升，把活动较弱或死亡的精子驱回阴道，而活力旺盛的精子则聚集于颈管中心，游向子宫。此种作用为优选的滤过机制。

宫颈黏膜的隐窝是精子的一个暂时贮存区，保护了精子免受损害，进入隐窝内的活性精子可持续较长时间的缓慢释放。持续进入子宫腔。

射精后，精子的快速短程转移时间持续约 5～10 分钟，经常性的长期释放可持续至射精后的 10～150 分钟，从射精 15 分钟开始，精子在宫颈黏液中的数目保持相对恒定，直至 24 小时后才减少，至 48 小时精子几乎已消失。

精子在宫颈黏液中的穿透率，也受精子生理完整性及精子密度所影响。较高的精子密度和较强的活动力穿透就较多。不活动的精子就不能穿透宫颈黏液。

即使在较好的月经中期的宫颈黏液中，有些因素也可干扰精子的运行。例如，① 白细胞的增多可使精子穿透不良；② 全身或局部微量元素浓度的改变可影响黏蛋白特征，从而抑制精子的运行；③ 宫颈黏液有高浓度的抗精子抗体，可使精子不能前进或相互凝聚。

3. **精子通过子宫腔** 关于精子在子宫腔的分布及运行了解甚少。实验证明，有活力的精子在人的离体生殖道内，凭借自身的活动，只能到达宫颈的内口，很难进入子宫腔。而精子进入子宫腔的机制可能是精液中的前列腺素刺激子宫收缩，而收缩后的松弛造成宫腔内负压，把精子吸入宫腔。

精子进入宫腔后，可侵入到内膜腺，使腺体成为精子的临时贮库，以缓慢释放精子。活动较弱或死精子，可被白细胞吞噬。子宫输卵管联合部对控制精子从子宫进入输卵管起着天然屏障作用。

4. **精子在子宫输卵管中的运行** 子宫输卵管交界处作为控制大量精子进入输卵管的阀门，同时又是贮存精子的又一场所，使有活力的精子持续地缓慢地向输卵管运行。输卵管具有向反方向运送精子和卵子的独特功能。精子在输卵管内的运行取决于管壁平滑肌的舒缩、纤毛摆动、管腔内液的流向以及精子自身的运动。输卵管的纤毛摆动可能对输送精子起一定的作用。输卵管内的分泌物流向对精子在输卵管内的移行也具有一定的作用。由于输卵管峡部管腔小，而管壁分泌细胞多，在排卵期，此部分泌物较多，同时子宫输卵管联合部呈半闭状态，所以峡部腔内压高于壶腹部，致使管腔内液体由峡部向壶腹部流动，这有助于精子从峡部进入壶腹部。壶腹部管腔变宽，液体流速变慢，致使精子停留于壶腹部，以便与卵子结合受精。

5. *影响精子在女性生殖道内运行的因素* 实验证明,精子在女性生殖道内的运行是受神经-体液的调控。性交可反射性引起阴道和子宫的收缩,加速精子的运行。性医学研究证明,女性性高潮时阴道呈节律性收缩,子宫也处于收缩状态。动物实验证明,重复交配刺激,大大加速精子的运行,提高受精率。肾上腺素能神经控制输卵管平滑肌的舒缩活动。实验证明,雌激素可以提高 α-受体的活性,增强输卵管的收缩活动。排卵前期及排卵期,雌激素占优势的条件下,输卵管峡部分泌物增多,输卵管的蠕动方向,由近端向远端分段地推动精子及输卵管液,如此,一步一步地由子宫侧向卵巢侧方向移行。性激素通过影响子宫颈黏液的性质,从而影响精子的运行。另外,前列腺素对女性生殖道活动和精子运行亦有影响。在精液和女性生殖道内含有多种前列腺素,以 PGE 和 PGF 型为主。实验证明 PGF 对未孕的子宫和输卵管有收缩兴奋的作用,雌激素能加强这一作用。而 PGE 表现为抑制作用。子宫对前列腺的敏感性在月经中期较高。前列腺素对精子活动力的影响,迄今尚未得出明确结论。有人用适当剂量的 PGE_2 处理人精子,结果使精子的活力增高,而 $PGF_{2\alpha}$ 对精子的活力无影响。因此,一般认为精液中前列腺素浓度与男性生育力有关。PGE 含量低于正常,可能造成男性不育。

综上所述,一次射精虽然能排出数亿个精子,而运行到输卵管管腔中只有 100～200 个,约 99%以上在女性生殖道中死亡。其中大部分在阴道酸性环境中死亡,有的被白细胞吞噬,有的被抗精子抗体灭活,亦有少量进入腹腔。根据实验证明,精子在阴道内存活时间不超过 6 小时。虽然,在性交后 5 天左右,仍能在宫颈黏液中发现活动的精子,但精子的受精能力比其活动能力消失得早。一般认为,精子在女性生殖道内受精能力大约只能维持 48 小时。

二、精子的获能

虽然精子在附睾中已经发育成熟,具备了受精能力,但是附睾和精囊分泌一种物质,覆盖于精子表面,使精子失去了受精能力,这一过程称为“去能”,这种物质称“去能因子”。近年来研究发现去能因子包括放射冠穿透酶和顶体蛋白酶的抑制剂。去能因子附于精子表面后,阻断了精子的特异受体、必要的功能基团及离子的转运,如一种去能因子与顶体酶结合后,使顶体酶失去活性。去能作用是可逆性的,去能因子只是使精子的受精能力发生暂时的抑制。当精子射入女性生殖道后,去能作用被解除,精子方能真正获得受精能力,称为精子的获能,能解除去能因子作用的物质称为获能因子。

(一) 获能部位与获能因子 精子在阴道内不能获能,当它穿过宫颈时,精浆中大量的去能因子被阻挡。子宫是人体内精子获能的重要部位,精子同子宫内膜接触后,子宫内膜产生获能因子。另外,输卵管也参与精子的获能。所谓获能过程是一个多时相的过程。

获能因子究竟是什么目前尚未弄清楚。有人认为获能因子可能是由 α 和 β 淀粉酶组成,尤其是 β 淀粉酶可以水解精浆中的去能因子。还有人认为子宫的分泌物激活了 β 淀粉酶和唾液酸苷酶。也有人认为并无一种特异的物质,而是受雌激素支配的子宫分泌的含高浓度离子的液体,使附于精子表面的糖蛋白分子,通过电荷组间的相互作用而被解脱。另外,卵泡液也具有使精子获能的能力。卵泡愈是成熟,作用愈强。

(二) 获能时精子膜的变化 精子在获能时精子膜的变化十分明显,表现为精子膜对钙离子通透性的增加,使精子内钙离子浓度升高,增加精子尾部的鞭打运动;麦芽糖凝集素和刀豆球蛋白受体从顶体后移；ATP 酶被激活；精子表面负电荷下降；精子膜表面 cAMP 受体与子宫液中的 cAMP 结合，使顶体膜的不稳定性增加；精子膜流动性增加，便于精子与卵子的融合。

获能后的精子，去除了表面覆盖物，暴露了精子膜表面与卵子相识别的位点，使受精成为可能；获能后精子代谢也发生相应变化，表现为精子膜蛋白酪氨酸磷酸化加剧，耗氧量明显增加及细胞内 cAMP 升高；获能后精子运动类型也发生显著变化，精子头部摆幅和频率增加，尾部振幅加大，频率加快，呈现特殊的超活化状态，表现为一种强有力的呈“鞭打样”运动。精子的超活化有利于精子通过输卵管及穿透卵细胞的放射冠和透明带。据研究报道精子超活化发生率与 IVF 成功率呈高度正相关。

三、顶体反应

顶体是类似溶酶体的一种结构，含有许多水解酶，如透明质酸酶、顶体素、蛋白酶、磷脂酶、放射冠分散酶等。其中透明质酸酶和顶体素在受精过程中最为重要。顶体反应是紧接着获能而出现的。这一概念首先由 Bedford 提出。所谓顶体反应，即是受精前精子发生的一个形态变化。这一过程包括顶体膜的空泡化及顶体内容物的释放。通常在精子与卵细胞相接触时，精子头部的浆膜与顶体外膜之间形成局部点状融合，然后形成许多囊泡，即顶体膜的空泡化。继而融合处两层膜出现孔隙，最后导致顶体内酶的释放，顶体内膜完全暴露(图Ⅰ-22)。

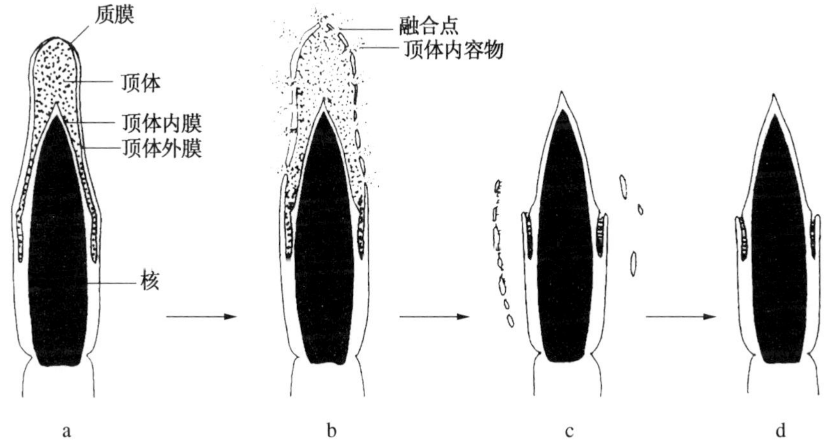

图Ⅰ-22　精子顶体反应示意

a　精子头；b　顶体外膜与质膜融合；c、d　顶体内容物外溢，顶体内膜暴露

（引自：胡礼泉，2003 年）

一般认为卵细胞的透明带是诱发产生顶体反应的主要因素。此外，Ca^{2+}、K^{+}、Na^{+} 和 pH 值均必须达到一定程度才能发生顶体反应。如缺少 Ca^{2+} 即使有透明带也不能诱发顶体反应。顶体反应发生时有大量 Ca^{2+} 内流。有人认为内流的 Ca^{2+} 可直接或间接地激活顶体素原转变为顶体素。顶体素又激活磷脂酶，将精子膜上的磷脂分解为溶血磷脂和脂肪酸，这两种物质可促进精子的浆膜和顶体外膜的融合。

顶体反应模拟分子学基础示下：

激活 ATP 酶 Ca^{2+}
↓
ATP⟶cAMP+Pi
↓
Ca^{2+} 内流
↓
顶体素原⟶顶体素
↓
激活磷脂酶
↓
磷脂⟶溶血磷脂+脂肪酸
↓
顶体外膜与精子浆膜之间的
局部点状融合(顶体空泡化)
↓
顶体内容物的释放

近年来研究表明影响顶体反应的因素还可能与输卵管液、卵泡液的微环境有关。输卵管液和卵泡液中富含白蛋白、孕酮、转脂蛋白、肝素、透明质酸酶等。这些物质均有利于顶体反应的发生。多数人研究认为白蛋白可能是通过吸附、去除或转移精子质膜上的胆固醇，降低膜流动性，从而发挥其作用；孕酮也是诱导精子顶体反应的重要物质。人卵泡液中孕酮含量较高，达 5 μmol/L。精子膜上存在孕酮受体，孕酮可以直接或间接的方式激活各种 Ca^{2+} 通道，启动顶体反应。孕酮诱导精子顶体反应需要 $C1^-$ 参与，研究提示 $C1^-$ 外流是孕酮诱导精子发生顶体反应的基本因素之一。另外，目前已证实透明带 ZP_3 是精子顶体反应的主要诱导剂。ZP_3 通过结合于精子膜上的相应位点，激活精子信号系统，从而诱发精子的顶体反应。实验证明 ZP_1 和 ZP_2 没有这种能力。

第六节 男性生殖功能的调节

男性生殖功能受中枢神经系统调控，这种调控是一种复杂的信息传递和反馈网络，另外，近年来发现前列腺也参与男性生殖过程的调节。

一、下丘脑-垂体-睾丸轴的激素调节

目前已经认识到下丘脑、垂体、睾丸在功能上密切相关，形成了下丘脑-垂体-睾丸轴系的概念。下丘脑分泌促性腺激素释放激素(GnRH)，刺激垂体分泌 LH 和 FSH，然后这两种激素作用于睾丸。LH 主要作用于睾丸的间质细胞，FSH 主要作用于睾丸的支持细胞。LH 主要刺激间质细胞产生睾酮，睾酮促发青春期发育，维持正常的男性特征和精子的发生。FSH 刺激支持细胞分泌雄激素结合蛋白(ABP)，它可以结合睾酮和双氢睾酮，使精曲小管中保持一个高浓度的雄激素水平，从而促进精子的发生和成熟过程。另外，FSH 刺激支持细胞分泌抑制素(inhibin)，抑制素反过来又调节 FSH 的分泌，这是一种负反馈作用。男性生殖功能通过下丘脑-垂体-睾丸轴系的相互匹配、调节整合作用，使性激素分泌和精子的发生、成熟、运行趋于正常和稳定。

(一) 下丘脑 下丘脑是中枢神经系统的组成部分，与内分泌关系密切。因此，人们认为下丘脑是神经系统和内分泌系统的转调点。下丘脑接受神经系统其他部位传来的信息，经单胺神经元递质，刺激下丘脑促性腺激素释放神经元释放 GnRH。这种神经元主要存在

于下丘脑前方、中视前区及终末间质核，同时还存在于下丘脑漏斗间的弓状核和室旁核。近年的实验研究证明，下丘脑 GnRH 呈有规律的脉冲波，这可能是不同的 GnRH 神经元在不同阶段同步活动的结果；也有人认为中枢神经系统存在一个“脉冲发生器”。对有些动物的研究表明，此发生器位于下丘脑底部中间区。GnRH 的脉冲式释放对于维持垂体细胞对 GnRH 的反应性具有重要的生物学意义，使垂体细胞对 GnRH 的反应始终处于高灵敏度状态。如果 GnRH 持续地释放和刺激垂体细胞，那么垂体细胞会产生失敏现象，即对 GnRH 的刺激不再反应。

下丘脑释放的 GnRH 经门脉系统运送到垂体前叶，引起垂体合成和分泌 LH 与 FSH。近年来许多学者对 GnRH 促进垂体细胞合成和分泌促性腺激素的机制进行了广泛深入的研究。按传统认识，GnRH 这种含氮类激素与受体结合后通过 cAMP 这个第二信使发挥其生物效应。然而近年来越来越多的实验证据动摇了这一观念。有人在离体的垂体组织中加入 cAMP，不能使 LH 释放。同时，在离体垂体组织细胞中也未观察到 GnRH 能促使 cAMP 的生成，但却发现垂体细胞内有 Ca^{2+} 转移。因此，提出 Ca^{2+} 可能是 GnRH 作用的第二信使。Conn 等实验也证明了 GnRH 可特异性地提高 Ca^{2+} 通道的活性，在极短时间内（$<$1.5 分钟）便可促使 Ca^{2+} 移动。且这一作用先于 LH 的释放。说明 GnRH 起着 Ca^{2+} 内流的动员作用。进一步实验又证明了凡是能使 Ca^{2+} 动员或转移的因素皆可不依赖 GnRH 的作用而引起 LH 释放。

目前对 Ca^{2+} 在传递信息时如何发挥作用所知甚少，一般认为，垂体促性腺激素细胞内有钙调制素（CM），当钙离子进入细胞后与之结合成复合物，复合物立即由胞质向细胞膜转移，随之激活磷脂酶 A_2，使细胞膜上的磷脂水解，释放出花生四烯酸（AA），通过 AA 对 LH 细胞的特异刺激，引起 LH 的释放。近年研究发现 GnRH 的释放既受性激素（雌激素、孕酮和雄激素）的反馈调节，又受局部释放因子（去甲肾上腺素、类鸦片、催产素、泌乳素等）的调节。

近年来，还有资料说明中枢的儿茶酚胺可促进 FSH 和 LH 的释放，而 5－羟色胺（5－HT）可抑制其释放。又有人研究发现下丘脑含有浓度很高的吗啡样物质（总称为内啡肽）和 β 内啡肽神经元，且内啡肽可抑制 LH 的分泌。

（二）垂体　由前叶和后叶组成。前叶为腺性组织，不含神经组织，通过门脉系统与下丘脑相连，后叶为神经组织，但无神经元，仅含下丘脑激素性神经元的轴突和末梢。

LH 和 FSH 是由垂体前叶的促性腺细胞合成、分泌的，是一种各含两条肽链的糖蛋白。近年研究证实，它们的亚单位在不同染色体上有其特异的基因编码。LH－β 亚单位基因长度为 1.1 kb，由 3 个外显因子和 2 个内含子组成，存在于人染色体 $19q^{13.3}$ 的复合体中；FSH－β亚单位位于染色体 $11q^{13}$ 有其单一基因编码，含有 3 个外显因子和 2 个内含子。近年有人提出促性腺细胞可分为三类，一类是 LH 分泌细胞；一类是 FSH 分泌细胞；另一类可以同时合成 LH 和 FSH，但数目很少。下丘脑的 GnRH 可以作用于这几类细胞，使其合成和分泌 LH 和 FSH，但 FSH 的释放效率只有 LH 释放效率的 1/5。LH 和 FSH 的释放受 GnRH 的调控。因此也呈脉冲释放。正常男子每 90～150 分钟有一低峰，但 FSH 的半衰期较长，往往掩盖了其脉冲的实质。

睾丸间质的 Leydig 细胞是 LH 的靶细胞，其细胞膜上有大量的 LH 受体，LH 与 Leydig 细胞上的 LH 受体结合激活腺苷酸环化酶，通过 cAMP 的第二信使的作用促进睾酮的生物合成。另外，LH和LH的受体的结合还可增加Leydig细胞膜的通透性，导致Ca^{2+}内流增加，在睾酮的释放过程中发挥作用。许多实验资料说明LH必须在FSH的协同下才能发挥其生物效应。

FSH能控制支持细胞"紧密连接"的形成。另外，它与支持细胞上特异的FSH受体结合，通过第二信使cAMP的作用产生雄激素结合蛋白(ABP)。ABP与睾酮结合，通过睾丸淋巴系统，将睾酮转运到精曲小管管腔内，使管腔内的雄激素浓度比血浆高100倍，睾酮可大大增强生精过程，特别是对减数分裂有促进作用。

综上所述，垂体前叶分泌的LH和FSH对生精过程起着重要的调节作用。LH作用于Leydig细胞产生睾酮。FSH作用于支持细胞产生ABP，因此，维持男性的正常的生殖功能必须依赖两者的协同作用。关于FSH和睾酮分别作用于生精过程哪一个环节目前尚缺乏一致的意见。一般认为FSH起着生精的始动作用，而睾酮有维持生精的效应。但其确切的调节机制尚待进一步研究。

(三) 睾丸 具有双重功能，即产生精子和合成雄激素。睾丸的功能受LH和FSH的调控，同时，睾丸对垂体亦产生反馈作用。

在GnRH作用下，垂体分泌LH使Leydig细胞产生睾酮。如果GnRH神经元损伤或垂体功能低下时，则睾酮分泌明显减少；如垂体分泌LH增多，睾酮分泌也随之增加，增加的睾酮反过来抑制垂体的LH分泌，这种抑制性调节称为负反馈抑制。若血中睾酮减少，则负反馈减弱，垂体又增加LH的分泌，以维持血中睾酮浓度在一个相对稳定的水平。这就显示了下丘脑-垂体-Leydig细胞轴系的调节。

精曲小管的支持细胞受FSH的控制，而FSH的分泌不受睾酮的反馈抑制。近年来实验证明支持细胞在生精细胞功能正常条件下，产生一种称为抑制素的肽类激素，对垂体分泌FSH功能发挥专一性极强的负反馈作用。抑制素对LH的分泌只有轻微的抑制作用。

另外，睾丸内细胞间也存在一种局部调节的机制。由于支持细胞内有芳香化酶，能够以雄激素为原料产生雌二醇，同时间质细胞表面有雌二醇受体，雌二醇与间质细胞表面的受体结合，抑制睾酮的分泌，所以一些学者认为，雌二醇可能是一种局部调节因子。新近研究表明雄激素转化为雌二醇是受FSH刺激的。最近，更多的学者认为局部调节因子是支持细胞分泌的促性腺激素释放激素样因子，这种因子可能在睾丸局部通过旁分泌作用控制间质细胞的功能，抑制睾酮分泌。

睾酮全部来自睾丸，双氢睾酮(DHT)绝大部分由睾酮通过5α-还原酶转化而来。睾酮的分泌有昼夜节律性，清晨睾酮处于高峰水平。睾酮的生理作用是多方面的，包括：① 在男性胎儿发育过程中，引起Wolff管分化、发育成精囊、附睾和输精管，DHT引起前列腺、阴茎和阴囊的发育；② 启动和维持睾丸的生精过程，诱发男子的性欲和自发勃起；③ 影响脂质代谢，进一步影响心血管功能，低睾酮水平会增加血栓栓塞的危险；④ 影响肝脏血清蛋白的合成和分泌；⑤ 刺激肾脏红细胞生成素的生成，对造血系统的干细胞有直接作用，可增加红细胞的数量；⑥ DHT刺激胡须、腋毛、阴毛的生长；⑦ 引起氮潴留，导致肌肉组织增加；⑧ 刺激生长激素分泌；⑨ 刺激骨形成，维持正常的骨密度；⑩ 引起声音低沉和喉结增大。

二、泌乳素与男性生殖功能

泌乳素(PRL)由脑垂体前叶嗜酸性细胞分泌，是一种蛋白质，而不是糖蛋白，与生长激素化学结构类似，PRL 基因定位于第 6 号染色体，由 5 个外显因子，4 个内含子组成，全长含 10 kb。下丘脑分泌的促甲状腺素释放激素（TRH）、肠血管活性多肽（VIP）和血管紧张素Ⅱ能刺激泌乳素的分泌；下丘脑分泌的泌乳素抑制激素（PIH）能抑制多巴胺或其他肾上腺素能激活剂能兴奋 PIH，使 PRL 分泌受抑制。临床上观察到多巴胺能激活剂能抑制泌乳素的分泌，儿茶酚胺阻断剂可明显增加泌乳素的分泌。放射免疫测定证实在男性、女性的血中均有 PRL 存在，男子平均浓度略低于女子。PRL 的分泌具有节律性，晚上入睡后 PRL 分泌上升，早晨 7 时达最高值，然后急剧减少，上午 10 点左右最低。许多应激刺激都能刺激 PRL 的分泌。

Haffez 通过动物实验发现 PRL 受抑，睾酮分泌减少；血中 PRL 上升，睾酮相应增加，说明 PRL 与睾酮的分泌存在密切的关系。其作用机制可能有下列几个方面：① 增加 LH 在睾丸内的结合，提高睾酮生产水平；② 维持睾丸间质细胞内胆固醇前身物的贮存，以提供产生睾酮的原料；③ 增加合成睾酮的酶的活性；④ PRL 可提高血中 FSH 浓度，从而间接加强 LH 在睾酮分泌中的作用。

Bartke 等研究证明 PRL 能促进精子的代谢，特别是能促进葡萄糖的氧化，提高精子对葡萄糖的利用。此外，PRL 还能影响精子膜对钠、钾和钙离子的通透性。钙离子可使附睾内不动精子变为活动精子，从而影响精子的运动。PRL 还可诱导精子膜表面结构的改变，从而促进精子的获能。

综上所述，PRL 在调节睾酮的分泌和精子的发生、成熟、运动和获能中均起着重要作用。

三、前列腺素与男性生殖功能

研究证明产生前列腺素（PGS）的主要部位不在前列腺而在精囊腺。实际上 PGS 广泛地分布于人体的各种组织内。雄性副性腺、子宫、肺、神经、胃、肠、肾上腺及脂肪等组织均能生物合成或释放 PGS。其中精囊腺含量最高，其他组织中含量均较低。人精液中所含的 PGS 共 15 种，各种含量如表（Ⅰ-3）。近年来研究证实精液中 PGE 与 PGF，较血液中的同类物质的浓度分别高 5 万倍和 2 万倍。

表Ⅰ-3　人精液中 PGS 的含量

PG 类型	含量（μg/ml 精液）
PGE_1	25
PGE_2	23
PGE_3	5.5
$PGE_1α$	3.6
$PGE_2α$	4.4
PGA_2PGA, PGB_1 PGB_7	200
19-羟-PGA_1　19-羟-PGA_2 19-羟-PFB_1　19-羟-PGB_2	50
19-羟-PGE_1　19-羟-PGE_2	100

（引自 Taylor 和 Kelly 资料）

（一）PGS 与睾酮的生物合成　给大鼠与小鼠注射 PGE、PGF，则导致血浆睾酮水平的降低。其作用机制可能有两方面：① $PGF_{2\alpha}$、PGE_2 及 PGE_1 能使睾丸血流明显下降，因而促性腺激素及营养物质对睾丸的供应也随之减少，使睾酮生产降低；② 睾酮合成的原料依赖睾丸中胆固醇酯的水解，$PGF_{2\alpha}$及 PGE_2 既抑制睾丸间质细胞中胆固醇酯的合成，又抑制胆固醇脂的水解，其中以抑制脂酶作用更强，因此导致胆固醇脂的浓度增高，而睾酮水平的降低。

（二）PGS 对精子形成过程的影响 据新近报道，Didolkar 曾给大鼠注射 100 μg PGE_2，每日 2 次，历时半个月，发现受试动物不仅睾丸的重量有所增加，而且 RNA 的含量、透明质酸酶的活性及精细胞数目均明显上升。因此，推论 PGE_2 具有调节和维持精子发生的作用。$PGF_{2\alpha}$则在增加睾丸酸性磷酸酶、减弱透明质酸酶活性方面，起着与 PGE_2 相反的效应。

（三）PGS 与附睾功能 在性成熟大鼠的附睾内，$PGF_{2\alpha}$的浓度是逐步上升的，而 PGE_2 的含量除在 35 日龄左右一度出现过高峰外，一般是偏低的。在附睾的尾部 PGE_2的高峰水平要比附睾头部高 4 倍，且它又与血浆 FSH 出现的高峰、睾丸中精子的成熟以及进入睾丸液和附睾内精子的高浓度等诸因素相一致。给 30～50 日龄的雄鼠注射 PGE_2 则释放 FSH。

（四）PGS 与输精管内精子的运行 PGS 在雄性副性腺中能大量产生，而且有显著的平滑肌收缩作用，所以很早就考虑到 PGS 与输精管对精子的运行有关。各种实验证明，外源性 $PGF_{2\alpha}$能增加射出精子数。主要是由于睾丸中精曲小管有与平滑肌相似的环肌，它的收缩运动对成熟精子从精曲小管向输精管运输起着至关重要的作用。

（五）PGS 对精子在女性生殖道内运行的影响 精液中富含 PGS，精液中的 PGS 对女性生殖道平滑肌有刺激收缩作用，有利于精子在女性生殖道中的运行。PGS 对人精子的游动是否有影响尚存在不一致的意见。有研究认为，精子的游动与 PGS 的浓度之间没有相关性。但有试验证明，在兔精液中补加 PGE_1 和 $PGF_{2\alpha}$，在 2～4 小时后由兔子宫、输卵管内回收的精子数，较未用 PGS 处理的要多。Dimov 与 Georgiev 等在绵羊的冷冻精液中补充 PGE_2 和 $PGF_{2\alpha}$，则在受精后使母羊受胎率提高 15％～20％，表明一种或多种 PGS 可促进精子穿越宫颈黏液，加速在雌性生殖道内运行，有利于受精。

（六）PGS 对下丘脑-垂体-睾丸轴系的影响 有实验证明，在给成年雄猴注射 PGE 或 PGF 后，在 15 分钟内可引起血清中 LH 及睾酮浓度的突然增高。又有实验表明 PGS 有使垂体前叶释放 LH 与 FSH 的能力，但其作用部位不在垂体而是在丘脑下部。

Haour 通过实验证明，间质细胞中具有 PGE_1、PGE_2 和 $PGF_{2\alpha}$的结合部位，他认为间质细胞的功能可受到内源性或外源性 PGS 的调节。

（七）PGS 与阴茎勃起和射精功能的关系 早在 1936 年就有人证明人精液中 PGS 通过对平滑肌的收缩及血管的舒张有助于射精。最近 Karim 和 Adikan 从两方面实验证明了这一结论。他们将阿司匹林或吲哚美辛(消炎痛，为 PGS 合成酶的抑制剂)加入到灌注的海绵体肌条中，则产生对海绵体肌自然收缩活性的抑制，而受抑制的程度与投入的抑制剂的剂量成正相关。因为人阴茎海绵体肌条在离体情况下自然收缩，可能是由于 PGS 释放的原因。他们又将低剂量的 PGS 补充到自然收缩的海绵体肌条中，则使其自然收缩次数降低，如在较高剂量作用下，则显示出刺激收缩的作用。实验结果 PGA_2 显示出最强的刺激作用。

（八）PGS 与男性生育 正常人精液中 PGS 的含量甚高，但它对男性生育的意义尚不清楚。临床实验研究表明，功能性不育症男子精液中 PGS 的总含量和 PGE 的含量较正常者低。男性不育者中有40%的精液标本，每毫升内PGE的浓度低于15 μg，而正常男子平均每毫升精液中PGE含量达50 μg以上。

近年又有研究证明，精子数量低的患者，其精液中$PGF_{2\alpha}$的浓度较正常男子精液中$PGF_{2\alpha}$的浓度高5倍，而高精子数的男子精液中$PGF_{2\alpha}$水平反而降低，因此认为$PGF_{2\alpha}$对精子活力成负相关性。

Hartman以PGE_2处理人精子，发现它能增加精子的活力，而PGE_1与$PGF_{2\alpha}$则无影响。而Schlegel等在精子活力低于60%的精液中，补充辅酶Ⅰ，则能促进精子的活力，而在同样的情况下补加PGE_2，则未观察到促进精子活力的效应。因此，PGS对男性生育的效应有待进一步深入研究。

第七节　生精细胞的凋亡

细胞凋亡(apoptosis)是真核生物有核细胞的一种生理性死亡，通过细胞凋亡，可以清除体内多余衰老的细胞。生殖细胞的生理性凋亡，在保持精子的数量、形态和功能上起到稳定的作用。生精细胞的凋亡受激素控制，也受基因调控。但对生精细胞凋亡过程和机制至今仍然知之甚少。

一、细胞凋亡的特征性变化

细胞凋亡是一种主动的生理过程，是在生理或病理的条件下而发生的细胞死亡。

(一) 细胞凋亡形态的改变　细胞凋亡时其形态改变的特征有两种：① 细胞首先变圆，后因皱缩而与周围细胞分离。细胞表面的微绒毛丧失，内质网膨胀，但线粒体和其他细胞器基本保持完整。染色体迅速凝缩，并在核周区域形成新月形致密物。② 有些细胞的凋亡过程表现为细胞胞膜内陷，形成多个膜包裹的"凋亡小体"，其中包含细胞器或核碎片，或仅存胞质成分。

凋亡的细胞或凋亡小体可被局部巨噬细胞识别、吞噬和清除，而细胞始终保持完整，无内容物外溢，故不引起周围组织的炎症反应。

(二) 细胞凋亡时核的改变　据Wyllie研究发现，在细胞凋亡过程中细胞核内染色体中的组蛋白首先被蛋白水解酶分解，然后暴露出全长DNA，再被核酸内切酶分解，从而形成连续的大小不等的片段。这些片段经琼脂糖凝胶电泳后形成连续的带状。目前在实验室中采用凝胶电泳技术测定细胞内是否存在DNA片段的"梯形"特征，作为鉴定细胞是否凋亡的常用指标。

二、生精细胞凋亡的激素控制

细胞凋亡受外界刺激的控制，如类固醇激素、肿瘤坏死因子、放射线等均可诱发细胞凋亡。在人体正常睾丸发育过程中，促性腺激素释放激素(GnRH)、卵泡刺激素(FSH)、雄激素是生精细胞的存活因子。研究发现，当去除大鼠垂体后，睾丸的生精细胞和间质细胞发生凋亡，而给予补充长效FSH和HCG后细胞凋亡受到抑制。此外，雄激素也能抑制去垂体大鼠引起的细胞凋亡。这种激素依赖性凋亡表现出年龄的相关性。

三、生精细胞凋亡的基因控制

生精细胞在精子发生过程中有3/4以上会凋亡，在凋亡过程中有哪些特异性基因启动及与哪些特异性基因关闭目前正是生殖医学专家研究的热点问题。近年研究发现，某些基因与生精细胞凋亡相关。

（一）cAMP元件调节子（CREM） 是一种转录激活因子。它在减数分裂后的精子细胞中高度表达，对生精细胞转变为精子起着重要的激活作用。研究表明，CREM基因的突变使小鼠精子形成过程的第一步就受到了阻断，凋亡的生精细胞数量显著增加。

（二）热休克蛋白（HSP70－2） *HSP*70－2的基因突变抑制了进入减数分裂期精母细胞核染色体联会，而干扰减数分裂，使生精上皮中精母细胞凋亡急剧增加。

以上研究表明，*CREM*基因和*HSP*70－2基因能抑制生精细胞的凋亡，而其突变型可诱导生精细胞的凋亡。

（三）*Fas*基因 *Fas*是一种编码跨膜受体蛋白的基因，其蛋白中含有“死亡域”。当*Fas*同支持细胞中另一种跨膜蛋白（Fasl）相结合，形成的*Fas*配体系统就能激活生精细胞的凋亡。研究生精细胞的凋亡对控制生育和治疗男子不育均有重要的意义。

（四）P^{53}基因 正常的P^{53}基因具有促进细胞凋亡的作用，而突变型P^{53}基因则抑制细胞凋亡。

（五）*Bcl*－2基因家族 *Bcl*－2存在于动物的多种组织内，包括睾丸。*Bcl*－2对细胞凋亡有抑制作用。它虽不能促进细胞增殖，但能延长细胞的生命期限。

四、病理性生精细胞凋亡引起男子不育

研究发现，不育男子与具有正常生育力男子生精细胞凋亡在生化和超微结构的特征性改变上是相同的，如同样出现胞质内空泡、染色体浓缩和凋亡小体形成。所不同的是凋亡细胞百分比不同。随着对睾丸影响程度加深，凋亡频率也随之增加。

引起生精细胞凋亡频率增加的因素是多方面的，睾丸的炎症、外伤、肿瘤引起生精细胞和间质细胞大量凋亡，导致睾丸萎缩；精索静脉曲张、隐睾、环境毒素、吸烟等都会增加生精细胞的凋亡数量。据研究报道，有正常生育力男子的精子细胞凋亡率为0.1%，精索静脉曲张和感染者为10%，隐睾为20%，精子成熟障碍者为25%，精原细胞癌为50%。

另外，生精细胞凋亡的增加可出现在不同的发育阶段，有的发生在精原细胞或精母细胞阶段，也有的发生在精子细胞阶段。有研究报道，Sertoli细胞毒物2,5－HD作用于睾丸，可引起不可逆转的萎缩，并发现生精上皮中干细胞大量减少，且以A型精原细胞为主。一些药物、环境毒物和生物毒素引起的男性不育是否存在2,5－HD类似作用，而引起大量生精细胞和Sertoli细胞的凋亡尚待进一步地深入。

第八节 中医论男性生殖生理

《内经·素问》云：“丈夫八岁肾气实，发长齿更；二八，肾气盛，天癸至，精气溢泻，阴阳和，故能有子；三八，肾气平均，筋骨劲强，故真牙生长而长极；四八，筋骨隆盛，肌肉满壮；五八，肾气衰，发堕齿槁；六八，阳气衰，竭于上，面焦、发鬓斑白；七八，肝气衰，筋不能动，天癸

竭，精少，肾藏衰，形体皆极；八八，则齿发去。”说明“肾气盛，天癸至，精气溢泻，阴阳和”乃生殖之根本。因此，肾与生殖关系最为密切。

一、肾与男性生殖

肾为五脏之一，左右各一，位于腰部，与膀胱互为表里。在体合骨主髓，上开窍于耳，下开窍于二阴。明末清初医学家李中梓云：“肾为脏腑之本，十二脉之根，呼吸三焦之源，而人之资以为始者也。”因此，中医学中的肾脏与现代医学的肾脏既同又不同，相同的是，都认为肾脏是泌尿器官，即肾有主水之功能。不同的是中医学中的肾还有主藏精、主生殖、主纳气之功能。故称肾为“先天之本”，与生殖功能密切相关。

（一）肾藏精　《素问·金匮真言论》云：“夫精者，身之本也。”说明是构成人体和维持生命的基本物质。即包括“先天之精”和“后天之精”两部分。“先天之精，受之于父母”，与生俱有，先天而存，来源于父母。正如《灵枢·决气》云：“两神相搏，合而成形，常先身生，是谓精。”它是构成生命之基础，父母之精相互结合孕育成胎。当出生后，这种“先天之精”藏于肾，成为肾精的一部分。如此，代代相传，不断繁衍、化生。所谓“后天之精”即脏腑之精，它是人体出生之后，饮食水谷所化生的各种精微物质。它是维持人体生命活动的营养物质，主要分布于五脏六腑、皮毛筋骨之中，以发挥其滋养、濡润作用，构成肾精的另一部分。现代医学中的精液属“后天之精”的一种。

“先天之精”是“后天之精”的根本，而“先天之精”又赖“后天之精”的不断滋生。

肾精，寓元阴元阳，即真阴真阳。肾阴是人体的物质基础，对人体脏腑起着濡养滋润作用；肾阳，对肾精起温煦作用，是人体阳气之根本，是各脏腑生理功能之动力，是生命活动之源泉。肾阴肾阳两者相互制约，相互依存，维持人体阴阳平衡，控制人体精气之收藏和泄泻。促进人体生殖功能。

肾藏精，精化气，精气即肾气，肾气为天癸之源。天癸产生于先天，并受肾气盛衰之支配，肾气初盛，天癸亦微。肾气既盛，天癸蓄积而泌。肾气渐衰，天癸亦渐竭，因此，肾气主宰着人体的生殖、生长、发育和衰老。

（二）肾主生殖　人体的生殖功能包括两个方面，即性功能和生育功能。它是繁衍后代的根本保证。一方面肾精是人体诞生的基础，是人体发育、生长、成熟的保证。另一方面肾精又是父母两精相搏的动力，只有肾气盛，肾阳振奋才能交而孕、孕而育。

（三）肾为天癸之源　天癸一词早在公元前2世纪《黄帝内经》中就有论述。天癸的成熟、充沛以至衰退。丈夫二八天癸至，精气溢泻，七八天癸竭，精少。天癸的词义，隋·杨上善在《黄帝内经·太素》中认为：“天癸，精气也。”明·张介宾在《类经·脏象类》中详细作了解释：“天癸者，为天之阴气耳，气化为水，因名天癸。…其在人身为元阴，亦曰元气，人之未生，则此气蕴于父母，是为先天之元气…第气之初生，真阴甚微，及其既甚，精血乃旺，故女必二七，男必二八而后天癸至。”他认为“皆天癸在先，而后精血继之。”所以他得出“肾气，即天癸也。”的结论。

由此可见，天癸是藏受于肾的一类真精，是调控人体生殖功能的一种物质，在人体一生中，由不足到充盛而后衰竭之演变过程，调控着人体生殖功能的成熟、充盛、衰退，以至丧失。

有研究认为天癸是肾气激发的一种重要的精微物质，其职能为促进生殖器官的发育和成熟，维持性功能，参与生殖之精的化生，以繁衍后代。此职能与现代医学下丘脑-垂体-性腺轴大体相当。

（四）肾与命门 命门具有生命之门的含义。历代医学文献中有关命门的论述颇不一致，有以下几种学说：① 右肾命门学说：《难经·三十六难》云："肾两者，非皆肾也，其左为肾，右者为命门。"往后晋代王叔和、宋代陈元译都宗此说。② 两肾之间学说：明·赵献可在《医贯》中云："两肾俱属水，一边属阴，一边属阳…命门即在两肾各一寸五分*之间，当一身之中…为真君真主。"往后清·陈修园、张路玉等医家也同意此种观点。③ 两肾总号命门学说：元·滑寿云："命门，其气与肾通，是肾之两者，其实则一尔。"明·虞搏在《医学正传》中记载："愚意当以两肾总号命门。"明·张介宾也称"是命门总乎两肾，则两肾皆属命门。"④ 肾间动气学说：明·孙一奎在《医旨绪余·命门图说》中记载："命门乃两肾中间之动气，非水、非火，乃造化之枢纽，阴阳之根蒂。"

历代医家虽对"命门"的形态、部位争议较多，但对其生理功能的认识基本是一致的。《难经·三十六难》中云："命门者，诸神精之所舍，原气之所系也；男子以藏精，女子以系胞。"说明了命门是精气和神气寄存之所，是元气的根本所在。张介宾在《景岳全书》中亦云："命门为元气之根，为水火之宅。五脏之阴气，非此不能滋；五脏之阳气，非此不能发。"所以命门对各脏腑具有温熙生化作用，能促进其功能活动。隋·杨上善在《黄帝内经太素》中云："肾与命门，主于入房"可见命门与性和种子也密切相关。

（五）肾与其他脏器在男性生殖中的协调作用 肾在男性生殖中发挥的重要作用赖依其他脏器的协同。

肾藏精，精生髓，"脑为髓之海"，肾与脑共同主宰人的生理活动。肾气强则精髓满，脑力充沛，生机旺盛，发育健全。

肾藏精，肝藏血，精血同源，相互滋生。肝血需依赖肾精的滋养，才能完成正常的功能；肾精又需肝血的不断补充，血化为精，肾精才能充满。肝与男性生殖器官的联系甚为密切。如《灵枢·经脉篇》云："肝足厥阴之脉，……循股阴，入毛中，过阴器。"如足厥阴之筋有病，阴器不用。因此，肝主筋，为"罢极之本"。因此，只有当肝气条达，肾精充盛，才能维持正常的性功能和生殖功能。

肾藏精，为先天之根；脾化血，为后天之本。先天滋后天，后天养先天，脾肾相资，精盛血盈，促进人体生命活动的正常进行，包括生殖功能的维持。

肾属水主津液，心属火主血脉。心血畅旺，肾精充肺，心肾相交，水火互济，阴阳平衡，精气溢泻，故能有子。

肺为水之上源，肾为水之下源。肺主气，肾主水，气水同源。肺为气之主，肾为气之根。肺主出气，肾主纳气。凡一身之气，皆二脏为主。肺气足，肺阴盛，宣降正常，就能输精于肾，使肾精旺盛。肾气足，肾精盛，则肾精上润于肺，使肺气充沛。金水相生，维持人体正常功能。

综上所述，肾是生精、化气、生血之根本，也是生长、发育、生殖的根本。肾是藏精之处，施精之所，天癸之源，冲任之本。肾又系胞、济心、养肝、熙脾、生精通脑。因此，男性生殖生理无不与肾相关。只有肾气盛，天癸才能泌至，冲任两脉才能通盛，精气才能溢泻，生育才能有望。

---

* 注：指同身寸，与本人中指第二节等长。

二、奇经八脉与男性生殖

元·滑寿云："脉有奇常。十二经者，常脉也。奇经八脉，则不拘于常，故谓之奇经。盖以人之气血，常行于十二经脉；其诸经满溢，则流入奇经焉。"奇经有八脉：冲、任、督、带及阴维、阳维、阴跻、阳跻。明·李时珍在《八脉总论》中曰："督脉起于会阴，循背而行于身之后，为阳脉之总督，故曰阳脉之海；任脉起于会阴，循腹而行于身之前，为阴脉之承任，故曰阴脉之海。冲脉起于会阴，夹脐而行，且冲于上，为诸脉之冲要，故曰十二经脉之海；带脉则横于腰，状如束带，所以总约诸脉者也；是故阳维主一身之表，阴维主一身之里；阳跻主一身左右之阳，阴跻主一身左右之阴。…是故医而知乎八脉，则十二经十五络之大旨得矣。"奇经八脉皆起于下焦，与肾关系密切，正如明·赵献可云："八脉俱属肾经。"因此，与男性生殖生理关系密切，其中以冲、任、督三脉最为重要。冲、任、督三脉均起于胞宫（男子即精室），故有"一源三歧"之说。

（一）督脉　起于胞中，出会阴，行于脊里，上风府，入属于脑。循脑，上颠而到百会。过前项，沿额下至鼻柱与任脉相交接于承浆。其分支有三：① 于长强穴与足少阴、足太阳脉会合，一齐贯穿脊柱里面，出归属于肾。② 从小腹内直上贯穿肚脐，向上连贯心脏，到咽喉与任脉、督脉会合。向上到下颌部，环绕口唇，联系两眼下部中央。③ 与足太阳同起于目内眦，并上行至前额，在头顶左右相交，入络于脑，再回去，沿肩胛骨内，脊柱两旁，达腰部，入络于肾。

督脉起于胞中，循阴器，络肾，属阳，主生肾气。因此，督脉与男性生殖功能密切相关。

督脉为阳脉之总督，故曰："阳脉之海。"任督二脉，一行于身之前，主一身之阴；一行于身之后，主一身之阳。人之任督，犹天地之子午，循环往返，沟通阴阳，调摄气血，共同维持男性生殖功能的正常发挥。

（二）任脉　起于胞中，出会阴，经曲骨以上毛际，沿腹部正中线上行，经神阙、膻中、天突至咽喉。再上颏部，直至两目中央。其分支出胞中，向后与督脉、足少阴之脉相并入脊里。在循行过程中于中极，关元穴与足三阴交会，手三阴经通过足三阴经与任脉相通。因此，任脉联系所有阴经，故任脉有"阴脉之总纲"之称。凡人体之阴液，如精、血、津、液等都属任脉所司，故又称"阴脉之海"，为人体任养之本，故肾精亦受其所养。

任脉受脏腑之精血，与冲脉相资，得督阳相配，乃能通盛。男子只有肾气盛，天癸至，任脉通，太冲脉盛，则精气溢泻，方能有子。若"任脉为病，男子内结七疝。"若"冲任不盛，宗筋不成，有气无血，唇口不荣，故须不生。"说明任脉与肾精密切相关，直接主宰着男子的性功能和生殖功能。

（三）冲脉　起于胞中，有行身之前者，有行身之后者，有上行于唇者，有下行于足趾间者。明·张景岳在《类经》中有云："上自头，下行至足，前自腹，后自背，内自溪谷，外自肌肉，阴阳表里无所不涉。"

冲脉有要冲之义，是全身气血运行的要冲。该脉起于胞中，其前行者，并足少阴之经挟脐上，至胸中而散，以渗灌头面诸经，别出绕唇口而终。故冲脉"上渗诸阳"。其分支一向后贯脊里与督脉相通，称"伏冲之脉"；另一从气街浅出体表，沿腿内侧至踝分支，入足底及足背与足厥阴脉相通。故冲脉"下灌诸阴"。

由于冲脉上渗诸阳，下灌诸阴，与十二经相通，因此冲脉还是通导先天、后天精气的重要渠道。清·程荣《医经精义》中有云:“胞中为先天肾气、后天胃血交会之所。冲脉起于胞中,导先天肾气而上行以交于胃,导后天阴血下行入胞中以交肾。”冲脉上通、下达、统摄全身之气血。

冲脉既受先天精气熙濡,又受后天精气滋养。且冲脉又与肝经相络,肝血之余纳入冲脉,冲脉受肝血调养。另外冲脉与任脉又同源相资,是由冲脉大盛。《景岳全书》中云:“脏腑之血皆归冲脉”故冲脉有“五脏六腑之海”、“十二经之海”和“血海”之称。据《临床掼》中云:“血海者,男子藏精,女子系胞。”精血形质皆属阴,异名同类,故男子与精气相关,女子与精气溢泻相关。若冲脉为病,男子则精不足,女子则经不调,故无子也。说明冲脉与生殖功能有直接相关。

(陈利生 丁学刚 高存阁 孙有成)

第三章　男性不育的病因与分类

根据世界卫生组织(WHO)推荐,夫妇婚后一年以上,未采取避孕措施,由于男方原因造成女方不孕者,称为男性不育。几个世纪以来,“不育”和“不孕”这两个概念一直在混合应用。一般认为结婚一年以上,夫妇性生活正常,未采取避孕措施,妻子从未怀孕过称为“不孕”;婚后一年以上,妻子曾怀孕过,因种种原因而流产,没有生育后代称之为“不育”。近年来许多学者都主张用不育(infertility)这个概念,因为“不育”这个概念的含义更加广泛,它包括了“不孕”。但在我国习惯上将女方因素造成的不育称为女性不孕,因男方因素造成的不育称为男性不育。

不育症的发病率在近半个世纪以来逐年上升。据WHO调查,有15%育龄夫妇存在不育问题。我国在20世纪80年代的发病率在2%～5%之间,近年来统计高达10%。2003年曾在安徽省芜湖一市三县调查,发现不育症发病率高达15%。据国际妇产科联合会估计,造成不育的原因,男方占20%左右,女方占39%左右,男女双方因素占26%,不明原因占15%(图Ⅰ-23)。

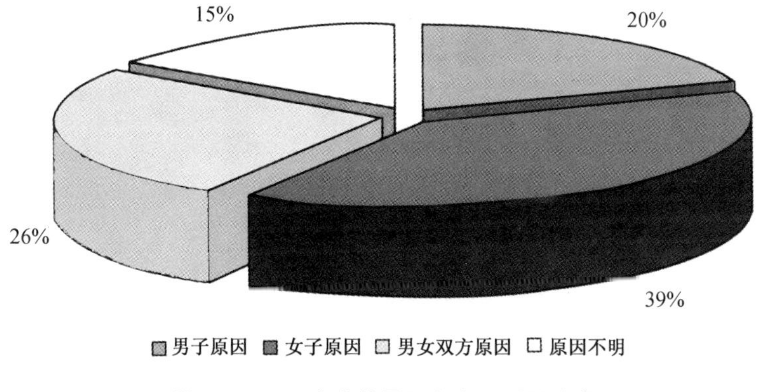

图Ⅰ-23　不育症的男子和女子原因分类

(引自:辛钟成,2002年)

第一节　男性不育症的一般分类

男性不育症分类方法较多,临床上一般应用的有:① 按不育病史分类:可分为原发性不育与继发性不育。前者指婚后从未有过生育。后者指曾有过一次或几次生育,过了较长时间,没有采用避孕措施,仍未再有生育者。但目前对继发性不育的期限尚未统一。② 按治疗的可能性分类:可分为绝对性不育和相对性不育。无治疗成功希望的不育症称绝对性不育。有治疗成功希望的不育症为相对性不育。③ 按病因性质分类:可分为生理性不育和病理性不育,器质性不育和功能性不育,先天性不育和后天性不育。

第二节 男性不育症的病因分类

引起男性不育的因素较多,尽管近半个世纪以来广大学者通过深入的研究,明确了某些疾病的发病规律和导致男性不育的原因,但仍然缺乏有效和可靠的诊断手段和客观标准。

目前对男性不育的病因学分类仍然没有一个统一的标准。有按干扰不同生殖环节进行分类,也有按精液异常的状态进行分类,还有按治疗结果进行分类。本文将这三种方法分别介绍如下。

一、逻辑分类法

逻辑分类法(表Ⅰ-4)是由澳大利亚男科学专家 De Krester 和 Baker 提出的一种新的分类方法。分类比较全面并具新意,在学术界较为认可。

表Ⅰ-4 男性不育症的逻辑分类法

睾丸前	睾丸后	睾丸
内分泌	梗塞性	遗传性
低促性腺激素型	附睾	Klinefelter 综合征
性腺功能低减	先天性	Y 染色体缺失
性交障碍	传染性	纤毛制动综合征(immotile cilia syndrome)
勃起功能紊乱	输精管	先天性
心理性性功能障碍	遗传性:囊性纤维病	隐睾症
内分泌/神经/血管性	获得性:输精管结扎	感染(睾丸炎)
射精失败	附睾抵抗(hostility)	抗精子发生因素
心理性	附睾死精子症	高温
生殖泌尿系统手术后	副性腺感染	化疗
神经性	免疫性	药物
与药物相关	特发性	放射线
	输精管结扎术后	血管性
		睾丸扭转
		精索静脉曲张
		免疫性
		特发性

(引自:De Krester DM et al. 1999)

逻辑分类法实际上是按干扰不同生殖环节进行的分类。

(一)睾丸前因素 睾丸前有垂体和下丘脑两大器官,它们是人体内分泌中枢。下丘脑、垂体的病变会引起各种内分泌失常,从而导致男性不育。下面将胡礼泉的睾丸前病因分类列于表Ⅰ-5中。

表Ⅰ-5　男性不育症的睾丸前病因

下丘脑病变
选择性促性腺激素功能低下型性腺功能减退症(Kallmann 综合征)
选择性 LH 缺陷症("生育型无睾"综合征)
选择性 FSH 缺陷症
先天性低促性腺激素综合征
垂体病变
垂体功能不全(肿瘤、梗死、浸润性疾病、手术及放疗后)
高泌乳素血症
血红蛋白沉着症(血色病)
外源性或内源性激素水平异常
雄激素过多
雌激素过多
甲状腺功能亢进或减退症

(引自：胡礼泉,男科学,2004)

1. **下丘脑病变**　下丘脑是人体神经内分泌中枢,下丘脑病变会引发垂体、睾丸功能失调而易致男性不育。常见引起男性不育的下丘脑疾病有促性腺激素低下型性腺减退症(Kallmann 综合征)、先天性低促性腺激素综合征、选择性 LH 缺陷症和选择性 FSH 缺陷症等。

(1) Kallman 综合征：本病的发病率为 1∶10 000,临床表现为性腺成熟障碍和某些先天性畸形。青春期后睾丸小,四肢长,或合并唇裂、腭裂、色盲、耳聋,可合并嗅觉障碍。血清 FSH 和 LH 均偏低。给予补充人绒毛膜促性腺激素(HCG),血睾水平上升。近年来研究显示本病为不完全外显的常染色体显性遗传病。也有报道系 X-连锁和常染色体隐性遗传(Ewer, 1986)。

(2) 先天性低促性腺激素综合征：Prader-Willi 报道本病的临床表现为体型肥胖,肌张力低,智力发育障碍,手足和身材短小,性腺功能低下。LH 和 FSH 降低,长期应用 GnRH 治疗能升高血清 FSH 和 LH 水平。近年来遗传学研究认为本病具有家族倾向,基因定位于 $15q^{11\sim13}$。

(3) 选择 LH 缺陷症：本病的临床表现是第二性征部分正常,睾丸体积正常大小,乳房可呈女性化,精液分析量少,精液中偶见少量精子。血清测定 FSH 正常而 LH 和睾酮(T)降低。睾丸活检表明生精上皮是成熟的,但不易见到 Leydig 细胞。如应用 HCG 治疗后,血清 T 水平可得到上升。

(4) 选择性 FSH 缺陷症：本病实属罕见。患者第二性征正常,睾丸体积正常,血清 LH 和 T 均正常,唯独 FSH 水平降低。精液分析可示无精子或严重少精子。补充人绝经期尿促性腺激素(HMG)和纯 FSH,可改善其生精功能。

2. **垂体病变**　垂体是人体重要的内分泌腺体,垂体发生病变引起全身的内分泌失调而影响男子的生殖功能导致不育。

(1) 垂体功能低下：往往因垂体手术、外伤或肿瘤引起垂体分泌功能不足。以垂体肿瘤引起的垂体功能低下为例,其临床表现为第二性征不明显,或第二性征渐渐消退,头痛,视野缺失,睾丸小而软,性欲减退,勃起功能障碍,不育。血清测定除了 FSH、LH、T 值下降外，还可能同时合并皮质醇和生长激素的下降，表现为全垂体功能低下。

(2) 高泌乳素血症：泌乳素升高可降低 GnRH 的脉冲式释放，导致 LH 和 FSH 分泌减少，以至睾酮水平降低，引起男子性功能障碍(性欲丧失、ED)和生精功能障碍(少精和无精)。泌乳素升高常由分泌泌乳素的腺瘤或微腺瘤引起。大腺瘤可表现为头痛和视野缺失，微腺瘤患者可能不存在头痛和视野异常，它们共同的特点是泌乳素(PRL)升高，FSH、LH、T 降低，性欲丧失，ED，不育。临床上如发现泌乳素升高，在治疗的同时，应长期跟踪、随访，观察是否存在微腺瘤的可能。

3. **其他内分泌疾病** 其他内分泌疾病也可引起男性不育，如外源性补充雄激素过多，时间过长，垂体促性激素受到负反馈的调节，引起生精功能障碍；先天性肾上腺皮质增生症(CAH)、肾上腺皮质瘤引起外周雄激素升高，抑制了 LH 和 FSH 的分泌而影响精子的发生；库欣综合征因皮质醇的升高可抑制 LH 的分泌，导致雄激素减少和睾丸生精功能障碍；甲状腺功能亢进或减退症，亦可影响垂体和睾丸的功能，引起男子不育。

(二) 睾丸因素 睾丸是分泌雄激素和精子发生的器官，睾丸的病变会引起男子生殖功能的丧失或下降，睾丸病变有先天性和后天获得性两大类(表Ⅰ-6)。

表Ⅰ-6 睾丸性病因

先天性	后天获得性
染色体、基因异常：	睾丸炎：
Klinefelter 综合征	病毒性睾丸炎
XYY 综合征	细菌性睾丸炎
XX 男子综合征(性倒错综合征)	梅毒性睾丸炎等
Noonan 综合征(男子 Turner 综合征)	睾丸损伤：
其他染色体异常	外伤、手术
AZF 基因微缺失	物理因素：
雄激素合成或效应障碍	高温、辐射(X 线、γ 线)
隐睾症	化学因素：
精索静脉曲张	环境内分泌干扰物(农药、苯、二噁英等)
惟支持细胞综合征	抗癌药
精子超微结构异常	尼古丁、酒精
鞭毛运动障碍综合征	全身性疾病：
顶体缺失等	肝硬化
	肾功能衰竭等

1. **先天性睾丸病变**

(1) 基因异常：近年来研究发现有部分无精子、少精子患者染色体核型正常，但通过基因学检查发现患者的基因有细微的突变，如 AZF 基因的微缺失。

(2) Klinefelter 综合征：这是比较常见的一种具遗传特征的性腺发育不全疾病。其染色体核型为 47，XXY。是由于父母双方中一方在配子形成过程中，减数分裂时染色体未分离造成。发病率为 1/600。早在 1942 年 Klinefelter 描述了本病的三联征：小而硬的睾丸、女性型乳房、尿促性腺水平升高。故称之为 Klinefelter 综合征，至今一直在延用。

(3) XYY 综合征：是由于父亲精子形成过程中，第二次减数分裂时 Y 染色体未分离造成。患者身体高大，常有脓胞和痤疮。可能有攻击性格和暴力倾向行为。精液分析多为严重少精子或无精子，血清 LH、FSH、T 正常或偏高，睾丸活组织检查可发现精子成熟障碍。

(4) XX 男子综合征(性倒错综合征)：本病的核型为 46,XX，据研究显示核内存在部分 Y 染色体向 X 染色体易位，而易位的 Y 染色体上存在睾丸决定因子基因(*SRY* 基因)，但 *AZF* 基因却未易位。临床表现为睾丸小而硬，乳房女性化，阴茎短小，无精子。

(5) Noonan 综合征(男子 Turner 综合征)：本病的染色体核型为 XO，也有 XO/XY 嵌合型。临床表现为身材矮小、眼距宽、蹼颈、低位耳、肘外翻、上眼睑下垂和心血管异常，睾丸萎缩，生精功能障碍，以至不育。

(6) 其他染色体异常：其中最常见的是常染色体易位，有的患者表现为少精子症，有的患者使妻子产生反复流产。

(7) 雄激素受体异常：雄激素受体的异常有表现为功能异常，也有表现为数目减少。受体异常可导致雄激素的拮抗。血清中 LH 和 T 值升高而 FSH 正常，临床表现仅为少精或无精。

(8) 惟支持细胞综合征(生精细胞发育不全)：该病的病因不明，可能是多因素所致，包括先天性胚细胞缺乏、基因缺陷或雄激素拮抗。临床表现为男性第二性征正常，睾丸大小正常，质地也正常，乳房无女性化倾向，精液中无精子。血清化验显示 FSH 升高，而 LH 和 T 值水平正常。睾丸活组织检查仅见支持细胞，而生精细胞绝少见。

(9) 隐睾症：又称睾丸下降不全，其发病率较高，在足月男婴中发生率为 3%～4%；1 岁时为 1%～1.6%；成年男子中为 0.8%。隐睾症中 2/3 发生在单侧，双侧隐睾为 1/3。2 岁以后睾丸未下降，对睾丸的生精功能会受到明显影响，隐睾的位置越高，影响越大，单侧隐睾，对侧的睾丸功能也会受到明显影响。临床表现为少精子或无精子症，血清 FSH、LH、T 值可能在正常范围。

(10) 精索静脉曲张：在成年男子中精索静脉曲张的发生率为 10%～15%，不育男子中发生率约 30%。精索静脉曲张的患者并不是 100%影响生育，其中只有 40%的患者影响生育。精索静脉曲张约 90%发生在左侧。以前认为双侧精索静脉曲张比较罕见，随着彩色多普勒的问世，发现在精索静脉曲张的病例中，约 40%为双侧。临床表现为少精子或无精子。经过手术治疗约 40%的患者，生精功能会得到改善。

(11) 精子超微结构异常：在电镜下发现有部分不育男子的精子结构有微小的异常，如轴丝缺陷使精子无法活动。轴丝缺陷往往合并呼吸道纤毛缺陷，故两者合称为纤毛不动综合征。另外还有精子顶体发育不良。

2. *后天获得性睾丸病变*　人类在自然环境中生存难免要受到各种意想不到的损伤。

(1) 睾丸炎：当睾丸感染了病毒、细菌、梅毒螺旋体等微生物，会发生睾丸炎，破坏精曲小管，损伤生精上皮，并影响间质细胞功能，造成生精障碍，而影响生育力。其中最常见的是腮腺炎后合并病毒性睾丸炎，往往引起睾丸萎缩。

(2) 睾丸损伤：当睾丸受到外力的撞伤、击伤、扭转，均会引起睾丸组织的损伤，有的会引起睾丸萎缩，以致造成无精子；手术误伤了睾丸血管，严重的也会引起睾丸萎缩而影响生精功能。

(3) 物理损伤：在各种物理因素中，环境温度对睾丸生精功能的影响是目前研究的一个热点，研究表明睾丸环境温度的升高会造成生精细胞凋亡的增加，并以精母细胞和精子细胞为主。也有报道提示蒸气浴、穿紧身裤和高温作业的工人，其阴囊环境温度过高，也会影响生精功能，造成不育。另外生精细胞对电离辐射非常敏感。如X线、γ线和“电子雾”对男子生殖功能具有多方面的影响，可抑制睾丸间质细胞产生雄激素，使生精细胞染色体发生突变。其他如噪声、振动和微波对精子发生也有阻碍作用。

(4) 化学因素：许多化学物质对男子生殖功能有明显的影响：环境内分泌干扰物(EED)包括农药(有机磷、有机氯、氨基甲酸酯)、除草剂、杀虫醚、环境雌激素(二噁英)和苯。这些化学毒物在大自然环境中普遍存在，因此，近半个世纪以来，男子的精子数量和质量呈显著下降，已经引起全世界的高度关注；另外抗癌药物也会增加生精细胞的凋亡；某些金属元素如铝、锰、铬、汞、钴、镉等对精子的发生均有毒性作用；长期吸烟、酗酒对精子发生亦有影响。

(5) 全身性疾病：如慢性肾功能衰竭、肝硬化等会影响下丘脑-垂体-性腺轴的功能，使睾酮水平下降，影响性功能和生精功能导致男子不育。

(三) 睾丸后因素　睾丸后因素包括精子运输障碍、性功能障碍、生殖道感染和自身免疫因素等(表Ⅰ-7)。

表Ⅰ-7　睾丸后因素

精子运输障碍	精子活力异常
先天性输精管、精囊腺缺失	感染因素
获得性输精管道阻塞	非特异性细菌感染
性功能障碍：	淋球菌性感染
性欲低下	支原体、衣原体感染
勃起障碍	弓形虫感染
插入障碍	结核菌感染
射精障碍(不射精、逆行射精)	自身免疫性因素(ASAb产生)

1. *精子运输障碍*　如果精子发生正常，但不能正常地进入女性生殖道，就不可能使女方孕育，因此精子运输障碍是男性不育的一个重要因素。精子运输障碍包括输精管道阻塞和性功能障碍两大原因。

(1) 先天性输精管、精囊腺缺失：先天性输精管发育不良或缺失约占先天性生殖道梗阻的11%～50%，有单侧性也有双侧性的。通常合并存在精囊腺缺失和附睾的部分缺失。临床表现第二性征正常，睾丸大小正常，输精管触摸不清，B超偶尔可发现精囊腺缺失。血清FSH、LH、T值均在正常范围，精液分析无精子，附睾穿刺或睾丸活检有正常形态的精子。

(2) 获得性输精管阻塞：在临床上比较常见，约占阻塞性无精子症的60%～70%。大多数是淋球菌性尿道炎未得到彻底治愈，病菌侵犯了输精管和附睾，引起慢性炎症性改变，形成纤维性疤痕和梗阻。其他如支原体、衣原体感染累及输精管和附睾。急性细菌性附睾炎如没有得到治愈，演变为慢性附睾炎，导致输精管梗阻。体格检查时往往能触摸到附睾头、附睾尾部硬性炎症性结节。附睾穿刺或睾丸活检可见正常精子。

2. *性功能障碍*　性功能障碍包括性欲低下、阴茎勃起功能障碍(ED)、插入障碍(IO)，射精障碍。性功能障碍影响性交和射精，使精子不能正常地输入女性生殖道而致不育。这类疾病也属于精子运输障碍。

3. **生殖道感染** 包括非特异性细菌感染，淋球菌感染，支原体、衣原体感染，弓形虫感染，结核杆菌感染引起慢性前列腺炎、精囊炎，致使精浆成分异常，精子的内环境改变而影响精子的活力，精液的液化异常，精子的受精能力下降。精液中白细胞增多，氧化自由基亦增多，严重影响精子的活力、活率和受精能力。

4. **自身免疫因素** 人类生殖系统中存在血-睾屏障和免疫抑制物，正常状态下是不会产生自身免疫反应，不会产生抗精子抗体。如生殖系统受到外伤或感染，精浆内和精子膜上的抗原就进入人体内，产生抗精子抗体。这种抗体对精子有制动作用和杀伤作用，并对卵子、受精卵以及胚胎造成影响。因此，临床免疫不育的患者约有20%。

二、按精液检验的异常状态分类

按影响不同生殖环节的病因进行分类，是一种比较合理和科学的分类法。但鉴于目前临床检测手段还不能使每个男性不育症患者得以明确的病因诊断。许多男性不育患者仅表现为精液异常。同时，许多基层医院由于设备简陋，只能做精液检查，因此，按精液检查结果进行分类，具有一定的临床实用意义。但必须指出的是，有不少不育症患者的精液检查结果正常，应进一步查明病因。

根据《WHO人类精液及精子-宫颈黏液相互作用实验室检验手册》(第四版)推荐的精液分析参考值介绍如下：

精液变量的术语各地区、各单位不太统一，因此WHO推荐统一应用以下术语：

精液量	2.0 ml或更多
pH值	7.2或更高
精子密度	20×10^6/ml或更多
总精子数	40×10^6/一次射精，或者更多
活力	射精后60分钟内，50%或更多具有前向运动(即a级和b级)或25%以上具有快速前向运动(a级)
存活率	50%或更多存活，即不被着色
白细胞	少于1×10^6/ml

正常精子状态	射出的精液符合参考值
少精子症	精子密度低于参考值
弱精子症	精子活力低于参考值
畸形精子症	具有正常性态的精子少于参考值(30%)
无精子症	所射精液中无精子
无精液症	不射精

(一) 少精子症 精子密度并不是衡量男性生育能力的绝对指标，从临床研究观察到，精子密度低于2 000万/ml，其受孕率明显下降，但并不绝对，有人报道，精子密度低于2 000万/ml时，仍有19%的配偶怀孕生育。有报道，一正常男子，每隔两周检查精液精子密度最低为200万/ml，最高值达17 500万/ml，说明正常人精子密度处于动态变化之中。因此，一般认为，应做多次精液检查，若每次检查密度均低于20×10^6/ml，才能确定为少精子症。

引起少精的原因很多，如精索静脉曲张、单侧隐睾、内分泌疾病，干扰睾丸生精功能的各种理化因子、免疫因素及全身性疾病等。对原因不明的少精子症，称为特发性少精子症。

精子密度低，若FSH值明显升高属原发性少精子症，显示睾丸功能衰竭，药物治疗的反应较差。若FSH和LH值正常或偏低，称继发性少精子症，用HCG治疗可取得良好反应。高泌乳素血症引起的少精子症，用溴隐亭治疗可使精子数增加。

（二）弱精子症 精子活力包括精子运动质量、活动精子的百分率和精子储存时间 3 个参数。

1. *精子的运动质量* 精子运动质量包括前向运动精子的数量和精子运动的速度。根据 WHO 推荐的精子活力标准，a 级精子为快速前向运动，在 37℃速度≥25 μm/s，或 20 ℃速度≥20 μm/s；b 级精子为慢速的前向运动精子或呆滞的前向运动精子；c 级精子为非前向运动精子(<5 μm/s)；d 级精子为不动精子。根据 WHO 提供的参考值，a 级精子<25%或(a+b)级精子<50%为弱精子症；(a+b+c)<60%亦为弱精子症。

2. *精子存活时间* 是衡量精子活力的一项重要参数。据报道，有人测定了 476 例具有正常生育力的男子，其排精后 6 小时，活动精子百分率平均为 42%。因此，有人认为排精后 6 小时存活精子低于 40%应视为异常。

引起弱精子症的病因有生殖道感染、精索静脉曲张、免疫因素(抗精子抗体存在)、环境因素、内分泌因素、隐睾、纤毛不动综合征等。

（三）无精子症 是指被检测精液经离心沉淀后，显微镜下仍未检查到精子。通过 3 次精液分析，每次精液分析的禁欲时间应超过 5～7 天未发现精子才能确诊为无精子症。无精子症分为两种类型：一为梗阻性无精子症，是指睾丸生精功能尚正常，由于输精管道梗阻使精子无法排出而引起，据临床统计梗阻性无精症约占 45%；另一种为生精功能障碍型，是指睾丸本身就无精子产生。

（四）精液量异常 临床上一般认为，一次正常射精，精液量为 2～6 ml，1.5～2 ml 为可疑异常，少于 1.5 ml 或多于 8 ml，为病理性异常。有的人排出的精液仅数滴，有的多至 10 ml。精液量异常可引起男子不育。精液量少时可发生精子穿透宫颈黏液的生理机制障碍；精液量过多，往往由于精子稀释而使精子密度降低，影响了生育能力。

临床上若发现精液量少，应排除由于性交过频和收集方法不当的因素。病理性精液量过少的原因可能为前列腺炎、精囊炎、部分逆行射精、睾丸分泌雄激素低下等。特别是结核性病变，精液量明显减少。若精液量少，且排出的精液不凝固，显微镜检测无精子，应怀疑先天性精囊腺缺失，应测定精液果糖含量，若果糖含量为 0，则可确定诊断。

（五）精液不液化 正常精液射出时呈黏稠的冻胶状，5～30 分钟后液化成稀薄的液体。长时间不液化应视为异常。精子只能在充分液化的精液中才能活泼地运动。精液液化是由于纤溶酶的作用引起，当前列腺和精囊腺有炎症病变时，其分泌物中的纤溶酶受到破坏而使精液长期不液化，会影响精子的活动力而致不育。

（六）精液酸碱度异常 正常精液略偏碱性，pH 为 7.2～8.0，平均为 7.4。精液的 pH 主要是前列腺和精囊分泌物混合的结果。前列腺分泌物略偏酸(pH=6.75±0.44)，精囊腺分泌物略偏碱。精子在此正常的 pH 范围内有充分的活力。当前列腺有炎症的时候，前列腺液分泌减少，精囊液相对增多。精液 pH 升高；当精囊先天发育不全、功能障碍或射精管梗阻时，精囊分泌液减少，pH 下降，当生殖道感染时，精液的 pH 也会下降。

（七）畸形精子症 根据 WHO 推荐，认为具有正常形态的精子<30%为畸形精子症。精子畸形可分为头部异常(大头，小头，锥形头，梨形头，双头)；中段异常(颈部弯曲，中段增粗，肿胀，弯曲，线粒体缺失，含有胞质小滴)；尾部异常包括断尾、增粗、卷曲、双尾等(图Ⅰ-24，图Ⅰ-25)。

造成畸形精子症的原因有环境因素、隐睾、感染、精索静脉曲张、不良生活嗜好、氧化-抗氧化系统失调。如果精液中畸形精子超过 80%，应考虑遗传因素，特别是染色体上基因的缺陷。

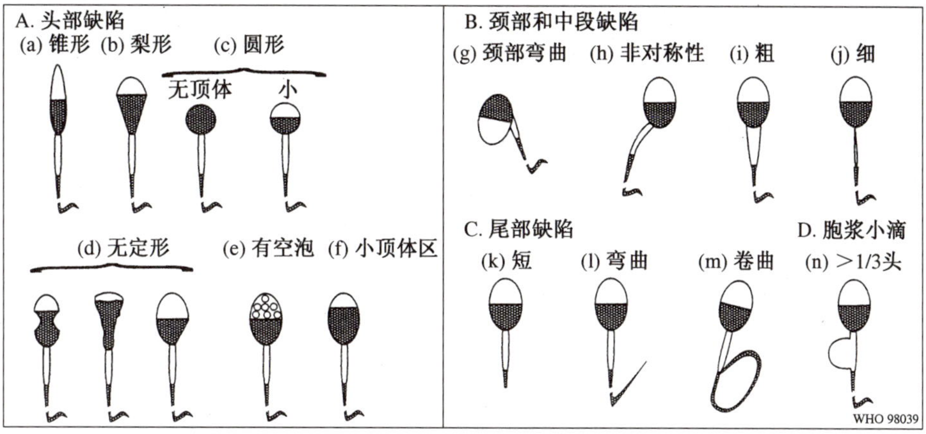

图Ⅰ-24　人类一些不正常形态精子图示

A. 头部缺陷：(a) 锥形头；(b) 梨形头；(c) 圆形头，头小且顶体存在或缺失；(d) 无定型；(e) 头部有空泡；(f) 顶体小。B. 颈部和中段缺陷：(g) 颈部弯曲；(h) 中段非对称插入；(i) 中段粗；(j) 中段细。C. 尾部缺陷：(k) 尾部短；(l) 尾部弯曲；(m) 尾部卷曲。D. 胞质小滴缺陷：(n) 小滴大于正常精子头的 1/3

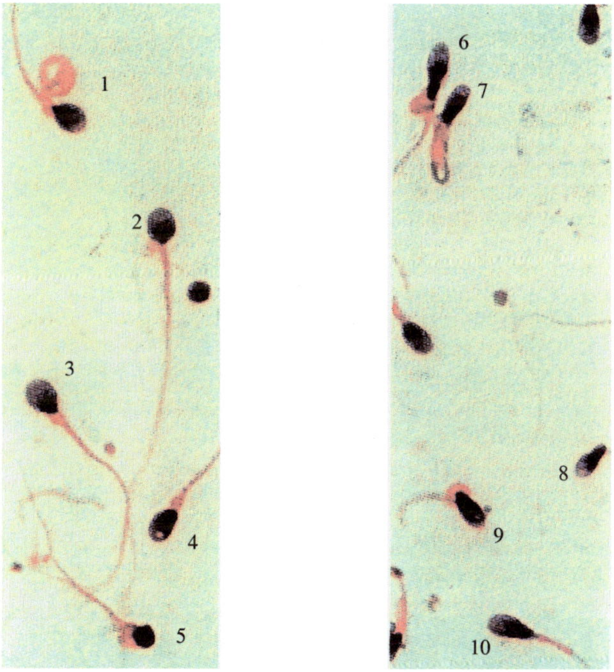

图Ⅰ-25　Shorr 染色法的精子显微照片(～2 300×)

1. 异常精子，颈部粗；2. 正常精子；3. 异常精子，颈部粗；4. 异常精子，不规则，小顶体区及颈部粗；5. 异常精子，小圆头，顶体缺失；6. 异常精子，梨形头，胞浆小滴；7. 异常精子，不规则小头，小顶体区，卷尾；8. 异常精子，梨形头，尾部缺失；9. 异常精子，不规则；10. 异常精子，梨形头

三、按治疗进行分类

德国著名的男科学专家Nieschlag为了指导不育症的治疗，将男性不育分为五大类：① 可以根治的；② 可以预防性治疗的；③ 无治疗方法的；④ 对症治疗的；⑤ 经验性治疗的(表Ⅰ-8)。为了避免不恰当治疗造成人力财力资源的浪费，笔者认为这种治疗方法值得借鉴。

表Ⅰ-8 男性不育治疗分类法

发生率(%)	病种	治疗
	1. 可以根治	
0.6	低促性腺激素性性腺功能减低	脉冲注射GnRH 促性腺激素
	Kallmann综合征	脉冲注射GnRH 促性腺激素
0.5	垂体功能衰竭	脉冲注射GnRH(有促性腺功能者) 促性腺激素
0.5	高泌乳素血症/泌乳素瘤	多巴胺激动剂
5.1	梗阻性无精子症	外科手术矫正
0.3	逆行射精	拟交感神经药
	2. 可行预防性治疗	
6.4	睾丸下降不良	HCG, GnRH, 手术
8.0	感染	抗生素
0.5	外源性因素	消除或避免
5.0	慢性系统疾病(肾功能衰竭)	治疗慢性系统疾病
5.0	肿瘤	超低温冷冻精子
	3. 无治疗方法	
2～3	无睾症	
	睾丸发育不良	
	Klinefelter综合征	
	雄激素不敏感综合征(雄激素受体缺陷)	
	惟支持细胞综合征	
	4. 对症治疗	
51.5	特发性少/弱精子症(顶体缺陷达5%)	IVF/ICSI
	尿道下裂	人工授精
	不可治疗的梗塞性无精子症	睾丸抽吸精子(ICSI)
	轴丝缺陷	ICSI
	睾丸局部有生精功能的无精子症	睾丸活检/ICSI
	无精子因素(Y-染色体缺失)	
	5. 经验性治疗	
15.1	精索静脉曲张	手术 栓塞
4.0	免疫性不育	皮质激素

(引自：Nieschlag E. et al. 1998)

综上所述，引起男性不育的病因是多方面的。各种病因的发病机制并不相同。Dubm和Amelar对1 294例男性不育症进行分析（表Ⅰ-9），发现精索静脉曲张引起男性不育比率最高。

表Ⅰ-9　1 294例男性不育的原因分析

原　　因	病例数	发生率(%)
精索静脉曲张	512	39.0
睾丸萎缩(原发性)	176	14.0
精液量问题	157	11.8
内分泌原因	111	8.6
精道阻塞	96	7.4
性功能障碍	64	5.1
隐睾症	56	4.4
射精无能	24	2.0
死精子症	15	3.1
精子凝集	10	0.8
精子密度过大	2	0.2
精液黏度过高	1	0.1
原因不明	70	5.4

（引自：Dubin and Amelar，1971）

2001年中国辽宁计划生育科研院吴绍连等对880例男性不育病因分析，也提示精索静脉曲张引起的不育比例最高，但无性功能障碍所致男性不育病例，可能是计生研究院没有接触到这样的病例（表Ⅰ-10）。

表Ⅰ-10　880例男性不育病因诊断分析

首要致病病因	无精子症(%)	少精子症(%)	弱精子症(%)	精浆异常症(%)	无精液症(%)	总比率(%)
染色体核型异常	7(5.7)					7(0.8)
输精管梗阻	10(8.1)					10(1.1)
隐睾	9(7.3)	2(1.3)	6(1.2)	2(3.1)		19(2.2)
先天输精管缺失	10(8.1)					10(1.1)
睾丸生精功能障碍	20(16.3)	4(2.5)		4(6.3)	2(12.5)	30(3.4)
先天睾丸发育不全	39(31.7)				1(6.3)	40(4.5)
睾丸体积偏小	5(4.1)	28(17.7)	31(6.0)	5(7.8)	2(12.5)	71(8.1)
促性腺激素低下	4(3.3)					4(0.5)
精子自身免疫疾病		18(11.4)	82(15.8)	7(10.9)		107(12.2)
精索静脉曲张		54(34.2)	187(36.0)	18(28.1)		259(29.4)
输精管感染性疾病		20(12.7)	97(18.7)	13(20.3)		130(14.8)
畸形精子增多症		6(3.8)	10(1.9)	1(1.6)		17(1.9)
心理障碍					7(43.7)	7(0.8)
无确切病因	19(15.4)	26(16.4)	106(20.4)	14(21.9)	4(25)	169(19.2)
合　　计	123(100)	158(100)	519(100)	64(100)	16(100)	880(100)

上海王益鑫教授统计了 1986～1993 年间 3 488 例男性不育症的诊断分类，其中性功能障碍引起的不育比例较高，占 32.28%(表Ⅰ-11)。

表Ⅰ-11　3 488 例男性不育症的诊断分类

诊断		1986～1991(年)		1992～1993(年)		1986～1993(年)	
		例数	(%)	例数	(%)	例数	(%)
性功能障碍*	ED	115	4.18	40	5.44	155	4.44
	不射精	810	29.42	113	15.37	923	26.46
	逆行射精	47	1.71	1	0.14	48	1.38
免疫不育		38	1.38	9	1.22	47	1.35
不明原因不育		209	7.50	47	6.40	256	7.34
精浆异常不育		79	2.87	4	0.54	83	2.38
先天性疾病		93	3.38	30	4.09	123	3.53
全身性疾病		11	0.40			11	0.32
后天性睾丸损害		65	2.36	2	0.27	67	1.92
医源性疾病		6	0.22			6	0.17
精索静脉曲张		235	8.50	160	21.77	395	11.32
内分泌疾病		66	2.40	3	0.41	69	1.98
感染性疾病		86	3.12	36	4.90	122	3.50
特发性少精症		291	10.57	98	13.33	389	11.15
特发性精子活力下降		212	7.70	128	17.42	340	9.75
特发性畸形精子增多		169	6.14	3	0.41	172	4.93
特发性无精子症		196	7.12	56	7.62	252	7.22
梗阻性无精子症		25	0.91	5	0.68	30	0.86

注：*性功能障碍不育在 1986～1991 年占 35.31%，1992～1993 年占 20.95%，1986～1993 年占 32.28%(王益鑫等报道)。

三组统计资料显示，其各种致病因素的比例均不相同，可能资料来源不同是主要原因，其次是统计方法有差异。

第三节　男性不育症的中医病因学

中医认为，人体是一个对立统一的整体。脏腑、经络、气血、津液，都处于相对平衡的状态，以调整和维持正常的生理活动，并使人体时刻保持对变化着的外界环境的适应能力。如果某种影响超越人体的适应能力，人体一时不能通过自行调整加以适应，这时人体内部及人体与外界环境之间的相对平衡状态就会受到破坏，正常生理活动受到干扰而产生功能障碍，于是发生疾病。一般情况下，若人体正气旺盛，即使受到邪气的侵袭，也不会发生疾病。正如《素问·刺法论》中云："正气存内，邪不可干。"只有当人体正气虚弱，不能防御或及时消除邪气的侵袭和影响时才有可能发生疾病。即如《素问·评热病论》中所云："邪之所凑，其气必虚。"

男性病因是多种多样的，主要有先天禀赋不足，外感六淫，内伤七情及饮食、房劳所伤等。

一、先天禀赋不足

《灵枢·本神》有云："生之来，谓之精"，精秉受于先天，受承于父母，以此化生人身。若先天禀赋不足，精气虚冷，谓无子。《广嗣纪要》中有"五不男"之说，即"生、纵、变、半、妒"。即有五种疾病的男子不能生育。"一曰生，原身细小，曾不举发；二曰纵，外肾只有一子，或全无者；三曰变，未至十六其精自行，或中年多有白浊；四曰半，二窍俱有，俗称二仪子也(指真两性畸形)；五曰妒，妒者忌也，阴毒不良。男有此五种病，不能配合太阴，乏其后嗣也。"

二、外感六淫

正常的四时六气发生异常变化，令人得病便成了邪气，称为"六淫"。六淫之中，寒、湿、燥、热有较大可能直接或间接地影响男性泌尿生殖功能，而引起疾病。

(一) 寒邪 寒为阴邪，容易损伤人体阳气。肾为寒水之脏，故寒喜伤肾。正如《素问·四气调神论》中云："冬三月…逆之，则伤肾。"从发病规律来说，外寒可伤于肌表，进而犯肾；也可直接中于肾。如患者素体肾阳不足，则寒从内生，阳衰阴盛，可发生精冷无子、癃闭、缩阴等。故《素问·至真要大论》云："诸寒收引，皆属于肾。"

此外，厥阴之脉循阴器，抵少腹，如寒入厥阴，肝经气血运行受阻，也能发生少腹坠胀，睾丸坠疼，或阴囊冷潮缩入等证。

(二) 热邪 火乃热之极，风寒暑湿燥入里，皆可化火，脏腑功能失调，七情内郁也能化火。火热蕴结下焦，可导致热淋、痛痒、血精、睾丸肿胀等。

火热属阳，火热之邪劫灼津液，穷必伤肾，肾损阴伤，诸变烽起。

脏腑功能失调，或五志化火，则生内热，内热扰动肝肾、冲脉等，亦可发生强中、热淋等。

(三) 湿邪 湿为阴邪，其性重浊腻滞，湿邪外中，先伤于下。肾属下焦，故首当其冲。如《素问·太阴阳明论》云："伤于湿者，下先受之。"《素问·至真要大论》亦云："湿气大来，土之胜也，寒水受邪，肾病生焉。"

(四) 燥邪 燥为秋金肃杀之气，肺先受害。肺为水之上源，肾为水之下源，浚其源而安其流，则金水相生。燥邪为病，初则伤肺而穷则伤肾，另一方面，肾阴先亏，燥邪乘虚，亦可导致男子不育。

三、外感邪毒

一般多因性接触传染，如疳疮、梅毒、淋病等。也有他处感染，流窜前阴所致，如乍腮后，下注肝经，而致卵子瘟，使男子不育。

四、内伤七情

七情是指喜、怒、忧、思、悲、恐、惊。七情是因人体本身情志活动而产生的，又直接损害脏腑功能，影响气血运行。故中医认为内伤七情是主要的致病因素。如《素问·玉机真脏论》中云："忧恐悲喜怒，气不得以其次，故令人有大病矣。"在男性病临证中以恐、怒、忧、悲为多见。

中医学认为肾是藏精舍志之脏，而志又由心神所发，故恐与惊为肾脏精气的反应。恐为肾志，恐惧太过则伤肾。如《素问·阴阳应象大论》中云："在脏为肾，在志为恐，恐伤肾。"惊则气乱，恐则气下。气机陷下，则肾失闭藏之职，精气内损，导致性功能障碍，如性交时意外受惊，久久不能自解，则可发生阳痿、早泄、遗精、溢精等。如《灵枢·本神篇》中云："恐惧而不解则伤精，精伤则骨酸萎厥，精时自下。"

怒为肝志，肝喜条达。大怒不止，气逆于上，则肝失疏泄之职，在男子就可能出现交接不泄，阴纵阴缩，精液异常等病变。

思为脾志，脾为气血生化之源。如思虑过度，脾气郁结，运化无权，气血虚少。这样，气不化精，精室空虚。

悲哀太甚，肺气抑郁，甚者耗气伤阴，亦可出现性功能障碍。

《灵枢·口问篇》中有云："心者，五脏六腑之大主也，故悲哀忧愁则心动，心动则五脏六腑皆摇。"如所欲不遂，情志抑郁，或失恋失意，或夫妻不睦，房事不谐，俱可见阳痿早泄诸证。如《古今医案按》中云："少年新婚，欲交媾，女子阻之，乃遂其意，遂阳痿不举。"

五、房事劳伤

和谐、满意、有节制的性生活能使人身心健康，精力充沛，延年益寿。若房事过度，不加节制，则伤精耗气使其早衰损寿，以至导致疾病。如《素问·痿论》中云："思想无穷，所欲不得，意淫于外，入房太甚，宗筋驰纵…"

六、饮食所伤

饥而不食，则精气气竭，精气无生化之源；过于饮食，则气血郁滞，筋脉横解；以酒为浆，过量饮酒，以妄无常，醉后入房，则竭其精，散其神，精竭神散故无子也。近年来研究，过量食棉籽油，可致精子数量明显降低；吸烟也会使精子活动力降低。

七、跌仆损伤

跌仆损伤包括跌打损伤、金刃刺伤、虫兽咬伤和手术损伤等。损伤可直接伤及生殖器官，或损伤他脏，影响生殖。手术损伤可影响精索，伤及输精管及精索中的动、静脉，均可引起男性不育。

综上所述，凡先天禀赋不足，或外感六淫，内伤七情，房事劳伤等均可引起："肾虚精滑，精冷精清；临事不坚，坚即流泄，坚而不射，盗汗梦遗，便浊淋涩；精气不足。"（明·徐明南《古今医统大全》）此皆乃乏嗣之因也。

（王薇薇　倪雅莲　马金涛　陈利生）

第四章　男性不育症的诊断

由于影响男性生殖力的原因很多,因此若要对不育症明确诊断,必须进行全面、细致的检查,将所得的资料加以综合分析。男性不育症的检查包括病史的采集、全面的体格检查、实验室检查、睾丸活体组织检查、辅助检查及男性不育的中医诊断。

第一节　病史与体格检查

一、病史

采集详细而完整的病史对男性不育症的诊断十分重要,也是诊治疾病的首要步骤。采集病史时,除了遵循一般疾病病史的采集方法外,应着重询问影响男性生育力的因素和疾病。

(一) 家族史　包括父母健康状况,是否近亲婚配,有无先天性疾病和遗传性疾病,母亲的生育史,是否足月顺产,兄弟、姐妹生育史以及有无先天性、遗传性疾病。

(二) 婚姻史　结婚时间、年龄,是初婚还是再婚。婚后同居时间,曾否采用避孕措施,如采用过避孕措施,应了解避孕的方法和持续时间。妻子的年龄、职业,曾否结过婚,是否有过生育、流产史,目前妻子的健康状况,是否做过全面的检查,有没有引起不孕的原因。

(三) 性生活史　包括青春期发育史,夫妻性生活是否和谐、满意,射精情况,性交频率,性欲是否强烈,曾否得过性病,治疗情况,是否治愈等。

(四) 个人史　工作和生活环境有无化学毒物接触史,是否从事高温作业。有无烟酒嗜好,平时服药情况,饮食习惯,是否常食粗制棉籽油等。

(五) 既往史　采集既往史时,最好按下列系统详细询问。

1. *传染病史*　童年时期最好按系统详细询问。曾否患过结核病,治疗是否及时、规则,是否治愈。曾否患过腮腺炎,有没有合并睾丸肿大、疼痛症状。

2. *外伤、手术史*　有否生殖器官外伤史,损伤部位、治疗情况,是否做过泌尿、生殖系手术,包括尿道狭窄、尿道下裂整复术、前列腺切除术、膀胱手术、交感神经切除术、腹股沟疝手术、鞘膜积液手术以及其他可能与不育有关的手术。因为这些手术都可能损伤生殖器官。

3. *泌尿生殖系感染病史*　有没有慢性尿路感染病史或性病史、前列腺病史、附睾炎病史,并详细询问治疗方法和治疗效果,并了解最近有无尿频、尿急、尿痛和血尿、血精症状。

4. *呼吸系统感染病史*　有无慢性呼吸道疾病,如慢性支气管炎、支气管扩张、慢性鼻窦炎等,因为这些疾病可能会影响生育如 Younger 综合征。

5. *其他*　详细了解有无糖尿病、甲状腺疾病、心血管疾病等一切与不育有关的病史。

病史的记录建议采用 WHO 推荐的男性不育的病史咨询表(表Ⅰ-12)。

二、体格检查

为了获得完整的临床资料,应该对患者进行全面的体格检查,重点对生殖器官作细致的检查，也不能忽视全身体格检查。

表Ⅰ-12 男性不育病史询问表

		年	月	日	
男性配偶	病史采集日期	□□	□□	□□	
	出生日期	□□	□□	□□	
不育	□原发	□继发			
不育时间	□□□				
既往不育和(或)治疗	□无	□有*			
可能影响生育的病理学或治疗					
各系统病史	□无	□糖尿病	□结核病		
	□慢性呼吸道疾病		□胰腺纤维囊性病		
	□神经系统疾病		□其他*		
各系统疾病治疗史	□无	□有*			
最近6个月高热	□无	□有*			
外科手术史	□无	□尿道狭窄	□尿道下裂		
		□前列腺切除术	□膀胱颈手术		
		□输精管结扎术	□腹股沟疝		
		□鞘膜积液手术	□交感神经切除术		
		□其他			
泌尿系统感染史	□无	□有*			
性传播性疾病史	□无	□梅毒	□淋病		
		□衣原体	□其他		
				左	右
附睾炎史	□无	□有*		部位:□	□
可能引起睾丸损伤的病因	□无	□睾丸炎：腮腺炎		□	□
		□睾丸炎：其他*		□	□
精索静脉曲张治疗史	□无	□损伤*		□	□
睾丸下降异常		□扭转*		□	□
睾丸下降异常治疗史	□无	□有*		□	□
	□无	□有		□	□
	□无	□内科	□外科	□	□
		□□治疗年龄			
可能影响生育的其他因素					
环境和(或)职业因素	□无	□发热	□其他		
		□毒性因素			
药物成瘾	□无	□有*			
酗酒	□无	□有*			
性与射精功能					
每月平均性交次数	□正常	□不足*			
勃起	□正常	□不足*			
射精	□正常	□不足*			

注：* 应提供附加情况。

（一）全身检查 应注意体态、外形、第二性征发育、体毛分布，如有异常，应量身高，测体重和肢体长度。有一种性染色体异常疾病称 Klinefelter 综合征，在童年无异常体征，青春期发育延迟，到成年期仍为小睾丸、小阴茎，身高、肢长，两指距超过身长 10 cm，肩窄、臂宽大、智力迟钝，男性第二性征不发育，无胡须、无喉结、无阴毛，可见男性乳房发育。精液中无精子。血清睾酮低，而 FSH 升高，染色体检查，其核型可能为 47，XXY 或 46，XY/47，XXY。另外，垂体疾病可引起肢端肥大。肾上腺皮质功能亢进，可引起库欣综合征的特殊体征。个别患者应测定其嗅觉灵敏度，因 Kallmann 综合征，除了无精子症外，可能伴随嗅觉丧失或减退。

同时，也应该注意测体温、血压和检查心、肺、胃、肠及神经系统等。

(二) 生殖系统局部检查　不育症患者的生殖器官检查是重点部分，因此必须按顺序认真地对生殖器逐一检查。

1. **阴茎**　检查阴茎的大小、长度，有无硬结，是否包茎，包皮能否外翻。临床上包茎比较常见，若包茎引起尿道外口针孔样狭窄，可造成射精困难，需做包皮环切术。阴茎硬结症表现为阴茎海绵体内纤维硬化，在阴茎勃起或性交时呈弯曲状，可造成性交困难。另外阴茎畸形(如蹼形阴茎、隐匿性阴茎)会影响性交。尿道下裂、尿道上裂在临床上很少见，如有发现，需手术矫治。

2. **阴囊**　检查时应注意有无皮疹、象皮肿、窦道、肿块，有无鞘膜积液、疝气，有无精索静脉曲张。当检查是否存在精索静脉曲张时，应取站立位，若静脉曲张不明显，可嘱患者屏气，加大腹压(Valsalva 试验)，能发现轻度的静脉曲张。一般精索静脉曲张发生在左侧，双侧较少见。根据临床检查可把精索静脉曲张分为四级：① 重度(Ⅲ度)：站立位和平卧位均见静脉曲张；② 中度(Ⅱ度)：立位可见明显静脉曲张，卧位仍隐约可见；③ 轻度(Ⅰ度)：站立 10 分钟后 Valsalva 试验阳性；④ 亚临床型：即隐匿性，无明显临床体征，需做阴囊精索部多普勒超声检查、核素扫描或 X 线造影等特殊检查。

3. **睾丸**　检查睾丸时，可取立位或平卧位。触诊检查有无睾丸，睾丸位置以及睾丸硬度、弹性，有无触痛、肿块。睾丸质地软常提示生精障碍。测量睾丸体积对男性生育力的评估具有重要意义。测量方法目前国际上通用 Prader 睾丸测量器，即睾丸测量模型(图Ⅰ-26)与患者睾丸进行对比，确定睾丸体积大小与几号模型相当。10 号模型体积代表 11 cm^3 的容积。我国具有生殖能力男性的睾丸体积为(19.5±3.1)ml。一般认为，若睾丸体积小于 12 ml，则往往提示睾丸功能不佳，小而软的睾丸常提示预后不良。临床研究提示，睾丸体积大小与精子密度的对数值及活动精子百分率呈显著的正相关。因此，多数学者认为，睾丸体积不仅可反映睾丸的内分泌状态，而且可初步估计睾丸的生精功能，在临床物理诊断中是迅速估价患者生育力状况的有用指标，具有重要的临床意义，尤其对基层男科学工作者来说睾丸体积测量是一项方便而不可忽视的诊断手段。

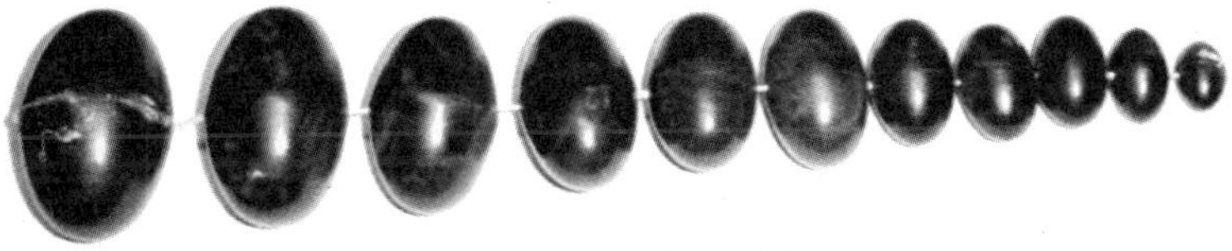

图Ⅰ-26　睾丸测量器

(引自：辛钟成，2002 年)

4. **附睾**　正常情况下，在睾丸的后外侧，可扪及质地软、表面光滑、边界清楚的附睾头、体、尾。若有炎症可有触痛，可扪及结节，炎症结节可引起附睾管阻塞，检查时可在阻塞部位的近侧(附睾头部)扪及饱胀、肿大，表面光滑并扩大的附睾。不完全阻塞可引起少精子症，完全阻塞可造成无精子症而不育。

5. **输精管**　取站立位，在睾丸内上方可扪及质韧、平滑、粗细均匀、无触痛的输精管，若增粗、有结节、纤细则视为异常。若不能扪及输精管，应进一步确定是否系先天性双侧输精管缺失。

6. **直肠指检**　主要检查前列腺和精囊。检查时注意前列腺的大小、质地、平滑度，中央沟是否浅平，有无结节，有无触痛。必要时采取前列腺液检查。正常情况下，精囊通过肛诊扪不到，当精囊肿大时可扪及，且有触痛。

体格检查结果的记录建议亦采用WHO推荐的男性不育体检表(表Ⅰ-13)。

表Ⅰ-13　男性不育的体检表

一般体格检查					
身高(cm)	□□□				
体重(kg)	□□□				
血压(kPa)	□□□	□□□			
	收缩压	舒张压			
全身体格检查	□正常		□异常*		
男性体征	□正常		□雄激素缺乏*		
男性乳腺女性化	□无		□Tanner 分期		
泌尿生殖系统检查					
阴茎	□正常	□瘢痕	□尿道下裂		
		□斑块	□其他*		
			部位：	左	右
睾丸	□双侧可扪及	未扪及		□	□
	□双侧正常	异常*		□	□
体积(ml)	□□左	□□右			
附睾	□双侧正常	增厚		□	□
		触痛		□	□
		囊肿		□	□
		未扪及		□	□
输精管	□双侧正常	增粗		□	□
		未扪及		□	□
阴囊肿物	□无	鞘膜积液		□	□
		疝		□	□
精索静脉曲张	□无	Ⅲ度		□	□
		Ⅱ度		□	□
		Ⅰ度		□	□
		亚临床		□	□
腹股沟检查	□正常	淋巴结病		□	□
		感染性瘢痕		□	□
		手术瘢痕		□	□
	□正常	疝		□	□
直肠指检		□软肿大			触痛
前列腺		□硬肿大			其他*
精囊		□可扪及			
阴囊接触式温度记录	□正常	□异常*			

注：*需要提供附加情况。

第二节 实验室检查

正确可靠、详细完整的实验室检查对男性不育症的诊断十分重要。

一、精液分析

精液检查是诊断男性不育的一项重要而简便易行的检查方法，也是临床上常用的第一项实验室检查。

（一）标本的采集 一般要求患者到就诊医院留取精液标本，采精室最好在精液分析室邻近，避免传递过程中受外界因素的影响。采精室应卫生，相对安静，温度相对恒定，并适当布置一些性感图画，让患者在一种舒适的环境下采精。两次排精时间一般要求间隔48～72小时。黄宇烽通过实验证明，具有正常生育力的男性，两次排精间隔24小时，与间隔48小时其结果无明显差异。因此，如果24小时前有排精史亦可进行精液分析检查。医院提供的采精杯应洁净、无菌、干燥，不含有对精子有毒害的物质。采精的方法一般用手淫法，采精前应清洁龟头(特别是包皮过长的患者)，防止对精液的污染。并告诉患者，将精液全部留入杯中，尽量不要洒到杯外。如有外洒，对精液分析的结果会产生影响，特别是前段精液中精子含量最高。对采精有困难的患者可采用电动按摩器或取精器予以帮助，个别患者亦可采用经直肠电刺激采精。一般不宜采用性交体外排精法和应用避孕套采集精液。

（二）精液的一般肉眼检查 包括精液的体积、颜色、液化时间、pH和黏稠度。

1. *精液体积* 以刻度离心管测定精液量。一般每次射精量约为2～6 ml，但射精频度与精液量密切相关。如受检者已多日不排精，且收集时无外溢，而精液仍少于2.0 ml，则视为异常。

2. *精液颜色* 正常为灰白色，久置后变透明。如排精间隔时间较长，则精液呈淡黄色。如为棕红色，视为血精，应考虑精囊炎及生殖道炎。如精液清亮、透明，可能精液中无精子或精子很少。

3. *精液液化时间* 刚排出的精液呈胶冻状，一般于5～30分钟后液化，变成较稀薄的液体。若60分钟后仍不液化，则视为异常。精液液化时间过长或不液化，可能由前列腺、精囊疾病引起。

4. *精液pH测定* 用pH试纸法测定。正常pH为7.2～7.8，若pH小于7或pH大于9视为异常。检查时应注意不能将精液搁置过久，应及时送检，否则会引起精液偏酸，影响检测结果的正确性。如无精子症患者精液pH值小于7.0，可能存在射精管的阻塞或双侧输精管先天性缺失。

5. *黏稠度* 测定精液黏稠度一般用玻棒法，即将玻璃棒插入精液，提起玻璃棒，并观察拉丝的长度。拉丝的长度不应该超过2 cm。黏稠度过高可影响精子的活力。

（三）精子密度检查 精子密度是指每ml精液中所含精子数。精子总数是指每次排出精液所含精子的总数(精子数/ml×精液量)。若显微镜下未见精子，则将精液离心沉淀后涂片检查，仍未见精子，才可认为是无精子。确定无精子症必须连续3次精液检查均未见精子，且每次做精液检查时，排精间隔时间应适当放长为5～7天。

精子密度检查的方法有手工法和计算机辅助的精液分析法(CASA)。

1. **手工法** 即应用血细胞计数板(Neubauer 计数板)进行精液分析,(图Ⅰ-27)这种方法已应用 50 多年,目前仍然是我国不少单位用作精液分析的常规方法,在国际上也将此方法作为“金标准”。底板中央有 2 个计数池,每个计数池平分为 9 个大方格,中间一个大方格用双线分为 25 个中方格。

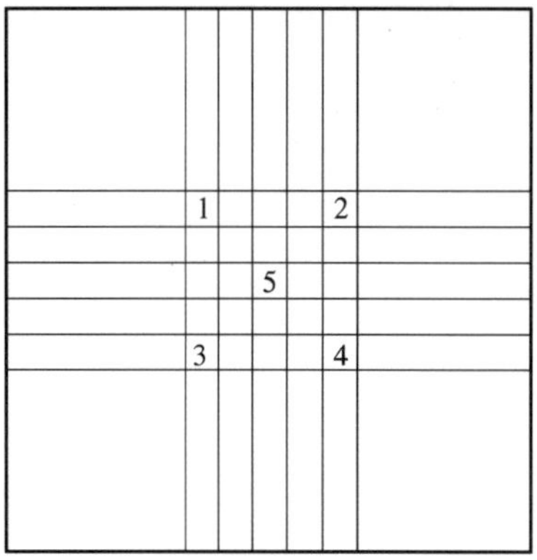

图Ⅰ-27 Neubauer 计数板

操作方法:用血红蛋白吸管吸取液化后的精液 0.01 ml,加 0.19 ml 稀释液,混匀后滴入计数池内,静置 10 分钟左右,待精子完全沉入计数池底部后,再在显微镜下观察计数。计算精子数时,仅计算中间大方格中四个角和中央的一个中方格,这 5 个中方格所占体积 0.02 ml(图Ⅰ-27)。如果精液稀释倍数为 1∶20,通过换算,每毫升精子数=5 个中方格精子数×10^6(精子头部不在方格内不应计入)。

这种计算方法测定精子密度,还要根据精液稀释比例进行换算。WHO 推荐的换算系数(表Ⅰ-14)如同一份标本,应计算两个计数池的数量,并计算出平均值,再乘以转换系数,即为这份样本的精子密度。

表Ⅰ-14 改良 Neubauer 血细胞计数板的稀释和转换因数

每 400 倍视野中的精子数	稀释倍数(精液和稀释液)	转换因数大方格的计数数目 25	10	5
<15	1∶5(1+4)	20	8	4
15~40	1∶10(1+9)	10	4	2
40~200	1∶20(1+19)	5	2	1
>200	1∶50(1+49)	2	0.8	0.4

2. **CASA 法** 这种方法较人工方法有两个优点,即高精确性和提供精子动力学的量化数据。如果遵循正确的步骤,将得到可信的和可重复的结果。现在已知很多因素影响 CASA 仪器的使用,例如样品的制备、读数器、精子密度和精液中非细胞颗粒会影响其准确性。

CASA 使用的计数池有 Makler 精子计数板、Macro 计数板和 Microcell 计数池等。其中在我国应用最多的是 Macro 计数板,这是由南京黄宇烽、徐元诚领导的科研小组研制成的适合我国广大医疗单位使用的国产精子计数板。它具有 Makler 板的一切优点以外,还具有价格低,可在普通显微镜下使用的特点。

CASA 系统要求标本温度必须保持在 37℃,因为精子运动参数具有温度敏感性。另外,精子密度过高也会影响检测的准确性。当未稀释的精子密度大于 80×10^6/ml 时,精子通常会增加碰撞的频率,影响结果,在这种情况下建议稀释标本。WHO 推荐使用的稀释液为 Dulbecco 溶液。

CASA 参数术语:CASA 系统检测到的参数有一套标准的术语:

VCL=曲线速度(μm/s)。即精子头沿其实际的曲线,在显微镜下可见到的二维方式运动轨迹的平均速度。

VSL＝直线速度(μm/s)。即根据精子头在开始检测时的位置与最后所处位置之间直线运动的平均速度。

VAP＝平均路径速度(μm/s)。即精子头沿其空间平均轨迹移动的平均速度。

ALH＝精子头侧摆幅度(μm)。即精子头沿其空间平均轨迹侧摆的幅度，以侧摆的最大值或平均数值表示。

LIN(VSL/VCL)＝直线性。即曲线轨迹的直线性。

WOB(VAP/VCL)＝摆动性。指精子头沿其实际轨迹的空间平均路径摆动的尺度。

STR(VSL/VAP)＝前向性。指空间平均路径的直线性。

BCF＝鞭打频率。即鞭打次数/秒。

MAD＝平均移动角度。指精子头沿其曲线轨迹瞬间转折角度的平均值。

根据 WHO 规定精子密度正常下限为 20×10^6/ml。精子密度＜20×10^6/ml 为少精子症；精子密度＜5×10^6/ml 为严重少精子症。由于精液的不均一性，精子的分布不均匀，因此对少精子症进行分析时应多分析几个视野，以免人为造成计数的不准确。

多精子症是 20 世纪 90 年代提出的一种新的精子密度的病理改变。对多精子症的标准还不统一，上海交通大学医学院吴明章教授认为精子密度＞250×10^6/ml，为多精子症。这在临床上并不多见，多精子症引起不育原因可能是精子过量，造成能量不足，影响精子活力。当遇到精子密度过高时，应稀释后进行计数。

(四) 精子活力评估与精子存活率测定

1. *精子活力评估*　WHO 根据精子运动能力将其分为 a、b、c、d 4 个等级。

(1) a 级：精子快速前向运动，运动速度≥25 μm/s。

(2) b 级：精子呈慢或呆滞的前向运动。

(3) c 级：精子呈非前向运动，运动速度＜5 μm/s 或原地摆动。

(4) d 级：精子不运动。

其中 a 级精子＞25％或 a＋b 精子＞50％为正常。小于正常值为弱精子症。

2. *精子存活率测定*　精液常规分析时所见的不活动精子并不一定是死精子。为了测定精子的存活比例，可采用活体染色，来区别活精子和死精子。活精子不着色。其原理是死精子的细胞膜受到损伤，通透性发生了改变，染料可进入细胞内而染上颜色。常用的活体染色法有伊红 Y 染色法和伊红 Y-苯胺黑染色法。如果精液中 85％以上为死精子，可判定为死精子症。死精子症大多数与附属性腺炎症有关，尤其是附睾的炎症最为主要，因为附睾的微环境对精子的存活尤为重要。在辅助生殖技术 IVF 中，死精子症不能与卵子结合受精，而活精子即使是不运动的精子也能与卵子受精。

(五) 精液细胞检查　精液中除精子外，还有许多其他类型的细胞(各级生精细胞、支持细胞、白细胞和上皮细胞)通称为非精子细胞(NSC)。南京黄宇烽教授编著的《精液细胞学彩图谱》收集了大量的 NSC 彩色照片，具有很高的参考价值(图Ⅰ-28)。

1. *各级生精细胞*　包括精子细胞、次级精母细胞、初级精母细胞，偶见精原细胞。如果精液中出现大量精原细胞，可能精曲小管受到损伤。对于无精子症患者，如果精液中存在生精细胞，则说明为非梗阻性无精子症。

2. *支持细胞*　因为支持细胞在精曲小管中通过紧密连接构成屏障，而各级生精细胞镶嵌在支持细胞中，因此在精液中很少能找到支持细胞。

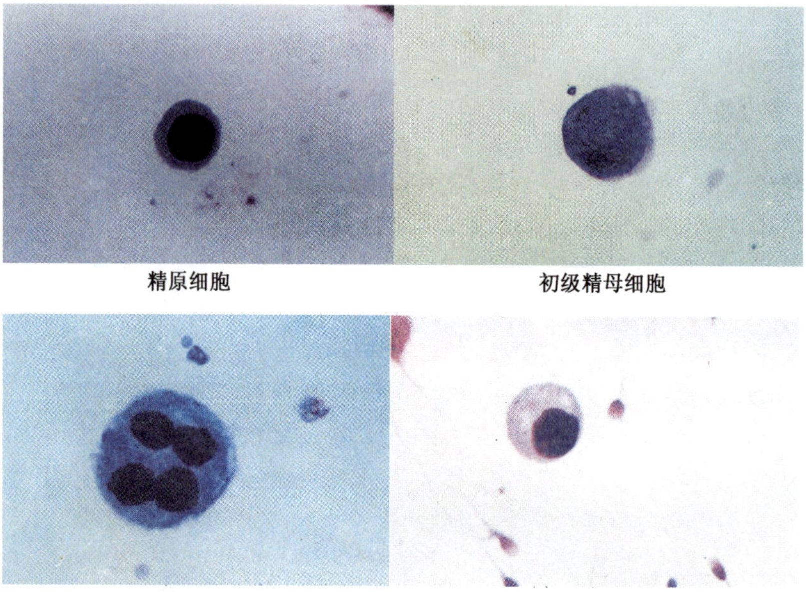

精原细胞　　初级精母细胞

次级精母细胞　　精子细胞

图Ⅰ-28　各级生精细胞图谱

（引自：黄宇烽，1994 年）

3. ***白细胞***　WHO 规定正常精液中的白细胞应少于 1×10^6/ml 或少于 10 个/HP，如超过这指标，称为白细胞精子症。虽然许多研究尚不能证实精液中白细胞的增加与生殖造成感染相关，但一般认为可能与附属性腺感染相关。此外，精索静脉曲张、自身免疫性疾病也可能引起精液中白细胞增多。精液中的白细胞具有很强的吞噬精子的能力，使精子数目明显减少。另外，白细胞产生大量的活性氧，影响精子的运动功能。过多的白细胞还能激活机体的免疫反应，产生抗精子抗体，导致免疫性不育。

检测精液中的白细胞，一般采用瑞-吉染色，但有时不能和生精细胞相区别。WHO 推荐使用正甲苯胺蓝过氧化酶染色法检测白细胞，该方法操作简便，方法可靠。另外，免疫细胞化学法、荧光原位杂交法等也是鉴别精液中白细胞和其他圆形细胞的有效方法。

4. ***上皮细胞***　精液中常见的上皮细胞包括尿道上皮细胞、前列腺上皮细胞、精囊上皮细胞。

（六）精子形态学检查　精子形态正常与否是精子质量的一个重要指标。WHO 规定具有正常形态的精子所占比例少于 30％为畸形精子症。检查精子形态的方法主要有瑞-吉染色、改良巴氏染色、勃-利染色、肖尔染色等，其中以巴氏染色应用最为广泛。这种方法可以使头部的顶体和顶体后区、胞质小滴、中段和尾部都能着色。

评估精子正常形态时应采用严格标准。只有头、颈、中段和尾部都正常的精子才属正常。精子头的形态必须是椭圆形的。考虑到固定和染色所致的轻度收缩，精子头部长度为 4.0～5.0 μm，宽度为 2.5～3.5 μm。长宽之比应为 1.5～1.75；顶体的界限应该是清晰的，占头部的 40％～70％；中段应细，宽度＜1 μm；胞质小滴应小于正常头部的一半；尾部应是直的，均一的，比中段细，其长约 45 μm。WHO 分类标准要求将所有形态学处于临界状态的精子均列为异常，利用这一标准，可得到对体外受精有价值的精子形态学方面数据。

常见异常精子的形态（图Ⅰ-29）有以下几种：

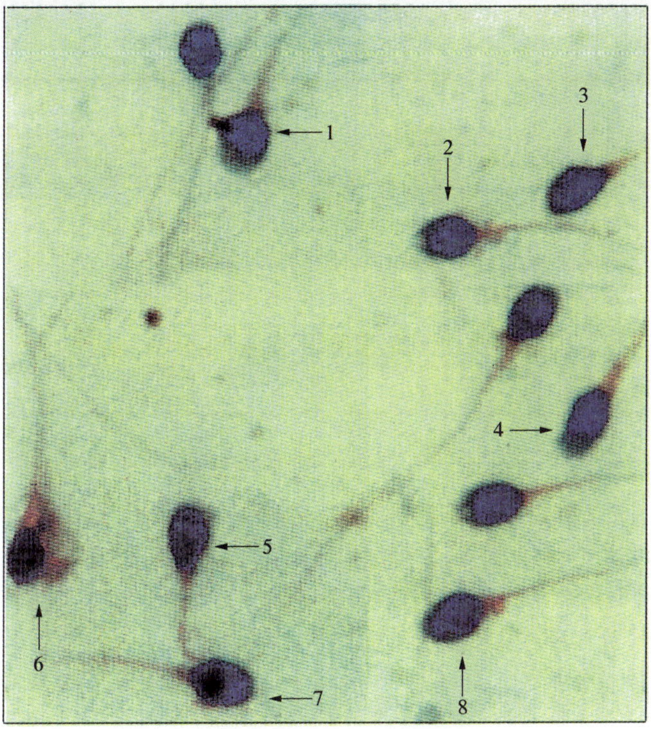

图Ⅰ-29 异常精子形态

1. 大头;2. 空泡样及小顶体区;3. 不规则头;4. 正常精子;5. 小顶体区;6. 不规则头和胞质小滴;7. 正常精子;8. 小顶体区及空泡样头

1. **头部缺陷** 大头、小头、锥形头、梨形头、圆头、无定形头、有空泡的头(未染色的空泡区域占头部的 20%以上)、顶体过小(小于头部的 40%)、双头以及以上缺陷的组合。

2. **颈部和中段的缺陷** 颈部弯曲(颈和尾形成的角度大于头部长轴的 90°)、中段非对称地接在头部、粗或不规则的中段、异常细的中段(无线粒体鞘)和上述缺陷的任何组合。

3. **尾部缺陷** 短尾、多尾、发卡形尾、尾部断裂、尾部弯曲(>90°)、尾部宽度不规则或上述缺陷的任何组合。

4. **胞质小滴大于正常精子头部的一半** 此小滴通常位于中段。在评估异常形态精子时,WHO 规定,只有带有尾部的可辨认的精子,才考虑进行不同形态精子计数。未成熟精子细胞包括圆形精子细胞,不能作为精子计数;精子头部脱落或无精子头的不作为精子计数,但应分开记录。为了正确评估正常形态精子的百分比,应两次计数 200 个精子。

二、精浆生化检查

精浆主要是由前列腺、精囊、附睾液组成。某些特定的生化检查可反映它们的功能状态。如枸橼酸、锌、γ-谷胺酰酶和酸性磷酸酶的含量可估计前列腺的功能;果糖、前列腺素是精囊功能的标志;游离 L-肉毒碱和 α-葡糖苷酶可反映附睾的功能。另外,近年许多生殖实验中心发现,转铁蛋白、前列腺特异性抗原、血管紧张素Ⅱ对精子的运动能力都有相关影响。

1. **酸性磷酸酶** 是一种糖蛋白,可将磷酸转移到葡萄糖和果糖的基团上,与精子的能量代谢有关。它是由前列腺分泌的。精浆中的酸性磷酸酶含量是体内其他组织的上千倍。因此，测定精浆中酸性磷酸酶活性的高低可反映前列腺的功能。酸性磷酸酶活力下降，说明前列腺功能低下。如果其活力显著增高，对于诊断前列腺增生及前列腺癌有重要的参考价值。

测定方法有磷酸苯二钠法和p-硝基酚磷酸法。由于酸性磷酸酶不稳定，极易破坏，因此在留取样本后应及时测定。参考值为一次射精≥200 U。

2. **锌** 前列腺液中含有高浓度的锌，这是一种重要的抗菌因子，在慢性前列腺炎中，锌的含量显著降低。锌又能调节精液中多种酶的活性，还可促进精子数量和活力的增加。锌含量降低可导致少精子症、弱精子症和死精子症。

测度方法有PAN化学比色法和原子吸收光谱法。参考值为每份精液≥2.4 μmol。

3. **柠檬酸** 前列腺中柠檬酸受雄激素的调节，具有促进精子运动、保护酸性磷酸酶的活性、维持精液渗透压和酸碱平衡等功能。测定方法用紫外比色法，最近已有测定精浆中柠檬酸的试剂盒。参考值为一份精液≥13 μmol。

4. **前列腺特异性抗原(PSA)** 是一种雄激素调节的丝氨酸蛋白酶，主要由前列腺管上皮细胞产生。其主要生理作用是裂解精液凝固物质，在精液液化中起重要作用。Elzunaty研究认为精浆中PSA水平与精子活率成显著正相关。南京杨国宗、朱培元等试验证明PSA与精子活率也成显著正相关，并与酸性磷酸酶含量成正相关。测定方法为ELISA法，参考值为(1.26±0.27)g/L。

5. **α-葡糖苷酶** 在精浆中存在两种α-葡糖苷酶的异构体，其中中性α-葡糖苷酶仅来源于附睾，是附睾的标志物，另外一种酸性α-葡糖苷酶主要来源于前列腺。在反映附睾功能方面，中性α-葡糖苷酶较左旋肉毒碱和甘油磷酸胆碱更特异、更敏感。测定方法一般采用葡萄糖氧化酶法。目前已有专用的测定精浆中α-葡糖苷酶的药盒供应。参考值为35.1～87.7 U/ml。

6. **肉毒碱** 附睾组织中具有丰富的肉毒碱，附睾组织本身不分泌肉毒碱，附睾中的肉毒碱是由附睾上皮细胞吸收血液中的肉毒碱而来。从附睾头部到尾部，肉毒碱的含量逐步增加。通过测定精浆中的肉毒碱，可以确切地了解附睾的吸收功能。近年研究认为肉毒碱与精子成熟密切相关，肉毒碱参与脂肪酸氧化过程，为精子运动提供能量。测定方法一般采用埃尔曼试剂法，测定时需绘制标准曲线，参考值为(461.56±191.63)nmol/L。

7. **果糖** 果糖是精囊功能的标志物，果糖为精子运动提供能量。果糖的测定采用间苯二酚法，检测时应尽量除去精浆中的蛋白质，避免干扰检测结果。参考值为0.87～3.95 g/L。

8. **转铁蛋白(Tf)** 近年来，人们发现精浆中Tf是由睾丸支持细胞合成和分泌。测定精浆中Tf含量直接与精液指标有关。国内采用单向免疫扩散法检测Tf含量。抗Tf血清及标准参考品由浙江玉环生物制品厂提供。标准曲线的线性范围为6.8～100 μg/ml(r=0.990 1)。结果正常生育男性精浆中Tf含量为(23.4±12.6)μg/ml。Orlando报道精浆Tf水平与精子活率密切相关。国内报道精子活率>50%的精浆Tf含量与精子活率<50%的精浆Tf含量有显著差异($P<0.05$)。王书奎等报道精浆Tf含量呈上升趋势(表Ⅰ-15)。

表Ⅰ-15 精子密度与精浆Tf含量

精子密度($\times10^8$/ml)	例 数	$\bar{x}\pm s$(μg/ml)
≥1.0	79	22.76±10.11
≥0.6	82	18.41±8.42
≥0.2	56	16.99±8.06
<0.2	21	15.1±7.2

三、精子功能测定

通过精液分析只能了解精子的多少以及活动精子的百分率,并不能判断这些活动精子是否具有受精能力,因此有必要进行精子功能的测定。通过实验手段检测精子活动能力的强弱、精子的运动速度,以及精子是否具有穿透宫颈黏液的能力和穿透卵细胞的能力。

(一)精子-宫颈黏液相互作用 宫颈黏液是精子运行过程中穿越的第一道屏障。宫颈黏液是含水量超过90%的非匀质性分泌物。有高黏性成分,即宫颈黏蛋白构成了大分子网的纤维系统;也有可溶性蛋白组成的低黏液成分;还有电解质和其他有机物。宫颈黏液的分泌受卵巢激素的调节,雌激素刺激产生大量的水性黏液,正常育龄妇女,在月经中期的分泌量每日可达500 μl;孕激素可抑制上皮细胞的分泌。因此,在滤泡早期和黄体期,宫颈黏液的分泌量较少,每日少于100 μl。宫颈黏液的组成成分和分泌量成周期性变化,会影响精子的穿透能力和存活力。精子活动能力差,就很难穿透宫颈黏液而引起不孕。因此,测定精子穿透宫颈黏液的能力是检测精子功能的一项重要指标,可分为体内试验和体外试验两大类。

1. *性交后试验*(PCT) 是一种简便易行的实验方法。不需要精密的仪器设备,因此适用于基层医院临床实验。实验期间,选择在女方排卵期,此时,宫颈黏液量多且稀薄,也符合生理要求。试验前女方常规作基础体温测量、宫颈黏液检查,有条件可做B超监测卵泡发育及排卵。同时夫妇在试验前禁房事3~5天。

本试验是在性交后2、4、6~10小时分别采集阴道后穹隆、宫颈口、宫颈管黏液置于玻片上,在显微镜下观察精子功能和宫颈黏液是否正常。

性交后2小时,后穹隆中精子一般都已失去活动能力。具有正常生育能力的夫妇,性交后6小时,在10×40倍显微镜下宫颈口黏液的标本中,每个视野一般可观察到25个以上活动良好的精子(a、b级)。若每个视野中精子数少于5个,特别是活动不佳,则提示宫颈黏液异常或精子活动能力低下。

正常情况下性交后6~10小时正常排卵期妇女的宫颈管黏液中,在一个高倍视野内可见到10~15个活动良好的精子(a、b级)。这段时间是确定精子在宫颈黏液中活力及寿命的理想时间。

WHO于1992年制定分级诊断标准(表Ⅰ-16)。

表Ⅰ-16 WHO的PCT分级诊断标准(1992)

分级	定义	标准(HP)
A	正常	快速直线运动精子≥50,无凝聚
B	可疑	缓慢或呆滞直线运动精子数≥50,无凝聚
C	可疑免疫因素	非前向运动精子数 <10
D	异常	无活动精子
E	异常	无精子

多种因子可影响PCT的结果:① 女方在非排卵期检查:由于宫颈黏液黏稠度高,精子不易穿透,容易造成假阴性;女方宫颈存在重度炎症、粘连、息肉或有抗精子抗体,都会使结果异常;②男方性功能障碍,不能产生阴道内射精,精浆或精子表面有抗精子抗体,

精子本身存在数量和活力的异常均会出现结果异常。对初次试验发现有异常者应重复PCT检查。

2. *精子毛细玻璃管穿透实验*　是评价精子活动力的一种特殊方法。1965年首先由Kremer采用,以测定精子穿透体外毛细玻璃管中宫颈黏液的能力。以后人们不断创造了各种不同的精子穿透装置,同时又使用不同的穿透介质,用来评价精子的穿透能力。

(1) 用来实验的穿透介质最好为排卵期妇女宫颈黏液,其他类型替代品其理化性质要求接近排卵期妇女的宫颈黏液。常用的替代品有:① 动情期母牛宫颈黏液:国外报道牛的宫颈黏液物理性状、颜色、拉丝度、弹性、干燥后镜下可见羊齿状结晶。因此可以替代人的宫颈黏液。而且来源容易,量多,可储备使用。取材时,要消毒牛外阴,取材后物理检查和穿透鉴定方可使用。② 含人血清精子营养液。③ 含牛血清白蛋白精子营养液。④ 鲜蛋清:据Edvinsson报道和临床使用,效果稳定可靠,经济、方便。鲜蛋清的物理性状同排卵期妇女的宫颈黏液相似,透明无色,有黏滞性。蛋清内含各种蛋白质和有机物。临床使用中同宫颈黏液及精子营养液加白蛋白液比较,结果满意。

(2) 试验结果评价:按WHO推荐的标准进行。① 评定时间:10分钟、30分钟、3小时、24小时(按自己试验而定)。② 穿透深度:以领先精子高度(mm)为准。③ 穿透密度:选择一段精子最多的毛细管,计算其中精子数。然后综合精子在介质中穿透深度、穿透密度和活动力进行评分,将各项指标的积分累计,然后对试验结果评价(表Ⅰ-17)。

表Ⅰ-17　精子穿透毛细管评分

积分标准	0	1	2	3
穿透深度(mm)	0	0～2	2～5	>5
穿透密度	0	1～10	11～50	>50
毛细管上1/3段精子活动力(级)	d	c	b	a

注:7～9分为优良;4～6分为良好;1～3分为差;0分为阴性。

(3) 注意事项:① 检查前3～7天不排精,精液要求新鲜,液化后1小时内做穿透试验,取标本时要求混匀;② 各种穿透介质要求符合物理特性,且新鲜可靠,不可有污染变质;③ 盛有介质的毛细管顶端封闭后静置10分钟,无气泡后才能使用,否则气泡会阻止精子的前向运动。

毛细管穿透试验不仅可检测精子的功能,而且还可利用这一原理做交叉试验,以鉴别诊断夫妻间的不育原因在何方。若丈夫的精液和妻子的宫颈黏液穿透试验为阴性,则采用妻子的宫颈黏液和有生育力的男性的精液做穿透实验,若结果仍为阴性,则不育原因在妻子;并同时用丈夫的精液和有生育力的女性的宫颈黏液做穿透试验,若结果为阴性,则不育原因在丈夫。这一试验是由Ruiz-Velasco发明,故称Ruiz-Velasco试验。

3. *精子、宫颈黏液玻片穿透试验*　此方法简单,易操作,便于在基层医院推广使用。

(1) 操作步骤:取排卵期宫颈黏液一滴,置于玻片上,直径为3～5 mm。再取一滴液化混匀后的精液置于距黏液4 mm处(图Ⅰ-30a),用盖玻片轻轻盖上,使两个标本液滴接触(图Ⅰ-30b),但应避免重叠,以免影响判断,然后放入37℃孵育10～15分钟,镜下分析。

正常的精子和黏液,15分钟后可见盖玻片下两个标本接触界面部位精子已进入黏液内。进入的方式是通过一个领先精子首先冲破阻力进入黏液内,其余精子随着通道循序进入,在黏液内自由运动(图Ⅰ-30c、d)。

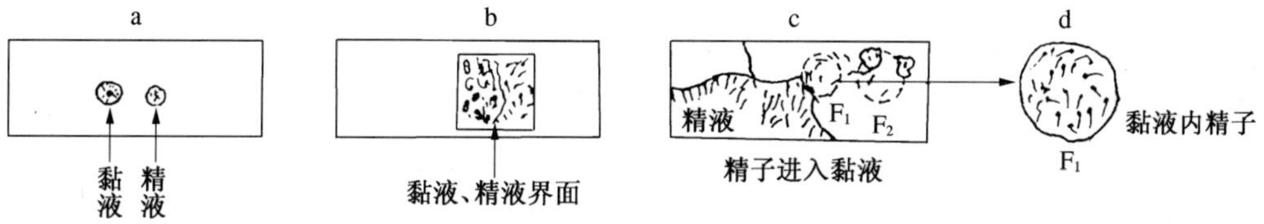

图Ⅰ-30　精子、宫颈黏液玻片穿透试验

精子或黏液有异常时,两个标本液滴接触界面的精子不能进入黏液,精子呈扇形分布。

(2) 结果评价:图Ⅰ-30 中 F_1 为第一个视野,F_2 为精子进入黏液的第二个视野。分别计算 F_1 和 F_2 两个视野中活动的精子数,然后按下列标准评定结果。

优:F_1 中可见 25 个精子/高倍视野,F_2 中可见 25 个精子/高倍视野

良:F_1 中可见 15 个精子/高倍视野,F_2 中可见 10 个精子/高倍视野

差:F_1 中可见 5 个精子/高倍视野,F_2 中只有 0~1 个活动不良精子/高倍视野

阴性:F_1 和 F_2 中均无精子

(二) 精子膜功能测定(精子尾部低渗膨胀试验)　精子膜功能测定可预见精子的受精能力,主要方法有精子尾部低渗膨胀试验(HOS)。精子尾部是精子运动的重要器官,它直接关系到精子的活动能力,HOS 可作为体外精子膜功能及完整性的指标。精子在低渗溶液中,水分子通过精子膜进入精子,重新建立精子内外液体间的平衡,使精子体积增大而膨胀,这是活精子膜功能正常的标志。而膜功能不全的精子表面不膨胀。

WHO 推荐的低渗膨胀液由枸橼酸钠($Na_3C_6H_5O_7 \cdot 2H_2O$)0.735 g 和果糖 1.351 g 加到 100 ml 蒸馏水中。取 0.9 ml 低渗膨胀液于一只加盖的 Eppendorf 试管中,置 37℃下预温热 5 分钟,再加入 0.1 ml 液化的精液,并用吸管轻轻搅匀。在 37℃下保持 30~60 分钟。用相差显微镜观察精子。精子尾部形态有 7 种(a~g)如图Ⅰ-31,a 型未膨胀,b~g 型为各种类型的膨胀,统计膨胀精子的百分率。如果 60%以上的精子出现尾部膨胀,则认为 HOS 试验正常。如果尾部膨胀的精子比例低于 50%,则被认为异常。

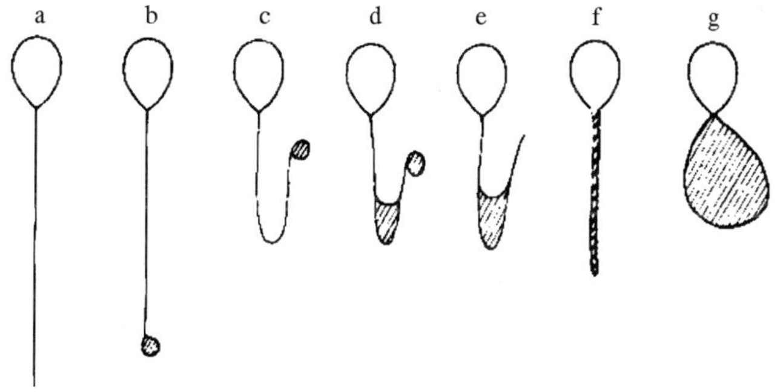

图Ⅰ-31　HOS 试验人精子尾部形态变化图示

人类精子在低渗透压情况下呈现的典型形态变化图示:a 无变化;b~g 尾部变化的不同类型。画线部分代表尾部膨胀区

(三) 精子顶体反应及顶体酶活性测定　人精子顶体位于精子头前端,覆盖在精子核前面,由顶体帽与赤道板组成,是一个膜结合的帽状结构。顶体内含有多种蛋白水解酶和磷酸

脂酶。获能的精子穿过卵丘(细胞)外基质时被激活引发顶体反应(AR),顶体内的酶被释放出来,以溶解卵细胞的放射冠和透明带。精子在女方体内经过获能、顶体反应,才能穿入卵细胞内与其融合,完成受精。因此,检测精子顶体反应,有助于预示精子的受精能力。常用的顶体反应有 3 种:① 凝集素免疫荧光染色法;② 考马斯亮蓝染色法;③ 明胶法测定顶体酶活性。

1. *凝集素免疫荧光染色法* 因为顶体中含有大量的糖蛋白,豌豆凝集素能与其发生特异性结合。如发生顶体反应后顶体消失,用荧光标记的豌豆素不能与顶体中的糖蛋白结合,因此,顶体帽区没有荧光。

结果分析:在荧光显微镜下观察:① 顶体帽区无荧光或仅在核区有荧光:说明该精子发生了顶体反应。② 顶体完整:有荧光显示而核区无荧光,说明该精子是顶体完整的活精子而没有发生顶体反应。③ 整个精子都显示有荧光为死精子。计数 100 条精子其中发生顶体反应的精子(第 1 类精子)的百分率。正常生育男性,顶体反应发生率≥75%。

2. *考马斯亮蓝染色法* 精子发生顶体反应后,顶体丢失,经过考马斯亮蓝染色后,顶体区不着色,说明该精子发生了顶体反应。如果精子没有发生顶体反应,顶体完整而被考马斯亮蓝染色,说明该精子没有发生顶体反应。

结果分析:计数 100 条精子中顶体未着色所占的百分率,即顶体反应率。正常生育男性精子顶体反应发生率≥75%。

3. *明胶法测定精子顶体酶活性* 精子在明胶制成的薄膜上孵育 2 小时后,引起顶体的解聚,释放出顶体酶,将明胶溶解成亮环,在显微镜下观察有无亮环,能见到亮环为阳性反应,正常生育男性阳性反应率>60%。另外应观察亮环直径的大小,直径越大表示酶的活性越大。正常生育男性其亮环直径>120 μm。

(四) 精子-仓鼠卵穿透试验(SPA) 这一试验由 Yanagimachi 于 1976 年首先报道。这是一种测定精子获能、顶体反应、精卵膜融合能力及精子核解聚能力的经典方法。但这一方法操作复杂、实验条件要求高,有一定的技术难度,因此在临床上没有普遍推广使用,但在国外已作为 IVF-ET 前对精子功能检测的常规方法。整个操作步骤包括精子的培养、洗涤和获能;对仓鼠促排卵、取卵和对仓鼠卵去透明带处理;再进行受精试验。

结果分析:以卵子被精子穿透的百分率来评估。多数学者将参考标准定为 10%,SPA>10%为正常,SPA<10%为异常。许多实验证明 SPA 与精子活力和形态无相关性而与体外精子-宫颈黏液穿透试验存在显著相关性。精液中的白细胞增多会显著影响 SPA 的结果。临床上一般用于原因不明的男性不育患者和 IVF-ET 前测定其精子的受精能力。

(五) 精子核功能测定(精子核 DNA 荧光染色) 精子核占精子头部的 65%,由鱼精蛋白和 DNA 组成。成年男子排出的精子中有双链 DNA 精子,也有单链 DNA 精子,其中只有双链 DNA 精子才有受精能力。荧光染料吖啶橙(AO)可区别单链 DNA 和双链 DNA,AO 与双链 DNA 结合成单体形式发出绿色荧光,而与单链 DNA 结合成聚合物形式,发出红色或黄色荧光,从而能反映精子核 DNA 的成熟度,依此来评估精子的功能和受精能力。计数 300 条精子中绿色荧光反应的精子百分比。正常参考值为 66%。

(六) 活性氧类物质的检测 活性氧类物质(ROS)是氧的代谢产物,包括超氧阴离子、过氧化氢、氢氧根、过氧化氢根和一氧化氮。当 ROS 过量存在时,ROS 通过诱发细胞脂质、蛋白质和 DNA 的氧化损伤而造成病理性损伤。许多细胞具有两种抗过氧化系统：① 酶性抗氧化系统：如超氧化物歧化酶、谷胱甘肽过氧化物酶和过氧化氢酶；② 非酶性抗氧化剂系统：如维生素 E 和维生素 C。当这些防御系统受抑制时，细胞的功能将受到影响。

人类精液中 ROS 是由精子和白细胞产生。当白细胞增多或抗氧化系统受抑制，精液中 ROS 浓度升高，过多的 ROS 可能使精子膜过氧化损伤、DNA 损伤和线粒体损伤而影响精子的运动、获能以及顶体反应。ROS 是当今医学领域的一个研究热点，在男性生殖病理方面越来越受到关注。ROS 是一种极活跃的化学物质，存在时间短，检测比较困难，WHO 推荐采用鲁米那(苯巴比妥)或 Lucigenin 作为探针的化学发光法检测。

四、免疫学检查

(一) 抗精子抗体检测 随着生殖免疫学理论和技术的发展，有证据表明，抗精子抗体(AsAb)与不育症和低生育力有密切的联系。因此，检测循环或局部的 AsAb，对于明确诊断和监测预后均有重要临床意义。

在众多的 AsAb 测定方法中，可分为 4 大类：经典的精子凝集法、精子细胞毒法、免疫标记法和混合抗球蛋白法。下面介绍各类常用的检测法。

1. *精子凝集试验* 本试验根据 AsAb 与精子抗原相互反应产生精子凝集这一原理而建立，有下列三种方法可供临床检验时选用。

(1) 明胶凝集试验(GAT)：此方法由 Kibrick 建立，故又称 Kibrick 法。本法测定的抗体类型为 IgG 和 IgM。当悬浮液中出现白色絮状物，即为凝集试验阳性。由于一些支原体、病毒等非抗血清成分也可能引起凝集反应，所以每次试验中必须采用对照血清样本。

(2) 试管玻片凝集试验(TSAT)：此方法是由 Franklin 和 Dukes 创建，故又称 Franklin 和 Dukes 法，现多用其改良法。

结果判定：本方法可以观察精子凝集的数量和精子凝集的类型：头对头凝集、尾对尾凝集、头尾结合。计算凝集精子数与自由活动精子数之比值，两者之比≥10%为阳性结果，有临床意义。也有认为，如每 100 个活动精子中有 8%或更高比例精子发生凝集，也可判定阳性结果。

经鉴定在 TSAT 试验中，血清内起凝集作用的为 IgG 和 IgM。

(3) 浅盘凝集试验(TAT)：也称 Friberg 方法。

结果分析：有凝集成团的活动精子时，可判断为阳性反应。不活动精子因不易与非特异性黏着或堆集的精子相区别，不应计入。凝集类型有头对头，尾对尾，中段对中段和混合型。也有按凝集滴度测定，凝集滴度在 1∶8 以上视为阳性。

本试验的优点是试剂用量少，用一份精液可测定大量的样品，可观察精子凝集部位。总之，TAT 可以避免 GAT 的缺陷。TAT 比 GAT 灵敏度高，许多用 GAT 检测不出的头对头凝集素，用 TAT 可以测定出来。经鉴定，在 TAT 试验中血清内起凝集作用的为 IgG 和 IgM。

2. *补体依赖法(或细胞毒法)精子制动试验* 本试验方法由 Isojima 创建，故又称 Isojima 法。试验时必须依赖补体的存在，所以称补体依赖法。当抗体与精子表面抗原相互结合作用时激活补体系统，导致细胞膜的损伤，引起精子制动，故又称精子制动试验。这是一种以细胞毒形式表现出来的，因此又称细胞毒法。

结果分析：以精子制动值(SIV)判定结果。

$$SIV=\frac{\text{NHS 中精子活动率\%}}{\text{试验血清中精子活动率\%}}$$

当 SIV≥2 时，精子制动试验为阳性。可将阳性血清做一定稀释后再依同法试验，以确定滴度。

3. *免疫标记法* 此类方法主要是采用荧光标记抗体，以测定特殊抗原和抗体免疫球蛋白。常用方法有两种，一种是间接免疫荧光法(Hjort 和 Hamsen 法)，另一种是酶联免疫吸附测定法(ELISA)。由于间接免疫荧光法技术复杂，使其难于作为常规筛选试验，现重点介绍 ELISA。

ELISA 系免疫化学技术，由 Engrall 和 Perlmann 于 1972 年首先发表，1979 年 Rajgopal 等将 ELISA 用于测定抗精抗体。其基本原理是若被测血清中有抗精子抗体，则与精子固相抗原形成免疫复合物，通过加入酶标记的第二抗体与之结合，使加入的底物转化为色素原，根据出现的颜色变化由目测或分光光度计来判断结果。

这种检测方法具有客观、敏感、定量、特异和稳定等特点，实验时不需要大量新鲜标本，实验易操作，一次可测大量标本，不需要特殊昂贵仪器，整个过程可进行自动化操作等优点，因此它不仅能应用于免疫性不孕的诊断和疗效考核，又可应用于进行抗精子抗体的分类研究。

(1) 试剂与设备：① 用于精子抗原包埋的载体一般选用 PVC 微量反应板，也有选用聚苯乙烯微量反应板。如选用聚苯乙烯微量反应板，需用戊二醛、甲醇固定。② 洗涤剂选用含有 0.05%Tween-20 的 PBS。Tween 是一种表面活性剂，能阻止非特异性蛋白结合于微量反应板上，一般认为 Tween-20 较牛血清白蛋白好。③ 联结有酶标记的羊抗人免疫球蛋白，或酶标记的 Protein-A 作为酶标记的第二抗体，在 ELISA 测定中，酶作为免疫学反应的追踪物，故凡无毒性又能做反应物显色的酶均可应用。一般常用于抗精子抗体测定的酶为过氧化酶、碱性磷酸酶，也有报道用尿素酶。④ 分光光度计。

(2) 测定方法：下面介绍 Zanchetta 法。① 精子抗原的固相包埋：在 ELISA 测定中，将精子抗原固定于载体表面，称固相包埋或包被、致敏、吸附。精子抗原包埋的载体，一般选用 PVC 微量反应板，用此反应板可避免因聚苯乙烯微量反应板需用戊二醛、甲醇固定而引起的精子抗原性改变。先用 PBS 洗涤精子，并用 PBS 稀释精液，将精子密度调至 $2.5\times10^6/50\ \mu l$。然后取 50 μl 稀释的精液加到 PVC 微量反应板的每一凹孔中，在室温下静置 1 小时，或在 4℃下过夜，让固相表面充分吸附。倾去孔中液体，用 PBS-Tween 洗涤 PVC 反应板 3 次，每次 5 分钟。立即使用或储存于－20℃备用。② 抗精子抗体的测定：在 PVC 微量反应板的孔中加入 50 μl 1∶4 稀释的待测血清或精浆。在 37℃孵育 60 分钟后，用 PBS-Tween 洗涤 PVC 反应板，再加入 50 μl 1∶100 稀释的联结有碱性磷酸酶的羊抗人免疫球蛋白。经 37℃孵育 60 分钟后，用 PBS-Tween 洗涤 3 次，加入 250 μl 含 1 mg/ml 磷酸对硝基苯酚的 0.05 mol/L 磷酸钠缓冲液。再经 37℃孵育 60 分钟后，每孔加入 50 ml 的 3 mol/L 的氢氧化钠以终止反应。用分光光度计在 400 μm 测定吸收光谱。

(3) 结果判断：一般根据目测法可作出阳性或阴性定性结果的判断。用分光光度计测溶液的 A 值，作出阴阳性结果的判断。

4. *免疫珠结合法*(immunobead binding, IBB) IBB 也称 IBT(immunobead test)，即 Jones WR 法。其优点为特异性较强，可鉴别抗精子抗体的类型，WHO 提示它与 GAT、SIT 成显著相关，说明它们测定的是一类抗体，IBB 灵敏度最高。这种方法可分直接试验和间接试验两种。

(1) 直接 IBB 法：将一滴新鲜待测精液置于 3 张玻片上，在接近精液滴处分别滴一滴 1∶50 稀释的抗人 IgG、IgM 或 IgA 包裹的免疫珠混悬液。然后将两滴液体彻底混匀，盖上盖玻片，玻片置于湿盒内，室温下放置 1 小时，在显微镜下观察。如果每高倍视野下可见免疫珠黏附到 2～3 个以上能动的精子，则试验定为阳性。

(2) 间接 IBB 法：① 使用正常供精者的精子，用 Tyrode 培养液洗 2 次，离心(1 000 r/min)3 分钟；② 用 Tyrode 液将洗涤后的精子密度调至 60×10^6/ml；③ 取 50 μl 洗涤后的精子悬浮液加 50 ml 待测血清，于 37℃下水浴 1 小时；④ 然后用 Tyrode 液洗 2 次，每次离心 3 分钟(1 000 r/min)；⑤ 按上述直接 IBB 法步骤操作。

[附]

Tyrode 液组成：氯化钠 5.79 g，氯化钾 0.399 g，氯化钙 0.399 g，氯化镁 0.099 g，乳酸钠 2.2 ml，葡萄糖 0.999 g，磷酸二氢钠 0.049 g，丙酮酸 0.036 g，碳酸氢钠 2.6 g，人血清白蛋白 5 g，酚红 0.01 g，加去离子双蒸馏水至 1 000 ml(pH 为 7.45～7.55)，再加甘油 75 ml，果糖 6 g，蔗糖 8 g，甘氨酸 14 g。以 10 磅高压灭菌 10 分钟后，加青霉素 10 万 U，分装保存于 4℃环境下。

除上述四大类检测方法外，目前使用的还有混合抗球蛋白混合试验(MAR)、免疫印迹法和酶免疫分析法(EIA)等。WHO 推荐的是 IBB 和 MAR 两种方法，可以检测精子表面的 IgG 和 IgA。ELISA 法可检测精子膜表面可溶性抗原的抗体。

(二) 精浆免疫抑制物测定 男性不育免疫学检查除了测定血清或精浆中是否存在抗精子抗体外，还需测定精浆中的免疫抑制物。生殖免疫学研究证实，精子对男性是一个自身抗原，精子对女性是一个同种异体抗原。性交可被视为一个反复给女性注入同种异体抗原的过程。在正常情况下，精子这个自身抗原在男性体内并不会引起自身免疫反应。同时，精子这异体细胞在女性生殖道内非但不被排斥，相反能在女性生殖道内顺利转运，以至发生受精作用。许多事实提示，精液中存在免疫抑制物(IFs)以及一部分附着在精子表面的 IFs 可抑制男性及女性生殖道内的免疫反应，从而保证了精子的正常发育、贮存、运转和受精，据王一飞报道，通过低温高速离心，并通过分离，得到两种具有免疫抑制作用的蛋白质 DF_1 及 DF_2。DF_1 是糖蛋白，其中锌含量十分高，由精囊及前列腺产生；DF_2 富含酸性氨基酸，尤以谷氨酸为多。IFs 中一部分附着于精子表面，这些附有 IFs 的精子同样具有免疫抑制作用，在精子获能过程中，由于去除了精子表面的覆盖物质，同时也去除了表面附着的 IFs 的免疫抑制作用，未获能精子表现有明显的免疫抑制作用，而获能精子则无此作用。

精浆免疫抑制物质包括妊娠血浆蛋白 A、丝氨酸蛋白酶、多胺氧化酶、前列腺素、锌复合物、酸性磷酸酶等。其中精浆经 SepHadex G－100 柱层析的组分 I，称之为男性抑制物质(MIM)。MIM 对补体有显著的抑制作用，并对 T、B、NK、巨噬细胞和多核白细胞都有抑制作用。南京黄宇烽教授实验表明 MIM 有较强的抑制活性(表 I－18)。

表Ⅰ-18 MIM的抑制活性($\bar{x}\pm s$)

MIM(μg)	补体溶血活性(CH_{50} U/ml)		E-花环形成率		淋巴细胞转化	
	$\bar{x}\pm s$	抑制率(%)	$\bar{x}\pm s$	抑制率(%)	$\bar{x}\pm s$	抑制率(%)
0		0	64.7±5.0	0	69.5±3.0	0
1		—	29.3±1.6	54.6	—	—
5		50	25.3±7.2	60.8	25.3±1.5	63.3
10		75	22.7±10.0	64.9	22.3±2.0	67.9
15		100	17.0±3.0	73.3	19.6±2.1	71.8
20		—	—	—	11.0±1.8	84.2

注:如果MIM活性含量降低,与不育和习惯性流产密切相关。

五、生殖内分泌激素检测

内分泌功能紊乱可引起精子发生障碍,导致少精子症或无精子症。精液检查只能提供精子数量和质量方面的信息,不能提供造成这些异常的病因信息。内分泌功能测定可提供病因方面的依据。

内分泌功能测定包括血清性激素的测定及刺激试验两种。

(一)生殖激素测定 包括FSH、LH、T、PRL、E_2和抑制素B。

1. *测定方法* 生殖内分泌激素的测定方法有放射免疫法(RIA)、时间分辨荧光免疫法、化学发光免疫法、电化学发光免疫法等。

放射免疫法灵敏度高,试剂成本低,有较好的特异性,国内基层医疗机构大多采用这种方法。尽管RIA具有很多优点,但也存在不足之处,主要是它测定的是免疫活性,而不是生物活性。从这个意义上讲RIA仅为半定量测定,它不能真正反映体内生物活性。近年来科学家们将RIA与体外细胞培养技术结合起来而建立了体外细胞生物测定技术。这种方法不仅保持了RIA的灵敏度,同时还具有生物活性的特征。另外RIA检测周期长,有潜在的放射性污染,将来有可能被淘汰。

近年来兴起的化学发光免疫法等非放射性激素测定法,除具有RIA的优点外,都实现了自动化操作,克服了以往手工操作重复性不高的缺点,且检验周期短,能即时出检查结果,对IVF-ET和生殖中心非常实用。

2. *生殖激素基础值* 尽管人体内各种生殖激素均能测定,但由于下丘脑促性腺激素释放激素(GnRH)在外周血中浓度很低,在RIA可测范围之外,只测定尿中提取的LHRH。目前在临床上只测定LH、FSH、PRL、T、E_2。其正常值范围见表Ⅰ-19。

表Ⅰ-19 成年男性血清生殖激素基础值

激素名称(单位)	国内(5)		世界卫生组织(11)
	平均值	±SD	范围
FSH(IU/L)	2.42	1.56~3.75	1.2~5.0
LH(IU/L)	4.64	3.23~6.67	2.5~9.8
PRL(mIU/L)	360.2	207~513.4	110~510
T(nmol/L)	22.7	19.0~27.0	13.0~33.0
E_2(pmol/L)	212.3	95.6~329	70~190
F*(nmol/L)	422.5	316.4~528.6	160~650

注:因试剂盒不同,数值不同,应根据各单位的正常值标准制定,上述数据供参考。F*为皮质醇。

垂体激素均为脉冲式释放，故血清中激素浓度每小时内都有波动，其中以 LH 波动最为显著，它的释放频率和幅度与 LHRH 一致。国外常借助用 RIA 测定血中的 LH 来间接研究 GnRH 的频率、幅度及其药代动力学。近年来研究认为正常男性其脉冲周期为(73.8±6.5)分钟，女性为(70±10)分钟。因此，测定 LH 时最少每隔 20 分钟取血 1 次，取血 2～3 次，将血清混合后测定 LH 值作为基础值。FSH 波动较小，一般可在上午取血一次。PRL 水平也有波动，而且容易受应激状态影响，触摸乳房及吮乳均可造成 PRL 升高。

另外值得注意的一个问题是有时睾酮水平不能正确反映睾丸间质细胞的功能，例如具有原发性睾丸功能衰竭的患者和肝硬化患者，其性激素结合球蛋白(SHBG)显著升高，这种蛋白质与性激素具有高亲和力。因此血浆结合睾酮量可在正常范围，而游离睾酮实际上降低了。

虽然激素基础值测定对判断性腺轴系功能具有重要价值，但必须结合临床表现和其他检查进行全面分析。若 FSH、LH、T、E_2 基础值均正常，基本上可以排除外生殖器内分泌疾病，但不能完全排除精曲小管及附属性腺的改变。如果精液检查发现为无精子症，则可提示梗阻性无精子症的可能。

FSH、LH、T 值均低于正常，示下丘脑、垂体功能减退致睾丸功能低下。常见的有特发性促性腺激素型性腺功能减退(IHH)及后天性下丘脑、垂体病变或损伤。

若 FSH、LH 升高而 T 降低，提示睾丸功能低下或衰竭。如 Klinefelter 综合征、严重精索静脉曲张、放射线等损伤睾丸引起的无精子症。

PRL 明显升高，而 FSH、LH、T 低或处于正常低限，伴有少精子、勃起功能障碍等，为高泌乳素血症，应警惕有垂体微腺瘤的可能。

(二) 刺激试验 生殖激素基础值的测定对生殖内分泌疾病的诊断提供了有力的数据。但有些疾病难以鉴别，不能对下丘脑-垂体-睾丸性腺轴各水平的功能储备状态作出确切的评价。应用激素刺激试验能帮助作出性腺轴的定位诊断。刺激试验包括克罗米芬试验、促性腺激素释放激素试验、人绒毛膜促性腺激素试验。

1. 克罗米芬试验 克罗米芬又称氯米芬、氯蔗酚胺、舒经芬。药用形式是它的枸橼酸盐。其化学结构与人工合成的己烯雌酚很相似，其作用机制被认为是与雌激素竞争下丘脑或垂体腺细胞胞质内的雌激素受体，阻断雌激素对下丘脑垂体的负反馈作用，可引起促性腺激素释放激素(GnRH)的分泌增加，从而增加垂体促性腺激素(GTH)的释放。有人指出克罗米芬主要在下丘脑水平而不是在垂体水平上起作用，所以认为克罗米芬刺激试验可以鉴别下丘脑功能异常与垂体前叶功能衰竭。然而许多实验证明，这一试验并不能起到区别下丘脑与垂体病变。例如 Kallmann 综合征(下丘脑病变)和垂体病变对此试验均无反应。因此，实际上克罗米芬试验也只是下丘脑-垂体储备功能试验。将来如能直接测定血中 GnRH 含量，此试验有可能成为鉴别下丘脑和垂体水平病变的重要试验。因此，目前临床上只能作为进一步判断性腺功能低下症属原发性还是继发性。

克罗米芬试验应用于促性腺激素型性功能低下症和对青春发育期的评估。

试验方法：试验全过程需要 12 天，服药前 2 天先测定血清 FSH、LH 和 T 的基础值。第 3 天起连续服克罗米芬 10 天，每天服 200 mg(一次或分次口服)，服药的第 9、10 两天分别取血测血清 LH、FSH、T 的含量。

结果分析：正常成年男性服药后，LH 较基础对照值增高 72%～245%；FSH 增高 45%～130%；T 增高 40%～220%。低促性腺激素型性腺功能低下症（包括 Kallmann 综合征）、单纯青春期延缓和青春期无发育患者，试验结果无增高反应。

2. **促性腺激素释放激素（GnRH）试验** 目前一般采用促黄体生成激素释放激素（LHRH）作刺激试验，来检验垂体的储备功能。近年来，临床上用人工合成的 LHRH 做试验，试验方法有下列 3 种。

（1）单次静脉注射法：受试者早晨空腹取静脉血 1 次，20 分钟后又取 1 次静脉血，将两次血清混合后测 LH、FSH 的含量作为基础值，第二次取血样后立即静脉注射 LHRH50～150 μg，注射后于 15 分钟、30 分钟、45 分钟、1 小时、2 小时分别取 5 次血样，并分别以化学发光方法测定 FSH 及 LH 的含量。正常人呈单峰反应，主要是 LH 在注射 LHRH 后迅速升高，15～30 分钟达到高峰，此后逐渐降落，与基础值相比，高峰时 LH 为基础值的 3～6 倍，FSH 上升缓慢，一般高峰时 FSH 不超过基础值的 3 倍。

单纯垂体促性腺功能低下者，试验反应低于正常人或无反应，约 15%垂体肿瘤患者有正常反应，特发性低促性腺激素型性腺功能低下症（IHH）第一次刺激试验可能无反应，但重复刺激数天后可能出现正常反应。青春期发育延缓患者对第一次刺激试验可能无反应，与 IHH 的反应有明显的交叉重叠现象，两者难以鉴别。

（2）4 小时连续静脉滴注法：将 240 μg 的 LHRH 溶于 480 ml 的生理盐水中，以每分钟 1 μg 的速度连续静脉点滴 4 小时。抽血样在点滴前 20 分钟、0 分钟和点滴后于 15、30、45、60、90、120、150、180、210、240 分钟分别自对侧肘静脉取血样标本一份，测 LH、FSH 的含量。正常人可出现双相反应，即在 20～30 分钟 LH 出现第一个峰值，以后稍下降，于 90～210 分钟内又出现第二个峰值体表面积。第一个峰值反映了垂体 LH 的状态，第二个峰值可能是垂体腺细胞在 LHRH 的连续刺激下重新合成并释放的 LH。这种方法有利于判断某些下丘脑、垂体的轻微病变。但 IHH 与青春期发育延缓患者对这种试验的反应仍有重叠现象，难以鉴别。

（3）脉冲式给药法：此法比较复杂，以 20 μg/脉冲，两次脉冲间隔 90 分钟的频率静脉给药，6 小时给 4 个脉冲，于每次脉冲前后 0、10、40、70 分钟分别取血样，测 LH 和 FSH，有人将此法改良为单次注射 LHRH 60 $\mu g/m^2$ 体表面积，第 2 天下午 6 点到第 4 天上午 6 点，用自动输液泵以 5 μg/脉冲/90 分钟频率脉冲给药，36 小时内给 24 个脉冲，共 240 μg LHRH。第 4 天上午 8 点摘除输液泵，静脉推注 LHRH 60 $\mu g/m^2$。于每次给药后 30 分钟取血样一份，分别测定 FSH、LH 含量。此法可以清楚地鉴别 FSH 反应成重叠现象，第二次静脉推注给药后，两组患者反应差别显著，毫无交叉重叠之处。青春期延缓组 LH 反应明显高于 IHH 组。

3. **人绒毛膜促性腺激素（HCG）刺激试验** HCG 具有 LH 的活性，能刺激睾丸间质细胞合成和分泌 T，用 HCG 刺激试验，可以检查睾丸间质细胞的功能。

肌注 HCG 吸收缓慢，正常反应需要 24 小时后达高峰。试验前先取血样测 T 基础值，然后每天肌注 HCG 4 000 IU，共 4 天，第 3、第 4 天各取血样 1 次，测 T 值。正常男性注射 HCG 后血清睾酮浓度上升，升高范围为 50%～200%。

无睾症、睾丸间质细胞不发育症、睾酮合成酶缺陷症患者无反应。双侧隐睾症患者反应迟钝，需注射 4～6 天后才出现反应，IHH 患者可有一定反应、不反应或反应差，重复注射有反应。青春期延缓患者反应接近于正常，Klinefelt 综合征可有不同程度的反应。

（三）抑制素 B 抑制素 B(inhibinB)是由睾丸的 Sertoli 细胞所分泌，能调节脑垂体 FSH 的分泌，最近研究发现抑制素 B 是评价睾丸功能最好的血清指标。Pierik 等研究证实抑制素 B 与双侧睾丸容积、精子密度成正相关；与血清 FSH 水平成负相关；与睾丸活检 Johnsen 评分相关，且有统计学意义，且抑制素 B 的灵敏度也远高于 FSH。因此，抑制素 B 是有效评价各种男性不育患者生精功能障碍的重要指标之一。以前的测定法不能区分抑制素的各种类型。自从高特异的免疫法问世后，已能测定抑制素 B。目前通常使用的是双抗体夹心 ELISA 法，正常参考值各家报道不一，一般认为 20～30 岁时为(167±20)pg/ml。1999 年 Eckardstein 等报道为(238±32)pg/ml(94～327 pg/ml)。如在下限以下，说明该男性生精功能低下。

六、前列腺液检查

前列腺液是精液的主要成分之一。前列腺液的理化性质对精子的质量和功能都有影响。因此，男性不育患者检查前列腺液很有必要。

前列腺液是通过手法按摩前列腺而收集的。由于按摩时会触及精囊，因此收集到的液体中也含有精囊液。通过手法按摩收集到的前列腺液只是前列腺液中的一部分，因此并不能完全代表射精时排到精液中的前列腺液。

检查前 3 天内避免性生活，因为性兴奋会使前列腺液内白细胞增多。另外，禁欲时间过长也会使前列腺液内白细胞累积，而影响检查结果的分析。因此，检查前禁欲时间一般为 3～7天为宜。

急性炎症时和高度怀疑生殖系结核时应禁忌按摩取液。

（一）显微镜检查 取样后，应立即用显微镜进行高倍镜检查，以免干涸。前列腺液在显微镜下可见大量的卵磷脂小体和少量的血细胞、精子等。

1. 卵磷脂小体 正常前列腺液中，在镜下可见大量卵磷脂小体，几乎布满视野。小体呈圆球状，与脂滴相似，发亮，折光性强，分布均匀。其大小不等，可小于红细胞，最小的只有红细胞的 1/6 大小。

当前列腺有炎症时卵磷脂小体减少，且有成堆的倾向。这是由于炎症时卵磷脂小体被巨噬细胞吞噬的结果。

2. 血细胞 正常情况下，前列腺液内红细胞极少，往往在炎症时才出现。另外，按摩过重也会引起创伤，有少量出血，镜下可见红细胞数较多。

正常前列腺液内白细胞散在，每高倍视野下不超过 10 个。炎症时排泄管引流不畅，按压后大量排出，镜下可见成堆的脓细胞或大量白细胞。一般认为正常成年男性前列腺液白细胞计数正常值为≤5.0 个高倍视野，也即 1 000 个/ml。若＞15 个/高倍视野应考虑炎症引起。

除白细胞外，还可见到吞噬细胞。Anderson 报道 20 例正常男性前列腺液中巨噬细胞计数为(115±25)个/ml，而前列腺炎症组为(942±135)个/ml。

3. 滴虫 若被检查者患有滴虫感染，镜下可检出滴虫。另外镜下还可见到精子、结石、淀粉颗粒和细菌。

（二）生化测定 前列腺液中的生化成分很丰富(表Ⅰ-20)。

表Ⅰ-20 前列腺液生化成分表

成 分	含 量	作 用
总脂	2.8 g/L	能量储存
磷脂	1.8 g/L	
脑磷脂		
酸性磷酸酶		(1) 在精浆中水解磷酸胆碱; (2) 作为男性第二性征发育的标志
α-淀粉酶		?
β-葡糖苷酸酶		葡糖苷酸代谢
二胺氧化酶		?
亮氨酸氨肽酶		?
溶菌酶		?
钙		?
钠、钾、镁		
锌	4～5 ng/L	(1) 杀菌活性
氯、氮		(2) ?
胆固醇		有助于稳定精子对湿度和环境影响能力
枸橼酸	18～75 g/L	(1) 结合金属离子 (2) 可能维持渗透压 (3) 与凝固、液化有关(因与钙结合)
透明质酸		糖蛋白辅基
肌醇		可能起维持精浆渗透压平衡作用
血纤维蛋白溶酶原激活因子		精浆凝固溶解(液化)
精浆素(糜蛋白酶样酶)		(1) 又称血纤维蛋白溶酶 (2) 把蛋白质转化为蛋白水解酶和氨基酸
碳酸氢盐		
胆碱		
维生素 C		
精胺(spermine)	0.3 g/L	(1) 碱性脂肪族多胺 (2) 可能涉及生长调节、代谢调节 (3) 可能制菌 (4) 可能调节精液凝固 (5) 氯化后产生精液的"麝香"气味
精咪(spermidine)	0.03 mg/ml	细胞内调节代谢

(引目:Spring-Mills and Hafez: Prostate in Male Accessory Sex Giands, Edited by E, Spring-Mills E. S. Hafez, Elsevier/North-Holland Biomedical Press, Amsterdam)。

测定前列腺液的生化成分可以了解腺体的生理活动、代谢状态和病理改变。Kavanagh 等报道认为测定 pH、锌、酸性磷酸酶、枸橼酸和亮氨酸、氨肽酶五项指标可用于疾病的诊断。在这 5 项指标中,pH 和酸性磷酸酶与年龄显著相关,从而会影响结果的判断。因此建议除测 pH 之外,还应在锌、枸橼酸或亮氨酸氨肽酶中选测 1～2 项。

1. **pH 测定** 前列腺液 pH 的正常值范围,各实验室结果报道不一致(表Ⅰ-21)。

表Ⅰ-21 pH 范 围

报告人	年 份	正常人平均pH	平均年龄	炎症时pH
Pfan	1998	6.7(n=28)	34	8.1(n=13)
Far	1998	7.3±0.05(n=63)	52	8.34±0.10(n=24)
Kavanagh	2002	6.88(n=72)	49	7.47(n=52)
王懋	1995	6.7±0.4(n=15)		

注：n 为测定例数。

Darch 综述文献指出正常人前列腺液 pH 为 6.0～6.7，炎症时增至 7.7～8.5。目前普遍认为正常人前列腺液的 pH 随着年龄增长，其 pH 也增加。

2. **锌含量测定** 前列腺是体内含锌量最丰富的组织，每克组织约含 5 mg，故分泌到前列腺液中锌的浓度很高。其功能与前列腺抗菌、防御机制有关。

Fair 和 Cordonnior 报道正常男性前列腺液中锌含量为(488±18)mg/ml，而慢性炎症时降至(145±16)mg/ml，在锌含量测定中应注意避免各种污染对测定的影响。

3. **酸性磷酸酶测定** 酸性磷酸酶是一个分子量大约为 10 万的二聚物，是细胞分泌的糖蛋白，具有特异的化学免疫性质，因此，临床检验时采用放射免疫测定法。正常值约为 1.43×10^{-2} IU/ml。

4. **枸橼酸测定** 枸橼酸水平与锌浓度成正相关，故在炎症时也下降，而与 pH 成负相关。Tomisek 等报道 58 例正常人前列腺液中枸橼酸含量为(18.82±0.72)mg/ml，而 19 例炎症患者含量为(6.36±1.51)mg/ml，测定方法一般采用紫外分光光度计，将标本与乳酸脱氢酶、苹果酸脱氢酶、NADH 及三乙醇胺缓冲液(0.1 mol/L，pH 为 7.6)一起孵育，然后用紫外分光光度计在 340 nm 波长下观察加枸橼酸裂解酶后的改变，一般将样本稀释 2 000 倍，如果吸收改变<0.06，则改为稀释 200 倍进行测定。

5. **亮氨酸氨肽酶测定** 用 0.05 mol/L 的磷酸缓冲液把 L-亮氨酸-P-苯基重氮酸稀释至 0.8 mmol/L，pH 为 7.2。然后取 0.99 ml 的稀释液，加 0.01 ml 的前列腺液标本，在 25℃、波长为 450 nm 下观察光密度的改变。Kavanagh 等报道 49 例正常人前列腺液中亮氨酸氨肽酶含量为 5.21 IU/L，炎症时平均为 1.25 IU/L。

6. **免疫球蛋白测定** 近年来发现前列腺具有产生多种免疫球蛋白，特别是分泌型 IgA，它具有保护生殖系统免遭细菌和其他病原体侵袭的局部防御功能。Fowler 提出前列腺中抗菌 IgA 浓度比血中高 1 550 倍，而 IgG 和 IgM 与血中水平相近。他报道采用间接固相放射免疫测定技术测定了正常男性 20 例，结果 IgA 为(323±25.2)mg/L，IgA/IgG 为 0.34±0.27；检查 13 例经确诊的前列腺炎患者，发现 IgA 为(1 270±89.2)mg/L，IgA/IgG 为 1.67±1.11；两组的 IgG 相近。

七、病原微生物检查

生殖道感染是导致男性不育的一个重要因素。如睾丸、附睾、输精管、精囊、前列腺这些器官发生感染都会影响精子的发生、成熟、储存和运输，及至精子的数量和质量。引起生殖道感染的病原体有细菌、病毒、支原体和衣原体等。

(一) 大肠埃希菌 大肠埃希菌通常寄生于人体的大肠中，正常情况下不致病。当机体抵抗力降低时可以引起感染。感染又分肠内感染和肠外感染两种。肠外感染主要引起生殖道感染。当生殖道感染了大肠埃希菌后,会导致精子活率的下降。其机制可能有:① 某些菌株具有与精子表面相似的抗原成分,从而产生抗精子抗体;② K_{12}等菌株的表面可与精子表面的甘乳糖残基结合,具有黏附精子的作用,产生精子凝集;③ 大肠埃希菌在繁殖过程中产生毒素,对精子具有制动作用;④感染导致生殖道白细胞增多,一方面大量吞噬精子,使精子数量减少,另一方面产生大量的活性氧,影响精子的活动能力。

大肠埃希菌检查一般采用革兰染色法、抗酸染色法和培养法。比较之下,培养法更为可靠,并且在培养后还可以进行药敏试验,对治疗有指导意义。

(二)淋病奈瑟菌 为革兰阴性双球菌,是临床上常见的致病微生物。淋病奈瑟菌可以侵入睾丸和附睾,引起睾丸-附睾炎,可导致无精子症或少精子症。另外感染淋病奈瑟菌后,可引起输精管道的阻塞,造成阻塞性无精子症。也有人认为淋病奈瑟菌可能对精子不直接产生影响,而是通过侵入机体后引起的炎症反应和免疫反应对生精细胞和精子造成损害。

淋病奈瑟菌的检测一般采用涂片染色法和培养法。并且只有培养后进行生化鉴定才能明确诊断。

(三)解脲支原体 支原体是一种介于病毒与细菌之间的微生物,是一类形态小、结构简单的原核生物,缺乏细胞壁。支原体有 90 余种,目前知道的有 7 种支原体可寄生于人体泌尿生殖道。与泌尿生殖道感染有关的主要是解脲支原体(Uu)又称 T 支原体,其次是人型支原体。Fowlkes 检测了 625 例原因不明的男性不育的精液标本,发现其中 39%支原体培养阳性。

Uu 感染对精子的影响是多方面的,目前认为:① Uu 可侵入睾丸中,引起精曲小管内出现巨噬细胞,使生精细胞严重脱落、蜕变,干扰精子的发生;② Uu 可吸附于精子头部及中段,影响精子活力和穿透卵子的能力;③ Uu 吸附于精子膜上,覆盖了精子与卵子特异性识别的部位,影响对卵子的识别;④ 代谢产物 H_2O_2 和氨的毒性作用,直接损害精子和生精细胞;⑤ 产生神经氨酸酶样物质干扰受精和受精卵的发育;⑥ 破坏精子膜结构;⑦ Uu 与精子膜具有共同抗原,感染后使机体产生抗精子抗体(AsAb);⑧ 感染 Uu 后使巨噬细胞增多发生过氧化反应,活性氧增多,引起生精细胞和精子的凋亡。

Uu 的检测有液体培养法、固体培养基培养法、原位分子杂交法和 PCR 方法。其中固体培养基培养法是鉴定 Uu 的标准法,但培养周期长,需要 7～10 天,不利于及时处理。液体培养法时间快,但易产生假阳性,PCR 方法检测 Uu 核糖体 RNA 基因,灵敏度高,检测速度快,但必须做好质控,防止假阳性。

(四)沙眼衣原体(Ct) 沙眼衣原体是一类介于病毒和立克次体之间的原核细胞型微生物,并在上皮细胞内寄生。易侵犯泌尿道和生殖道上皮,男性可引起尿道炎、附睾和前列腺炎。Ct 包括 12 个血清型(A～K,包括 Ba),其中 D～K 血清型与生殖感染相关。研究发现 Ct 可定位于男性尿道上皮细胞,Litter 腺的柱状上皮细胞可能为 Ct 库。Ct 传播途径主要为性接触,其次为手、眼或患者污染的衣物、器具等。Ct 导致男性不育的影响是多方面的:① Ct 侵入睾丸组织,引起睾丸炎,造成生精细胞的脱落,损害精子的正常发生;② 通过免疫荧光电镜观察衣原体对精子有黏附作用,并直接进入精子内部,影响精子的活力和受精功能;③ 研究又显示 Ct 血清型 E 的原体对精子有杀伤作用;④ Ct 引起生殖道炎症,使白细胞增多影响精子的活力,并刺激免疫反应,产生抗精子抗体。

沙眼衣原体的检测方法：① 细胞培养法多年来一直被认为是诊断 Ct 的金标准，但此方法培养周期长，一般为 3～7 天，受干扰因素多。有研究显示培养的敏感性仅为 70%～80%。由于这种方法技术操作和标本转运上的严格要求，因此，目前国内只有少数实验室开展此项工作。② 直接免疫荧光法(DIF)用荧光标记的抗沙眼衣原体膜蛋白的单克隆抗体和标本结合后，在荧光显微镜下观察有无 Ct 原体。许多实验研究认为这种检测方法的敏感度相当于培养法的 60%～85%。③ 金标法是目前国内多数实验室采用的方法，其特点是操作方便、快速，但结果不稳定，既受试剂盒质量的影响，又和标本采集方法有关。这种方法检测尿道上皮细胞和宫颈口上皮细胞中沙眼衣原体的外膜抗原来判断有无 Ct 的感染。④ 核酸扩增法，其中最常用的是 PCR 和 LCR。核酸扩增法具有非常高的敏感性和特异性，并且可用尿标本来进行非侵入性的检查。

这两种方法在美国均被 FDA 批准应用，据报道 PCR 的敏感达到 78.8%～98.6%。总特异性为99.7%～100%；LCR 的敏感性为93.5%～98.0%，特异性为99.8%～100%。

八、遗传学检查

在男性不育症中，如发现第二性征异常或严重少精子、无精子时，应建议患者进行遗传学检查。包括染色体检查和基因检测。

(一) 染色体核型分析　染色体核型分析是诊断由于染色体畸变引起不育症的一种比较常用的检查方法。据报道在男性不育患者中 4%与性染色体异常有关，1%与常染色体异常有关。

标本一般都选用人体外周血淋巴细胞培养，也有选用皮肤或睾丸等组织。染色体的分析按国际标准配对编组成染色体分析图，根据染色体的大小、形态，把正常人染色体分成 23 对，其中 22 对为常染色体，以 1～22 编号，共 7 组，用字母 A～G 表示。一对为性染色体。

染色体畸变可引起不育或生育能力减弱，染色体畸变分数目异常和结构异常两大类。数目畸变，多数表现为染色体数增多，如 Klinefelter 综合征，其典型核型为 47，XXY。其他的染色体数目异常可出现常染色体的非整倍体。如 21 -三体综合征，即 Down 综合征可影响生育，但患者往往不能存活到生育期。最近研究发现部分 3 号、9 号染色体的三体或单体也与性腺发育不全有关。结构畸变是指染色体有断裂、缺失、倒位、易位等。

(二) 染色体显带技术　一般染色体检查可诊断部分男性不育症患者，然而很多染色体易位、缺失或倒位等结构上的畸变常很难确切辨认。1970 年瑞典著名学者 Caspersson 首先发明了染色体的 Q 显带技术，大大提高了对染色体畸变的鉴别率。1972 年 Seabright 和 Summer 等又发明了染色体 G 显带技术，到目前为止染色体显带技术已有 G、Q、T、Ag - NOR(即 N 带)和高分辨 G 显带。这些技术已被广泛运用于男性不育症的诊断。

1. *G 显带术*　常用的是 Seabright 显带法。使染色体上显出深浅不同的条纹，DNA 中 A～T 碱基呈深染带，C～G 碱基呈浅染带，结果染色体的区、带或亚带各部分能清楚地表现出来。然后按国际模式图核对，即可把染色体结构出现的异常部位清楚地鉴别出来。

2. *Q 显带术*　常用的是 Caspersson 法。这种方法能在荧光显微镜下观察到每对染色体呈特殊光亮或明暗不同的带纹。A～T 碱基的 DNA 区段染成光亮区，C～G 碱基对的 DNA 区段染成阴暗区，Q 带的荧光强弱带型与 G 带的深浅带型一致。Q 带可特染 Y 染色体，使 Y 染色体长臂上的 A～T 碱基段呈强荧光反应。根据 Q 带的带型，可清楚地鉴别染色体的结构异常。

另外，Q 显带术可使染色体上着丝粒深染，尤其使染色体 1、9、16 和 Y 染色体长臂明显地鉴别出来。高分辨 G 显带法较普通 G 显带法显示出更多的条纹。普通 G 显带法每一单套染色体只能显示 320 条左右的带纹，高分辨 G 显带术可出现 1 250～2 000 条带纹，这样非常细微的结构畸变也能发现。

近年来许多染色体的结构异常不断被发现，例如等臂染色体、染色体易位、倒位和环状染色体。这些染色体结构改变，只有当那些影响精子发生或性腺发育和基因易位或倒位时，才会引起少精子或无精子。平衡易位患者可以没有重要遗传物质的丢失或增加，其表现型一般无明显异常，但它们的生殖细胞在减数分裂时可产生不平衡的配子，导致生精障碍或反复流产；尤其是染色体 1、3、5、6、10 号的臂间倒位，可以干扰精子的发生，导致少精子或无精子。临床上常见的罗伯逊易位在男性不育的患者中比较多见。这种染色体易位 60%发生在 13 与 14 号，即 t(13;14)。周作民教授通过研究发现一对孪生兄弟带有 1 号和 12 号染色体的平衡易位，同时伴有精子发生障碍，提示 1 号或 12 号染色体上存在精子发生的相关基因(图Ⅰ-32)。

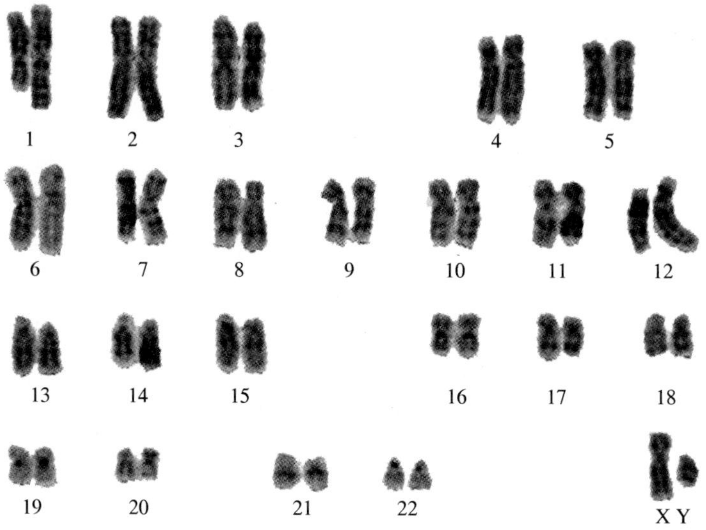

图Ⅰ-32 染色体核型显示平衡易位

46, XY, t(1;12)(q^{24};q^{24})(Giemsa 染色，×1 000)

近年研究发现 18%男性不育患者伴有不正常的 Y 染色体，其中 10%为大 Y 染色体、7%为小 Y 染色体、1%为双 Y 染色体。

3. *原位荧光杂交试验*(FISH) 是研究人类染色体异常的较好方法。它可以对染色体和 DNA 进行准确的研究，可以在单一的细胞中同时分析多个染色体，不需要进行细胞培养，因此节省了很多时间，是目前进行胚胎移植前遗传学诊断(PGD)有效的方法。

(三) 基因检测 临床上常用的有精子发生相关基因(*AZF*)和性腺决定基因(*SRY*)

1. *精子发生相关基因* 20 年前研究发现 Y 染色体长臂(q^{11})的某些片段基因的微缺失可以影响精子的发生，导致严重少精子或无精子，因此被称为无精子因子基因。*AZF* 的缺失在少精子症或无精子症患者中占3%～29%。

Y染色体通过高分辨制图分为7个区。其中第一至四区在Y染色体的短臂和着丝点部位。第五至七区则位于长臂上，第五、第六区内均存在*AZF*基因，分别称为*AZFa*、*AZFb*、*AZFc*。*AZFa*在第五区的近侧，*AZFb*在第六区的近侧至第五区的远侧，*AZFc*在第六区的远侧。

有研究证实*AZFa*丢失表现为Ⅰ型惟支持细胞综合征；*AZFb*缺失表现为生精障碍，睾丸内只有精原细胞和初级精母细胞；*AZFc*的缺乏可表现为严重的少精子症，且畸形精子的比例高。又有研究发现，*AZF*基因不是单一的基因，可能是含有多个基因的大家庭。许多基因为其候选成分。*AZFb*的候选基因为*RBM*，又名染色体RNA的识别基序基因(*YRRM*)；*AZFc*的候选基因为*DAZ*。由于*DAZ*基因的多拷贝特性，使其出现多种表型，有表现为惟支持细胞综合征、或少精子症、或无精子症。如果*DAZ*基因缺失通过ICSI生育后代，其后代将会携带这种同样的缺损。

2. ***SRY*基因的检测**　20世纪90年代初，Sinclair发现人类Y染色体短臂上存在着性别决定区域，并定位于$Yp^{11.3}$。此后许多实验室研究表明*SRY*基因胚胎的极早期决定着原始性腺向睾丸发育。如果*SRY*基因本身有突变或调控*SRY*基因发生突变，将导致性分化异常，性腺发育不良而致不育。

3. **其他相关基因**　近年研究发现，体细胞基因突变可诱导多向性男性不育，如*DM*基因、*CFTR*基因。这些基因突变可诱导产生囊性纤维化病变或先天性输精管发育不全。另外精子DNA损伤的研究也比较多。如果精子DNA损伤≥30%时，则难以取得自然妊娠。精子DNA损伤还与IVF治疗结果成负相关。如果精子DNA断裂，成功妊娠的机会少于1%。

第三节　睾丸活体组织检查与附睾穿刺

对一些无精子患者，必要时给予睾丸活体组织检查或附睾穿刺取精术来确定诊断。

一、睾丸活体组织检查

睾丸活体组织检查是直接评估睾丸的生精功能和精子发生障碍程度的一种重要的检测方法。近年来用于诊断目的的睾丸活检越来越少，随着辅助生殖技术的发展，用睾丸活检从睾丸中获取精子，进行单精子卵胞质内注射(ICSI)，该法应用比较多。

(一)适应证　睾丸活体组织必须通过手术获得，这必然会带来创伤，因此选择适应证时需严格掌握。对那些不必通过活检方法即可以诊断的疾病则可不做活检。适应证有以下几种。

1. 睾丸体积、激素水平测定正常的男性不育患者。

2. 不能解释的少精子症(少于10×10^6/ml)，FSH值在正常范围，可通过活检判断生精功能。

3. 无精子症而FSH低于正常者，考虑为促性腺激素低下的睾丸功能低下症，可做活检，若精曲小管管腔大小尚可，且有生殖细胞，则为选择HCG治疗提供依据。

4. 腮腺炎引起睾丸炎而FSH不高的病例，睾丸活检可为支持治疗提供依据。

5. 药物治疗前后的评价有时可采用活检。

6. 活检可协助早期诊断生殖细胞瘤。

7. 活检同时可做阴囊探查,若怀疑有梗阻,可在手术台做输精管造影及附睾头部穿刺液检查。

8. 通过睾丸活检,从睾丸中获取精子,进行 ICSI。

9. 附睾穿刺取精失败的患者,可再行睾丸活检。

(二) 手术方法 有开放式切口手术活检,睾丸细针抽吸术,经皮睾丸活检术和显微切割术。

1. **开放式切口手术活检** 是一种传统的睾丸活检术,至今仍在不少医疗机构应用。但由于这是一种开放性创伤手术,有潜在的手术风险。首先存在感染的风险,并且切除睾丸组织体积较大(>700 mg),存在永久损伤的危险,同时还可能发生血行阻断的危险。目前在一些有条件的生殖中心基本上不采用这种方法。

2. **睾丸细针抽吸术(TFNA)** 最初的报道中 TFNA 仅用于无精子患者的诊断,此后用于回收精子。该方法操作简单,损伤小。用一根与固定在 Menghini 注射器支架中的 20 ml 注射器,连接 21~23 号针进行(图Ⅰ-33)。

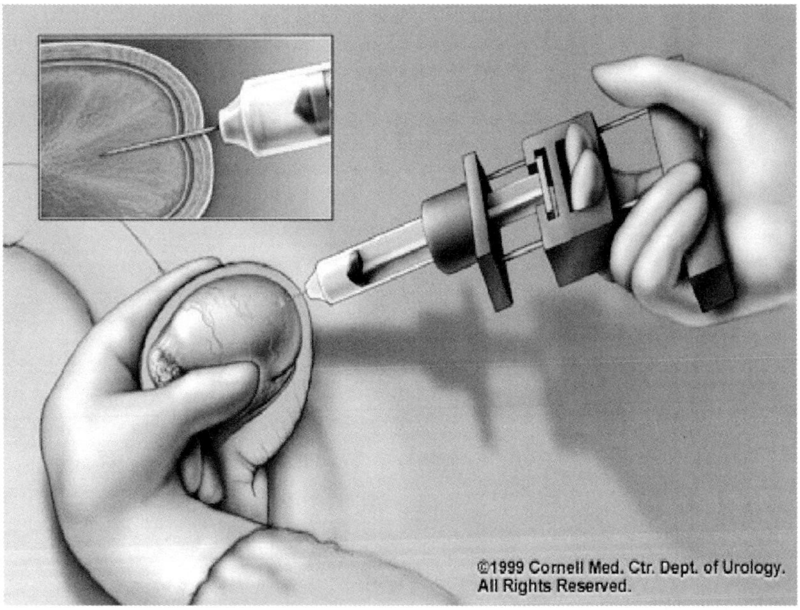

图Ⅰ-33 睾丸细针抽吸术(TFNA)

3. **经皮睾丸活检(Perc Biopsy)** 据李石华介绍 Perc Biopsy 法取精是一种有效技术。对梗阻性无精子症患者,使用此项技术可得到高产率的精子。该方法使用 14 号自动活检枪在局部麻醉下采集小块的睾丸组织(图Ⅰ-34)。

4. **显微切割(TESE)** 是由李石华等研究开创的一种睾丸活检术。这种方法创伤小,观察睾丸血管分布比较清晰,而且回收精子的数量也多。Schlegel 将 TESE 与传统的睾丸活检术比较,前者切割的体积小,取得的精子多。显微切割获取精子为 1.6×10^6/9.4 mg,而传统活检术获取精子为 0.64×10^6/720 mg,因此这是一种值得推广的新技术,但必须具

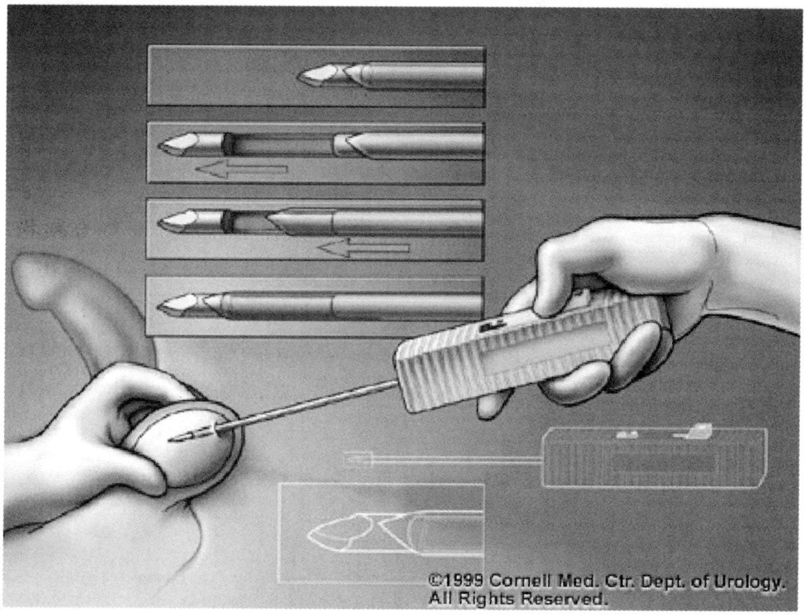

图Ⅰ-34　经皮睾丸活检

备显微外科的设备和技术。

在局麻下切开阴囊一个小窗口，然后打开睾丸被膜，在 20～25 倍放大镜下可见到睾丸的血管，同时也可检查到睾丸中是否存在正常的精曲小管和精子发生的活跃区域。正常的精曲小管通常比较大，其透明度不如没有精子发生的小管(图Ⅰ-35)。

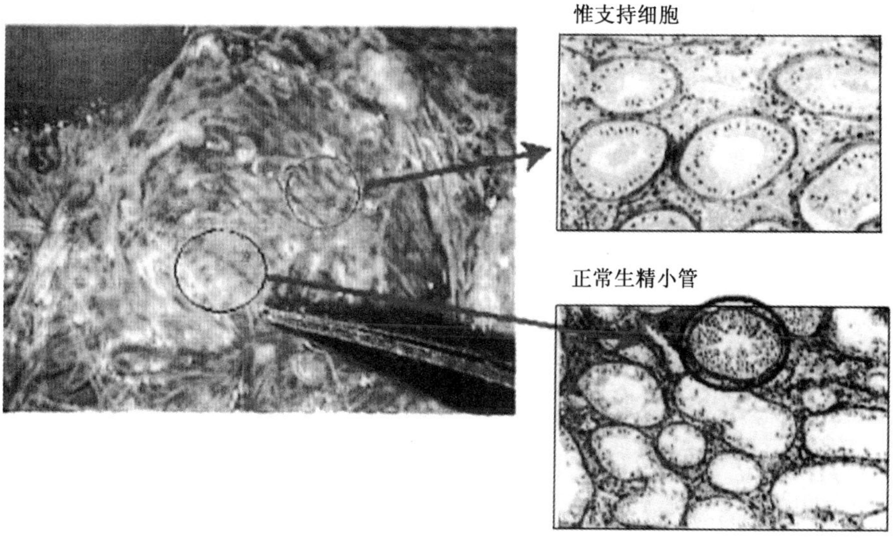

图Ⅰ-35　正常精曲小管和惟支持细胞综合征的精曲小管

(引自：1999 Cornell Med. Ctr. Dept. of Urology. All Rights Reserved.)

据李石华指出非梗阻性无精子症(NOA)，尽管射出的精液中无精子，但睾丸中仍然存在一些可产生精子的精子发生灶。如从这些区域获得精子，这些精子在体外温育数小时后便能明显的增加其活率。可以通过 ICSI 技术而获得生育机会。他认为对于 NOA 患者来说,显微切割 TESE 是一项安全、有效的精子获得技术。他在 Cornell 大学医学中心作了 81 次 TESE,结果 58%(47/81)获得精子,受精率为 60%,取得精子的患病夫妇,临床妊娠率达 55%。他在 TESE 研究中发现,对精子发生低下的患者,有 81%可取得精子;在成熟阻滞的患者中,有 42%可取得精子;惟支持细胞综合征的患者也有 24%可取得精子。

(三)组织分型 睾丸组织学类型主要有以下几种。

1. *正常型睾丸组织* 正常成人睾丸精曲小管切面镜检可以显示精子发育的各个阶段,从基底膜向管腔方向依次为精原细胞、初级精母细胞、次级精母细胞、精子细胞及精子,约 5~6 层,管腔内有很多精子。除生精细胞外,还有体积较大的支持细胞。在精曲小管之间可见到间质细胞,这些细胞较大,其周围有丰富的血管。

2. *生精功能低下型* 生精功能低下可分为轻、中、重三种。各种类型的生精功能低下均出现细胞层次减少,细胞排列紊乱和脱落。轻型有 45%小管出现病变;中型有 45%~75%小管有生精细胞减少或脱落;重型不仅有 75%以上小管病变,而且有界膜纤维增生或少数透明样变性,严重损害了生精功能,病变就呈不可逆性。

3. *成熟障碍型* 睾丸生精功能成熟障碍,生精细胞依然存在,当发育到一定时期,即停止发育,不能发育成为精子。成熟障碍可发生在精原细胞或精母细胞或精子细胞阶段,一般以终止于精母细胞最为常见,也可发生在精子细胞期,小管切片图像终止水平一致,未见精子形成。

4. *惟支持细胞综合征* 精曲小管内仅有支持细胞而无生精细胞,间质有明显增生。目前认为这是一种先天性异常,由于胚胎期卵黄囊内胚层的原始生殖细胞未转移到生殖嵴,患者第二性征正常。另外,出生后由于某种原因导致生殖细胞完全脱落而仅余下支持细胞的也列入这种类型。多数学者认为这是一种不可逆病理改变。

5. *甲状腺功能减退症* 甲状腺功能低下时,生精细胞的成熟受到影响,细胞脱落充满管腔,部分小管基底膜上可见精原细胞,且生精细胞排列紊乱。一般认为经甲状腺素治疗后能恢复正常,但当已出现纤维化和透明样变性时,对治疗没有效果。

6. *精曲小管透明样变性* 表现为精曲小管基膜及管周纤维组织的透明样变,同时伴有不同程度的生精障碍。严重的病变,小管生精细胞及支持细胞均消失,透明样物质向管腔中心蔓延,致使小管病变最终成为“幻影”小管。Masson 染色能清楚地显示之。

7. *混合性病变* 这类睾丸活检发现,精曲小管的病变不一致,损害严重的难于判定为哪一类型,都存在两种以上的病变类型。生精功能低下和界膜增生或透明样变同时混合存在。由于小管损伤严重,病变多属不可逆性。

8. *睾丸肿瘤* 由于不育而做睾丸活检,其肿瘤的出现一般较少。睾丸肿瘤最多见为精原细胞瘤,是一种未分化的生殖细胞肿瘤,瘤细胞较大,呈圆形或多边形,细胞界膜明显,胞质透明或呈细颗粒状,核大位于中央。多见于右侧,患者多有隐睾史。

(四)病理诊断 根据睾丸活体组织检查结果进行综合分析,对生精功能作出评价,供临床参考。目前国内外一般推荐下列 3 种方法:

1. *精曲小管精子细胞定量分析法* 睾丸活检组织进行连续切片,每侧睾丸的组织切片观察 10 个精曲小管面,每个小管切面只计数成熟的精子细胞,不计精原细胞、精母细胞和支持细胞,然后按表Ⅰ-22 估计生精情况。

2. *双重诊断法* 此法由国内首创。在睾丸病理变化作出诊断的同时,又根据睾丸精子发生状态作出精子发生障碍分级,共分 5 级(表Ⅰ-23)。

表Ⅰ-22　Siber 精曲小管精子细胞估价

两侧小管内成熟精子细胞量(个)	估计精子计数($\times10^6$/ml)
6～10	3～7
20～25	10～15
40～42	40～60
45～80	85～100

表Ⅰ-23　精子发生障碍等级评定标准

精子发生障碍等级	标　　准
正常或基本正常	75%精曲小管精子发生良好
轻度生精障碍	<45%精曲小管有生精障碍
中度生精障碍	45%～75%精曲小管有生精障碍
重度生精障碍	>75%精曲小管有生精障碍
不可逆性生精障碍	精曲小管内无或仅有少量生精细胞,病变严重

3. Johnsen **评分法**　通过睾丸组织的病理观察,对精子的发生障碍可作出定性判断。Johnsen 制定的10级评分法,可对精子发生障碍的程度作出定量判断。Johnsen 评分共分10级,得分越高,精子发生越好,反之障碍越严重(表Ⅰ-24)。

表Ⅰ-24　Johnsen10 级积分法

积　　分(分)	组　织　学　标　准
10	精子发生完好并有许多精子,生精细胞层次规则
9	有很多精子,但生精细胞排列紊乱,管腔内有脱落的生精细胞
8	切片中仅发现少量精子(<5～10)
7	无精子但有许多精子细胞
6	无精子,仅有少许精子细胞
5	无精子及精子细胞,但有较多精母细胞
4	极少量精母细胞,而无精子和精子细胞
3	仅有精原细胞
2	仅有支持细胞,无生精细胞
1	完全透明变性,精曲小管中无细胞可见

4. TMI **分类法**　本分类法主要观察精曲小管(T)、精曲小管界膜(M)和睾丸间质(I)。详细标准见表Ⅰ-25。

表Ⅰ-25　TMI 分类法

观察项目		0　级	1　级	2　级	3　级	4　级	5　级
T	精曲小管直径	80%以上精曲小管正常	50%以下精曲小管管径缩小	50%～80%精曲小管管径缩小	80%以上精曲小管管径缩小		
	细胞分化程度	50%以上精曲小管有精子	50%精曲小管有精子	无精子,阻滞在精母细胞或精子细胞	无精子,阻滞在精原细胞或仅有支持细胞		
	细胞密度	80%以上精曲小管正常	50%以下精曲小管密度减少	50%～80%精曲小管细胞密度减少	80%以上精曲小管细胞密度减少		
	细胞坏死	无	少量精曲小管坏死	较多精曲小管坏死	很多精曲小管坏死		
	细胞脱落	无	少量精曲小管脱落	较多精曲小管脱落	很多精曲小管脱落		
M	精曲小管界膜	正常	50%以下界膜纤维化	50%以下精曲小管有纤维透明变性	50%以上界膜纤维化	50%以上精曲小管纤维透明变性	80%以上精曲小管有纤维透明变性
I	间质和血管纤维化	无纤维化	局部而轻	较重而局限或轻而广泛	广泛而严重		

TMI 分类法比较全面,适用于科研总结分析工作。

二、附睾穿刺取精术

(一)经皮附睾穿刺取精术(PESA) 这种方法适用于梗阻性无精子症患者的诊断和获取精子作 ICSI 操作比较简便,无需特殊设备,费用也低,可以推广使用,但也有 10%～12%的次数取不到精子。南京金陵男科医院此项技术已开展 5 年。

此方法在局部麻醉下进行,首先固定睾丸,用拇指和示指夹住附睾,将连接在 20 ml 注射器上的 21 号蝶形针头插入附睾头,轻轻回吸,直至见有液体进入蝶形针管(图Ⅰ-36)。可以重复上述步骤,直至获得足够数量精子。PESA 获得的附睾液很少,常被血污染。如果 PESA 取不到精子可改用睾丸穿刺活检术。

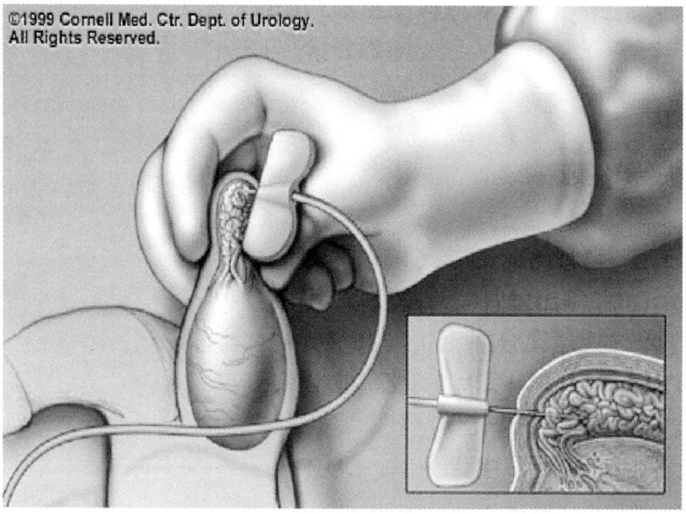

图Ⅰ-36 经皮附睾精子抽吸术

(二)显微外科附睾精子抽吸术(MESA) MESA 是在手术显微镜下像开放式手术那样进行,分离出单个附睾管,进行显微抽吸(图Ⅰ-37)。此方法的优点是确保吸取到大量的附睾精子,较多的精子可以冷冻保存,并大大减少了血污染的机会。因为血污染的精子在 IVF 中受精能力下降。

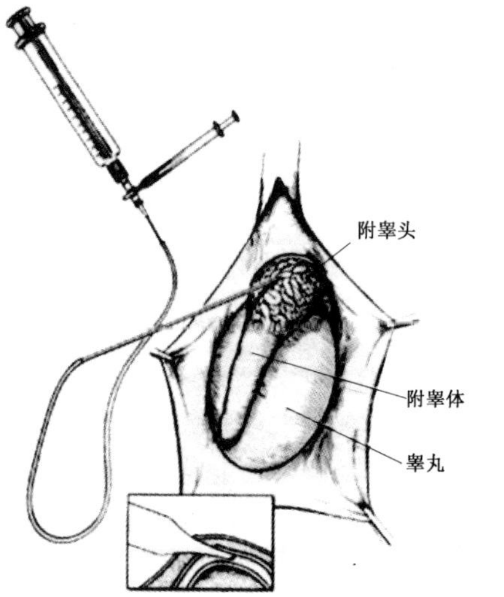

图Ⅰ-37 显微外科附睾精子抽吸术

引自:Comell Med. Ctr. Dept. of Urogy. All Rights Reserved, 1999

第四节 辅助检查

男性不育患者病因学诊断除了实验室检查还要依靠一些辅助检查,如 X 线造影检查、超声检查、CT 和 MRI 等影像学检查。

一、输精管X线造影检查

输精管道的通畅是男性生育的必备条件。若输精管道阻塞,则阻碍精子的排出,造成男性不育。Conway报道输精管道阻塞约占男性不育的4%～12%。输精管道X线造影除能判断输精管道阻塞及先天性畸形外,在炎症、结核、肿瘤等方面也有一定意义。但有些学者认为输精管道造影对不育病因并不能提供很多帮助,况且该检查对已经低下的生育力将带来更多损害。输精管道造影术于1931年由Belfield首先应用于临床,后被放弃了40年之久,1974年由于造影技术的改良及亲水性造影剂的应用,使精道造影术得以复活。尽管如此,此项检查可引起损伤(穿刺损伤、造影剂损伤和继发感染),也有造成和加重阻塞的可能性,因此用于男性不育的病因诊断还必须慎重。

(一)适应证 在做输精管道X线造影检查前必须严格掌握其适应证,检查前应作认真、细致的体格检查和必要的生理生化检查。对那些确认为生精上皮性生育力低下者就没有必要做造影检查。一般认为,其适应证有以下几种。

1. 通过睾丸的触诊检查,发现其形态、大小、质地均属正常范围,而精液中精子数少或无精子,精浆的果糖水平偏低者。

2. 附睾触诊检查未发现异常,睾丸活检生精功能基本正常。

3. 血清FSH测定正常,体格检查也无异常发现,而少精子症或无精子症的病因不明。

4. 无精子症或少精子症患者,其睾丸、附睾检查正常,临床上有射精无力或性高潮改变,特别是性高潮时出现疼痛等症状时,高度怀疑输精管道梗阻的。

5. 需做输精管吻合或附睾输精管吻合术者,造影最好安排在吻合术前的阴囊探查时进行。

(二)造影方法 造影方法有切开阴囊皮肤的经典法、经阴囊皮肤直接穿刺法和经尿道镜插管逆行造影法。由于逆行造影法需要特殊设备,且操作困难,成功率不高,很少有人采用,这里不作介绍。下文只介绍经典法和直接穿刺法。

1. *术前准备* 造影检查是一种损伤性检查,为减少并发症,应认真做好术前准备。如清洁灌肠,排空尿液,局部皮肤消毒、清洁准备。如使用碘油为造影剂,造影前还应做碘过敏试验,遇有碘过敏者不宜做造影检查。造影剂一般选用30%泛影钠或50%泛影葡胺,12.5%碘化钠溶液也可使用。碘油黏度大,使细微结构显影不清,并易在膀胱内形成油珠,影响观察分析,已多不采用。造影前先摄一张平片,以排除前列腺、下尿道、盆腔内的结石或钙化阴影,避免造影结果混淆。

2. *经典法操作步骤* 患者仰卧于摄片台上,常规消毒、铺巾,固定输精管后,局部麻醉,做小切口,分离出输精管,用橡皮带固定。同法分离出对侧输精管,注意分离范围不宜大,以免发生缺血致瘢痕形成。分别在两侧向输精管远端方向用5.5号针头刺入,先注入少量生理盐水,如阻力不大,且无肿胀,证明确在输精管内,即可注射造影剂。经验证实,每侧需注射2.5 ml造影剂才能使输精管道全部充盈,注射宜缓慢、匀速,每侧需时约1.5分钟,此时受检者常感尿意,表示造影剂已达到精道远端。少量进入膀胱,也不会影响X线片的分析。如注入过快时,部分造影剂很快进入膀胱,结果精道充盈差,精囊往往显影不良,易致误诊。造影剂注入过多则流入尿道或膀胱,产生重叠显影,影响判断。

患者仰卧于X线检查台上,边注入造影剂,边在透视下观察,抓住最佳充盈时机取前后位摄片。为了不使精囊、射精管的部位和耻骨影重叠而影响观察分析,Banner和Hassler提出宜将 X 线球形管向足的方向倾斜 30°，这样可使精囊和射精管恰位于骨盆腔中，能提供最好的影像。有人也采用右前和左前斜位拍片。两侧同时造影时，可同时注射，一次拍片。也可两侧分别进行。显影满意后，拔出针头，缝合切口。

3. *经阴囊皮肤直接穿刺法* 由四川李顺强研究发明的，他经过 350 例临床试用，证实此法操作简便、安全、成功率高、痛苦小，易于推广使用(图Ⅰ-38)。

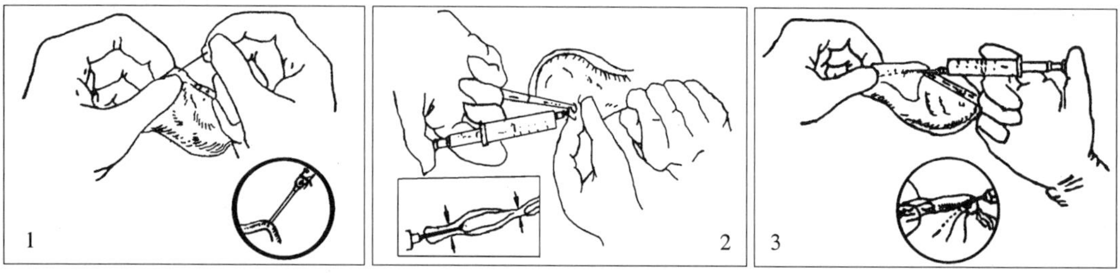

图Ⅰ-38 输精管造影术

1. 针刺输精管；2. 输精管盲腔加压注气试验；3. 精囊灌注试验

此法的术前准备、造影剂的选择及造影注意事项同经典法。受检者仰卧于 X 线检查台上，常规消毒皮肤，局封后用特制的输精管皮外固定钳将输精管固定于阴囊前壁皮下浅表位置。术前用左手拇指和示指捏住钳尖处的输精管，并使钳尖向上顶抬，先用 8 号锐针头刺破输精管前壁(图Ⅰ-38,1)拔出锐针头，立即用 6 号钝针头自穿刺孔道顺势插入输精管腔内。为鉴别针头是否进入管腔，除根据术者自身感觉外，还可做输精管盲腔加压注气试验和精囊灌注试验来判断。

加压注气试验是用注射器吸取 4ml 空气，接到已置入输精管的那个 6 号钝针头的接头上，术者和助手(如图Ⅰ-38,2)分别用手指将皮下环处和针孔前方的输精管卡紧。推气 2 ml，4 秒钟后松手。若穿刺成功，针栓因压力自动退回原刻度，若不能退回，且在针尖周围发现皮下积气，则穿刺失败。针栓不能退回的另一种可能是未能卡紧输精管远端，使空气进入精道远端，患者常感觉有强烈尿意。

精囊灌注法的操作是术者(如图Ⅰ-38,3)，一手轻捏皮下环处输精管，一手持注射器，注射器盛有 2%普鲁卡因 3 ml，突然推注药液，若针头在管腔内，则术者感到输精管突然膨胀变硬，有压力增高的冲动感，继续注入，患者常有尿意，局部无水肿。

(三) 造影结果分析

1. *正常影像* 输精管造影正常影像能清楚显示输精管、精囊和射精管各部。

(1) 输精管：长 40～50 cm，管腔内径 1 mm 左右。两侧输精管入盆部位多对称。壶腹部位于精囊影之上，呈不规则扭曲条形影，主管的管径 2～3 mm，长 3～7 cm。先有一段 1.5 cm横行向内下，然后纵行向下，末端与精囊排泄管汇合成射精管。多数壶腹部的边缘不规则，可有憩室样变，形成羽毛状。少数边缘平滑。两侧壶腹多对称。

(2) 精囊：正常时呈边缘光滑而不规则的树叶形，有以多个圆形暗影为主的葡萄形，有弯曲较少而单调的弯管形，也有弯曲多而相互重叠的盘管形。精囊的管径除排泄管较细外，其余部分基本一致，最大宽度 4～5 mm，精囊影像其右侧纵轴长(5.0±0.6)cm，左侧纵轴长(4.6±0.8)cm。两侧大小、位置基本对称。

(3) 射精管：正常显像呈上宽下窄的倒置的长锥形或宽窄相似的棒形，两侧基本对称。

长约(1.6±0.4)cm,管径宽(1.5±0.6)mm。外缘光滑,内缘大多数有皱褶或锯齿样影像。弯曲的射精管之凹面都向内,凸面向外。

2. **异常影像** 输精管道异常有先天性的,也有后天获得的,鉴于有关输精管造影术的图片资料较少,特附各种异常图像供参考(图Ⅰ-39)。

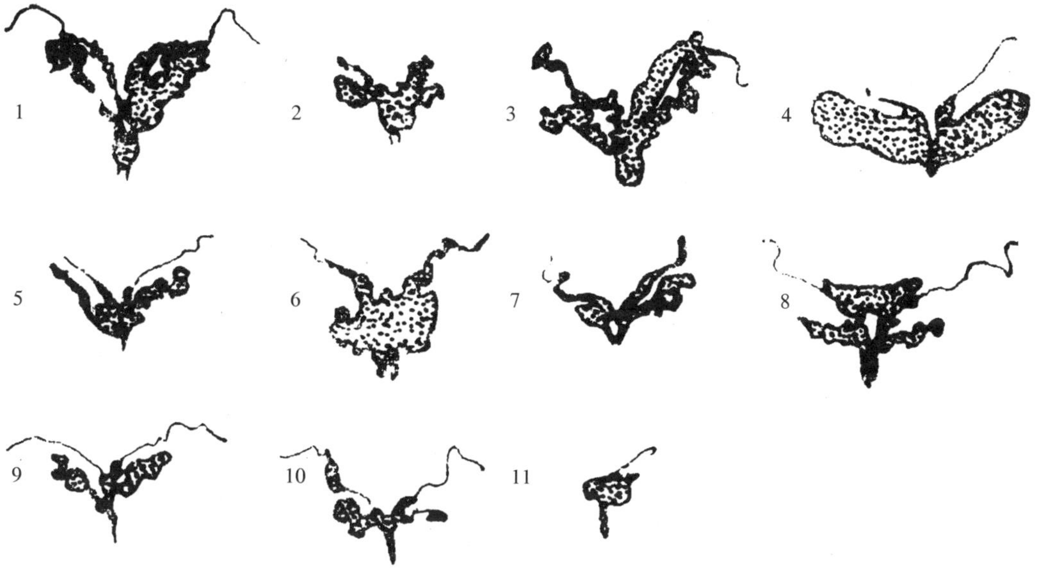

图Ⅰ-39 输精管精囊造影术

1. 左壶腹轻度扩张,左精囊不规则,右精囊显影差,射精管狭窄;2. 射精管细锐;3. 左壶腹高度扩张,精囊不规则;4. 壶腹与精囊部分融合,巨大精囊,松弛平滑,射精管狭窄;5. 右壶腹精囊结合处异常,右精囊显影不良;6. 双壶腹扩张,双精囊形态异常;7. 右精囊和射精管发育异常,双侧输精管壶腹亚急性感染,呈毛刺状,左精囊萎缩;8. 壶腹部不规则,射精扩张,膀胱内有显影剂(最上方);9. 壶腹扩张,射精管显影不良;10. 壶腹扩张或狭窄,射精管狭窄,左精囊显影不良;11. 右壶腹部分扩张,右精囊不规则,右射精管狭窄,左精道发育不全。

(1) 结核病变:输精管最常见的完全性梗阻是结核性病变,不论是否伴有附睾损害,多显示管腔节段性扩大与狭窄,即呈串珠样改变,边缘不规则。结核造成的输精管梗阻多位于内环口到输精管与输尿管交叉处之间。若输精管完全梗阻,则远端不能显影。

(2) 射精管异常:射精管梗阻时造影剂不能进入尿道。射精管梗阻主要是获得性的,多见于慢性前列腺炎及精阜炎。前列腺炎引起射精管异常,影像上常显示射精管扭曲;精阜炎引起的射精管病变,常引起射精管近尿道端的部分梗阻,射精管的部分梗阻时,可继发精囊扩张。

(3) 精囊异常:前列腺炎症时精囊可扩张或缩小,呈球形,充盈差。远端壶腹有憩室样变,射精管多无改变。前列腺增生症精囊及壶腹部均扩大,两侧对称,并向上抬高,边缘光滑。射精管可较正常扩大数倍,且管径增大,并向中线靠拢。正常时射精管凹面向内变或凹面向外。慢性精囊感染可因局部硬化而使其变得僵硬,容量低,无张力。精囊先天性发育不全或缺如造影时,可见造影剂直接从输精管壶腹进入射精管,一般情况下精囊发育不全常和输精管发育不全同时存在。

其他的如精索静脉造影、前列腺造影等已被超声检查所替代。

二、超声检查

男性不育患者通过超声检查,可以检测睾丸的大小、位置以及有无占位病变,还可以检查附睾的形态、有无炎症改变或囊肿的存在;检查精囊是否存在,有无炎症改变;特别是对精索静脉曲张的诊断更有参考价值。超声检查方法简便,无创伤,因此是男性不育患者必要的辅助检查手段。

(一) 阴囊超声检查 阴囊超声检查无需做特殊的准备,取平卧位,用线阵式或凸阵式探头均可,一般采用高频探头(5~10 MHz),探头直接接触皮肤探测,表面涂以超声耦合剂。

1. *睾丸* 正常睾丸的超声图像形状为卵圆形,内部回声细密、均匀,边界回声清晰、明亮。有时鞘膜内可见少量液体回声。睾丸的平均长径为 3.83 cm,平均宽径为 2.46 cm,平均厚度为1.92 cm。

病理性睾丸声像图在临床上常见的有睾丸鞘膜积液、睾丸炎、隐睾、睾丸肿瘤等。

(1) 睾丸鞘膜积液:鞘膜积液超声图像很好辨认,表现为睾丸周围有一圈无回声区(图Ⅰ-40)。积液与睾丸不相关,位于精索部位为精索鞘膜积液(图Ⅰ-41)。

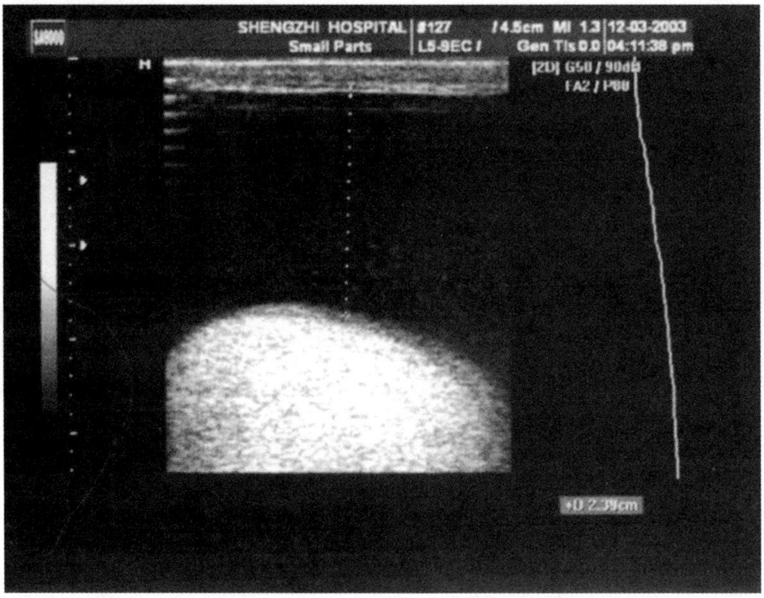

图Ⅰ-40 睾丸鞘膜积液超声图

(2) 睾丸炎:其声像图表现为睾丸轮廓增大,内部回声细密、均匀,亮度中等,触痛明显。有时需要与精原细胞瘤相鉴别。

(3) 隐睾:隐睾根据部位不同分为腹腔型、腹股沟型和阴囊上方型。如果位于阴囊的上方,体检时即可发现。隐睾位于腹腔内,B超比较难以寻找,一般在同侧肾脏的下极可以找到,睾丸体积小呈椭圆形,内部回声低,边界清晰。腹股沟管内的隐睾超声下容易找到(图Ⅰ-42)。

(4) 睾丸肿瘤:其发病率为 1/10 万,临床上比较少见。睾丸肿瘤分生殖细胞性和非生殖细胞性。常见的为生殖细胞性,其中以精原细胞瘤为最常见,占 70%左右。睾丸肿瘤的

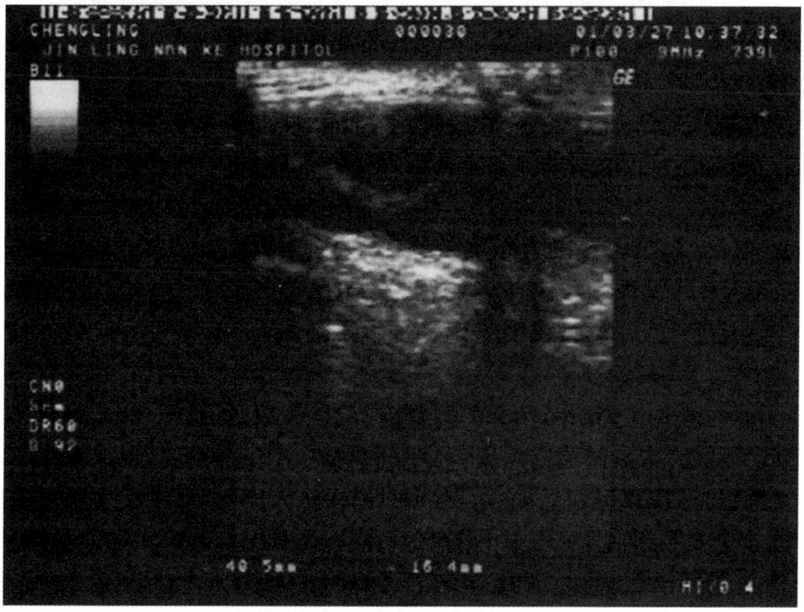

图Ⅰ-41　精索鞘膜积液超声图

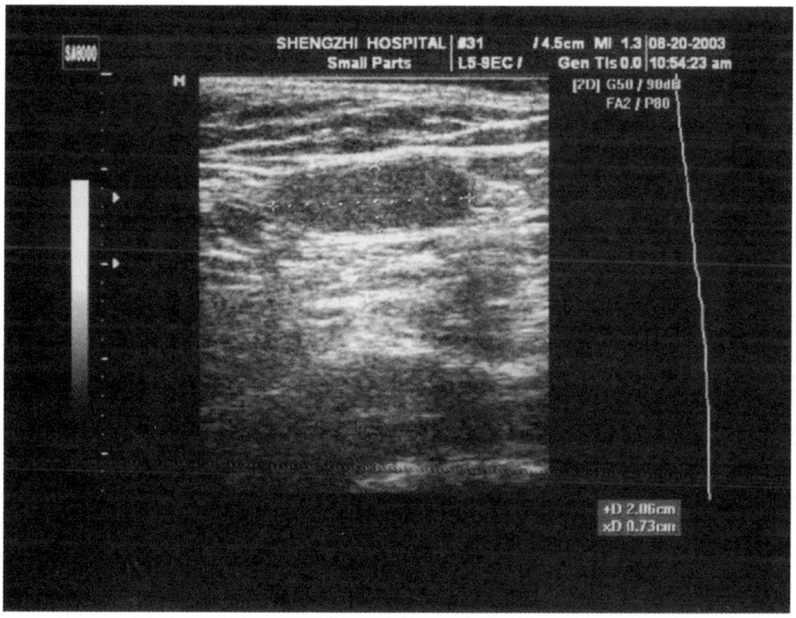

图Ⅰ-42　隐睾超声图

声像图有多种改变，但绝大多数表现为低回声团块。精原细胞瘤呈均匀低回声团块，没有囊性区和回声增强灶(图Ⅰ-43)。

2. **附睾**　正常附睾头位于睾丸上极后方，呈半圆形或新月形，回声强度与睾丸相似，睾丸中部后方可见到附睾体，睾丸下极后方为附睾尾，一般在B超下很难显示。

当出现附睾炎时声像图上显示附睾体积较大，回声不均匀，亦可见斑片状低回声区。正

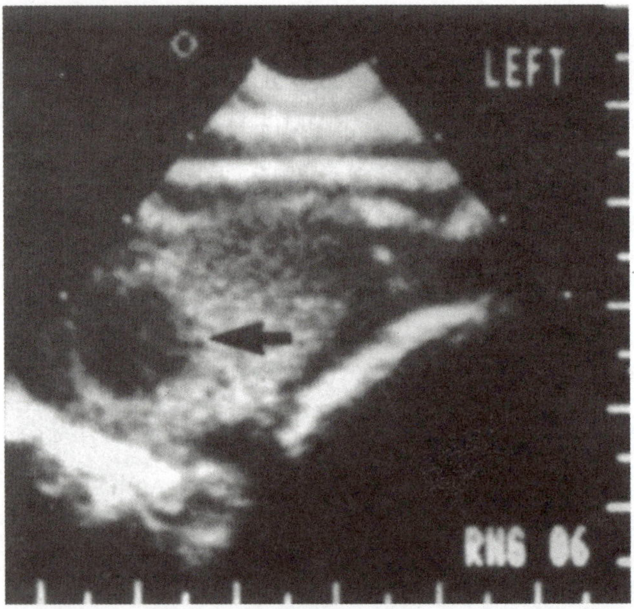

图Ⅰ-43 睾丸精原细胞瘤超声图

常情况下附睾尾部在B超下很难显示，当发生炎症改变时附睾尾肿大，呈中等回声。形成脓肿时可出现低回声。附睾结核与附睾炎的声像图基本相似，当出现钙化时，回声会增强。

3. **精索静脉曲张** 中重度精索静脉曲张在体格检查时很容易被发现；而轻度精索静脉曲张，体检时容易遗漏，故对少精子症和弱精子症患者应常规给予精索静脉超声检查。这些曲张的静脉丛在超声图像上表现为束状的囊肿样的无回声区和匐行的管状结构，管径一般超过3 mm。用超声多普勒仪探查，可发现精索静脉血流速度减慢。多数单侧，以左侧为主，也有双侧精索静脉均显示曲张(图Ⅰ-44)。

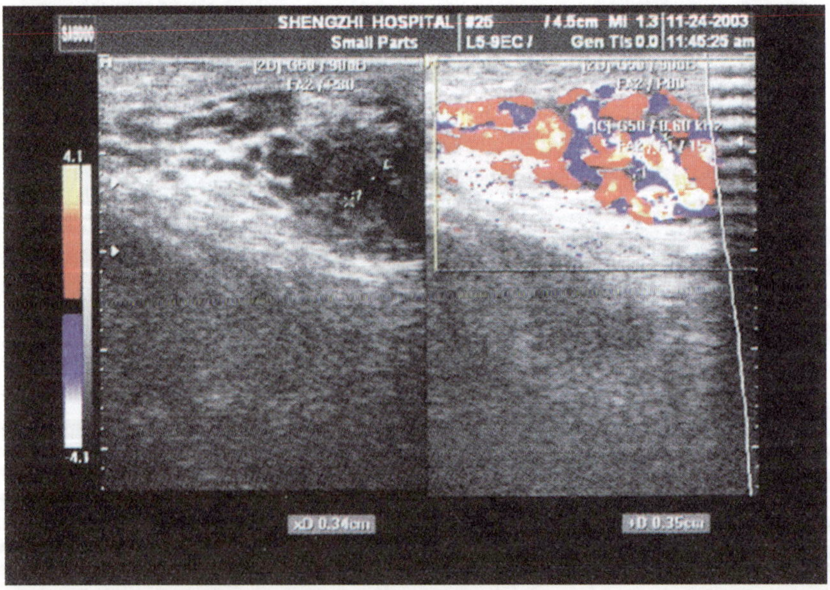

图Ⅰ-44 精索静脉曲张超声图

4. **前列腺**　前列腺位于盆腔底部，膀胱颈下方，外形如栗子，左右径约 4 cm，上下径为 3 cm，前后径为 2 cm。超声检查前列腺有三种方法：① 经腹部探测法：患者需要适度充盈膀胱，探头有线阵式和扇扫式两种，频率 3.5 MHz 或 5.0 MHz，探头上涂抹超声耦合剂，置于耻骨上进行横扫和纵切扫查。正常超声图像，形如栗状，左右对称，包膜光滑、整齐，内部为均匀散在的细小光点。纵切面图像前列腺呈椭圆形，包膜回声光滑完整，内部回声均匀。② 经会阴探测法：采用与腹部探查相同的探头，涂以耦合剂，置于会阴部，向患者头部方向进行冠状切面和矢状切面进行探查，此方法临床上应用不多。③ 经直肠探查法：此方法较前两种方法获得的图像更清晰。最近临床上推荐使用的是端射式直肠探头，超声束扇面发射，既可做横扫，又可做纵切扫查。检查前患者需排空大便或清洁灌肠，适度充盈膀胱，取侧卧位或截石位均可。探头套上避孕套，囊内灌水，排尽空气。囊外涂以耦合剂，将探头慢慢送入直肠，深度不超过 10～15 cm。其超声图像在横切面显示前列腺，为半月形或新月形，左右对称，包膜光滑、连续、整齐。内部回声各区带有所不同，移行区、尿道周围腺和尿道内括约肌呈低回声，中央区和周边区在声像图上不易区别，呈等回声；纵切面图前列腺近似椭圆形，包膜光滑、整齐。中央区内可见射精管的管道，如鸟嘴样，故称鸟嘴征。

病理性前列腺声像图常见有：① 前列腺增生：超声图上可显示轮廓增大，但厚径增大比横径增大更明显，使前列腺形态变圆，内部回声细小、均匀，也有些病例回声不均匀，可见球形的增生结节或弧形排列的结石。也有增生结节呈高回声。② 慢性前列腺炎：很少有特征性声像图，前列腺增大不明显，包膜增厚或不整齐，内部回声不均匀，可有强回声斑。常常合并前列腺结石。

5. **精囊**　精囊位于前列腺上方，膀胱底部与直肠之间。长 4～5 cm，宽 1.5～2 cm，为一对前后扁平的梭形囊性体。精囊的探测方法与前列腺探测方法完全一样，在探查前列腺的同时可以探查精囊。经腹部超声探查时，横切面上，在前列腺基底部两侧，各有一片呈柳叶状的低回声区，即为精囊，有时像一副哑铃；纵切面上，前列腺呈椭圆形，其后上方，直肠和膀胱之间，可见到略呈圆形的低回声区，即为精囊；精囊经直肠超声探查很容易见到，为位于前列腺底部两侧、呈两片柳叶状的低回声区，左右对称，囊壁清晰。如果探查不到精囊的图形，即为精囊缺失(图Ⅰ-45)。

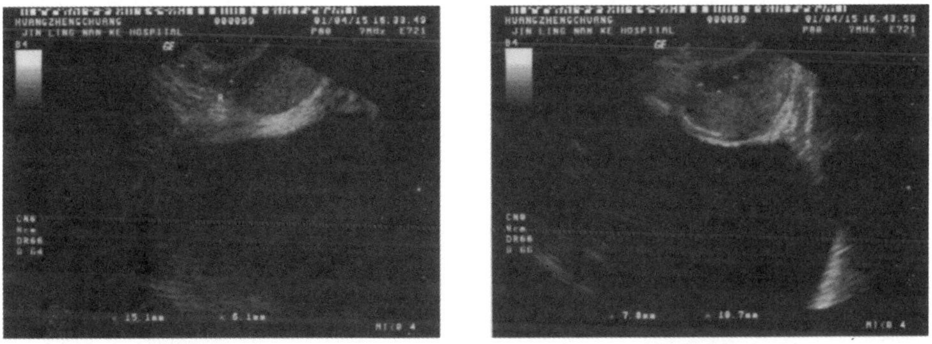

左侧精囊缺失　　右侧精囊发育不全

图Ⅰ-45　精囊缺失超声图

三、其他影像技术检查

其他影像技术检查包括CT影像检查、磁共振成像技术(MRI)、放射性核素显像,在男性不育症患者中应用较少。当内分泌测定发现PRL升高明显,高度怀疑垂体微腺瘤存在时,应及时选择应用CT或MRI技术,确定是否存在垂体肿瘤。当B超检查怀疑存在睾丸肿瘤、前列腺癌或精囊病变而不能明确诊断时也可以选择CT、MRI或放射性核素显像技术进一步确诊。

第五节 男性不育的中医诊断

中医诊断具有其独特的方法,“四诊”与“辨证”是中医诊断的基础。“四诊”包括望、闻、问、切。望诊是医生通过视觉,观察患者的全身和面部的情况有何异常;闻诊是听患者的声音和嗅患者的气味有何异常变化;问诊是询问患者及家属,了解其疾病发生和发展的过程,掌握其规律;切诊包括切脉和触摸患者有关部位的温度、有无压痛等。

人体是一个有机的整体,局部的病变可以影响全身,内脏的病变可反映到体表。正如元·朱震亨《丹溪心法》中云:“欲知其内者,当以观乎外;诊于外者,斯以知其内。盖有诸内者,必形之于外。”“四诊”为辨证提供临床依据,以能“从外测内,见证推病,以常衡变”以测病证的属性,病位的深浅,病机的进退,正邪的盛衰,标本的传变,预后的凶吉。可见“四诊”在中医诊断学中占有十分重要的地位,是“辨证”的基础。

“辨证”是中医认识和诊断疾病的方法。辨证的方法,即将“四诊”得到的症状、体征,病史等资料,互相参合,运用中医理论分析产生这些症状、体征的病因和它们之间的内在联系,判断其病变的部位和属性,从而作出明确的诊断。

男性不育症的中医诊断也包括“四诊”和“辨证”,但诊察的重点有一定的特色,下面进行分析。

一、四诊

(一)望诊 望诊是医生运用视觉对患者的神色、形、舌象以及分泌物、排泄物的色质异常变化,进行有目的的观察,以测知内脏的病变。正如《灵枢·本神篇》云:“生之来谓之精,两精相搏谓之神。”但神又靠后天之精的滋养、涵育,所以观察男性神的变化十分重要。

1. **望神** 有神者,表示正气未伤,脏腑功能未衰,预后良好,它的主要表现是神志清楚,语言清晰,目光有神,反应灵敏,呼吸平稳,肌肉不削,这是精足神旺的表现,在病中属轻证。失神者,表示正气已伤,病情严重,预后一般不好。它的主要表现为目光晦暗,精神萎靡,反应迟钝,甚至神志昏迷,大肉已脱。假神是指垂危患者出现暂时的“回光反照”。

肾之有病表现为精神疲惫,夜不能寐,神情烦躁,为肾阳虚衰之证。

2. **望面色** 人体脏腑经络相通,表里上下相贯,气血周流无所间断,其荣见于面目,故《内经》以面部划分脏腑属地,以面色变化测知病证吉凶。《灵枢·五色》中有论:“庭者,首面也,阙上者,咽喉也,阙中者,肺也。下极者,心也。直下者,肝也。肝左者,胆也。下者脾也。方上者,胃也。中央者,大肠也。挟大肠者,肾也。当肾者,脐也。面王以上者,小肠也。面王以下者，膀胱之处也(图Ⅰ-46)。"

面部各部位分属于脏腑，色与部位结合起来，则能进一步了解病情。望面色，是指望面部的颜色与光泽，颜色分青、黄、赤、白、黑。光泽，指颜色的润泽、鲜活或晦暗、枯槁。面部的色泽是脏腑气血盛衰的外部反映，所以望面色能帮助推断病情的部位、属性与变化。正如《素向·脉要精微论》中有云："夫精明五色者气血华也。"

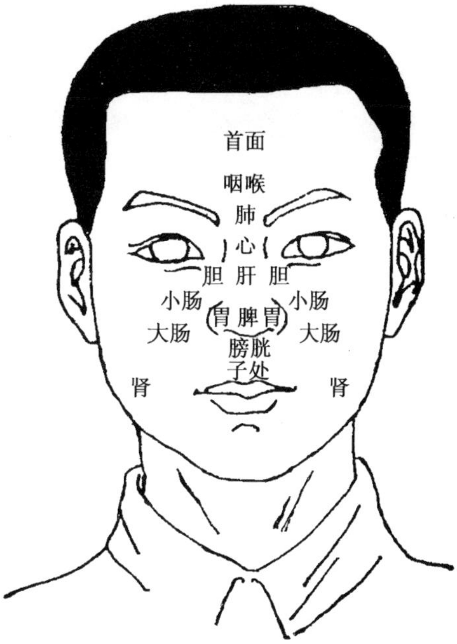

图Ⅰ-46　《灵枢·五色》面部色诊分属部位图示

青为肝色，主风、主寒、主痛、主瘀血。青为气血不通，经脉瘀阻而成。寒则气血凝滞，不通则痛，气闭血瘀，经脉必然受阻，所以青色多见于寒证、痛证、瘀血证和惊风证。

黄为脾色，主虚、主湿。面黄而垢主湿证。面色淡黄，枯槁无泽，称为萎黄，多属脾胃虚弱，营血不能上荣的表现。面色黄而虚浮，称为黄胖，多属脾失健运，湿邪内阻所致。色黄而鲜明如橘子色，为阳黄，多属湿热。黄而晦暗如烟熏，为阴黄，多属寒湿或久瘀不化的表现。

赤为心色，主热证。赤色是热盛脉络，血流充盈的反映。满面通红，多见于外感风热，或脏腑阳盛的实热证。仅颧部潮红，色泽鲜艳为阴虚阳亢的虚热证。久病重病面色苍白，时而泛红，面红如妆，为戴阳证，这是阴极于下，阳失所依的危重证候。

白为肺色，主虚寒、失血。白为气血不荣之候。凡阳气虚衰，气血运行无力，或耗气失血，气血不足面俱白色。阴盛阳虚面色多苍白。气虚面色多㿠白，并且浮肿。血虚面色淡白，面容消瘦。白而无华为血脱。

黑为肾色，主肾虚、水饮、瘀血。额与颜黑为肾病。面黑而干焦，多为肾精久耗、虚火灼阴。黑而浅淡者，为肾病水寒。黑而暗淡者，不论病之新久，总属阳气不振。眼眶周围发黑，多为肾虚或有水饮。人中色黑，在男性则为小腹痛。若红赤而紫黑兼见，说明独阳无阴，断为肾绝。环口黧黑，多为肾绝。若黑而兼紫可诊为肾热。

3. **望目**　目为五脏六腑精气所注。根据目之有神无神、色泽、形态，可测知疾病的发展变化。《灵枢·论病诊尺篇》曰："目色赤者病在心，白在肺，青在肝，黄在脾，黑在肾。"

目之色泽形态对诊断男性病也很重要。如目黑为肾虚、肾绝。目胞浮肿或者老人眼下微肿，多为肾气虚。瞳仁变色变形，多为肝肾不足，阴虚火旺。

4. **望舌**　舌与脏腑气血有密切的联系。清·周学海《形色外诊简察·舌质舌苔辨》中云："夫舌为心窍，其伸缩展转，则筋之所为，肝之所用也。其尖上红粒，细如粟者，心气挟命火而鼓起者也。其正面白色软刺如毫毛者，肺气挟命门真火而生出者。至于苔乃胃气之所蒸熏，五脏皆禀气于胃，故可借以诊五脏寒热虚实也。"舌与脏腑的病变也反映于舌。正如近代医家曹炳章《辨舌指南》云："辨舌质，可决五脏之虚实；视舌苔，可察六淫之浅深。"同样，舌诊也是男科病辨证不可缺少的依据。

望舌，主要是观察舌质和舌苔两个方面。

(1) 望舌质：望舌质对于诊察脏腑精气盛衰存亡、判断疾病预后转归，具有重要意义。淡白舌主虚证、寒证，为阳之虚弱，气血不足之象；红舌主热证，多为里热实证，或为阴虚火旺证；绛舌主热盛，为邪热入于营分、血分，多为阴虚火旺，也可见于肝经郁火；青紫舌主瘀血，有寒热之分，青紫色深，干枯少津，多属于热。淡紫湿润，多属于寒。此外，舌硬不软多为肾水亏败，舌干枯萎多为肾阴涸，舌胖嫩多为肾阳衰，舌缩短多为肾气竭。

(2) 望舌苔：苔之颜色可察病之寒热，苔之厚薄可察邪之盛衰，苔之润燥可察津之存亡。一般讲苔白者属寒，苔黄者属热，苔灰者属寒湿内停，苔黑者属热极寒盛；苔薄者邪轻，苔厚者邪重；苔润者津未伤，苔燥者津已伤。若苔薄白而燥，为病将伤津；白厚而燥，为湿已化热伤津；淡白厚而润者，内有寒湿；苔薄微黄，邪热较轻；苔厚深黄，内热炽盛；黄厚而腻，为湿热壅盛；黄厚而干，为热盛津伤；苔灰黑润滑，为阴虚有寒；苔黑干燥，为炽津伤阴。

一般情况下舌质与舌苔的变化是统一的，如内有实热则多见苔黄舌红；内有虚寒则多见苔白舌淡。但在疾病过程中，病情变化复杂，临床上也会见到舌质与舌苔不相一致的情况，如长期低热的患者，多见舌淡嫩而苔微黄，此乃虚热之证。

5. **望形体**　一般来说，机体外形的强弱与五脏功能的盛衰是统一的，内盛则外强，内衰则外弱，所以通过观察外形的强弱即可以推断五脏的功能状态。

(1) 望五体：人之表体内含五脏。肺合皮毛，脾合肌肉，心合血脉，肝合筋，肾合骨。诊察“五体”的强弱，也能推断脏腑气血的盛衰。一般来说，望皮肤之润枯，可测知津液之盛衰，望肌肉之坚软，可知脾胃之虚实；察筋脉之强弱，可辨肝血之盈亏；察骨骼之大小，以辨肾气之强弱。

(2) 望头：望发，《素问·脉要精微论》曰：“头者，精明之府。”《灵枢·海论》曰：“脑为髓之海”。头形过小，智力发育不全为先天不足，头形过大为肾精亏损，如垂体肿瘤引起的肢端肥大症，头形明显大于正常人。

发为血之余，由肾精充填。如《素问·五脏生成篇》云：“肾之合骨也，其荣发也。”故发黑浓密润泽是肾气盛而精血充的表现。发稀、发落、发黄，是肾虚不足之证。发枯，干焦如木，多为肾水不足之证。

(3) 望乳房：男性乳房呈女性化，女性乳房过小、生毛，均为肾精不足，内分泌失调引起。这在不育症的检查中亦是不可忽视的重要方面。

(4) 望腰：腰为肾之府。腰脊如折，乃肾虚劳损之故；两腰偻废，摇转不能，为“肾将惫矣”。

(5) 望前阴：在男性不育症诊断中望前阴至关重要。一望玉茎大小；二望阴囊之色泽、肿胀；三望肾子之有否。凡玉茎细小，曾不举发为先天不足；阴囊肿大而透明者，为“水疝”；阴囊肿大而不透明，不坚硬者，为“孤疝”；肾子作痛，而不上升者，外观红色子痈也；只有一子或全无者，为犍外肾。

6. **排泄物**　男科病的诊断主要望尿液、望精液。

(1) 望尿液：观察尿液的色、质、量，可测知肾与膀胱之病变，尿液清冷，多为寒证；尿液短赤，黄浊，多为热证；尿中有血，为血淋；尿中有砂石为石淋，尿与精混，为膏淋；小便点滴而出，不痛者为癃闭。

(2) 望精液：正常人精液每次排出 2～6 ml，始出为胶冻状，半小时后液化，为黏稠样，微黄色液体。望精液应望其色、质、量。精液清稀或量少为肾精不足的虚寒之证；精液黄而不易液化者，为热证；精液中带血丝为血精。

（二）闻诊　中医学的闻诊包括听声音和嗅气味两个方面。所谓听声音，主要是听取患者气息的高低、强弱、清浊、缓急等变化，以及呃逆、嗳气、喘、哮、太息等音响的异常，以有助于分辨病情的寒热虚实。所谓嗅气味，则主要是嗅取患者的口气，分泌物与排泄物异常气味，从而有助于疾病的鉴别。

1. **听声音**　语言和呼吸主要依靠着宗气的活动，且与肺、心、肾等脏的功能活动密切相关。清·张志聪有云："音声之器，在心主言，在肺主声，然由肾间动气上出于舌，而后能发其声音。"

听声音主要是根据声音的强弱、清浊，来区分寒热虚实。一般来说，语声高亢有力，多言而躁动者，多属实证、热证；语声低微无力，少言而沉静者，多属虚证、寒证。太息多属肝郁，呵欠多属心肾。所以，声音变化也是男科辨证的依据之一。如男孩 9 岁以前，嗓音发生改变，阴茎、睾丸增大，出现第二性征，则为性早熟；男性在 16 岁以后，声音应开始变粗，如仍声如童音，睾丸、阴茎还未发育，为性发育延迟。

2. **嗅气味**　主要是根据口气、汗气、二便及男性精液等所发出的气味，来辨别脏腑气血的虚实寒热和邪气之所在。一般来说凡气味本酸腐臭秽者，多属实热证；而无臭或略有腥气者，多属虚寒证；小便黄赤浊臭，多是湿热。精液有血腥味，或臭秽者，多系湿困精道。

（三）问诊　问诊是由医生有目的地询问患者的病史、病状，以诊察疾病的一种方法。在四诊中占有重要的地位。正如明·张介宾所云，问诊是："诊病之要领，临症之首务。"

问诊之内容甚为广泛，必须有目的，有条理，有重点地询问。历代医学积累了丰富的问诊经验。清·陈念祖在《医学实在易》中总结出了《十问歌》："一问寒热二问汗，三问头身四问便，五问饮食六问胸，七聋八渴俱当辨，九问旧病十问因，再兼服药参机变，妇人尤必问经期，迟速闭崩皆可见，再添片语告儿科，天花麻疹全占验。"十问的内容是中医问诊的纲领，但并不是每个患者、每种疾病都必须依此顺序询问。男科病有其固有的问诊内容，现分述如下：

1. **问年龄、职业**　男性年龄的不同，其肾气盛衰状态亦不同。中医认为男性"二八肾气盛，天癸至，精气溢泻"；"三八肾气平均"；"四八筋骨隆盛，肌肉满壮，五八肾气衰，发落齿槁"；"七八肝气衰，筋不能动，天癸竭，精少，形体皆极；八八则齿发去。"在病理上不同年龄也有不同特点。青年肾气初盛多遗精、手淫；中壮年肾气虽旺盛，但房事过度，多出现性功能障碍；七八之后，肝肾俱衰，多出现更年期综合征。

由于现代工业的发展，许多职业如无劳动保护措施，对男性生殖功能有毒害作用，例如慢性苯、铅中毒及 X 线的损伤均可致男性不育，因此问职业也十分重要。

2. **问现病**　询问现病证，是问诊的主要内容。包括发病时间，自觉症状，疾病发展过程，治疗方法及对治疗的反应。以往做过的各种实验室检查情况也应详细询问，对中医分析、辨证亦有很大帮助。

3. **问精**　人的生殖功能全依赖肾精的充盈，因此问精是男科病询问的重点。首先询问病者有无遗精、滑精及早泄现象，并且问清次数多少。再问病者性交时有无排精，排精时有无疼痛，排精后 3 天有无腰腹疼痛。

4. **问婚育**　问结婚年龄、问婚后妻子是否有生育或流产史。结婚年龄过早，肾气损伤，婚后妻子从未有过身孕，为原发性不育，应男女双方同时问及。

5. **问房事**　夫妇间正常、合时的性生活是孕育的基础。在笔者临证中，因房事不当而不育者，不乏其人，因此对男性不育患者前来就诊时，问房事十分重要。首先问清性生活的频率，性交过频会引起虚损劳伤。再问明性生活是否合时，妇女月经期不能交合，排卵期交合对孕育最为适宜。其次性交的姿势、体位及性反应也应问及。

6. **问饮食**　问饮食的多少可知脾胃的盛衰；问口味之好恶，可察脏腑之虚实。如肝病嗜酸，心病嗜苦，脾病嗜甜，肾病嗜咸。另外，嗜酒对性功能亦有影响，故饮酒"非唯乱性，亦且乱精"。据现代医学研究指出，过量或长期饮酒，可引起血清睾酮水平的降低。又如长期服用棉籽油可引起少精子症。

7. **问二便**　主要询问大小便的次数、性状、气味等。大便干燥，或热结肠道，或气血两亏；大便稀溏，或脾肾虚弱，或寒湿内盛。小便过多，其病在肾，多属虚寒，也常见于消渴证(即糖尿病)，糖尿病患者多有性功能减退。小便频数、短赤而急迫多属下焦湿热。量多而色清者多属下焦虚寒，肾气不固，膀胱失约。小便不畅点滴而出为癃，小便不通点滴不出为闭、一般统称为"癃闭"。

8. **问旧病**　即了解既往的身体状况。如童年时是否患过"腮腺炎"，当时有没有出现睾丸肿痛；既往是否有结核病史，有没有性病史等。这些均有助于不育症病因的分析。

(四) 切诊　切诊包括脉诊和按诊两部分。

1. **脉诊**　脉诊又称切脉。切脉是中医诊断疾病的独特方法之一，是古代医家通过长期丰富的临床实践所积累的宝贵经验总结和理论归纳，具有较强的实用价值。

(1) 切诊的理论基础：人体的经脉是气血运行的道路，心主血脉，心气能够推动气血沿脉道而环流周身，内至五脏六腑，外达四肢百骸，各脏腑组织皆受气血以滋养，而脏腑的功能活动又影响着气血的滋生和运行，所以凡属脏腑有病，气血盛衰，皆可影响心、血、脉三者，使之产生相应的变化，并从脉象上反映出来。这是切脉诊病的理论依据。

(2) 切诊的部位：切诊的部位大体上有 3 种，即"遍诊法"、"三部九候法" 和"寸口诊法"。寸口诊法是《难经》在《内经》诊"寸口"脉的基础上提出来的诊脉方法，主张只诊"寸口"一部动脉之变化，而测知全身脏腑经络、阴阳气血之异常。由于这一方法简便易行，故为后世医家普遍采用，且沿用至今。

(3) 寸口脉的分部及脏腑配属：寸口脉分寸、关、尺三部。掌后高骨旁为关部，关前一指为寸部，关后一指为尺部。每手三部，共为六部。中医学认为，六部脉分属一定的脏腑，故可以诊察相应脏腑的病变，其六脉与之脏腑的配属关系，历代论说颇多，但其基本精神仍是一致的。现在临床常用的划分方法(表Ⅰ-26)。

表Ⅰ-26　寸口六部脏腑分属表

部　位	寸	关	尺
左手	心(心包)	肝(胆)	肾(膀胱)、小肠
右手	肺(胸中)	脾(胃)	肾(命门)、大肠

(4) 切脉的方法及时间：切脉的方法十分重要，如方法不对，往往不能得到正确的脉象。现分述如下。

诊脉时患者应正位或平卧，手臂平伸(使患者腕部与心脏置于同一水平上)，直腕、仰掌，在腕关节背侧垫以软物。这样血脉流畅，反映脉象较为准确。不正确的体位，或举手，或垂手，或血管被压，都会影响腕部气血的运行，不能正确反映脉象。

以医生的左手诊患者的右手，或以医生的右手诊患者的左手，先用中指定好关位，再按示指和无名指，这样以示指候寸，中指候关，无名指候尺，分别切取三部脉象，诊者三指距离因人而异，病者身高臂长，三指距离可疏些，身矮臂短，三指要靠密些。医生三指应成弓形，指头齐平，以指腹按触脉部。

切脉时常用3种不同的指力以体察脉象，即轻轻用力按于皮肤上为浮取，名曰“举”，以候浮脉；重用力按至筋骨为沉取，名曰“按”；不轻不重，中等度用力按至肌肉为中取，名曰“寻”。寸、关、尺三部，每部都有浮、中、沉三候，合称为“三部九候”。

切脉时，既要“总按”，又要“分取”。所谓“总按”，即三指平布同时切取寸、关、尺各部，以诊察总的脉象，这是诊脉之常法。所谓“分取”，又称“单按”。“单诊”，即诊寸部时，可微微提起中指和无名指；诊关脉可微微提起示指和无名指；诊尺部时可微微提起示指和中指，此种分取诊脉，主要是为了有重点地了解某一部脉象，故当三部脉有独异时，即应“总按”与“单按”配合使用。

切脉布指后，医生要平息凝神，仔细体察脉象，切脉的时间，起码要在脉来五十动以上，诊脉时间过短，则不易于精确地体察脉象，亦容易漏诊促、结、代等脉象变化。

切脉时要求患者在安静状态下，气血平静之时，才能反映出疾病的真实脉象，所以诊脉前应使患者稍加休息，再进行诊脉。劳动、激动、急行、饮酒之后，皆会引起脉象的变化，不宜立即诊脉，诊脉一般以早晨为宜。正如《素问・脉要精微论》曰：“诊法常以平旦，阴气未动，阳气未散，饮食未进，经脉未盛，络脉调匀，气血未乱，故乃可诊有过之脉。”

(5)正常脉象：切脉不是单纯为了计算脉搏跳动的次数，而是要从脉搏跳动的次数、形状和性质来综合分析。正常脉中医学称之为“平脉”。正常脉一息四到五至，不浮不沉，不疾不徐，往来均匀，从容和缓，节律一致。尺脉沉取应指有力，按之不绝，中医学谓之“有胃”、“有神”、“有根”，表示气血调和，生机旺盛，身体健康。明・李梴编撰的《医学入门》指出：“不大不细，不长不短，不浮不沉，不滑不涩，应指中和，意思欣欣者，即为有胃气脉象。”中医学认为脉象以胃气为本，凡病脉，不论浮沉迟数，若有从容和缓之象，皆属有胃气，病情则轻，反之，若脉来紧急弦硬，毫无从容和缓之象，则是无胃气，主病重。《素问・平人气象论》曰：“人以水谷为本，故人绝水谷死，脉无胃气亦死。”可见脉象的有无“胃气”，对于判断疾病的预后具有重要的意义。

清・陈士铎《辨证录》指出：“无论浮沉迟数滑涩大小之各脉，按指之下，若有条理，先后秩序不乱者，此有神之至也。…倘按之而散乱者，或有或无者，或时而续时而断者，或欲续而不能，或欲接而不得，或沉细之中倏有依稀之状，或洪大之内忽有飘渺之形，皆是无神之脉，脉至无神，即为可畏。”神以精气为基础，所以脉神之有无，亦是机体精气盛衰的反映。若脉象失其和缓有力之象，则说明病体精气受损。

尺脉以候肾，肾中精气为人体生命活动的根本，包括生殖活动。肾气犹存，则病情虽重而尚有生机，故患者肾气未绝，则脉必有根。所以西晋・王叔和在《脉经》中指出：“上部无脉，下部有脉，虽困无所苦，所以然者，譬如人之有尺，树之有根，虽枝叶枯槁，根本将自生木，有根木即自有气，故知不死也。”

另外，正常脉象可因人的年龄、性别、体质等不同而有差异，如小儿脉多软数；老年人脉多强硬；妇女脉多沉软而略数；孕妇脉多滑而带数等。此外夏季脉多洪大；冬季脉多沉细；劳动后脉多洪数，激动时脉多弦数等。所有这些变异都属于正常的范围，而不是病态。

(6)病脉：不同性质的疾病，即可出现不同形象的病脉。古代医家根据脉搏跳动的部位、至数、形状、气势等不同情况，把病脉分为若干种。我国现存最早的脉学专著《脉经》，首先整理出二十四种脉象：浮、芤、滑、实、弦、紧、洪、微、沉、缓、涩、迟、伏、濡、弱、散、数、虚、促、结、代、牢、动、细。明・李时珍在《濒湖脉学》中提出二十七种，即在二十四种脉基础上加长、短、革。明末清初医家李士材在《诊家正眼》中提出二十八脉，即在李时珍二十七脉搏上加上“疾脉”。元代医家滑寿在《诊家枢要》中提出了诊脉六纲，主张以浮、沉、迟、数、滑、涩统诸脉，从而使之便于掌握和应用。

(7) 男科病切脉要点：男性脉一般比女子较有力而略迟，而且寸脉盛于尺脉。《难经・十九难》指出：“男脉在关上，女脉在关下，是男性尺脉恒弱，女子尺脉恒盛，是其常也。…男得女脉为不足。”

由于肾主生精、藏精、排精，所以男性不育症都是以各种致病因素直接或间接累及肾而发病的，故重点论述肾病的脉象。

肾病多虚证，所以肾之病脉以沉、微、细、弱为多见。现分述如下。

沉脉：脉位低沉，轻取不应，重按始得。即是说浮取或中取，其脉象不明显，需重按方能摸清其脉搏跳动，沉脉主候肾，故肾病时六脉必沉。一般沉而有力主积、主痛，沉而无力主气、主冷。在相兼脉中，沉迟、沉细、沉弱都是肾经虚寒。切诊时主要体察尺部。如“左尺得沉，精寒血结，右尺得沉，腰痛患者。”无力为虚，有力为实。

微、细脉：微脉即脉来细弱而软，按之欲绝，似有若无，至数不清。如元・滑寿的《诊家枢要》中云：“微，不显也，依稀微细，若有若无。”微脉主阳衰，气血大虚；细脉的脉形细小如线，来势不盛，但应指明显。即是说其脉虽细小软弱无力，但按之不绝，始终清晰。如明・李时珍《濒湖脉学》云：“细脉，细直而软，若丝线之应指。”“往来如线而常有者，细也。”细脉主气血两虚。

左尺为阴，属水，右尺为阳，属火，尺部见微细之脉，可断为肾之水火俱虚。明・周之干《慎斋遗书》中云：“先天元阳不足者，右尺多微弱而不旺；…先天元阴不足者，左尺微弱而虚细。”

弱脉：脉形沉细而软，应指无力，举之如无，按之乃得，即沉细无力之象。西晋・王叔和《脉经》中曰：“弱脉极软而沉细，按之欲绝指下。”《濒湖脉学》曰：“弱来无力按之柔，柔细而沉不见浮。”弱脉主虚证。若尺脉独弱，肾虚无疑。左主阴虚，右主阳虚。两尺皆弱，阴阳俱虚。

相兼脉：由于致病原因复杂多样，往往两种以上相互兼挟，病情也不断变化，所以临床所见病脉往往不是单一的脉象，而是两种或两种以上病脉同时出现。肾病相兼脉以迟、数、涩、弦、紧等脉象为多见。

迟脉的脉搏缓慢，一息三至即迟脉。如《脉经》云：“呼吸之至，来去极迟。”迟脉主寒证，沉迟主虚寒。三部脉俱沉迟为肾寒，沉迟有力为冷痛，沉迟无力为虚寒。尺脉独沉迟为肾虚。

数脉的脉形为脉来快速，一息五至以上者为数脉。如《脉经》云：“数脉来去急促，一息六七至。”数脉主热证。若尺脉沉细而数，按之无力，为阴竭于内。尺脉洪数为相火上炎，其人必遗精梦泄，而耳鸣耳聋。

涩脉为往来艰难，滞涩不流利，欲来而未即来，欲去而未即去，形态细迟而短，如轻刀刮竹样的不畅。如明・张介宾《景岳全书》云：“往来艰涩，动不流利，如雨占沙，如刀刮竹。”涩脉主气滞、血瘀、精亏、血少等病证，若沉而细涩，为肾不足，在男性可见遗精滑泄。

弦脉的脉管硬而搏动有力，脉形端直以长，如按琴弦，挺然指下，极不柔和。寸、关、尺三部脉波连成一气，按时指下呈紧张的条索状。如《脉经》中云："按之如弓弦状。"元·滑寿《诊家枢要》中也云："弦，按之不移，举之应手，端直如丝弦。"弦脉主痛，主痰饮，亦主阴虚阳亢之证。若脉沉弦或弦迟，主虚、主寒、主痛，见于尺部者多有腹痛、少腹拘急等。

紧脉的脉势绷急，紧张有力，如按于拔紧的牵绳转索之上，绷急而弹指。如李士材《诊家正眼》中云："紧脉有力，左右弹指，如绞转索，如紧蝇。"紧脉主寒、主痛、主宿食。若尺部脉紧，可断其寒在下焦，脐下冷痛，奔豚疝气。

2. **按诊**　按诊是对患者的肌肤、手足、脘腹及其他病变部位施行触摸按压，以测知局部之冷热、软硬、压痛、痞块或其他异常变化，从而推断出疾病部位和性质的一种诊断方法。如足胫热，属肾经虚火；足胫寒，属火不归元；足下热而痛，为足少阴肾病。男科病必须触摸阴囊、阴茎、睾丸部位。若睾丸肿大疼痛，按下剧者，为子痈；阴囊冷硬，少腹、睾丸触之疼者为寒疝；阴囊肿大明亮，按之如触水囊样为水疝；阴囊扪之如蚯蚓状，为精索静脉曲张。

二、辨证

辨证是中医认识和诊断疾病的方法。辨证的过程就是将四诊搜集得到的症状、体征、病史等资料，运用中医理论，分析产生这些症状、体征的病因和它们之间的内在联系，判断其病变部位和病变性质，并从整体观念出发，综合分析患者机体正邪斗争的强弱盛衰和病情发展趋势等方面的情况，从而作出明确的诊断。

四诊是辨证的前提，辨证是治疗的依据。治疗结果又是检验辨证正确与否的标准，这三者的有机联系，成为中医诊断和治疗疾病的基本规律即辨证论治。

中医辨证方法很多，有八纲辨证、气血辨证、脏腑辨证、六经辨证、卫气营血辨证、三焦辨证。其中八纲辨证是各种辨证方法的总纲，是从各种辨证方法的个性中概括出来的共性；脏腑辨证与气血辨证主要是针对内伤杂病的辨证方法；六经辨证、卫气营血辨证和三焦辨证主要是针对外感热病的诊断方法。这些方法常相参运用于临床。男科常以八纲辨证、脏腑辨证、气血辨证为主要方法。

（一）八纲辨证　是指阴阳、表里、寒热、虚实八类证候，是中医辨证学的基本纲领。也就是将四诊搜集得到的病情资料，运用中医理论加以综合、分析、归纳，并根据人体正气的盈亏，病邪性质和盛衰，以及疾病所在部位的深浅等情况，概括为阴阳、表里、寒热、虚实八类基本证候。

疾病的表现尽管复杂，但基本上都可以归纳于八纲之中。例如疾病的类别可分阴证和阳证两大类；病变的部位可分表证和里证；疾病的性质可分为寒证和热证；邪正的盛衰可分为虚证和实证。其中阴、阳两纲又可概括其他六纲，表证、热证、实证属阳；里证、寒证、虚证属阴，所以阴阳两纲又是八纲中的总纲。

八纲反映了病变过程中各种矛盾的几个主要方面，但在临床应用上，它们之间又是相互联系而不分割的。如辨别表里必须与寒热虚实联系，辨别虚实又必须与表里寒热联系。由于疾病的变化，往往不是单纯的，而是经常出现表里、寒热、虚实交织在一起的错综复杂的情况。同时，在一定的条件下，证候的性质还可以出现不同程度的转变，如表证入里，里证出表；寒证化热，热证转寒；实证转虚，因虚致实等。在疾病发展的一定阶段中，还可能出现与疾病性质相反的表现，如真热假寒、真寒假热；真虚假实、真实假虚等。因此，进行八纲辨证时，不仅要熟练掌握八类证候的各自特点，而且还要特别注意它们之间的相互联系。

（二）脏腑辨证 脏腑辨证是中医辨证方法中的一个重要组成部分。它运用脏腑理论，对四诊所搜集的临床症状和体征进行分析、归纳，以辨明病在何脏何腑。

肾主生殖，与孕育相关；肝主筋，与房事、泄精相关；脾乃后天之本，气血生化之源。故三者病变与男性不育症密切相关，下面将重点介绍三脏辨证。

1. **肾病辨证** 肾为先天之本，主藏精，主骨生髓，通于脑，又主水液，主纳气，开窍于耳与二阴，其华在发，与膀胱相表里。肾中藏有元阴和元阳，为人身生殖、发育的根本。元阴属水、元阳属火，所以肾有“水火之宅”之说。无论元阴元阳，均宜固秘，不宜耗泄。固秘则能维持生理的正常，一有耗伤，则诸种病变由之而生，如宋·钱忆所说：“肾无实证”。肾的病变虽多，主要有肾阳虚，肾阴虚，肾精亏与肾气虚几方面。

(1) 肾阳虚：肾阳虚又称命门火衰。肾阳为一身阳气之根本，有温煦形体，蒸化水液，促进生殖发育之功能。肾阳虚衰，则温煦失职，气化无权。因而临床表现为形寒肢冷，面色晄白，精神不振，腰膝酸冷，阳痿不育，舌淡苔白，脉沉细无力而两尺尤盛。

(2) 肾阴虚：肾阴虚又称肾水不足，肾阴为一身阴液之根本，而滋润形体脏腑，充养脑髓、骨骼，抑制元阳火动，以维持正常的生长发育与生殖等功能活动，肾阴亏损，形体脏腑失其滋养，则精血骨髓等日益不足。另外，肾阳命火失其制约而亢逆为害。其临床表现为眩晕耳鸣，视力减退，健忘少寐，腰膝酸软，形体消瘦，咽干舌燥，五心烦热，午后潮热，盗汗颧红。男性遗精，女子经闭，舌红苔少，脉细数。

(3) 肾气虚：由于年幼肾气不充，或由于年高肾气衰弱，或由于久病、房劳过度损伤肾气，气不归元，封藏固摄失职。其临床表现为神疲，腰膝酸软，小便频数而清，尿后余沥，或遗尿失禁，夜尿多频。男性滑精早泄，女子白带清稀。舌淡苔白，脉细弱无力。

(4) 肾精不足：肾精为生殖发育之本。肾精不足多因先天禀赋不足，或后天失养，或劳倦过度，久病伤肾所致。其临床表现为男性精少不育，女子经闭不孕，小儿发育迟缓，身材矮小，智力动作迟钝，骨骼痿弱，囟门迟闭。成人则见早衰，发脱齿摇，耳鸣健忘，足痿无力，精神呆钝，舌红苔少，脉细无力。

2. **肝病辨证** 肝藏血，肾藏精，精血相生，乙癸同源。另外肝主疏泄，喜条达。肝经绕前阴，抵少腹。肝主宗筋兴阳事。因此，肝与房事、生殖密切相关。肝病及肾，影响生殖。肝的病证有虚、有实。虚证多见肝阴，肝气不足；实证则是气火有余，或为湿热所扰。而肝风内动，上扰之证属本虚表实之证。

(1) 肝血不足：多因生血不足或失血过多，或久病耗伤肝血所致。肝血不足上不能荣头面，下不能主宗筋。因此临床表现为面色无华，眩晕，夜寐多梦，耳鸣如蝉，眼睛干涩，视物模糊，肢体麻木，筋脉拘急，爪甲不荣，精液减少，阳事不兴。舌淡，脉细。

(2) 肝阳上亢：多因肝肾阴虚，不能制约肝阳，或因郁怒焦虑，气郁化火，内耗阴血，阴不能制阳，以致亢逆于上。故本病为阴虚，标病为阳亢，故又称阴虚阳亢，或阴虚肝旺。由于肝肾之阴不足，阳气亢逆升腾，故临床表现为眩晕耳鸣，头痛头胀，面红目赤，失眠多梦，健忘心悸，急躁易怒，腰酸膝软，宗筋伸缩失常，或阴纵或阴缩。舌质红绛。

(3) 肝气郁结：多因情志郁结，郁怒伤肝，气机不能条达，疏泄功能失常。故在临床上出现情志抑郁、易怒，胸闷太息，胸胁、乳房、少腹胀痛，阳事不兴，功能性不射精。苔薄，脉弦。

(4) 寒滞肝脉：多因感受寒邪、肝经气血凝滞而发病。肝经绕阴器抵少腹，寒滞于经脉，气血凝滞。故临床表现为少腹与睾丸牵引坠胀疼痛，或阴囊收缩，受寒则盛，得热则缓，并兼见形寒肢冷。舌苔白滑，脉沉弦，或迟。

(5) 肝胆湿热：肝与胆相表里。肝胆感受湿热之邪，或嗜酒肥甘，化生湿热或脾胃运化失常，湿浊内生，湿郁化热，湿热蕴结肝胆，致肝胆疏泄失常，故临床表现胁肋胀痛，口苦纳呆，呕恶腹胀，大便不畅，小便短赤，或身目发黄，或寒热往来，或阴囊湿疹，或睾丸肿胀疼痛。舌苔黄腻，脉弦数。

另外，肝火上炎，肝风内动之证在男性不育症极少见，故不作赘述。

3. *脾病辨证*　脾主运化，统血。脾气主升，脾与胃相表里，脾升胃降，燥湿相济，共同完成水谷的消化、吸收与布输。故脾又为气血之源，后天之本。若脾胃升降失常，脾虚失运，气血生化无源，则肾精稀少影响生育。脾脏病证，以虚证为多，故有"实则阳明，虚则太阴"之说。脾病之虚，常是阴气或阴津的亏损。

(1) 脾气虚：多因饮食失调，吐泻太过，或其他脏腑疾病乘脾犯胃，导致脾胃虚弱。脾气不足运化失常，气血生化无源。故临床表现为食少纳呆，食后脘腹胀满，大便溏薄，少气懒言，四肢倦怠，消瘦，面色萎黄无华。舌淡苔白，脉缓弱。

(2) 脾阳虚：由脾胃气虚发展而来，或过用寒凉药物伤害脾阳所致。脾阳虚则运化无权。故临床表现为纳减腹胀，脘腹疼痛而喜按喜温，口淡不渴，四肢不温，大便稀溏，或肢体浮肿，小便不利，或男性白浊，女子白带清稀而多，或淋病。舌质白嫩，苔白滑，脉沉细或迟弱。

(3) 脾阴虚：多因禀素津液不足，或久病伤脾，或热伤脾阴所致。脾津亏损，气血生化无源。故临床表现为饮食不思，便秘难解，尿频而短，面黄肌瘦，精少，阳事不兴。舌红苔薄、少津，脉细数或浮涩。

脾胃虚证中，脾气下陷，脾不统血在男性不育临证中十分少见。

(4) 湿热蕴脾：此为脾病实证，临床上比较少见。多因感受湿热之邪，或饮食不节，酿成湿热，内蕴脾胃所致。湿热之邪蕴结脾胃，受纳运化失职，升降失常。故临床表现为脘腹痞闷，呕恶厌食，大便溏泄，小便短赤，或湿热留伏阴中，血淋、血尿，或痰湿郁结精室，导致子痰、子痈、囊肿等。舌苔黄腻，脉濡数。

虫积伤脾之证在男性不育中极少见。

4. *脏腑兼病辨证*　人体各个脏器之间在生理上是密切联系的，因而在发生疾病时，也常互相影响。凡两个以上脏器相继或同时发病，即为脏腑兼病。现将男性不育症中最常见的脏腑兼病介绍如下。

(1) 心肾不交：心肾乃水火之脏。心阳下降于肾，以温肾水；肾阳上济于心，以养心火。水升火降，心肾相交，维持着正常的生命活动。凡情志失调，劳神太过，意淫于外，则心阳独亢，心阴被灼，神摇于上，淫梦泄精。心火久动，伤肾水，水亏火旺，心肾不交，君火暴涨于上，相火应之于下。以扰精室，初则梦遗，久则滑泄。正如清·尤怡《金匮翼》说："动于心者，神摇于上，则精遗于下也。"若肾阴不足，亦可导致心火独亢，使阴阳水火失去协调。证见虚烦不眠，心悸健忘，头晕耳鸣，咽干，腰膝酸软发凉，梦遗。或潮热盗汗。舌红苔滑，脉弦数。

(2) 肝肾阴虚：肝肾同源，肝阴与肾阴互相滋生，盛则同盛，衰则同衰，肾阴不足常导致肝阴不足。肝阴不足亦会使肾阴亏损。肝肾阴虚多因七情内伤，劳伤精血，或久病不愈耗损肝肾之阴所致。肝肾阴虚,虚火上扰,火扰心神。或火扰精室。故临床表现为头晕目眩,健忘失眠,耳鸣如蝉,咽干口燥,胁痛,腰膝酸软,五心烦热,颧红盗汗,男性遗精,女子经少。舌红少苔,脉细数。

(三)气血辨证 气血禀脏腑生化,由经络输送,而脏腑、经络的生理活动又需气血充养才能正常进行。脏腑需气血长养而生精、化气、生血;经络赖气血充盈才能流通充盛。血赖气生化、运行和调节;气又靠血滋养、运载。气血相依,精血同源。精血形、质皆属阴,异名而同类。同样精与气之间也有密切的关系。精为先天之本,精化气,气生精,精、气不断地相互转化,维持着正常的生命活动。由于精和气血在生理上密切相关,故在病理上也相互影响。如气虚则精不摄,血虚则精不充,气滞血瘀则精关开阖失司。气血辨证是分析气、血的病理变化。临床上有气病者、血病者,也有气、血同病者。

1. *气病辨证* 男性不育临床中常见有"气虚"、"气滞"等证。

(1) 气虚证:气虚证常由久病,或年老体弱,或饮食失调,或房事不节等因素致元气不足,脏腑功能衰退。由于肾为先天元气之本,而后宗气又源于脾、肺,故临床上所说的气虚证,多指脾、肺、肾不足而言。脏腑的气虚证各有其特点(表Ⅰ-27),男性病以气虚证多见。

表Ⅰ-27 常见各种气虚证候异同对照表

证候类别	主要症状
一般气虚(各类气虚共有症状)	面色苍白、全身疲乏无力、精神不振、呼吸短浅、懒言怕动、语音低微、自汗、舌质淡或胖,脉细软无力
肺气虚	呼吸短促、动则更甚、懒言音低等症突出,多伴有咳嗽、痰多等症
心气虚	气短、面色苍白、精神萎顿等症突出,多伴有脉结代、心悸、怔忡、心神不宁等症
脾胃气虚(即中气不足)	面色萎黄、精神疲惫、四肢倦怠、食欲减退等症突出,并多伴有脘腹胀闷、消化不良、大便溏薄及内脏下垂(包括脱肛、子宫脱垂等)、便血、崩漏等
肾气虚	面色苍白或灰滞、精神迟钝、头昏、目眩、耳鸣、耳聋等症突出,并多伴有腰膝酸软,小便清长、尿有余沥或失禁、遗尿、癃闭、性功能减退等症
卫气虚	自汗、怕风、易于感冒等

(2) 气滞证:气滞证是指人体某一部分或某一脏腑气机阻滞运行不畅而言。常由情志不舒,饮食失调,闪挫外伤引起。临床表现为闷胀、疼痛为主证,如气滞胸肋,则胸肋胀痛。舌淡苔滑、脉沉。

2. *血病辨证* 血病证颇多,概括起来主要有血虚、血瘀和血热3种。

(1) 血虚证:常由失血过多,或脾胃虚弱,生化不足,以及七情过度,暗耗阴血等原因引起。临床表现为面色苍白或萎黄,唇色淡白,头晕眼花,心悸失眠。女子经行量少,衍期经闭。男性精少,滑泄。舌质淡,脉细无力。

(2) 血瘀证:凡离开经脉的血液,停留在人体组织内,或血液运行受阻,局部有血液瘀积,都属于瘀血。形成血瘀的原因很多,有跌打损伤,各种出血之后,气滞使血流不畅,气虚运血无力,寒邪或热邪侵入血分。证见疼痛、肿块,出血、有瘀斑。血瘀往往兼夹其他证候。

3. *气血同病辨证* 气血同病常见有气滞血瘀和气血两虚证。

(1) 气滞血瘀证:是指由于气滞不行以致血运障碍,而又出现血瘀的证候。多由情志不遂引起。肝主疏泄而藏血,情志不遂则肝气郁结,疏泄失职。临床表现为胸肋满且疼痛,性情急躁,并兼见痞块刺痛、拒按。女子经闭、痛经。男性精关阖失司。舌质紫,苔薄,脉沉迟。

(2) 气血两虚证:是指气虚和血虚同时存在的证候。多因久病不愈,气血两伤所致。临床表现为少气懒言,乏力自汗,面色苍白或萎黄,心悸失眠。舌淡而嫩,脉细弱。

(徐诚元 陈利生 徐建平 陆海峰 汪洪亮 高明军 倪雅莲)

第五章　下丘脑病变引起男性不育

下丘脑在大脑的基部，位于中脑的后下部与前脑的前上部之间。近半个世纪来人们已明确下丘脑为中枢神经系统与内分泌系统的转调点。它将接受中枢神经的信息在细胞内转化为合成激素的信息。它是大脑皮质下自主神经和内分泌的最高中枢。下丘脑、脑垂体、睾丸构成生殖内分泌轴，调节男子的生殖功能。显然下丘脑病变会引起男子生殖障碍。临床上比较常见的有 Kallmann 综合征、Prader - Willi 综合征、选择性 LH 或 FSH 缺陷症和后天获得性低促性腺激素性性腺功能低减。

第一节　Kallmann 综合征

这是一种典型的孤立性促性腺激素缺乏症(IGD)。早在 1944 年由 Kallmann 首次报道了 9 例家族性男子性腺功能低减合并嗅觉丧失或低减，因此而命名为 Kallmann 综合征。1968 年 Bardin 对本病进行了较为系统的研究，认为本病有两种类型，即家族性和散发性。其共同特点是下丘脑分泌 GnRH 缺失。GnRH 的缺乏导致性腺功能减退。

本病多见于男性，男女发病率比为 4 ∶ 1，约 1/10 000，在男性不育症中仅次于 Klinefelter 征。我国对本病的诊断较晚。张桂元于 1983 年首次报道了一组 21 例特发性低促性腺激素性性腺功能减退(IHH)诊断和治疗。近几年全国报道的病例不多。

一、病因与发病机制

下丘脑分泌 GnRH 不足是 Kallmann 综合征的根本原因。由于 GnRH 不足，垂体促性腺激素的分泌功能受损，导致 LH 和 FSH 分泌不足，进而影响了睾丸的生精功能和睾酮的产生。

(一) 家族遗传倾向　1944 年 Kallmann 报道的一组病例显然是家族遗传性疾病。近半个世纪人们对于 X 染色体隐性遗传的 Kallmann 综合征 GnRH 分泌不足的机制进行了深入研究，发现正常的胚胎发育过程中，GnRH 先驱神经元从鼻嗅觉上皮迁移到下丘脑基底部，而这部分 Kallmann 综合征患者在胚胎发育过程中，GnRH 先驱神经元不能从鼻嗅觉上皮迁移到下丘脑基底部，从而影响了垂体的分泌功能。

根据阳性家族史的家谱分析，表明这种疾病的遗传方式是常染色体显性、常染色体隐性或 X 染色体隐性遗传。

(二) *GnRH* 基因突变　孤立性促性腺激素缺乏症(IGD)有阳性家族史的占少数，其中 65%的病例为散发性的。1986 年就已经证实 *GnRH* 基因定位于第 8 号染色体的短臂(8p11.2～8p21)。近年研究发现，大多数散发性患者的常染色体至少有一个突变基因。从而引起下丘脑合成、分泌 GnRH 功能异常，以及脸中线畸形。另有研究发现该病例的致病基因位于 X 染色体短臂上，命名为 *KAL* - 1。这个基因会产生多种突变形式，如完全缺失、单个外显子突变或点突变。*KAL* - 1 基因编码为 680 个氨基酸的糖蛋白，属神经细胞外粘连蛋白,起到 GnRH 神经元向下丘脑底部迁移的导航者作用,该基因突变,使 GnRH 神经元不能从鼻嗅觉上皮迁到下丘脑基底部,因而完全或部分丧失 GnRH 的脉冲释放。

(三) GnRH 受体灭活性突变 近年来又有研究发现 GnRH 受体的基因位于 4 号染色体长臂(4q),GnRH 受体灭活性突变引起 IGD。法国学者 Roux N 于 1999 年报道一家兄妹 3 人都存在 GnRH 受体的点突变,但他们临床表现轻重程度都完全不同。同年瑞士学者 Pralong 报道了 1 例 GnRH 受体基因点突变引起 IGD。所有这些患者的特点是 GnRH 受体发生了缺陷,因而对外源性 GnRH 无反应或反应差。因此,在治疗时不能用 GnRH 自动脉冲给药,只能用促性腺激素予以补充治疗。

二、诊断

(一) 临床表现 主要表现为男子性腺功能低下和不育。

1. 第二性征发育不全(类宦官症) 无胡须、无腋毛、阴毛或很稀少。小睾丸(约 3 ml)、小阴茎、阴囊色素沉着不足;有隐睾丸或隐睾下降固定术史;很少有女子型乳房。

2. 婚后性功能低下,无性欲或性欲低下。勃起不坚或勃起困难;婚后不育。

3. 部分患者骨龄延缓(72.5%)。

4. 伴有多种先天性缺陷 嗅觉丧失或低减是 Kallmann 主要的临床特征。其他 IGD 还可能出现缺陷,如色盲、听力障碍、智力差、右手第 4 掌骨明显短小;个别患者合并有唇裂、上颌裂、鼻中隔缺失等。

(二) 实验室检查 血清测定 FSH、LH、T 三项指标均低于正常值或在正常值低限。如身材短小患者的生长激素(GH)偏低。其他还可以测定 T_3、T_4、皮质醇(F),确定是否存在下丘脑-垂体轴其他方面的异常情况。精液分析常显示无精子或严重少精子。

(三) GnRH 实验 是检测垂体功能的一种方法。经可移动性微型泵,每隔 120 分钟给 GnRH 5～10 μg,持续 7 天。再检查血清 FSH、LH 值,如果这两项指标升高,说明病变在下丘脑。据报道部分 Kallmann 综合征及其他 IGD 患者对 GnRH 刺激无反应或反应差。因此,此项检查结果不作为确诊依据。

(四) 遗传学检查 染色体核型为 46XY;对怀疑为 X 染色体隐性遗传的 Kallmann 综合征患者,有条件应检测 *KAL*-1 基因有无突变。

(五) 特殊检查 包括下丘脑和垂体区域的磁共振成像检查和骨密度测定。

(六) 遗传学咨询 对治疗男性不育的患者,应在治疗前进行遗传学咨询。因为常染色显性遗传的 Kallmann 综合征,其遗传的概率可高达 50%。

三、治疗

经过科学合理的内分泌治疗,Kallmann 综合征获得生育能力的机会很大。

(一) 起始治疗 辛钟成教授建议,Kallmann 综合征开始用睾酮治疗几个月,我们常规应用十一酸睾酮(安特尔)80 mg,每日 2 次,持续 3 个月,使患者体质增强,第二性征开始发育,有阴毛出现,阴茎、睾丸开始长大,并出现性冲动。大多数患者对这种变化反应良好。

(二) 治疗不育 对因不育而就诊的 Kallmann 综合征的患者,治疗不育是他们的最终目的。因此,在治疗前应将整体治疗方案向患者明确告知,并取得患者的认同。当患者第二性征发育明显后,开始应用绒毛膜促性腺激素(HCG)或绝经期尿促性腺激素

(HMG)治疗。笔者常规应用 HCG 2000 U,一周 2 次,持续 1～2 年,个别患者持续 3 年。经治疗后患者的睾丸体积明显增大。每半年复查一次精液分析,反应最好的经一年治疗后,精液中可见精子,也有应用 HCG 加 HMG 交替使用。还有报道可应用高度纯化的 FSH 和重组 FSH 治疗。由于这些进口的药品价格昂贵,治疗周期又长,目前在国内很少应用。

采用可移动微型泵进行 GnRH 脉冲治疗最接近生理情况。每隔 120 分钟脉冲式给药 GnRH 10～20 μg。通过脉冲式 GnRH 治疗,诱发脑垂体分泌促性腺激素,再刺激睾丸分泌睾酮,促进精子形成。由于效程长,价格昂贵,国内还没有普及推广。

第二节　Prader－Willi 综合征

1956 年 Prader、Labhart、Willi 首先描述了这一疾病的症候群:体型肥胖、肌张力低、智力发育障碍,身材矮小,性腺功能低下,习惯上人们称之为 Prader－Willi 综合征。

一、病因

Prader－Willi 综合征通过长期 GnRH 治疗,能升高血清 LH 和 FSH 水平,提示其病因为下丘脑 GnRH 缺乏。造成 GnRH 缺乏的原因,普遍认为与遗传因素相关,并具有家族倾向。由于该疾病的表型多样,因此,该病证不是单一基因的缺失或功能异常造成的,而是由第 15 号染色体近长臂处 $15q^{11\sim13}$的一个基因群功能失调或缺失造成的。这染色体区域带有基因组印迹。

研究发现约 75％的 Prader－Willi 综合征患者可检测到 $15q^{11\sim13}$的缺失。缺失的第 15 号染色体来自父方。其中一些缺失用常规的染色体分析方法即可检测到,还有一些则是亚显微的微小缺失。另外 25％的患者其病因来自母方单亲 $15q^{11\sim13}$双染色体畸变。

二、诊断

(一) 临床表现　Prader－Willi 综合征临床表现是多种多样的。

1. 肌紧张减退　从婴幼儿开始就出现肌张力减退,学走路比较晚,且较费力。

2. 肥胖　从小饮食过多,以至肥胖,有的极度肥胖。约 10％的患者因过度肥胖而导致糖尿病。

3. 身材矮小,手足小　一般 Prader－Willi 综合征成年后平均身高为 155 cm。除了身材矮小外,手足也小,手掌窄。杏状脸,前额窄小。

4. 智商低　大部分患者智力差、智商低,测试智商为 60～70,有些病例还可出现多种形式的行为异常。

5. 生殖器发育不良　阴茎短小,双侧睾丸小,第二性征不明显,但阴毛多数生长正常,阴囊发育不全,有些患者合并有单侧或双侧隐睾。

6. 性功能低下　表现为性欲低,勃起困难。

(二) 实验室检查　血清测定 FSH、LH、T 值低于正常,有些病例生长激素(GH)亦偏低。必要时也应测定 T_3、T_4 或 F。

精液分析常提示为无精子。

（三）睾丸活检 部分病例通过睾丸活检发现精曲小管萎缩。

（四）GnRH 试验 与检查 Kallmann 综合征的方法一样，使用可移动性微型泵，每隔 120 分钟给 GnRH 10 μg，持续 7 天，再测定 FSH、LH、T，如较前有明显升高，提示病变在下丘脑，但不是确诊指标，亦有假阴性的可能。

（五）DNA 分析 有报道应用 DNA 探针 PW71 进行 DNA 分析。Gillesen－Kaesbach 报道了一种可靠和高度敏感的分子检查方法，这是一种分析关键基因区域的甲基化状态的方法。有时还要同时检测父母双亲的血样。对 Prader－Willi 综合征的确定诊断，最终还需 DNA 的分析。

三、治疗

Prader－Willi 综合征的治疗原则与 Kallmann 综合征基本相同。应用促性腺激素 HCG 和 HMG 改善和提高睾丸的生精功能，应用睾酮改善性功能。Hauffa 报道应用生长激素对于身体纵向生长有积极作用。

第三节 选择性 LH 或 FSH 缺陷

一、选择性 LH 缺陷症

又称孤立性 LH 分泌不足(Pasqualini 综合征)。由于这种疾病通过科学合理的治疗仍可以获得生育机会，因此也有人将该病称为可育性宦官症。

（一）病因 这种疾病非常罕见，可能由 LH－β 亚单位基因突变所致，但至今这方面的报道不多。Weiss 等人报道了 1 例，这位患者检测不到具有生物活性的 LH，仅有免疫活性的 LH。也有个别报道下丘脑肿瘤可引起孤立性 LH 分泌不足。

（二）诊断 以明显的性腺功能减退与几乎正常的睾丸体积很不协调为其特征性的临床表现。患者具有正常的男性特征，但精液量少，精液分析为少精子症；血清 LH 和 T 值低于正常标准，但 FSH 正常；睾丸活检表明生精上皮是成熟的，由于缺乏足够的 LH 支持，不易见到 Leydig 细胞，仅有少量的 Leydig 细胞功能是正常的；GnRH 试验可诱发 LH 分泌增加。

（三）治疗 选择性 LH 缺陷症的治疗应首选 GnRH。一般亦采用可移动式微型泵进行 GnRH 脉冲治疗，每隔 120 分钟，脉冲式给药 10～20 μg。经过较长时间的治疗，可使睾酮水平正常和精子数量正常；HCG 长期治疗也会诱发精子的生成。

二、选择性 FSH 缺陷症

又称孤立性 FSH 缺乏症。临床上十分罕见，据辛钟成教授统计，至今只有 2 例无精子症患者确诊为孤立性 FSH 缺乏症。

（一）病因 根据 GnRH 试验结果，可诱发 FSH 值的升高，说明其病因在下丘脑。据研究认为，该病由 FSH－β 亚单位基因突变引起。

（二）诊断 患者具有正常的男子性征、正常的睾丸体积；精液分析显示无精子或偶见精子；血清内分泌测定，见 FSH 水平低于正常标准，而 LH 和 T 值正常。因此患者的第二性征正常,睾丸体积大小正常;GnRH 试验有可能使 FSH 值升高。

(三)治疗 临床上一般采用 HMG 或 HNG 治疗。更为特异性的治疗是给予高度纯化的 FSH 或重组 FSH。由于病例较罕见,其治疗后的生育概率尚无可靠的统计资料。

第四节 后天获得性低促性腺激素性性腺功能低减

后天获得性低促性腺激素性性腺功能低减(AHH)是由于间脑部位的任何病变引起下丘脑损伤而影响 GnRH 的分泌所致。

一、病因

间脑区域的肿瘤,如颅咽管瘤、脑膜瘤或转移性肿瘤会影响下丘脑 GnRH 的分泌。其他如肉瘤样病、结核、梅毒、血色素沉着病等也可以造成下丘脑功能的失调。外伤、手术、放疗损伤了间脑和下丘脑,使 GnRH 分泌减少或缺失,从而影响垂体促性腺激素的分泌,导致睾丸功能的衰减,引起睾酮分泌减少,生精功能丧失。由于类似的原因,年轻的运动员剧烈超负荷运动也会影响下丘脑分泌 GnRH 减少。沙松林统计了国内 70 例下丘脑综合征,肿瘤最多,共 53 例,其中颅咽管瘤 25 例,松果体瘤 11 例,丘脑肿瘤 6 例,第三脑室肿瘤 4 例,室管膜瘤 2 例,溴沟脑膜瘤、灰结节肿瘤、异位松果体瘤、鞍上肿瘤及星形细胞瘤各 1 例;可疑肿瘤 4 例;炎症 6 例,其中 1 例为结核性脑膜炎,1 例为颅底蛛网膜炎,余 4 例为颅内感染;脑外伤 2 例;精神因素 2 例;轻度交通性脑积水 1 例;性质未定 2 例。

二、诊断

(一)临床表现 由于致病原因和发病时间的不同,其临床表现错综复杂。

1. *儿童期发病* 主要表现为身材矮小,阴茎、睾丸发育不良。如果病损范围广引起全垂体功能衰竭,还会出现甲状腺功能减退和皮质功能低下的表现。

2. *青春期发病* 临床表现为第二性征不明显,睾丸小,阴茎短小,无性欲和勃起功能障碍。

3. *成年期发病* 主要出现性欲低下,勃起功能障碍,无精子症和男性不育。

4. *如由颅内占位性病变引起,可出现头痛、视野缺损和视力障碍。*

沙松林统计了 70 例下丘脑综合征的临床表现(表Ⅰ-28),其中以多饮、多尿、嗜睡、肥胖最多见。

(二)实验室检查 因男性不育而来就诊的患者均为成年男子,所以实验室检查应包括以下几项:

1. *精液分析* 多数患者显示无精子或少精子。

2. *血清内分泌化验* 显示 LH、FSH、T 值低于正常值,如存在垂体肿瘤,其 PRL 值可能明显升高。部分患者 T_3、T_4、F 均低于正常值。

3. *GnRH 试验* AHH 患者 GnRH 试验引起垂体分泌 FSH、LH 增加。

(三)CT、磁共振等影像检查 可发现间脑、下丘脑区域的病灶。

表Ⅰ-28　下丘脑综合征的临床表现

症　状	例　数	百分率(%)	症　状	例　数	百分率(%)
多饮多尿	40	57.1	发热	15	21.4
嗜睡	34	48.6	头痛	54	77.1
失眠	5	7.1	癫痫	13	18.6
肥胖	27	38.6	视力减退	42	60.0
消瘦	10	14.3	复视	7	10.0
月经失调	7	26.0[1]	视野缺损	13	18.6
闭经	15	56.0[2]	记忆力减退	6	8.6
性功能减退	15	21.4	智力下降	4	5.7
阳痿*	10	23.0[2]	昏迷	7	10.0
性早熟	8	11.4	泌乳**	1	1.4
发育延迟	10	14.3	汗腺分泌紊乱	6	8.6
侏儒	3	4.3	兴奋	4	5.7
嗜食	9	12.9	甲状腺功能减退症群	4	5.7
厌食	17	24.3			

注：*占男性病例百分比；**占女性病例百分比。

三、治疗

针对病因治疗是关键，如发现颅内肿瘤，必须通过手术摘除病灶。如为结核、梅毒所致，病因治疗也是首先要考虑的。应用激素替代治疗，其方案同 Kallmann 综合征。

（陈守信　陈利生　马金涛　王玉谨）

第六章　垂体疾病所致男性不育

垂体是下丘脑-垂体-睾丸轴的重要组成部分，在调节男性生殖生理活动中起着极其重要的作用。垂体释放的 FSH 和 LH 直接影响睾丸功能。因此，与其他内分泌疾病相比，垂体疾病将带来更多的性功能问题，与男性不育密切相关。

第一节　垂体功能减退

垂体功能减退包括先天性垂体功能不全及后天获得性垂体功能减退。

一、病因

（一）基因突变　先天性脑垂体功能不全非常罕见。研究发现，转录因子的突变可影响脑垂体的发育，造成垂体功能不全。转录因子 *Pit*－1 基因缺陷导致脑垂体分泌生长激素、泌乳素和促甲状腺素不足，但不产生性腺功能减退；转录因子 *PRDPI* 缺陷还会产生 FSH 和 LH 的缺乏。这种遗传是常染色体隐性遗传。

（二）垂体肿瘤　垂体功能减退最常见的原因是肿瘤。垂体肿瘤在光镜下按细胞染色及形态分类，以往分为嫌色细胞瘤、嗜碱性细胞瘤、嗜酸性细胞瘤和混合型腺瘤，而嫌色细胞瘤最为常见，约占 80%，以往认为嫌色细胞瘤无分泌颗粒，无内分泌功能。近年由于电镜技术的发展应用，发现嫌色细胞瘤中仍然含有部分分泌颗粒。国内统计了 409 例垂体嫌色细胞瘤的患者，其中有 21 例肢端肥大症，9 例皮质醇增多症，5 例泌乳-闭经综合征，2 例甲状腺功能亢进症。因此，近年将垂体肿瘤按分泌激素分型（表Ⅰ－29）。肿瘤压迫垂体，影响了其内分泌功能，从而影响睾丸的睾酮合成和精子形成，导致不育。

（三）外伤感染、放射治疗、血色素沉着和血管异常　这些损伤使脑垂体萎缩而影响垂体的内分泌功能，从而影响睾丸功能而导致不育。

二、诊断

（一）临床表现　由于引起垂体功能低下的病因是多种多样的，因此，其临床表现也是多种多样。

1. 先天性垂体功能低下　亦称垂体性侏儒症。表现为躯体生长发育迟缓，身材矮小（不足 130 cm），皮肤细腻，但智商相当，性器官不发育，缺乏第二性征，阴茎细小（如婴儿状），睾丸小（如黄豆大），且隐睾症颇多见。无性欲，无精子生成。胡须、阴毛、腋毛均不生长，声调似小孩。原发性垂体功能低下，不少有遗传因素，也有不少患者与自身免疫有关。

2. 垂体肿瘤　主要表现为内分泌功能紊乱及蝶鞍受压迫的两种症型。内分泌功能紊乱以性腺功能减退为最早出现的常见症状。男性患者逐渐出现肥胖和性功能减退。胡须减少，阴毛、腋毛脱落，前列腺、睾丸、阴茎萎缩，性欲减退，性交能力降低，精子生成几乎终止，睾酮合成明显减少。因此，导致男性不育。压迫症状主要表现为头痛、视力减退、视野缺损。

其他症状视肿瘤分泌激素的不同而不同。有的患者会出现甲状腺、肾上腺皮质功能不全或糖尿病性尿崩症。

表Ⅰ-29　垂体前叶细胞瘤的分型和分类

分类	细胞类型	分泌激素	肿瘤命名	临床症群
有功能的瘤	生长激素细胞	生长激素(GH)	生长激素腺瘤	巨人症，肢端肥大症
	泌乳激素细胞	泌乳素(PRL)	泌乳素腺瘤	泌乳-闭经综合征
	促肾上腺皮质激素细胞	促肾上腺皮质激素(ACTH)	促肾上腺皮质激素腺瘤	皮质醇增多症
	促肾上腺皮质激素细胞和(或)黑色素细胞，刺激素细胞	促肾上腺皮质激素(ACTH)和(或)黑色素细胞刺激素(MSH)	促肾上腺皮质激素-黑色素细胞刺激素腺瘤	Nelson 综合征
	促性腺激素细胞**	促性腺激素(Gn)	促性腺激素腺瘤**	
	促甲状腺激素细胞	促甲状腺激素(TSH)	促甲状腺激素腺瘤	甲状腺功能亢进症
	混合上述几种细胞	上述两种或两种以上激素(GH＋PRL，GH＋ACTH，PRL＋ACTH，GH＋TSH)	混合瘤	上述混合症群
无功能的瘤*			无功能垂体肿瘤	垂体前叶功能低下，垂体性侏儒症。垂体后叶功能低下，尿崩症。压迫垂体周围组织，如下丘脑-垂体性肥胖症，视神经萎缩等

注：*垂体前叶组织除有分泌功能的垂体前叶细胞外，尚有滤泡细胞、结缔组织、血管组织等无分泌功能的组织，由此可发生无分泌功能的肿瘤。**文献中有分泌 Gn 或 FSH 的促性腺激素细胞腺瘤。但国内发表的无此种病例。

（二）实验室诊断　包括下列几项。

1. **血清内分泌检查**　包括 FSH、LH、PRL、T、E_2、F、T_3、T_4、GH 检查，确定是否属于全垂体功能减退或是单纯性腺功能减退。

2. **蝶鞍区影像学检查**　包括 CT 检查或磁共振检查。通过影像学检查可确诊是否存在脑垂体肿瘤。临床上男人以大腺瘤多见，女子以微腺瘤多见。大腺瘤超过 10 mm，小的微腺瘤容易漏诊。如高度怀疑存在微腺瘤，应定期随访。

3. **垂体刺激试验**　必要时选择性做垂体刺激试验，包括 GnRH 试验，生长激素释放激素(GRH)试验，甲状腺刺激素释放激素(TRH)刺激试验，促皮质激素释放激素(CRH)试验。如果怀疑有脑垂体大腺瘤，不应做垂体刺激试验，因为有可能产生垂体猝中等并发症。

三、治疗

（一）手术治疗　如果脑垂体功能低下由肿瘤引起，应及时手术摘除。对于手术方式，近年多提倡经蝶骨入路，这样创面小，可尽量保护正常的脑垂体组织，而肿瘤可被根除。术后残存的脑垂体组织可能会再生。近年有单位还开展了 γ 刀手术切除垂体肿瘤。

（二）药物治疗　泌乳素瘤，特别是泌乳素微腺瘤，建议用药物治疗。溴隐亭是首选药物，开始服用小剂量，1.25 mg 每日 1 次；5 天后用 2.5 mg 每日 1 次；再 5 天后 2.5 mg 每日 2 次；又 5 天后 2.5 mg 每日 3 次，直至 PRL 降至正常。垂体大腺瘤在手术前亦应服用一段时间溴隐亭，以使腺瘤体积缩小，便于手术摘除。

单纯性垂体功能低下和先天性垂体功能不全可采用补充激素替代治疗，原则是缺什么补什么。对男性不育患者可选择使用 HCG 或 HMG 治疗。部分患者能改善生精功能和性功能。

第二节　高泌乳素血症

泌乳素(PRL)是垂体前叶嗜酸细胞分泌的一种蛋白激素。近年研究发现精囊腺也分泌少量的泌乳素。高泌乳素血症(HP)使下丘脑-垂体-性腺轴功能失调，导致男女生殖功能下降，女性发病率较男性高。

一、病因

正常情况下，垂体前叶分泌的 PRL 受下丘脑释放的泌乳素释放因子(PRF)和泌乳素抑制因子(PIF)的调控。有学者研究认为促甲状腺素释放激素(TRH)可促进 PRL 分泌。而多巴胺是主要的 PIF。引起 HP 的原因很多，主要包括生理性和病理性两大类。

(一) 生理性 HP　临床上引起生理性 HP 的因素包括进食、睡眠、哺乳、乳头刺激、性交、情绪的波动等。

(二) 病理性 HP　最常见的病理性 HP 的病因是肿瘤，如下丘脑肿瘤、垂体泌乳素瘤使泌乳素分泌增高。泌乳素腺瘤有微腺瘤和大腺瘤，泌乳素的高低和腺瘤大小相关。鞍区无分泌泌乳素功能的肿瘤，如颅咽管瘤等也产生高泌乳素血症。

多巴胺是主要的泌乳素抑制因子，干扰多巴胺合成的药物或多巴胺受体阻滞剂，如吩噻嗪类(氯丙嗪、奋乃静)、甲氧氯普胺(胃复安)、多潘立酮(吗丁啉)、三环类抗抑郁药(丙米嗪等)、单胺氧化酶抑制剂、降压药(利血平、甲基多巴、血管紧张素转换酶抑制剂)、维拉帕米(异搏定)、阿片类、雌激素、H_2 受体阻滞剂(西米替丁、法莫替丁等)。

某些特殊疾病均伴有 HP，如肢端肥大症、空蝶鞍综合征、原发性甲状腺功能低下、肾功能衰竭、肝功能不全、桥本甲状腺炎、系统性红斑狼疮、多发性硬化症等。

HP 影响男子生殖功能的机制是影响下丘脑 GnRH 脉冲式释放，使 LH、FSH 减少，影响睾丸睾酮的分泌和精子生成；蝶鞍或鞍上病变产生的 HP，同时阻断了下丘脑 GnRH 流向脑垂体促性腺激素分泌细胞，使脑垂体促性腺激素分泌细胞的功能衰竭，LH 和 FSH 合成分泌减少；巨大的泌乳素瘤取代或损伤脑垂体促性腺激素分泌细胞的功能，造成 LH 和 FSH 水平的下降。

二、诊断

(一) 临床表现　由于 HP 影响垂体 LH 和 FSH 的分泌，导致睾丸分泌睾酮减少和精子生成障碍，因此，患者首先出现性欲下降和性功能降低，乳腺女性化发育。如果 HP 是垂体肿瘤所致，患者会出现头痛或视野缺损。

(二) 实验室检查　不少患者在检查性功能低下或不育时才发现 HP。

1. **精液分析** 少精子或无精子。

2. **血清内分泌测定** 显示 PRL 升高,LH、FSH、T 降低。当 PRL>25 μg/L 时,应高度怀疑 HP 的存在,但必须排除生理性 PRL 的升高。因此,检查血清 PRL 时,应在安静状态下,于上午 9 点至 10 点空腹抽血为宜,最好重复测定。当血清 PRL 值>100 μg/L 时,应高度怀疑垂体肿瘤的可能。如可疑为潜在性 HP 时需进行垂体兴奋试验。

(三) 蝶鞍区影像学检查 当发现患者 PRL 持续性升高,应做脑部蝶鞍区影像学检查,一般采用磁共振方法检查,以确定蝶鞍区、鞍上是否存在肿瘤的可能。空蝶鞍综合征也可以通过磁共振的方法予以确诊。

三、治疗

(一) 药物治疗 HP 患者一旦确诊,就应进行药物治疗,可供选择的药物有以下几种。

1. **溴隐亭**(Bromocriptine, CB[154]) 是目前国内外治疗 HP 的首选药物。溴隐亭能兴奋垂体多巴胺 D_2 受体,从而抑制 PRL 的分泌,有效降低患者的 PRL 水平。据报道有效率达 80%~90%,同时恢复了性功能,缩小或控制了肿瘤的生长。另据报道,也有 12%患者服用溴隐亭后副作用明显,不能耐受有效的治疗剂量。副作用主要有胃肠道反应、眩晕、体位性低血压、头痛、瞌睡、便秘等。为了减少副作用,一般建议从小剂量开始,1.25 mg,每天 1 次,睡前服用,每 5 天加量 1 次。一般的治疗剂量为 2.5 mg 每日 3 次。也有报道最大治疗剂量达 15 mg/d,即每次 5 mg,每日 3 次,直至 PRL 降至正常水平,再逐渐降至维持量(每天 2.5 mg)。维持量有其个体性,应根据各患者的具体情况而定。

2. **卡麦角林**(cabergoline,**商品名:**Dostinex) 是一种新型的麦角生物碱衍生物。具有长效多巴胺受体激动剂作用,其半衰期为 65 小时,一周只要给药 1~2 次。卡麦角林对垂体泌乳素细胞的多巴胺 D_2 受体具有高度选择性的亲和力,且副作应较小。主要副作用是轻度恶心、体位性低血压、腹痛、眩晕和瞌睡。尽管卡麦角林有很多优势,但目前临床上仍没有广泛应用。

3. **喹高利特**(quinagolide,**商品名:诺果宁**) 是一种新型的选择性多巴胺 D_2 受体激动剂。其半衰期为 22 小时,只需每日服 1 次,常规用量为 75~150 μg/d。

据一项关于喹高利特和溴隐亭的随机双盲试验显示,喹高利特组 82%患者的 PRL 转为正常,而溴隐亭组为 71%。

4. **培高利特**(pcrgolide) 是一种麦角类多巴胺受体激动剂。培高利特的作用时间维持在 24~48 小时,每日只需服用 1 次。价格仅为溴隐亭的 1/5。欧洲的一些临床报道显示其治疗 HP 安全、有效、耐受性好,在国内还没有此类报道。

5. **不育症的治疗** 经过溴隐亭等治疗后可出现 LH 脉冲式分泌,不久睾酮水平也会升高。持续性促性腺激素抑制的患者可选用 HCG 或 HMG 治疗。持久性睾酮不足的患者可补充雄激素,一般采用口服十一酸睾丸酮(安特尔)。

(二) 手术治疗 垂体大腺瘤在药物治疗的基础上可采用手术治疗。对药物治疗无效的亦应采取手术治疗的方法。1998 年 Saeki 等人报道,由于药物治疗效果很好,所以建议不主张经蝶骨切除泌乳素腺瘤。

第三节 其他内分泌疾病所致垂体功能失调

肾上腺、甲状腺是人体内重要的内分泌器官，这些器官的病变也会影响到垂体和下丘脑的功能，从而影响男子性功能和精子的形成。另外，糖尿病亦会影响男子性功能而致不育。

一、肾上腺疾病

常见的肾上腺疾病包括肾上腺皮质功能亢进(Cushing 症)和肾上腺皮质功能减退(Addison 症)，均可影响男子性功能和生殖功能而导致不育。

(一) 病因

1. *Cushing 症* 是由于肾上腺皮质激素分泌过多引起。部分患者睾丸继发性萎缩，间质细胞退化，精曲小管纤维化，睾酮水平降低，生精发生障碍，从而引起性欲下降，勃起困难，少精、无精以致不育。

2. *Addison 症* 是肾上腺皮质萎缩或破坏引起皮质醇或醛固酮缺乏所致。这类患者睾酮合成减少，性欲减退，精子生成障碍而不育。

(二) 诊断 依据特殊的临床表现和实验室诊断可以确定诊断。

1. *临床表现* Cushing 症和 Addison 症各有其特殊的临床表现。

(1) Cushing 症：表现为向心性肥胖，满月脸，水牛背，胸腹部脂肪堆积。皮肤出现紫纹，肌肉产生萎缩。部分患者可出现糖尿病症状，如多饮、多尿、多食。情绪不稳定，烦躁失眠，皮肤色素加深。

(2) Addison 症：早期，患者出现疲乏无力，精神萎靡，食欲不振，体重减轻。病情发展后可有下列典型症状：色素沉着，深者如焦煤，浅者为棕黑、棕黄、古铜色，且脸部色素常不均匀；血压偏低，常头晕眼花；消化道常表现为恶心、呕吐、腹胀、腹痛；精神常抑郁淡漠，思想不集中、失眠。男性患者性功能低下，常有勃起功能障碍症状。

2. *实验室检查*

(1) Cushing 症：留取 24 小时尿测 17 -羟总量，如 $>55\ \mu mol$，可以诊断，如 $>70\ \mu mol$，对诊断更有意义；24 小时尿游离皮质醇 $>304\ \mu mol$，对诊断有意义；早晨 8 点血清皮质醇 $>441\ \mu mol/L$ 有诊断意义。

(2) Addison 症：血清皮质醇、24 小时尿 17 -羟、24 小时尿游离皮质醇值低于正常值。血浆 ACTH 明显升高，当 ACTH >55 pmol/L 时有诊断意义。

必要时做垂体和肾上腺的影像学检查，察看有无占位性病变。

(三) 治疗 治疗方法有手术治疗和药物治疗等，针对不同原因进行相应治疗。

1. *Cushing 症* 如存在垂体肿瘤，必须首选手术治疗，经蝶窦切除垂体腺瘤，腺瘤过大，需开颅手术；对病情严重者宜做一侧肾上腺全切，另一侧做大部分切除。对于泌乳素升高的病例可试用溴隐亭治疗。

2. *Addison 症* 首先针对病因治疗，如有结核应积极抗结核治疗。同时补充糖皮质激素，上午 8 点服氢化可的松 20 mg，下午 4 点服氢化可的松 10 mg。补充钠盐也十分重要，每日食盐的摄入量至少 8～10 g。

二、甲状腺疾病

甲状腺疾病亦会影响人体的内分泌功能，而导致不育，常见的有甲状腺功能亢进和甲状腺功能减退。

（一）甲状腺功能亢进 指多种病因导致甲状腺激素(TH)分泌过多而引起的临床综合征。

1. *病因* 过高TH会抑制垂体的促性腺激素的分泌，而影响男性的生殖功能，部分患者血清泌乳素(PRL)和雌激素增高，而雄激素代谢加快，雄激素结合蛋白增高，使游离睾酮下降，影响性功能，勃起困难，生精功能亦下降。

2. *诊断* 临床上以乏力、多汗、低热、体重锐减、突眼、甲状腺肿为其特征性表现；另外，心悸、胸闷、气短多见；神经过敏、焦躁易怒、失眠、多动亦比较多见。

实验室检查包括血清 T_3、T_4 和 FT_3、FT_4 测定。其结果明显高于正常值就可确诊。必要时做甲状腺影像学检查。

3. *治疗* 一般首选抗甲状腺药物，如他巴唑和甲亢平，其作用机制是这两种药物均可抑制TH的合成。药物治疗无效可选用甲状腺次全切除术，有效率达70%。

（二）甲状腺功能减退 这是由多种原因引起的TH合成、分泌不足导致的一组内分泌疾病。根据起病年龄不同，临床上分为3种类型，即呆小病、幼年型甲状腺功能减退和成年型甲状腺功能减退。

1. *病因* 无论是原发性还是继发性，都会使患者发生不同程度的性功能障碍，主要表现为性欲低下，勃起障碍，睾酮合成减少，精子生成受到抑制。患病持久会使患者丧失生育能力。

2. *诊断* 3种类型的临床表现各有其特征。

(1) 呆小病症候群：主要表现为代谢率低下：体温低，少活动，少哭笑，怕冷，食欲不振，皮肤干燥，便秘，反应迟钝，发育延迟，站得迟，走得迟，牙齿出得迟，说话迟，智力发育迟，走路如鸭子状。呆小病有其特殊面容：脸宽，两眼距增宽，鼻梁扁塌，眼睑水肿，唇厚舌大，常伸于口外。且身材矮小，颈短，四肢短粗，性器官发育迟。

(2) 幼年黏液性水肿症群：幼儿时发病症状如呆小病；较大儿童期发病症状如成人黏液性水肿。

(3) 成人黏液性水肿：由于代谢率低下，患者表现为怕冷、无汗、体温低。终日疲乏，行动迟缓，注意力不集中，记忆力差，常昏沉欲睡。成人黏液性水肿的特殊面容为无表情、呆板，面颜及眼睑虚肿，眼睑下垂，眼裂狭窄；鼻、唇增厚，舌大发音不清；睫毛、眉毛脱落，胡须生长缓慢；皮肤苍白、干燥、无光泽、多鳞屑；腋毛、阴毛脱落；下肢有非凹陷性水肿；厌食、腹胀、食欲不振；脉搏缓慢、心音低弱，心脏每分搏出量降低；呼吸急促，有时伴胸腔积液或心包积液。

甲状腺功能减退的诊断最终还得依据实验室检查：血清 T_3、T_4、FT_3、FT_4 和TSH的测定。早期病例TSH升高，T_4 下降早于 T_3，一般后期病例出现 T_3 的降低。必要时做甲状腺和垂体影像学检查。

3. *治疗* 不论何种甲状腺功能减退均需TH替代，有的需要终生服药。一般选用干甲腺素片和L-甲状腺素($L-T_4$)。L-甲状腺素半衰期为7日，吸收缓慢，较安全，一般起始剂量为 25～50 μg/d，3 个月后每天增加 12.5 μg，长期维持治疗。

第四节 中医论治内分泌异常所致男性不育

众所周知，男性生殖受下丘脑-垂体-性腺轴的控制。三个环节中任何一个环节受损，都会引起内分泌失调而致不育。其他内分泌腺功能失调也会影响下丘脑-垂体-性腺轴的平衡。内分泌的平衡控制着人的生长发育和生殖的全过程。

中医认为："阴平阳秘，精神乃治"，说明人体生理功能的正常进行，必须依赖人体阳气与阴精的协调和平衡。如《素问·生气通天论》中曰："生之本，本于阴阳"，即是说一切生命现象的存在，都来源于本身阴阳的对立统一。阴阳不合，则始生疾病，"阴阳离决，精气乃绝"。

中医学又认为："肾为先天之本"肾藏精，主生长、发育，主生殖。《素问·上古天真论》曰："丈夫八岁，肾气实，发长齿更；二八肾气盛，天癸至，精气溢泻，阴阳和，故能有子；三八，肾气平均，筋骨劲强，故真牙生而长极；四八，筋骨隆盛，肌肉满壮；五八，肾气衰，发坠齿槁；六八，阳气衰竭于上，面焦，发鬓斑白；七八，肝气衰，筋不能动，天癸竭，精少，肾脏衰，形体皆极；八八，则齿发去。"由此可知男子生育必须具备肾气盛、天癸至，阴阳平和的基本条件。

肾藏精，肾精化生肾气。肾精充足，则肾气旺盛；肾精不足，则肾气衰减。肾中精气是人体生命活动的根本，也是生殖之根本，只有肾气盛，才能生子。从阴阳属性来说，肾精为肾阴，肾气为肾阳。肾阴和肾阳也称"真阴"和"真阳"、"元阴"和"元阳"。肾阴和肾阳互相制约、互相依存、互相维系，从而维持着人体的阴阳动态平衡，一旦平衡被打破，即可出现肾的阴阳平衡失调，引起各种病理变化。

近年来，不少科研单位应用现代医学的实验方法，对肾阴、肾阳的偏盛偏衰进行了研究。结果发现肾阳虚时下丘脑-垂体-肾上腺皮质轴系统和下丘脑-垂体-性腺轴系统的功能低下。并通过肾阳虚动物模型的解剖证实，这些动物的肾上腺、睾丸较正常的重量下降，组织退化。又有实验证明肾阳虚患者的 24 小时尿 17 -羟、17 -酮水平下降，睾酮水平也低。由此可知，垂体功能低下，性腺功能低下，甲状腺功能低下，肾上腺皮质功能低下均属于肾阳虚的范畴。也由人报道通过温肾壮阳治疗后，即可使其激素水平回升。

肾阴虚则是肾阳失制，而命门相火亢奋。垂体功能亢进、甲状腺功能亢进和肾上腺皮质功能亢进均属于肾阴虚的范畴。这种亢进的表现不持久，容易疲劳衰退。如巨人症和肢端肥大症患者的性欲亢进，不能持久，很快表现为性功能减退而不育。

中医治疗内分泌异常所致男性不育，重点在于纠正肾阴肾阳的偏盛偏衰，使阴阳和，方能生子。

肾阴虚的治则为养阴补肾。方药可选六味地黄汤加龟板胶、海马、狗肾等。若心火偏盛可选用清心莲子饮加五子衍宗丸；肾阳虚的治则是补肾填精温阳，可选用生精种子汤。以仙灵脾、续断、菟丝子温肾壮阳；首乌、枸杞、桑葚滋养肝肾；覆盆子、五味子、车前子泄肾中虚火；黄芪、当归补气养血。也可选用右归丸加龟板胶、鹿角胶、海马、狗肾 、鱼鳔，起到温阳、益肾、填精之功效。

（陈利生　陆海峰　陈守信）

第七章　睾丸疾病所致男性不育

睾丸具有分泌雄性激素和生成精子的功能。睾丸病变会直接影响男子的性功能和生殖功能。如先天性睾丸发育不良、隐睾症、惟支持细胞综合征均是引起男性不育的重要原因。另外睾丸炎症、睾丸创伤、电离辐射损伤等也会影响睾丸功能而不育。

第一节　隐　　睾

睾丸在胚胎发育初期位于腹腔，以后在胚胎发育过程中逐渐下降，至胚胎第 6 个月已下降至腹股沟内环，继而沿着腹股沟继续下降，到第 8 个月下降至阴囊。所有在正常生理情况下，出生时睾丸早已位于阴囊，仅有 1%～7%在出生前后或在 1 周岁内下降。如果 1 岁以后，睾丸仍停留在腹腔或腹股沟管内，则称为隐睾。隐睾的发病率在足月生产的男婴中占 4%左右，1 岁以后隐睾的发病率约为 0.8%。

一、隐睾的分类

隐睾的分类方法较多，有的按发病原因分类，有的按睾丸的位置分类。下面介绍几种分类法。

（一）Hinman 分类　这种分类法是根据发病原因的不同将隐睾分为 3 种类型。

1. *机械因素*　由于睾丸系带的异常和腹股沟管的阻塞而影响了正常睾丸的下降。

2. *睾丸发育不良*　睾丸有肉眼和组织学的异常。隐睾常位于腹股沟内环以上的高位。

3. *原发性内分泌疾病*　如下丘脑、垂体病变引起内分泌异常而合并有隐睾发生。

（二）Hopp 隐睾的分级　根据隐睾的位置分成 0～5 级(表Ⅰ-30)。

表Ⅰ-30　Hopp 隐睾的分级法

等　级	位　　置
0	腹内隐睾或者缺乏
1	腹股沟(固定)
2	腹股沟(可移动)
3	腹股沟滑动性，用手推至阴囊，松手后即回复到腹股沟
4	阴囊高位
5	阴囊正常位

（三）国内分类法　是由谢会文根据愈后情况进行的分类。

1. *可回缩的睾丸*　这种睾丸在夜间休息时可以降至阴囊内，在临床检查中医生可以用手将睾丸推至阴囊，但松手后睾丸回缩至阴囊以上。Brown 指出这些病例中有 3/4 的患者是由于提睾肌过度活动的缘故。Farrington 指出这种患者 4 岁以后大多数睾丸降至阴囊中，12 岁以后全部降至阴囊。Puri 指出这种患者在青春期以后睾丸的位置、大小、质地均属正常，其生育与正常男性无差异。

2. *真性隐睾*　这类隐睾又可分为四种类型，即腹内高位隐睾、腹股沟隐睾、阴囊高位隐睾和滑动性隐睾。

3. *异位隐睾*　常见的异位隐睾位置为耻骨上方，大腿股部、会阴部，阴茎根部及横位异位睾丸。异位的睾丸往往大小正常，有正常分泌男性激素和生精功能。可采用外科手术治疗。

4. *无睾畸形* 单侧无睾者约占85%，这些患者青春期多推迟，血清中LH和FSH持续升高，而血清睾酮(T)水平较低，患者往往伴有中肾管发育不全。

二、隐睾的病因病理

（一）睾丸引带异常 在睾丸下降过程中睾丸引带起着非常重要作用。胚胎8～15周时为睾丸下降的第一阶段，其间睾丸引带的尾端发生了膨大反应，也称为过度生长，细胞分裂增殖，基质吸收了大量水分，使睾丸引带尾端膨大，而引带的颅侧端逐渐缩短，融入尾端的膨大部。睾丸随着引带的变化，逐渐从腹腔顶部下降至腹股沟管内口。动物实验表明，如果在这个时期切断睾丸引带，就会发生睾丸在腹腔内迷行。睾丸下降的第二阶段约在胚胎28～35周，睾丸引带的尾端膨大部首先越腹股沟管进入阴囊，此时腹压的推动作用也增加了睾丸下降的动力。睾丸引带的异常包括引带尾端膨大部分的发育异常和位置异常，均是造成隐睾的原因。

（二）内分泌因素 目前比较公认的是下丘脑-垂体-性腺轴的异常，是隐睾发生的重要原因之一。若母体在妊娠期缺乏足量的促性腺激素，丧失了促进睾丸下降的动力；男胚睾丸发育不良，导致睾丸对促性腺激素的不敏感，从而失去激素对睾丸的推动作用。另外，中肾在睾丸下降过程中也起着重要作用，一方面中肾管分化为附睾和输精管，另一方面男性中肾分化成为睾丸下降的一个动力。而中肾分化是受激素控制的，因此，内分泌异常，使中肾分化异常，这是导致隐睾的另一原因。

（三）其他机械性因素 例如：① 由于精索血管、输精管牵制，使精索过短，同时精索周围有粘连，限制睾丸下降；② 内环或腹股管过紧，睾丸无法通过；③ 纤维带阻止睾丸下降，④ 提睾肌发育不良或提睾肌收缩亢进；⑤ 阴囊发育异常也会影响睾丸下降而形成隐睾症。

总之，睾丸的下降是一个非常复杂的胚胎发育过程，其过程受到遗传、物理因素及内分泌等方面的诸多影响，这些综合因素的异常均可引起隐睾的发生。

（四）隐睾的病理改变 隐睾病理改变为精曲小管管径变细，并不出现管腔；精曲小管基膜纤维增生，严重的出现透明变性；精曲小管生精上皮出现支持细胞空泡，生精细胞脱落，精原细胞减少或缺失；精子发生受阻，或阻滞在精原细胞阶段，或阻滞在精母细胞阶段；间质增生，部分间质变性。

（五）隐睾生殖病理定量研究

隐睾睾丸生殖病理定量研究对预测隐睾手术后，能否恢复生育能力具有重要意义。对隐睾生殖病理定量研究，一般主张采用3种指标，即精曲小管生育力指数、支持细胞指数及精曲小管平均直径等定量指标，总称隐睾生育力指数。

1. *精曲小管生育力指数*(Tubular fertility index，TFI) 指含有精原细胞的精曲小管百分率(%)。要求观察计数50个精曲小管横断面并进行计数。

2. *支持细胞指数*(Sertoli cell index，SI) 要求计数50个精曲小管中支持细胞的数量并计算出支持细胞的平均数。

3. *精曲小管平均直径*(MID) 要求计算50个精曲小管横断面的平均直径，可用目镜微测器或用图像分析仪定量测定法测定。

根据上述 3 个指数进行的组织病理定量分类如下所示。

TFI　TFI 50%：生精上皮轻度发育不全；TFI 50%～30%：生精上皮明显发育不全；TFI<30%：生精上皮严重发育不全。

SI　1/3 少于正常：支持细胞弥漫性发育不全；1/3 多于正常：支持细胞弥漫性增生症。

MID　10%精曲小管平均直径缩小：轻度发育不全；10%～30%精曲小管平均直径缩小：明显发育不全；30%以上精曲小管平均直径缩小：严重发育不全。

由于上述 3 种生殖病理指数往往同时伴随或交叉组合，因此又可分为若干类型。

Ⅰ型　睾丸损害轻度，精曲小管生育力指数正常或生精上皮轻度发育不全，MID 正常或轻度发育不全，支持细胞指数正常。

Ⅱ型　睾丸中度损害，精曲小管生育力指数明显减小，MID 减小，反映精曲小管有轻度或明显的发育不全，支持细胞指数正常。

Ⅲ型　睾丸有明显的弥漫性精曲小管发育不全，精曲小管生育力指数低，反映生精上皮严重发育不全，MID 减小表明精曲小管严重发育不良，支持细胞指数降低表明支持细胞有弥漫性支持细胞发育不全。

Ⅳ型　睾丸有弥散性支持细胞发育不全，精曲小管生育力指数下降表示精曲小管有中度或重度发育不全。精曲小管发育正常或轻度或重度发育不全。支持细胞指数表示有弥散性支持细胞增殖。

病变的严重程度与隐睾的类型及患者年龄有关。一般而言，腹腔隐睾病变严重；年幼者稍轻，成年隐睾者病变严重。需要指出的是有一部分病例，存在生精细胞的先天性缺乏，这情况在评价隐睾治疗的效果和预测生育力能否恢复时应予以重视。

应当指出的是隐睾的病理变化呈动态性，随着时间的推移日益严重。

（六）隐睾及其恶变　隐睾除影响生育外，还有发生睾丸肿瘤的可能性，即使睾丸牵引至阴囊仍有恶变的可能，即使是对侧正常睾丸亦有这种可能。Giwercman 等报道 599 名隐睾患者中 2.8%有一侧或双侧的睾丸肿瘤或原位癌。据统计隐睾患者发生睾丸肿瘤的概率较正常人高 4～5 倍。据吴明章分析，隐睾发生恶变的原因有 5 种因素：① 异常的生精细胞；② 隐睾温度高于阴囊温度，并且受到长期的影响；③ 血供受到一定障碍；④ 内分泌紊乱；⑤ 性腺发育不良。

三、诊断

体格检查是临床诊断的第一步，医生用双手触摸阴囊内有无睾丸，是否存在阴囊高位隐睾，如果阴囊一侧或双侧无睾丸，则进一步仔细触摸腹股沟是否存在睾丸样组织，再触摸阴茎根部、大腿内侧等部位是否存在异位睾丸。若发现有隐睾、异位睾丸或无睾畸形必须做进一步检查。

（一）B 型超声检查　对临床上在阴囊内摸不到双侧睾丸者，应首先使用 B 型超声作为筛选诊断。目前普遍认为这种诊断方法是无损伤性的诊断手段，但又认为这一诊断方法对于隐睾的诊断率不高，Wolverson 报道其诊断率达 88%，Veiss 报道其诊断率达 70%。他们都认为其假阴性率较高。

（二）选择性精索内静脉造影法　即选择性精索内静脉插管，注入造影剂，观察精索内静脉的末端情况，借以诊断隐睾。一般认为精索内静脉末端呈现盲端，往往没有睾丸，或者有很小的发育不全的睾丸组织存在。若精索内静脉末端呈现蔓状丛，往往表明有睾丸存在，但亦有少数情况没有睾丸。有时精索内静脉瓣膜会影响显影。这种检查方法对 2 岁以内的儿童往往操作困难。

(三) X 线计算机体层摄影(CT)　是目前临床上常用的一种极为重要的检查方法。可以用来检查任何位置的隐睾，特别在高位隐睾的诊断中有相当的价值，方法迅速、精确，没有特别损害。Wolverson 报道其精确率达 96%。

(四) 磁共振成像(MRI)　是近年来应用于临床的断层照相技术。可用于诊断任何位置的隐睾，其优点是组织结构显示极为清楚，但对腹内高位隐睾的诊断不比 CT 优越，且费用昂贵，不能被临床广泛应用。

(五) 腔镜检查　可以诊断腹股沟管和腹内高位隐睾，且精确性高。近年来被广泛应用于隐睾的诊断，其操作方法简单，时间短，可于手术探查前检查，与手术一次完成。检查观察顺序为先找到腹股沟管内环，如果腹股沟内环处找不到隐睾，则沿后腹壁向上寻找，直至肾上方。手术禁忌证主要是出血性疾病、过度肥胖和有过腹部外科手术史的患者。

(六) 血清 FSH、LH、T 值测定　隐睾患者中常常显示 FSH 升高和 T 的低水平。若 FSH、LH、T 均低于正常水平，应考虑 Kallmann 综合征。

(七) 染色体检查　许多隐睾患者常伴有其他遗传性疾病，临床上常有男性假两性畸形伴发隐睾，必要时应作染色体检查。

四、治疗

(一) 激素治疗　隐睾的激素治疗始于 20 世纪 30 年代，半个多世纪的临床应用结果表明，激素治疗能使隐睾降至阴囊中，且有保护生殖细胞的发育，使其在青春期后有生精作用。目前临床上常用的激素有 HCG 和 LHRH(促黄体生成素释放激素)。

1. HCG *治疗*　具有 LH 样作用，可刺激间质细胞产生睾丸酮。在胎儿发育最后 3 个月，血清 HCG 水平上升，刺激产生较多的睾丸酮而引起睾丸下降，HCG 又有改善睾丸血运、延长精索及扩大内环的作用，所以是治疗隐睾比较理想的药物。

世界卫生组织(WHO)提出的治疗方案是：年龄 3～12 个月，每次肌注 250 IU；1～2 岁 500 IU；2 岁以上 1 000 IU。每周注射 2 次，共 5 周。6 周岁以上的治疗剂量是每次肌注 2 000 IU，每周 2 次，总剂量是 10 000～15 000 IU。总剂量过高可引起睾丸间质细胞水肿而使其受到损害。

多数学者认为 HCG 治疗隐睾完成下降成功率在 3～4 岁的儿童是 3 岁以下儿童的两倍，因此一般认为 3 岁以下儿童使用效果非常有限。Bierich 报道，6 岁以下治疗成功率为 20%，6 岁以上治疗成功率为 70%。HCG 治疗的成功与否取决于间质细胞对 HCG 的反应，即间质细胞反应敏感，血清睾酮上升，睾丸下降机会最大。Deming 观察到在使用 HCG 治疗后，50%患者隐睾生殖细胞有增加，精曲小管管径增大，输精管也有增大，精索血运增加，血清睾酮水平上升。Knorr 等报道表明，隐睾位置越低，治疗成功率越高。下面将 6 位学者报道用 HCG 治疗隐睾的结果综合于表 Ⅰ-31。

近年也有人单独用 HMG(人绝经期促性腺激素)或 HMG 加 HCG 联合应用治疗隐睾，但治疗效果与单独使用 HCG 无差异，且 HMG 价格昂贵，因此，用 HMG 替代 HCG 或 HMG 与 HCG 联合应用无多大的临床应用价值。

表Ⅰ-31　HCG治疗隐睾结果

报 道 者	患 者 例 数	未降睾丸数	隐睾完全下降率(%)
Knorr		574	52
Bierich		612	55
Ferese		558	36
Bergada	1 200		30～40
Canlorber	130		39.2
Dickerman	128		25

2. *LHRH 治疗*　LHRH是由下丘脑产生的促性腺激素释放激素，经门脉系统传递到垂体产生LH和FSH的细胞中，使其分泌LH、FSH。因此，LHRH的作用机制，一般认为可以使LH、FSH分泌增加，睾酮浓度上升，从而使隐睾下降，促使附睾、输精管的发育分化。也有人认为睾丸的间质细胞上有LHRH受体，它可直接刺激睾丸间质细胞，产生局部高浓度的睾丸酮。Karpe还认为LHRH可以减少提睾肌的收缩作用，使隐睾下降。

临床研究发现鼻腔吸LHRH 2.5 mg，约有1%～2%进入血液后即可达到最高血清LH浓度，所以目前大多采用鼻腔吸入法。一般采用的治疗方案是每次每侧鼻腔喷雾200 μg，每日3次，共4周。其治疗效果报道不一，由38%～64%不等。

(二) 手术治疗　隐睾手术治疗已有160年历史，睾丸引降固定术是手术治疗隐睾的主要方法。有人主张在手术治疗前先应用激素治疗，对成年后生育指数的改善有帮助。如果隐睾合并腹股沟疝或是睾丸易位，不宜在术前应用激素治疗。睾丸引降固定术的主要目的是使异位的睾丸引降至阴囊之中，保护睾丸的功能，分泌足够的雄激素，青春期后能正常地形成精子，防止睾丸的扭转，减少隐睾发生恶变的机会，并使患者心理上获得安慰。由于隐睾的病理改变发生年龄比较早，普遍认为应早发现早治疗。

1. *手术时机的选择*　当发现男童隐睾且激素治疗无效时，应选择手术。手术选择时间目前仍然没有统一意见。吴明章教授认为手术时机的选择应考虑：① 心理因素：6岁后儿童对自身生理缺陷的忧郁感逐年加重，至青春期达到顶峰。从心理因素上考虑应在6岁前手术最为适宜。② 技术因素：手术对太幼小的儿童不利，手术年龄越大，损伤机会越少。③ 病理因素：隐睾的病理变化随着年龄的增长而越来越加重。Luwing等在睾丸活检标本中证实，2岁以后隐睾组织的损害程度随年龄的增长有逐步加重的趋势，且对于作睾丸引降固定术的患者，随着手术年龄的增加，青春期后生育能力也逐渐降低。

综合以上因素，对于手术时机的选择有以下几种意见供参考。

(1) 2岁为手术最适年龄，主要依据是3岁时隐睾中精原细胞数量已有明显减少。

(2) 主张在4岁时进行，认为在幼小年龄进行手术，容易损伤精索血管，造成睾丸的继发性萎缩。

(3) 认为5～6岁手术最为适宜的主要根据是隐睾者精曲小管的直径在6岁以前与阴囊内睾丸的精曲小管的直径无差异，且手术时不容易伤及精索血管。

(4) 建议根据隐睾类型选择手术时间，低位隐睾手术年龄应不迟于6岁；高位隐睾应不迟于3岁。

笔者认为隐睾引降固定术应在2～3岁之间最为适宜，不应超过6岁。

2. *手术方法的选择*　手术方法很多，对于每一个患者，在手术前详细检查隐睾的位置，以选择合适的手术切口和手术方法。目前常用的手术方法有以下几种。

(1) 标准的睾丸固定术：目前最常用，是在 Bevan、Torek 等手术方法的基础上加以改进的手术方法。主要手术步骤是取腹股沟沿皮纹斜切口，分层切开皮肤、皮下浅筋膜和皮下深筋膜，打开腹外斜肌腱膜，并保护髂腹下和髂腹股沟神经，找到隐睾和疝囊，分离疝囊至内环口处并结扎，游离精索及睾丸。经腹部切口在深筋膜下向阴囊作钝性分离，并在阴囊部做一横形切口，皮下分离，形成皮下袋，以便容纳睾丸。用丝线在睾丸下部作一贯穿缝合，暂将这缝合线用血管钳从阴囊切口牵出，然后将睾丸置于阴囊皮下袋中，并将睾丸上的缝合线从阴囊底部穿出，结扎于一纽扣上固定，等两周后拆除。分层缝合腹股沟和阴囊切口。隐睾固定于阴囊中必须保证完全没有张力，以充分保证睾丸的血运。

如果隐睾位于内环或内环以上，需要将切口斜向上延长，将精索血管向上游离。为便于游离精索，同时打开腹股沟内环，切断腹外斜肌、腹内斜肌和腹横筋膜。如果在手术中没有找到隐睾，应打开腹腔进一步探查。

(2) 分期睾丸固定术：该手术治疗方法适用于高位或者腹内隐睾、精索血管较短的隐睾患者。具体方法是，作沿腹股沟皮纹斜切口，找到睾丸后，在睾丸系带上缝合一针，再固定于腹股沟韧带或阴囊上部，注意保持精索张力不宜过大，8～16 个月后再行手术，游离精索，将睾丸固定于阴囊之中。Gorkey 主张在第一次手术时使用硅胶膜包裹睾丸及精索，以便减少粘连，使第二次手术能顺利进行。

(3) Fowler-Stephens 睾丸固定术：是 Fowler 和 Stephens 研究了精索血管及睾丸的血液供应和侧支循环后提出的一种切断精索血管，下移睾丸固定于阴囊中的手术方法。因此，这种手术方法适用于输精管较长的腹内高位隐睾且睾丸的血液供应和侧支循环良好的患者。不适宜下述四种情况，即输精管太短、睾丸发育差、部分血管闭锁、睾丸的血液供应和侧支循环不良；睾丸与附睾不相连。手术的具体方法是术中游离并找到隐睾和输精管及伴随的血管后，距隐睾 5 cm 以上钳夹精索血管，并在睾丸白膜上切 3 cm 长的切口，连续观察 5 分钟，如切口持续出血，表明睾丸血管侧支循环良好，可以作 Fowler-Stephens 手术，即切断精索血管，游离隐睾，保留输精管及伴随的血管，置隐睾于阴囊中。如果睾丸表面切口没有出血，表明睾丸血管的侧支循环闭锁，不能做 Fowler-Stephens 手术，需做睾丸自体移植术。Kogan 最近报道的一组 20 例隐睾患者采用此手术方法，获得 89%的成功率。

(4) 睾丸自体移植术：是一种显微外科手术，需要有较高的手术技巧。这种手术方法适用于不能做 Fowler-Stephens 手术的高位隐睾患者。手术方法主要是将精索内动、静脉与腹壁下深动、静脉做端端吻合，置睾丸于阴囊内，由于青春期前睾丸组织对缺血的耐受性高，术中并不需要使用低温冷灌注，术后也无需使用任何抗凝剂治疗。

另外，睾丸切除术只能在无法实现睾丸复位或睾丸移植时才施行。

(三) 不育症的治疗　如果隐睾合并少精症，内分泌测定 FSH 、LH 均在正常范围，可以选择 HCG、HMG 和诱发内源性促性腺激素分泌的药物(克罗米芬、他莫昔芬)治疗。HCG 和 HMG 的用法、剂量与第一编第六章第一节垂体功能减退类同。

1. *克罗米芬*(clomiphene)　是合成的非固醇类雌激素 Tace 的类似物。它能与下丘脑雌激素受体竞争性结合，促使 GnRH 分泌增加，从而刺激垂体 LH、FSH 分泌增加，促使精子发生。其适应证有：① 选择性 FSH 缺陷症；② 特发性男性不育症；③ 精索静脉曲张引起的少精症；④ 睾丸前性生育力低下。治疗剂量每日为 25～50 mg，也可以每次 100 mg，隔日 1 次，连续用 3 个月。剂量太大，对生精功能反而有损害作用。

Check 应用克罗米芬治疗精索静脉曲张引起的男性不育症 28 例，其中 9 例曾作过精索静脉曲张高位结扎术后未能起效者。治疗方法是每天 25 mg，每月服用 25 天，9 人中有 3 人治疗后其妻获得怀孕。另外 20 例，经长疗程小剂量克罗米芬治疗后，有 5 名患者的妻子获得怀孕。普遍认为克罗米芬治疗特发性男性不育症，能使精子计数增加，精子活力增强。

Paulson 等应用中剂量、长疗程克罗米芬治疗男性生育力低下症共 84 例，其中 27 例系睾丸水平生育力低下，57 例为睾丸前水平生育力低下。治疗均用克罗米芬，每天 25 mg，每月用 25 天，共 6 个月或直至配偶怀孕，所有病例最长不超过 12 个月。57 例属睾丸前生育力低下者，治疗期间大部分患者精子计数均有增加，精子活力也有改善。其中 20 例患者的妻子获得怀孕，且所有出生子女没有出现发育异常现象。

2. *他莫西芬*(tamaxifen)　是一种具有雌激素活性的抗雌激素药物。作用原理类似克罗米芬，能与下丘脑雌激素受体竞争性结合，使 LHRH 分泌增加，从而诱发内源性 LH 和 FSH 分泌增加。它与克罗米芬相比，其雌激素作用远比克罗米芬弱得多。因此，有人认为它比克罗米芬更适用于男性不育症的治疗。

治疗方法是每天 20 mg，6～11 个月为 1 个疗程。Buvat 等治疗了 25 例少精症，治疗结果，25 例患者血清的 LH 和 FSH 均升高，与此同时，精子密度也均升高。其中 10 例患者的配偶怀孕。但它不像克罗米芬那样可以改善精子的运动能力。

3. *睾酮反跳疗法*　这种方法是给予大剂量的外源性雄激素，将垂体促性腺激素抑制到正常水平以下，同时抑制了生精过程，然后停用雄激素，激发促性腺激素反跳性大量分泌，以刺激精子的发生过程。在治疗过程中，先是出现精子数减少，直至降为零，但不引起性欲和勃起能力的改变。停药后 15～24 周精子数可大大超过治疗前水平，精子活力也增加，这种现象称为反跳现象。这种疗法称“反跳疗法”。

治疗方法：① 十一酸睾丸酮肌内注射，每次 250 mg，每月 2 次，共 3 个月。治疗后出现无精症。停药后 15～18 周精子增加，超过治疗前水平。据报道，少精子症患者治疗后，有一半患者的精子数和精子质量得到改善，1/4 以上患者的配偶获得怀孕。但临床观察发现，精子质量的改善是暂时的。一般仅维持 2～3 个月。② 庚酸睾丸酮肌内注射，每次 200 mg，每周 1 次，共 20 周。Charny 报道，他治疗了 217 例子少精子症，38 例无精子症，结果 129 例(50%)少精子症患者和 4 例(11%)无精子症患者的精子数量和质量均得到改善，其中 62 例(29%)少精子症和 3 例(8%)无精子症患者的妻子获得怀孕。据统计其中 133 例反跳疗法满意的患者，111 例(84%)维持升高的精子计数仅 2～3 个月；13 例(10%)维持 4～6 个月；仅 9 例(7%)维持 1 年以上。③ 口服十一酸睾酮(安特尔)：具体用法是每天口服安特尔，每次 80 mg，每日 2 次，连服 6 周，于疗程中的第 1 天、第 21 天和第 42 天加用十一酸睾酮 250 mg，肌内注射。这一方法是由 Rowley 和 Heller 报道的，他们治疗 147 例男性不育患者。结果 110 例患者的精子数量和质量得到改善，24 例无变化，13 例恶化，67 例患者的妻子受孕。

第二节　Klinefelter 综合征

Klinefelter 综合征又称先天性睾丸发育不良、原发性小睾丸综合征、睾丸精曲小管发育不良和先天性生精无能症等，是一种常见的性染色体数目异常，是男性不育症最常见的遗传学病因之一，也是男性性功能减低最常见的一种内分泌因素。1942 年 Klinefelter 首先报道了一组男性病例，主要表现为男性的两侧睾丸小，乳房呈女性化，而尿内促性腺激素高。为了纪念他，故将这类症候群称之为 Klinefelter syndrome，简称为克氏综合征。1959 年 Jaeobs 发现克氏综合征患者比正常男性多了一条 X 染色体，证实了这是一种性染色体畸变型疾患。本病的发病率约为 1∶1 000～2∶1 000，而且无地区和种族差别。

一、病因病理

克氏综合征多了一条 X 染色体，这条染色体可来自父亲的精细胞，也可来自母亲的卵细胞，它们在减数分裂时 X 染色体不分离而引起。Race 等利用 X 连锁基因、XY 血型加以分析，发现约 40%的额外 X 染色体来自父亲，而且均在减数分裂Ⅰ期出现不分裂。约 60%的额外 X 染色体来自母亲，其中 X 染色体的不分离约 50%发生在减数分裂的Ⅰ期，其余 10%发生在减数分裂的Ⅱ期。

Klinefelter 综合征的染色体型有 80%为 47，XXY，其余 20%表现为多种形式的核型，包括 46，XY/47，XXY 嵌合型；48，XXYY；48，XXXY 和 49，XXXXY。X 染色体越多，其临床症状越明显，父母年龄与克氏综合征细胞遗传学上的关系复杂。那些已生育过克氏综合征孩子的父亲，其 XY 精子比率较高，而且随着年龄的增加而增加。母亲年龄较大，其卵子发生过程中双线期过长、卵细胞纺锤丝功能下降，染色体不分离概率增加。据研究认为环境污染也是产生染色体不分离的重要诱发因素。

克氏综合征中额外的 X 染色体直接影响生精细胞或通过损害睾丸间质细胞或睾丸支持细胞进而间接影响生精细胞，造成生精细胞的损害，使睾丸精曲小管发育不良。故原发性小睾丸症也称为精曲小管发育不良症。

二、诊断

根据典型的临床表现和染色体核型分析 Klinefelter 综合征即可确定诊断。

（一）临床表现　不同的染色体核型其临床表现有一定的差异。

1. 47，XXY 型　患者在出生时体重偏低，头周径偏小，容易出现指、趾弯曲等先天性畸形，随着年龄的增长，身材与同龄儿童比较偏高，语言智商低 10～20 个点，在学龄期可能有阅读拼写困难。运动控制能力差。这些轻微异常很少被家长发现而不能及时得到确诊。成年患者大都身材高大，比其正常的兄弟平均高 6 cm。皮肤细白，阴毛及胡须稀少，腋毛常常没有。乳房呈女性化。因此体型呈类阉体型。外阴虽为正常男性，但其阴茎较正常男性短小，两侧睾丸小而坚实，性功能常常比较差。另外，患者的智商比较低，读、写能力较差。两下肢长。研究表明，Klinefelter 综合征患者心理障碍、犯罪行为、智力缺陷的发生率较高。一项长期的跟踪调查研究表明，几乎所有的 Klinefelter 综合征患者都有心理的和社会的问题。Klinefelter 综合征约 10%～34%伴有精神障碍，主要表现为 4 型：① 类精神分裂症型;② 类躁郁型;③ 病态人格型;④ 其他型,包括类反应性精神病、神经症及精神发育迟滞伴发精神障碍,但缺乏典型的核心症状和病程演变过程。

2. 46,XY/47,XXY 嵌合型　由于有一个正常的 46,XY 细胞系的修饰作用,患者的临床表现有轻度异常。男子化程度接近正常,精液中可见精子,具有一定的生育能力。但 40 岁以后通常会出现性欲减退和勃起功能障碍。

3. 48,XXYY 型　患者除了有典型的 47,XXY 型临床表现外,还有智力减退,身材高大(平均身高在 180 cm 以上),皮纹异常,有犯罪倾向。

4. 48,XXXY 型和 49,XXXXY 型　这种类型的克氏综合征会有中度或重度智能障碍,桡尺骨融合,膝外翻,足呈弓形,蜘蛛指,尿道下裂,隐睾。其中 15%～20%的患者有先天性心脏病,患者身材矮,可有腭裂、斜眼、眼距过宽。

(二) 实验室检查　包括精液分析,血清内分泌测定,染色体核型分析和睾丸活组织检查。

1. 精液分析　一般显示无精子,个别患者表现为少精子症。

2. 血清内分泌测定　Klinefelter 综合征患者常显示血清 T 降低,而 E_2 水平较正常男子高。LH 和 FSH 水平高,有些患者 FSH 水平会很高。克氏综合征患者常伴有甲状腺功能减退,因此,必要时测定血清 T_3、T_4。约 19%的患者合并有糖尿病,必要时测定空腹血糖或进行糖耐量试验。

3. 染色体核型分析　是诊断克氏综合征的主要方法。取外周血淋巴细胞做染色体 G 分带分析,方法简单,便于推广应用,其敏感性为 82%,特异性为 95%,由于克氏综合征细胞核型并非完全均一,外周血淋巴细胞染色体核型并不能完全表明睾丸各种细胞的核型,因此当应用 G 分带分析方法得到正常染色体核型时,需要用培养皮肤成纤维细胞或睾丸活检样品来做染色体分析才准确可靠。近年来国外提倡早期诊断,干预 Klinefelter 综合征的出生,并在青春期前得到早诊断和早治疗。

(1) 辅助生殖技术胚胎移植前诊断:当胚胎细胞发育到 6～8 细胞时,通过细胞切割取得一个胚胎细胞进行染色体分析。Staeseen 报道了 3 例 47,XXY 非嵌合体的克氏综合征患者在经过此种检查后,获得 4 个正常胚胎,移植到母体后获得妊娠。

(2) 产前诊断:羊水诊断自 1967 年开始应用于临床,至今已是一种有效、安全的产前诊断方法。在超声引导下抽取羊水,离心后获得绒毛膜细胞进行染色体核型分析诊断。近年研究发现母血中存在胎儿的滋养细胞、淋巴细胞,可以利用这些细胞作染色体核型分析。该方法具有安全、无创、非侵入性等优点。一旦确定诊断,早期终止妊娠。

(3) 青春期前早期诊断:儿童期没有明显的临床特征,但部分患童在语言学习上有认知不足以及行为、情感发育的障碍,必要时进行染色体核型分析,得以早期诊断,并尽早给予雄激素治疗,促进其身心健康发展。

(4) 睾丸活组织检查:典型的 47,XXY 核型患者,其精曲小管基膜增厚,出现玻璃样变性,无弹力纤维,精曲小管内无精子发生,如果病变严重,精曲小管完全纤维化;间质细胞增生,有时呈腺瘤样堆积。生殖细胞病理改变有很大的个体差异,波动于生殖细胞完全缺失和部分小管存在活跃精子的状态。较大的差异是由于染色体核型存在完全性 47,XXY 和嵌合型 47,XXY/46,XY。当 46,XY 核型占比例较大时,精液中可出现精子。

三、治疗

(一) 雄激素补充治疗　长期乃至终身的雄激素补充治疗是治疗该病的主要措施。其目的是促进患者第二性征发育和提高性功能，增加患者社会适应能力，改善其精神状态，提高生活质量，预防并发症。需要引起注意的是：① 雄激素补充治疗可以显著抑制患者的血清 FSH 、LH 水平，这是由于 T 对垂体的反馈抑制作用；但即使达到最大抑制，短时间内血清 LH、FSH 水平仍然高于正常水平。这是由于 Klinefelter 综合征患者长期高水平合成和分泌促性腺激素，垂体功能有部分自主，甚至可能有促性腺激素细胞肥大，对血清 T 的负反馈反应降低。所以，不能以 FSH 和 LH 降低至正常水平作为雄激素剂量和疗效判断的指标。② 雄激素补充治疗应尽早开始，以避免雄激素缺乏症状和体征的出现。雄激素治疗还可以增强体力、增加骨质密度，纠正其合并的轻度贫血，对情绪和行为也有良好的作用。有益于改进患者的思考认知能力，提高其自信心。③ 雄激素补充治疗必须长期乃至终身，采用的剂量、剂型可以根据需要调整。④ 雄激素补充治疗不能解决其生育问题，而实际上雄激素阻断患者可能残留的精子发生。这类患者为先天性精曲小管蜕变所致的不育，所以应放弃生精治疗，避免造成时间和经济上的浪费。

（二）不育症的治疗 通过 ART，胞质内单精子注射(ICSI)，可能使少部分 Klinefelter 综合征患者生产自己的孩子。虽然患者射出的精液中无精子，但少部分患者能从睾丸活检得到所需要的精子或精子细胞。1998 年报道从无精子症的 Klinefelter 综合征患者的睾丸活检组织提取到精子，成功妊娠和生产孩子。所以，现在不能再认为 Klinefelter 综合征患者完全不可逆地“不育”。文献报道的采用父亲精子 ICSI 的孩子，绝大多数具有正常的染色体核型(46，XX 或者 46，XY)。但来源于 Klinefelter 综合征患者的精液精子、睾丸活检精子，其性染色体超倍体(常染色体单倍体)的概率远远超过正常男子来源的精子，嵌合型患者为 0.9%～2.5%，而非嵌合型患者为 2.6%～21.6%，在做 ICSI 辅助生殖时可能将染色体异常疾病下传给患者的后代，即后代出现 47，XXY 或 47，XXX 核型，这就必须进行移植前和出生前的遗传学诊断。进行移植前诊断(PGD)可以鉴别出染色体异常的受精卵，选择高质量的胚胎移植，生产正常的孩子。如果不能开展 PGD 的生殖中心应开展产前诊断，发现胎儿染色体异常，则及时终止妊娠，避免生出缺陷。

对那些不能采用 ICSI 方法的克氏综合征患者可以通过供精人工授精(AID)的方法解决生育问题。

第三节 惟支持细胞综合征

惟支持细胞综合征(sertoli cell only syndrome，SCOS)又称 Del Castillo 综合征，是男性不育的重要原因之一。这是睾丸组织学检查中的一种表现。以前对该病认识不足，近年来随着睾丸穿刺活组织检查和细胞学检查技术的广泛应用，其诊断率有明显上升趋势。1990 年 Dubin 报道，该病发病率占同期不育症男性的 3.4%。我国刘惠萍 2002 年报道，在同期 348 例男性不育症中，SCOS 有 63 例，占 18.1%。

一、病因

SCOS 的病因目前尚不太清楚，但大部分学者认为可能与遗传、各种炎症和许多化学物质的损伤有关。有人认为 SCOS 系先天性染色质异常所致，胚胎期卵黄囊的原始生殖细胞未能转移到生殖嵴所致。据报道山东一个产棉区，长期服用棉籽油，其不育男子经睾丸活检证实，大多数为惟支持细胞综合征，究其原因是棉酚对生精细胞的抑制。据西安交通大学第一医院南勋义研究认为生精细胞是处于活跃的不断未分化成熟向分化成熟动态发展的分化阶段，增生活跃，故对有害因子相对敏感，而支持细胞处于发展成熟非增生阶段，成熟细胞对有害因子相对不敏感，导致精曲小管内仅有支持细胞，而缺乏生精细胞的病理状态(图I-47)。

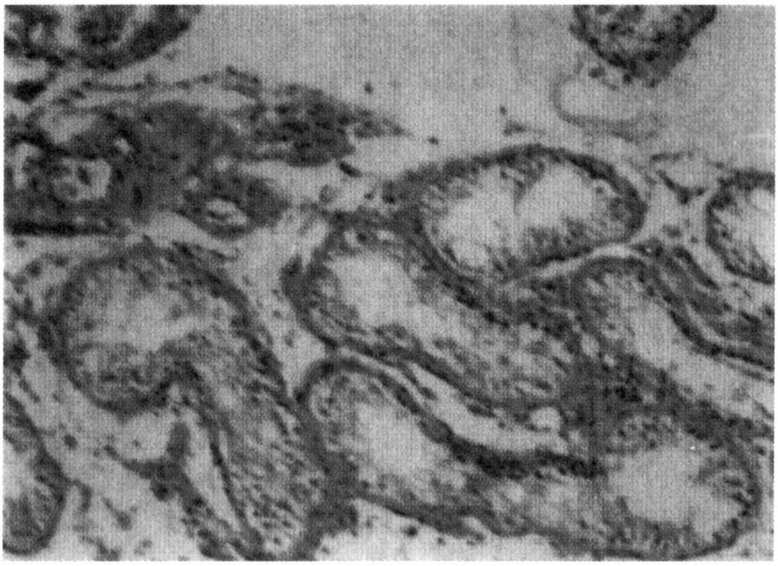

图Ⅰ-47　精曲小管内仅见支持细胞，无生精细胞

部分SCOS患者通过睾丸活检发现少数精曲小管内可见生精细胞存在，多为精原细胞和精母细胞，但无精子细胞和精子。说明有害因子对睾丸的损伤，可能为非均一性的，而且是逐步形成的。尽管大部分精曲小管中生精细胞全部坏死脱落，而小部分精曲小管中生精细胞尚未完全坏死、脱落，残存一定量的生精细胞(图Ⅰ-48)。

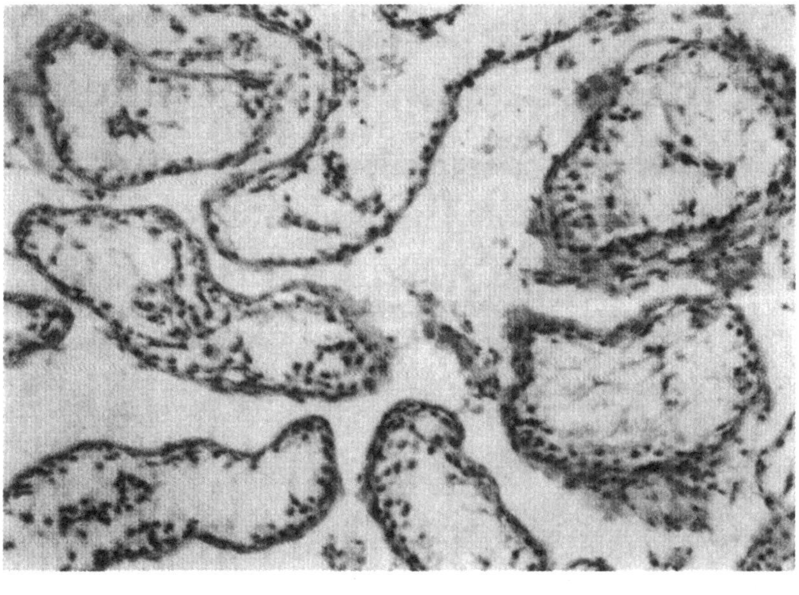

图Ⅰ-48　精曲小管内生精细胞明显减少，主要为支持细胞

据研究认为原发性小睾丸症、隐睾、严重的睾丸炎、睾丸外伤和精索静脉曲张也是引起SCOS的原因之一。某些抗癌药如环磷酰胺等亦能引起SCOS。南勋义将SCOS分三种类型,即先天性、后天获得性和原因不明的特发性;也有资料将SCOS分为两种类型:Ⅰ型为单纯性SCOS,每一个精曲小管中均无生殖细胞;Ⅱ型为混合型,表现为以支持细胞为主的小管残存少量处于不同阶段的生精细胞。

二、诊断

(一)临床表现 由于引起SCOS的病因不同,其临床表现亦不完全相同。先天遗传因素引起的可表现为第二性征发育不良,如无胡须、阴毛稀少或无,阴茎短小,睾丸小,但大部分患者第二性征无异常,双侧睾丸轻度缩小,个别患者可发现隐睾、睾丸萎缩或精索静脉曲张。

(二)实验室检查 血清FSH升高,T值正常或轻度下降,LH轻度升高或正常。精液分析为无精子。精浆果糖、α-葡糖苷酶、肉毒碱、酸性磷酸酶均在正常范围内。

SCOS的诊断主要依靠睾丸活组织病理检验,典型的SCOS病理组织学改变为精曲小管管径缩小,管内未见生精细胞,无精子生成,仅支持细胞,并有部分支持细胞出现萎缩,间质可见增生,部分管周围组织有不同程度的纤维化。如作多点穿刺,可见小部分精曲小管内主要是支持细胞,仅有少量生精细胞(精原细胞和精母细胞),无精子细胞和精子。

三、治疗

SCOS患者在以前被判为绝对性不育,无任何治疗希望和价值,因此,只能采用供精人工授精(AID)予以补救。近年来发现部分SCOS患者,虽然精曲小管内生精细胞受到严重损伤,但只要尚存在少量生精细胞,就有希望恢复其部分生精功能。1995年Payne等研究发现在施行ICSI时睾丸取精与新鲜精液的受精率无显著性差异。1996年Sherins等研究报道睾丸中精子细胞核的结构和功能,在睾丸中已发育成熟,因此,可通过睾丸活检获取精细胞进行体外培养后再进行ICSI。但相对成功率较低,遗传学风险较大。提倡在移植前,对胚胎进行遗传学检查,挑选优质胚胎进行移植,可望获得正常的婴儿。

第四节 男性假两性畸形

患者性腺为睾丸,但外生殖器不像正常男性,以致在一定程度上出现女性的表现。其异常程度很不一致,有的完全近似女性,有的只是轻度尿道下裂或隐睾。

一、病因

(一)雄激素不敏感综合征 发生雄激素不敏感的原因有以下两种。

1. *雄激素受体前的缺陷* 主要是5α-还原酶缺乏。正常情况下睾酮通过5α-还原酶的作用,转化为双氢睾酮,如果5α-还原酶缺乏,则睾酮不能转化成双氢睾酮,或转化较少。双氢睾酮的雄激素作用比睾酮更强。因此,双氢睾酮减少或缺乏就会表现出一系列雄激素缺乏的症状;外生殖器发育不良或女性化倾向,体毛少。血清睾酮正常,但双氢睾酮甚低;外阴部皮肤成纤维细胞5α-还原酶活性降低或缺乏。

2. *雄激素受体缺陷*　雄激素受体缺陷系指基因突变引起的雄激素受体缺陷，受体减少或受体结构异常。尽管血清中雄激素水平正常，但因受体缺陷，雄激素不能发挥其正常的生理功能，表现为典型的雄激素不敏感，也是男性假两性畸形的常见类型。

（二）睾酮合成障碍　间质细胞合成睾酮是一个很复杂的过程，在 LH 的作用下，利用胆固醇和乙酸盐，在滑面内质网和线粒体等细胞器内进行。在此过程中，任何一个环节出现障碍都会影响睾酮的合成。

1. 垂体 LH 分泌不足。

2. 间质细胞上 LH 受体缺陷；即使有足够 LH 也会影响间质细胞合成睾酮。

3. 合成原料胆固醇或乙酸盐不足，也会影响睾酮的合成。

4. 间质细胞合成睾酮需要一系列酶的参与，这些酶的缺乏，阻断了睾酮的合成。常见的酶缺乏有：① Δ^5 孕烯醇酮合成酶如 20-羟化酶和碳链裂解酶的缺乏；② 3β-羟类固醇脱氢酶的缺乏；③ 17-羟化酶的缺乏。

因睾酮合成障碍，体内雄激素缺乏，导致男性假两性畸形。

（三）促性腺激素受体突变　促性腺激素 LH 和 FSH 通过特异的受体作用于睾丸 Leydig 细胞和 Sertoli 细胞。由于这些受体的突变而导致这些细胞功能的改变。特别是 LH 受体抑制型突变会引起男子假两性畸形。

二、临床表现

男性假两性畸形患者有睾丸组织，在腹腔内、腹股沟部或大阴唇部位可扪及包块，但没有完整的男性外生殖器。有的完全近似女性，但只有阴道盲端，没有子宫和输卵管。有的只是轻度的尿道下裂和隐睾。有的患者出生时有睾丸和正常的内生殖管道，阴茎小，并合并有尿道下裂，有阴道窝和阴道孔，到青春期后出现阴茎增大。不少患者合并有腹股沟疝。

三、诊断

外阴为女性表现，两侧腹股沟或大阴唇部位可扪及包块，质坚硬，无囊性感。没阴毛，阴道闭锁且浅，部分患者阴蒂肥大，应高度怀疑本症，需进一步检查 X 染色质，试验结果为阴性。染色体核型为 46，XY，即可确定诊断。

四、治疗

患者虽有睾丸组织，但无正常的男性外生殖器，也无精子产生，所以任何治疗方法都无法使其恢复生育能力。治疗一般按外生殖器畸形状况综合考虑是否需要改变性别。通常按女性抚养。由于患者具有 Y 染色体，所以易患性腺肿瘤，应把睾丸切除。

第五节　后天获得性睾丸损伤

男子在生长发育期以至整个成年期，睾丸部位也会受到意外的损伤。如外伤、手术损伤、睾丸扭转；感染病毒或细菌引起睾丸炎都会影响睾丸功能而引起不育。

一、病因

(一) 意外性睾丸损伤 如外伤、睾丸扭转、重度炎症,均可引起睾丸的萎缩而丧失性功能和生精功能。

(二) 医源性睾丸损伤 如前列腺癌、睾丸肿瘤需要切除睾丸;手术意外如腹股沟疝修补术、睾丸引降固定术、精索静脉曲张高位结扎术均有可能损伤睾丸血管和神经而引起睾丸萎缩。

(三) 病毒和细菌感染 病毒感染和细菌感染都会引起睾丸炎,单独的睾丸炎比较少见,常与附睾炎伴发,因此亦称为附睾-睾丸炎。

1. *病毒性睾丸炎* 最常见的是流行性腮腺炎并发睾丸炎。其次有柯萨奇病毒、淋巴细胞绒毛膜炎病毒(lymphocyeic choriomeningitis virus, LCM)、Marburg 病毒、B 族 arbo 病毒、水痘和带状疱疹病毒等都可以并发睾丸炎。

2. *细菌感染* 临床上最常见的有淋病奈瑟菌感染引起的尿道炎、前列腺炎、精囊炎、附睾炎,同时也会累及睾丸引起睾丸炎。同样道理,其他非特异性细菌感染亦会引起附睾-睾丸炎;某些特异性感染如梅毒、结核等亦会并发睾丸炎;儿童肺炎球菌和沙门菌也可引起非特异性睾丸炎。

(四) 环境因素对睾丸的毒性作用 近几年来大量研究证实环境有害因素对男子睾丸的生精功能产生严重影响,现代男子的精子数量较 50 年前减少了 1/3,这是一种比较严峻的信号。工业化带来的大气污染和水质污染日益恶化;农业化肥、杀虫剂和除草剂的广泛使用,引起食物链的广泛污染。男子睾丸的精子发生对有害的环境因素又十分敏感,加速生精细胞的凋亡,减少精子的形成,甚至无精子释放。常见的有害环境因素有: ① 物理因素: 高温、射线、微波、激光、超声波等。② 某些化学因素: 如金属元素、杀虫剂、除草剂、烟草尼古丁、酒精等。③ 某些药物和毒物: 如棉籽油中的棉酚、雷公藤、抗癌药物等。

二、诊断

(一) 病史的采集 由于引起睾丸损伤的原因错综复杂,因此病史采集应该全面,包括生活环境,工作场所,有无上述的有害因素;有无烟、酒嗜好;有无外伤、手术,特别是泌尿、生殖系统的外伤和手术;曾否患过腮腺炎,以及患病年龄,据临床统计,腮腺炎患病的年龄越大,并发睾丸炎的概率越高;曾否患过泌尿道感染,如淋病、尿道炎或其他性传播性疾病;其他系统的疾病也应详细问及。

(二) 体格检查 应特别注意第二件征的检查,包括胡须、腋毛、阴毛的有无和多少;喉结、乳房的发育,阴茎的大小,阴囊内是否有睾丸以及睾丸的大小、质地;附睾有无结节和触痛。有时还应检查前列腺和精囊腺。

(三) 辅助检查 包括精液分析、生殖内分泌检查、B 超影像检查等。

1. *精液分泌* 显示少精子或无精子,也有的发现大量畸形精子。病情轻者显示弱精子症。

2. *生殖内分泌测定* 部分患者 FSH 升高或很高、T 值下降。LH 一般无多大改变。

3. *B 超及其他影像学检查* 先探查阴囊内有无睾丸及睾丸的大小;探查附睾有无增大,有无囊性改变;前列腺、精囊也应细致检查。

4. **睾丸活组织检查及附睾穿刺取精术检查**　当精液分析发现无精子，而睾丸接近正常、附睾有结节时，应先行附睾穿刺术，如果穿刺液中有活动精子，可以诊断为附睾炎引起附睾管的阻塞。如果无精子，再做睾丸活检术，最好作多点穿刺，当发现精曲小管中存在精子，将来可做 ICSI 治疗，使其获得生育机会。

三、治疗

积极预防睾丸炎的发生，儿童期接种流行性腮腺炎病毒疫苗，可以避免腮腺炎合并睾丸炎的发生。当患上病毒性腮腺炎时，应积极治疗腮腺炎防止累及睾丸，在抗病毒治疗的同时应用糖皮质激素（地塞米松）；并抬高睾丸，局部冷敷。

如果感染了淋病奈瑟菌后，应及时用大剂量、高效抗生素的治疗（菌必治、大观霉素）并要彻底治愈，以免累及前列腺、精囊、附睾和睾丸。其他细菌感染，在明确病因诊断的基础上选择敏感有效的抗生素治疗。

避免意外创伤和医源性损伤的发生，远离有害物质，包括戒烟戒酒。

不育症的治疗包括药物治疗和辅助生殖技术治疗。① 药物治疗：对部分少精子症患者可采用药物治疗，包括应用克罗米芬、他莫昔芬；维生素类（维生素 E、维生素 C）；能量代谢药（ATP、辅酶 A、辅酶 Q）。② 辅助生殖技术的应用：严重少精子症药物治疗无效时可选用 IVF－ET 或 ICSI 技术；无精子患者，如附睾穿刺或睾丸穿刺能获取精子，可应用 ICSI 方法予以治疗。

睾丸损伤严重者还会影响睾酮的合成和分泌，因此，当睾酮不足时，需长期应用雄激素（安特尔）的替代治疗。

第六节　中医论治睾丸疾病

因睾丸疾病引起的男性不育，有先天性发育异常，也有后天获得性睾丸损伤。中医对睾丸疾病所致的男性不育是在应用辨证施治的基础上，辨明病因病机然后进行分型治疗。

一、先天禀赋不足

睾丸发育不良往往是先天禀赋不足，肝肾两亏和后天失调损伤肝肾所致。《内经・上古天真论》中云："丈夫…二八肾气盛，天癸至，精气溢泻，三八肾气平均，筋骨劲强。"说明肾气盛，精气足，是男性正常发育的基础。若肝肾精血亏损，不能荣养阴茎，故至成年阴茎仍细小，如未成年状。肾精不充，精不化气，故显精神不振，倦怠乏力。精血不足，无以外荣，故显阴毛、胡须稀少，第二性征退化。

治疗原则以补肾益精为根本，方药常用斑龙丸加减：鹿角霜、鹿角胶、破故纸，菟丝子、柏子仁、云苓、肉苁蓉、附子、阳起石、黄芪、当归、海狗肾、海马。其中鹿角胶、鹿角霜，破故纸、菟丝子大补精血；柏子仁、云苓宁心神；苁蓉、附子、阳起石温补肾阳；黄芪、当归益气养血；狗肾、海马填补精髓。综合全方，能起到促进阴茎发育的目的。

二、隐睾

隐睾是指睾丸未降入阴囊内。中医学中无隐睾一词，而有"犍"之说，是"五不男"之一。

明·万全《万嗣纪要·卷三》曰:“二曰犍,外肾只有一子,或全无。…不能配合太阴,乏其后嗣。”

睾丸的生长发育亦受先天肾气之主宰。若胎儿先天禀赋不足,肾气虚弱,即可使睾丸发育停顿或延迟,不能降入阴囊。治疗原则亦为补肾益精为主。四岁以前可采用中药治疗。常用补肾散(经验方):熟地、巴戟、山萸肉、枸杞子、仙茅、紫河车、肉苁蓉、补骨脂各 30 g,鹿茸 10 g,人参、当归、淮牛膝各 15 g,柴胡 10 g,蜈蚣 10 条,麝香 1.5 g,共为细末,每岁每次 1 g,日服 2 次,3 个月为 1 个疗程。

三、男性两性畸形的中医术语

《玄珠妙语》中将男性不育概括为“天、漏、犍、怯、变”,即所谓的“五不男”。“天”即“天宫”,泛指男子外生殖器先天性发育异常;“漏”指精关不固,精液滑泄;“犍”指阴茎及睾丸切除者;“怯”即“天宫”,泛指男子外生殖器先天性发育异常而阳痿不举;“变”指两性畸形。明·万全《广嗣纪要》中亦有云:“一曰生,原身细小,曾不举发;二曰犍,外肾只有一子,或全无者;四曰半,俗称两仪也…不能配合太阴,乏其后嗣也。”他们在论述中都将男性外生殖器的畸形作为男性不育的重要原因之一。这五不男均为绝对性男性不育。

四、子痈

子痈是指肾子部成痈,与现代医学的睾丸炎和附睾炎的症状相似。《灵枢·经脉篇》云:“其病气逆则睾肿卒痛。”古代医籍将此病也称之为“溃疝”如隋·巢元方等《诸病源候论》中云:“溃病之状,阴核肿大…使人腰背挛急,身体恶寒,骨节沉重,此病由于损肾也。”宋、元、明时期将此病称之为“囊痈”,如明·陈功实《外科正宗》云:“囊痈,初起寒热交作,肾子作痛,痛连小腹者,宜发散寒邪。”自清·许克昌以后才将病命名为“子痈”,一直沿用至今。清·许克昌毕法合撰《外科证治全书》中云:“肾子作痛,下坠不能升上,外观红色者,子痈也。或左或右,故俗名偏坠,迟则溃烂莫治。当其未成脓时,用枸橘汤一服即愈。”

流行性腮腺炎合并睾丸炎,中医学称之为“卵子瘤”。

(一)病因 子痈多系感受六淫之邪,壅阻少阳经络,由于失治、误治,邪毒深入,窜扰厥阴,肝肾阴虚,湿热下注而成。

1. *感受寒湿* 因坐卧寒湿之地,或寒月涉水,而感受寒湿之邪,侵犯肝之经脉,经肝之经络气机不利,气血阻滞前阴,致使肾子肿痛成痈。

2. *湿热下注* 感受湿热之邪,或喜食膏粱厚味辛辣之物,或嗜饮醇酒,致湿热内生,热及肝经,肝经湿热下注肾子,宗筋局部气血凝滞,发为子痈。

3. *肝气郁结,肝肾阴虚* 情志抑郁,或愤怒号哭,致肝失条达,不得疏泄,气郁化热,邪热郁结肝经。日久病结少阴,肝肾两阴俱虚,阴虚热结,结于肾子,发为子痈。

4. *睾丸外伤* 因跌仆损伤,以致睾丸血络受阻,气滞血瘀,睾丸肿胀;或破损后感染湿热毒邪,肾子发痈。

(二)辨证论治 中医学一般将子痈分为寒湿凝滞型、湿热下注型和肝络失和型 3 种。

1. *寒湿凝滞型* 证见睾丸肿大,质地坚硬,疼痛难忍,得热痛减,自觉阴囊发凉,形寒肢冷,舌质淡,苔薄白。脉沉弦。治则补益肝肾,温经散寒。方选暖肝煎加减:小茴香 10 g,肉桂 6 g,乌药 10 g,沉香 3 g,枸杞子、当归各 10 g,川楝子 12 g,橘核、荔枝核各 10 g,干姜 6 g,

茯苓 10 g。水煎服，每日 1 剂。

2. **湿热下注型**　证见起病急骤，寒战高热。初期仅感阴囊胀痛和下坠感，继则灼热肿痛，睾丸肿大，质地坚硬，压痛明显向腹股沟和下腹部放射。小便赤涩，大便秘结。舌质红，苔黄腻。脉弦滑数。治则清利湿热，解毒消痈。方选龙胆泻肝汤加减：龙胆草 12 g，黄芩、山栀各 10 g，木通 6 g，车前子 15 g(另包)，泽泻、当归、生地各 10 g，柴胡 12 g。甘草 6 g，连翘、蒲公英、川楝子、延胡索各 10 g。水煎服，每日 1 剂。

3. **肝络失和型**　本证相当于慢性期，睾丸隐隐作痛，皮色不变，也不灼热，仅有下坠之感，附睾头部可扪及结节，轻微压痛，痛引同侧小腹及大腿根部。日久不愈，形成脓肿，溃后流出清薄脓液，无味，收口较慢，舌苔薄白，脉沉弦而细。治则疏泄厥阴，分利湿热。方选枸橘汤加减：全枸橘、川楝子、延胡索各 10 g，青皮、陈皮各 6 g，赤芍、泽泻各 10 g，生甘草 3 g，车前子 10 g(另包)，马鞭草 15 g，柴胡 3 g。水煎服，每日 1 剂。枸橘汤治疗子痈，首见于清・王维德撰《外科证治全生集》，该方由枸橘、川楝、秦艽、陈皮、防风、泽泻、赤芍、甘草八味药组成。共奏疏肝理气、化湿清热之功。据明陈实功云"未成脓者，用枸橘汤一副即愈。"

(三) 经验方　民间治疗子痈的经验方颇多，现摘录部分供临床医师参考。

1. **真人活命饮加味**　治疗热毒壅盛型子痈(即急性化脓性睾丸炎)。据《宋元明清名医类案》记载："一友，年二十外，左肾子痛并腰痛，医以大黄等药与之，约六七日矣，反发热痛甚，此寒气传于内，著而不行也，余诊之，二尺沉按弱细，余俱洪数，且有滑意。予曰：此作痛将欲成脓，用真人活命饮加人参 1.5 g，牛蒡子 3 g，一剂痛减，二剂痊愈。"活命饮为"疮门开手攻毒第一方"，具有清热解毒，消肿溃坚，活血止痛之功能，故治疗急性化脓性睾丸炎有奇效。

2. **青黄散**　方药组成有大青叶、大黄、芒硝各 30 g，冰片 3 g。上药共研细末，加入适量蜂蜜，调匀备用。将上药外敷于患处，并用纱布块固定，每日换药 1 次，3 天为 1 个疗程。方中大青叶、大黄清热解毒，消肿止痛；芒硝软坚散结，消肿止痛；冰片也有消肿止痛之功。故青黄散外敷功效显著。

3. **青芒散**　方药组成有青黛 30 g，芒硝 60 g。将上述两味药研细拌匀，加入适量面粉与水调和，使之有黏性，敷于阴囊局部。据报道共治疗 7 例，均于敷药两次后痊愈。方中青黛有凉血散肿之功效；芒硝清热软坚。两药合用，清利湿热，破坚化积而肿消。

（陈守信　陈利生　唐庆来　丁学刚　倪雅莲）

第八章　精索静脉曲张所致男性不育

精索静脉曲张是指精索蔓状静脉丛因各种原因引起回流不畅，而形成局部静脉扩张、迂曲、伸长的病理现象。它是青年男子的常见病，其发病率约为10%～15%。大多发生在左侧，也可发生在双侧，目前资料表明双侧精索静脉曲张的发生率为50%～60%。常伴有睾丸缩小、变软和组织学改变。1937年Wilhem等发现精索静脉曲张影响精子发生，临床上也常见许多精索静脉曲张患者合并有少精子症、无精子症。1952年Tulloch报道精索静脉曲张经手术后使一名无精子症患者恢复生育力。现已被公认为精索静脉曲张是男性不育的重要原因，据统计精索静脉曲张占男子不育的23.8%。

精索静脉曲张可分为原发性和继发性两类。后者多由腹膜后良性或恶性肿瘤引起。本章讨论的是原发性精索静脉曲张与男性不育的关系。

第一节　精索静脉的解剖

精索静脉由来自睾丸、附睾多支静脉组成，分为三个系统：① 精索内静脉：包括精索内静脉主干和蔓状静脉丛；② 精索外静脉系统：包括精索外静脉和精索外静脉丛；③ 输精管静脉系统(图Ⅰ-49)。三组静脉之间有广泛的交通支相连。它们被精索内、外筋膜与提睾肌组成的肌纤维鞘包绕，在上行至腹股沟管内后汇合精索内静脉和精索外静脉，从腹膜后上行，左侧精索内静脉成直角状汇入右肾静脉。右侧约90%汇入下腔静脉，另有10%成直角汇入右肾静脉，精索外静脉由腹壁下深浅静脉回流至髂外静脉。输精管静脉回流至髂内静脉。

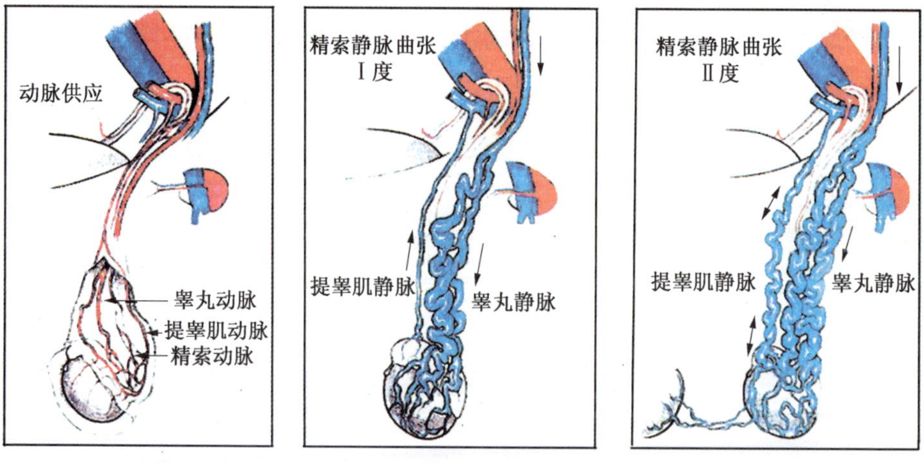

图Ⅰ-49　精索静脉曲张示意图

(引自：辛钟成，2002年)

第二节　病因与病理

一、病因

目前普遍认为引起精索静脉曲张的因素有以下几种。

（一）精索内静脉瓣膜异常或缺失　由于左侧精索内静脉回流入左肾静脉，而肾静脉的压力高于精索内静脉的压力，精索内静脉起着阻止血液返流的作用，若精索内静脉瓣膜缺失或功能不全，则导致血液返流。尸检亦发现男性左侧精索内静脉近肾静脉处瓣膜缺失者约占 40%，瓣膜功能不全者约占 10%。另外，在临床上也发现，精索静脉曲张患者在做静脉造影时存在血液返流。但临床上也发现一些虽无精索静脉曲张，却存在有精索静脉瓣膜病变和血液返流。

（二）左侧精索内静脉直角注入左肾静脉　这种解剖上的原因使血液回流困难，由于左肾静脉内压力高，在直立位时更增加了回流的困难而导致精索静脉曲张。然而任何男子都存在这种解剖上的因素，因此显然不能解释这是引起本病的重要因素。当某些患者长期处于直立位的体力劳动，这种因素可能起一定的作用。另外，左侧精索内静脉较右侧长 8～10 cm，使左侧血液回流阻力增加，这可能亦是左侧精索静脉易发生静脉曲张的一个因素。

（三）"胡桃钳"现象　经解剖学研究证实左肾静脉位于腹主动脉和肠系膜上动脉之间，并受两支动脉的钳夹，它们的搏动使左肾静脉和左侧精索内静脉压力增加，这称之为"胡桃钳"现象，这种现象仅存在于部分患者中。

（四）精索肌纤维鞘萎缩和松弛　精索静脉由精索内、外筋膜与提睾肌组成的肌纤维鞘包绕，这一肌纤维鞘有促进静脉回流的作用，还具有防止静脉过度扩张的功能。若精索肌纤维鞘萎缩和松弛，这些功能减弱，可导致精索静脉曲张。临床病理检查也证实精索静脉曲张患者的提睾肌萎缩。但有人认为这是由精索静脉曲张引起的病理改变，而不是其病因。

（五）蔓状静脉丛病变　蔓状静脉丛退化，使其张力降低，从而引起静脉扩张。这种组织学的改变究竟是精索静脉曲张的原因还是结果，至今还不能肯定。

综上所述，引起精索静脉曲张的因素很多，但其确切的发病机制至今尚未定论，有待进一步研究证实。

二、病理

（一）精索静脉曲张引起睾丸与附睾的病理学改变　精索静脉曲张能导致睾丸体积缩小和超微结构的改变。

目前公认睾丸的大小是反映男性生育功能的重要指标，与生育能力密切相关。随着科学的进步，临床上能应用多种方法客观地测量睾丸的容积。临床上发现左侧精索静脉曲张伴不育者，其左侧睾丸明显缩小且变软，行精索静脉高位结扎术后，可见缩小的睾丸较术前增大。

精索静脉曲张引起睾丸组织学的病理学特征性改变为"斑点样"病变。这是由于病变的精曲小管和正常的精曲小管交错存在所致。不少学者认为这与睾丸微循环血流分布异常有关，一些精曲小管血供正常，而另一些精曲小管血供减少，导致了"斑点样"改变。

吴明章教授研究发现精索静脉曲张引起睾丸的病理学改变有：① 精曲小管中生精细胞广泛脱落，有的会引起继发性惟支持细胞综合征；② 生精细胞的坏死在精索静脉曲张引起不育男子中比较多见；③ 86%精索静脉曲张的患者中发现精曲小管界膜增厚、纤维化和透明变性；④ 几乎每个精索静脉曲张引起不育的患者中，都存在间质细胞的变性，如水肿、纤维增生和胞质空泡化。

临床上以左侧精索静脉曲张为多见，而睾丸的病变却是双侧性的。引起非曲张侧睾丸病理变化和生精障碍的机制至今仍不十分明了。可能与左右精索静脉解剖关系有关，因为左右睾丸的静脉血可互相交通，一旦左侧发生精索静脉曲张，静脉内压力增高到一定程度，就会影响到右侧精索静脉。某些毒性物质从左侧精索静脉流至右侧精索静脉，通过逆行性交流至睾丸动脉，从而造成右侧睾丸的病理变化。其病变程度、病变类型和病变范围与曲张侧相类似。

20 世纪 80 年代以来对精索静脉曲张所致睾丸超微结构的改变受到医学界的广泛重视。研究结果表明其病变为：① 支持细胞内质网扩张或空泡样变性；② 精子细胞核膜破裂和顶体畸形；③ 睾丸内毛细血管内皮增厚，动脉痉挛以及动脉内皮细胞微丝增多；④ 血-睾屏障的基底层变薄，层次丧失，细胞器退化。

由于附睾的血供大部分与睾丸同源，因此，早在 20 世纪 60 年代中叶就有人提出了精索静脉曲张可能对附睾功能有严重影响，但至今对精索静脉曲张引起附睾病变的研究仍无突破性的进展。国内外学者采用人工诱导动物精索静脉曲张进行实验研究，研究证实精索静脉曲张能引起附睾萎缩，电镜下发现附睾管柱状上皮结构异常，纤毛紊乱和稀少。

（二）精索静脉曲张导致不育的机制 精索静脉曲张造成不育的机制至今尚无定论，可能与下列因素有关。

1. *对内分泌的影响* 精索静脉曲张引起睾丸间质细胞的退行性变，使雄性激素水平下降，从而反馈影响下丘脑-垂体-睾丸轴的功能。临床实践中也发现，应用 HCG 治疗精液质量低下的精索静脉曲张患者，可使精液质量改善，提高配偶受孕率。但在对精索静脉曲张和正常对照组的研究中却没有发现外周血与睾丸静脉中 T、LH、FSH 有什么差别。因此，某些精索静脉曲张患者出现内分泌改变，可能只是其并发因素，不足以解释精索静脉曲张所致不育的机制。

2. *血管活性物质的互毒性作用* Macleod 认为睾丸的化学环境异常与精索静脉曲张引起精子发生障碍有关，因为肾上腺静脉血汇入肾静脉，所以当肾静脉血反流入睾丸静脉时，肾及肾上腺的代谢产物如类固醇、儿茶酚胺、前列腺素等可返流到睾丸而产生不良影响。有人测定精索静脉曲张患者睾丸静脉血内儿茶酚胺明显升高；40%患者前列腺素水平增高；67.5%患者 5-羟色胺水平增高。儿茶酚胺可使睾丸动脉收缩而使睾丸血供减少；前列腺素有直接抗生精作用。但许多学者研究报道的结果很不一致。Lindholmer 研究认为睾丸静脉中肾素浓度增高并不引起睾丸和附睾功能的障碍。Comhaire 测定精索静脉曲张患者与对照组睾丸静脉内的儿茶酚胺水平无明显差异。

3. *睾丸血流动力学改变* 精索静脉曲张时，血流淤滞，内压增高，从而诱发脊髓交感神经兴奋，促使睾丸小动脉、微动脉收缩，也可直接刺激微动脉及毛细血管前括约肌收缩。其结果是使睾丸血供减少，血氧降低，导致血气平衡失调。使得睾丸局部微循环灌注不良因素持续影响，最终导致睾丸内 Liydig 细胞和生精干细胞功能不良而影响患者的生育功能。实验研究证明了这一点,但一些临床研究却发现,精索静脉曲张患者睾丸静脉血中二氧化碳分压和氧分压与正常人比较无差异。

4. *睾丸温度升高* 正常男子睾丸位于阴囊内,其温度经常恒定在比直肠温度低 2.5℃的水平。有人发现严重的精索静脉曲张,两者的温差仅 0.1℃。睾丸温度升高可导致生精组织的损害。提睾肌、精索筋膜及睾丸血流参与睾丸温度的调节。精索静脉曲张时,扩张的蔓状静脉丛包绕睾丸,退化的精索肌筋膜使提睾肌舒缩障碍,精索静脉郁滞或肾静脉血液返流均能引起睾丸温度调节障碍,使睾丸温度升高。20 世纪 70 年代以来,随着检测手段的提高,经过大量研究,通过热图像测定阴囊表面温度,对精索静脉曲张能引起睾丸温度升高,进而导致生精功能障碍的认识日趋一致。但令人困惑的是精索静脉曲张程度与阴囊表面温度无直接关系,许多精索静脉曲张患者仍能保持生育力。

5. *精索静脉曲张对附睾功能的影响* 如前所述,附睾的血液循环与睾丸同源,因精索静脉曲张在影响睾丸功能的同时也影响了附睾功能。附睾超微结构研究发现,精索静脉曲张的附睾上皮呈退行性病理变化。实验室研究发现精索静脉曲张的不育症患者中,其精浆α-葡糖苷酶活性降低,肉毒碱水平降低,提示附睾功能受损,从而影响了精子在附睾中的成熟,使精子活力下降和受精能力降低。

6. *免疫屏障的破坏* 电镜研究发现,精索静脉曲张患者血-睾屏障的基底膜变薄,层次丧失,细胞器退化。因此,精子抗原就有机会暴露,容易产生抗精子抗体。造成免疫性不育。我们在临床上也发现精索静脉曲张患者中抗精子抗体的检测率明显升高。

7. *最近研究进展* 虽然上述因素众多,但没有一种能完全解释清楚精索静脉曲张时睾丸内发生的病理生理变化,找到精索静脉曲张与男性不育的因果关系。正因为如此,近十年来许多学者在这方面进行大量研究,力图找到一些能充分说明精索静脉曲张所致男性不育的机制,遂提出了活性氧、一氧化氮及细胞外基质等致病机制,从分子水平和超微结构上对精索静脉曲张所致睾丸病理生理改变进行阐述。

(1) 活性氧(ROS)机制:精浆内活性氧与男性不育的关系近年来研究较多。活性氧族主要包括过氧化氢、过氧离子、氢氧基等自由基。且精浆中同时存在对抗活性氧的酶清除系统,如超氧歧化酶、过氧化氢酶、谷胱甘肽氧化还原酶等。在正常生理情况下,活性氧的产生和对抗活性氧的酶清除系统处于一种平衡状态,维持正常的生精过程。Donald 等研究指出,精索静脉曲张患者精浆中活性氧生成异常增加,而精浆内对抗活性氧的酶清除系统没有相应升高,反而下降。引起精子膜脂质过氧化,使其形态、功能和代谢发生异常,影响精子的活力和受精能力,导致不育;Lopes 等研究发现过量的活性氧可损伤精子 DNA,影响精子的发育和成熟。因此,认为精索静脉曲张是由于 ROS 损伤了精子的 DNA,引起少精、弱精的原因。

(2) 一氧化氮(NO)机制:Moncada 研究发现 NO 作为一种细胞介质广泛存在于男性生殖道神经细胞、内皮细胞、平滑肌细胞及单核细胞中。在精索静脉曲张时,NO 合成酶活性增强,NO 合成增加。Ozbek 等在检测精索静脉曲张患者的精索静脉内 NO 含量明显升高,精子密度、形态及活率异常,两者之间具有明显相关性。过量的 NO 对精子的毒性作用有:① 影响精子线粒体内的电子转运,抑制细胞呼吸,减少 ATP 生成,使精子活力下降;② 抑制 Leydig 细胞内细胞色素氧化酶的活性,影响睾酮的生物合成;③ NO 可与超氧化物快速反应,形成过亚硝酸盐,其毒性较 NO 更强。

(3) 细胞外基质(ECM)机制：所谓 ECM 是指局部分泌的多糖和蛋白质与各种邻近组织、细胞相互交织,组成网络状的包括基底室在内的细胞外环境。睾丸内 ECM 对于 Sertoli 细胞、Leydig 细胞、导管周围肌纤维细胞和生殖干细胞之间的相互作用,维持生精过程有重要作用。由 Sertoli 细胞及导管周围肌纤维细胞分泌的层质素和胶原纤维是细胞外基质中两种重要分子。层质素具有调节细胞粘连、增生和分化的功能;胶原纤维对与邻近细胞的连接、辅助层质素发挥正常功能方面均有重要作用。Santoro 对精索静脉曲张患者行外科手术时,取其睾丸组织,运用免疫电镜技术发现,ECM 中两种重要分子层质素和胶原纤维都有不同程度的改变,如层质素在精原细胞附近增厚,胶原纤维在基底室和导管周围呈非线性,不连续的增厚。这些病理变化呈进行性加重,对复杂的、精密调节的生精过程产生渐进性损害,而导致男性不育。

通过对精索静脉曲张所致男性不育多种因素的归纳和总结,我们认为虽然目前提出了多种理论解释精索精脉曲张时所发生的病理变化及其对男性生育能力的损害,但没有一种理论能完全解释清楚精索静脉曲张与男性不育间的直接因果关系,当然也有可能是众多因素共同作用的结果。需要指出的是感染、免疫因素和环境因素等也能通过活性氧族、NO 及细胞外基质机制影响机体组织、细胞的功能,如活性氧族在器官再灌注损伤中的作用,一氧化氮在阴茎勃起中的作用,所以这 3 种机制并非精索静脉曲张所特有。尽管如此,活性氧族、NO 及细胞外基质机制的提出,不仅使人们对精索静脉曲张病理变化的认识深入到细胞超微结构和分子水平,同时也为我们治疗男性不育这一难题提供了新思维、新途径。

第三节 诊 断

长期以来,对精索静脉曲张的诊断依赖于观察和触诊检查,20 世纪 80 年代以来诊断方法更加精确先进,使一些亚临床型精索静脉曲张得到早期诊断。大量资料表明,精索静脉曲张引起生精功能的损害是进行性的,因此早期诊断显得尤为重要。

一、临床表现

精索静脉曲张患者大多无明显症状,一些人可出现阴囊部胀满和下坠感,于行走、站立时加剧,平卧休息后减轻。严重者因坠痛而影响行走或出现神经衰弱症状。大部分患者因不育就诊时才被发现精索静脉曲张。

中度以上的精索静脉曲张,通过视诊和触诊即可确定诊断。患者站立时可见到阴囊肿大,大多数为单侧性,少数为双侧性,触诊可摸到一团胀满、迂曲的条索状物,即为曲张的精索静脉,对可疑病例可作 Valsalva 试验,即让患者深吸气后,闭住口鼻用力做屏气动作,以增加腹压,此时静脉血突然返流入蔓状静脉丛,可见静脉明显曲张(即 Valsalva 试验阳性)。但需注意,触诊时切勿将扩张的静脉与附睾混淆。

临床上将精索静脉曲张分为四级：① Ⅲ级：患者站立时能看到扩张的精索静脉突出皮肤,如团状蚯蚓,容易摸到;② Ⅱ级：患者站立时皮肤表现不易看到扩张的静脉丛,扪诊时极易触及扩张的精索静脉,直径超过 2 mm;③ Ⅰ级：触诊不明显,但 Valsalva 试验阳性;④ 0 级：无精索静脉曲张的症状,Valsalva 试验阴性。

睾丸容积的大小和质地是反映生育力和评价术后效果的重要指标。因此,在诊断过程中，必须注意睾丸的大小和质地。触诊时，一部分患者可见睾丸下坠，体积稍小且软。为了确切诊断可采用国际标准睾丸模具进行测定，如睾丸容积小于15 ml，就应视为异常，需及早治疗为宜。

二、精液检查

尽管精液检查不是诊断精索静脉曲张的手段，但对因精索静脉曲张引起不育的患者进行精液检查十分必要，不仅可以估计其生育力，而且还可了解治疗前后的变化。精索静脉曲张引起精液的改变主要表现为精子密度降低、精子活力降低和不成熟精子增多。其中最主要是不成熟精子的增多，临床上称之为精液呈压抑型表现，精索静脉曲张患者睾丸病理学改变的特征是由于精子发生终止于精子细胞阶段、不成熟精子提前释放入精曲小管管腔内之故。不成熟精子的形态常表现为锥形或无定形，有时与白细胞很相似，精液检查过程中，常被误认为白细胞，为了将两者准确地区别，可通过过氧化酶染色来鉴别，如为白细胞，则呈阳性反应。

三、特殊检查

由于轻型及亚临床型精索静脉曲张体检检出率较低，尤其是患者提睾肌反射活跃及精索增粗时更易漏诊，因此可借用仪器检查来帮助诊断。

(一) 热图像阴囊温度测定法 热图像是利用红外线成像技术，把人体表面温度分布状态转变为肉眼可见的图像。

对临床上无精索静脉曲张，而精液检查呈压抑型表现的患者，可作热图像检查。许多学者研究认为，通过这种方法检查获得的阴囊温度与睾丸内部温度成正相关，可作为反映睾丸温度的常规检查手段，用于诊断亚临床型精索静脉曲张。但由于温度变化并不是精索静脉曲张引起睾丸功能障碍的惟一因素，加上测定阴囊皮肤温度时，会受到许多外界因素的干扰，因此，这种检查方法在诊断上也只能作为参考。

(二) 多普勒超声检查 1977年Greenberg首先用多普勒超声仪检查精索静脉曲张。正常精索静脉的血流为均匀向心性回流，故显示波形仅呈一平线，当精索静脉血流产生返流时，显示波形呈波浪形，其幅度与返流程度成正比。因此，这一检查方法可以了解精索内静脉有无返流存在，对诊断亚临床型精索静脉曲张具有不可忽视的价值。

Hirsh采用多普勒超声听诊器的技术，可以判断精索内静脉中血液返流现象。他将精索内静脉血液返流现象分为三级：Ⅰ级，无自发性静脉返流；Ⅱ级，精索静脉发生间歇性返流；Ⅲ级精索静脉发生持续性返流。

近年来采用彩色多普勒血流显像仪(CDFI)检查，来诊断精索静脉曲张，开创了一条无创、准确的诊断途径。精索静脉曲张(CDFI)特征分为临床型精索静脉曲张(VC)和亚临床型精索静脉曲张(SVC)。

1. 临床型静脉曲张CDFI特征 ① 蔓状静脉丛管径明显增宽，内径多大于2 mm(本组为3.12±1.179 mm)，走向迂曲，呈现蚓状扩张，Valsavas试验时，内径增宽，可见云雾状回声呈流动感。② 平静呼吸时，可有或无返流信号，Valsavas试验时，可见返流信号，返流时相多大于1 200 ms(本组为1 768±420 ms)。该型以管径增宽明显及返流时相长为特点。

2. 亚临床型静脉曲张CDFI特征 ① 蔓状静脉丛管径轻度增宽，内径多大于1.8 mm

(本组为 1.868±0.07 mm),走向迂曲或不迂曲。Valsavas 试验时,管径可增宽或不明显。② 平静呼吸时,无返流信号,Valsavas 试验时,可见返流信号,返流时相多大于 800 ms(本组为 885.688±36.688 ms)。

3. *精索静脉曲张的 CDFI 特征* 主要反映了蔓状静脉丛淤血或静脉瓣功能不全,与精索静脉曲张的病理生理相一致。

近年来,人们认为亚临床型静脉曲张与临床型者具有同样的危害性。SVC 对睾丸的损害是渐进性、可逆性的形态及功能方面的,单侧性的静脉曲张同样可产生双侧睾丸损害效应。因此,早期诊断精索静脉曲张尤其是 SVC 是早期治疗的关键,而目前 VC 主要依靠物理检查及选择性肾静脉造影和逆行性精索内静脉造影,临床触诊缺乏准确的客观指标及可信任度,且对亚临床型者无意义,精索静脉内或肾静脉造影,专科技术要求高,且为有创检查,患者不易接受,基层医院难以普及。

笔者认为彩超诊断精索静脉曲张图像清晰,易于识别,直观准确,可为临床提供精索静脉的形态及血流动力学改变的双重信息,尤其对 SVC,具有较大的实用价值,可作为精索静脉曲张的首选检查。对男性不育原因的筛选,更是开辟了一个无创性的可靠新途径。

注意事项:① 精索静脉丛位置表浅,必须使用高频探头,笔者体会以 7.5 MHz 能满足临床需要;② 注意调高彩色血流灵敏度,调低壁滤器,使低速血流及弱回声信号尽量检测出来;③ 注意声速与血流夹角<60 度;④ 必须在二维图像上准确测量。

(三)精索静脉造影法 是目前认为诊断精索静脉曲张最可靠的方法,尤以选择性精索内静脉造影效果为佳。这一检查方法不仅可以了解精索静脉曲张的存在及其程度,还可了解精索静脉的解剖变异,以及是否适宜手术或栓塞治疗。

造影可通过三种途径,即经股静脉插管入肾静脉造影、经阴囊静脉造影和手术中直视下造影检查。

精索静脉造影分期标准为:① 无曲张:即造影剂进入精索内静脉 5 cm,为 0 期;② 造影剂进入精索内静脉超过 5 cm,而不足 10 cm 者为Ⅰ期;③ 造影剂进入精索内静脉 10 cm,达腰椎 4~5 水平的为Ⅱ期;④ 造影剂继续下降超过腰椎 4~5 水平者为Ⅲ期。这种检查方法对有经验的临床医师在门诊局麻下就可以施行这种检查。但由于这是一种损伤性诊断且具有一定的风险,因此不能作为常规检查方法。

精索内静脉造影有助于减少高位结扎术的失败率和分析手术失败的原因。

(四)放射性核素血池扫描 应用标记体内红细胞的放射性核素静脉注射后,用伽玛照相机拍摄阴囊区的血池显像。如双侧精索静脉正常,放射性核素分布对称;如单侧精索静脉曲张,放射性核素分布不对称。若双侧精索静脉曲张,放射性核素分布不能显示异常分布,可呈假阴性表现;若急慢性睾丸炎、附睾炎、睾丸扭转、挫伤或肿瘤等也可因血供不均匀,放射性核素分布呈不均匀性改变,结果造成假阳性。且这种检查价格昂贵,故有人认为此检查方法对诊断亚临床型精索静脉曲张的价值不大。

第四节 治 疗

精索静脉曲张合并不育症的治疗目前仍以手术治疗为主。手术后能使 58%~71%患者的精液质量得到改善,使 28%~55%的患者妻子怀孕。非手术治疗包括药物治疗和曲张的精索内静脉栓塞疗法。

一、手术治疗

Greenberg于1997年统计了许多精索静脉曲张手术共1 300例，发现58%～71%的患者精液质量得到改善，25%～55%的患者妻子获得孕育。研究认为年龄愈大，病程愈长，效果也愈差。手术效果各家报道不一，现介绍如下(表Ⅰ-32)。

表Ⅰ-32　精索静脉曲张手术与生育力的关系

报道者	报道时间	病例	精液质量改善率(%)	怀孕率(%)
Tulloch	1985	30	66	30
Brown	1988	185	55～70	43
Dubin, Amelar	1995	504	71	55
Dubin, Amelar	1997	986	70	53
Lanasa	1997	86	67	47

手术方法多数采用精索内静脉高位结扎术，也有采用高位结扎加转流术。

(一)精索内静脉高位结扎术　是常规采用的手术方法。由于睾丸静脉回流包括精索内静脉、精索外静脉和输精管静脉三大系统。并且，通过静脉造影证实，睾丸静脉的回流还有更广泛的吻合网。因此，精索内静脉高位结扎后，静脉血可通过精索外静脉、输精管静脉和广泛吻合网回流，不会引起静脉血的郁滞。另外，由于精索静脉曲张存在血液返流，因此可以通过高位结扎有效地阻止这种返流。这就是利用精索内静脉高位结扎术治疗本病的理论基础。精索内静脉高位结扎术一般采用下列两种途径。

1. *腹股沟精索内静脉高位结扎术*　采用连续硬膜外麻醉，取腹股沟斜切口，切开腹外斜肌筋膜，暴露精索，仔细辨认精索静脉各分支以及精索动脉和输精管。一般此处有2～3支静脉，分别将其钳夹、切断，并作双重结扎。注意切不可损伤精索动脉和输精管。为避免损伤输精管，结扎部位应尽可能高些。一般约在腹股沟管内环处。结扎完毕检查无出血后逐层关闭切口。

2. *腹膜后精索内静脉高位结扎术*　也采用硬膜外连续麻醉，取麦氏切口以及对应的左下腹切口，或取双侧腹股沟韧带上斜切口。切开腹外斜肌筋膜至内环上约髂前上棘水平，将腹内斜肌及腹横肌牵开，可见腹膜后精索静脉为一根很粗或两根较粗的静脉，精索动脉常与之伴行。注意将腹膜游离并向内推移，切忌进入腹腔。注意辨认搏动的精索动脉。在远离动脉处切断、结扎精索内静脉，在结扎、切断的两端之间，最好切除3 cm静脉。注意切勿损伤精索动脉。检查无出血后逐层关闭切口。术毕一般不放引流条。

这种方法可减少精索内静脉分支结扎不彻底而导致术后复发，且术后并发症较少，这是其优点。但这种手术途径创伤相对较大。

(二)精索内静脉高位结扎加转流术　这是20世纪50年代初才兴起的一种综合运用显微外科的方法。其理论依据是，高位结扎术能阻断肾静脉血液返流，但不能解决睾丸血液回流障碍。通过高位结扎加转流术既能解决血液返流又能解除睾丸淤血。另外，精索内静脉高位结扎术仍容易遗漏分支静脉，使手术失败率达0.2%～25%。高位结扎加转流术可使手术后复发率明显下降。

手术方法是采用连续硬膜外麻醉，行腹股沟斜切口，先后暴露精索内静脉和腹壁下静脉，分别测量该两支静脉的管径和血压（如测压时发现腹壁下静脉压力大于精索内静脉的压力，则只做高位结扎术，不做转流术，否则可能会出现新的返流，加重精索静脉曲张）。然后以上法高位结扎精索内静脉，游离结扎远端的精索内静脉和腹壁下静脉的近侧端，在放大6.5倍的手术显微镜下进行端端吻合。一般使用9—0至10—0尼龙线间断缝合6～8针。吻合前和吻合中不断用0.5%普鲁卡因加肝素溶液冲洗，以防血栓形成。吻合后检查无出血后逐层关闭切口。

手术效果一般认为优于单纯的精索内静脉高位结扎术。有人通过手术前后测定精索内静脉的压力及血气分析。结果提示，高位结扎术加转流术后，可使精索内静脉压力降低，血氧分压及血氧饱和度升高。也有人将单纯精索内静脉高位结扎术与结扎加转流术进行分组对照研究，结果认为其疗效无显著差异，其远期效果尚待进一步研究观察。

转流术也可选择髂外静脉、旋髂静脉、腹壁浅静脉或旋股外静脉。我国张天中于1986年报道采用精索内静脉-腹壁下静脉转流术；董德欣于1986年报道采用精索内静脉-髂外静脉吻合术；1988年马全福报道采用精索内静脉-旋髂浅静脉转流术。开展这些手术的依据是术中测压显示转流术后静脉压低于单纯精索内静脉高位结扎术的病例。

（三）精索肌管或鞘膜折叠术 1995年吴宏远报道采用精索肌管折叠术治疗精索静脉曲张。1996年梅骅报道采用精索鞘膜折叠缝合术治疗精索静脉曲张，这些手术方法简便，且疗效可靠。他们认为精索静脉曲张的发病与精索筋膜管薄弱和提睾肌退化有关，通过收紧精索筋膜管，不影响蔓状静脉丛的血液回流，又可防止精索内静脉的返流。这种手术方法更适用于精索内静脉高位结扎术的复发病例。

（四）腹腔镜精索静脉结扎术 这是近10年开展的新技术。Assimes、那彦群和阮旭晴于1994年先后报道了采用腹腔镜技术施行精索静脉结扎术。他们的研究认为，这一手术方法的优点是损伤小，操作简单，并发症少，术后恢复快，且可同时处理两侧血管，特别适用于双侧精索静脉曲张患者。手术方法与其他腹腔镜手术基本一样，将腹腔镜插入已形成气腹的腹腔，在内环处找到精索血管，牵拉睾丸，辨别和确认精索血管。打开后腹膜，分离精索内动、静脉，在拟结扎的静脉两端分别用钛夹钳夹，在其间剪断。

多数学者认为手术是目前治疗精索静脉曲张引起不育最有效的方法。但也有人对手术是否能提高精索静脉曲张不育患者的生育力和妊娠率提出疑问。为此，世界卫生组织1990年组织全世界多中心同时进行精索静脉曲张不育的临床对照性研究，各中心按统一标准选择患者，并随机分为手术组和非手术组（对照组）。患者选择标准包括：① 男子年龄21～45岁，伴有Ⅱ度或Ⅲ度精索静脉曲张，同时精液分析异常，但精子密度不能低于5×10^6/ml，而妻子生育能力检查均正常，年龄小于35岁，夫妇结婚，同居1年以上，未采取任何避孕措施，性生活亦正常；② 男方除了精索静脉曲张外，没有其他影响生育的因素存在，包括前列腺炎、内分泌疾病、肝肾等重要脏器疾病，近期无发热疾病，无长期服用影响生育的药物。每隔3个月观察同样项目。上海王益鑫教授（WHO中心成员之一）、上海地区的负责人主持了这一课题研究。研究结果显示手术组患者于手术后3、6、9、12个月随访，精子密度、精子存活率、正常形态精子百分率、精子活力、睾丸容积较术前有明显提高，阴囊温度较术前有明显降低（表Ⅰ-33，表Ⅰ-34）。

表Ⅰ-33　手术组与非手术组各时期阴囊温度及睾丸容积的对照比较

分　组	手	术	组			非	手	术	组	
时间(月)	0	3	6	9	12	0	3	6	9	12
阴囊左侧温度(℃)	33.56 ±0.75	32.23* ±0.55	32.12* ±0.49	32.02* ±0.47	31.88* ±0.44	33.17 ±0.95	33.21 ±0.96	33.30 ±1.02	33.34 ±1.20	33.36 ±1.17
阴囊右侧温度(℃)	32.51 ±0.39	32.05* ±0.57	31.84* ±0.53	31.84* ±0.46	31.74* ±0.42	32.47 ±0.85	32.56 ±0.79	32.64 ±0.72	32.45 ±0.76	32.60 ±0.88
左侧睾丸容积(ml)	15.78 ±2.43	16.35 ±2.17	16.70 ±2.18	17.05 ±1.96	17.27* ±1.91	15.62 ±2.35	15.62 ±2.40	15.28 ±2.52	14.77 ±2.25	14.85 ±2.40
右侧睾丸容积(ml)	17.13 ±3.08	17.57 ±2.29	17.70 ±2.29	18.09 ±2.29	18.03 ±2.47	17.07 ±1.87	16.93 ±2.05	16.83 ±2.05	16.50 ±2.80	16.53 ±2.26

表Ⅰ-34　手术组与非手术组各时期精液各参数的对照比较

分　组	手	术	组			非	手	术	组	
时间(月)	0	3	6	9	12	0	3	6	9	12
精子密度($\times 10^6$/ml)	17.54 ±13.75	40.78* ±30.34	54.10* ±53.49	547* ±48.76	53.73* ±37.40	19.97 ±16.48	21.83 ±13.59	22.92 ±18.57	18.46 ±13.29	16.50 ±11.53
精子存活率(%)	43.74 ±15.71	65.57* ±11.84	69.26 ±14.36	70.95 ±12.96	69.86* ±14.52	46.76 ±20.79	45.03 ±19.15	50.45 ±20.18	42.46 ±20.81	40.77 ±19.89
正常形态精子(%)	57.30 ±15.08	67.87* ±8.36	68.09* ±10.84	68.36* ±9.29	76.64** ±8.35	60.22 ±14.56	62.07 ±13.96	60.62 ±15.33	61.96 ±15.07	59.31 ±12.82
精液量(ml)	3.79 ±1.95	4.17 ±2.26	4.02 ±2.31	4.00 ±1.96	3.52 ±1.29	3.33 ±1.56	3.72 ±1.62	3.44 ±1.36	3.45 ±1.16	3.31 ±1.33
精液 pH	7.23 ±0.40	7.18 ±0.34	7.25 ±0.37	7.24 ±0.33	7.21 ±0.41	7.27 ±0.45	7.13 ±0.39	7.21 ±0.41	7.25 ±0.37	7.15 ±0.11
A+B级精子(%)	16.83 ±5.64	28.91* ±7.76	32.39* ±7.15	35.23* ±7.89	35.91* ±9.02	21.45 ±7.28	22.80 ±8.23	16.76 ±7.58	19.12 ±8.56	16.38 ±6.29
生育力指数	16.66	75.69*	102.55*	105.48*	101.26*	18.73	22.69	24.11	16.77	13.21

注：* 表示与 0 期相比有显著差异；** 表示与其他各期相比均有显著差异。

二、非手术治疗

(一) 精索静脉曲张的栓塞疗法　是由 Lima 于 1978 年首先报道采用栓塞曲张的精索静脉阻断肾静脉血液返流的一种方法。我国从 20 世纪 80 年代中叶起也进行了大量的工作，已有不少成功的报道。

其方法是，经皮行股静脉穿刺，将 F6－7 号的导管插入左侧或右侧精索内静脉中，注射造影剂，在 X 线透视下观察精索静脉的形态及侧支分布情况，再行栓塞治疗。一般先注入空气 1 ml，然后注射 5%鱼肝油酸钠硬化剂 3～4 ml，再注射 1 ml 生理盐水，将导管内的硬化剂推入静脉内。治疗时让患者作 Valsalva 动作，以阻止硬化剂向肾静脉回流。注射后让患者站立 15～20 分钟,再次注射造影剂检查栓塞的效果。

上述这种方法常容易引起硬化剂流入肾静脉,而导致肾静脉的栓塞。为此 Reidal 改用带气囊的导管,先用气囊暂时阻塞精索内静脉,然后注入硬化剂,这样可以防止硬化剂进入肾静脉的发生。

作为栓塞的材料还有明胶海绵、金属线圈、球伞、可脱落气囊等。Thelen 于 1979 年首先报道采用金属线圈直接注入精索内静脉,使之栓塞。据认为这种方法简便,需时短,痛苦小,但直接插管入精索内静脉中难度大,失败率高达 40%,也有报道此法成功率高达 85%,配偶妊娠率达 45%。

精索内静脉栓塞疗法尽管创伤小,患者痛苦不大,但由于精索内静脉与其他静脉有交通支,很可能引起其他脏器的栓塞,严重时可引起肺栓塞而威胁生命。因此,大多临床医师建议,精索内静脉栓塞疗法只用于术后复发病例,或手术后精液质量仍未改善的病例。

(二) 药物治疗 精索静脉曲张引起的不育,主要是影响精子发生,使精液质量降低,用药物治疗有时能改善精液质量而免除手术之苦。但多数患者精索静脉曲张不解决,精液质量无法改善,故不宜进行长期药物治疗,以免延误手术时机。

1. *HCG 治疗* 由于 HCG 能刺激睾丸间质细胞产生睾酮,进而促进精曲小管精子的形成,改善精液的质量,提高妊娠率。用法为每次 2 000 单位,每周 2 次,肌内注射,3 个月为 1 个疗程。

2. *克罗米芬或他莫昔芬治疗* 这两种药物能诱导垂体前叶合成和分泌 FSH 和 LH,从而能促进睾丸的生精功能。用法是克罗米芬每日口服 50 mg,连续服用 3 个月。

3. *抗氧化剂* 维生素 E 和维生素 C 具有抗过氧化作用,清除体内自由基,改善精子质量。

第五节 中医论治精索静脉曲张所致男性不育

精索静脉曲张在中医学中属“筋疝筋瘤范畴”。“筋疝”一词首见于元・张从正《儒门事亲》一书:“疝有七。”即“寒疝、水疝、筋疝、血疝、气疝、孤疝、癞疝是谓七疝。”究其病理《内经・骨空论》有云:“任脉为病,男子内结七疝。”明・虞搏撰《医学正传》中指出:“大抵七疝为病,若非房劳所致,即是运行辛苦,涉水履冰,热血得寒,而凝滞于小肠膀胱之分,或湿热乘虚,而流入于足厥阴之经。”故张从正提出:“疝本肝经宜通勿塞论。”并明确指出:“若少年得之,不计男子妇人皆无子。”

一、病因病机

(一) 肝肾不足 若先天不足,肾气不充,肝血亏虚,络脉失于濡养,以致气血运行不畅,淤血凝滞而成。旧血不去,新血难生,精血不足,故致不育。

(二) 筋脉损伤 举重担物,长途跋涉,筋脉损伤,导致气滞血瘀,脉络失和,导致本病。

二、辨证论治

中医学将精索静脉曲张分为寒滞厥阴型、血瘀络阻型、湿热夹瘀型和肝肾虚亏。

(一) 寒滞厥阴型 证见阴囊坠胀,睾丸抽痛,站立加重,平卧减轻,腰部冷痛,形寒肢冷。舌淡苔白，脉弦细。治则温经散寒，兼通脉络。方选当归四逆汤加减：当归 10 g，桂枝 3 g，赤芍 6 g，丹参 10 g，玄参 6 g，桔梗 3 g，乌药 6 g，细辛 1.5 g，通草 3 g，红花 5 g，小茴香 6 g，大枣 3 枚。水煎服，每日 1 剂。

（二）血瘀络阻型 证见精索静脉盘曲成团，青筋暴露，阴囊坠胀，隐痛持久不减，劳累则甚，休息则轻。舌有瘀斑，脉细弦。治则活血通络。方选桃红四物汤和失笑散加减：桃仁 10 g，红花 5 g，赤芍、当归各 10 g，川芎 6 g，川牛膝、元胡、生蒲黄、五灵脂(包)、橘核各 10 g，生牡蛎 30 g(先煎)。水煎服，每日 1 剂。

（三）湿热夹瘀型 证见阴囊微红，青筋暴露，状如蚯蚓，精索增粗、肿大，灼热疼痛。舌苔黄腻，脉来弦滑。治则清热化湿通络。方选防已泽兰汤加减：防已、泽兰、萆薢、川楝子、蒲公英各 10 g，青皮 6 g，柴胡 5 g，怀牛膝 10 g，赤芍、丹皮各 6 g，丹参、荔枝核各 10 g。水煎服，每日 1 剂。

（四）肝肾虚亏 证见睾丸坠胀不舒，久站立而隐隐作痛，阴囊局部青筋暴露，状如蚯蚓；或手术后仍精子稀少，房事力不从心；伴腰酸膝软、头晕目眩。舌淡、苔薄，脉细无力。治则补益肝肾，佐以理气通络。方选右归丸加味：熟地黄 30 g，山药 12 g，山茱萸 10 g，枸杞子 12 g，菟丝子 20 g，鹿角胶(烊)10 g，当归 6 g，杜仲 12 g，肉桂 3 g，熟附子 6 g，丹参 18 g，鸡血藤 30 g。水煎服，每日 1 剂。方用熟地为主，合鹿角胶甘温滋肾以填精；山茱萸、枸杞子、菟丝子助主药滋肾养肝；附子，肉桂温肾祛寒；当归、丹参、鸡血藤养血活血，诸药合用，以奏补肾通瘀之功效。加减：若肝肾阴虚，舌红少苔者，去熟附子、肉桂，加女贞子 12 g，鳖甲 12 g，以滋肾阴。

三、经验方

戚广崇自立通精煎治疗精索静脉曲张合并不育症 102 例，结果使 39 例患者妻子怀孕，38 例精液质量改善，总有效率为 75.49%。方药组成：紫丹参、蓬莪术、川牛膝各 15 g，当归尾、桃仁、柴胡各 10 g，生牡蛎(先煎)30 g，生黄芪 20 g。随证加减：睾丸偏坠、胀痛不舒，脉弦等肝经郁滞者，加橘叶、核各 10 g，荔枝核 15 g，小茴香 10 g；阴囊湿痒；小便黄赤，舌苔黄腻等湿热者，加车前子 15 g，知母、黄柏各 10 g；阴囊睾丸下坠不收，神疲肢倦，脉细等气虚者，加党参、白术各 10 g；形寒肢冷、睾丸阴冷，脉沉迟等阳虚者，加熟附片、川桂枝各 10 g；口干舌红，五心烦热，脉细数等阴虚者，加生地 15 g，白芍、鳖甲各 10 g。

上述药物水煎服，每日 1 剂。3 个月为 1 疗程。

四、现代中医学研究进展

近年来许多中医学专家利用现代细胞分子学的理论，研究中药的治疗功效，取得了可喜成果。张长城、周安方等通过实验性精索静脉曲张的大鼠，应用补肾活血方药给予治疗。研究结果显示，中药补肾活血方对抑制细胞凋亡的基因 Bcl－2 蛋白有上调作用，而对促进细胞凋亡的基因 Fas 和 FasL 蛋白有下调作用。因此，他们认为中药补肾活血方(熟地、枸杞子、淫羊藿、巴戟天、川芎、当归、丹参等)能抑制精索静脉曲张睾丸生精细胞的凋亡，提高其生精功能。

彭汉克、艾长征等研究了精索静脉曲张患者的甲皱微循环，其形态病理学改变十分突出。畸形管襻超过 30%的占 97.5%，其管襻以交叉扭曲、麻花样改变为主，外加管襻输入支紧张、管襻长度偏短、排列不规则等表现，说明由于微血管变形，导致微循环内压增高，使机体微循环处于瘀血状态。其次，血流速度缓慢占 90.2%，红细胞聚集占 75.1%，外加管襻模糊、襻周渗出及点状出血、襻顶瘀血等表现，说明甲皱微循环流态的改变也很明显，符合中医瘀血内阻、运行不畅的总趋势。这为临床选用活血化瘀方法来治疗本病提供现代科学依据。

（张奎增 吉正国 张 迅 陈利生）

第九章　男性自身免疫性不育

男性自身免疫性不育是指精子或精浆中具有抗原性的物质，在某些病理情况下，这些抗原暴露，并溢出生殖道，进入周围组织或体循环中，诱发机体的免疫反应，产生抗精子抗体(AsAb)，从而影响精子的形成和精子的活力，导致男性不育。正常生理情况下，精子对男子自身而言，为一隐藏抗原，与免疫系统处于隔绝状态，加上在各种生理保护机制作用下，自身免疫系统不会对精子产生免疫应答，两者相安无事；对女性而言，精子则为一种同种异体抗原，男女性交过程中，女方多次反复接受精子这种异体抗原，但在生理性保护机制作用下，女性免疫系统亦不会对精子发生免疫应答，只有在病理情况下，女性也可以产生 AsAb。

近 20 年来，免疫性不育越来越受到广大医生的重视。1954 年 Wilson 在男性不育症患者中发现有 AsAb；1982 年 Shulman 等报道，约在 9%的男性不育患者中，可检到 AsAb；1988 世界卫生组织(WHO)报道 6 407 例男性不育患者中，有 2.9%为免疫因素造成。因此，深入研究和防治男性自身免疫性不育是生殖健康的一个重要的课题。

第一节　免疫豁免

免疫豁免是指保护机体自身组织不受局部免疫活动而损伤，是一种重要的生理性自我保护机制。一个世纪前人们就发现机体的某些特殊部位在植入异体组织后不会发生排斥，且这些移植组织能长期存活，如眼、睾丸、脑等，这些组织被称为免疫豁免区。睾丸是男性重要免疫豁免器官，参与维系睾丸免疫豁免的因素有如下几种。

一、血睾屏障

血睾屏障是由界膜以及支持细胞间的紧密连接复合体共同组成。界膜由 5～7 层细胞及细胞外结缔组织的成分构成。细胞主要包括类肌细胞和成纤维细胞，细胞外结缔组织则由生精上皮的基膜及界膜内的细胞间质成分共同构成。

界膜在维持精子发生的内环境稳定方面具有重要作用，因为它介于睾丸间质与精曲小管之间，更确切地说它介于能接受一切外来因素的环境与精曲小管之间。从生理角度讲，一切营养物质包括生精上皮所需要的水、电解质、糖类、脂类、蛋白质氨基酸类及激素类都要通过界膜的转运；从病理上看，界膜又是精曲小管的一道保护屏障，致病因素首先要攻破界膜，才能进而攻击生精上皮，可见界膜作为一种物理屏障可阻止炎症细胞侵入。如果界膜的功能发生紊乱后，精原细胞及支持细胞都难以获得充足的营养，并受到各种有害因素的攻击。

支持细胞是血睾屏障中另一重要的组成成分。支持细胞呈高度不规则的圆柱状，基底紧贴基膜，与基膜接触面积大，顶部伸向腔面，侧面与管腔面有很多不规则的凹陷，其内镶嵌着各级生精细胞。支持细胞间的复合连接在电镜下具有紧密连接的典型结构。血浆和淋巴中的某些物质可通过管壁及精曲小管界膜，进入基底小室，但不能进入管腔小室，发育中的精母细胞、精子细胞和精子具有特异的自身抗原，正常情况下由精曲小管界膜和支持细胞组成的血睾屏障可阻止这些特异抗原与机体的免疫系统相接触，而且阻止大分子进入（包括IgG），因而不会发生免疫反应和免疫应答。从而保证管腔小室内精母细胞的成熟分裂和精子细胞的变态在相当稳定的微环境中进行，即使生殖道远端屏障遭到破坏，机体对精子抗原发生自身致敏而产生抗精子抗体，但血循环中的抗精子抗体也不能通过血睾屏障进入管腔小室与精子发生免疫反应。所以血睾屏障使精母细胞、精子细胞、精子免受免疫系统的攻击及病原微生物的侵袭，从而起到了免疫屏障的作用。

二、支持细胞分泌多种免疫调节因子

支持细胞长期以来被认为在睾丸中具有调节免疫应答的作用，早在 1985 年就有人提出支持细胞具有免疫抑制作用，实验发现 Sertoli 细胞分泌的免疫抑制因子可抑制淋巴细胞T、淋巴细胞 B 的活性及白介素－2（IL－2）。其分泌的免疫调节因子的种类及作用如表Ⅰ－35。

表Ⅰ－35 支持细胞分泌的免疫调节因子及其作用

免疫调节因子	作 用
胰岛素样因子（IGF－I）	抑制淋巴细胞的增殖
白介素－I（IL－I）	刺激髓样淋巴细胞的增殖
抑制素（inhibin）	刺激胸腺细胞分裂
活化素（activin）	抑制胸腺细胞分裂
转化因子（TGF）	抑制 B 细胞分化为浆细胞
	抑制 NK 细胞功能
	抑制 IL－2 的产生和下调 T 细胞上的 IL－2 受体
转铁蛋白（transferrin）	替代血清使有丝分裂原刺激的 T 细胞在体外生长
层粘连蛋白（laminin）	增加巨噬细胞的吞噬能力

其中支持细胞分泌的 TGF－β 在免疫抑制中起了关键作用。TGF－β 是一负调节因子，对 T、B、NK 细胞都有明显的抑制作用，它可关闭免疫反应信号，并可介导细胞凋亡。

三、睾丸间质中的免疫细胞

睾丸间质中的免疫细胞主要是巨噬细胞、淋巴细胞和肥大细胞，它们参与免疫监视、免疫调节和组织重建，对睾丸稳态具有重要作用，同时它们的功能和发育也受到睾丸微环境尤其是睾丸间质细胞和支持细胞的影响。正常时精子抗原不被免疫系统攻击，除了上述的免疫抑制外，还有间质特殊微环境构成的“功能性”屏障。因为支持细胞的紧密连接并非一直关闭，在细线前期初级精母细胞从基底小室进入管腔小室时，血睾屏障有间歇的开放，少量的可溶性精子抗原可以溢出到睾丸间质中，以致生殖道内免疫细胞与精子抗原的接触不可避免。

（一）巨噬细胞 睾丸间质中的巨噬细胞分布在精曲小管管壁外层及间质血管周围，数量固定，且与睾丸中间质细胞数量成固定比例。巨噬细胞能吞噬消化抗原，尤其是 Ia 阳性的巨噬细胞往往能将抗原物质完全消化，从而消除或减弱其刺激作用，抑制免疫应答。

（二）淋巴细胞 睾丸间质细胞有散在的少量的淋巴细胞。Itoh 研究证明转移的特殊

的 $CD8^+$ 细胞优势分布能显著抑制针对睾丸生精细胞的细胞免疫和体液免疫反应。

近年来还有研究表明，高表达 Fasl 的支持细胞导致 Fas 阳性的 T 细胞凋亡，抑制免疫反应。

四、睾丸网及附睾的免疫豁免

睾丸网是暴露于与体液接触的地方，此处没有支持细胞，因而也不存在血睾屏障，但该处保护精子免受攻击，主要是依靠 T 抑制淋巴细胞，它能清除和抑制漏出的精子抗原，从而避免了自身免疫反应。

当精子由睾丸网输出管进入附睾后，由于附睾上皮产生一种唾液酸，来覆盖精子抗原，保护精子抗原免受攻击，起到免疫抑制的功能。另外，唾液酸带有负电荷，而淋巴细胞也带有负电荷，负负相斥，使精子避开了淋巴细胞的攻击，而能在附睾管中顺利运行。

五、精浆的免疫抑制因子

人类精浆中含有免疫抑制因子，抑制生殖道局部的免疫活动，保护精子不受免疫损害。并抑制女性生殖道对精子的免疫攻击，保护精子在女性生殖道内的正常运行。1984 年英国的 James 和美国的 Alexander 发表了有关精浆免疫抑制作用的文献综述：阐明了人精浆中存在具有免疫抑制作用的抑制因子；精浆免疫抑制因子在体内外对各种免疫细胞具有广谱的免疫抑制作用。精浆中的免疫抑制因子种类繁多，主要来源于前列腺、精囊等附属性腺。

(一) 精浆中免疫抑制因子种类 精浆中免疫抑制因子种类很多，简单介绍如下。

1. *锌复合物* 高浓度锌和肽、蛋白质的结合物可以抑制丝裂原诱导的淋巴细胞转化，并抑制巨噬细胞黏附、移动、吞噬活性以及多形核白细胞活动等。

2. *多胺（精胺、精脒）* 1977 年由 Byrd 等发现低浓度的精胺和精脒以及它们的反应物能抑制多种丝裂原诱导的淋巴细胞转化和淋巴细胞增殖，并可抑制致敏 T 细胞对靶细胞的杀伤活性。

3. *妊娠相关蛋白 A* 精浆中存在一种在生物化学、免疫学方面和妊娠相关蛋白 A 类似的蛋白质。该物质能明显抑制丝裂原诱导的淋巴细胞的转化。这一现象提示，某些共同或相关的基因产物，通过抑制功能以保护正常发育的胎儿和精子。

4. *转谷氨酰胺酶和子宫球蛋白* 转谷氨酰胺酶和子宫球蛋白均来自前列腺。两者参与了对精子抗原的抑制作用。

5. *Fc 受体结合蛋白* 1983 年 Wiekin 通过研究指出精浆中含有一种分子量为 94 000 的 Fc 受体结合蛋白，该蛋白能影响抗体介导的杀伤作用和巨噬细胞的吞噬活性。Fc 是抗体发挥生物活性、免疫活性的功能区域，实验证实分子量为 94 000 的 Fc 受体结合蛋白能特异结合到抗体的 Fc 段，而抑制抗体的活性。另外，分子量为 94 000 的 Fc 受体结合蛋白可抑制抗体与精子的结合，因而很可能是调节女性生殖道的免疫应答、保护精子免遭破坏的保护性因子。

6. *传递蛋白* 传递蛋白可抑制补体活性，当精子离开附睾尾部时，传递蛋白能黏附到精子表面，降低和遮盖精子的抗原性。

7. *PGE_2* 精浆中含有高浓度的前列腺素(PG)。1985 年 Lieb 等研究证实，PGE_2 为一免疫抑制剂。精浆中大量的 PGE_2 能抑制丝裂原诱导的淋巴转化，并对细胞免疫和体液免疫均有抑制作用。

8. **前列腺小体** 前列腺小体为一种细胞器大小的颗粒，来源于前列腺，直径为200 nm。前列腺小体能抑制巨噬细胞的摄取和吞噬功能。

9. **酸性磷酸酶**(ACP) ACP 在人精浆中活性极高。1989 年 Mukhopadhyay 报道，人精浆中 ACP 可抑制中性粒细胞和 NK 细胞活性。随后许多研究均证实精浆 ACP 可抑制巨噬细胞、NK 细胞活性；抑制淋巴细胞转化、补体活性；抑制 T 细胞产生 IL－2 和抑制 B 细胞产生特异性抗体。精浆中 ACP 具有强烈而广泛的免疫抑制效应，很可能是精浆免疫抑制因子的主要成分之一。

精浆中这些免疫抑制因子通过结合或黏附到精子表面，遮盖或修饰了精子的抗原性，阻止免疫系统对精子的免疫损伤，从而防止精子在男性生殖道和女性生殖道中遭到免疫识别、攻击；同时抑制了男、女生殖道局部的免疫系统，包括免疫细胞、抗体、补体和细胞因子的活性，进一步保护了精子在男、女性生殖道中的运行、受精，并保护了受精卵和胚胎在体内的正常发育。

第二节 精 子 抗 原

精子具有抗原性，早在 1899 年就被 Landsteiner 发现。他将人精子注射给异种机体内时，产生抗精子抗体，说明精子具有抗原性。1900 年 Metalnikoff 在研究中发现，将人精子注射给同种机体会产生一种固定精子的活性物质，也说明精子具有抗原性。1921 年 Wegeli 首先发现人体内存在精子抗原的自身抗体。20 世纪 60 年代开始免疫性不育已受到医学界的广泛重视。

人精子抗原结构复杂，种类繁多至今发现有 100 多种。有精子特异性抗原，也有精子非特异性抗原；有与生育相关的精子抗原，也有与生育非相关的精子抗原；按抗原分布的部位的不同又分为精子表面抗原(膜抗原)、核抗原和顶体抗原。由于精子抗原的结构复杂性和功能上的不确定性，加之缺乏有效的分离、纯化手段，精子抗原的研究进展缓慢，现将有关的精子抗原介绍如下。

一、精子膜抗原

精子表面的膜抗原是精子发生、成熟过程中的重要标志分子，与受精和胚胎的早期发育关系密切，具体涉及精子的获能、精卵识别、顶体反应、穿过透明带、精卵融合等诸方面。其中也有部分抗原在病理状态下诱导机体产生相应的自身抗体，进而影响精子的形成、成熟、活力和受精能力，而导致免疫性不育。

(一) FA－1(Fertilization Antigen－1) 是一种精子膜糖蛋白。主要存在于精子的顶体后端及精子尾中段。精子在穿过卵子透明带(ZP)时，FA－1 与 ZP3 受体结合，同时发生磷酸化，促进精子的顶体反应。Zhu 等研究证实抗 FA－1 抗体可以完全阻断精子对透明带的识别。

(二) FA－2(Fertilization Antigen－2) 是一种精子膜抗原。位于精子顶体区域，也可同时出现在赤道区。抗 FA－2 抗体可抑制精子穿过透明带，亦可明显抑制精子获能及顶体反应。研究还发现 FA－2 还可以引起精子活动方式的改变，如线性活动、头部侧向移动幅度和鞭毛摆动频率。FA-2的确切作用还有待进一步研究证实。

(三) PH-20 又称精子黏附分子(SPAMI)。是一种单链蛋白质,通过糖化磷脂酰肌醇(GPI)锚定在精子的整个头部,其N末端具有一个透明质酸酶活性的结构区域。PH-20除了具有透明质酸酶活性外,还具有与顶体反应相关的使精子与透明带结合的功能。因此,PH-20在精卵结合过程中所起的作用有两个方面:一是PH-20通过透明质酸酶活性帮助精子穿过卵丘细胞层;二是当精子穿过卵丘层后,PH-20与透明带上的受体特异性结合,激发精子顶体反应,使精子穿过透明带。在体外,抗PH-20抗体可抑制豚鼠精子与透明带的结合,但至今还没有在免疫性不育的患者血精中检测到抗PH-20抗体。

(四) PH-30 又称精子蛋白受精素(fertilin)。为精子膜抗原,本质为糖蛋白,位于精子头的后部,作为一种细胞黏附因子发挥作用。抗PH-30并不抑制精卵的结合,但能显著抑制精子和卵子膜的融合。

(五) SP-10 是一种顶体蛋白质。从圆形精子细胞开始就有*SP*-10基因表达,直至分化成为成熟精子。针对SP-10的抗体可使精子凝集,并干扰精子的穿卵。

(六) 膜抗原 最近新发现的与生殖相关,随着重组技术的发展,许多与生殖相关性的精子膜抗原相继被发现,如① SAMP32:主要位于顶体头部及赤道板部位的顶体内膜,抗体可以抑制精卵的结合和融合;② TSA-1:定位于精子的顶体表面和尾区,其抗体可以抑制精子的顶体反应;③ HSD-1:也是一种人精子膜抗原,定位于人类精子头部。研究发现HSD-1与人类生精细胞分化有关。

二、精子核抗原

在圆形精子细胞变态过程中,其细胞核发生明显形态变化,并高度浓集。这个浓集过程与鱼精蛋白密切相关。鱼精蛋白的主要功能是帮助染色体浓集,保护精子DNA不受损伤。鱼精蛋白有很强的免疫原性,在不育夫妇及输精管结扎术者血清中都曾检测到抗鱼精蛋白抗体。但由于鱼精蛋白位于精子核内,抗体不能与之直接接触,因此,对精子无杀伤作用。

三、顶体抗原

精子顶体中存在着顶体酶系统,当精子与卵子相遇时,精子的顶体膜破裂,释放出以溶解卵子的三道保护层:卵丘、放射冠和透明带,使精子穿入,并与卵子结合。精子的顶体酶系统包括透明质酸酶、顶体蛋白酶和放射冠分散酶。透明质酸酶可使卵丘分散及透明质酸解聚。具有免疫原性,是自身抗原,但缺乏组织特异性,因为其他组织中也存在透明质酸。顶体蛋白酶具有氨基肽酶、酯酶及蛋白酶的活性,与胰蛋白酶的作用类似,能分解透明带。此酶具有免疫原性。放射冠分散酶含有丰富的糖蛋白,能使放射冠解体。目前有关此酶在生殖免疫中的研究甚少。

四、精子抗原的其他类型

(一) ABO血型抗原 免疫学研究证实,人类精子和精浆中均存在A和B抗原。因此,有人提出A和B物质实际上是先分泌到精浆内,然后附着于精子上的抗原。ABO血型抗原可能导致精子代谢的损害。另外,精子中的ABO血型抗原与配偶间的ABO血型抗原不合,就可能引起不育。有报道指出,妇女宫颈黏液中可能存在血型抗体,这种抗体可以制动配偶的精子。

(二) 组织相容性抗原(HLA,H－Y) Fellous 等于 1970 年应用细胞毒试验证明人精子上确实存在 HLA 抗原。后来应用免疫荧光和免疫电镜进一步观察发现,在精子头部和中段,HLA 抗原呈均匀性分布。组织相容性抗原的相关抗体参与精子和受精卵在女性体内的排斥反应,精子表面还含有参与 y 染色体调节的组织相容性抗原——H－Y 抗原,它在决定胎儿性别的初期阶段起着一定的作用。

第三节 自身免疫性不育的发生机制

人体精子精浆中的抗原物质从胚胎起就已逐渐形成,但在正常情况下,并不与人体免疫系统接触,这主要依赖于血-睾屏障和精浆的免疫抑制物质这两大保护系统。

血睾屏障是由相邻的支持细胞基部的牢固而紧密的连接构成,能防止精子与免疫系统接触,以致淋巴细胞不能识别精子抗原,尽管精母细胞不断产生一些新抗原,但在正常情况下,精子被血-睾屏障隔离在生殖道内,不引起自身免疫反应。

另外,近年来生殖免疫学研究发现,正常精浆和精子中含有免疫抑制因子(MIM)。这些物质来自附属性腺,如前列腺、精囊等。研究证实 MIM 不仅对细胞免疫有抑制作用,而且对补体系统也有抑制作用。从而使男性或女性的免疫细胞不能识别精子和精浆中的抗原,使抗体的产生受到抑制,保护精子免受补体介导的杀伤。精浆中免疫抑制物质有前列腺素 E(PGE)、糖蛋白、锌、多胺氧化酶等。

因此,当血-睾屏障遭受破坏、精液中免疫抑制作用发生障碍时,自身免疫抗原性发生改变,免疫活性细胞被激活,对自身抗原产生免疫应答而形成抗精子抗体,导致自身免疫反应,严重时引起不育,即自身免疫性不育。

一、抗精子抗体的产生

(一) 男子抗精子抗体的产生 当男子睾丸等免疫豁免系统遭到破坏时,精子抗原进入局部组织或血液中,形成抗精子抗体。

1. *生理屏障的破坏* 正常情况下,精子位于生殖管腔中,在生殖道黏膜、血-睾屏障等保护下,精子无法穿透生殖道黏膜、管腔壁进入血液。当受到化学、物理或感染等因素的损伤时,上述生理屏障遭到破坏。此时,精子这一隐蔽的自身抗原突破生理屏障进入血液触发免疫应答,产生抗精子抗体。引起生理屏障破坏的常见原因有:① 输精管结扎术:可能在手术时精子外漏触发免疫反应,术后精子肉芽肿或附睾内精子病变也可触发自身免疫应答。② 输精管长期梗阻:由于输精管的梗阻,精子及其分解产物进入血循环,可产生体液和细胞免疫。③ 生殖道损伤:如疝修补术,附睾及精索手术损伤生殖道,或睾丸创伤破坏了血-睾屏障,都会引起自身免疫反应。④ 生殖道感染:破坏了血-睾屏障。⑤ 精索静脉曲张。⑥ 睾丸损伤和隐睾症:引起睾丸免疫豁免系统的破坏。近年实验研究发现了精索静脉曲张引起血-睾屏障受损的证据。有人报道 25%～90%的精索静脉曲张患者的血清存在抗精子抗体。临床统计发现隐睾症患者中的 66%为抗精子抗体阳性,精索损伤者 37.5%～58%抗精子抗体阳性,输精管结扎术后抗精子抗体的阳性率高达 58%。

2. *病源微生物感染* 研究发现某些微生物表面和人精子存在共同抗原,由此产生交叉免疫反应，导致抗精子抗体的产生。又有研究发现溶脲脲原体、铜绿假单胞菌、大肠杆菌和肺炎球菌等与人精子有交叉抗原。因此，当感染这些病原微生物时，会产生抗精子抗体。

3．**精浆免疫因子(MIM)的异常**　精浆中 MIM 具有封闭精子抗原及抑制生殖道局部免疫反应的作用，起到对精子和生殖活动的生理性保护作用。当精浆中 MIM 有质和量的改变，均可破坏这种保护作用。Mathur 等于 1980 年发现，精子与 T 淋巴细胞有共同抗原，并能发生交叉反应。抗精子抗体(AsAb)与 T 淋巴细胞的交叉反应，损害了 T 细胞对免疫反应的抑制能力。

另外，精浆中抗补体的免疫抑制物活性下降和 MIM 含量减少或缺乏，使免疫抑制功能发生障碍而引起自身免疫反应。Lord 等于 1977 年在一些男性不育患者的精浆中发现缺乏 MIM，使他们的精细胞在生殖道内引起自身免疫反应。上海交通大学医学院免疫研究所生殖免疫室研究发现，免疫性不育者，抗精子抗体阳性，而精浆中 MIM 的含量明显减少。

4．**生殖道局部免疫功能的异常**　生殖道局部，特别是睾丸处于免疫豁免状态，仅维持低水平的免疫活力，这对保证正常的生殖活力是一种极重要的保护机制。在某些病理情况下，如感染、外伤，使上述免疫豁免机制受到破坏，大量免疫细胞入侵，免疫功能病理性亢进，诱发对自身精子的免疫应答，导致抗精子抗体的产生。有学者研究证实生殖道局部感染时，T 淋巴细胞数目明显增加，且巨噬细胞吞噬活性增强，加强对精子抗原的吞噬、加工、递呈，诱发抗精子抗体的产生。

(二) 女性抗精子抗体的产生　女性产生抗精子抗体与下列因素有关：① 阴道黏膜损伤：只要阴道黏膜完整无损，一般是不会产生抗精子抗体的，当阴道黏膜上皮损伤，精子就可通过损伤处进入女性体内，诱发抗精子抗体的产生。在阴道黏膜上皮损伤时，精浆中的 MIM 亦随精子经破损处进入女性体内，抑制其免疫功能，加剧抗精子抗体的产生。临床研究发现，性生活粗暴者往往损伤女生阴道黏膜，易诱发抗精子抗体。② 月经期性生活：精子容易通过破损的子宫内膜进入体内，产生抗精子抗体。③ 子宫颈糜烂：因局部炎症，损伤黏膜，亦容易产生抗精子抗体。④ 阴道细菌感染：可引起阴道炎，阴道黏膜破损，以同样的机制产生抗精子抗体。

二、抗精子抗体对生殖的影响及作用机制

抗精子抗体与免疫性不育密切相关，已被大量临床及实验室研究所证实。抗精子抗体可结合在精子不同部位(图Ⅰ-50)。其对生殖的影响是多方面的，总的后果是影响精子功能，干扰受精。

(一) 干扰精子获能及抑制精子穿透宫颈黏液　精子获能的部位是在女性的子宫和输卵管。精子只有经过获能才能完成受精。获能的本质在于暴露精子表面与卵子识别位点，解除对精子顶体反应的抑制，从而使精子得以与卵子识别并穿入卵内完成受精作用。与抗体结合的精子，在女性宫颈黏液中，它们的穿透和存活能力受损。因此射出精液中被免疫球蛋白包被的精子越多，进入宫颈黏液和女性生殖道的精子就越少。另外，抗精子抗体可引起精子凝集成团，凝集在一起的精子活动力大受影响；抗精子抗体还有细胞毒效应，能使精子死亡或不动；AsAb 对精子的代谢及精子收缩蛋白功能也有影响，从而进一步影响精子穿透宫颈黏液。

如果女性宫颈黏液中存在 AsAb，也可以通过多种方式影响生育。最常见的临床表现

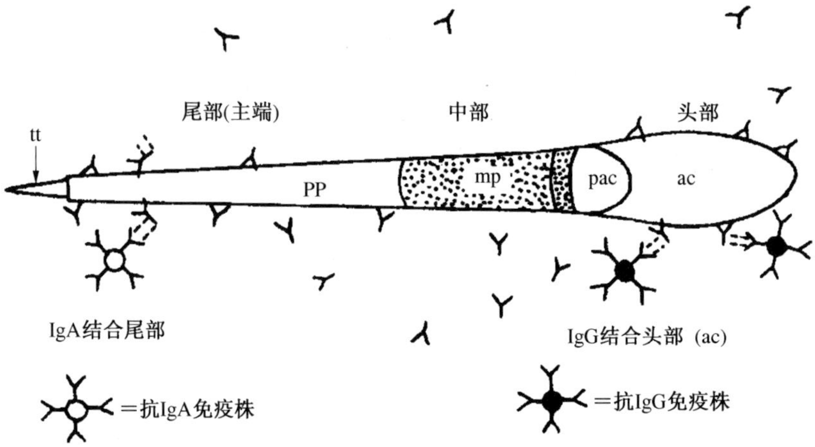

图Ⅰ-50 精子与抗精子抗体

tt 尾部末端;PP 主端;mp 中端;pac 顶体后端;ac 顶体

(引自胡礼泉,2003 年)

是抑制精子移动和进入宫颈管。其机制是:① AsAb 特别是分泌型 IgA 结合精子,其复合物被宫颈黏液凝胶的微丝基质诱捕,使精子能摆动,但不能向前运动。② 精子暴露在宫颈黏液或宫颈管的 AsAb 中,会引起补体激活,导致精子膜的受损,以致不活动和死亡。③ 宫颈黏液中的 C3 补体成分,足以跟抗原抗体复合物反应,令精子损伤。以诸多因素足以阻碍精子穿过宫颈管。若精子与补体结合的 IgG 抗体进入宫腔,将进一步引起补体激活,导致精子的破坏和死亡。

(二)影响精子酶的活力 精子在女性生殖道内获能后可产生顶体反应,并释放顶体内含物:① 顶体蛋白酶,能促进精子穿过透明带实现精卵结合。② 精子透明质酸酶,能使卵丘(放射冠)分散。实验发现 AsAb 能抑制精子对透明带和放射冠的分散作用。

(三)封闭顶体膜上的抗原位点(透明带识别点) AsAb 可以抑制精子对透明带的识别、附着和穿透。使精子不能穿过透明带。

(四)影响精子和卵子的结合 AsAb 封闭顶体后区的 ConA 受体位点,阻断 ConA 受体的暴露,干扰 ConA 受体与卵膜结合,抑制精卵的结合。

(五)影响胚胎发育 抗精子抗体可作用于受精后的胚胎,其原因是早期胚胎在其发育过程中可暂时获得各种抗原,称为时相特异性抗原或阶段特异性抗原,其中某些抗原与精子蛋白及畸胎瘤有交叉免疫性,从而导致流产或胚胎死亡。

(六)形成抗原抗体免疫复合物 抗精子抗体与精子结合后形成抗原抗体免疫复合物(immune complex, IC),其中中等大小、可溶性的 IC 可沉积在特定部位造成组织损伤,如在免疫性睾丸病患者的精曲小管中往往有 IC 的沉积。

从上述可以看出,抗精子抗体对精子及生殖的影响是多方面的。三类抗精子抗体中,IgA 类抗精子抗体的主要作用是抑制精子的穿透力;IgG 类抗精子抗体的主要作用是活化补体、活化免疫细胞,杀伤精子,引起组织损伤;IgM 类抗精子抗体除同 IgG 抗精子抗体有相同的影响外,还能抑制精子获能和顶体反应,影响精子穿透透明带,抑制精卵结合。

第四节　诊　　断

男性免疫性不育一般无明显的自觉症状。在详细询问病史和细致体格检查后，可能会找到一些引起免疫性不育的隐匿性病因。

一、详细询问病史

临床上必须详细询问患者有无生殖道感染病史、性病史，有无生殖系统的外伤、手术病史，有无结核病史，有无腮腺炎、甲状腺炎病史，有无甲状腺功能亢进或减退史。这些病史都具有诱发免疫性不育的可能，因此，必须详细询问。

二、体格检查

男性不育症的体格检查不能忽视全身检查，但重点是生殖器官的检查。包括睾丸的大小、质地、有无压痛；附睾的形态、大小、有无压痛、结节、囊肿；精索有无增粗、静脉曲张；输精管有无增粗、结节；尿道口有无分泌物；前列腺大小、质地、触痛，前列腺沟是否变浅；精囊腺能否扪及、有无压痛。

三、实验室检查

（一）精液检查　男性免疫性不育患者的精液检查时，可能会出现精子活力的降低和精子存活率的下降，精子形态也可能出现较多的畸变，精子密度也会低下。

（二）性交后试验　这是测定宫颈黏液中活动精子数，借以评价精子的活力和功能状态。免疫性不育患者性交后试验，一般显示结果较差，每高倍视野少于 5 个活动精子，或精子在宫颈黏液中呈凝集状。

（三）精子-宫颈黏液穿透试验或精子穿透仓鼠卵试验　两项试验均能估计精子的活力。免疫性不育患者的精子，一般显示穿透能力差。

（四）免疫学检测实验　是诊断免疫不育惟一可靠的办法。但必须注意掌握检查指征：① 性交后试验差，每高倍视野下活动精子数少于 5 个，或只见摇摆活动精子；② 反复精液检查发现有精子的凝集现象；③ 精子活率检查：经常低于 20%，前向运动精子明显减少(a+b 级精子<20%)；④ 精子穿透试验异常；⑤ 不明原因的不育：男、女双方都未找到不育的原因。有上述情况之一者，必须进一步检测抗精子抗体。现在不少生殖中心将检测抗精子抗体作为不育症的常规检查方法。常用的免疫学检测实验有精子凝集试验、混合凝集试验、精子制动试验、间接免疫荧光试验、放射免疫分析法、免疫株结合试验和酶联免疫分析法。下面重点介绍目前常用的几种方法。

1. *混合凝集试验*(MAT)　是 WHO 和 AFS 推荐用于检测抗精子抗体的首选方法。其原理为经典的 Coombs 试验。检测方法为：取充分液化的新鲜精液 10～20 μl 与人免疫球蛋白敏化的载体颗粒(红血球或塑料微球)悬液 10～20 μl，在玻片上混合，再加入稀释配套的异种抗人免疫球蛋白 10～20 μl 再混合，3 分钟后在光镜(×400)下观察结果，以活动精子与标记颗粒间的混合凝结作为精子表面存在精子抗体的指征。有 10%以上活动精子表面附着标记颗粒，作为阳性，可以考虑男性免疫性不育的诊断

(WHO,1993)。由于 IgA 分子不够稳定,IgA 类混合抗球蛋白反应试剂虽然也有制备,但使用和保存均有一定的困难。现时使用的混合抗球蛋白反应试剂主要为 IgG 型试剂。

2. **免疫株试验**(immunobead test, IBT) 免疫株为抗人免疫球蛋白共价交联的聚丙酰胺塑料微球。免疫株试验的原理为颗粒标记的抗人免疫球蛋白试验。根据标记抗人免疫球蛋白相应人免疫球蛋白的重链特异性,免疫株试验有 IgG、IgA、IgM 3 种不同类型。因而,免疫株试验不仅能检测附着在精子表面的抗精子抗体,还可以检测出这类抗体的免疫球蛋白型。IgA 免疫株试验是检测活动精子表面的 IgA 类抗体的惟一常用的方法。

IBT 试验方法为新鲜精液液化后,加 5 倍体积的缓冲液(常用含牛血清白蛋白 0.3%～0.4%的 Tyrode 缓冲液)离心洗涤两次,去除精浆中游离免疫球蛋白,并重新混悬精子密度为(1～2)×10^6/ml 的精子悬液。取洗涤后精子悬液 5 μl 及经洗涤处理后的免疫株悬液 5 μl,在玻片上混合,用相差显微镜(×400)观察。每份标本至少观察 100 个活动精子,以 10%以上活动精子与免疫株结合并一起游动者为阳性,可考虑诊断为男性免疫性不育。

3. **酶联免疫吸附试验**(ELISA) 本法主要用于体液标本,包括血清、精浆、子宫颈黏液中抗精子抗体的检测。先提取精子表面抗原,再将精子表面抗原包被在固相载体上。检测时将 100 μl 待测标本加入到包有精子表面抗原的固相载体板或小孔中,在 37℃下孵育 60 分钟。标本中的抗精子抗体和固相载体的精子表面抗原形成抗原抗体复合物,洗涤后加入酶标记的抗免疫球蛋白抗体,再于 37℃温度下反应 60 分钟,在固相载体上形成表面抗原——抗精子抗体——酶标二抗的免疫复合物,最后加入底物。上述免疫复合物中的酶就可催化无色的底物生成有色反应。根据颜色的有无,判断有无抗精子抗体的存在,根据颜色的深浅,又可作出定量的测定。

本法操作简单,可靠,特异性高,灵敏度高。无需特殊仪器,用目测法可直接观察结果,是目前应用最广泛的一种检测方法,基层单位也能运用。ELISA 法可同时检测 IgG、IgA、IgM 3 种类型的抗精子抗体。实验发现血清中以 IgG 或 IgM 类为主,精浆、宫颈黏液中以 IgA 为主,更具有临床意义。

通过抗精子抗体滴度测定发现,抗精子抗体滴度越高就越难生育。当血清 AsAb 的滴度≤1∶32 时,对生育影响小;1∶64～1∶512 时,生育力显著降低;>1∶512 时,难能生育。当精液 AsAb 滴度≥1∶32 时,生育能力显著降低;≥1∶32时,可能不育(表Ⅰ-36)。

表Ⅰ-36 精液、血清抗体滴度水平对生育力的影响

	抗体滴度水平	对生育力的影响
精 液	≤1∶32	对生育无明显影响
	≥1∶128	多半不育
	≥1∶512	可能绝对不育
血 糖	≤1∶32	对生育力影响小
	≥1∶64～1∶128	明显影响生育力
	≥1∶512	多半绝对不育

第五节　治　　疗

关于男性自身免疫性不育症的治疗，近年来积累了一些经验，但仍不能令人满意。

一、病因治疗

生殖道炎症可能是产生免疫性不育的病因，若感染治愈后，抗精子抗体可能会消失。因此，应十分重视生殖道炎症的积极、彻底治疗。特别是对那些隐性、亚临床型的感染不能忽视。

精道阻塞、精索静脉曲张也是引起男性自身免疫不育的重要原因，通过手术治疗，可望得到生育。

二、免疫抑制疗法

（一）小剂量糖皮质激素疗法　是指长期服用小剂量糖皮质激素。一般采用泼尼松，每日 15～20 mg，可持续服用 3～12 个月。Hendry 等报道，用泼尼松 5 mg，每日 3 次，治疗 29 例抗精子抗体，滴度大于 1∶32 的免疫性不育患者，其中 10 例同时合并少精症。治疗时间平均为 6～7 个月。结果发现，抗精子抗体的滴度未降到 1∶32 以下，而少精子症患者的精子数恢复正常，2 例的妻子获得生育。Mathur 等报道，用同法治疗 25 例抗精子抗体阳性的免疫性不育患者，9 例的配偶获得生育，怀孕率为 36%。Dealmeida 等指出，每日服 2 mg 地塞米松，连服 6 个月，也能获得同样效果。还有人报道采用地塞米松，每天 2 mg，连服 3 天；每天 1 mg，连服 2 天；每天 0.5 mg，连服 2 天，这样交替使用数周，连续治疗 6 个月，可有 85%的妊娠率。尽管这种疗法显示了一定的临床效果，但缺乏必要的治疗对照组，因此尚难肯定它的确切疗效，有待今后进行深入研究。

（二）大剂量糖皮质激素的治疗　即大剂量短程冲击疗法。Alexander 报道，用泼尼松每日 60 mg，连服 7 天，治疗 24 例免疫性不育患者，11 例配偶怀孕，怀孕率 45%，而对照组受孕率为 12 %。研究认为服用大剂量糖皮质激素后 3 周，AsAb 滴度明显下降，因此，为了提高怀孕率，服药必须与妻子的月经周期同步，一般认为在妻子月经期的第 21～28 天服药最佳。Shulman 等报道，采用甲泼尼松龙，每日 96 mg，分 3 次口服，连用 7 天，治疗可持续 3 个疗程，妊娠率为 22%～44%。

Buffer 等指出，糖皮质激素治疗男性自身免疫性不育的机制，是一方面增加了免疫球蛋白的分解，另一方面又减少了它们的生物合成，从而达到免疫抑制作用。Bronson 等认为类固醇激素一方面具有抗炎作用，另一方面又可以影响抗原的作用，抑制抗体的形成，抑制补体介导的精子细胞毒作用，从而达到治疗男性自身免疫性不育的目的，但必须注意长期服用的副作用。

（三）其他　其他免疫抑制剂也能试用于男性自身免疫性不育的治疗。有人报道，应用硫唑嘌呤，开始每日 100 mg，1～3 个月后逐渐减量，减至每天 50 mg，直至女方怀孕。Boudoux 报道，用环孢素 A 治疗 9 例男性免疫性不育患者，其中 3 例的妻子怀孕，并认为该药的副作用小。

三、睾酮反跳疗法

这一疗法的理论依据是，大剂量的睾酮可抑制精子的产生，引起无精子症，由于去掉了精子形成的刺激，所以抗精子抗体的滴度就会下降，甚至正常。

Schoysman 报道，用该方法治疗 29 例血清 AsAb 滴度为 1∶64～1∶512 的免疫性不育患者，用丙酸睾丸酮 250 mg，每两周肌内注射 1 次，直至出现无精子症。其中 17 例的滴度降到 1∶32 以下。生精作用恢复后，17 例中有 10 例 AsAb 滴度又回升到较高水平，而另外 7 例尽管精子数增加，而 AsAb 的滴度仍低于 1∶32。这 7 例中有 5 例的配偶怀孕。

四、精子洗涤后宫腔内人工授精疗法

Rumke 等指出，许多男子的抗精子抗体，如 IgG、IgA 等存在于前列腺中，在射精前，这些抗体未必与精子发生作用，然而射精后，精子凝集抗体等随即迅速引起精子自身凝集。因此，将刚射出的精液立即稀释、离心，去掉精浆中的抗体物质，以避免精子失活。另外，宫颈黏液中抗精子抗体是干扰精子功能的主要因素，精子通过含有 AsAb 的宫颈黏液时，可能受到严重损害。因此，采用宫腔内人工授精法可以避开这种干扰因素，增加妊娠的机会。

一般在妻子排卵期收集精液，用 4 倍于精液的 4%人血清白蛋白稀释精液，离心后去掉上层液，洗涤 3 次，这样可去除精液内的 AsAb。然后，将处理后的精液作宫腔内人工授精。国内外均有不少采用这一方法获得成功的报道。

第六节 中医论治男性免疫性不育

近 20 年来男性自身免疫性不育受到医学界的广泛重视，一致认为免疫性不育是男性不育的重要原因之一。古代医籍中无此专论。现代中医男科学者对此研究颇多，但众说纷纭，各抒已见，至今对其病因、病机没有统一的认识，中医分型标准也不一致。笔者综合各家学说并结合自己的临床心得作一概述。

一、病因病机

陈文伯教授将男性自身免疫性不育归属“精凝”范畴。究其病因有血瘀、精瘀、气郁、痰郁、热郁和肾阳虚、脾肾阳虚所致。

徐福松教授认为：“本证病位首在肝、肾，次在脾肺；病因之本为体虚，病因之标在损伤、感染；病机为正虚、邪恋不舍。正虚者，肝肾脾肺之虚也。邪恋者，湿热、瘀血之恋也。或由肝肾阴虚，湿热内蕴，气血不和，精道瘀滞所致；或由脾肺之气虚，平时容易感冒、腹泻，邪热入于营血，归于精室，阻滞精道而成。”笔者认为与下述因素相关。

（一）先天禀赋不足 《灵枢·本神》篇云：“生之来，谓之精”。精秉受于先天，受承于父母，以此化生人身，若禀赋薄弱，精气虚冷。冷则凝滞，久而不孕。现代医学研究发现先天性隐睾、先天性输精管缺失和精索静脉曲张患者均显示比例较高的抗精子抗体阳性，可能是由于睾丸等免疫豁免功能受损所致。

（二）肝肾亏虚 肾为先天之本，肾藏精，主生殖，生殖之精的生化全赖肾气充足。肾气足，则生殖之精能生、能长、能化、能藏；肝藏血，精血同源，相互滋生，肝血依赖肾精的滋养，

肾精又需肝血的不断补充，血化精，肾精才能充满。肝、肾之虚则血不旺，精不充。精冷、精稀、精凝，且全身的免疫功能失调，造成免疫性不育。

（三）脾虚湿热郁结　肾为先天之根，脾为后天之本。先天滋后天，后天养先天，脾肾相资，精盛血盈，才能促进人体生命活动和生殖功能之正常进行。若脾虚湿盛，久而化热，湿热郁结，以扰精室，致精浊、精凝而不育。

二、辨证施治

（一）肝肾阴虚型　证见咽干口燥，五心烦热，腰膝酸软，颧红盗汗，精液凝滞。舌红少苔，脉细数。治则应滋补肝肾。方选知柏地黄汤加生鳖甲（先煎）、黄芪、甘草、黄精、鹿角霜。

（二）脾肾两虚型　证见口淡不渴，四肢不温，小便不利，阳事不兴，精少，精凝，健忘失眠，耳鸣如蝉。舌红苔薄，少津，脉细弱。治则健脾补肾。方选右归丸合参苓白术散加减。

（三）湿毒下注型　证见尿频、尿急、尿道不舒，尿末滴白，会阴部坠胀，精黄，精凝。舌质红，苔薄白微黄，脉弦滑。治则清热利湿，解毒泄浊。方选龙胆泻肝汤加减：龙胆草、黄芩、山栀、车前子、川萆薢、泽泻、黄芪、甘草、徐长卿。

三、经验方

（一）王琦自拟过敏康Ⅱ号胶囊　治疗男性免疫性不育的有效率为 83.33%，妊娠率达 33.33%。他认为男性免疫性不育的病因病机多因先天禀赋不足，或后天失调，湿热蕴结，精室受扰，影响生殖之精，故致不育。采用益气敛精、滋阴凉血、改善过敏体质。过敏康Ⅱ号方是由黄芪、牡丹皮、乌梅、黄芩、百合等组成。其中黄芪益气扶正、调节机体免疫功能为君药，取“正气存内，则邪不可干”之意；黄芩清利湿热，两者合用改善患者生殖道系统的慢性炎症；乌梅收敛精气，百合滋阴清热生津，两者配合为临床常用的抗过敏汤主要成分，具有清热退敏之功效。

现代药理学研究证明黄芪对人体免疫反应有双向调节作用，有促进等吞噬细胞消除抗原的作用，并可促进血液中皮质醇含量的增高，增强肾上腺皮质的分泌能力。牡丹皮可抑制免疫功能亢进，抑制抗体的产生，对抗变态反应性病变，减轻或消除免疫抑制剂所引起的副作用。丹皮酚具有抗变态反应作用，抑制体内补体及其他自体活性物质的活化与释放，降低毛细血管通透性，抑制多形核白细胞向炎症区域的移行和浸润等。黄芩能抑制组织胺和过敏性慢反应物质（SRS－A）的游离量，研究发现，黄芩中的黄酮甙有抗过敏作用，是肥大细胞琉基酶的抑制剂，通过阻断过敏介质的释放，可对抗组织胺和血管紧张素的作用。同时黄芩能抑制抗原与 IgE 结合，减少抗原抗体反应。升高细胞内 cAMP 水平，并抑制白三烯化合物的生成，从而抑制过敏反应。乌梅能明显抑制肥大细胞脱颗粒作用，并可减少实验动物蛋白性休克的死亡数，对豚鼠的蛋白质过敏休克及组胺性休克有对抗作用。百合有养阴润肺、清心安神的功效。百合水提取液有抗过敏作用，可对抗组织胺引起的蟾蜍哮喘。同时黄芪、黄芩、牡丹皮、乌梅等尚具有抗菌作用。

（二）岳嵘等拟订抗免保育丸　治疗男性免疫性不育总有效率 83.33%，转阴率 60%，半年内受孕率 20%。岳氏认为男性免疫性不育多由先天不足、肝肾亏虚、气虚血瘀、温热蕴结所引起。治疗以养肝益肾为主，健脾补气为辅，活血化瘀，清化湿热为佐。药物组成：熟地黄、枸杞子、女贞子、菟丝子、淫羊藿、何首乌、黄芪、红花、川芎、丹参、桃仁、白术、薏苡仁、车前子、虎杖、白花蛇舌草。方中何首乌补肝肾益精血；熟地黄、枸杞子、女贞子滋养肾阴；菟丝子、淫羊藿温助肾阳，共奏阴阳双调之功；黄芪、白术健脾补气、培补后天；当归、红花、川芎、桃仁、丹参活血化瘀；白花蛇舌草清热解毒；虎杖活血清热、祛湿通络；薏苡仁健脾渗湿；车前子利湿通淋，共奏清热化湿之功。现代药学研究证实：补肾药何首乌、菟丝子、女贞子、枸杞子、淫羊藿；补气药黄芪；清热药白花蛇舌草；养血活血药当归、川芎、红花；健脾渗湿药薏苡仁均有免疫调节作用。

（三）南京军区总医院研制的抑抗灵 通过实验研究，免疫不育经45天治疗，有90%以上的兔子血清AsAb转阴，有80%以上精浆AsAb转阴。并发现精子活率及运动速度均有明显改善。抑抗灵为中药复方制剂，成分有桃仁、女贞子、蛇床子、肉苁蓉、淫洋藿、五味子、枸杞子、益智仁、甘草。其功能为活血祛瘀，补益肝肾，扶正祛邪，消补兼施。方中桃仁早载于《神农本草经》，味辛苦甘而气平。辛能散瘀行滞，苦能通降导下，甘能和畅气血，固有通经导瘀，和血调经之效。适用于感染、损伤、阻塞所致的免疫性不育症。女贞子味苦甘平。《本草正》云："女贞子养阴气，平阴火，解烦热骨蒸，止虚汗，消涩，及淋浊、崩漏、便血、尿血、阴疮、痔漏痉。"《本草述》指出，女贞子即"广嗣方中多用之艾"。女贞子补肝肾，平阴火，与桃仁一补一泻，共为君药。蛇床子味温苦辛，温肾补阳，《别录》云：蛇床子温中下气，令妇人子脏热，男子阳强。妇颜色，令人有子，故蛇床子为臣药。方中追加淫洋藿，味辛甘温，补肾壮阳，祛风除湿；肉苁蓉味甘酸咸性温，补肾益精，润燥滑肠；枸杞子味甘辛平，滋肾润肺，补肝明目；五味子味酸性湿，敛肺滋肾，生精收汗涩精；益智仁味辛性湿，温脾暖肾，固气涩精。扶正即可祛邪，正胜则邪却之意也。故淫羊藿、肉苁蓉、枸杞子、五味子、益智仁为佐药。甘草和中解毒，调和诸药。

（陈守信　汪洪亮　陆海峰）

第十章　生殖系统感染所致男性不育

男性生殖系统感染是男科临床的常见病，包括尿道炎、前列腺炎、精囊炎和附睾炎。感染的病原体也较复杂，有衣原体、支原体、普通致病菌，也有特异性的淋病双球菌和梅毒螺旋体，还有毛滴虫等寄生虫。男性生殖系统感染可以是单部位，也可以发生在多部位；可以是单种病原体，也可能是多种病原体引起混合感染。生殖系统感染不仅引起局部的病变，也可以影响精浆的病理性改变，影响精子的外环境，从而影响精子的成熟、获能、活力、活率和受精能力而引起男子不育。

第一节　尿道炎

尿道炎分为淋球菌性尿道炎（简称淋病，gonorrhea）和非淋菌性尿道炎两大类。

一、淋病

是由淋病双球菌（diplococcus gonorrhoeae）引起的急性泌尿生殖系统感染，主要通过不洁性交传染。急性期直接感染尿道，如得不到及时合理治疗，可蔓延到前列腺和附睾，引起淋球菌性前列腺炎或附睾炎，影响男性生育。

（一）流行病学　淋病是性传播性疾病中发病率最高的一种。由于人类是淋病双球菌惟一的天然宿主，故淋病患者是传染源。有资料统计表明：男女 1 次不洁性交感染率为 22%～35%，4 次不洁性交感染率为 60%～80%。1 次不洁性交，男传女感染率为 50%～90%，女传男的感染率 25%～50%。除了不洁性交受感染外，也有间接感染的可能，如果接触到受淋病患者污染的内裤、浴巾、床单、被褥、浴盆也会受到间接感染。公共场所受淋球菌污染的浴池、泳池也是一种不可忽视的传染途径。虽然离体的淋球菌在干燥的环境中，抵抗力极差，仅存活 1～2 小时，但在毛巾、衣褥、被褥等物品上能存活 18～24 小时，在湿润的物体上能存活 6～8 天。

20 世纪 80 年代开始我国淋病的发病率呈逐年上升趋势。1981 年为 0.2/10 万到 1995 年为 30.75/10 万。据专家估计，每年将有 400 万新发生的性病，其中淋病占 65%～70%。

（二）淋病导致男性不育的机制　淋病是常见的性传播性疾病，只要治疗及时、准确、彻底，很少累及前列腺及附睾。但据 Hanish 等发现淋病中有 30%可引起附睾炎。如果急性淋球菌性尿道炎得不到及时治疗，会演变为慢性淋病，就可能引起前列腺炎、附睾炎、精囊炎合并症，严重者可引起附睾管或输精管阻塞，这些都会引起男性不育。另据 Gomezden 等研究，淋球菌还可吸附在人精子上，影响其功能。

（三）诊断

1. *临床表现*　急性淋病发病初期尿道口红肿，发痒和轻微刺痛，继而有稀薄的分泌物流出，24 小时后分泌物变黏稠，出现尿道口溢脓，污染内裤，尤以清晨起床后最多。包皮过长者，由于脓液的刺激，包皮和龟头出现充血。患者尿液呈乳白色混浊样，尤以前段尿明显，并伴有尿道刺激症状，表现为尿频、尿急、尿痛、排尿困难。尿痛为尿道外口刺痛或灼痛。如不及时治疗，两周后出现急性后尿道炎的症状，表现为尿意窘迫、尿频、尿痛、夜间多尿，以至急性尿潴留。尿痛的特点是排尿结束时出现针刺样疼痛，有时合并终末血尿、血精以及会阴部胀痛。此时淋球菌可能已经侵犯前列腺和精囊腺，单发性淋球菌性前列腺炎或淋球菌性精囊炎。有些患者在急性期可能出现头痛、发烧、全身不适、食欲不振、精神萎靡等症状。

症状持续2个月以上称为慢性淋病。慢性淋病大多由于治疗不彻底引起，也有因急性期酗酒和性生活过度引起。个别患者因原有贫血、结核、甲状腺病等全身消耗性疾病，身体衰弱，抵抗力差所致。临床症状比较轻，如尿道有痒感，排尿时有灼热和轻微刺痛，排尿显得无力，始尿困难，尿流细。有时出现终末血尿，体检时，用力挤压阴茎根部，尿道外口可有少许稀薄分泌物流出。大多数患者在清晨出现尿道封口现象，称为"糊口"现象。这是慢性淋病的特征性表现，多数合并有会阴部胀痛、慢性腰痛。

在采集病史时，应询问其是否有不洁性交史或间接接触不洁物品、器具史，包括是否经常去公共浴池、泳池史。

2. **实验室检查** 这是诊断淋病的重要佐证，不能马虎草率，更不能以医生临床经验作为诊断依据。

(1) 分泌物涂片镜检：取尿道分泌物或前列腺按摩液，涂于玻片上，于革兰染色后，在高倍镜下可清晰地看到细胞内、外有革兰阴性双球菌。涂片检出率达90%。

(2) 淋球菌培养：这是诊断淋病的主要依据。常用的分离培养基为巧克力平板，为了提高培养的阳性率，目前不少医疗检测机构选用改良的(T－M)培养基(Thayer-Martin培养基)或NYC培养基(New York City培养基)。这些选择培养基中含有多种抗生素，抑制其他杂菌的生长而不影响淋球菌的生长。在CO_2培养箱中，于37℃下进行培养，24小时后观察结果。

(3) 多聚酶链式反应(PCR)：近年来DNA多聚酶链式反应扩增技术在病原体检测方面已得到了广泛应用。用此方法检测淋球菌具有快速、特异、敏感性高等优点。但此项技术在操作过程中存在着污染问题，可出现假阳性。在应用PCR技术进行研究时需设立对照组。目前，临床上没有被普遍使用。

(4) 精液分析：在不育男性中精液分析是一项常规检查，在有淋病病史的患者中，特别是有可疑慢性淋病或淋病后合并症的患者中，可能会出现无精子、少精子或精子活力低、精子存活率低下等各种表现。

(5) 精浆生化检测：包括精浆果糖、α－葡糖苷酶、酸性磷酸酶、肉毒碱等测定。慢性淋病患者以及淋病合并前列腺炎、精囊炎、附睾炎患者，这些物质包括锌含量均有下降的可能。

(6) 抗精子抗体的检测：由于淋病损伤了尿道黏膜及至整个生殖道和附属性腺，因此患者血清和精浆中抗精子抗体阳性比例较高。

(四) 治疗

1. **急性淋病的治疗** 淋病急性期，患者应注意卧床休息，禁止性生活，禁止饮酒。及时、科学、合理、足量应用抗生素。

(1) 头孢类抗生素：包括头孢三嗪、头孢噻肟钠和头孢曲松钠是临床上常用的三种有效的药物。头孢三嗪每次250 mg，每日1次，连用5～7天；头孢噻肟钠，每次1.0 g，每日1次，连用5～7天；头孢曲松钠，每次1.0 g，每日1次，连用5～7天。

(2) 氨基糖苷类：目前常用大观霉素作为治疗急性淋病的一线药物，每次 2.0 g，每日 1 次，连用 5～7 天，首次 4.0 g。

(3) 氟喹诺酮类：由于此类药物产生耐药性的机会较少，故目前临床上备受青睐。此类药物包括诺氟沙星、氧氟沙星、环丙沙星、洛美沙星、司巴沙星、加替沙星等。目前，临床上治疗急性淋病常用的有氧氟沙星、司巴沙星和加替沙星。在治疗期间，性伴侣也应同时检查、同时治疗。

2. *慢性淋病合并不育症的治疗* 慢性淋病，特别是淋病合并有前列腺炎、精囊炎、附睾炎的男性不育患者治疗时，应注意足量和足疗程。

(1) 头孢三嗪：每次 250 mg，每日 1 次，连用 10～15 天；头孢曲松钠，每次 1.0 g，每日 1 次，连用 10～15 天；头孢噻肟钠每次 1.0 g，每日 1 次，连用 10～15 天。在此同时可以加服氟喹诺酮类药物；左氧氟沙星每次 0.2 g，每日 2 次；司巴沙星每次 0.1 g，每日 2 次；加替沙星每次 0.2 g，每日 1 次。

(2) 大观霉素：每次 2.0 g，每日 1 次，连用 10～15 天。合并应用氟喹诺酮类药物。

(3) 阿奇霉素：每次 0.5 g，每日 1 次，连用 10～15 天。合并应用。

排尿困难的治疗 可选用哈乐 0.2 mg，每日 1 次，口服，3 个月为 1 个疗程；或选用可多华 4 mg，每日 1 次，口服。这些均是高选择性的 α 受体阻滞剂。

少精子、弱精子症的治疗 可选用克罗米芬，每日 25～50 mg，3 个月为 1 个疗程，也可选用他莫昔芬，每日 20 mg，连用 3 个月；另外，加服维生素 C 和维生素 E，具有抗过氧化作用；能量合剂、ATP、辅酶 Q 等亦可应用。

阻塞性无精子症的治疗 可通过附睾穿刺取精，施行卵胞质内单精子注射法(ICSI)，获得生育机会。

抗精子抗体的治疗 参照男性免疫性不育的治疗方法。

二、非淋菌性尿道炎

非淋菌性尿道炎(non-gonococcal urethritis, NGS)，这主要是由沙眼衣原体和解脲支原体引起的尿道炎，尿道分泌物中找不到淋球菌，分泌物培养也无淋球菌生长，因此，称之为非淋菌性尿道炎。其中 15%～40%是由沙眼衣原体感染引起，10%～40%是由解脲支原体感染引起。此外，尚发现一些其他致病微生物与 NGS 有关。

(一) 病原体

1. *沙眼衣原体(Ct)* 衣原体是专性寄生在细胞内的微生物，是介于病毒和立克次体之间的原核细胞型微生物，其缺乏运动，形态为球形，直径为 250～450 nm。衣原体属中有 4 种类型，即沙眼衣原体、肺炎衣原体、鹦鹉热衣原体和牧场衣原体。Ct 为人类致病的病原体。其变形有 12 个血清型，A－K，还包括 Ba 型。其中 D－K 血清型与生殖道感染相关。

衣原体有 2 种发育型：① 感染型：即原体(elementary body)，此型在细胞外生存。② 复制型：即始体(initial body)或网状体(reticulate body)在细胞内，无感染性。原体附着于易感细胞，如泌尿生殖道黏膜的柱状上皮细胞。通过细胞吞饮作用进入细胞内。在细胞内原体变成始体，按二分裂方式繁殖，此期约 48 小时。此期后，始体重新组织缩合成原体。然后通过细胞排粒作用释放，再感染其他细胞，整个生命周期为 72 小时。

Ct 不耐温也不耐干燥，在干燥的脸盆上半小时即死亡。在 56～60℃时仅能存活 5～10

分钟。在－70℃中能保持传染性数年。用75%乙醇消毒30秒钟对其有杀灭作用。

2. *解脲支原体(Uu)* 支原体是一种介于病毒与细菌之间的原核微生物，为150～300 nm，没有细胞壁，由三层膜包绕，主要由蛋白质和脂质组成，内含一个环状DNA分子及核糖体，多种细胞器缺失。支原体属中有100多个种别，寄生在人体内有16个种属，1954年Shephard首先在NGU患者的尿道中分离获得。后来相继发现有6种支原体寄生在泌尿生殖道，这6种支原体分别是解脲支原体(Uu)、人型支原体、生殖器支原体、灵长类支原体、嗜精子支原体和侵入支原体。其中与NGU关系最为密切的是解脲支原体。解脲支原体至少有14种血清型，即1～10型和K_2、U_{24}、U_{26}、U_{33}型。

支原体对热较敏感，一般在45℃中，经过15～30分钟即可被杀灭，在50℃中，经过5～15分钟即可被杀死。一般的消毒剂(如75%乙醇)能有效地将其灭活。由于支原体没有细胞壁，因此，对作用于细胞壁合成的抗生素(如青霉素)不敏感，而对作用于核糖体类的抗生素(如红霉素、四环素等)较为敏感。

3. *其他病原体* 在部分NGU患者的尿道中还可检测到解脲类杆菌、大肠杆菌、腐生葡萄球菌、棒状杆菌、阴道滴虫等。

(二) 流行病学 据报道西方国家从1972年起NGU的发病已超过淋病，1983年Thompson和Washington指出，NGU的发病率是淋病的2.5倍。我国近几年来发病率明显上升。解脲支原体和衣原体的混合感染也在上升。据报道，在健康人群中有9.8%可以从尿道中检到Uu；有生殖道感染的患者中46.7%Uu检测阳性。不育男性的精液中Uu的分离率明显高于生育男性。

另据WHO报道，每年全球约有5亿人新发性传播性疾病(STD)，其中18%是由Ct感染造成。多数国家报道Ct感染好发于年轻人，Pimenta最新统计16～20岁组发病率为3.7%～17.6%，平均为9%，比21～24岁组高；匈牙利报道Ct发病率最高的年龄组也是低于20岁组，占16.9%。NGU 95%以上由不洁性交传播，其他途径如接触患者及患者的病变部位、接触被污染的衣物、被褥、用品等也有感染的可能。医务人员本身也会被感染，医务人员还可以通过污染的手和器械传染给患者。儿童可能由于接触患病父母的衣物和用品而感染。

(三) 发病机制 感染Ct和Uu后引起NGU的机制分述如下。

1. *沙眼衣原体* 研究发现男性尿道上皮细胞、Litter腺的柱状上皮细胞可能是Ct库。另有研究证实，衣原体的脂多糖成分可以整合到宿主上皮细胞壁上，破坏其组织的完整性而引起尿道炎症。若NGU没有得到彻底治愈，Ct通过逆行感染诱发前列腺炎、精囊炎和附睾炎，以至发生直肠炎。Sharara等研究发现，持续性Ct的感染，使局部产生Ct的热休克蛋白60(C－HSP60)。这种重要的白细胞抗原，通过信号传导，激活白细胞，使白细胞增生，并释放炎症因子，造成局部组织的水肿、粘连。另外C－HSP60为外来抗原，人体通过免疫反应，造成组织持续性的损害。

2. *解脲支原体* 目前认为Uu主要通过植物凝集素(包括N－乙酰神经氨酸和硫酸葡聚糖)与宿主细胞膜表面的受体(可能是硫酸化的糖脂)结合，从宿主细胞吸取脂质和胆固醇，引起细胞膜损伤。Uu能吸附于宿主泌尿道上皮细胞、成纤维细胞、精子以及红细胞的表面。Uu具有IgA蛋白酶活性，可破坏泌尿生殖道黏膜表面的特异性IgA1抗体，使Uu易吸附于泌尿生殖道黏膜的表面。另外，Uu的胞质中含有脲酶，它能分解尿素产生NH_3，

获得质子后变为 $NH4^{+}$，引起细胞间质坏死和纤毛损伤，同时又使周围环境的 pH 升高。Uu 分泌的多种磷脂酶也是病因素之一，它以宿主细胞膜上的卵磷脂为底物，产生代谢产物影响宿主细胞的生物合成和膜的生物与免疫功能。Uu 还是一种有效的细胞因子释放诱导物，可诱导白介素-6 和白介素-8 的释放，改变生精细胞的微环境，影响精子的发生。此外，Uu 产生的过氧化物具有毒性作用，可引起细胞膜的破坏及细胞溶解。

（四）NGU 引起男性不育的机制 近年发现衣原体、支原体感染是引起男性不育的重要原因之一。

1. *沙眼衣原体（Ct）* 衣原体感染引起男性不育的机制是近年来研究的热点问题。万长春等研究认为，Ct 属原核细胞型微生物，是非淋菌性尿道炎、附睾炎和慢性前列腺炎的主要原因。可通过引起男性精子发生氧化损伤、凋亡率升高，附性腺功能和精浆生化成分等改变，而影响男性生育能力。他们的研究显示感染 Ct 的男性不育患者的精浆中肿瘤坏死因子（TNF－α）、白细胞介素-8（IL－8）及 C－反应蛋白（CRP）水平均明显升高。TNF－α 主要是由单核-巨噬细胞、生精细胞等分泌产生的重要的促炎因子，在体内外通过抑制细胞蛋白转运中的生物合成，实现对新生细胞的细胞毒作用。其对精子活动能力的损害较强，对精子发生、发育、成熟和精子受精能力具有重要影响。IL－8 是脂多糖（LPS）等诱生剂刺激单核-巨噬细胞、淋巴细胞等产生的一种中性粒细胞活化肽（NAP），属于炎性介质，能对中性粒细胞、T 淋巴细胞等起趋化和激活作用。在感染条件下 TNF－A 对其产生有协同作用，并刺激其释放组胺，加速炎症过程。Hill 等用纯化的 IL、TNF 等细胞因子在体外研究了白细胞可溶性产物对精子活力的影响结果表明，IL－8 在高浓度时对精子有显著的抗活力效应。其机制可能是：① Ct 感染引起致敏 T 淋巴细胞强烈的免疫应答和刺激睾丸生精细胞、单核-巨噬细胞产生 TNF－α 和 IL－8。② Ct 可导致白细胞精子症，而 TNF－α 和 IL－8 水平与白细胞数量成正相关，活化的白细胞分泌可溶性产物 TNF－α 和 IL－8。③ Ct 感染导致精浆中锌、铜及超氧化物歧化酶含量减低，使活性氧（ROS）升高。而 ROS 可刺激 TNF－α、IL－8等合成及分泌。④ IL－8 作为白细胞的趋化和刺激因子，可使中性粒细胞积聚于某一区，使局部的白细胞增多，而进一步促进白细胞合成和分泌 TNF－α、IL－8。

CRP 是急性时相反应的一个极灵敏的指标，产生于肝脏，可通过经典途径激活补体，产生急性炎症反应，清除外来细胞和分子，杀死病原微生物，促进多形核中性粒细胞的运动和吞噬，并有调理素作用。Ct 感染组 CRP 水平明显高，这主要是由于 Ct 感染后在体内产生内毒素，使 Ct 大量繁殖和感染，LPS 协同 Ct 引起致敏 T 淋巴细胞强烈的免疫应答和释放 TNF－α、IL－6、IL－8 等，导致局部的组织损害，刺激肝脏合成 CRP，而使局部组织（如精浆中）CRP 水平明显升高。

综上所述，Ct 感染使精浆 TNF－α、IL－8、CRP 含量明显升高，影响精子密度、活动率、液化程度，并参与生殖器官的炎性损伤。测定 Ct 感染者精浆中 TNF－α、IL－8、CRP 水平，对了解生殖道感染之不育症患者的状况和免疫水平，进一步明确不育的病因，治疗不育具有重要意义。万长春、黄宇烽等另有研究发现，Ct 感染的生精细胞凋亡率明显升高会导致男性不育。研究结果认为，Ct 感染对男性生育影响表现有：① 刺激免疫反应，影响精子功能以及 Ct 黏附在精子头部影响精子的活动能力；② 引起尿道炎，致使尿道结构受损；③ 促进睾丸炎症细胞的浸润，降低精液质量，损害精子发生；④ 引起附睾炎，影响附睾中精子的质量，严重者可导致阻塞性无精子症；⑤ 抑制宿主细胞代谢及其代谢产物的细胞毒作用引起的超敏反应和自身免疫反应,导致不育。

2. *解脲支原体(Uu)* 文献报道,在男性不育患者的精液中,Uu 的阳性率高达 40%~58%,明显高于生育者 10%。Fowlkes 报道,他检测 3 625 例不明原因不育者的精液,其中,39%精液中检测到 Uu,并且发现其精子形态异常,活动力下降。李强等研究认为 Uu 感染引起男性不育的原因是多方面的: ① Uu 对生精过程的影响: Uu 可直接侵入生精细胞,影响减数分裂过程,干扰精子的发生和成熟。② Uu 对精子的形态学、动力学的影响: 精子头部、中段及尾部大量吸附 Uu,直接或间接与精子表面的结合位点结合,并相互连结使精子发生卷曲、畸形,出现尖头、头尾折角、颈部肿胀等多种畸形,同时由于 Uu 大量吸附在精子的表面,使精子的流线型变得臃肿,造成精子前进时的流动力学阻力增大,使精子运动速度变慢。③ Uu 对精子内外环境的影响: 因为 Uu 无胞壁结构,仅有一层原生质结构,能将其自身的原生质膜和精子膜融合,原生质膜内的有毒蛋白和类脂成分直接融入精子膜内,对精子造成破坏和损伤。使精子活率降低。另外,由于 Uu 的重要特性是生长需要胆固醇和尿素,其胞质内富含尿素酶,能分解尿素,其产生的代谢产物 NH_3 和 H_2O_2,干扰了精子的正常代谢功能,造成精子损伤,从而使精子的死亡率增高。同时 Uu 感染性腺、附性腺后,其代谢产物 NH_3 和 H_2O_2 引起精浆的理化性质改变,如 Zn、Mn、果糖含量下降,pH 升高,破坏精子生存的外环境,干扰精子的正常代谢,使精子的死亡率增高。④ Uu 的免疫影响: Uu 感染后可引发生殖道炎症,破坏了血睾屏障,刺激机体免疫系统产生抗精子抗体,且 Uu 与精子膜具有相同的抗原性,也可使机体产生抗精子抗体,造成精子损伤,引起男性免疫性不育。⑤ Uu 对受精过程的影响: Cassell 在体外实验中证实了 Uu 吸附于精子表面,影响了精子活动能力,使其对卵细胞的穿透力显著低于未感染精子,指出 Uu 常常吸附于精子顶体后区与赤道板部位——精卵识别与精卵融合区,将妨碍精卵识别、融合等一系列受精过程。⑥ Uu对生殖道的影响: Uu 在体内和细胞培养中都有广泛的作用,能促进细胞的分裂作用,刺激淋巴细胞,产生局部组织炎性反应,抑制正常细胞的功能,甚至导致严重的细胞损伤或死亡;加重了生殖道炎症,甚至引起生殖道的机械性阻塞,以至于不能排精。同时由于 Uu 生长需要胆固醇和尿素,而前列腺富含胆固醇,又因前列腺特殊的解剖位置,尿液易于返流入前列腺,为之提供所需要的尿素,因此前列腺是 Uu 常见的主要移生处之一。Uu 代谢产物可造成前列腺组织细胞损伤,导致或加重前列腺炎,影响前列腺功能、分泌物的量和成分发生改变,影响精液的理化指标,进而影响精子的活动力。⑦ 氨的毒性作用: Uu 生长时分解尿素,其终产物是氨,而氨产生的碱性环境,被认为具有致病性。⑧ Uu 还可以产生神经氨酸酶样物质,干扰受精。

(五) 诊断 包括临床表现、实验室检查和不育症的相关检查。

1. *临床表现* 急性期表现为轻重不同的尿频、尿急、尿痛症状,有时会出现排尿困难的现象。尿道会有轻重不同的不适感、灼热感、刺痒感。尿道口充血,可有黏液性的稀薄分泌物,或呈白色,或呈微黄色,极少数表现为脓性。晨起时尿道口有“糊口”现象。性生活时尿道部位会出现轻微疼痛,射精后会出现较长时间的刺痒和不适。另外有 30%~40%的 NGU 患者可无症状或症状不典型,在不育症检查时才被发现有 Ct 或 Uu 感染。

单纯性 NGU 如果没有得到及时有效的治疗,数周会出现合并症。

(1) 附睾炎: 一般累及单侧,亦有累及双侧,此时精索可能肿大、胀痛,附睾肿大、触痛,检查时可扪及大小不等的结节状肿块。

(2) 前列腺炎：除了尿频、尿急、尿痛症状加重外，还可出现后尿道部、会阴部、小腹部的胀痛，有时会向阴囊或大腿根部放射，甚至还会影响到腰背部。肛门指检时可发现前列腺肿大、饱满、触痛。

2. **实验室检查** 包括病原体检测和不育症的检查。

(1) 分泌物涂片检查：取尿道口分泌物作革兰染色，如每个高倍镜视野(1 000 倍)发现有 5 个以上多形核白细胞，可诊断为存在炎症。

(2) 衣原体培养：多年来一直认为细胞培养分离是诊断 Ct 的标准方法。这是一种活细胞培养，常用的细胞为 McCoy 细胞和 HeLa 229 细胞。取患者的尿道上皮接种于上述细胞，培养 2 天后取出，并进行涂片和碘染色，3 天后行 Geimsa 染色，显微镜下观察如见到沙眼衣原体的包涵体则为阳性。敏感性为 68.4%～100%，也有报道其敏感性为 70%～80%。特异性为 99%～100%，是检测衣原体最可靠的方法。但由于该方法培养需要分离微生物，培养时间需要 3～7 天才能得到结果。技术操作、标本转运和设备要求较高，因此，目前国内只有少数实验室能开展这项工作，无法普及推广。

(3) 支原体培养：这是诊断支原体感染的一种较好的方法。原理是利用支原体分解精氨酸产氨、发酵葡萄糖产酸，分别使精氨酸肉汤培养基呈现碱性的粉红色和使葡萄糖的肉汤培养基由粉红色变为黄色。目前广泛应用于支原体感染的临床检测。

(4) 直接荧光抗体法(DFA)：这种方法用于检测尿道上皮和宫颈上皮中衣原体的原体和支原体的抗原。其敏感性为 80%～85%，特异性大于 99%。其结果与检验人员的经验和送检标本是否适量有关。本法优点是快速、简便，缺点是受人为因素影响较大，并需要荧光显微镜设备。

(5) 酶联免疫法(EIA)：这也是一种抗原检测实验，标本中需有一定量的抗原，如果采集的标本抗原量低于试验敏感性，会出现假阳性。现有多种试剂盒如 Chlamydiazyme，syva ELA，IOEIA，Pharmacia EIA 等。目前不少实验室常用"立明"(Clearview)衣原体快速测定法，试剂由 UNIPATH 公司生产。这种方法敏感性达 60.4%～80.2%，特异性为 86.3%～100%。优点是快速方便，但敏感性低。

(6) 核酸杂交诊断试验：试剂商品名为 Gen - Prob，能检出衣原体核酸，用于尿道和宫颈上皮标本的检测。性能相当于 DFA 和最好的 EIA。

(7) 核酸扩增法：目前常用的方法为多聚酶链反应(PCR)和连接酶链反应(LCR)。Morre 等用 PCR 和 LCR 两种方法检测男性新鲜尿样本中 CtDNA。其敏感性达到 99%，但在实验中应严格控制污染，否则易出现假阳性。有人主张应做阴阳性对照。此项实验在操作过程中，防止污染和操作规范化是关键，尤以样本处理过程较重要，操作时需要戴手套，且须经常更换。使用吸头吸液时进入瓶中不应超过 1 次。打开每个小瓶之前需短暂离心，且最好使用开瓶器。对实验人员要经常进行考核。工作区和加样器应经常清洁。处理尿样本时须特别注意，上清液要吸干净，以防残余尿的抑制作用。

美国批准上市的 PCR(Roche Amplicor)其敏感性为 78.6%～98.6%，总特异性为 99.7%～100%。另一种 Ct 的 DNA 扩增法在美国也获准上市。多中心研究表明 LCR 的敏感性为 93.5%～95%，而培养的敏感性为 56.5%～72.3%。

(8) 不育症的检查：包括精液分析，果糖、α-葡糖苷酶、酸性磷酸酶、肉毒碱和锌含量的测定。抗精子抗体检测也是必要的。

3. **诊断依据** 诊断NGU首先应排除淋球菌性尿道炎和普通细菌引起的非特异性尿道炎。

(1) 有不洁性交史或接触支原体、衣原体污染物的病史。

(2) 潜伏期为1～3周。

(3) 有上述典型的临床症状和体征。

(4) 实验室检查阳性。

(六) 治疗 包括有效的抗生素治疗和不育症的治疗。

1. **抗生素的合理应用** 由于支原体、衣原体没有细胞壁,因此,对作用于细胞壁合成的抗生素(如青霉素等)不敏感,而对于作用于核糖体类的抗生素比较敏感。参考美国CDC治疗指南,我国卫生部2000年推荐的治疗方案为强力霉素0.1 g,每日2次,共7～10天;阿奇霉素1 g,单剂;红霉素0.5 g,每日4次,共7天;罗红霉素0.15 g,每日2次,共10天;氧氟沙星0.3 g,每日2次,共7天;米诺环素0.1 g,每日2次,共10天。

NGU经及时正规治疗,一般预后良好,症状消失,无任何后遗症。治愈标准是:患者的自觉症状消失,尿道无分泌物,尿沉渣无白细胞。一般不做病原体培养,分子生物学方法可查出死亡病原体的抗原或DNA,因而不能用来判断治愈。如果经治疗症状持续存在,或症状消失后又出现,最可能的原因是其性伴侣未经治疗。也可能在支原体、衣原体感染的同时合并其他细菌感染或同时感染了滴虫,推荐使用甲硝唑0.2 g,每日3次,共用7天。近年发现少数支原体株对四环素耐药。耐药的机制主要是支原体的DNA旋转酶A亚单位基因发生点突变。因此,在临床上一般采用联合用药,如强力霉素加阿奇霉素,或强力霉素加罗红霉素,或阿奇霉素加氧氟沙星,疗程为15天。

2. **治疗期间的注意事项** 为治疗彻底并预防传播,应注意以下方面。

(1) 重视女性配偶的相应治疗:凡是在患者被确诊为非淋病性尿道炎或发生症状前60日以内,与其有性接触的配偶或女性都应接受检查与治疗,这不但有助于男方得到及时与彻底的治疗,有助于防止本病的复发,而且由于女性被男方传染或女方也患有NGU而临床症状不如男性显著时,容易被忽视,因而,一方面导致相互传染,另一方面女性被忽视或延误治疗易导致并发症,如输卵管炎、子宫颈炎、盆腔炎等,有时还会引起女性不育。因此,配偶或性伴同治非常重要。

(2) 在治疗期间禁忌性生活:在明确本病治愈后的1个月内,也不宜恢复性生活,以免增加性器官充血与水肿。男女双方或一方存在非淋病性尿道炎的并发症时,恢复性生活的时间应更推迟。

(3) 患病及治疗期间不宜食用辛、辣等刺激性强的食物,应多吃富含维生素的新鲜水果与蔬菜,以提高尿道黏膜的抵抗力。

(4) 在治疗前后和用药期间要注意增加饮水量,因有足量的尿液经常冲刷尿道,可帮助尿道分泌物的及时排出及有助于炎症消退。

(5) 及时用清洁棉球擦净尿道外口处附着的分泌物,每日至少清洗性器官和肛门会阴部位1次,每日更换内裤,如有污物则随时更换。

3. **NGU合并不育症的治疗** 在合理、有效治疗支原体、衣原体感染的同时,要针对因精液异常引起的不育治疗。包括① 少精症:可选克罗米芬或他莫昔芬;② 弱精症:可选用己酮可可碱、ATP、辅酶Q;③ 免疫性不育:参照男性自身免疫性不育章节,采用中西医结合治疗。通过合理而有效的抗生素治疗和中西医结合治疗不育症，多数患者能改善生育功能而获得生育机会。

第二节　慢性前列腺炎

慢性前列腺炎(chronic prostatitis, CP)是中青年男性生殖系统的常见病，目前已经证实，前列腺炎的慢性病程和反复发作的特点可影响男性生殖系统功能，导致男性不育。

一、病因和分类

慢性前列腺炎的病因和发病机制至今还没有完全阐明，许多问题还存在广泛的争议。任何一个患者可能同时有多种病因在起作用。19 世纪后期，认为慢性前列腺炎与会阴部创伤、手淫及纵欲过度有关；20 世纪初，由于细菌学及感染性疾病的深入研究，微生物学家将细菌感染作为前列腺炎的病因。目前认为 CP 不是一个独立的疾病，而是具有各自独特形式的综合性疾病或综合征。有学者建议使用前列腺炎综合征(prostatitis syndromes, PS)的概念。

(一) 前列腺炎的传统分类法　20 世纪 60 年代后期，Meares 和 stamey 提议用四杯法分段定位下尿道感染。四杯法的运用使尿道炎和细菌性前列腺炎加以区分，也使细菌性前列腺炎的诊断更加准确。根据四杯法结果和 EPS 中白细胞计数，1978 年提出了前列腺炎的传统分类方法，将前列腺炎分为急性细菌性前列腺炎、慢性细菌性前列腺炎、非细菌性前列腺炎和前列腺痛 4 类。由于在临床运用四杯法时费时、费力、代价昂贵，并且前列腺炎中细菌性前列腺炎占的比例较少，故临床医师较少使用标准的四杯法来诊断前列腺炎。近来有学者建议用较简易的二杯法来代替传统的四杯法，两者获得的结果无显著统计学差异($P<0.05$)。根据传统的分类方法，前列腺炎的治疗比原先变得合理，治疗效果较前有显著提高，但是大多数非细菌性前列腺炎和前列腺痛的患者仍缺乏合理治疗。

(二) 美国国立卫生研究院(NIH)分类法　1995 年美国国立卫生研究院(NIH)提出了新的分类法。将前列腺炎分为 4 类 5 型：Ⅰ型急性细菌性前列腺炎；Ⅱ型慢性细菌性前列腺炎；Ⅲ型慢性非细菌性前列腺炎；根据前列腺液液镜检结果，每高倍视野白细胞是否超过 10 个/HP，该型又分为ⅢA 型，慢性炎症性非细菌性前列腺炎和ⅢB 型，慢性非炎症性非细菌性前列腺炎，即慢性盆腔疼痛综合征(CPPS)；Ⅳ型无症状性前列腺炎。国际前列腺协作网回顾 3 年的临床的应用后认为这一分类法对治疗的指导相当有效。

(三) Ⅲ型前列腺炎病因和发病机制　目前对Ⅲ型前列腺炎的病因和发病机制的认识存在较大的分歧。有以下几种学说。

1. *微生物致病学说*　在非细菌性前列腺炎的前列腺液中分离出除细菌外的微生物，如沙眼衣原体、解脲支原体、寄生虫、霉菌等。有些学者认为微生物为非细菌性前列腺炎的致病原因，但并非所有非细菌性前列腺炎的前列腺液中均存在以上微生物。

2. *前列腺内尿液返流学说*　许多学者还提出了非细菌性前列腺炎的另外病因和发病机制，他们通过对前列腺结石进行结晶分析，发现前列腺结石内含有尿液的成分，并非是前列腺分泌物，推测前列腺内有返流尿液(IPUR)存在。Person 等人发现返流尿液在前列腺的腺管内可引起“化学性前列腺炎”，他们认为这也是非细菌性前列腺炎的重要病因。

3. *自身免疫学说* John等人在对CPPS患者的前列腺活检中发现其炎性细胞较对照组明显，且两组有统计学意义，组织学中炎性细胞的增加与血清和精液中的细胞因子水平相关，并且活检中发现的炎症细胞为T细胞而非B细胞。其患者前列腺液中细菌培养阴性，也没发现其他病原体（如支原体、衣原体等）的感染。故认为非细菌性前列腺炎是一种自身免疫性疾病。

4. *新进展——细胞因子学说* 根据1995年NIH提出的前列腺炎分类标准已经改善了前列腺炎的治疗效果，但是目前的分类也存在不足。慢性前列腺炎患者前列腺液中白细胞是否存在和存在的数量与患者存在的症状及症状的严重程度并无直接关系，特别是在前列腺液中存有大量白细胞的人群并无明显的临床症状。目前也有许多学者始用检测精浆中炎性因子来评估和诊断前列腺炎。Richard等在CPPS患者精浆中发现细胞因子TNF－α和IL－1B明显升高，而正常人群精浆中未发现或仅发现有少量上述因子，其两者有统计学差异（$P<0.01$），且其细胞因子升高与抗生素治疗无关，而用阻断TNF－α的方法能使CPPS症状缓解。目前细胞因子的研究也是今后前列腺炎研究的重要方向，有可能改变前列腺炎的分类、诊断和治疗。

5. *其他* Zermann等人发现CPPS是盆底张力性肌肉痛，80％有盆腔疼痛的患者盆壁或尿道外括约肌与排尿明显不协调，他们提出神经源性的病因。Berghuis等人调查研究后认为心理性因素也是其病因之一。当然还有一些如食物过敏、尿道狭窄等病因解释均未被广泛地接受。

二、慢性前列腺炎引起男性不育的机制

（一）病原微生物对男性不育的影响 包括厌氧菌、需氧菌、沙眼衣原体和支原体。

1. *厌氧菌* 越来越多的学者倾向于厌氧菌是引起男性不育的原因之一。Szoke等通过对慢性细菌性前列腺炎（chronic bacterial prostatitis, CBP）患者的前列腺按摩液（expressed prostatic secretions, EPS）进行细菌培养，并对其菌落形成单元（colony forming unit, CFU）进行计数，发现：① 36％的CBP患者厌氧菌计数$>10^6$ CFU/ml，而健康男性厌氧菌计数$\leqslant 10^4$ CFU/ml；② 厌氧菌的检出率是需氧菌的3.9倍，认为厌氧菌是CBP患者的主要致病菌。Jarvi等运用聚合酶链式反应（PCR）及DNA序列分析技术提高了精液中细菌的检出率，发现样本中90％为厌氧菌。Brunnel等亦从CBP不育患者中分离出厌氧菌，并发现厌氧菌可降低精子对田鼠卵的穿透力。国内学者对CBP及引起不育者的前列腺液的细菌学亦进行了研究，认为厌氧菌不仅是CBP的致病菌，并与CBP所致不育有关；厌氧菌性CBP可引起精液液化障碍及异形精子数目增多，最后导致不育。

2. *需氧菌* CBP时细菌可随着前列腺液的分泌而混入精液中，通过直接和间接作用影响精子的活动及其功能。炎症可诱发前列腺的分泌功能发生障碍，导致精液液化不良，这可能和CBP时前列腺分泌的与精液液化有关的酶减少有关。细菌通过细胞间相互作用和黏附现象导致精子活动参数改变，并干扰精子的分子结构和细胞的完整性。许多文献报道CBP患者EPS中最常见的需氧菌为革兰阴性杆菌，如大肠杆菌、变形杆菌等，其中大肠杆菌约占80％。大肠杆菌感染约占CBP患者的5％～10％。Diemer等运用计算机辅助精子分析技术进行研究，发现大肠杆菌可引起精子直线运动、直线运动速率及平均运动速率明显下降，并且前向运动的精子极少。大肠杆菌还可以引起人类精子膜及其他表面结构、头部包括

顶体的超微结构改变,导致精子头部、中部及尾部的缺陷,使其活动力下降并降低生育能力。

3. *沙眼衣原体和支原体* 沙眼衣原体(Ct)和支原体(Uu)感染引起 NGU,如得不到及时有效的治疗会合并慢性前列腺炎,在男性不育患者的检查中也经常发现一些无症状性的 Ct 或 Uu 感染。如前章所述 Ct 和 Uu 感染无疑是引起男性不育的一大因素。

(二) 氧自由基对男性不育的影响

CBP 患者精液中含有大量的白细胞,以往的研究表明它可通过减低抗氧化剂活性损害精子的功能,使精液中精子密度下降,精子总运动度、前向运动降低及使精子畸形率增加。Maruyama 等把白细胞放入正常人的精液中进行田鼠卵穿透试验,发现白细胞使精子的穿透力下降。

正常男性的精浆中含有低水平的氧自由基(reactive oxygen species, ROS),而在 40%～80%不育患者中,其精浆的 ROS 水平明显增高。在菌精症中,激活的粒细胞(包括多核中性白细胞和巨噬细胞)释放出大量的活性 ROS,主要包括超氧离子、过氧化氢及氢氧根等,继而导致精子功能的损害。ROS 影响不育的原因主要表现在以下 3 个方面。

1. *ROS 抑制 ATP 的生成及精子运动* 精子中 ATP 的含量与精子的前向运动相平行,Armstrong 等通过化学荧光和电子磁共振发现 ROS 能明显抑制精子 ATP 的生成,使精子 ATP 含量降低及运动能力减弱。其中起主要作用的 ROS 是 H_2O_2,低浓度的 H_2O_2 即可抑制精子线粒体的氧化磷酸化,干扰精子的能量代谢,导致精子运动停止。另外还发现次黄嘌呤和黄嘌呤氧化酶产生的 ROS 亦可导致 ATP 的损耗而抑制精子的运动,超氧化物歧化酶亦影响精子的代谢。

2. *ROS 产生脂质过氧化物损害精子膜* 人类精子膜内含有大量的不饱和脂肪酸,而其胞质中仅含有低浓度的抗氧化酶,因而易遭受脂质过氧化物的损害,正如 Ramadan 认为精子细胞内抗氧化酶不能保护环绕在精子顶体和尾部的精子膜免受损害。过高的 ROS 水平可通过诱导产生脂质过氧化物,损害精子膜的不饱和脂肪酸,从而损害精子的功能,使精子膜失去流动性,精子活力下降,导致精卵不能融合。Zabludovsky 等的研究亦发现脂质过氧化物可损害精子细胞的超微结构,从而影响男性的生殖能力。

3. *ROS 破坏精子 DNA* 许多研究表明 ROS 可导致精子染色体发生交联、DNA 碱基氧化及 DNA 链断裂。Fabio 等发现慢性前列腺炎患者 EPS 中的 ROS 要高于正常人,并且 EPS 白细胞阳性者的 ROS 高于白细胞阴性者,所有慢性前列腺炎患者的 TAC(total antioxidant capacity)都比正常人低,说明前列腺炎患者的精液具有强氧化性。他们提出了 ROS－TAC 评分,并证实不育患者的 ROS－TAC 评分比生育者低,ROS－TAC 评分高者的受孕成功率比评分低者高,认为 ROS－TAC 评分能很好地衡量精液的氧化能力,不管精液中有无白细胞,ROS 和 TAC 之间的不平衡表明精液氧化能力与男性不育有关。

(三) 慢性前列腺炎锌分泌不足对不育的影响

1. 慢性前列腺炎时,前列腺液的 pH 升高。锌、柠檬酸含量减少,最终影响精子的活力与质量,导致不育。Umeyoma 通过观察发现精液中随着精子密度下降,锌含量也下降。Black 等研究发现前列腺炎患者前列腺液中锌含量明显下降,而其血浆锌含量正常,认为前列腺液中锌含量降低是由于前列腺组织细胞摄取和分泌锌的功能受损造成的。慢性前列腺炎患者精液中锌含量显著降低,也可能是由于炎症性增生使前列腺组织的分泌功能受影响所致,对于此类患者只要前列腺的炎症得到彻底治疗,精液锌含量有可能恢复至正常水平。

有学者认为精液锌含量的变化,可作为衡量前列腺炎是否好转的一项客观指标。

2. 锌对前列腺有重要作用,一是通过调节存在于前列腺细胞微粒体及细胞核的 5α-还原酶的活性来调节细胞内双氢睾酮水平;二是保持大分子的结构完整性,调节蛋白及核酸的代谢以及 ATP 的生成和线粒体的功能。前列腺中锌的缺乏可抑制睾酮向双氢睾酮的转化,引起性腺功能的不足。

3. 锌对精子也有重要作用,① 精浆锌参与生殖系统多种酶的组成,可延缓精子细胞膜的脂质氧化,维持胞膜结构的稳定性和通透性,使精子具有良好的活动力。在精浆缺锌时,精浆超氧化物歧化酶含量降低,氧自由基产生增加,精浆抗氧毒性能力下降。② 精子在射精过程中吸收精浆内的锌,与胞核染色质的巯基结合,使染色质免于过长解聚,有利于受精。③ 锌与精子的运动力密切有关。Saito 等把锌加入含有狗的附睾精子的培养液时,精子开始运动,而人的前列腺液亦能使精囊液中不动的精子激活,说明精子由不动到运动这种改变可能由锌所诱导。

Fuse 等通过对不育与已生育的男性精浆中锌含量的比较发现:① 无精子症和少精子症患者的锌浓度低,而弱精子症患者的锌浓度高,肯定精液中锌浓度与精子的活动力有关;② 精浆中锌浓度与睾酮浓度成正相关;③ 精浆中锌浓度与精子的形态无关。

(四)慢性前列腺炎引起自身免疫反应对不育的影响 包括体液免疫和细胞免疫。

1. *体液免疫* 自从发现正常前列腺液内有 IgG、IgA 以来,前列腺炎引起的免疫反应已引起人们的广泛重视。虽然不育症患者抗精子抗体 AsAb 的存在说明 AsAb 能导致不育,但 AsAb 与免疫性不育之间的关系仍在讨论之中。Hiroaki 等应用计算机辅助分析技术发现 449 名男性不育患者中 IgG、IgA、IgM 的阳性率分别为 2.9%、1.56%、0.22%,AsAb 附着于精子的表面,且主要集中在精子的头部和尾部,并且对精子的活动力具有重要的影响。抗精子抗体可从多个方面影响生育:① 影响精子运动;② 阻止精子获能;③ 阻止精子向宫颈管迁移;④ 阻止顶体反应;⑤ 阻止精子穿入并溶解卵透明带;⑥ 阻止精卵结合。黄鹂等研究发现抗精子抗体的产生和慢性前列腺炎有关,且慢性前列腺炎不育患者精浆中 AsAb 比血浆中的 AsAb 高,提示在生殖道局部易产生 AsAb,认为精浆中 AsAb 在临床上更有意义。

2. *细胞免疫* 除了ⅢB 型前列腺炎无论是细菌性还是非细菌性前列腺炎,在前列腺液中都有炎症细胞,主要是多形白细胞、淋巴细胞、巨噬细胞。炎症细胞能产生多种细胞因子,如 T 辅助细胞能产生 IL-2 及 IL-6,巨噬细胞能产生 TNF-α、IL-1B 及 IL-8 等。TNF-α、IL-1B 为慢性前列腺炎炎症感染的标志,TNF-α 能损害精子与卵透明带结合。细胞因子可直接或间接影响精子的功能而影响生育,但其机制还不甚明了,可能通过细胞因子作为介质进行信号传导,激活 STAT(signal transducers and activators)蛋白并使之磷酸化,从而影响了精卵的结合。

综上所述,慢性前列腺炎与男性不育的发生密切相关,无疑,慢性前列腺炎可导致不育,但其具体机制尚不完全明了。随着临床和实验技术的不断结合与发展,慢性前列腺炎与精子质量的关系将得到进一步阐明。

三、诊断

(一)临床表现 不同的前腺炎类型的临床表现各不相同,下面予以分型表述。

1. **急性细菌性前列腺炎(Ⅰ型前列腺炎)**　患者起病急，症状重，多数患者可出现全身中毒症状，包括高热、寒战、肌肉关节酸痛，有时会出现恶心、呕吐和厌食。体温一般为38～40℃。局部可出现严重的尿路刺激症状。包括尿频、尿急、尿痛、尿道疼痛。有些患者因严重的炎性水肿会出现排尿困难和尿潴留，会阴部疼痛，甚至剧烈疼痛。如果治疗不及时、不彻底可发展成为前列腺脓肿，会阴部出现搏动样跳痛，脓肿破溃症状缓解。急性前列腺炎禁忌作肛门指检和前列腺按摩。

2. **慢性细菌性前列腺炎(Ⅱ型前列腺炎)**　慢性细菌性前列腺炎发病率低，仅占慢性前列腺炎的5%左右。多数患者往往有尿道感染病史，通过逆行感染所致。还有部分患者是由急性前列腺炎迁延所致。多数患者临床表现为尿道不适、尿频、尿急、轻微尿痛、尿不尽，大小便后出现滴白现象。会阴部坠胀、小腹部胀痛，有的患者合并睾丸胀痛等。肛门指检前列腺轻度肿大、饱满、触痛。

3. **慢性炎症性非细菌性前列腺炎(ⅢA型前列腺炎)**　据统计此型前列腺炎发病率最高，约占前列腺炎的60%左右。临床表现与Ⅱ型前列腺炎相似，很难区分。只是前列腺液标本培养，不能检出细菌，有可能会检出到其他病原体如支原体、衣原体、霉菌、滴虫等。不少患者往往检测不到任何病原体。因此，这是一种病因不明的前列腺炎。

4. **慢性非炎症性非细菌性前列腺炎(ⅢB型前列腺炎)**　即慢性盆腔疼痛综合征，也称前列腺痛。其临床与其他类型的慢性前列腺炎症状极为相似。但以疼痛为主，其主诉与排尿无关的下腹部，会阴部坠胀或钝痛、刺痛、胀痛，有时疼感会累及肛周、耻骨后、阴茎、阴囊、睾丸或大腿内侧。有的患者尿道会出现灼热痛。20%患者射精后出现尿道疼痛不适。部分患者坐卧不安，头晕、失眠、性功能障碍。精神压力特别大，有一种生不如死的感觉。Miller认为紧张是ⅢB型前列腺炎的一大特征，有的患者强烈要求把前列腺切除掉，因此，将这种情况称为“紧张性前列腺炎”。

5. **无症状性前列腺炎(Ⅳ型前列腺炎)**　这类患者没有任何主观症状，往往很难发现，只有当他们因为男性不育进行精液分析发现大量白细胞时方可诊断。

6. **慢性前列腺炎的其他合并症**　包括性功能障碍、男性不育和毗邻组织器官的炎症改变。

(1) 性功能障碍：慢性前列腺炎患者中多数性心理异常，同时伴有性欲低下，性兴奋下降，不同程度的勃起功能障碍(ED)、早泄和射精痛。Mehik等报道，慢性前列腺炎患者性欲减退占24%，ED达43%。性心理异常者与性功能改变往往造成了患者严重的精神负担。

(2) 生育障碍：前列腺液是精浆中的主要成分，前列腺炎影响了前列腺的分泌功能，改变了精浆的成分，破坏了精子的外环境，必然会影响生育。前列腺炎引起男性不育的机制在前面已有阐述。

(3) 其他合并症：慢性前列腺炎常常久治不愈，必然对毗邻组织器官的结构和功能造成一定的影响。输精管精囊造影显示48.7%的前列腺炎患者合并有慢性精囊炎和输精管的异常。当前列腺炎扩散到膀胱时，可引起各种类型的膀胱炎，出现明显的尿路刺激症状。

7. **慢性前列腺炎临床症状的客观评估**　即以评分表的方式对慢性前列腺炎的症状进行量化评估。慢性前列腺炎的临床症状十分复杂，因此，了解慢性前列腺炎患者的全部临床症状是完整研究这个复杂综合征所必须的。为了确定疾病的严重性、疾病随着时间的变化情况、客观评价不同治疗方法的效果等，都需要一个有效可靠的症状积分监控系统。与慢性前列腺炎相关的生活质量的改变已经引起广泛的关注,并纷纷建立客观、全面的评估系统。目前对慢性前列腺炎的诊断和疗效判定存在着很多标准和极大的争议,尚缺乏统一的客观标准,不同国家和地区及不同学者可能都有自己的研究与应用标准,使得很多研究结果无法进行统一的分析总结。慢性前列腺炎的症状评分系统是一项很实用的临床与实验研究工具,可以了解并量化患者的临床症状及对治疗效果的评估。但是许多学者提出的评分系统和分析结果之间存在一定的差异,即使是同一个评分系统的推广应用也可能受到不同种族、语言、文化背景的影响。

美国国立卫生研究院(NIH)为了对慢性前列腺炎的临床症状进行客观准确的评价,并便于统一分析和科学研究,专门组织一批专家制定了慢性前列腺炎症状指数(chronic prostatitis symptom index, CPSI)。CPSI 包括前列腺炎的 3 个重要症状:① 疼痛;② 排尿异常;③ 对生活质量的影响。共有 9 个问题,具有客观、简单、方便、快速等特点,并具有稳定性、可重复性、高度的辨别性和一定的心理测试性,以供医生在科研和临床工作中参考。

慢性前列腺炎症状指数*

(1) 疼痛或不适症状评分

1. 最近一周,您在以下区域出现过疼痛或不适吗?	有	无
A. 睾丸与肛门之间区域(会阴部)	1	0
B. 睾丸	1	0
C. 阴茎头部(与排尿无关)	1	0
D. 腰部以下、耻骨上或膀胱区域	1	0
2. 最近一周,您有以下症状吗?		
A. 排尿时疼痛或烧灼感?	1	0
B. 性高潮(射精)时或以后疼痛或不适?	1	0

3. 最近一周,您上述这些区域是否经常疼痛或不适?					
无(0)	很少(1)	偶尔(2)	经常(3)	很常见(4)	几乎总是(5)

4. 如果用数字来描述每天疼痛的平均程度,您认为以下数字哪个更恰当?											
不痛(0)	(1)	(2)	(3)	(4)	(5)	(6)	(7)	(8)	(9)	(10)	很痛

评分:______

(2) 排尿症状评分

	无	5 次中少于 1 次	少于一半时间	大约一半时间	多于一半时间	几乎每次都有
5. 最近一周,您是否经常有排尿不尽感?	0	1	2	3	4	5
6. 最近一周,您是否两次排尿间隔经常短于两小时?	0	1	2	3	4	5

评分:______

注:* 表格摘自郭应禄、李宏军《前列腺炎》,162—164 页。

(3) 症状的影响

	无		仅有一点		有一些		很多
7. 最近一周，您是否因为以上症状而妨碍你处理日常事务？	0		1		2		3
8. 最近一周，您是否经常想起这些症状？	0		1		2		3
	非常高兴	愉快	比较满意	一般	不太满意	不愉快	非常恐惧
9. 如果您的余生将会伴随最近一周同样的症状，您会感觉如何？	0	1	2	3	4	5	6

评分：________

总评分：________

表格说明：

1. 疼痛和不适的评分包括1A,1B,1C,1D,2A,2B,3和4各个问题的总和=0～21。
2. 排尿症状评分包括对5、6问题分数的总和=0～10。
3. 临床症状及对生活质量的影响评分包括对问题7、8、9回答分数的总和=0～12。

积分的报道形式包括：

1. 将上述三个方面的积分分别报道。
2. 将疼痛不适与排尿症状两项评分相加后进行报道，范围在0～31。轻度的积分为0～9；中度积分为10～18；重度的积分为19～31。
3. 报道总积分，范围在0～43。总积分越高，患者的临床症状或病情越严重。

(二) 实验室检查

1. **急性前列腺炎的诊断**　血常规检查白细胞明显增高，尿常规有大量脓细胞；尿道分泌物镜检有大量成堆白细胞；尿液培养可明确致病菌。再结合临床即可诊断急性细菌性前列腺炎。

2. **慢性细菌性前列腺炎的诊断**　由Meares和Seamey提出的“四杯法”对下尿路的细菌定位研究已成为诊断和随访前列腺炎的金标准。检查前充分饮水，先收集排尿开始时的10 ml尿液(VB1)代表尿道尿液；再排尿200 ml后，再收集10 ml尿液(VB2)，代表膀胱的尿液；然后，通过前列腺按摩，收集前列腺液(EPS)；按摩后再排尿10 ml(VB3)，代表前列腺与后尿道部位的尿液。将4份标本一起送细菌培养。VB3菌落多于VB1的10倍方可诊断为细菌性前列腺炎；VB1和VB2细菌培养阴性，而前列腺液和VB3培养阳性，表明为细菌性前列腺炎；VB2菌落数多为膀胱炎；如果VB2无菌，VB1菌落数明显多于EPS和VB3，应考虑为尿道感染。当4份标本中均无菌落，可考虑为无菌性前列腺炎。由于“四杯法”操作复杂，故临床上应用不普遍。

3. **ⅢA型前列腺炎的诊断**　EPS显微镜下检查白细胞>10/HP，卵磷脂小体减少，EPS细菌培养，显示无菌生长。

4. **ⅢB型前列腺炎的诊断**　其临床症状与ⅢA型无特异性，可能疼痛症状较明显。EPS显微镜检查白细胞<10/HP，卵磷脂小体亦减少，EPS细菌培养阴性。

Hennenfent等指出，根据一次EPS检查结果来区分ⅢA型和ⅢB型前列腺炎不太可靠，应采用3次、每周1次的EPS检查，进行区分比较可靠。

5. **精液中补体C3水平测定**　Bleuk等研究指出，精液中补体C3水平是前列腺或其他附属性腺发炎的一个极为敏感的指标。如果VB3中白细胞数很低，而精液中补体C3浓度很高，这是ⅢB型前列腺炎的一大特征。通常都超过 1.5 mg/ml。

6. *前列腺液锌元素的测定*　由于锌离子含量与前列腺功能密切相关，当患者前列腺炎时锌离子的含量明显下降。同时镁离子和钙离子也相应降低。

7. *精液常规检查*　据研究发现，68%的白细胞精子症与慢性前列腺炎相关，精液中白细胞往往超过 1×10^6/ml。因前列腺炎引起的男性不育，精液常规检查往往会发现精液量减少，精子活力下降(a级精子＜25%或a+b级精子＜50%)，畸形精子增加，精液液化不良或精液不液化，精液黏稠度增加，精子凝集。

8. *精浆细胞因子水平测定*　目前有许多学者运用检测精浆中炎性因子来评估和诊断前列腺炎。Richard 等在慢性非细菌性前列腺炎的患者中，经检验发现其精浆中细胞因子 TNF-α 和 IL-β 明显升高。而正常人精浆中未能发现或仅有少量的以上因子。并且又发现其细胞因子的升高与抗生素治疗无关，而且运用阻断 TNF-α 的方法能使其症状缓解。

(三) 其他辅助检查

1. *B超检查*　B超检查能间接提供前列腺组织结构的改变情况。特点是简便、经济、无创伤。常用的B超检查方法有经腹壁、经直肠和经尿道探测。经腹壁检查应在膀胱充盈良好的情况下进行。残余尿量测定应在患者排尿后 5～10 分钟内进行。

临床上常用的是经直肠前列腺B超探查(TRUS)。前列腺炎患者的超声征象有高密度回声、中密度回声、无回声区、包膜不规则、包膜增厚、射精管回声、尿道周围区不规则回声 7 种。如前列腺内有以上几种超声征象即可诊断为Ⅱ、ⅢA型前列腺炎。如果没有以上超声征象，但有前列腺炎症状者，则考虑为ⅢB型前列腺炎。也有人认为B超对Ⅲ型前列腺炎的诊断没有特异性。

2. *尿流动力学检查(UDS)*　包括尿流率、充水膀胱内压测定、排尿的压力/尿流。希腊 Theoclorou 等于 1999 年对 43 例经标准步骤诊断为ⅢB型前列腺炎进行 UDS 检查。结果发现 28 例(65%)最大尿流率降低，平均为 10.91±1.26 ml/s；有 42 例接受充水膀胱内压测定，26 例(62%)在低于 150 ml 时就有首次的膀胱充盈感觉，28 例(67%)在低于 300 ml 时就有首次的排尿愿望；有 25 例经压力/尿流分析，其中 16 例(64%)属排尿梗阻类型。该研究结果表明，ⅢB型前列腺炎有相当大的比例，呈特殊尿动力学类型。表现为膀胱颈水平的功能性膀胱内梗阻和感觉障碍。

四、治疗

(一) 急性细菌性前列腺炎的治疗　首先应选择脂溶性和渗透性强的有效抗生素，如阿奇霉素、氧氟沙星、加替沙星等，通过静脉给药。大多数患者对抗生素疗效满意。最好根据前列腺液或尿液细菌培养及药敏试验结果，选择高敏感性和脂溶性的抗生素。目前临床上常用的方法：① 阿奇霉素每天 0.25～0.5 g 加入 5%葡萄糖溶液 500 ml 中，静脉滴注每日 1 次。另外加服左氧氟沙星 0.2 g，每日 2 次，口服；② 加替沙星 0.2 g(100 ml 瓶装)，静脉滴注，每日 1 次，另加罗红霉素 0.15 g，每日 2 次，口服；如果是厌氧菌感染，可选用甲硝唑 0.2 g(100 ml 瓶装)，静脉滴注，每日 2 次。多数主张口服抗生素药物治疗时间不应少于 30 天，防止转化为慢性细菌性前列腺炎。

急性期应卧床休息，补充热量，补充液体，补充维生素和退热等对症处理，如果发生急性尿潴留，尽量避免经尿道导尿，必要时穿刺造瘘引流尿液。如确诊前列腺有脓肿存在时，除以抗生素治疗外，还应及时进行前列腺脓肿切开引流抽吸。手术途径有经尿道与会阴部两种。

（二）慢性细菌性前列腺炎的治疗　由于前列腺腺泡上皮类脂质膜的屏障可使多种抗生素不能透入前列腺腺泡内，且因在前列腺内常有感染的小结石，所以治疗效果往往不理想，停药后容易复发。一般选择抗菌药物的原则是那些脂溶性高、容易通过前列腺包膜、血清蛋白结合少、弱碱性、价廉的药物。常用的药物有：① 磺胺类药物：由于该类药物容易通过前列腺脂膜渗入前列腺内，使前列腺内药物浓度较高。临床常用的如复方新诺明（SMZ－CO），每次 1.0 g，每日 2 次，口服。一般主张持续服用 4～6 周。也有学者建议应用 1～4 个月，甚至长达 6 个月。但磺胺类药物毒副作用比较明显，多数学者主张应用喹诺酮类药物。② 氟喹诺酮类药物：对需氧性革兰阴性和革兰阳性细菌均有广泛的抗菌作用。它们的作用机制是抑制 DNA 的复制、转录和修复必需的螺旋酶。自发性产生耐药性非常罕见。这些药物有很小的分子直径和高度的脂溶性，并且与蛋白的结合力亦低，从而容易渗透到前列腺腺泡内。此外，氟喹诺酮类药物是羧酸，因而能够在碱性的慢性前列腺炎的前列腺液的环境中进行“离子捕捉”。常用药物有诺氟沙星、环丙沙星、氧氟沙星、加替沙星和司巴沙星等。③ 其他：如红霉素、美满霉素和卡那霉素，也常用于慢性前列腺炎的治疗。

Baert 等人报道，直接往前列腺内注射卡那霉素，获得了满意的效果。

上海程氏等报道，采用双囊四腔导尿管注射药物治疗慢性细菌性前列腺炎，取得了较好的效果。

另外前列腺按摩排液，每周 1 次，有规律的性生活，忌烟酒和辛辣食物，热水坐浴，超声波和微波治疗也有一定的效果。

（三）慢性非细菌性前列腺炎的治疗　由于慢性非细菌性前列腺炎的病因不明确，缺乏针对性的治疗，因而大都采用经验性治疗。

1. *抗生素的应用*　由于部分慢性非细菌性前列腺炎是由支原体和衣原体感染引起，因此，选择有效的抗生素十分必要；尽管前列腺液细菌培养阴性，其中有 30%～40% 的前列腺炎对抗生素治疗有效。大部分学者认为很多因素干扰了细菌培养而出现假阴性，如取材、培养方法、检测技术和先前的抗生素应用；Szoke 等发现顽固性前列腺炎患者中，有一部分是由于厌氧菌感染所致，常规培养难以发现致病菌，而经过延长时间的厌氧培养发现了致病的厌氧菌，并经过有效的抗生素治疗而好转。Johansen 于 1998 年提出了慢性前列腺炎使用抗生素的原则：① 慢性前列腺炎急性发作；② 慢性前列腺炎合并反复发作的尿道感染；③ 抗生素应用最短时间为 2～4 周，如果症状改善可继续 2～4 周的治疗，以期获得临床治愈；④ 对抗生素治疗无效者，治疗时间不应超过 6～8 周；⑤ 推荐应用氟喹诺酮类药物。

2. *α－肾上腺素能受体阻滞剂的应用*　研究发现多数慢性前列腺炎患者经尿流动力学检查表明，膀胱颈和前列腺部尿道出现功能性梗阻，从而导致前列腺内和射精管内尿液返流，并造成局部的“化学性”前列腺炎。此类患者尿道内括约肌的张力升高，是由于膀胱颈和前列腺平滑肌上存在丰富的 α－肾上腺素能受体。如果应用 α－肾上腺能受体阻滞剂，使膀胱颈和前列腺部尿道松弛，可以改善排尿障碍，消除前列腺内尿液返流。临床上常用的 α－肾上腺素能受体阻滞剂有苯苄胺（竹林胺）、特拉唑嗪（高特灵）、多沙唑嗪（可多华）、盐酸坦索罗辛（哈乐）等。

3. *天然植物药*　目前盛行的有美国的 Saw Palmetto 和舍尼通。

(1) Saw Palmetto：这是美国东南部矮小棕榈树的果浆提取物，体外研究证明它具有多种潜在的功能活性，包括 5α-还原酶抑制剂、肾上素能受体阻滞剂、抑制双氢睾酮结合到胞质雄激素受体，因此，可以显著地改善尿流率和临床症状评分。安全和无明显毒副作用。

(2) 舍尼通：是由瑞典纯种裸麦花粉提纯出来的活性成分精致而成，有效成分内含有水溶性的 T-60 和脂溶性的 GBX，具有抑制内源性炎症介质合成，起到抗炎、抗水肿作用，并对膀胱逼尿肌具有收缩作用，对尿道平滑肌具有舒张作用。据 Kamijo 报道，应用舍尼通治疗慢性非细菌性前列腺炎总有效率达 78%～80%，且具有副作用小、安全性高的特点。

(3) 槲皮酮(Quercetin，商品名 Prosta-Q)：这是一种最近上市的生物类黄酮，并含有菠萝蛋白酶和木瓜蛋白酶来促进生物类黄酮的吸收。槲皮酮是一种抗氧化剂，可能直接作用于炎性细胞，具有抗氧化应激和抗炎症反应的作用，并可降低前列腺液内的前列腺素水平，相应地增加 β-内啡呔的释放，使许多慢性非细菌性前列腺炎患者改善了临床症状。

4. *其他方法的治疗* 包括前列腺按摩；热水坐浴；三腔双囊导尿管、四腔双囊导尿管加压注药法；前列腺注射疗法；局部物理疗法如红外线、中波透热疗法、短波、超短波、超声波、微波、射频、激光疗法、磁疗等；精神心理治疗。

5. *慢性前列腺炎所致男性不育的治疗* 在规范治疗慢性前列腺炎的基础上采用抗氧化剂维生素 E 和维生素 C 治疗；他莫昔芬或克罗米芬治疗。

第三节 输精管及附睾感染

输精管近端与前列腺部尿道相通，远端与附睾相连。临床上单纯的输精管炎极少见，输精管炎常与附睾炎同时存在，因此输精管炎和附睾炎一起论述。输精管和附睾是精子排出体外的重要通道，特别是附睾又是精子成熟的重要场所。如果输精管和附睾发生炎性改变对精子的成熟和活动力会产生严重影响，一旦慢性炎性纤维化病变引起阻塞，对生育的影响将更加严重。

一、病因

(一) 逆行感染 男性泌尿和生殖系统感染，如尿道炎、膀胱炎、前列腺精囊炎等，这些部位感染的致病菌逆行进入输精管，甚至直达附睾；前列腺手术后，如裸露的前列腺窝发生感染，也会波及输精管和附睾，引起炎症反应。输精管结扎术时，如果消毒不严格，可导致输精管炎诱发附睾炎。

(二) 淋巴蔓延 最近有研究表明，输精管存在一个完善的抗细菌逆流机制。对附睾炎的患者进行膀胱、尿道造影术时，没有见到造影剂逆流现象。输精管内逆行注入化学物，不会导致化学性附睾炎。另外，前列腺摘除术后，结扎双侧输精管，并不能完全预防附睾炎的发生，由此推论，泌尿生殖系统其他部位感染是经过淋巴蔓延可引发附睾炎。

(三) 血行感染 如腹膜炎、扁桃体炎、牙周炎、肺结核等可通过血行进入附睾引起附睾炎、附睾结核。但此感染途径较少见。

二、诊断

(一) 临床表现 输精管炎和附睾炎多为单侧，很少双侧同时感染。患侧的阴囊坠胀疼痛,并向同侧大腿根部及会阴部放射。急性期可有全身症状:发热、头痛、全身乏力酸痛,输精管触诊时增粗,疼痛加重;附睾会明显肿大,疼痛严重,不能行走,阴囊皮肤红肿,触诊时附睾质硬,触痛明显。慢性期临床症状不明显,可有局部不适,坠胀、隐痛,劳累后、房事、酒后症状加重。体检时附睾头部、尾部可触及结节状改变,结节的大小不等,大者直径有超过1 cm,有轻度触痛。输精管和精索增粗。

(二)实验室与B超检查 急性期血常规检查显示白细胞升高,细胞核左移;尿常规检查可见脓细胞,尿液或尿道分泌物培养有致病菌生长;B超检查附睾体积增大,回声不均匀;慢性期在肿大的附睾中发现有局部液性暗区。输精管炎时精索增粗,并可见精索鞘膜积液,精液分析依病情轻重而不同,有时显示少精子,精子活力、活率下降。个别严重患者表现为无精子症。精浆 α-葡糖苷酶下降,抗精子抗体会出现阳性。精液细菌培养可能有致病菌生长。

(三)病理 早期为输精管蔓延至附睾尾部,呈蜂窝织炎改变,随着感染的扩展,整个附睾肿大,直至附睾头部,切开附睾可见有小脓肿。显微镜下观察可见附睾管上皮水肿、脱屑,脓性分泌物充塞管腔。晚期形成瘢痕组织,可闭塞附睾管腔。

(四)诊断与鉴别诊断 根据生殖道感染史、急性发作史以及体格检查的阳性体征,可以作出诊断。但确诊取决于病理学诊断。

慢性附睾炎与附睾结核有时很难鉴别。应详细询问有无泌尿系统结核病史,输精管呈串珠状改变,阴囊皮肤常与附睾粘连,或有慢性窦道。

三、治疗

(一)急性期治疗 治疗原则如下。

1. *一般处理* 卧床休息,抬高阴囊。早期用冰敷,晚期热敷。退热止痛以缓解局部症状。急性期禁止性生活和体力活动。

2. *抗生素的应用* 选择敏感有效的抗生素,大剂量静脉给药,1～2 周后,改为口服抗生素,防止转为慢性附睾炎。笔者在临床上常用头孢类、喹诺酮类、阿奇霉素等抗生素,急性期可加用糖皮质激素,如地塞米松等,对抗炎、消肿、防止粘连有良好的作用。用法以大剂量冲击疗法,但不宜长期应用。

3. *手术治疗* 若抗生素治疗无效,附睾肿大明显,怀疑有睾丸缺血,应作附睾切开减压,纵形切开附睾脏层鞘膜,但要避免伤及附睾管。如能同时切开邻近的精索外筋膜,更有助于改善睾丸的血液循环。如炎性包块增大,有波动感形成脓肿者,应及时切开引流。

多数患者经及时有效的治疗,效果良好,一般 1～2 周症状消失,附睾的大小、硬度恢复正常,需 4～6 周的治疗。尚有少数患者炎症迁延不愈,转变为慢性附睾炎。

(二)慢性输精管-附睾炎治疗 抗生素治疗一般选用喹诺酮类、红霉素和四环素类。但效果不很理想,慢性纤维化改变很难治愈。如果症状严重,已有生育者可考虑手术切除附睾。

(三)合并男性不育的治疗 包括少精子症、弱精子症和无精子症的治疗。

1. *少精子症的治疗* 一般采用中西医结合的方法,在抗生素治疗的同时加用克罗米芬或他莫昔芬。适当选用维生素 E 和维生素 C。如存在抗精子抗体,同时进行抗免疫疗法(见第一编第九章第五节男性自身免疫性不育的治疗)。

2. *弱精子症的治疗*　在抗生素治疗的同时，应用已酮可可碱、辅酶Q和中药治疗，如果效果不明显，可运用夫精人工授精方法进行治疗。

3. *无精子症的治疗*　阻塞性无精子症，药物治疗效果很差，一般都主张附睾穿刺取精，作单精子卵胞浆内注射(ICSI)。

第四节　中医论治生殖道感染

男性生殖系统感染在祖国传统医学中称之为“淋症”、“清浊”、“白浊”“白淫”、“子痈”、“子痰”和“血精”。

一、白浊、尿浊

淋球菌性尿道炎和非淋球菌性尿道炎与中医所称的“白浊”和“尿浊”相似。

(一) 病因　徐福松认为本病系男女交媾不洁，感染湿毒，肝肾受毒，留于溺道。若湿毒蕴于膀胱，气血凝滞，热胜肉腐，则尿道口白浊；若气阴不足，心经旺，加之膀胱复有湿热，伤及下焦，故有白浊兼有尿痛，舌红；病久不愈，肾阴虚损，阴精不足，阴不制阳，虚火上炎，可见阴虚火旺之候；若久病膀胱虚寒，气化失司，湿浊不化，使病情反复发作。

(二) 辨证论治　本病分为湿毒下注型、心火上炎型、阴虚火旺型和膀胱虚寒型。急性期多为湿毒下注，心火上炎；慢性者多为阴虚火旺和膀胱虚寒型。

1. *湿毒下注型*　本病初起，排尿不畅，尿道口红肿，灼热刺痛，排尿时尤甚，或有尿频尿急尿痛及脓性分泌物，腰酸，少腹胀痛，脉来弦滑，舌苔薄白。治以利湿解毒，方选五淋散合八正散加减。常用药：赤苓 10 g，滑石 20 g，车前子(包)10 g，萹蓄 10 g，生甘草 5 g，生山栀 10 g，竹叶 10 g，黛灯芯 1 m，土茯苓 30 g，槐花 15 g，当归 10 g。

2. *心火上炎型*　本病初起，尿道口红肿，常流恶臭稠厚的脓性分泌物，阴茎内灼热疼痛，口干舌燥，心胸烘热，面红口渴，小便黄赤，舌尖红绛，苔薄黄，脉数。治以清心导赤、益气养阴。方选清心莲子饮合导赤散加减。常用药：人参 10 g，生黄芪 10 g，生甘草 5 g，麦冬 10 g，地骨皮 10 g，黄芩 10 g，土茯苓 30 g，车前子(包)10 g，生地 15 g，木通 5 g，竹叶 10 g。

3. *阴虚火旺型*　本病后期，排尿缓慢，尿线变细而缓慢，尿黄有灼热感，时有絮状物排出，附睾结块隐痛，口干便秘，头晕眼花耳鸣，脉细弦数，舌红苔少。治以滋阴降火。方选杞菊地黄丸合大补阴丸加减。常用药：生地 15 g，丹皮 10 g，丹参 10 g，车前子(包)10 g，龟板 15 g(先煎)，牡蛎 30 g(先煎)，枸杞子 12 g，杭菊花 10 g，泽兰叶 10 g，泽泻 10 g，白芍 10 g，知母 10 g，黄柏 10 g，土茯苓 30 g。

4. *膀胱虚寒型*　本病后期，尿道口时有少量脓液流出，尿频、尿急、尿痛，时轻时重，小便清白，淋漓不尽，腰酸，舌淡苔白滑，脉沉细。治以温暖下元，利湿化浊。方选金匮肾气丸合萆薢分清饮加减。常用药：熟地 15 g，土茯苓 15 g，泽泻 10 g，丹皮 10 g，怀山药 10 g，山萸肉 10 g，肉桂 2 g(后下)，萆薢 10 g，益智仁 10 g，菟丝子 10 g，台乌药 6 g，石菖蒲 3 g。

二、淋浊

慢性前列腺炎属中医“淋浊”、“白淫”范畴。白淫一词首见于《黄帝内经》，如《素问・痿论》中云：“思想无穷，所愿不得，意淫于外，入房太甚，宗筋弛纵，发为筋痿，为白淫。”淋浊的症状，如《金匮要略》中所云："淋之为病，小便如粟状，小腹弦急，痛引脐中。"元·朱震亨《丹溪心法》中云："淋者，小便淋沥，欲去不去，不去又来，皆属于热也。"所谓浊者，如明·李梴《医学入门》曰："脾胃湿热，中焦不清，浊气渗入膀胱为浊。"其病变部位，明·王肯堂在《证治准绳》中明确指出："浊病在精道"。因此"浊病即精病，非溺病也。"故"浊者，茎中如刀割火灼，而溺自清，惟窍端时有秽物，如疮之脓，如目之眦，淋漓不断，与便溺绝不相混。"淋病的病因，在《证治准绳》中指出："淋之为病，尝观病源论由肾虚而膀胱热也。膀胱与肾为表里，俱主水，水入小肠，与胞行于阴为溲便也。若饮食不节，喜怒不时，虚实不调，脏腑不和，致肾虚而膀胱热，肾虚则小便数，膀胱热则水下涩，数而且(濇)，则淋漓不宣。"

(一) 病因病机　明·张介宾在《景岳全书淋浊》中指出："有浊在精者，必由相火妄动，淫欲逆精，以致精离其位，不能闭藏，则源流相继，流溢而下，移热膀胱，则溺孔涩痛，清浊并至，此皆白浊之因热也。及其久也，则有脾气下陷，土不制湿，而水道不清者，有相火已杀，心肾不交，精滑不固，而遗浊不止者，此皆白浊之无热也。有热者当辨心肾而清之；无热者，当求脾肾而固之。"说明初为膀胱热，久病为脾肾虚之故。

1. *感染热毒*　外感热毒流注于下，或性交不洁，湿热内侵，或包皮过长藏污纳垢，使湿热邪毒蕴于精室，精浊混淆，精离其位而发为淋浊。

2. *忍精不泄*　由于青壮年相火易动，心摇于上，所愿不遂，精未外泄，或性交、手淫时因惊恐而忍精不泄，败精阻窍，遂成精浊。

3. *脾肾损伤*　恣情纵欲，或过度手淫，损伤肾阴；病久也伤及脾肾，脾虚则湿难化；肾虚则精不摄，精浊混淆，瘀滞脉络而成。慢性前列腺炎的病因病机是肾虚为本，湿热为标，久病入络，血脉瘀滞。

(二) 辨证论治　中医将淋浊病分为湿热蕴结型、湿困血瘀型和脾肾两虚型 3 种。

1. *湿热蕴结型*　证见尿频、尿急，尿道灼热刺痛，小腹及会阴胀痛，溲黄、混浊，或有沉淀，尿后滴白，口苦便秘，口干而黏，舌苔黄腻，脉滑数，治则清热导滞。方选萆薢分清饮加减：萆薢 10 g，黄柏 6 g，石菖蒲 3 g，云茯苓 10 g，白术 6 g，碧玉散(包)15 g，车前子(包)10 g，薏苡仁 12 g，川朴花 6 g，丹参 10 g。水煎服，每日 1 剂。

2. *湿困血瘀型*　病程较长反复发作的患者，小便经常滴沥涩痛，晨起尿道口有黏性分泌物，小便偶有丝状物，会阴部刺痛，痛引前阴、腹股沟及腰骶髂腹部。眼眶黧黑。舌质紫暗或有瘀斑，脉涩有力。治则活血化瘀，清热利湿。方选王不留行汤加减：王不留行 15 g，赤芍、延胡索、丹皮各 10 g，败酱草 15 g，丹参 10 g，穿山甲 6 g，皂角刺、桃仁各 10 g，红花 6 g，三棱、莪术各 10 g，苏木、川芎各 6 g，怀牛膝 10 g。水煎服，每日 1 剂。

3. *脾肾两虚型*　多见于病久体虚的患者，腰膝酸软，浑身乏力，萎靡不振，面色少华，纳呆，形寒畏冷，心悸自汗，尿末滴白，尿意不尽，尿后余沥，劳累后加重，会阴部隐痛，有下坠感。舌淡少苔，脉细数。治则温补肾阳，补中益气。方选补中益气汤加减：炙黄芪 12 g，潞党参 10 g，白术 6 g，山药、生熟地各 15 g，杜仲、仙灵脾各 12 g，茯苓 10 g，炙升麻 6 g，附子、乌药各 9 g，丹皮 10 g。水煎服，每日 1 剂。

(三) 经验方　前列腺炎是男性常见病，近年来中医界对前列腺炎作了大量的临床研究，积累了丰富的经验。现简介如下。

1. *中西医结合治疗*　阮永生根据西医的病理分型将慢性前列腺炎分为三期，分别应用中西医结合治疗：① 充血郁血期：治疗以行气活血，清利湿热为主，做耻骨前后封闭和坐浴。坐浴的中药：朴硝 30 g，野菊花 15 g，黄柏 20 g，血竭 9 g，苏木 10 g。布包煎汤坐浴，每晚 1 次，每次坐浴 15 分钟。封闭药物配方：0.5%普鲁卡因 20 ml 加地塞米松 2 mg、庆大霉素 8 万单位。② 纤维增生期：以活血化瘀解郁及按摩为主。按摩的目的以利前列腺液的引流。方法是，患者取胸膝卧位，术者戴消毒手套，涂以润滑剂，轻轻插入肛门，在直肠前壁离肛缘 4～5 cm 处可扪及直肠壁外的前列腺，手指先由前列腺两侧向中央沟进行按摩，然后再由上向下进行按摩，前列腺液可随之流出尿道。按摩时用力不宜过大，按摩时间不宜过长，每次 10～15 分钟，每 1～2 周 1 次，不宜过频。急性前列腺炎禁忌按摩。③ 瘢痕硬结期：治疗以活血软坚为主，配合前列腺周围封闭。中药活血祛瘀，清热利湿。方药：红藤30 g，赤芍、黄柏、知母各 10 g，滑石 12 g，甘草梢 3 g，三棱、莪术各 10 g。水煎服，每日 1 剂。据报道总有效率达 93.8%。

2. *升清降浊汤治疗*　本方为洪广槐所采用。基本方为：柴胡 8 g，升麻 6 g，桔梗 9 g，茯苓、猪苓、泽泻、车前子、木通各 10 g。湿热型加苍术、黄柏、银花、蚕沙各 10 g；瘀滞型加丹参 12 g，王不留行 8 g，赤芍 6 g，琥珀末 5 g，当归尾 9 g；肾虚型去车前子、木通、猪苓、加枸杞子各 12 g，菟丝子 9 g，山茱萸、覆盆子各 10 g。据报道总有效率达 93%。

3. *复方地虎汤*　方药组成：地龙、虎杖、穿山甲、莱菔子各 20 g，木通、车前子各 15 g，黄芪 30 g，甘草 10 g。若前列腺痛有硬性结节者，加莪术、雷丸。水煎服，每日 1 剂。

4. *导赤散加味*　方药组成：生地黄、赤芍、茯苓各 15～30 g，木通、竹叶各 10～15 g，丹皮、泽泻、丹参各 10～20 g，甘草梢 3～6 g，黄柏 6～10 g。尿浊加萆薢；腰酸加续断；前列腺液中有脓细胞加蒲公英、滑石；有红、白细胞加女贞子、旱莲草。水煎服，每日 1 剂。据报道，治疗慢性前列腺炎或精囊炎引起的男性不育症 20 例，全部治愈。

(四) 其他中医疗法　包括各种外用方法。

1. *复方紫草膏外用*　方药及制作：紫草 30 g，红花、穿山甲各 10 g，乳香、没药各 5 g。将上药研为细末，过 120 目筛，加适量凡士林调成糊状。患者取膝胸卧位，以 1∶1 000 苯扎溴铵(新洁尔灭)棉球消毒会阴部 3 次，术者戴无菌手套取药 3～5 g，捏成团状，润滑肛门口后，以示指将药自肛门送至直肠前壁，均匀地涂于前列腺附近，嘱患者休息 30 分钟。每日或隔日 1 次，10 次为 1 疗程。据报道总有效率达 82.5%。

2. *穴位注射*　赵斌等用前列通注射液(鱼腥草、黄芩、川芎提取制成)，每次 2 ml 注射中极、曲骨穴，每日 1 次，7 日为 1 个疗程，总有效率为 94%。魏一鸣等经会阴穴给予当归注射液注入前列腺内，共治疗 124 例，每周治疗 1～2 次，5 次为 1 个疗程，好转者再重复 1 个疗程，有效率达 87.1%。认为穴位注射既发挥经络作用，又有药物效能，不失为一种有效治疗方法。

3. *药物离子透入疗法*　陈子华用具有清热利湿、活血化瘀之Ⅱ号中药栓剂(大黄、黄柏、牛膝、王不留行)配成 pH 为 6.6 的药液后，经直肠用自制 PT－A 多功能前列腺治疗仪行离子导入，每次 25 分钟，每日或隔日 1 次，14 次为 1 个疗程，治疗 62 例，全部有效。卢存国等用大蒜液经直肠用 QLX－A 型电疗机行离子导入，每天 1 次，每次 20 分钟，10 次为 1 个疗程，连续治疗两疗程，治疗 30 例，结果有 16 例治愈。韩冰等以前列腺Ⅰ号液(赤芍、牡丹皮、穿山甲、皂角刺、三棱、莪术、紫花地丁、黄柏、败酱草、牛膝等)灌肠，后予 QL－2 型直流感应电流机行直肠内中药电离子导入，每次 25 分钟，每日或隔日 1 次，14 次为 1 个疗程，治疗 40 例，总有效率 97.5%。认为离子透入法能使药物直达病所，减少药物对胃肠道副作用及对全身影响，不失为一种安全有效的方法。

4. **直肠内给药**

(1) 药物灌肠：倪玲等用双星前列腺液(制南星、天药粉、白芷、皂角刺、法半夏、穿山甲各 15 g,金银花、紫花地丁、莪术、萆薢、苍术、厚朴、黄柏各 10 g)加温至 42℃,每晚睡前灌肠,使药液保留 4 小时以上,2 周为 1 个疗程,治疗 185 例,总有效率为 93.5%。认为前列腺液直肠给药,药物在直肠,距病灶近,前列腺可以直接吸收一部分药物,增加效果。通过直肠加热给药,提高局部组织的温度,舒张毛细血管,改善微循环,提高组织代谢率,增加机体的抵抗力,促进炎症的吸收和局限作用,增加和促进白细胞及巨噬细胞的吞噬功能,有助于消灭致病微生物,促进病理产物和代谢产物的排出。并使前列腺组织得到一种温和的热刺激,有镇痛和间接消炎作用。

朱健堂等用中药(肉桂 10 g,牛膝 30 g,莪术 20 g,丹参 30 g,鱼腥草 30 g)保留灌肠,每晚 1 次,15 次为 1 个疗程,治疗 50 例,总有效率为 96%。袁九银等用中药(基本方：黄连、黄柏、黄芪、党参各 25 g,黄芩、丹参、赤芍、川芎各 15 g,炙甘草 6 g)保留灌肠,每日 1 次,治疗 46 例,总有效率 82.6%。

(2) 栓剂塞肛：金洪梅用野菊花栓加消炎痛栓塞肛,每日 1 次,总有效率为 87%。江海身等报道用前列消炎栓(用鳖甲、白芍、莪术、黄柏、急性子等)塞肛,每日 2 次,治疗 100 例,总有效率 93%。认为栓剂纳肛,吸收较易,前后二阴部位相近,经络相连,药力容易通过渗透、扩散等作用直达病所。

5. **熏洗坐浴疗法** 张灵芝等用坐浴方(制乌头、制草乌、细辛各 20 g,白芷、乳香、没药、苏木、乌药、皂角刺各 15 g,艾叶、肉桂各 30 g),加水 3 000 ml,煎至 1 500～2 000 ml,加温,先熏后浸泡,早晚各 1 次,每次 30 分钟,每剂用 2 天,3 剂为 1 个疗程,总有效率为 96.9%。俞祝全用中药黄柏 20 g,生地黄 30 g,知母 15 g,丹参 30 g,赤芍 15 g,红花 30 g,地龙 15 g,益母草 30 g,蒲公英 15 g,败酱草 15 g,苦参 30 g,鳖甲 15 g,大黄 15 g,水煎,每天温热(40℃)坐浴 1 次,每次约 40 分钟,并同时作会阴部皮肤按摩,一般治疗 1～2 个月,结果总有效率83.33%。中药坐浴疗法,通过局部吸收直达前列腺体,增加前列腺的局部血液循环,促进炎症的吸收消散,不失为一种简单易行的方法。

6. **局部敷贴疗法** 蒋鹏等用前列腺散(大黄、黄柏、牛膝、连翘、王不留行、夏枯草、车前子、赤芍、水蛭、皂角刺、当归、桃仁、三棱、莪术)加适量陈醋调成糊状,外敷于会阴穴上,2～3 天换药 1 次,一个月为 1 个疗程,对照组服用前列康,每次 3 片,每日 3 次,1 个月为 1 个疗程。结果治疗组 48 例全部有效,两组结果经统计学处理,$P<0.01$,治疗组疗效明显优于对照组。范新发用吴茱萸研末,用酒醋各半调成糊状,外敷于中极、会阴二穴,局部用胶布固定,每日 1 次,10 天为 1 个疗程,治疗 46 例,总有效率为 95.5%。

程可佳以王不留行、石菖蒲、青黛、艾叶、金钱草、茜草、蒲公英、煅龙骨、煅牡蛎等研末。每次以 3～5 g 药物与酒醋各半混合液加二甲基亚矾 2 ml 调成稀糊状,以干净纱布包裹药糊覆于脐眼上,夜用昼取,每日 1 次,7 天为 1 个疗程,每完成 1 个疗程后休息 2 天,有效者继续用药,共治疗 128 例,总有效率 97.25%。局部敷药能通过经络直达病位,改善血液循环,使机体代谢旺盛,促进药物的吸收,简便易行。

三、子痈

子痈是指肾子部成痈,与现代医学的睾丸炎和附睾炎的症状相似。由于中医将附睾和睾丸统称为肾子,现代医学研究发现附睾炎与睾丸炎往往同时并存,称之为睾丸-附睾炎。因此,附睾炎属"子痈"范畴。此外,部分古代医家将本病归于"疝门"。《灵枢经脉篇》云:"其病气逆则睾肿卒痛。"古代医籍将此病也称之为"溃疝",如隋·巢元方等撰《诸病源候论》中云:"溃病之状,阴核肿大……使人腰背挛急,身体恶寒,骨节沉重,此病由于损肾也。"宋、元、明时期将此病称之为"囊痈",如明·陈功实《外科正宗》云:"囊痈,初起寒热交作,肾子作痛,痛连小腹者,宜发散寒邪。"自清·许克昌以后才将本病命名为"子痈",一直沿用至今。清·许克昌、毕法合撰《外科证治全书》中云:"肾子作痛,下坠不能升上,外观红色者,子痈也。或左或右,故俗名偏坠,迟则溃烂莫治。当其未成脓时,用枸橘汤一服即愈。"

(一)病因病机 子痈多系感受六淫之邪,雍阻少阳经络,由于失治、误治,邪毒深入,窜扰厥阴,肝肾阴虚,湿热下注而成。

1. **感受寒湿** 因坐卧寒湿之地,或寒月涉水,而感受寒湿之邪,侵犯肝之经脉,致肝之经络气机不利,气血阻滞前阴,致使肾子肿痛成痈。

2. **湿热下注** 感受湿热之邪,或喜食膏粱厚味辛辣之物,或嗜饮醇酒,致湿热内生,热及肝经,肝经湿热下注肾子,宗筋局部气血凝滞,发为子痈。

3. **肝气郁结,肝肾阴虚** 情志抑郁,或忿怒号哭,致肝失条达,不得疏泄,气郁化热,邪热郁结肝经。日久病结少阴,肝肾两阴俱虚,阴虚热结,结于肾子,发为子痈。

(二)辨证论治 将急性附睾炎与慢性附睾炎分别论述。

1. **急性附睾炎** 分为湿热下注型、毒火雍盛型和脓出毒泄型。

(1) 湿热下注型:主证见一侧或两侧附睾肿胀,疼痛拒按,腹股沟痛引小腹及阴囊灼热,皮色发红,恶寒发热,头痛,口渴,小便黄赤。舌红苔黄腻,脉弦数。治法为清热利湿,解毒消肿。方药用龙胆泻肝汤加减:龙胆草 10 g,黄芩 12 g,栀子 9 g,柴胡 9 g,当归 9 g,生地黄 15 g,车前子 15 g,泽泻 15 g,木通 15 g,甘草 4 g,赤芍 15 g。

方解:龙胆草上清肝胆实火,下泻肝胆湿热;黄芩、栀子苦寒,归肝胆三焦,燥湿清热、泻火解毒;柴胡疏利肝胆;生地黄、当归入肝肾,养阴血,防邪热伤阴;木通、车前子、泽泻清热利湿消肿,助肝胆湿热之邪下泄;赤芍活血凉血;甘草清热解毒而和中。诸药相配,共奏清热、利湿、消肿、解毒之功效。

加减:热重者加金银花 15 g,蒲公英 15 g,以加强清热解毒之效;疼痛甚者加川楝子 12 g,延胡索 12 g,以行气止痛。

(2) 毒火壅盛型:主证见附睾肿硬、剧痛,时有跳痛,阴囊红肿灼热,若已酿脓,则按之软,指下有波动感,高热,口渴,小便黄少。舌红苔黄腻,脉滑数。治法为清火解毒,消肿溃坚。方药用仙方活命饮加减:金银花 15 g,当归 9 g,赤芍 15 g,白芷 9 g,浙贝母 15 g,穿山甲10 g(先煎),皂角刺 20 g,天花粉 30 g,没药 6 g,防风 6 g,甘草 6 g,牛膝 9 g。

方解:金银花最善清热解毒,且轻清气浮,芳香透达,清热透邪而无冰遏之弊;当归、赤芍、没药行气通络,活血散瘀,消肿止痛;白芷、防风透达营卫,疏风解毒,可散结消肿;穿山甲、皂角刺通行经络,透脓溃坚;天花粉、浙贝母清热散结,内消肿毒;牛膝引药下行;甘草助清热解毒,并调和诸药。诸药和用,共奏清火解毒、消肿溃坚之功效。

加减:如红肿痛甚,热毒重者加蒲公英 18 g,菊花 15 g,以加强清热解毒之功;痛不甚者减没药;血热者加丹参 15 g,以凉血解毒;大热、大渴伤津者去白芷,以防阴津更伤,重用天花粉并玄参各 15 g,以清热生津。

(3) 脓出毒泄型：主证见脓成穿溃或切开排脓后，脓色黄稠，睾丸肿痛减轻，热退或尚有微热，或脓液清稀，身困乏力，疮口不收。舌质红，苔黄腻，脉滑数。治法为益气养阴，清热除湿。方药用滋阴除湿汤加减：川芎 9 g，当归 10 g，白芍 15 g，熟地黄 20 g，柴胡 9 g，黄芩 10 g，陈皮 9 g，知母 15 g，浙贝母 12 g，泽泻 15 g，甘草 4 g，地骨皮 12 g。

方解：方中四物汤滋阴养血；柴胡、黄芩清散郁火；知母、地骨皮滋阴清热凉血；泽泻燥湿利水；陈皮、浙贝母化痰散结；甘草解毒调和诸药。

加减：热象不显者去黄芩以防苦寒化燥伤阴。

2. **慢性附睾炎** 分为寒湿凝滞型、肝气郁结型和肾阳亏虚型。

(1) 寒湿凝滞型：主证见睾丸坠胀隐痛，遇寒加剧，得热则舒，自觉阴冷囊缩或伴有腰酸，遗精。舌质淡红，苔白润，脉弦紧或沉弦。治法为温经通络，散寒止痛。方药用天台乌药散加减：乌药 12 g，木香 6 g，小茴香 6 g，青皮 9 g，高良姜 9 g，槟榔 9 g，川楝子 12 g，甘草 4 g。

方解：方中乌药、小茴香皆为辛温之品，温能散寒，辛可行气，具有良好的行气、散寒、止痛之功；高良姜可入中焦，散寒凝而止疼痛；木香能行肝脾之气滞而止痛；槟榔、青皮、川楝子可疏肝行气，散积化滞；甘草可缓急止痛；诸药合用使寒凝得散，疼痛得消。

加减：如寒甚者可加肉桂 1 g，吴茱萸 6 g，以加强温经散寒之功效；血瘀者可加桃仁 12 g，红花 5 g，以活血祛瘀；痛甚者可加蒲黄 8 g(包煎)，五灵脂 12 g，以行气止痛。

(2) 肝气郁结型：主证见附睾硬结，疼痛，痛引少腹，伴胸胁苦闷胀满，时有叹息。舌红苔薄白，脉弦。治法：疏肝理气，散结止痛。方药用橘核丸加减：橘核 12 g，川楝子 12 g，木香 9 g，小茴香 6 g，厚朴 9 g，延胡索 12 g，桃仁 10 g，海藻 15 g，昆布 15 g，枳实 6 g，路路通 12 g，柴胡 9 g。

方解：柴胡、木香、川楝子、橘核入厥阴气分以行气；桃仁、延胡索入厥阴血分以活血；小茴香温经止痛；厚朴、枳实、路路通行气破滞；海藻、昆布软坚散结；诸药合用，共奏疏肝理气、散结止痛之功效。

加减：痛甚者加白芍 15 g，以舒肝缓急；热象明显时去小茴香加黄芩 12 g，栀子 9 g，以清利热邪。

(3) 肾阳亏虚型：主证见附睾隐痛，时休时止，或有腰膝酸冷，滑精早泄，或有形体消瘦，遗精盗汗。舌淡苔白，脉濡缓。治法为温补肾阳，行气止痛。方药用熟地黄 20 g，山药 15 g，泽泻 15 g，牡丹皮 12 g，茯苓 15 g，熟附子 10 g，淫羊藿 15 g，巴戟天 12 g，肉苁蓉 10 g，乌药 10 g。

方解：方中用六味地黄丸壮水之主；以熟附子、淫羊藿、巴戟天、肉苁蓉益火之源，使水火并补，阴阳协调；以乌药温中行气止痛。

加减：若结节明显，加鳖甲 15 g，浙贝母 15 g，以软坚散结。

(三) 经验方 民间治疗子痈的经验方颇多，现摘录部分，供临床医师参考。

1. **真人活命饮加味** 据《宋元明清名医类案》中记载："一友，年二十外，左肾子痛并腰痛，医以大黄等药与之，约六七日矣，反发热痛甚，此寒气传于内，著而不行也，余诊之，二尺沉按弱细，余俱洪数，且有滑意。予曰：此作痛将欲成脓，用真人活命饮加人参 1.5 g，牛蒡子 3 g，一剂痛减，二剂痊愈。"活命饮为"疮门开手攻毒第一方"，具有清热解毒，消肿溃坚，活血止痛之功效，故治疗急性化脓性睾丸炎有奇效。

2. **青黄散** 方药组成有大青叶、大黄、芒硝各 30 g，冰片 3 g。上药共研细末，加入适量蜂蜜，调匀备用。将上药外敷于患处，并用纱布块固定，每日换药1次，3天为1个疗程。方中大青叶、大黄清热解毒，消肿止痛；芒硝软坚散结，消肿止痛：冰片也有消肿止痛之功。故青黄散外敷功效显著。

3. **青芒散** 方药组成有青黛30 g，芒硝60 g。将上述两味药研细拌匀，加入适量面粉和水调和，使之有黏性，敷于阴囊局部。据报道共治疗7例，均于敷药两次后痊愈。方中青黛有凉血散肿之功效；芒硝清热软坚。两药合用，清利湿热，破坚化积而肿消。

四、子痰

"子痰"即附睾结核，我国明代起就已明确认识。明·龚迁肾《万病回春·结核》中云："结核者，风痰郁结也，又云火因痰湿而不散也。"因此子痰是由痰湿流结于附睾所致的疮痨性疾病，故称之为"子痰"。

（一）病因病机 本病多系肝肾阴亏，脉络空虚，痰湿袭之，结于肾子而成。根据其病程发展，分为三个阶段。

1. **痰湿之邪，侵及肝肾** 素体肝肾不足，脉络空虚，痰湿之邪乘虚侵及肝肾，结于肾子。痰湿为阴邪，易伤及阳气，其性黏滞，故缠绵难愈。

2. **痰湿入里，与热互结** 感受痰湿之邪日久，痰湿入里，与热互结，热胜则肉腐，形成脓肿，溃后流表稀脓液，久之阴液内耗，终成阴虚内热之症。

3. **久病不愈，气血两虚** 子痰溃后经久不愈，耗伤气血，导致气血两亏。

（二）辨证论治 本病虚实、标本相兼。痰湿凝结为标，气血两虚为本。根据病程不同阶段，早期为标实证，晚期为本虚证。

1. **痰湿凝结** 相当于疾病初期，无明显全身症状，睾丸轻度肿胀隐痛，不红不热，自觉阴囊发凉。附睾尾部触及硬结，凹凸不平，大小不等，精索增粗，输精管上常有串珠样结节。附睾与睾丸界限不清。治则温经通络，化痰散结。方选阳和汤加减：熟地、鹿角胶各10 g（烊化），肉桂、炮姜、麻黄各6 g，白芥子10 g，甘草6 g，橘核、荔枝核、小茴香、川贝、海蛤壳各10 g。水煎服，每日1剂。

2. **阴虚火旺** 感受痰湿之邪数月后，肿大的附睾与阴囊粘连，阴囊渐渐肿胀，肤色暗红，轻度压痛，严重者出现全身症状，有低烧、盗汗、乏力、纳少、腰膝酸软、五心烦热、小便灼热、大便秘结。舌红少苔，脉细数。治则滋阴清热，透脓散结。方选滋阴除湿汤加减：当归、白芍、生地、川芎、知母各10 g，贝母、地骨皮各15 g，黄芩、泽泻、陈皮各10 g，柴胡12 g，甘草6 g，黄芪10 g，鳖甲、炙穿山甲各15 g，皂角刺10 g。水煎服，每日1剂。

3. **气血两虚** 证见阴囊破溃，流出清稀脓液和干酪样坏死组织，逐渐形成瘘管，日久不愈。低热，体倦无力，精神萎靡，少气懒言，面色皖白，畏寒肢冷。舌淡红，苔薄白。脉细无力。治则益气养血，化痰除湿。方选取十全大补汤加减：人参、白术各10 g，茯苓15 g，甘草、当归、生地、白芍、川芎、黄芪、肉桂各10 g，熟附子6 g，鹿角胶10 g。水煎服，每日1剂。

（三）经验方 ① 现代中医外科名医顾伯华认为，治疗附睾结核，不论溃破与否，均可口服小金丹片，每次4片，每日2次，开水送服，均能见效。② 外治法；未溃时外敷紫金锭膏，每日换药1次；破溃后用五五丹药线提脓祛腐。脓尽后用生肌散收口。③ 据报道有人用膈下逐瘀汤治愈一例22年附睾结核患者。方药组成有当归10 g，川芎9 g，桃仁、红花各10 g，灵脂6 g，丹皮9 g，台乌、玄胡、香附各6 g，枳壳5 g，赤芍6 g，甘草3 g。水煎服，每日1

剂。连服 20 剂而愈。

五、血精

性交时出现血性精液，或精液镜检发现有红细胞，称为血精或精血。血精者常见于精囊炎患者，生殖道结核、结石、癌肿，以及血液病患者也可能出现血精，但毕竟是少数。祖国医学对血精早有论述。隋·巢元方《诸病源候论·虚劳血精出候》曰："肾藏精，精者血之所成也。虚劳则成七伤六极，气血俱损，肾室偏虚，不能藏精，故精血俱出也。"认为血精是由于"劳伤肾气故也。"

(一) 病因病机　中医学认为血精系劳伤、湿热和气血两虚所致。

1. **劳伤肾虚，阴虚火旺**　祖国医学认为房劳过度则伤肾，肾阴不足，虚火自炎，梦交或性交时，欲火更旺，精室被扰，迫血妄行，自从内溢，乃成血精；或青年人相火旺盛，手淫排精，或强入房，或强忍精出，精室之血络受损，血随精流，导致血精。

2. **湿热下注，扰动精室**　部分患者包皮过长，或性交不洁，感染湿热之邪，循经而上，扰动精室，血热妄行，血随精出；或嗜酒成癖，或过食辛辣肥甘之品，酿湿生热，湿热损伤精室，发生血精。

3. **脾肾两虚，气不摄精**　劳倦过度，脾气受损，化源不足，气血俱虚，气虚失于固摄，血虚则精亦亏。肾主封藏气血两虚，肾又失封藏，则精血俱出。

(二) 辨证论治　中医学一般将血精分为阴虚火旺型、湿热下注型和气血两虚型 3 种。

1. **阴虚火旺型**　证见精液外观呈红色，或兼射精疼痛。小腹、外阴部位坠胀不适。失眠心烦，夜间盗汗，口干溲赤，舌红苔薄，脉细数。治则滋阴降火，凉血止血。方选二至地黄汤加减：女贞子、旱莲草各 10 g，生地 12 g，炒丹皮 6 g，茯苓、泽泻、糯稻根须各 10 g，宁麻根 15 g，知母、黄柏各 6 g，龟板胶 15 g(先煎)，藕节炭 10 g。水煎服，每日 1 剂。

2. **湿热下注型**　证见血精量多，色红或暗红，小便频数，灼热而痛，伴小腹及会阴部疼痛，烦燥口苦，胸闷不舒，面红目赤，溲赤便秘。舌红苔黄腻，脉弦滑带数。治则清热利湿，凉血止血。方选龙胆泻肝汤加减：龙胆草 12 g，黄芩、栀子各 10 g，车前子 15 g(另包)，木通 6 g，泽泻、生地、当归各 10 g，柴胡 12 g，甘草 6 g，仙鹤草、藕节炭、大蓟、小蓟各 10 g。水煎服，每日 1 剂。

3. **气血两虚型**　本证多见于病变日久，血精色淡而稀，面色少华，头晕目眩，失眠健忘，纳少便溏，精神倦怠，腰膝酸痛。舌淡苔白，脉细无力。治则补益气血。方选归脾汤加减：党参、炙黄芪各 12 g，白术 6 g，当归 10 g，炙甘草 3 g，茯苓 12 g，炙远志 6 g，枣仁 10 g，木香 2 g，龙眼肉、芡实各 10 g，血余炭 6 g，阿胶珠 10 g。水煎服，每日 1 剂。

(三) 经验方　二至丸加六味地黄丸治疗阴虚火旺型血精；四炒丸适用湿热下注型血精；人参养荣丸或补中益气丸治疗气血两虚型血精。均能获得较好的临床效果。

有人认为慢性精囊炎既有肾阴不足，阴虚自炎的虚象，又有湿热下注、血络损伤的实象。故用二至丸合大补阴丸加减，能起到补肝肾、凉血热、清湿热的作用，而获得良效。方药组成有女贞子、旱莲草、焦山栀各 10 g，生地 12 g，龟板(另烊)、碧玉散各 15 g，知母、黄柏、丹皮各 6 g，宁麻根 30 g。水煎服，每日 1 剂。据报道有效率达 85%。

(张奎增　王如忠　丁学刚　陈守信　高存阁)

第十一章　精道阻塞引起男性不育

男子输精管道不通畅，睾丸产生的精子无法排入女方生殖道而不育，据最近国际性调查结果表明，精道阻塞性不育在男性不育中发生率为1%，而在无精症患者中占55%。精道阻塞有先天性和后天获得性两大类。精道阻塞可发生在输精管道的各部位，从睾丸内管道系统到射精管都有可能发生，其中发生率最高的是附睾头部和附睾尾部，约占57%。输精管中部及射精管异常较少见。

第一节　病因病理

一、病因

(一) 先天性阻塞　先天性精道阻塞包括附睾、输精管和射精管的先天性不通畅。

1. *附睾先天性阻塞*　常见的有：① 睾丸输出管形成盲端，致使附睾游离；② 附睾与睾丸仅有一层薄膜相连，互相不通；③ 附睾体一分为二，互相不通；④ 附睾中部呈现纤维性粘连，无通道；⑤ 附睾下半部缺失；⑥ 附睾头部有单个或多个囊肿压迫附睾管，使其部分或全部阻塞；⑦ 附睾体部或尾部发育不全。

2. *输精管先天性阻塞*　常见的有输精管缺失和输精管某段闭锁以及输精管、附睾分离。根据胚胎学研究认为，输精管、精囊和附睾都是从中肾管衍化而来，其中有一个存在缺陷，其他两个很可能也有缺陷。因此输精管缺失常伴有精囊或部分附睾缺失。

3. *射精管先天性阻塞*　较少见，其主要表现为先天性缺失。

(二) 后天获得性精道阻塞　后天获得性精道阻塞常见的原因有感染、损伤及手术结扎。

1. *感染*　后天获得性精道阻塞以感染因素造成阻塞最为常见。由于抗生素广泛、早期的应用，使感染引起输精管道阻塞逐渐减少。

感染引起的输精管道阻塞，西方国家以淋病最为常见，我国近年，因淋病治疗不彻底而演变为输精管阻塞的发病率呈上升趋势。淋球菌感染可以破坏附睾尾部，很少侵犯附睾头部，也可侵及输精管造成阻塞。因结核菌感染引起精道阻塞并不少见，且往往为双侧性病变。其他病原微生物感染也是造成精道阻塞的一个不可忽视的原因。

2. *损伤*　损伤引起的精道阻塞多见于斜疝修补术、精索静脉高位结扎术、隐睾固定术以及鞘膜积液手术，直接损伤了输精管或附睾，也可因手术损伤了输精管道的血管、神经，或术后感染引起。另外，精道造影术后，也可能引起部分精道阻塞。手术损伤引起的精道阻塞，一般很难通过再次手术修复。

3. *输精管结扎术*　这是男子避孕常用的手术方法，当一旦需要再次生育时，便成为一个主要的障碍因素，必须通过再次手术接通。

二、病理

许多学者通过对输精管结扎者进行动态研究发现,精道阻塞不仅阻断了精子的输出,导致不育,而且对机体生殖的其他方面也有一定影响。

(一) 对睾丸的影响 研究发现输精管结扎后3～6周,出现进行性生精阻滞,精子细胞减少,几乎无成熟精子。有人进行定量病理学研究,认为结扎后精曲小管内成熟精子细胞和支持细胞明显减少,2/3结扎者精曲小管扩张、扭曲及生精阻滞。有人对输精管结扎后睾丸超微结构研究发现,精曲小管内的支持细胞形态正常,精子细胞堆积在支持细胞的基底部,这提示结扎后精子细胞被支持细胞吸收处理。另有学者对输精管结扎后睾丸精曲小管管壁的厚度进行测量,研究表明,结扎后精曲小管的基底膜胶原沉积及固有膜增厚,因此,较正常人的管壁厚。对结扎后间质细胞影响的研究,多数学者报道间质细胞有不同程度的增生现象,而超微结构研究提示间质细胞无明显的形态学改变。

(二) 对附属性腺的影响 Jakobsee等对输精管结扎前后的前列腺进行对比研究发现,结扎后前列腺体积缩小,其中以尿道周围前列腺缩小最为明显,而两侧部无明显变化。对输精管结扎后前列腺分泌功能影响的研究发现,精浆中柠檬酸、锌、镁含量均有减低;麦芽糖酶、RNA聚合酶、淀粉酶的活性明显下降;而酸性磷酸酶的活性无明显改变。总的研究表明前列腺的分泌功能减低。

(三) 对生殖激素的影响 许多学者研究了输精管结扎前后血清生殖激素的变化,绝大多数报道结扎后血清中FSH、LH、T、E2、PRL和DHT(二氢睾酮)均无明显变化。对结扎后精浆中DHT含量研究结果表明,结扎后精浆中DHT水平降低。这可能是由于精浆中约2/3的DHT来自睾丸及附睾的缘故。由于血清中FSH、LH、T的水平无变化,故对垂体性腺轴无影响。

(四) 对免疫的影响 国外文献报道输精管结扎一年后,血中精子凝集抗体的发生率为34%～86%(正常人为1%～3%),精子制动抗体发生率为18%～27%(正常人为0%)。国内报道结扎后血中精子凝集及制动抗体也均明显升高。刘世沧报道输精管结扎术后6个月内产生抗精子抗体,3年达高峰,并持续20年以上。倪一玄研究表明输精管道阻塞后存在精子的细胞介导免疫。

第二节 诊 断

一、临床表现

包括症状与体征。

患者第二性征发育正常,性欲、性功能也正常,睾丸大小在正常范围内。当精液检查发现有少精子症或无精子症时,应怀疑有精道梗阻存在的可能。进一步调查病史中有无:① 不洁性交史和淋病感染史;② 结核(特别是生殖道结核)病史;③ 尿频、尿急、尿痛病史;④ 慢性生殖系统感染病史,特别是附睾炎病史;⑤ 生殖器不舒感等。如能在询问病史过程中找到某些线索,则对进一步检查、确诊帮助甚大。

生殖系统检查首先是测定睾丸的体积是否正常,触摸睾丸的质地是否正常。再检查附睾部位是否肿大、触痛，有无结节。如果附睾头部肿大，有饱胀感，精道阻塞的可能性很大；附睾部位有结节，也提示精道炎性阻塞的可能。再触摸输精管，如有增粗或串珠状改变，高度提示输精管阻塞；如输精管摸不清，应怀疑存在有输精管缺失的可能；如排出精液不凝固，且精液量少，加上精液果糖测定为0，应考虑精囊缺失。

二、实验室检查

（一）精液检查 包括精液量和精液生理生化检查。通过精液检查可间接推测附属性腺的功能和精道是否通畅。

1. **精液容量** 正常男子每次排出精液容量为2～6 ml，其中精囊分泌液约占2/3。若精液容量少于2 ml，称之为精液过少症，属于病理状态。引起精液过少的原因有射精管发育不全，射精管阻塞，精囊发育不全及精囊颈阻塞或收缩。

2. **精浆果糖测定** 生育力正常男子精浆果糖含量为0.7～5 g/L。WHO提供资料，一次射精果糖量应≥13 mmol。测定精浆果糖含量低于正常值范围，应考虑精囊炎，精囊发育不全，精囊颈梗阻或收缩，射精管发育不全和射精管阻塞。

3. **精浆柠檬酸测定** 根据WHO资料，正常男子每次射精，精浆中柠檬酸含量应≥52 μmol。精浆中柠檬酸水平的高低，常提示前列腺分泌功能的状况。若综合精液的其他检查可推测精道的通畅情况：① 高柠檬酸、低果糖、精液容量少、pH呈酸性、无精子，则提示双侧精道在射精管水平有阻塞。② 低柠檬酸、低果糖、精液容量少、pH呈中性或酸性、无精子，则提示精道阻塞，并涉及前列腺。③ 高柠檬酸、低果糖、精液容量少、pH呈酸性、有少量精子，常提示精囊继发性收缩或射精管部分阻塞。

（二）生殖激素测定 血清FSH、LH、T、PRL水平均在正常范围内。因此，生殖激素的测定对精道阻塞性男性不育的诊断似无必要，但可为无精子症的鉴别诊断提供资料。

三、输精管造影

输精管造影检查是确定精道是否阻塞及阻塞部位和范围的一种可靠的检查手段。

造影检查的适应证为：① 有精道阻塞的临床特征，而附睾、输精管触诊正常，精液量少，且精液果糖水平低；② 有精道梗阻的临床特征，附睾触诊正常，睾丸活检结果生殖功能基本正常；③ 需做输精管复通术。

造影方法有两种，一种是通过尿道镜找到射精管在后尿道的开口处，然后将导管插入射精管内，注射造影剂。由于该方法操作难度大，成功率低，故很少有人采用；另一种是经皮输精管穿刺注入造影剂。此方法简单易行，较为常用。

造影时间最好安排在做精道复通术之前阴囊探查时进行，以免穿刺或造影剂的刺激而造成瘢痕狭窄。

四、阴囊内探查

这是诊断精道阻塞的一种十分重要的方法。其适应证为：① 有精道阻塞的临床特征，但体检及精液检查无异常发现者；② 可疑病变在附睾、附睾-输精管襻、输精管近端者意义更大，可明确阻塞的原因及性质。这种方法在直视下可发现一些微细的病变，如附睾纤维膜性压迫、附睾隐蔽的先天性阻塞、附睾局部硬化、附睾-输精管襻未发育等。

操作方法是采用阴囊中线切口，打开鞘膜腔，探查睾丸，并作睾丸活检观察睾丸生精状况，若生精正常，扩大切口，探查附睾，先从附睾头部开始逐渐向下，应特别注意一些隐蔽的先天性阻塞及感染后的硬化区。若无异常发现则探查附睾-输精管襻，注意发育是否正常。再可继续探查输精管。如果仍未发现异常，可在输精管附睾处向精囊方向注入生理盐水，若注入顺利且无返流，则表明输精管通畅，若注入不顺利，可能有远端阻塞存在，同时可配合输精管造影检查。

该项检查可与精道复通术一次进行，否则将会给二次手术带来困难。

五、超声检查

超声检查对先天性输精管缺失、精囊缺失、前列腺发育不良、射精管囊肿、附睾囊肿等具有诊断意义，且简便、无损伤，是一种非侵入性的诊断方法。经直肠超声探查能清楚地显示前列腺和精囊的形态、大小、内部回声及包膜情况；经耻骨上腹部探查，虽然简便易行，但精确度不高；阴囊超声检查可探测睾丸、附睾、输精管、精索的病变。

第三节 治 疗

精道阻塞性不育主要依靠手术复通，才能使部分患者恢复生育能力。

一、输精管、精囊先天性缺失的治疗

对这种先天性精道阻塞患者，目前尚无特效的治疗方法使其恢复生育能力。近年国外有许多学者通过手术做成异质的人工精液囊肿，来收集附睾管排出的精子，然后通过穿刺抽取其中的精液作人工授精，个别病例曾获成功。这种装置仅起一种精子贮存作用。大多数病例精液囊肿成形两月后，由于纤维化变而消失。异质成形材料有外皮、大隐静脉和硅胶等。据 Craz 报道，手术 25 例，4 例怀孕，1 例自然流产。Kelami 报道 23 例中 2 例怀孕，1 例自然流产。尽管这种方法成功率较低，但为因先天性精道阻塞而不育的患者展示了一线希望。有望将来能出现完美的手术方式来恢复其生育能力。

二、射精管口阻塞的治疗

造成射精管口阻塞的原因有炎性粘连，射精管口先天性狭窄和前列腺囊肿压迫。

手术前先经皮穿刺输精管，注入美蓝液，然后从尿道插入 F24 号尿道镜，观察射精管口处有无蓝色液体排出，并观察尿道嵴和前列腺有无囊肿病变。如有前列腺囊肿，可行囊肿切开放液，即可解除因囊肿压迫而引起的射精管口阻塞。如见到射精管开口狭窄。可在尿道嵴两侧皱褶内切开。如见有精阜肥大或射精管开口闭锁，可用圈形电刀切除尿道嵴及其两侧部分。通过上述手术治疗，偶会取得成功。

三、输精管吻合术

输精管吻合术适用于输精管某一段不发育、输精管医源性损伤及输精管结扎术后需要复通恢复生育的病例。术前还必须了解患者妻子排卵功能是否正常，输卵管是否通畅以及月经是否正常，最好测定夫妇双方是否存在抗精子抗体，这对术后效果影响很大，正确选择

病例,提高手术成功率。在吻合术前,需作阴囊内探查,了解病变的情况,尤其注意近睾端输精管的长度、结节大小及远睾端输精管情况,做到心中有数。

近年来,由于输精管吻合术的改进,术后效果也大有提高。有人统计 30 多位学者报道的输精管吻合术效果,术后成功达到解剖学上再通者占 10%～100%,平均 78%;功能上成功并使女方怀孕者占 13%～60%,平均 33%。而显微外科吻合术的成功率更高,有人报道,术后妊娠率高达 75%。

(一) 消毒与麻醉 消毒一般选用高效杀菌剂,如碘伏等常规消毒腹部和阴囊皮肤,麻醉可用持续硬膜外麻醉、骶管阻滞麻醉及精索封闭麻醉法。通常用 1%普鲁卡因作精索环状阻滞麻醉,必要时加强化麻醉。

(二) 主要手术器械 吻合术特殊器械有输精管内、外固定钳各 1 把,输精管尖头分离钳 1 把,输精管提钩 1 把,蚊式止血钳 2 把,尖细无齿镊 2 把,尖细剪刀 1 把,6 号小圆针、棱针各 2 根。吻合支架物,尼龙丝或聚乙烯输液管,6—0、8—0、10—0 带针缝合线。若作显微输精管吻合术,还应准备手术显微镜 1 台或 DxyⅠ型手术眼镜 1 副,显微外科手术器械 1 套。

(三) 目视下输精管吻合术 在适宜的麻醉下,常规消毒阴囊皮肤,铺手术巾。根据阻塞或结节的部位及大小选择切口。

为了提高手术成功率,在游离输精管时手法必须轻巧、细致。用输精管分离钳仔细分离结节周围组织,以输精管皮外固定钳牢固地夹住结节,并将其提出,再用内固定钳将结节远端输精管套住,纵行切开靠近结节远端的输精管被膜,在直视下用 8 号针头刺破管壁,用尼龙线由此向远端探入,若局部无梗阻,再注入 5 ml 生理盐水,进一步明确精道的通畅情况,若出现尿意感,证实远睾端输精管通畅,经检查通畅后,游离正常的输精管约 1 cm,在该处系一丝线。再以同样的方法游离近端的输精管。当刺开近端输精管时,往往有积液溢出,若不见溢液,可扪压附睾,一般均能有液体外溢。游离时应尽量不损伤血管,尤其是输精管动脉。若用电灼止血,不要过量烧灼输精管上的血管,以免使其失去生机。另外,不必把紧贴输精管的筋膜剥干净,如留有部分筋膜,可以减少吻合口因张力而裂开的可能。

随后处理结节,解除阻塞。在结节两端的输精管分别予以结扎,然后用直蚊式钳在离结节 0.3 cm 处夹住输精管,紧靠蚊式钳将其切断。为了减少创伤及组织反应,防止血肿形成,避免出现痛性结节,尽可能用电灼止血,对小而不痛的结节,宜放回阴囊,这样组织反应轻,有利于吻合口的愈合。对痛性结节或结节直径大于 1 cm 者,应予切除。

切除结节后,即行输精管吻合术。常规使用输精管端端吻合术。为使吻合口对合准确,缝合前先用锐利刀片将断端切整齐,并用细小镊子轻轻扩张远睾端管腔,使其暂时扩大至与近睾端相近的口径,以便吻合。因为一般情况下,近睾端的管腔比远睾端的管腔扩张一倍。

在输精管无扭曲的状态下,用 6—0 缝合线在两端吻合处先缝合一针,缝线应穿过输精管被膜及肌层。这能起到固定的作用,以防手术过程中断端掉入阴囊内。然后一般主张放入尼龙线类的支架物,放置支架物用无针座的 7 号针头引导,并徐徐将支架物拉直,此时则可见输精管自然良好对合,支架物的一端引出阴囊皮肤外。结扎第一针缝线,再等距离全层缝合 3～5 针,缝合要牢靠,吻合后输精管必须没有张力和扭曲。如果张力大,可将紧贴输精管外的精索内、外筋膜分别做间断减张缝合。检查无出血后缝合切口。同法做对侧输精管吻合术，若止血可靠，可不置引流条。若放置引流条，可在术后 24～48 小时内拔除，支架线于术后 10～14 天抽出。

（四）显微输精管吻合术 Silber 等于 1976 年首先报道了用手术显微镜做两层缝合输精管，可使黏膜对合整齐，吻合口保持通畅，术后 95% 能获得复通，长期随访，复孕率达 75%。我国于 1979 年由李效忠首先报道显微输精管吻合术获得成功。

显微吻合术需要的特殊器械有放大 6～10 倍 DxyⅠ型手术眼镜、放大 25 倍的手术显微镜微型镊子和持针器等显微外科手术器械。

消毒、麻醉、切口同目视下吻合术，术者在显微镜视野下确定输精管切除部位，用手术刀锐性切开输精管近睾端，至有附睾液溢出，借毛细作用将液体收集于毛细管中，在显微镜下观察，应见到精子。切除输精管远端，至出现正常管腔，并可看到输精管壁有良好的血供。以血管钳轻微扩张远端管腔，将两个断端置于输精管接近器，用 10—0 缝合线缝合输精管全层。一般采用 3 定点全层缝合法（即 6、10、2 点钟位），注意黏膜对黏膜，第一针先缝合 6 点钟位即后壁，然后在上述 3 定点之间做肌层加强缝合 3 针，注意不能进入管腔。缝合完毕后，检查吻合口有无空隙，若有空隙可补缝一针，但不能穿过黏膜层。吻合完毕将睾丸、附睾还纳阴囊，逐层关闭肉膜及皮肤。显微输精管吻合术不必放置支架，也能保持良好的通畅。

（五）输精管吻合术失败的原因 根据多数学者的临床实践经验认为手术失败的原因有：① 吻合口张力过高而裂开；② 精液外漏产生精液肉芽肿而致吻合口狭窄；③ 吻合口部位感染、血肿也可造成吻合口狭窄；④ 输精管阻塞后产生自身免疫现象，引起精子凝集和死精子症；⑤ 输精管阻塞引起近睾端输精管和附睾管扩张，影响了附睾功能；⑥ 年龄过大超过 40 岁；⑦ 输精管阻塞时间过长，超过 7 年者；⑧ 术中收集的精液中无精子，术后效果都较差。

四、输精管-附睾吻合术

男性不育患者中有部分患者是由于附睾部的阻塞，或先天性附睾与输精管不连接，还有少数患者睾丸输出管与附睾管不融合所致。在手术中若证实输精管是通畅的，则可做输精管与附睾尾、体、头部吻合术，有可能恢复生育力。但其成功率远没有输精管吻合术高。吻合术可在直视下进行，也可在显微放大镜下进行，由于显微外科技术的进展，其成功率远较直视手术为高。因此，一般都采用显微输精管-附睾吻合术。

一般采用骶管阻滞麻醉，平卧位，做阴囊两侧切口，切口长约 3 cm，显露睾丸及附睾，从附睾尾、体、头逐渐探查附睾梗阻部位，若见附睾表层下有饱满而张力大的附睾管，可考虑此段附睾受阻；如见附睾呈紫绀或白色纤维组织，可能是附睾长期阻塞所致。然后用 1∶2 稀释的亚甲蓝（美蓝）做输精管造影，以确定输精管和射精管通畅。并取睾丸活组织，镜检精子发生正常者可行输精管-附睾吻合术。

在靠近梗阻部位的近睾处纵行或横行切一小口，切断附睾管，在显微镜下可清楚地见到附睾管内精液流出，否则再逐渐向近睾端切断附睾，观察精液，直到在精液中查见精子为止。再游离一段输精管，然后将输精管与附睾断端用 10—0 缝合线做单层黏膜缝合，通常仅缝 3～4 针（图Ⅰ-51）。输精管及附睾外层以 10—0 或 8—0 缝合线间断缝合 8～10 针（图Ⅰ-52）。

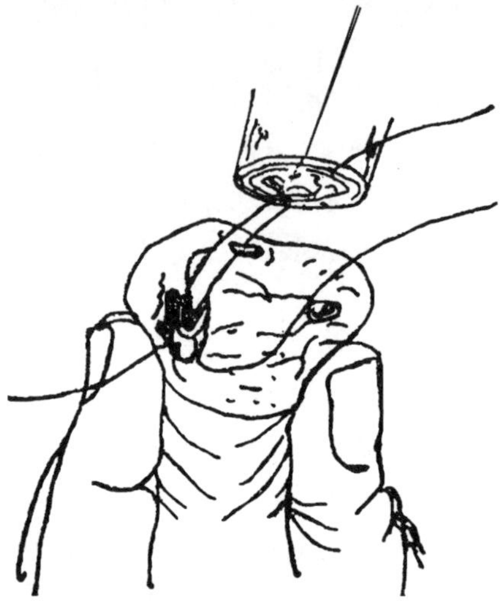

图Ⅰ-51 附睾管-输精管黏膜吻合术

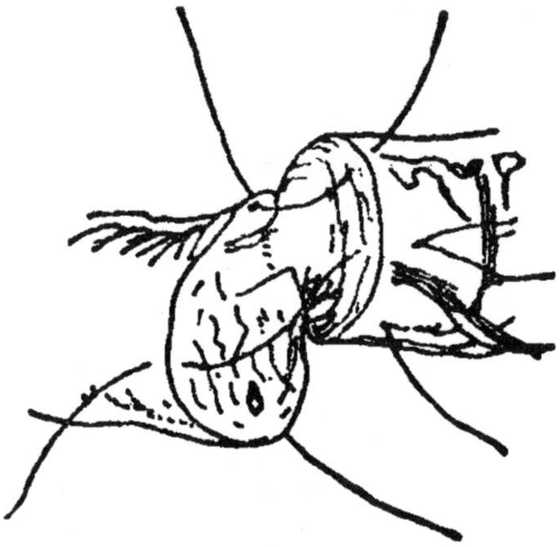

图Ⅰ-52 附睾外层与输精管吻合

显微吻合术不需放置支架，检查吻合满意后，将睾丸、附睾、输精管放回阴囊内，留置皮片引流条，缝合创口。引流条于术后第二天拔除。

精道梗阻性男性不育症在祖国医学中无此专论，其诊治方法同无精子症，本章不再赘述。

五、单精子卵泡浆内注射(ICSI)

常规的 IVF 要求精液中精子数量不能低于 5×10^6/ml，运动力强和形态正常的精子应大于 30%，输精管管道阻塞引起的男性不育患者只能选 ICSI。输精管道阻塞可以通过附睾穿刺取精，如果附睾中能吸取精子，即可施行 ICSI。如果附睾中取不出精子，可以作睾丸穿刺取精或睾丸活检取精，再施行 ICSI(方法见辅助生殖技术有关章节)。

六、供精人工授精(AID)

如果输精管道阻塞性不育患者，或因身体条件，或因经济条件不能施行上述治疗方法，万不得已可选择 AID(方法、适应证、供精者选择见辅助生殖技术有关章节)。

(唐庆来 薛 珺 陈利生)

第十二章 性功能障碍所致男性不育

性是生物繁衍的基础。生殖是夫妇间正常、自然、满意、灵肉交融的性生活的必然结果。正如明·万全《广嗣纪要》中云："天地氤氲,万物化醇;男女媾精,万物化生。诚哉是言也。男女胥悦,阴阳交通而胚胎结矣。"若男子性功能障碍,不能进行正常的性生活,就不能使配偶怀孕得子。有的虽然进行性交活动,但由于排精功能异常,亦不能使配偶孕育成胎。

男子性功能障碍不是一种孤立的疾病,是指男人在性活动过程中,包括性欲唤起、阴茎勃起、阴茎插入阴道、阴茎维持相应时间的勃起状态、射精几个连续的环节,其中任何一个环节发生障碍均称为性功能障碍,这些障碍包括性欲异常、勃起障碍、插入障碍和射精障碍。射精障碍又包括射精过早、不射精和逆行射精。本章将分别论述男性各种性功能障碍与不育的关系。

第一节 性欲低下

性欲是人的本能。正如《孟子·告子上》中云:"食、色,性也",道出了性欲与食欲一样,在人生中的意义。性欲是人类进入青春期后,常见的一种生理和心理现象,在内分泌激素的作用下,使大脑皮质中相关部位兴奋,使生殖腺的分泌积蓄,因而产生将这种积累的能量释放出来的欲望。男子性欲有两个方面:一是接触欲,从初生到老年都存在,通过皮肤的接触能产生快感;二是胀满缓释欲,又称排泄欲,青春期后性器官发育成熟,有使精液胀满而从体内排出来的欲望。性欲异常包括性欲低下、性欲亢进、性厌恶和性欲倒错。与男性不育关系密切的即为性欲低下。性欲低下也称性欲减退,是指长期在适当刺激下不引起性欲,或在同样条件刺激下,以往能引起性欲,近期不产生性欲。性欲的个体差异很大,即使同一个人,性欲的高低也随年龄、精神状态、健康情况、生活条件、环境、工作紧张与否、夫妻感情及性生活的经历而不同。性欲低下,一般只是凭个人直觉,自我判断,而并不是一个十分确切的症状。长期以来,人们一直忽视性欲低下,这一客观存在,困扰着许多人的性问题,自从 20 世纪 90 年代起,才列入性功能障碍的范畴,并得到许多性学专家的重视。随着性医学的发展,对性欲定性定量的测定已成为可能。Frank 发现,在受过良好教育的夫妇中,35%的女性和 16%的男性对性活动缺乏兴趣。这在一部分不育夫妇中的比例特别高。据斯蒂尔的报道,在 500 对不育夫妇中,性欲丧失者占 20%。

一、病因病理

性欲主要由雄激素调节。睾丸酮对男女都具有性刺激作用,它是性欲、性交能力的物质基础。同时,性欲还受社会精神因素的影响。因此,性欲减退的病因可分为病理性和心理性两大类。

(一)病理性性欲低下 几乎所有严重的全身性疾病、慢性疾病或重度疲劳都可以引起性欲减退。内分泌紊乱引起睾丸酮水平下降而影响性欲。另外,某些药物也可引起性欲减退。

1. *慢性全身性疾病* 肝脏疾病,特别是肝硬化患者,常常缺乏性欲。慢性肾功能衰竭、心力衰竭、肺结核患者往往因体力下降而没有性欲或性欲降低。癫痫患者也容易发生性欲缺乏。抑郁症患者对性刺激无动于衷。慢性生殖道炎症可引起血精,而发生心理恐惧,影响性欲。阴茎海绵体硬结症,性交时疼痛而降低性欲。

2. *内分泌功能紊乱* 所有引起下丘脑-垂体-睾丸轴功能失调,使睾丸酮下降的疾病,均可导致性欲减退。如下丘脑疾病 Kallmann 综合征、垂体功能减退、Klinefelter 综合征、甲状腺功能减退、库欣综合征、阿狄森病、高泌乳素血症等均有性欲低下表现。特别是睾丸疾病,如隐睾、睾丸炎、睾丸外伤后睾丸萎缩,笔者在门诊遇见一位因性欲低下而就诊的患者,经过全面系统检查,结果是睾丸精原细胞瘤。

3. *药物因素* 临床上常用的许多药物均可引起性欲减退。比如:① 各种镇静剂:地西泮(安定)、苯巴比妥(鲁米那)、司可巴比妥(速可眠)等;② 抗高血压药:利血平、肼苯哒嗪、胍乙啶、可乐宁等;③ 抗癫痫药:大仑丁、卡马西平等;④ 抗精神病药:丙咪嗪、氯丙嗪、阿密替林、单胺氯化酶抑制剂等;⑤ 抗雄激素药:雌激素、ACTH、地塞米松等;慢性乙醇中毒不但通过肝脏而影响性欲,也可直接影响睾丸酮的生成而影响性欲。

4. *年龄因素* 男女性欲高峰年龄为 20～40 岁,其中男性的性欲高峰来得比较早,在 20 岁左右。女性性觉醒来得迟,一般在 35～40 岁才达到性欲高峰。40 岁以后男、女的性欲都开始缓慢减退,50 岁以后明显减弱,但多数都可保持至 60～70 岁以后。这取决于两性的性概念、身体状况、过去的性经历、社会文化影响的因素。

(二) 心理性性欲低下 夫妇间正常、自然、充满快感的性生活必须有良好的心理准备,健壮的体魄,优雅、安静的环境和足够的性刺激。繁重的体力劳动、紧张的脑力劳动后,迫切需要的是充分的安眠休息,如果长时期处于紧张状态,往往会引起性欲减退。事业挫折、经济困境,使人精神抑郁而没有性欲。夫妻关系不融洽,妻子缺乏性感,没有足够的性刺激亦会使性欲减低。夫妻性生活不和谐,从未有快感,天长日久,缺乏性兴趣,或配偶性欲炽烈,每次性交后总感到筋疲力尽,并产生恐惧心理,害怕性交,回避过性生活,长此下去,造成性欲低下。

另外,父母对性的偏见和消极态度,可能给子女带来负面影响,从而导致他们成年后的性欲或性能力出现问题;失恋、婚前过多性交往带来的性挫折、心理创伤和自身的心理冲突,如对自身性能力缺乏自信心,过分焦虑,对不能满足伴侣的性要求而产生内疚感;潜在的性别认同。性偏好障碍,人格障碍,性取向冲突等均可影响性欲的正常表达。

二、诊断

长期以来,人们对性欲低下的认识、理解和判断,一直悬而未决。因此,对性欲低下的诊断和治疗显得十分困惑。最早的专业诊断标准见于 1980 年美国精神病学会《诊断与统计手册》(第 3 版)(DSM -Ⅲ),提出了定量评价标准,即在同居半年来,每月性活动 2 次,或更少,即可诊断。之后两次修订均把这一标准取消了。1993 年马晓年提出了性欲低下的四级分类法:Ⅰ级,性欲较正常情况减弱,但可接受配偶的性要求;Ⅱ级,性欲原本正常,但在某一阶段后出现减退,或只在特定境遇下才出现减退;Ⅲ级,性欲一贯低下,每月性活动不足 2 次,或虽然超过但系在配偶压力之下被动服从;Ⅳ级,性欲一贯低下,中断性活动 6 个月以上。

(一) 采集病史　除了询问其年龄、职业、宗教信仰、文化程度外,还应注意了解其性观念、生活方式、生活环境、夫妻感情和性偏好。

(二) 体格检查　不应忽视全身的体格检查,包括神经精神系统、心血管系统、消化系统、呼吸系统、血液系统、运动系统的检查。重点检查生殖泌尿系统,包括性发育、乳腺、胡须、阴毛的分布、阴茎的大小、睾丸的有无及大小。

(三) 临床表现　有以下几个特点。

1. 缺乏或很少有自发的性兴趣;对性活动不积极、不主动,缺乏主观愿望,包括性梦和性幻想。

2. 性欲低下可以是独立的性问题,即只缺乏性的主动性,而在被动接受性活动时仍能对性刺激作出正常反应,如能正常勃起、顺利插入阴道并能正常排精。

3. 夫妻双方感情和睦,虽然常常同床而卧,但性交次数明显减少。当他的工作、人际关系、社会关系、生活环境都没有任何特殊变更的情况下,夫妻性交频率的减少应该视为诊断的一个标准。

4. 当性表达机会遭到剥夺时,没有挫折感,也没有寻求刺激和减少挫折的动机。

5. 应除外其他躯体疾病和精神疾患,或人格障碍,还应寻找有无药物因素引起的性欲低下。

(四) 实验室检查　包括以下几个方面。

1. *内分泌测定*　包括 FSH、LH、T、E_2、PRL,有时还应测定 T_3、T_4、F(皮质醇)等,确定是否存在内分泌系统的疾病。

2. *染色体检查*　如果发现或怀疑患者存在生殖功能低下,应做染色体检查。如 Klinefeter 综合征,其染色体核型为 47,XXY。

(五) 特殊检查　当怀疑患者存在全身躯体疾病时应及时做相应的特殊检查。因此,许多隐匿性疾病首先表现为性欲低下,如垂体肿瘤,应及时做头颅 CT 检查或磁共振检查。

通过上述系统的检查,可以明确性欲低下,究竟是心理性还是病理性因素所致。

三、治疗

(一) 病因治疗　如性欲低下系其他疾病而引起,应积极治疗相关疾病。如由甲状腺疾病引起的性欲低下,首先应积极治疗甲状腺病;如为糖尿病引起的,首先应积极治疗糖尿病;由药物引起的性欲低下,应权衡利弊,或改用对性欲无影响的药物,或在情况允许的条件下停药。

(二) 心理治疗

1. *帮助患者建立信心*　首先应尊重患者的隐私,营造一个安静、舒适的单人诊室,让患者倾诉自身内心的感受,自由地表达他们对性的观念、兴趣,或他们对性的畏惧、焦虑和其他令人不适的情绪,有助于清理他们头脑中的混乱思绪的干扰。医生要富于同情心,耐心地帮助他解决消极的心理影响,建立克服障碍的自信心。

2. *支持*　让患者得到安慰和鼓励,使他觉得情形是可以改变好,是有希望的,并提出种种可能解决的方法。让患者主动参与选择一个切实可行的方法。既要向他指明治疗的希望,又要讲明各种不同方法的利弊。

3. *消除顾虑* 性欲减退是中年人的正常现象，但减退并不意味着完全丧失，暂时丧失并不意味着永久丧失。要正确认识和理解这种生理变化，做好心理调节。

4. *脱敏* 对于那些造成性欲低下而解不开的心理困惑，有必要一而再，再而三地重复提取。这样反复地刺激他，可以使患者对这种刺激产生脱敏，逐渐减少其影响，乃至消失。

5. *提出建议和指导* 建议患者：① 集中精力提高自身和对方的乐趣，寻找产生性欲低下的原因；② 调整好对自身的看法，要多看自己的长处和成就，不被自己的弱点所伤害，不要总是以为自己是低能的，无吸引力的，或是一个彻底的失败者；③ 要注意修饰和美化自己，以整洁、风度翩翩的形象参加各种社会活动，自己的心情会振奋起来，性兴趣也会得以保持；④ 适当阅读和观看一些具有直观的性描述的书刊和影视，来调动和唤醒浪漫的情调或产生性幻想，这也有助于提高自身的性欲。

6. *伴侣积极参与* 治疗丈夫的性欲低下，妻子也应积极参与，希望她能同情、支持、体贴和关怀自己的丈夫。男人的性心理十分脆弱，经不起猜疑、奚落和指责；鼓励女方穿着打扮和行动上努力表达她的性感受，作为丈夫应尽量接受这种行为表达；希望能帮助丈夫共同寻找性欲低下的原因。

（三）性治疗 Pridal 等于 2000 年建议采取以下 4 个阶段安排治疗。

1. *第一阶段治疗——情感感知* 在情感感知治疗阶段的开始，治疗师为患者夫妇构建两种表格：① 治疗利益表格：例如，经治疗后性欲低下的一方，如果性欲增高之后，对双方个人的好处有哪些？经治疗后性欲增高对两性关系的好处是什么？② 对治疗恐惧表格：例如，一旦性欲低下一方获得高水平性欲，那么对他们夫妻双方各自的危险或代价是什么？对双方关系的损害可能是什么？治疗师指导双方尽情地想像，这样可能暴露所有的想法和心理障碍之所在，然后帮助他们分析哪些不现实、不真实的想法，来消除他们的心理障碍。

构建表格是一个恰当的认识过程，也是情感感知治疗阶段的开始。然后让他们放松、闭眼想像和重新体验涉及性生活的情绪体验。如想像电影中看到的性场面，书中看到的一段色情描写。

角色扮演也是很有价值的。治疗师可以让性欲低下的一方扮演有性欲的角色，让其要求与伴侣与之做爱，并追踪其情绪状态。了解其扮演这一角色有何感受？然后调换角色，性欲高的一方主动发起性活动，性欲低的一方着重体验自己在这种情景下的情绪体验。这种角色扮演方法有助于加速患者对消极情绪的感知。

2. *第二阶段治疗——顿悟和理解* 通过第一阶段治疗，让患者能识别阻断他们性欲的各种消极感受，如愤怒、厌恶、焦虑、仇恨、畏惧等。第二阶段治疗重点是让他们理解出现这些问题的原因，包括起动原因和维持原因，并且还要对其因果关系有一个理性认识。分清这是个人因素所致，还是伴侣问题，或是其他病理原因引起，如继发于其他性功能障碍(勃起障碍、插入障碍、射精障碍)。

个人原因包括潜在的性偏好障碍，性别认同，失恋，抑郁，害怕生育，害怕性生活伤精，伤身体；伴侣原因包括对伴侣的肉体缺乏吸引力，伴侣的性技巧贫乏，不能把爱情的感受和性欲的感受融合起来，害怕亲近，情绪表达不充分。如果丈夫性欲低下，妻子表现为不理解、责难等。

3. *第三阶段治疗——认知和系统治疗* 当验证了性欲低下的原因后，按认知治疗相类似的模式进行治疗。贝克认为，每个人的情绪和行为是由她的认知过程所决定的。如抑郁症是由自我挫败的思维方式所致。当找到了性欲低下的原因,就鼓励患者对自己的思想进行认识分析,纠正他的错误思想,来改变被歪曲的认识和失调行为,并进行矫正。贝克曾归纳出五种认识技术:① 识别自动式思想:即由治疗者采用提问、指导、想像技术、角色扮演等措施帮助患者挖掘和识别自动式思想;② 识别认识错误:即当治疗者获得患者自动式思想后,要求他从中找出共同特点和一般规律,帮助他找出认知歪曲和错误;③ 真实性检验:当识别认知错误后,治疗者同患者一道对其自动式思想、信念和认知歪曲进行严格的真实性检验。即把患者的思想信念当作一种假设,治疗者帮助患者对这种假设进行检验和辩论,分析这种假设是否合乎逻辑?是否合乎实际?是否真有道理?让患者自己认识到这种消极的认知和信念是不符合实际的;④ 去注意:目的也是纠正和检验患者认知的错误;⑤ 监察苦闷和焦虑水平:要求患者对自己的焦虑水平进行自我监测,使患者认识到焦虑有开始、高峰和消退的过程,从而增强抵抗焦虑的信心,就能比较容易地控制情绪。

这一阶段治疗的另一个重要内容就是针对压抑性驱动力的关系问题进行系统治疗。

4. **第四阶段治疗——行为干预** 这是性治疗逐步进入实质性的阶段。① 开始进行广泛的单纯的亲昵行为训练:如拥抱、接吻、爱抚等,但不急于进行性交活动,使患者能从中得到他想往的乐趣;② 性活动的发起训练:夫妻双方互换角色,既要学会发起,又要学会拒绝,还要学会接受拒绝;③ 驱动力诱导:良好的外部刺激会诱发人的性欲,妻子温柔的语言、亲昵的动作、性感的肉体都是一种驱动力;④ 恢复性交活动:何时恢复性交活动,原则是待患者恢复了性兴趣,并能自觉自愿、自由放任地投入性活动时才开始;⑤ 治疗师有计划地安排一些做爱中的享乐体验技巧,帮助他们改进性生活质量,同时也在这个过程中提高了性欲。

(四) 药物治疗 雄激素对性欲有促进作用,但只适用于血清睾酮水平偏低的患者,有些人用药后性欲改善,可能也是精神作用所致。

1. HCG 本品有刺激间质细胞发育的功能,促进雄激素的分泌。适用于垂体功能减退、性腺功能低下等性欲低下症。治疗方法是每次注射 HCG 2 000 单位,每周 2 次,共 2 个月,据 Burat 报道,有效率达 50%。

2. **睾丸酮** 临床常用的有十一酸睾丸酮。应用睾酮治疗可提高患者血清睾酮水平,增强性欲。用法是用十一酸睾酮注射剂,每次 0.25 g,每月 1～2 次;口服制剂(商品名:安特尔),每次 80 mg,每日 1～2 次。

3. **维生素** 补充维生素,增强体质,对改善性功能亦有好处。常用维生素 C、维生素 B、维生素 E 等。

4. **曲唑酮(国内商品名:美抒玉)** 国外近十年来运用曲唑酮治疗性欲低下。这是一种抗抑郁药,但从化学上说既不属于三环类抗抑郁药,也不属于单胺氧化酶抑制剂。它主要作用于 5-羟色胺系统,抑制 5-羟色胺的摄取,又能阻断 α-肾上腺素受体。近年临床报道,服药后无论男性还是女性均显示性欲增强,但也有 40%患者性欲无改善。用法是采取逐渐增加剂量的方案,开始每天 1 次,每次 50 mg,一周后,增加到每日 100 mg,最多每日不超过 150 mg。

四、中医论治

性欲与食欲一样是人的自然属性,是人的本能反应。正如《孟子·告子上》中云:“食、色，性也。”男子以精为主，女子以血为主。故“精盛则思室，血盛则怀胎”。只有精血充盈，配合中时，才能孕育成胎，繁衍后代。

（一）病因病机 中医学没有性欲低下的专论，然“阴冷”一词散见于古医籍中，其病因病机与肾精亏虚、命门火衰及心脾受损有关。

1. **肾精亏虚** 肾为“先天之本”。肾藏精，主生长、发育与生殖。“精”是构成人体的基本物质。故《素问·金匮真言》中有云：“夫精者，身之本也。”《灵枢·经脉》中也云：“人始生，先成精，精成而脑髓生。”因此，肾精是生殖之基础，亦是性欲产生的物质基础，“精盛则思室”就是这个道理。

肾精亏虚或先天禀赋不足，或久病耗损，或后天失养，或年老体衰耗精过多引起。在婴幼期可影响生长发育，在青年时期可影响“天癸”按时而至，从而影响性腺的成熟；在壮年时期则可导致性功能减退、阳痿、早泄等症状。

2. **命门火衰** 命门为元气的根本，对各脏腑具有温熙生化作用，能促进各脏腑组织的功能活动，并和人体的生殖功能与性功能有关。正如明·张介宾在《类经图翼·真阴论》中云：“命门之火谓之元气，命门之水谓之元精。五液充，则形体赖而强壮，五气治，则营卫赖以和调。此命门之水火，即十二脏之化源。”他在《景岳全书》中又云：“命门为元气之根、为水火之宅。五脏之阴气非此不能滋。五脏之阳气，非此不能发。”医经名著《难经·三十六难》中也云：“命门者诸神精之所舍，原气之所系也；男子以藏精，女子以系胞。”说明了命门又是精气和神气的寄存之所，又是元气的根本所在。故命门对人体极为重要，称为生命之门。因此，命门火衰可表现为性功能减退和不能生育。

3. **心脾受损** 《灵枢·邪客》曰：“心者，五脏六腑之大主也，精神之所舍也。”《灵枢·卫气》中又云：“神生于五脏，舍于五脏，主导于心。”这些论述都是指心是藏神之所，是神志活动的发源地。人的思维、意识、精神活动均与心有关。故思虑则伤心。

脾为后天之本，气血生化之源。劳倦则伤脾，脾伤甚者损及肾。心脾两伤，气血两亏，宗筋失养，性功能低下。

（二）辨证论治 根据不同的病因、病证进行辨证论治。

1. **肾精虚亏** 患者面色㿠白，精神萎靡，性欲淡漠，阳物不举。脉未沉弱，舌淡苔薄白。治则为补肾填精。方选赞育丹，具有温补肾阳、填补肾精之功，故对性欲低下患者有一定的疗效。方药组成：熟地 15 g，白术 10 g，当归 8 g，枸杞子、杜仲各 10 g，仙茅 8 g，巴戟天 10 g，山茱萸 8 g，仙灵脾 6 g，肉苁蓉 12 g，韭菜子 6 g，附子、肉桂各 3 g。水煎，每日 1 剂，分 2 次服。

2. **命门火衰** 面色㿠白，畏寒喜热，精神萎靡，性欲淡漠，头晕耳鸣，阳事不举。舌淡苔白，脉未沉细，尺脉尤弱。治以温补肾阳。方选还少丹加减：熟地 12 g，枸杞子、锁阳、仙茅、阳起石、山萸肉、巴戟天、仙灵脾各 10 g，五味子 6 g，石菖蒲 3 g，肉苁蓉、楮实子各 10 g，大茴香 5 g。水煎，每日 1 剂，分 2 次服。

3. **心脾两虚** 面色萎黄，不思饮食，精力疲乏，阳事难起，心悸少眠，大便溏薄。舌淡苔少，脉未细弱。治以补益心脾。方选归脾汤加减：党参、黄芪各 12 g，白术、茯神、酸枣仁、龙眼肉各 10 g，木香、炙甘草各 3 g，炒当归 10 g，炙远志 6 g，补骨脂、菟丝子各 10 g。水煎，每日 1 剂，分 2 次服。

第二节　阴茎勃起功能障碍

男人正常的性功能是繁衍后代、生儿育女的基础,如果阴茎不能勃起,或勃起不坚,或勃起维持时间短,不能插入阴道完成性交,就会导致男性不育,据统计,因阴茎勃起障碍引起不育的约占男性不育的5%左右。

阴茎勃起功能障碍(erectile dysfunction, ED)是指持续性不能达到或不能维持充分的勃起以获得满意的性生活,发病时间至少长于6个月。ED在中老年人群中发病率较高,据美国一份权威的调查资料(MMAS)显示,40岁以上的男子有52%存在不同程度的勃起障碍。据美国Kinsey调查,30岁以下男性有1%患有ED。

一、阴茎勃起的生理学

(一) 阴茎勃起的解剖学基础　阴茎海绵体(corpus cavernosa)是主要的勃起器官,是一对圆柱形结构,由结缔组织和平滑肌组成的海绵窦构成,其中平滑肌占40%～52%,分别由较厚的纤维组织的膜包裹。海绵体窦腔内有内皮细胞覆盖,分泌内皮衍生舒张因子(EDRF),调节海绵体平滑肌的舒缩功能。平滑肌细胞胞质内有收缩性蛋白和其支持结构——致密体,直接参与平滑肌的收缩和舒张过程。阴茎海绵体内还有血管穿行,如毛细血管、螺旋动脉、小静脉等。白膜是由内环外纵两层胶原纤维构成,有导静脉斜行穿出。两个阴茎海绵体相邻处垂直融合成纵隔梁,并分支伸入海绵体内形成小梁,以支持勃起组织。两个阴茎海绵体的纵隔中有蜂窝状缝隙,所以左右阴茎海绵体血液可以自由流通,故阴茎勃起时,两侧血液充盈程度相等(图Ⅰ-53)。

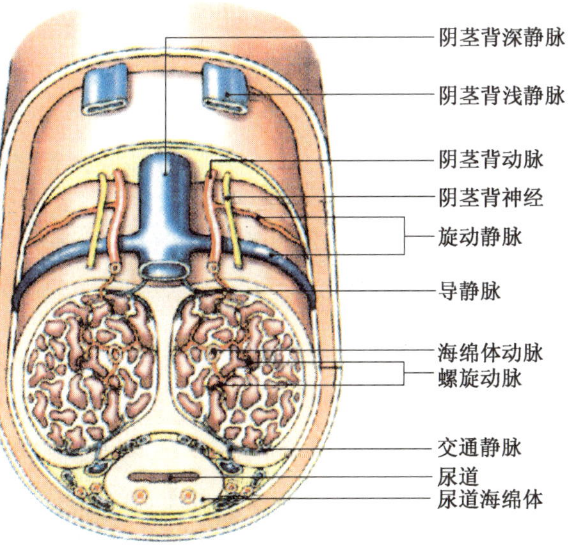

图Ⅰ-53　阴茎海绵体结构示意图

(引自:辛钟成,2002年)

(二) 阴茎勃起的血液动力学　阴茎勃起是在神经、内分泌调节下,阴茎海绵体发生复杂的血流动力学改变。

1. **阴茎海绵体内动脉灌流量增加** 阴茎疲软状态时，大多数阻力血管平滑肌收缩只允许有限度的一些营养血管开放，供应阴茎海绵体。当性兴奋时，在神经、内分泌的调节下，大多数阻力血管的平滑肌舒张，动脉血管延伸并扩张，增加阴茎海绵体内的血液流入量，海绵体内压增高，阴茎勃起。诱发勃起时，其血液流入量每分钟为 80～120 ml。阴茎勃起后，仍然有一定量的动脉血液流入，以维持阴茎勃起。维持勃起时血液流入量每分钟为 20～40 ml。阴茎勃起时的硬度主要决定于阴茎动脉的血压和海绵体内压。

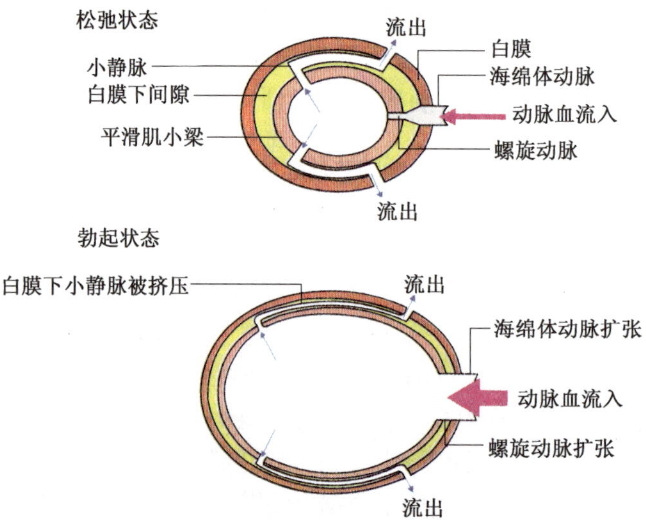

图Ⅰ-54 阴茎的静脉闭塞机制模示图

(引自：Kirby R, *et al*. *Erectile Dysfunction*. 1998)

2. **阴茎海绵体静脉流出阻力增加** 阴茎勃起时阴茎海绵体内血液充盈，海绵窦充满膨胀，结果压迫了白膜下静脉，使静脉流出阻力增加即静脉闭塞功能(图Ⅰ-54)，这对阴茎的勃起和维持勃起状态，起着十分重要的作用。

(三) 阴茎勃起的分子生物学机制 阴茎海绵体平滑肌的舒张，使阴茎海绵体内动脉灌流增加，引起勃起。而引起平滑肌舒张的因素有一氧化氮(NO)、乙酰胆碱(Ach)、肠血管活性多肽(VIP)、前列腺素 E(PGE)、三磷酸腺苷(ATP)、组胺和降钙素基因相关蛋白等。其中研究最多、作用最重要的是 NO。

性兴奋时，阴茎海绵体内副交感神经、非肾上腺素非胆碱能神经末梢和血管内皮细胞在一氧化氮合酶(NOS)的催化下，合成并释放 NO。NO 一方面激活钾离子通道，使钾离子大量外流，诱发平滑肌细胞膜超极化，阻止钙离子通道的开放，减少钙离子的内流，降低胞质内钙离子浓度，使海绵体平滑肌细胞松弛，导致阴茎勃起(图Ⅰ-55)。另一方面 NO 是脂溶性的，它可以直接通过细胞膜进入平滑肌细胞内，激活胞质内鸟苷酸环化酶，使 5-鸟嘌呤三磷酸(GTP)，转化为 3′,5′-环鸟苷一磷酸(cGMP)。cGMP 作为细胞内第二信使分子，降低胞质内钙离子浓度，引起平滑肌松弛，从而诱发阴茎勃起。

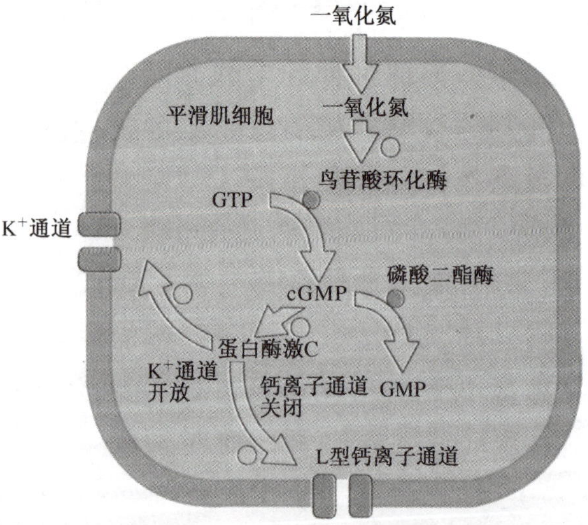

图Ⅰ-55 一氧化氮的调节作用

(引自：Eardley Ⅰ, Sethia K, eds. *Erectile Dysfunction*. 1998)

（四）阴茎勃起的神经调节　包括中枢神经系统和周围神经系统。

1. *中枢神经系统*　迄今为止对人类中枢神经系统在阴茎勃起中的作用机制还不甚清楚。动物实验证明，调节性功能的高级中枢神经系统包括大脑皮质和皮质下中枢。大脑皮质中枢主要位于大脑边缘系统(limbic system)，其基本功能是感受视、听、味、嗅觉性性刺激而诱发性冲动，经过思维分辨来调节性冲动，诱发本能性性欲和情感。视前叶内侧区(medial preoptic area，MPOA)是性冲动和勃起的重要综合中枢。近来研究表明，下丘脑室旁核(PVN)是调控阴茎勃起的重要皮质下中枢之一，发现多种中枢神经递质，包括诱发勃起的神经递质一氧化氮和多巴胺，抑制勃起的神经递质去甲肾上腺素和5-羟色胺等参与调节勃起功能。研究发现从下丘脑神经核到腰骶自主性勃起中枢间有直接投影关系，下丘脑神经核的神经元含有肽神经递质，包括催产素和加压素，这些递质在中枢性调节勃起过程中起着重要作用。5-羟色胺与5-羟色胺能受体结合发出抑制性冲动，多巴胺与多巴胺受体结合发出兴奋性冲动诱发心理性阴茎勃起。多巴胺受体激动剂阿扑吗啡，显著增强阴茎勃起功能，目前已开发出作用于中枢神经的勃起功能障碍的治疗药物阿扑吗啡受体激动剂(UPRIMASL)。

2. *周围神经系统*　调节阴茎勃起的神经包括起源于胸腰髓(T_{10}～L_2)的交感神经、起源于骶髓($S_{2\sim4}$)的副交感神经和起源于阴茎背神经的躯体神经，调节反射性阴茎勃起功能。

(1) 交感神经：交感神经主要调节阴茎疲软和射精过程。脊髓交感神经中枢位于脊髓T_{10}～L_2的中间外侧灰质，在不同阶段与交感神经链的神经节细胞突触连接，节后纤维参与形成盆神经、海绵体神经和阴茎背神经分布到泌尿生殖道。近来研究表明交感神经末梢释放去甲基肾上腺素与α-受体结合诱发阴茎海绵体平滑肌收缩，调控和维持阴茎疲软状态。阴茎海绵体内α-受体阻断剂酚妥拉明可诱发阴茎勃起。

(2) 副交感神经：副交感神经系统主要通过调节阴茎血管和阴茎海绵体平滑肌的松弛作用而调控阴茎勃起。调节阴茎勃起的副交感神经中枢位于骶髓$S_{2\sim4}$节段的中间外侧核，发出突起到Ⅴ、Ⅵ、Ⅸ、Ⅹ板层及背侧联合。其节前纤维进入盆神经丛发出神经束与来自腹下神经丛的交感神经纤维合并形成海绵体神经支配阴茎海绵体。副交感神经末梢释放乙酰胆碱，作用于血管内皮细胞，在一氧化氮合酶(NOS)催化下释放一氧化氮(NO)调控阴茎勃起功能。

(3) 躯体神经：躯体感觉神经元接受阴茎皮肤、阴茎龟头、阴茎海绵体的刺激，传入骶髓后角($S_{2\sim4}$)Onuf核。然后再传入骶髓$S_{2\sim4}$前角的Onuf核，这时阴茎躯体运动神经中枢发出信号，通过阴部神经支配球海绵体肌和坐骨海绵体肌。当坐骨海绵体肌收缩，压迫已充血的阴茎海绵体，使海绵体内压进一步升高，形成坚硬的勃起相。性高潮时，球海绵体肌节律收缩，诱发射精。

（五）阴茎勃起的内分泌调节　下丘脑-垂体-睾丸性腺轴功能的失调会引起男子性功能障碍，包括性欲减退和勃起障碍。睾酮对男性第二性征的始动、发育和维持起着十分重要的作用，并参与调节男性性行为和性功能。研究发现：① 青春期以前阉割的男性，所有的性功能都会受到影响，但在成年期阉割的男性，尚能保留勃起能力，但性欲和性能力下降；② 睾丸功能低下的患者(如Klinefelter综合征性欲减退)，但尚有一定的勃起功能，通过补充睾酮后，其功能会得到改善；③ 中老年男性更年期，雄性激素相对缺乏(PADAM)，通过补充睾酮可改善其性功能。

（六）阴茎勃起的类型　目前普通认为阴茎的勃起有反射性勃起、心理性勃起、夜间阴茎勃起。

1. **反射性勃起** 阴茎和会阴部接触性刺激诱发的勃起称为反射性勃起。由传入神经-脊髓勃起中枢-传出神经-效应器阴茎海绵体的神经反射弧完成。① 传入神经通路：阴茎感觉神经通路起始于阴茎皮肤、阴茎头、尿道及阴茎海绵体内的感觉器，发出神经纤维汇合形成阴茎背神经束，加入其他神经纤维成为阴茎内神经，而后经脊髓勃起中枢骶 2～4 神经的背根上升到脊髓，伴随脊髓丘脑束，将痛、温、触觉信息传送至下丘脑和皮质进行感知。② 传出神经通路：脊髓勃起中枢骶 2～4 节段侧索神经核发出的副交感神经纤维核交感链发出的神经纤维，加入阴部内神经、阴茎背神经和阴茎海绵体神经，支配阴茎动脉和阴茎海绵体平滑肌的舒缩运动而调控阴茎勃起。前角的 Onuf 核是阴茎躯体运动神经中枢，神经纤维由骶神经走行至阴部神经，支配球海绵体肌、坐骨海绵体肌和其他盆腔与阴部的骨骼肌。坐骨海绵体肌收缩压迫已经膨胀的阴茎海绵体，使海绵体内压明显升高，形成坚硬勃起相。在性高潮时，球海绵体肌节律性收缩，引起射精。

2. **心理性勃起** 凡视听、嗅觉及思维情感等刺激诱发的勃起称为心理性勃起。调节心理性勃起的高级中枢神经系统包括大脑皮质和皮质下中枢。大脑皮质中枢主要位于大脑边缘系统(limbic system)，其基本功能是感受视、听、味、嗅觉性性刺激而诱发性行动，经过思维分辨来调节性冲动诱发本能性性欲和情感。而视前叶内侧区(MPOA)是性冲动和勃起的重要综合中枢。下丘脑室旁核(PVN)是调控阴茎勃起的重要皮质下中枢，发现多种中枢神经递质，包括多巴胺、去甲肾上腺素，5-羟色胺等参与调节勃起功能。研究发现从下丘脑神经核到腰骶自主性勃起中枢间有直接投影关系，下丘脑神经核的神经元含有肽神经递质，包括催产素和加压素，这些递质在中枢性调节勃起过程中起着重要作用。5-羟色胺与5-羟色胺能受体结合发出抑制性冲动，5-羟色胺再吸收抑制剂临床上用于治疗早泄有效，多巴胺与多巴胺受体结合显著增强中枢性阴茎勃起功能，多巴胺受体激动剂阿扑吗啡显著增强阴茎勃起功能。

3. **夜间阴茎勃起** 夜间睡眠快速眼球运动时发生的阴茎勃起称为夜间阴茎勃起。健康男性自从幼儿期开始一夜间发生 3～5 次完全性夜间阴茎勃起，每次勃起维持时间 20～30 分钟。夜间阴茎勃起的机制目前还不明确，可能与夜间睡眠期交感神经紧张性减低或副交感神经兴奋性增强有关。阴茎疲软状态时阴茎海绵体血流速度非常缓慢(4 ml/min)，血氧饱和度低，接近静脉血，研究表明长期低氧状态时阴茎海绵体平滑肌有纤维化的趋势。可见夜间阴茎勃起给阴茎海绵体提供足够的氧气，对维持阴茎海绵体平滑肌正常结构和功能具有重要的意义。

（七）阴茎勃起时相 阴苓从疲软状态到勃起再恢复疲软，整个过程人为分为几个不同时相。辛钟成将这一过程分为 6 个时相。

1. **0 期时相** 0 期时相为疲软期。此期肾上腺素能神经和内皮素 Ⅰ 调节阴茎海绵体平滑肌和螺旋动脉紧张性收缩，使阴茎血流量明显减少，仅供营养血液。阴茎海绵体内压接近静脉系统(0.67～0.93 kPa 或 5～7 mmHg)，血气分析结果与静脉相接近。彩色多功能超声波检查显示阴茎海绵体动脉直径 0.5 mm，最高血流速度 15 cm/s，血流阻力指数无变化并保持到 1，舒张末期血流速度非常低。

2. **1 期时相** 1 期时相为充盈期。当任何性刺激启动阴茎勃起机制时，副交感神经、非肾上腺素非胆碱能神经末梢和血管内皮细胞在 NOS 的作用下生成一氧化氮(NO)而使

cGMP生成增加，促使螺旋动脉扩张和阴茎海绵体平滑肌松弛，增加阴茎血流灌流量，此时进入阴茎海绵体的血流量急剧增高。但是此时海绵体内压保持不变。彩色多功能超声波检查显示阴茎海绵体动脉直径增加2倍，达1 mm，最高血流速度为30 cm/s，舒张末期血流速度增加到10～15 cm/s，血流阻力指数明显降低到0.6。阴茎海绵体内血氧饱和度急剧增高，血气分析结果与动脉血相接近。

3. 2期时相　2期时相为肿大期。神经末梢和内皮细胞释放的神经传递物质(EDRF)引起阴茎海绵体平滑肌松弛。阴茎海绵体血流量的增加，作用于血管和海绵体窦内皮细胞释放NO，进一步松弛阴茎动脉和海绵体而增进阴茎勃起。此时阴茎海绵体的容积增大，白膜延伸而增加静脉流出阻力，使海绵体内压力增高达到平衡状态。此期阴茎海绵体静脉闭塞功能开始启动。彩色多功能超声波检查显示阴茎海绵体动脉直径增加2倍，达1 mm，最高血流速度30 cm/s，舒张末期血流速度增加到10～15 cm/s，但开始下降，血流阻力指数增加到0.8～0.9。阴茎海绵体内血氧饱和度急剧增高，血气分析结果与动脉相等。

4. 3期时相　3期时相为完全勃起期。由于阴茎海绵体静脉闭塞功能完全启动，阴茎海绵体内压进一步增高，被伸张延伸到最大容积。此时由于海绵体白膜容积的限度，流入阴茎的血流量渐减少，而海绵体内压进一步增高。阴茎勃起角度>90°，并可见随着心率而波动。此时阴茎海绵体内压达到周围动脉血压。

彩色多功能超声波检查显示阴茎最高血流速度仍然很高，但是由于海绵体内压的增高而有些减少，舒张末期血流速度明显降低。阴茎海绵体内血氧饱和度与动脉血相等。

5. 4期时相　4期时相为强直性期。此期持续时间很短，由于随意性或反射性的耻骨海绵体肌和球海绵体肌的收缩，使海绵体内压明显超过周围动脉血压。此时动脉血灌流停止，白膜下静脉完全闭塞，阴茎海绵体处于完全闭合的状态。随着骨骼肌的疲劳，海绵体内压迅速下降到完全勃起期，海绵体动脉血流重新开始。彩色多功能超声波检查检测不到阴茎血流速度和舒张末期血流速度。血流阻力指数等于1。此期常伴有射精和性高潮。

6. 5期时相　5期时相为消退期。此期由于交感-肾上腺素能神经的兴奋性增高而射精，阴茎动脉和海绵体平滑肌收缩，阴茎血流量减少。此期还可分为开始消退期、缓慢消退期和快速消退期，消退末期的血流动力学变化与松弛期相同。

二、阴茎勃起障碍的病因

阴茎勃起障碍(ED)的病因通常分为心理性、器质性和混合性三大类。以往大多数人认为心理性因素占绝大多数，但随着多种先进检测手段的出现，人们发现临床上许多ED患者存在器质性因素。国内许清泉、朱积川等对临床140例ED患者进行总结时发现器质性ED56例，混合性ED62例，心理性ED22例。其中器质性和混合性ED共占82.9%。因此，努力寻找ED的病因，对明确诊断至关重要。

(一) 心理性病因　男性性功能的正常发挥不仅要有健壮的体魄，正常的生理功能，而且还要有良好的心境，才能获得美满、幸福、快乐的性生活。这个良好的心境还得靠夫妻双方共同营造。如果工作压力大、夫妻关系不和睦等因素存在，就很难有这种心情，很难发挥其本来良好的性功能，正如比赛场上一样，不光是技术交锋，也是心理素质的较量。

心理性ED的分类方法很多，如Kaplan将心理性ED分为非直接因素和直接因素两大类。20世纪80年代，Hawton将心理性ED归纳为3类，即易患因素、促成因素和维持因素

(表Ⅰ-37)。这对诊断心理性ED具有一定的参考价值。

表Ⅰ-37 心理性ED的原因

类型	病因	
易患因素	压制性教育	“维多利亚”式的教育可导致性压抑及与性相关的罪过感,宗教与文化的戒律可产生类似的影响
	性创伤史	早期性遭遇包括最初的性虐待到后来性伴侣的羞辱
	性教育缺乏	缺乏适当的性教育可致患者及其伴侣产生不切实际的期望
	家庭关系困扰	家庭内许多心理动力学问题可致ED,这包括过分依恋及恋母情结的矛盾
	生活方式	常见的是男性在日常生活中过分压抑,这通常由工作和经济上的焦虑所致
	人格类型	某些人格类型比其他人格类型更易患ED
促成因素	器质性疾病	这可能是促成因素中最重要的,虽然严格讲它不是心理因素
	衰老	随着年龄增长,男性性唤醒能力下降,因此,需要更长的时间及性前抚爱才能达到充分勃起
	不忠	配偶一方或彼此不忠可促使性功能障碍,这可在与其妻子的性生活或非正常性生活中发生(或均发性)
	不合理的期望	无论男女,均可对性活动产生过高的不合理的期望,当这些愿望得不到满足时,它便促使ED的形成
	压抑与焦虑	抑郁与焦虑均可促成ED的发生,虽然对每个人的影响不一样,但值得一提的是许多抗抑郁药也可致ED
	失去伴侣	所谓的“鳏夫综合征”,可起源于配偶的死亡、离异或分居,而且在一段时间内,它可使勃起功能完全丧失
维持因素	性交焦虑	第一次性交失败加重焦虑的程度并且形成恶性循环,进一步抑制性功能
	性伴侣的吸引力下降	这是心理性ED最重要的特征之一,可发生于任何性关系中,并且预后不好
	性交流缺乏	对性生活中发生的问题缺乏交流、讨论,可使性心理障碍恶化
	害怕亲近	男性害怕亲近,会加剧性功能障碍
	性教育缺乏	缺乏性教育可导致所谓的“性神秘”长期存在,它不仅是性功能障碍的易患因素,而且是其维持因素
	一般关系不良	如果性伴侣间一般关系差,当性功能障碍发生时,很难治愈

(引自:郭应禄主编,阴茎勃起功能障碍,1999年)

临床工作中所遇到的ED患者的常见心理因素有以下几种。

1. **夫妻关系紧张** 性以爱为基础,充满爱的性,灵肉交融,才能激情奔放,发挥自如;没有爱的性,淡而无味,久而久之兴趣大减,功能自然减退。夫妻关系不亲密、不和睦、不交流、不忠贞、相互猜疑,必然会导致性生活的减少,以至产生厌恶情绪,而影响勃起功能。Mehler直接研究了性爱和勃起障碍的关系,发现长期在无爱的条件下性交,正常性反应过程不能完成,可导致ED。

2. **性焦虑** 偶然的勃起困难造成性交失败,或因为不能满足女方对性行为不合理的过高的期望值,使他背上“性无能”的包袱,产生性焦虑,害怕失败,就越容易失败,这是经常遇见的一种心理障碍因素。

3. **多种压力增加** 随着时代的发展,工作节奏越来越快,竞争越来越激烈,男人肩负的各种压力越来越大，如工作压力、社会压力、家庭压力、经济压力，使不少男人经常处于一种高度紧张状态，大脑性兴奋中枢长期处于抑制状态。如果再得不到妻子的谅解和温馨的关怀，对性就更加淡漠。时间一长就容易造成ED。

4. *不良的性行为习惯*　有些人习惯于手淫的强烈刺激才能勃起，当夫妻同床而卧时得不到这种适当而充分的性刺激，产生不了足够的性兴奋而不能勃起。有的患者自诉："手淫时能勃起，同房时却不行。"有些人要求的性刺激方式得不到妻子的理解和配合。

5. *错误的性观念影响*　对性的态度是由文化背景、家庭教育、个人体验积累而成。宗教信仰、父母对性持否定态度的教育和影响，使他从小形成了性是肮脏的、罪恶的、见不得人的错误观念，使他对性持否定态度，这种心态就不能有良好的勃起功能。

6. *机遇性ED*　婚外情、一夜情的婚外性生活难免使部分男人产生机遇性ED。有的人与妻子做爱，顺理成章，从容不迫，发挥自如，而与情人做爱恐惧万分，害怕同事知道、害怕妻子知道，更害怕领导知道而影响前程，因此，他的自然功能怎么也发挥不起来。与此相反跟情人做爱时激情满怀很容易勃起。与妻子做爱时缺乏激情，缺乏新鲜感，没有足够的刺激和兴奋而影响勃起。

7. *精神压抑*　MMAS调查发现，严重精神压抑者、易怒者和统治欲强烈者中，中度ED发病率分别为35％、35％和15％；重度ED发病率分别为16％、19％和7.9％；严重抑郁症患者中ED发病率接近90％；轻中度抑郁症患者ED发病率也较高。

(二) 器质性因素　引起ED的病理因素有内分泌性因素、血管性因素、神经性因素、疾病因素和药物因素等。

1. *内分泌性因素*　据统计内分泌性ED约占ED患者的5％～35％，在中、老年患者中，内分泌性因素相对比较高。胡礼泉等报道一组492例不同年龄的ED患者，血清内分泌测定结果显示，性激素异常的内分泌性ED发生率为16.1％。

引起ED的内分泌性疾病有下丘脑疾病、垂体病变、睾丸功能低下和其他内分泌性疾病，如肾上腺疾病、甲状腺疾病等。辛钟成将内分泌性ED作了明确的分类(表Ⅰ-38)。

表Ⅰ-38　内分泌性ED的疾病分类

内分泌障碍类型	疾　病
GnRH缺陷症	下丘脑病变 特发性GnRH缺陷症 Prader-Willi综合征 家族性小脑综合征 功能性高泌乳素血症 神经结节病
脑垂体功能障碍	特发性LH缺陷症 肿瘤 脑垂体梗死 脑垂体萎缩 空泡-蝶鞍综合征 血色素沉着症
睾丸功能障碍	隐睾 双侧睾丸扭转 睾丸炎 Klinefelter综合征 血色素沉着症 间质细胞活性失衡 间质细胞发育不良
雄激素阻断症和酶缺陷症	雄激素受体缺陷症 不完全性激素不敏感症 5-α还原酶缺陷症

躯体的其他内分泌性疾病也会影响勃起功能。如甲状腺功能亢进、甲状腺功能减退、肢端肥大症、库欣综合征、阿狄森病等均可影响勃起功能。

2. **血管性因素** 各种影响阴茎动脉供血和阴茎静脉回流的疾病均可导致血管性 ED。

(1) 动脉性因素：各种影响阴茎动脉血供的疾病，都会使阴茎海绵体血液灌注减少而引起 ED。

1) 动脉粥样硬化：最常见的动脉病变是动脉粥样硬化。动脉粥样硬化的类型：① 全身性弥漫性病变，即从主动脉到阴茎动脉，任何血管均可发生粥样硬化。大多数动脉性 ED 是由全身性动脉粥样硬化引起。这也是 40 岁以上继发性 ED 的重要病因之一。② 区域性、节段性动脉粥样硬化。③ Pelvic steal 综合征，即只有髂外动脉发生严重的粥样硬化。

动脉粥样硬化的危险因素包括高胆固醇血症、高血压、糖尿病和吸烟。MMAS 资料指出心脏病与 ED，在统计学上有显著的相关性，心脏病患者患完全性 ED 的占 39%，显著高于总人群 9.6%的发病率；高血压与 ED 有显著的相关性，完全性 ED 发病率为 15%；通过对糖尿病患者海绵体动脉组织学观察显示，动脉纤维变性损害的发生率高，并伴有内膜增生、钙化和管腔狭窄；杜国顺、胡礼泉通过动物实验显示，长期吸烟可加速老龄鼠阴茎勃起功能的退化，阴茎组织 NOS 活性下降。吸烟引起 ED 的机制不详，有报道认为尼古丁可直接刺激交感神经节，间接刺激肾上腺髓质释放肾上腺素，使小动脉收缩，减少阴茎动脉血液灌流量。吸烟还能促进动脉粥样硬化。MMAS 资料也显示吸烟患者完全性 ED 的危险性大于不吸烟者。

动脉血流减少导致 ED 的机制很复杂。研究发现动脉粥样硬化不仅使海绵体血液灌流减少，而且还会发生静脉闭合机制失常。由于动脉血流减少，使海绵体相对缺血，血氧饱和度降低，进而使海绵体平滑肌功能失常和静脉关闭功能丧失，即海绵体血流测定表现为所谓的"静脉漏"现象。

2) 外伤：继发于骨盆骨折或会阴部闭合性创伤均可引起阴茎动脉的损伤，而导致动脉性 ED。

3) 医源性损伤：许多外科手术可使阴茎动脉血供减少，最常见的有主动脉-髂动脉手术，动脉瘤及其手术可使粥样斑块和血栓进入骨盆血管而致 ED；肾移植损伤阴茎血管、放疗、医源性阴茎异常勃起可导致海绵体缺血及继发性纤维化而致 ED。

(2) 静脉性 ED：阴茎静脉闭合是阴茎勃起的基础。阴茎静脉闭合功能的失常即可导致 ED，即为静脉性 ED。有人报道静脉性 ED 占血管性 ED 的 72%，而单纯性静脉性 ED 占 36%。阴茎静脉闭合功能的正常发挥，需要阴茎动脉充足的灌流、海绵体平滑肌的正常舒张和白膜功能正常。其中任何一个功能异常，均可造成静脉闭合失常，海绵体中大量的血液将从未闭合的静脉漏出海绵体。

1) 海绵体平滑肌异常：组织形态学研究发现阴茎静脉闭合不全的患者，其海绵体平滑肌减少，并且平滑肌含量下降与静脉闭合障碍的严重程度相关。有人研究发现，阴茎缺血可使阴茎内转化生长因子 β_1(TGF - β_1)含量增高，成纤维细胞活性增加，而海绵体平滑肌含量减少。因此，普遍认为海绵体平滑肌功能异常是由阴茎动脉缺血所致。

2) 阴茎白膜弹性下降：阴茎白膜弹性下降可导致静脉闭合障碍。研究发现，缺血和老化使白膜弹性硬蛋白和胶原蛋白含量减少。如果这些结构发生改变，就会导致白膜的顺应性异常，静脉闭合不全。

3) 阴茎静脉瓣膜功能受损：多种原因可造成静脉瓣膜功能受损，如老年人的静脉退化、吸烟、糖尿病、创伤等均可引起阴茎静脉瓣膜功能受损，而导致静脉关闭功能失常。因此，随着年龄的增加，静脉漏的发生率也随之增加。

4）手术损伤：有些外科医生采用分流方法治疗阴茎异常勃起，或尿道狭窄进行多次尿道切开术，均有可能使阴茎海绵体和尿道海绵体之间产生异常静脉通道，于是造成静脉漏性 ED。

5）先天性阴茎静脉异常：这在原发性 ED 患者中比较多见，即先天性的阴茎静脉有异常通道，如阴茎海绵体-尿道海绵体旁路。对这种患者结扎病变的静脉意义较大。

3．*神经性因素*　普遍认为勃起是一种神经血管活动，在神经系统的调控下，阴茎动脉灌流量增加，静脉关闭而引起阴茎勃起。如果神经系统发生病变或遭受损伤，就会导致神经性 ED。神经性 ED 分为中枢性、脊髓性和外周性 3 大类（表Ⅰ-39）。

表Ⅰ-39　神经性 ED 的病因

部　位	例　证
中枢神经系统	多发性硬化 多系统性萎缩 帕金森病 阿尔采木病 颞叶癫痫
脊　髓	脊髓外伤 多发性硬化 脊柱裂 脊髓空洞症 亚急性脊髓混合变性 脊髓压迫症
外周神经系统和马尾	手术损伤盆神经 外周神经病变： 　慢性乙醇中毒 　糖尿病 　淀粉样变性 放疗损伤盆神经 骨盆骨折 椎间盘突出 马尾病变

（引自：郭应禄、胡礼泉主编，男科学，2004 年）

（1）中枢神经系统病变引起 ED：大脑水平的病变，如脑梗死、肿瘤、脑出血、外伤和癫痫等均可导致下丘脑中枢的功能紊乱而发生 ED。

（2）脊髓病变引起 ED：脊髓的病变如脊柱裂、脊柱压缩性骨折、椎间盘突出、脊髓空洞症、肿瘤、脊髓痨和多发性硬化症都可能影响传入神经和传出神经通路，导致勃起功能障碍。

（3）外周神经病变引起 ED：周围神经病变如糖尿病、慢性乙醇中毒、维生素缺乏等引起外周神经的病变，可能影响到海绵体的神经末梢，致神经递质缺乏，从而引起 ED。另外，骨盆骨折，直肠、膀胱、前列腺手术也可能损伤阴部神经或海绵体神经，破坏了神经的通路，可导致勃起障碍。

躯体感觉神经的损伤造成感觉障碍，尽管有正常的夜间勃起，但亦不能维持坚硬勃起而妨碍性交。

4．*躯体疾病因素*　全身躯体疾病可影响整体的健康和功能（包括勃起功能），如高血压、心脑血管病、晚期恶性肿瘤、肝功能衰竭、肾功能衰竭、肺心病、糖尿病、高泌乳素血症等均可出现 ED 症状，且往往是首发症状。下面重点介绍糖尿病和高泌乳素血症与 ED 的关系。

（1）糖尿病：据报道约 50%糖尿病患者并发 ED。其中部分患者以 ED 为首发症状，而大多数人在糖尿病的发展过程中形成 ED。糖尿病性 ED 的病理生理与多种因素有关。

1）神经因素：大量研究发现糖尿病患者躯体神经及自主神经功能发生障碍。糖尿病性 ED 者，其神经病变最初影响支配海绵体的小的无髓神经纤维，在疾病晚期，大的有髓纤维也被累及，导致外周神经呈“手套和长筒袜”样典型的神经病变。大量的研究资料表明，许多神经递质减少，包括血管活性肠肽、乙酰胆碱、去甲肾上腺素以及一氧化氮合酶（NOS）。张元芳等研究发现实验性糖尿病性 ED 大鼠，其阴茎海绵体组织 NOS 的活性比对照组显著降低，糖尿病病程延长，NOS 的活性明显下降。

2）动脉因素：大量研究发现，糖尿病使大动脉发生粥样硬化，使小动脉发生微血管病变。糖尿病性 ED 血管造影显示阴部内动脉狭窄；阴茎海绵体内注射血管活性药物（ICI）

后，阴茎动脉多普勒超声检查显示动脉直径变细，血流速度降低。阴茎动脉血流量的减少，不可避免地导致海绵体供血不足和静脉闭塞障碍。

3）内皮细胞及平滑肌因素：王为服、张元芳等研究证实，糖尿病性ED大鼠模型其阴茎海绵体内皮细胞及平滑肌细胞超微结构有明显的病理改变，如线粒体蜕变，内质网扩张，糖原颗粒、吞饮小泡及微丝减少。此外还见大量间质组织增生及微血管腔闭锁。

阴茎海绵体内皮细胞在控制海绵体张力方面发挥重要作用。因为NO和内皮素均由内皮细胞产生，并直接作用于平滑肌细胞。糖尿病不仅损伤了海绵体的神经和微血管，也损伤了内皮细胞，从而使海绵体平滑肌的舒张功能受损而导致ED。其机制可能是高血糖使海绵体对肾上腺素能激动剂收缩反应增强，而对NO的舒张反应减弱；糖尿病患者产生过多的氧自由基，使NO失活而损害海绵体平滑肌的舒张反应；组织糖基化产物AGE与NO起反应，使之失活；高血糖诱导醛糖还原酶的表达，增加山梨醇的合成，山梨醇的增加使NADPH消耗增多，而NADPH是NO合成所必需的辅助因子，NADPH减少，使NO合成亦减少。

实验发现糖尿病兔阴茎内结合的内皮素增加，使海绵体平滑肌收缩性增强，而舒张性减弱。内皮细胞在这些过程中起主要的调节作用。

(2) 高泌乳素血症：高泌乳素血症的男子不仅容易发生性欲低下，还可出现ED和射精量减少。研究认为可致多巴胺含量改变，干扰GnRH正常脉冲性释放，继之LH和FSH的分泌发生改变，尤以LH减少明显，而致睾酮水平下降从而导致ED。但这种改变是可逆的，使用溴隐停可使泌乳素很快下降，以致勃起功能得到迅速改善，而单独使用睾酮无此反应。

5. ***药物因素***　有报道药物引起的ED约占所有ED患者的25%。许多药物都可能引起ED。有些药物是直接作用，有些药物则是中枢作用(表Ⅰ-40)。

表Ⅰ-40　与勃起功能障碍相关的常见药物

分类	药名	分类	药名
利尿药	噻嗪类	H_2受体拮抗剂	西咪替丁
	螺内酯		雷尼替丁
降压药	甲基多巴	激素及相关药物	雌激素
	可乐定		黄体酮
	利血平		皮质激素
	β-受体阻滞剂		环丙孕酮
	胍乙啶		保列治
	维拉帕米、普萘洛尔		促性腺激素释放激素类似物
心脏用药	氯贝丁酯	细胞毒类药物	环磷酰胺
	二甲苯氧庚酸		甲氨蝶呤
	地高辛	抗胆碱药	磷酸丙吡胺、阿托品、普鲁本辛
抗精神病药	吩噻嗪类	成瘾药	乙醇
	丁酰苯类		大麻
	苯二氮䓬类		尼古丁
抗癫痫药	卡马西平	其他	甲氧氯普胺、甲硝唑
	苯妥英钠		碳酸酐酶抑制剂
安定药	甲哌硫丙嗪		非甾体类抗炎药(吲哚美辛)
抗抑郁药	三环抗抑郁药		
	单胺氧化酶抑制剂		
	锂剂		

(1) 抗神经精神病类药物：具有镇静作用的药物，如巴比妥类、噻嗪类等均可抑制性欲和性唤起，继而影响勃起功能。抗抑郁剂如三环类、单胺氧化酶抑制剂、锂剂等可干扰勃起和射精的自主神经冲动的传导，其中曲唑酮对勃起功能无影响，反而有诱发阴茎勃起的作用；吸毒、吸烟、酗酒对勃起功能均有影响。

(2) 抗高血压药：是引起药物性 ED 最常见的原因，据报道，几乎所有的抗高血压药都可并发 ED。交感神经抑制剂如甲基多巴、可乐定、利血平等作用于中枢，可抑制性冲动，使勃起功能失调而致 ED；作用于外周交感神经的胍乙啶可引起 ED 和射精障碍；β-阻滞剂也常用于高血压的治疗，所有的 β-阻滞剂都能引起血睾水平降低，尤其是心得安的作用最强；利尿药和血管扩张剂也亦用于高血压的治疗，理论上不会引起 ED，但严重动脉粥样硬化患者，只有在较高的血压基础上，才会有充分血液灌入阴茎海绵体，血管扩张剂和利尿剂使血管扩张，血容量减少，血压下降和并发低钾血症而导致 ED。

(3) 抗雄激素活性药物：雌激素有抗雄激素的效应，前列腺增生患者如长期服用雌激素类药物会引起 ED；抗心衰地高辛具有降低血清睾酮水平而使雌激素水平升高的作用。

(4) 引起高泌乳素的药物：酚噻嗪类、内啡肽类、甲氰咪呱、利血平等可引起泌乳素升高，而导致 ED。

(5) 其他药物：抗胆碱能药(如阿托品、普鲁本辛)、抗组胺类药物[如苯海拉明、氯苯那敏(扑尔敏)]、H_2 受体阻滞剂(如雷尼替丁)、非甾体类抗炎药[如吲哚美辛(消炎痛)]等均可影响勃起功能。

6. *海绵体勃起组织的异常所致 ED*　阴茎海绵体病理变化，如：① 海绵体平滑肌与胶原纤维比例失调，引起海绵体纤维化；② 平滑肌细胞内致密小体含量下降，溶酶体脂肪滴成分增加而影响海绵体平滑肌舒张功能失调；③ 阴茎海绵体内各种生物活性酶含量降低或活性降低；阴茎海绵体硬结症引起白膜结构异常，而使海绵体静脉关闭功能失调。海绵体组织结构的这些改变均为造成 ED 的重要因素。

三、诊断

(一) 病史的采集　对 ED 的诊断与其他疾病诊断一样，采集完整、正确的病史十分重要。多数男子在性行为过程中出现了困难，往往表达不十分清楚，医生应该耐心、细致、全面地逐一询问，正如陈利生提倡的要对性功能障碍患者进行正确的定位诊断和病因学诊断。有些患者不仅存在一种性功能障碍，也可能同时合并两种或两种以上的障碍。因此，在采集病史时对性行为的每一个环节都要逐一询问。如平时对性的欲望如何，在接受性刺激时能不能勃起，每次勃起能维持多长时间，勃起时阴茎的硬度如何，能不能插入阴道完成性交，性交持续时间多长，能不能正常射精，有没有性快感，当确定其障碍就在勃起方面，就需进一步采集以下几方面的病史，以助了解其勃起障碍的病因和程度。

1. *勃起功能障碍症状评分*　为了客观地量化勃起功能障碍的症状，自 1991 年 Fineman 和 Rettinger 设计了勃起功能障碍问卷以来，至今已有许多问卷可供临床医师参考。目前常用的有 1995 年由 O'Leary 设计的男性性功能问卷；1997 年由 Rosen 设计的国际勃起功能评分(IIEF)；1998 年 Rosen 将 IIEF 的 15 个问题简化成 5 个问题，这是目前普遍采用的勃起功能国际问卷(IIEF-5)(表Ⅰ-41)；朱积川在 IIEF-5 的基础上，针对我国国情作了适当修改，简称勃起功能中国问卷(CIEF-5)(表Ⅰ-42)。

请根据过去6个月内的情况，评估表Ⅰ-41勃起功能国际问卷表。

表Ⅰ-41　勃起功能国际问卷表

问　题	0	1	2	3	4	5	得分
1. 对阴茎勃起及维持勃起有多少信心	没有	很低	低	中等	高	很高	
2. 受到性刺激后，有多少次阴茎能坚挺地插入阴道	无性活动	几乎没有或完全没有	只有几次	有时或大约一半时候	大多数	几乎每次或每次	
3. 性交时，有多少次能在插入阴道后维持阴茎勃起	没有尝试性交	几乎没有或完全没有	只有几次	有时或大约一半时候	大多数	几乎每次或每次	
4. 性交时，保持勃起至性交完毕有多大困难	没有尝试性交	非常困难	很困难	有困难	有点困难	不困难	
5. 尝试性交时是否感到满足	没有尝试性交	几乎没有或完全没有	只有几次	有时或大约一半时候	大多数	几乎每次或每次	

注：目前临床上将评分少于21分的诊断为勃起功能障碍；12～21分的为轻度勃起功能障碍；8～11分的为中度勃起功能障碍；少于7分的为重度勃起功能障碍。

请根据过去6个月内的情况，评估表Ⅰ-42勃起功能中国问卷。

表Ⅰ-42　勃起功能中国问卷

问　题	1　分	2　分	3　分	4　分	5　分	得分
1. 受刺激时，阴茎多少次能勃起	几乎没有	少数几次	约一半次数	一半以上次数	几乎总是	
2. 性交时，阴茎有多少次能插入阴道	几乎没有	少数几次	约一半次数	一半以上次数	几乎总是	
3. 性交时，多少次阴茎插入阴道后能够维持勃起至完成性交	几乎没有	少数几次	约一半次数	一半以上次数	几乎总是	
4. 性交时，有多少次得到满足	几乎没有	少数几次	约一半次数	一半以上次数	几乎总是	
5. 您对获得勃起及维持勃起的自信程度如何	很低	低	中等	高	很高	

注：评分少于21分可诊断为ED；12～21分的为轻度ED；8～11分为中度ED；少于7分的为重度ED。

2. **系统回顾**　逐一回顾有没有心血管病史，如高血压、冠心病、心肌梗死、脑梗死、脑出血、肺心病、心力衰竭；是否存在糖尿病、甲状腺病及其他内分泌疾病；肝、肾功能是否正常；是否存在消化道溃疡病史；是否患过泌尿系感染，如淋病、非淋性尿道炎、慢性前列腺炎；是否存在精神、神经疾病，如精神分裂症、癫痫、抑郁症、多发性硬化症等。通过系统回顾，有些患者可能会找到一个或一个以上与ED相关的病史，这对病因学诊断可以提供帮助和参考。

3. *服药史* 因为经常服用一些对勃起功能影响的药物容易造成 ED。据报道有 25% ED 患者是药物因素引起的(表Ⅰ-40)。

4. *外伤、手术史* 脑外伤、脊柱损伤、椎间盘突出症、骨盆骨折均可影响勃起功能。高位脊髓损伤,虽然心理性勃起丧失,但反射性勃起仍可产生;低位脊髓损伤,反射性勃起消失,而心理性勃起仍可保留。骨盆骨折、会阴部损伤均可损伤引起勃起的阴部血管和神经。盆腔、会阴部手术有可能损伤骶神经丛、阴部神经或血管。肾移植患者,约 65%并发 ED。后尿道成形术、阴茎异常勃起分流术、阴茎硬结切除术均可引起 ED。

5. *社交、婚姻、性生活史* 包括工作环境、工作紧张度、人际关系、经济状况、夫妻感情,对性生活的态度、观念,有无恐惧、焦虑、害怕性交失败的心理,夜间有无自然勃起现象。

6. *个人嗜好* 吸烟、酗酒、吸毒均可造成勃起功能障碍,特别长期吸毒患者,并发 ED 的可能性很大。

(二)体格检查 包括全身检查、生殖系统检查和神经系统检查。

1. *全身检查* 应注意患者的全身状况,营养、发育如何,第二性征的体征如何,有无女性乳房发育及乳汁分泌。同时仔细检查全身各系统有无阳性体征,如有无甲状腺肿大,有无心脏增大,有无肝、脾肿大,有无腹部肿块等。

2. *生殖器官检查* 这是体格检查中的重要部分。检查阴茎的大小、长度,有无阴茎畸形、包茎、包皮炎、龟头炎,是否做过包皮手术。观察尿道外口的位置,仔细触摸阴茎有无纤维性硬结。检查方法是将双拇指放于阴茎背部,其他手指于阴茎腹侧稍加压力,检查萎软状态下阴茎海绵体的坚实度。若有硬结提示海绵体内纤维化的可能。然后检查阴囊及阴囊内容物。有无睾丸、睾丸大小及质地。再检查精索及附睾情况。并仔细检查前列腺的大小、质地、有无结节、有无良性肥大及肿块。

3. *神经血管系统检查* 神经系统检查包括颅神经及周围神经检查。着重注意下腹、下腰、下肢、会阴及阴茎的痛觉、触觉和温差感觉,阴茎和脚趾的振动觉。特别应注意检查球海绵体反射是否正常。检查方法即当刺激阴茎龟头时,插入肛门内的手指应感到肛门括约肌收缩,若肛门括约肌张力正常,表示球海绵体反射基本完整;若肛门括约肌张力减低,表示球海绵体反射消失,应考虑有自主神经病变的可能。血管系统的检查主要是测血压及触摸股动脉和足背动脉的搏动情况。

(三)实验室检查 除了全血细胞计数、尿液分析、前列腺液、精液检查外,还应测定肝、肾功能及血脂、电解质,以了解全身的功能状态。血清内分泌性激素测定是 ED 患者的常规检查项目,包括 FSH、LH、PRL、T、E2,借以判断是否存在内分泌性 ED。如果 FSH 和 LH 升高,T 值降低提示睾丸功能下降。中老年男子部分性雄激素缺乏综合征(PADAM)与睾酮水平低下有一定的关系;若 LH、FSH 和 T 值均降低应考虑垂体功能低下;PRL 升高一倍以上,应考虑为高泌乳素血症,当 PRL 水平特别升高时,应进一步做 CT 或磁共振检查,是否存在垂体肿瘤的可能。

(四)特殊检查 Lue 等提出大多数 ED 患者可根据主诉、病史、症状评分(IIEF-5、CIEF-5)、一般的体格检查和常规实验室检查就可以初步确定诊断,直接施行第一线口服药物治疗(西地那非)。如果第一线口服药物治疗失败,可根据病情和患者需要,以便制定有创性手术治疗时,或涉及法律刑事案件的鉴定时,需要做一些特殊检查。

1. *精神心理学评估* 通过精神心理学评估,来判断 ED 患者是否存在心理障碍及心理障碍严重程度。

(1) 与性有关的心理社会状态评定量表：其中包括：① 性态度问卷(SAQ)；② 两人性生活控制量表(DSR)；③ 性别角色调查量表(BSRI)；④ 婚姻关系评分量表，由 Dlsen 制定的婚姻质量问卷(ENRICH)和 Locke-Wallance 制定的婚姻调适测定。

(2) 与性有关的情绪量表：马晓年研究认为，焦虑是性功能障碍患者中最常见的情绪问题。它可能成为性功能障碍的起因，也可能继发于性功能障碍而成为慢性化的因素。多数专家都赞成心因性功能障碍的主要中间变量是性行为焦虑，性行为焦虑作为一种状态焦虑，是人类有机体的一种暂时的情绪状态。其特点表现为对烦恼和紧张的主观、有意识的情感，并且也唤醒自主神经系统的活动性。Martin B(1973)总结过焦虑伴随的心身反应，他把这些反应归结为：① 自我感觉方面的：担忧，迫近的、即将来临的危险感受；紧张，不能集中注意力，即刻瓦解的感觉；逃避和摆脱现状的强烈愿望。② 行为方面的：逃脱行为，回避行为，言语异常，动作协调异常，解决问题的复杂过程异常。③ 心理生理的：肌紧张或震颤，心率和呼吸变快或不规律，血压增加，手脚出汗，胃肠功能异常，腹泻，小便过多等。当性功能障碍患者处于性行为焦虑时，不能表现出对自己性感受的专注、并具有在必要时及时改变这种定向的能力。他们迫切希望性唤起趋向不要受到外部的、无关线索的干扰，也不要受到内部刺激或不正确的思维和联想的干扰，如担心阴茎是否能勃起，是否能满足配偶的要求以及配偶期望的眼神，这些偶尔出现的无关刺激周期性干扰患者的性感受，而外界信息输入与加工要求有鉴别、有净化才能做到最为有效。这些额外的干扰阻碍了患者对自身性感受的集中注意，从而造成性唤起缓慢或丧失。由此引起患者性唤起能力异常和勃起功能异常。

1) 焦虑自评量表(SAS)：由 Zung 编制，至今一直被临床医生运用。SAS 含有 20 个项目，用于评价患者焦虑的主观感受。SAS 采用 4 级评分：A，表示没有或很少时间有；B，小部分时间有；C，相当多时间有；D，绝大部分或全部时间都有。评分时有 5 个项目是反向记分(5、9、13、17、19)。由自评者评定结束后，将 20 个项目的各个得分相加，即为粗分。将粗分乘以 1.25 以后取整数部分，即为标准分。正常人总粗分上限为 30 分，标准总分上限为 40 分。高于这些上限，说明患者存在不同程度的焦虑(表Ⅰ-43)。

2) 焦虑状态/特性询问表(STAI)：由 Charles Spielberger 编制。这是一份自我评分问卷，共有 40 个项目。其特点是简便易行，并能相当直观地反映焦虑患者的主观感受。前 20 项反映一种不愉快的情绪体验，如紧张、恐惧、忧虑和神经质，伴有自主神经系统的功能亢进，一般为短暂性的；后 20 项目是询问焦虑特性的，反映患者一贯的和平时的焦虑情况。STAI 与 SAS 同样具有较广泛的适用性。

3) 症状自评量表(SCL-90)：这类量表应用相当广泛，是了解患者心理问题和严重程度的常规调查评定工具。量表总共有 90 项目，包括躯体化、强迫症、敌对心理、对人疑心、抑郁、不安、恐惧不安、偏执症、精神症等 9 个精神心理方面的症候群。由于耗时多，男科医生门诊上应用不太方便。

2. **ED 的神经系统检查** 阴茎勃起是一种血流动力学过程，它依赖于健全的神经反射通路，充分的动脉血流灌注和有效的静脉血流阻断机制的相互协调。神经系统的许多疾病都可以引起 ED。目前用于神经性 ED 的检查方法分为两大类，一类是通过电生理学方法直接检测神经功能，另一类是通过测量阴茎勃起功能而间接评价神经功能。前者主要包括阴茎背神经传导速度、球海绵体反射、阴部神经诱发电位、阴茎交感皮肤反应、海绵体肌电图和阴茎感觉阈值测定等。朱广友进行了大量临床研究,建立了一套适用于临床诊断的检测方法和判断标准,分别介绍如下。

表Ⅰ-43 焦虑自评量表(SAS)

姓名　　　　性别　　　　年龄

填表注意事项:下面有 20 条文字,请仔细阅读每一条,把意思弄明白,然后根据您最近一周的实际感觉,在适当的方格里画一个勾,每一条文字后有 4 个方格,A 表示没有或很少时间;B 表示小部分时间;C 表示相当多时间;D 表示绝大部分或全部时间;E,由工作人员评定。

	A	B	C	D		E
1. 我觉得比平常容易紧张或着急	□	□	□	□	1	□
2. 我无缘无故地感到害怕	□	□	□	□	2	□
3. 我容易心里烦乱或觉得惊恐	□	□	□	□	3	□
4. 我觉得我可能将要发疯	□	□	□	□	4	□
5. 我觉得一切都很好,也不会发生什么不幸	□	□	□	□	5	□
6. 我手脚发抖打颤	□	□	□	□	6	□
7. 我因为头痛、颈痛和背痛而苦恼	□	□	□	□	7	□
8. 我感觉容易衰弱和疲乏	□	□	□	□	8	□
9. 我感觉心平气和,并且容易安静坐着	□	□	□	□	9	□
10. 我觉得心跳加快	□	□	□	□	10	□
11. 我因为一阵阵头晕而苦恼	□	□	□	□	11	□
12. 我有晕倒发作,或觉得要晕倒似的	□	□	□	□	12	□
13. 我吸气呼气都感到很容易	□	□	□	□	13	□
14. 我的手脚麻木和刺痛	□	□	□	□	14	□
15. 我因为胃痛和消化不良而苦恼	□	□	□	□	15	□
16. 我常常要小便	□	□	□	□	16	□
17. 我的手脚常常是干燥温暖的	□	□	□	□	17	□
18. 我脸红发热	□	□	□	□	18	□
19. 我容易入睡并且一夜睡得很好	□	□	□	□	19	□
20. 我做噩梦	□	□	□	□	20	□

总粗分 □ □　　　　标准总分 □ □

(1) 骶髓生殖反射时(sacral reflex latency,SRL):该项检测的目的是用来检测生殖骶髓反射弧的结构和功能的。其方法是用电流刺激阴茎背神经,同时记录球海绵体肌或肛门括约肌肌电反应。正常骶髓反射波形呈双相或三相,以优势负波在前。球海绵体肌反射潜伏期<40 ms 为正常;40～50 ms 为可疑;>50 ms 为病理性。

(2) 阴部脊髓体感神经诱发电位(spinal pudendal evoked potential,SPEP):电刺激阴茎背神经,在脊柱 L_1 水平可以记录到的诱发电位,称之为脊髓诱发电位。该方法主要是检测骶髓神经反射传入通路的。正常人该反应的潜伏期 12.0～13.4 ms。当阴茎背神经或阴部神经损伤或病变时,SPEP 潜伏期延长或波形消失。如果分别刺激阴茎头和根部,根据两个刺激点之间距和两次诱发电位的潜伏期差,可以计算出阴茎背神经传导速度。但是,由于阴茎本身较短,加之操作困难,结果往往不可靠。正常阴茎背神经传导速度为 13.4～21.4 m/s。当阴茎背神经损伤或病变时,其传导速度显著下降。

(3) 阴部皮层体感诱发电位(cortical pudendal evoked potential,CPEP):电刺激阴茎背神经,在颅顶后 2 cm 处可记录到皮质诱发电位,该方法可用来检测阴茎背神经至大脑皮质神经的传入通路。正常人 CPEP 潜伏期为 42.3±1.9～46.8±4.8 ms。若同时记录 SPEP，可以获得感觉神经中枢传导时间（SCCT），其正常值为 30.0±3.2 ms。当病变位于外周时，SPEP 潜伏期延长而 SCCT 正常，位于中枢时则相反。

（4）阴茎交感神经皮肤反应（penile sympathetic skin responses，PSSR）：阴部交感皮肤反应由 Fere 于 1888 年研究发现，感觉或情感刺激可以引起自主神经系统功能活动，并引起交感-汗腺运动神经纤维支配区皮肤电阻及电位的改变，即为交感皮肤反应（sympathetic skin response，SSR）。此后，SSR 作为心理生理学的一个指标应用于精神病学和神经心理学领域的研究。近年来，SSR 作为评价自主神经功能的一种神经电生理学诊断方法广泛应用于临床研究和疾病的诊断。1988 年 Park 等对人的手掌和足部 SSR 进行了研究，并认为足部 SSR 可以间接反映阴部交感神经的功能情况。2001 年，朱广友等应用电流刺激正中神经，直接在阴茎皮肤表面记录 SSR，并获得成功。在对 30 例阴茎勃起功能正常的人及 20 例 ED 患者阴茎 SSR 潜伏期和波幅进行了检测和分析后表明，刺激健康成人腕部正中神经时在阴茎皮肤表面可以记录到 SSR。此反应波多呈双向，前为较小的负波，随之为较大的正波。健康成人 PSSR 的起始潜伏期为 1 249±111 ms，波幅为 470 μV（中位数），阴茎勃起障碍患者 PSSR 起始潜伏期为 1 467±183 ms，波幅为 91 μV（中位数）。并认为潜伏期大于 1 500 ms 应为异常。此法已作为常规检查方法应用于 ED 法医学鉴定工作。

（5）海绵体肌电图单电位分析（single potential analysis of corpus cavernosum electromyography，SPACE）：利用阴茎海绵体平滑肌肌电活动评价自主神经功能是由 Wagner 和 Gestenberg 于 1988 年首先提出的。他们在研究中观察到，阴茎疲软时，海绵体平滑肌存在一种周期性的电活动，而当阴茎勃起时，这种周期性的电活动即消失。由此推测，若在阴茎勃起时这种周期性的电活动不消失，则提示支配海绵体的自主神经功能紊乱。此后有许多学者对此进行了较系统的研究，并肯定在临床诊断中的应用价值。进一步的研究表明，当阴茎疲软时，海绵体平滑肌的收缩活动与交感张力性活动是同步的，具有一定的周期性和节律性，但这种周期性和节律性受患者的心理因素影响较大。当许多阴茎平滑肌在交感张力的影响下发生同步收缩时，则可以在海绵体的不同部位记录到同步化的高波幅（可达 1 mV）、长时程（达 15 ms）电位。一般认为这种电位是由交感神经介导的。当性唤起时，阴茎膨胀或勃起，交感神经张力急剧下降，导致平滑肌细胞的非同步化收缩。在肌电图上则表现为长时程（达 30 ms 至数百毫秒）、低波幅（<5 μV）、高频率电位活动。在通常放大倍数时，这种非同步化的电位表现为“电静息”而呈直线状态。

Stief 认为，海绵体平滑肌电活动异常可能是由于支配海绵体的自主神经病变所致，也可能是海绵体平滑肌本身功能异常所致，或两种原因兼而有之。当外周自主神经损伤时，则可能由于中枢性冲动下行传导障碍，致使多组海绵体平滑肌细胞活动失同步化，而出现异常的非同步化电位。

正常海绵体肌电图以峰波（spike）为主，即以一个优势正波在前，或是一个短的负波之后，紧跟一个优势正波，电位的去极化和复极化的速度均较快。当用表面电极记录时，大多可记录到两种形态的电位，但总是以一种形态为主，有 50%的受试者，其首次电位偏转的方向是向下的。当用同心针电极时，所记录的电位时程较短，相位较少，波峰较锐，波幅较高。

如果同时记录双侧海绵体肌电图，则可以发现阴茎勃起功能正常时，双侧海绵体电位活动具有同步化和对称性，即电位波形一致，同时出现。

异常海绵体肌电图表现为：① 挥鞭样波(whips)：此波与波峰相似，常单个出现，其特征是去极化的速度较快，而复极化相对较缓慢，表现为一个尖锐的去极化峰之后，是一个缓慢的复极化相。② 群发波(bursts)：此波实际上是成群的峰波连续出现，当描记速度为0.5 cm/s时，这些成群的峰波相互干扰，不易辨认。③ 波浪样波(salves)：这是一种低波幅(<100 μV)、多相位(2～40)、长时程的慢波样电位，多见于上位运动神经元的损伤。

3. **ED的血管系统检查**　包括海绵体内注射血管活性药物诱发勃起实验(ICI)、夜间阴茎勃起监测(NPT)、夜间阴茎勃起测定系统(NEVA)、彩色双功能多普勒超声检查(CDU)、阴茎动脉造影、阴茎海绵体造影。

(1) 血管活性药物诱发勃起实验(ICI)：海绵体注射的血管活性药物一般有罂粟碱30 mg、酚妥拉明0.5 mg、前列腺素 E_1 10 μg。注射后通过药物诱发勃起来评估血流动力学变化，对心理性ED和器质性ED的鉴别也有帮助。一般心理性ED，ICI后1～2分钟即可产生勃起，10分钟后达到完全勃起。ICI注射剂量一般主张从小剂量开始，逐渐增加到足量。Junemann主张取每毫升含15 mg罂粟碱和0.5 mg酚妥拉明的混合注射液0.25 ml，如果阴茎勃起达4～5级，则示阴茎血管功能正常；如果在0～3级，则可分别增加用药量至1 ml、2 ml、3 ml(最大至3 ml)，直至阴茎勃起达4～5级。

检查结果：① 用药量0.25～0.5 ml时勃起达4～5级，示阴茎血管功能正常。② 用药量1～3 ml时勃起达4～5级，示阴茎动脉和(或)海绵体功能障碍。③ 无反应者(即0～3级)，示阴茎海绵体和(或)静脉功能障碍。

分级标准：E0：无膨胀；E1：开始膨胀；E2：中度膨胀；E3：充分膨胀；E4充分膨胀伴中等硬度；E5：充分膨胀伴充分硬度。

ICI的注意事项：① 操作者必须是经培训的有经验的医生；② 术前向患者交代检查目的和可能出现的阴茎瘀斑、疼痛和异常勃起(>4小时)；③ 若勃起超过4小时，应及时来医院作紧急处理；④ 签署知情同意书。

(2) 夜间阴茎勃起监测(NPT)：NPT不仅是监测心理性ED和器质性ED的重要方法，而且还是ED治疗研究的必要手段。正常男人每夜有3～5次阴茎勃起。

夜间阴茎勃起发生在快动眼睡眠相。一般认为，人在清醒时许多心理性因素对阴茎勃起有抑制作用，而在睡眠状态下，这些心理因素被解除并失去对阴茎勃起的抑制作用。在纯心理性ED的患者会有NPT现象，即阴茎的体积和硬度增加，这种现象与正常人无明显不同。相反，如果是血管性或神经性，即器质性疾病所引起的ED患者，则可记录到异常的NPT现象，因为无论是睡眠，还是清醒状态，其器质性病变所引起的功能障碍的病理基础总是存在的。

1) 早期测试夜间阴茎勃起的方法有邮票测试(stamp test)和阴茎硬度测量带(snap-gauge screening test)。这些方法虽然简单，但无法获得夜间阴茎勃起持续的时间、次数等信息。

2) 1985年，美国Dacom公司生产的便携式阴茎硬度测量仪(Rigiscan)为临床医师提供了连续检测阴茎勃起的可靠方法。这是一个多功能检测设备，由一个微型计算机和一个数据记录仪组成。在患者入睡前，将记录仪固定在患者的股部，记录仪有两个环状线圈，分别用来间断记录阴茎根部和头部周径及其硬度的变化。规范的NPT检测应连续进行3个夜晚，数据储存器能够储存连续30小时以上的检测信息。通过特定的软件程序对储存的信息进行分析，可对夜间阴茎勃起功能进行详细的测评。

Dacom 公司参照圣地亚哥泌尿中心对 ED 患者的检测结果，提出了 NPT 正常值，即一个正常的勃起是根部周长增加>3 cm，头部周长增加>2 cm。达到 70%硬度以上即能插入阴道，低于 40%为萎软，40%～70%表示有不同程度的勃起不坚。正常男性每夜(以 8 小时睡眠计)有 3～6 次勃起，平均每次持续 10 分钟。但也有专家指出，以不<70%的阴茎头部硬度值作为合适的插入硬度值，可能估计过高，这样可能使一些有正常夜间勃起硬度的人被误诊为患有器质性疾病。Bain 和 Guay 研究了 1 000 例 ED 患者后提出 60%根部硬度、50%头部硬度持续时间至少 10 分钟为阴道插入所需的最低硬度。Orginc 和 Linet 发现将阴茎头部硬度的最低值设定为从 70%降到 60%，Rigiscan 硬度扫描仪的测试敏感性会从 53.8%提高到 70.8%。Licht 等进一步研究受试者的阴茎勃起时的轴向负荷、硬度扫描和合适硬度，提出正常值为 55%的基础值。

根据国际通用标准，Rigiscan 记录阴茎头部和根部硬度大于 70%，持续时间超过 10 分钟应视为 NPT 正常(图Ⅰ-56、图Ⅰ-57)。NPT 检测受睡眠质量的影响，但是患者初次试验，在医院环境入睡受到影响，所以 NPT 需要连续检测 3 天。

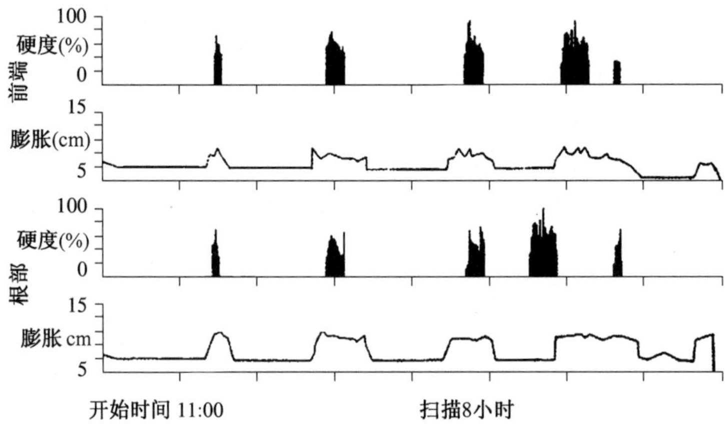

图Ⅰ-56　正常夜间阴茎勃起

(引自：Eardley Ⅰ，Sethia K，eds. *Erectile Dysfunction*. 1998)

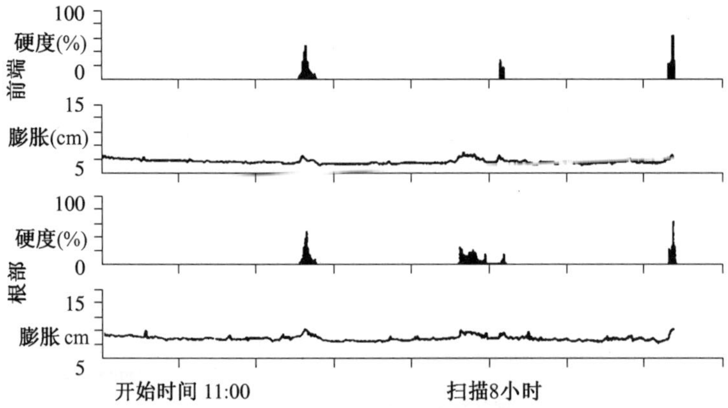

图Ⅰ-57　异常夜间阴茎勃起

频率减少，硬度及膨胀不足

(引自：Eardley Ⅰ，Sethia K，eds. *Erectile Dysfunction*. 1998)

(3) 生物电阻容积测定仪(NEVA)：NEVA 是通过生物电阻抗技术测定阴茎阻抗来测定阴茎血容量变化的，是一种夜间阴茎勃起测定系统，能连续测定阴茎勃起次数、持续时间、长度、粗细和血容量的变化。它由 3 个电极和一个记录器组成。位于阴茎头部的两个电极片向位于髂部的参照电极发出 5 kHz，150 μA 未经检波的交流电流；位于阴茎根部的两个电极片用来测定阻抗，该电极片由两个分开但距离恒定的电极组成。当阴茎血流量增加造成横截面变化时，根部电极所测到的电阻减弱。当阴茎长度增加使阴茎头部电极与根部电极之间距离增加，电阻因此随之增加。

NEVA 可用来测量阴茎长度、阴茎粗细以及相对血流变量，在这 3 个变量中，如果有两个变量同时发生变化，即可判断为阴茎勃起。如果容积变化大于 201%，持续时间 15 分钟以上，即可判定为一次完全的阴茎勃起现象。如果容积变化在 171%～200%，为轻度 ED；在 131%～170%，为中度 ED；<130%，为重度 ED(图Ⅰ-58)。

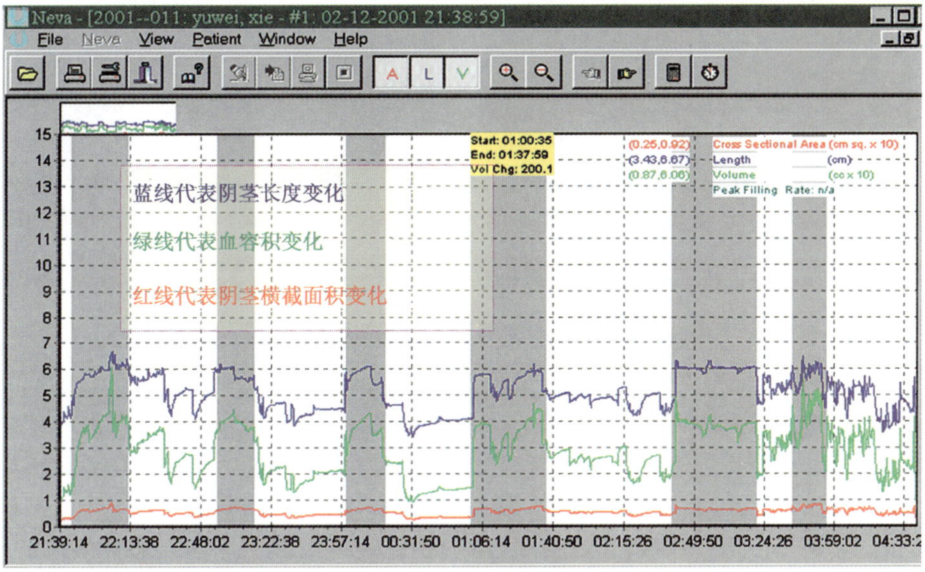

图Ⅰ-58　NEVA 夜间阴茎勃起试验

(4) 彩色双功能多普勒超声检查(CDU)：1985 年 Lue 首先应用双功能多普勒超声诊断勃起功能障碍。ICI 后并行彩色双功能多普勒超声检查(CDDU)是诊断血管性 ED 的一种可信度高、侵袭性小且重复性好的阴茎血流检查手段。CDDU 不但可以清晰地显示阴茎血管的解剖关系，还能记录勃起过程中血流动力学变化。

1) CDDU 评价阴茎内血管功能的常用参数：动脉收缩期最大血流流率(PSV)；舒张末期血流流率 (EDV)；阻力指数(RI)，RI=(PSV-EDV)/PSV。PSV 是评估阴茎动脉血供的主要指标，Lue 等把 PSV>25 cm/s 视为阴茎动脉血供正常(图Ⅰ-59)。PSV<25 cm/s 的患者存在海绵体血供异常(图Ⅰ-60)；EDV 是评估阴茎背静脉闭合功能的重要指标。正常状态下 EDV 应<5 cm/s，若 EDV>5 cm/s 时，提示阴茎背静脉阻断功能不全；RI 为阻力指数，Bassiouny 研究认为正常人 RI 平均值为 0.99。静脉功能不全的 ED 患者 RI 平均值为 0.71，明显低于正常。若动静脉同时存在异常时，RI 平均值更低，为 0.63。Bassiouny 还认为 RI 明显降低时，应考虑静脉漏的存在。

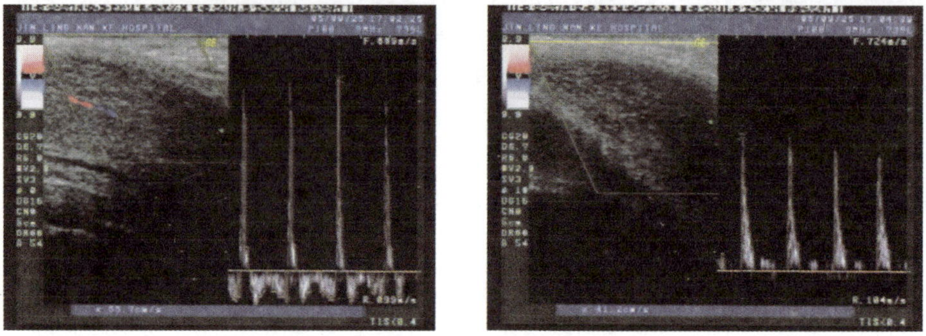

图Ⅰ-59　正常阴茎动脉 CDDU 影像

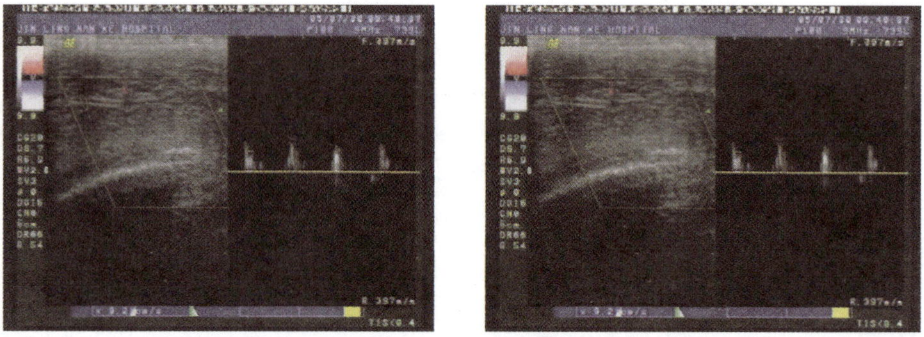

图Ⅰ-60　阴茎动脉供血不足

2）影响 CDDU 测定结果因素：杨金夫、吴裕伦等研究发现有多种因素影响 CDDU 的结果。① 测试时间影响：对静脉性 ED 者更要选好测定时间，因为正常人在 ICI 实验 2½～3 分钟内海绵体静脉未完全闭锁，在此期间检查 EDV 会增高，随后下降，因此测定 EDV 最好在 ICI 后 5 分钟时开始。海绵体造影受时间影响较小，可直接显示病变部位，而 Doppler 开始测试一般在 ICI 后 5 分钟，连续测试 20 分钟。最后 Leau 等报道 PSV 很可能于注射 2～3 分钟达到高峰，并可能持续 5 分钟，这样如在 5 分钟后测试就能测得 PSV。由于受测试时间和持续时间影响，其结果也必然会出现假阳性，并且 Doppler 不能显示病变部位，要选择手术方法尚需要做阴茎海绵体造影。② 超声角度影响：本试验中有 1 例显示 EDV 升高，PSV 正常，再做海绵体造影显示动脉供血不足，考虑由于声束与夹角的影响，故在检查时角度要＜55°，如角度升高，则 PSV 及 EDV 将升高，从而出现假阳性。③ 测定部位的影响：PSV 随测定部位变化而变化，笔者发现 PSV 在阴茎海绵体动脉近端最高，在远端则逐渐降低，因此，测定部位在远端时 PSV 偏低而出现假阳性，认为以阴茎阴囊交界处作为测量点较好。另外，由于阴茎海绵体动脉可能会出现解剖结构的变异（如分支），若在测量过程中误测到较小的分支动脉的 PSV，也可能会得出相反的结论。因此，如果测得的 PSV 与临床不符且随测定部位不同变异较大时，应怀疑解剖变异，必要时可行阴茎动脉造影。④ 其他：有报道超声诊断仪型号及使用频率不同也可影响结果。

（5）阴茎海绵体造影：1981 年 Wespes 首先将阴茎海绵体灌注造影术用于临床，提高了对静脉性 ED 的认识，同时也为静脉性 ED 的治疗提供了依据。适应证是 ICI 或 CDDU 检查提示存在静脉漏的患者，可通过阴茎海绵体造影进一步明确静脉漏的部位。

操作方法：患者取仰卧位，在阴茎根部扎一根弹力止血带，消毒阴茎皮肤，注入血管活性药物，如罂粟碱 30 mg 或前列腺 E 20 μg，3～5 分钟后去除止血带，用 9 号头皮针穿刺入阴茎海绵体，以 80～100 ml/min 的速率，快速注入 30%的泛影葡胺 40～100 ml，通过 X 线监视器观察阴茎海绵体的形态、血管回流率及阴部和骨盆内血管显示的范围。于注射造影剂后 30、60、90、120 及 900 秒时分别摄片。

静脉漏 X 线表现：① 背深静脉和前列腺周围静脉丛显影，或背浅静脉显影；② 阴部内、外静脉显影；③ 阴茎浅静脉显影；④ 尿道海绵体显影；⑤ 少数患者表现为会阴丛静脉显影。Lue 等研究发现，海绵体造影可见多数患者有两处以上存在静脉漏(图Ⅰ-61)。目前由于外科手术治疗静脉漏的远期疗效不佳，因此，此项检查开展不多。

(6) 选择性阴茎动脉造影：选择性阴茎动脉造影可以明确显示血管的形态，闭塞的部位、范围、程度和性质。包括有无动脉的狭窄或梗阻，有无阴茎血管畸形(如动静脉漏)等。

适应证：① 骨盆骨折后的勃起功能障碍；② 青年人原发性勃起功能障碍疑似动脉血管畸形者；③ 经 CDDU 及 NPT 检测证实存在阴茎动脉供血不全的患者；④ 高血压或糖尿病伴有勃起功能障碍怀疑存在动脉阻塞病变的患者；⑤ 于拟行血管重建手术前行选择性阴茎动脉造影以了解病变部位和范围者。目前认为在海绵体内注射血管活性药物诱发勃起的状态下行选择性阴茎动脉造影，是评价阴茎动脉血供的金标准。对造影剂过敏，有严重心血管病、严重糖尿病及脉管炎患者禁止使用阴茎动脉造影技术。

操作方法：患者仰卧于血管造影检查台上，选取穿刺点为腹股沟韧带下 2～4 cm 股动脉搏动处，在局麻下操作，具体穿刺方法同股动脉血管穿刺术，穿刺成功后经股动脉逆行穿刺插入动脉导管，在荧光屏监视下将导管插入对侧髂内动脉，同时在阴茎海绵体内注射血管活性药物罂粟碱 30 mg 或 PGE_1 10 μg，诱发阴茎勃起，然后注射造影剂连续快速摄片，造影剂一般选用 76%泛影葡胺，再将导管退至穿刺侧髂动脉后，进入穿刺侧髂内动脉，同法注射造影剂并摄片。拔除导管，局部加压包扎防止出血。一张满意的造影片上可清晰地观察到阴部动脉、阴茎背动脉、阴茎海绵体动脉及其分支。现在利用数字显影血管造影技术使成像更为清晰(图Ⅰ-62)。

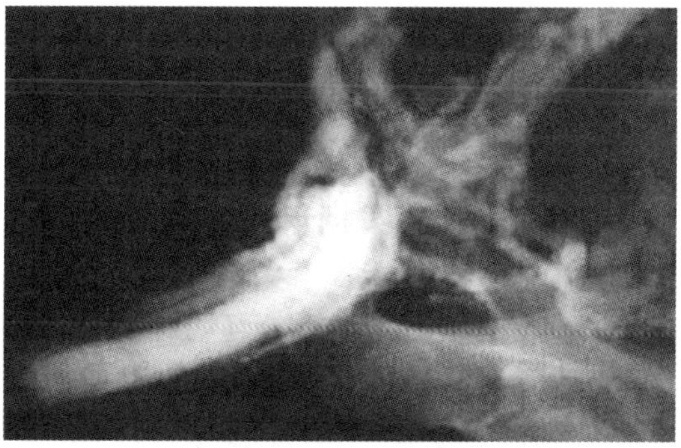

图Ⅰ-61　海绵体造影显示存在静脉漏

(引自：Carson CC, Kirby R, Goldstein I. Textbook of Erectile Dysfunction. 1st ed. Isis Medical Media. 1999)

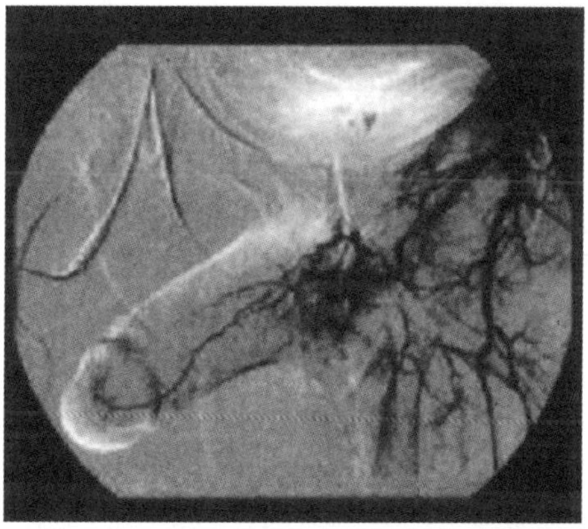

图Ⅰ-62　选择性阴茎动脉造影的数字减影血管造影

(引自：Carson CC, Kirby R, Goldstein I. Textbook of Erectile Dysfunction. 1st ed. Isis Medical Media. 1999)

朱广友研究认为,阴茎双侧成对动脉供血常常是不均等的。阴茎勃起功能正常的人,只有50%显示为正常的解剖形态,30%的人可有单侧阴茎背动脉的发育不全或闭锁。单侧阴茎动脉的发育不全,不会导致原发性阴茎勃起障碍,但在老年人或伴有动脉粥样硬化的人,可引起继发性阴茎勃起障碍。双侧海绵体动脉闭锁或发育不全或复杂畸形则是原发性阴茎勃起障碍的主要原因。单侧背动脉供血可看作是正常的变异,单侧海绵体动脉的供血或者单侧阴茎动脉床的供血都不会引起原发性阴茎勃起障碍,但易引起继发性阴茎勃起障碍。有研究表明,外伤后阴茎发生动脉血管阻塞,以阴部内动脉最常见,海绵体及阴茎背动脉次之;损伤及阻断部位,以阴茎动脉的尿生殖膈部最为常见;而髂内动脉的阻断仅见于骨盆骨折后。

阴茎动脉造影是一损伤性较大的检查,容易出现一些并发症或紧急情况,因此,行选择性阴茎动脉造影前应行相关的体格检查和重要器官的功能评定,以确认患者能否耐受造影检查,同时要求无凝血功能障碍,碘过敏试验阴性,并做好急救准备,对危险性较大的患者最好先开放静脉输液通道。术中应轻柔操作,尽量减少插管及留管时间,造影剂浓度及注射压力也不宜过高,术后严格加压止血,以避免过敏性休克、局部血肿、栓塞、动脉痉挛、动脉血栓形成、假性动脉瘤等并发症的发生。

(7) 海绵体活组织检查:Mersdorf等研究证明,海绵体平滑肌细胞和海绵体腔隙的病理改变,如平滑肌数量减少,细胞超微结构改变及大量纤维组织增生,可降低平滑肌细胞和海绵窦的顺应性和弹性,从而造成动脉充盈不足和静脉关闭不全,进而导致勃起不坚。国内于明波等研究也证实,ED患者阴茎海绵体组织中疏松结构消失,大量胶原纤维增生,并建议这类患者应采用假体植入术。海绵体活组织检查,可直接评价海绵体功能,对某些ED患者的病因学诊断非常重要。

操作方法:目前一般都采用Trucut活检枪取材,Malovrouvas等认为活检枪取材与开放手术取出的标本相近。而且由于其创伤小,故被广泛采用。具体方法是,在局麻下用Trucut针从龟头冠状沟处进针,活检针与阴茎同方向,通过白膜刺入海绵体,当进入海绵体时,术者有一种突破感。一只手牵拉阴茎,使阴茎保持平直,另一只手控制Trucut活检枪的扳机,使活检针从前向后弹击,切割组织,取出活检针。然后将活检的组织放在Bouin液中,通过固定、包埋、切片、染色,染色方法一般采用苏木精伊红染色。染色后将切片进行显微镜和计算分析,重点分析平滑肌密度和胶原纤维的含量。其含量的降低,即可诊断为ED。Wespes等认为海绵体平滑肌的含量与外科手术效果之间有相关性。当平滑肌含量<29%时,手术效果好。由于海绵体活组织检查是一种创伤性检查,容易造成血肿、感染或瘢痕等并发症,所以在选择该项检查方法时应慎重,并签署知情同意书。

(8) VISER勃起功能障碍分析仪:1999年在AuA年会上,由加拿大Laborie公司依据法国Pierre Lavoisier的研究成果,并通过计算机程序化设计,推出的一种勃起功能障碍性刺激反应血管指征(vascular indication of sexual excitation response,VISER)分析仪。该设备是一种多指标、多参数的综合分析仪,同时能检测阴茎粗细、硬度、海绵体内压力曲线等多种数据,它能客观地评估勃起功能,并能鉴别心理性或病理性ED。又能明确引起ED的病因,究竟是动脉源性,还是静脉源性,还是肌肉收缩乏力。整个设备只有手提式电脑大小,其中包括了电脑系统、文件下载及诊断软件系统、远程服务网络系统。又有能与PPG感应器及测压装置相连接的数据处理板。

1）操作方法：在阴茎根部放置阴茎袖带，并用 Vclcro 带固定，通过皮肤的感应器记录勃起相关信息除可得出血流（Flow）、阴茎海绵体内压（ICP）外，还可以显示肌肉收缩的棘波及若干个处理数据。在白天，可以通过 ICI 或视听觉性刺激（VASS）诱导阴茎勃起后，进行实时检测，也可以在夜间睡眠中监测。

2）结果分析：通过 VISER 监测，除了可得出阴茎血流和 ICP 曲线外，还能得到测试过程中的全部勃起次数、平均勃起时间、勃起时的平均压力、海绵体顺应性、勃起时肌肉收缩的次数、压力和持续时间。从而能确定正常勃起（图Ⅰ-63）、动脉供血不足（图Ⅰ-64）、静脉性 ED（图Ⅰ-65）或肌肉收缩无力性 ED（图Ⅰ-66）。

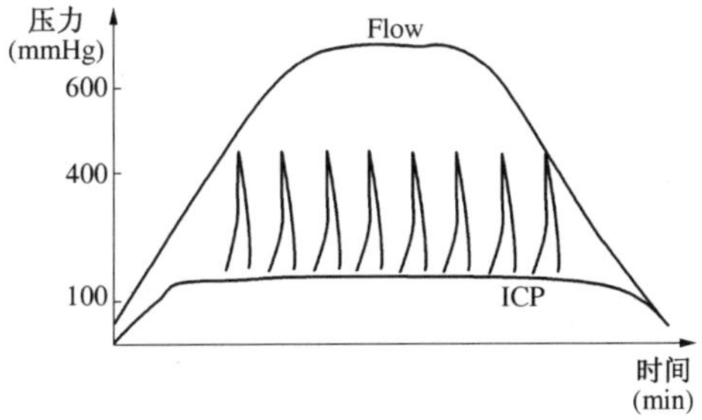

图Ⅰ-63　正常勃起曲线

当勃起开始后，血流曲线（Flow）随着压力曲线（ICP）升高。ICP 可达到大约 100 mmHg*（平均动脉压），然后血流曲线下降。在整个勃起过程中（15～30 min）压力曲线上显示出一些肌肉收缩的棘波（正常是在200～300 mmHg）。勃起停止后，压力曲线开始下降。

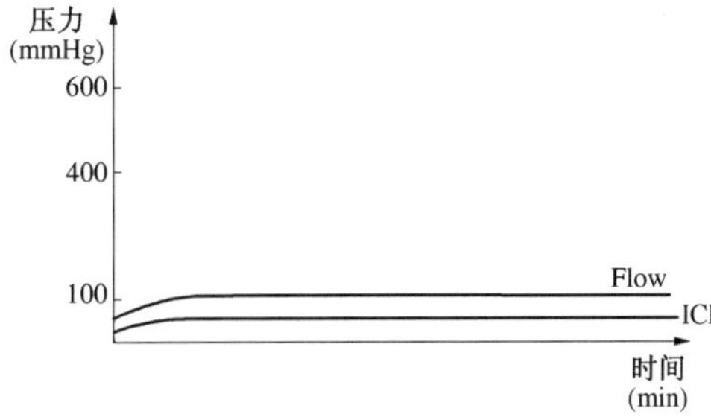

图Ⅰ-64　动脉供血不足

血流曲线（Flow）和压力曲线（ICP）上升均不明显，故阴茎不能充分勃起。

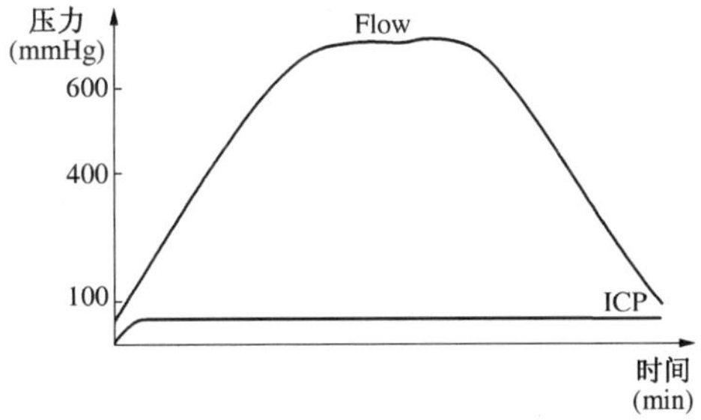

图Ⅰ-65　静脉梗阻不全

血流曲线可以正常上升（有正常的动脉供应），但血流将保持一个高水平（静脉漏），而此时压力不能上升或上升幅度很小，故不能充分勃起。

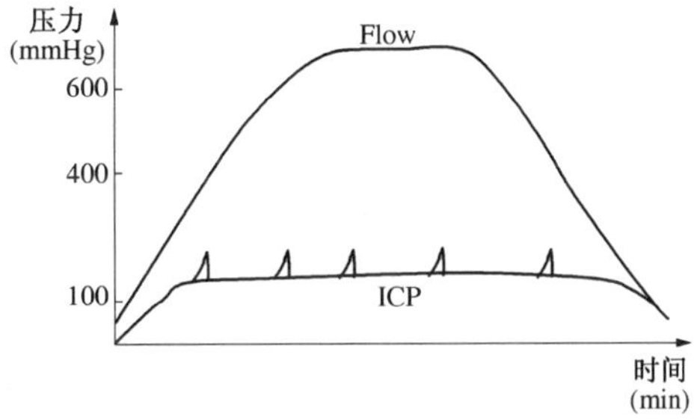

图Ⅰ-66　肌肉收缩无力

当勃起开始后，血流曲线（Flow）随着压力曲线（ICP）升高。ICP 达到大约 100 mmHg*（平均动脉压），然后血流曲线下降。在整个勃起过程中（15～30 min），压力曲线上显示很少的几个肌肉（坐骨海绵体肌）收缩的棘波（大约在 20～30 mmHg）。勃起停止后，压力曲线开始下降。在这种情况下，能发现血管阶段是正常的（血流曲线与正常图形一样），而肌肉收缩在压力曲线上显示少和（或）弱。

注：* 1 mmHg=0.133 kPa

四、治疗

ED治疗选择之前，指导患者去除引起ED的各种诱因及危险因素十分重要。由于许多诱因和危险因素是可以克服的，如药物因素、吸烟、酗酒以及改善夫妻感情等。还要加强原发疾病的治疗，如糖尿病、高血压、高血脂、内分泌疾病等。ED的治疗必须在明确病因的基础上，根据医师的经验、患者的意愿和医院的设备条件作出选择。目前，比较一致的意见是以口服药物、心理行为治疗和VCD治疗作为第一线治疗；ICI和尿道给药作为第二线治疗；阴茎假体植入术作为第三线治疗。由于血管手术治疗仅有近期效果，而远期效果差，目前许多医院已很少使用。

(一) 心理治疗 心理性ED需心理治疗，混合性ED亦需要心理治疗。在心理治疗前，医师应找到患者的心理障碍的因素。

1. **明确造成ED的心理因素** 杨华渝研究认为造成ED的心理因素有以下几方面。

(1) 性活动时的心理障碍：① 焦虑恐惧的情绪：如害怕在性交过程中不能发挥正常的性功能，害怕性交失败的情绪状态。这种称为操作性焦虑的情绪，会通过对交感神经的激活而阻断性活动的功能，而造成ED。另外，男方尚未唤起时，女方就提出性交的要求，男方在急促之下未能勃起或勃起不坚而情绪焦虑，随之产生恐惧性交失败的心理。在以后的性交过程中，由于害怕失败(期待性焦虑)而导致失败，又由于性交失败，加重了恐惧心理，进而造成再一次的失败……最终形成了恶性循环。又如，疲劳、酒醉，偶致勃起功能障碍，引起焦虑恐惧，从此接二连三地失败，使患者认为自已罹患了难以治愈的永久性损害。② 感情投入不足：是指在性交过程中没有全身心地投入其中，缺乏应有的感情和激情；或者过于理智，犹如一个旁观者那样评价自己和对方的性表现，从而造成勃起功能障碍。③ 缺乏交流：在性活动中，男女双方要不断地交流各自的体验和感受，才能提高性生活的质量。缺乏交流是造成勃起功能障碍的原因之一。比如，偏好于某一种刺激方能激起性兴奋的人若羞于把这种情况告诉对方，自然难以达到满意的勃起，久而久之则会造成勃起功能障碍。④ 缺乏有效的性刺激：性活动除了需要感情的投入外，还需要有视、听、嗅、触等各方面的刺激，才能诱发性兴奋，任何性刺激不足，都将影响性反应，尤其是中老年男性更需要这些方面的刺激，以激起性兴奋，而加强勃起功能。⑤ 消极的注意：在性活动时，需要将注意力集中在美好的方面，方能激起应有的兴奋。若在性活动时，把注意力分散到伴侣的令人不快的、不具吸引力的地方(如干瘪的乳房、松弛的肚皮、粗重的呼吸声)，或者注意于使自己感到难堪的部位(如认为自己阴茎过于短小)，势必会抑制性反应，影响性活动的完成。⑥ 不愉快的回忆：因为性交是由摩擦与幻想所组成的，如果在性交之前或之中谈论或回忆不愉快的事情、失败的经历、性传播疾病等，势必会影响整个情绪状态，遏制了性反应，造成无法勃起、勃起不坚，或立即回软。

(2) 人格因素：性活动时的情绪状态与个人的人格特点也有很大的关系。缺乏魅力、自信心不足、优柔寡断、不安全感严重、过于循规蹈矩，以及过分争强好胜、追求成功的男人，在性活动不顺利或不成功时很容易惊慌失措、情绪低落、后悔埋怨，从而造成对性生活的紧张恐惧，忧虑重重，导致顽固性的勃起功能障碍。

此外，自闭型的及冷漠型的人格特征造成人际交往的困难，更难于与异性建立亲昵的关系，从而无法建立性生活的感情基础。这种人或是畏惧亲昵关系或是对亲昵关系无动于衷，亦就难以发挥正常的性功能。

(3) 性知识的缺乏：包括：① 缺乏性生理知识、性心理知识和避孕知识。听信错误的宣传，以为遗精会“伤身体”、“损元气”、“肾亏”，害怕由于手淫而遗留后患，为此，忧心忡忡、焦虑不安，造成对性生活的忧虑，妨碍了正常的性生活。② 在严格保守的家庭教育下，认为性活动是“肮脏下流”的，是“邪恶有罪”的，造成对性欲过分的压抑，自然会影响到性功能的正常发挥。

(4) 生活事件的影响：① 儿童时期、少年时期或婚前遭受过性的创伤，如被人侮辱、玩弄、侵犯等，导致对性过分敏感，很容易联想到所经历的痛苦体验，产生自卑、忧虑，对性生活缺乏兴趣，甚至出现逃避行为，从而影响到勃起功能；② 婚前在紧张、恐惧、焦虑的情绪状态下，偷偷摸摸、匆匆忙忙地进行性活动，使初期的性体验发生障碍(如射精过早)，通过潜意识习惯而埋下隐患，以至于以后的性生活中会继续不断地出现初期的障碍和体验；③ 新婚时性生活的失败，被对方奚落、嘲笑、贬低、责难，造成心理上的压力，情绪紧张，也是勃起功能障碍的原因之一；④ 婚姻不美满，夫妻感情不和谐，关系紧张，互相失去兴趣，女方以拒绝性生活作为报复手段，甚至厌恶女方，自然会导致勃起功能的抑制；⑤ 生活中受挫折，事业上的失败，长期精神压抑，意志消沉，情绪忧郁，全身活力下降，以及过度疲劳等，都是造成勃起功能障碍的一般性原因。

2. *帮助克服心理障碍*　明确了引起 ED 的有关心理因素后，治疗的关键是如何帮助患者消除或解决这些障碍因素。① 如具有焦虑素质的人最易产生 ED，因而在治疗中要帮助患者客观地认识自己，认识自己的个性特征和行为方式，认识这些因素对自己性生活的影响，希望他逐步克服这种焦虑情绪；② 如因婚姻、感情因素引起，要求夫妻双方在治疗过程中抛弃成见，改善夫妻关系，避免诱发夫妻关系僵化、恶化的语言和事件发生，要互相关怀、互相体贴、互相理解，为克服丈夫的 ED，营造一个良好的家庭气氛；③ 配合动力性心理治疗、认知治疗和行为治疗。这些治疗性欲低下的心理治疗方法也适合心理性 ED 的治疗。

3. *情感集中训练*　这是 Masters-Johnson 夫妇于 20 世纪 70 年代倡导的性治疗方法，本质上是一种心理行为治疗。据他们的研究发现这种疗法的失败率在14.6%～21.1%。他们认为对心理性 ED 的疗效较高。因为，多数 ED 患者具有性交恐惧的心理因素，这是一种性焦虑。越是害怕性行为失败，性交时情绪越紧张，这就破坏了性的自然过程，形成了病理性条件反射。性治疗的关键在于恢复患者性行为的自然属性，强调夫妇之间感情的交流和密切合作。因此，性治疗时必须夫妇双方共同参与。

首先在性治疗前的咨询过程中，建立医生与患者之间良好的人际关系，并有针对性地传授性知识，使患者掌握原先不熟悉的性知识，克服各种不必要的精神顾虑。让患者双方懂得：① 发生性问题不应责怪任何一方；② 当有性困难时，配偶也有一定的关系；③ 性功能障碍是常见的，但并不意味着都有精神异常；④ 性并不是男子对女子或为女子的行为，而是共同参与的行为；⑤ 性不仅仅是性交。

性治疗的第一步，抑制任何性活动，减轻性交焦虑，确定具体的恢复性活动的计划。

第二步，将性问题公开化，特别是将性焦虑公开化。医生向患者及其配偶说明这种焦虑很普通，且违反了性的自然过程，只要能使整个性反应过程自然而然发生就可以克服，使患者及其配偶树立信心。

第三步，也是最重要的一步，进行性感集中训练。Masters-Johnson 研究所主张每天进行一次，持续2周的集中训练方案，使夫妇双方专心致志地接受治疗。这样能使患者夫妇有一个特殊的治疗环境，度过一个治疗“假期”。能使他们排除一切干扰，如小孩的吵闹、工作的劳累，集中精力于双方的思想、情感交流，这对治疗效果很有帮助。

性感集中训练目的在于使患者在性行为时将注意力集中于性的感觉上，使患者充分体验性行为的舒适而愉快的感受。因此，在性感集中训练过程中告诫患者，不要过多地考虑其他问题，不要过多地谈话而影响感受。逐步从语言交流过渡到非语言交流。在轻松、愉快、融洽的气氛中互相安抚、调情，包括尽情的亲吻、拥抱，逐步发展到抚弄生殖器。通常经过一段节欲休整后，患者的精力已经恢复，加上解除思想紧张情绪，全身心地体会性生活的感受，很可能会出现阴茎勃起。但必须十分强调指出的是，此时不要急于性交，否则很可能会使焦虑再次出现，勃起马上消失。当性感集中训练建立了勃起反应，且勃起坚硬，女方应有意识地停止抚摸阴茎，以待勃起消退。再次抚摸阴茎时，会再次勃起。当男方建立了正常的勃起反射，能反复勃起时，采用女上位，由女方将阴茎送入阴道，不由男方决定插入阴道的时间，这可减轻男方的压力。这样ED患者去除了两个潜在的分散注意力的因素，往往就会使性交成功。

整个治疗过程中，夫妇双方都要记住，虽然在训练中对性活动的害怕可以减少，但决不会完全消除。因此，每个患者都会偶然出现勃起反应缓慢甚至没有反应。此时，并不意味训练的失败，也不必过分紧张。因为，他在性活动期间仍然不知不觉地站到旁观者的立场上。当性感集中训练到互相抚摸的阶段时，应把自己的注意力集中到爱人身体的某一部位上去。如果他能在与妻子的性活动过程中忘掉自己，这就能除去性交的压力，唤起自发的性行为而产生勃起反应。

4. **新性治疗法** 这是由卡普兰于1974年创立的一种新的性治疗方法，也称为心理倾向的性治疗。在性行为治疗的基础上，加强了心理分析的成分，从而构成了行为科学的重大突破。新性治疗十分重视许多潜在的、久远的、内心深处的冲突以及人际关系，包括婚姻关系的影响，而造成某些性症状。最初的治疗干预是改善其直接原因和纠正对性行为的防卫反应。治疗原则，尽可能把规定的性体验和心理治疗有机地结合起来。通过性治疗作业的体验改善患者的受抑制的性活动方式，使其性行为和性反应能自由地发展。通过直接干预解决会损伤性反应自然发展的内心冲突。这样有机的结合，使性治疗能获得满意的效果。治疗程序可以灵活安排，不一定千篇一律。因为个人的性需求和性技术是千变万化的，性功能障碍也是多种多样的，所以治疗的安排和选择也应因人而异，富于针对性才能取得更好疗效。1990年卡普兰建议将ICI与性治疗整合，她认为ICI能有助于克服患者对性治疗的阻力。

（二）药物治疗 ED的治疗以药物治疗作为首选的第一线治疗。治疗ED的药物，根据其作用部位分为两大类，即中枢性和周围性。根据其作用机制，又可分为中枢启动剂、中枢调节剂和周围启动剂、周围调节剂4种类型。下面将分别介绍各种药物治疗的作用机制、疗效以及其安全性。

1. **西地那非** 西地那非(sildenafil)(商品名：Viagra，万艾可)是一种周围调节剂，由美国辉瑞公司开发生产。西地那非的诞生，使药物治疗ED取得了突破性进展，广大学者认为这是ED治疗的一个里程碑。西地那非自从1998年开始上市，至今已有7年，全球服用万艾可的患者已经超过了2 300万人，笔者应用西地那非已有5年多历史，患者超过10 000多人。大量多中心的临床研究证实,西地那非对各种原因引起的ED,如心理性、器质性或混合性ED均有效,有效率达80.8%。对合并有高血压、高血脂、糖尿病或抑郁症的患者也同样有效。

(1) 作用机制:阴茎勃起的生理机制是在性刺激时,阴茎海绵体非肾上腺素能非胆碱能(NANC)神经元以及血管内皮细胞内一氧化氮合酶(NOS)催化左旋精氨酸合成一氧化氮(NO),NO再激活鸟苷酸环化酶,使环磷酸鸟苷合成增加,继而引起海绵体平滑肌和小动脉平滑肌的松弛,血液注入引进海绵窦,使阴茎勃起。同时,cGMP又受磷酸二酯酶(PDE)的水解。因此,理论上讲,无论是提高鸟苷酸环化酶的活性还是抑制磷酸二酯酶的活性,都可以提高cGMP水平,而不影响环磷酸腺苷(cAMP),从而增加性刺激引起的NOS/cGMP瀑布作用,使阴茎海绵体平滑肌松弛,达到治疗ED的目的(图Ⅰ-67)。万艾可改善受损的勃起功能,引起对性刺激的自然感应,若没有性刺激,没有NO的释放时,万艾可不会起作用。

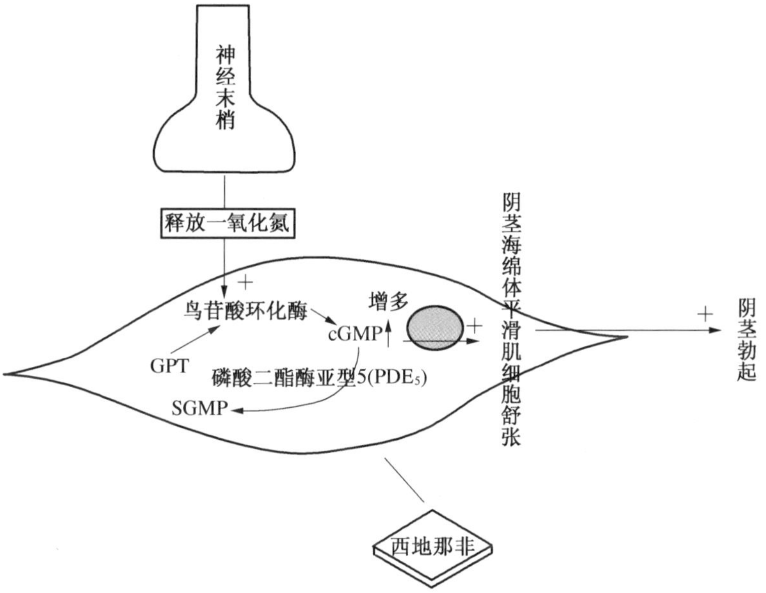

图Ⅰ-67　西地那非的作用机制

(引自:郭应禄,阴茎勃起功能障碍,1999年)

磷酸二酯酶同工酶分布在不同的组织器官中,分别作用于cGMP和cAMP。Ballard等应用西地那非作用于不同的磷酸二酯酶同工酶。结果发现西地那非抑制PDE_5活性的半数抑制浓度(IC_{50})平均值为3.5 nmol/L。而抑制$PDE_{1\sim4}$的IC_{50}的平均值分别为281 nmol/L、>30 000 nmol/L、16 200 nmol/L、7 680 nmol/L。这表明西地那非对PDE_5的抑制活性明显高于对其他同工酶的抑制活性,西地那非对PDE_5的抑制作用具有高度的选择性和特异性(表Ⅰ-44)。

Milligan等研究认为西地那非口服后能被迅速吸收,30~120分钟血浆浓度达到高峰,中位数为1.03小时,半衰期约为3~5小时。使用25~200 mg不同剂量,最大血浆浓度及浓度-时间曲线下面积的平均值,随剂量增加成正比增加。西地那非大部分通过肝脏中的细胞色素P4502C9进行代谢,生物利用度约40%,其代谢产物同样具有PDE_5的高度选择性拮抗作用,效果为原来的一半。因此,西地那非的药理作用约有20%来自代谢产物。临床上与P4503A4的抑制剂(酮康唑、红霉素及西咪替丁)或者诱导剂(利福平)等合用时,应调整剂量。

表Ⅰ-44 伐地那非(VAR)、西地那非(SIL)和他达拉非(TAD)对PDE同工酶的 IC_{50} 值和选择性比值

PDE同工酶	IC_{50} 值(nmol/L)			选择性比值(对PDE同工酶)		
	VAR	SIL	TAD	VAR	SIL	TAD
PDE_1^a	70	281[b]	>30 000	500	80	>4 450
PDE_2^a	6 200	>30 000[b]	>100 000	44 290	>8 570	>14 800
PDE_3^a	>1 000	16 200[b]	>100 000	>7 140	4 630	>14 800
PDE_4^a	6 100	7 680[b]	>100 000	43 570	2 190	>14 800
PDE_5^a	0.14	3.5[b]	6.74	1	1	1
视杆细胞 PDE_6^a	3.5	37	1 260	25	11	187
视锥细胞 PDE_6^a	0.6	34	1 300	4	10	193
PDE_7A^c	>30 000	21 300	>100 000	>214 000	6 090	>14 800
PDE_8A^c	>30 000	29 800	>100 000	>214 000	8 510	>14 800
PDE_9A^c	581	2 610	>100 000	4 150	750	>14 800
$PDE_{10}A^c$	3 000	9 800	>100 000	21 200	2 800	>14 800
$PDE_{11}A^c$	162	2 730	37	1 160	780	5

注：a 应用来源于人体的酶测定的 IC_{50} 值；b 先前 Ballard 等发表的数值；c 应用重组酶测定的 IC_{50} 值；IC_{50} 值＝对PDE活性的半数抑制浓度；PDE＝磷酸二酯酶。

(2) 临床应用：万艾可适用于治疗各种原因引起的ED。通过21个机构随机、双盲和安慰剂对照试验，治疗期最长6个月。对25 mg、50 mg、100 mg的万艾可进行了评价。在这些试验中，采用多种研究设计，如固定剂量、可调剂量、平行和交叉试验，受试者超过3 700名，患者年龄19～87岁，病因多样，包括心理性、器质性和混合性，严重程度不等，平均病程5年。美国辉瑞公司集中了各国试验资料平均结果为万艾可25 mg、50 mg、100 mg，其有效率分别为10%、30%、80%；在我国固定剂量的临床功能试验中，万艾可25 mg、50 mg、100 mg，其有效率分别为63%、74%、82%；在剂量调整的研究中，平均80%的患者勃起功能改善。万艾可能提高性交成功率，约为66%；在长期(12个月以上)的临床试验中，万艾可可始终保持疗效，88%的患者报道改善了他们的勃起功能。一般在性交前30～60分钟服用万艾可，首次剂量为100 mg，药效持续4小时以上。如果效果满意，可继续治疗，如果反应过强，可减至50 mg，以至25 mg。

近期有研究报道，长期连续使用万艾可，而非按需服用可治愈ED。2004年美国泌尿外科年会(AUA)上，德国学者在一项前瞻性随机对照试验中，26例ED患者，病程超过6个月，平均年龄47.1岁。研究报道显示，每晚服用50 mg或100 mg万艾可，连续1年，其中有58.8%的ED患者可以恢复正常勃起功能。即使在停药6个月后，勃起功能仍然保持。

研究表明，使用万艾可以后对患者进行充分的性教育非常重要。只有让患者掌握了正确的服用方法，才能发挥药物的最大疗效。如万艾可必须在空腹时服用，不能饮酒和高脂肪饮食，服用万艾可后要接受性刺激。万艾可对不同病因的ED患者都有效。Chia等研究报道血管性ED患者效果优于神经性ED患者。

(3) 不良反应：全世界共有3 700多名ED患者参与了临床试验。万艾可安全性研究，结果显示其具有很好的耐受性和安全性。最常见的副作用是头痛(16%)、面部潮红(10%)、消化不良(7%)、鼻塞(4%)、视觉异常(3%)(表Ⅰ-45)。

表Ⅰ-45　18组临床试验(4 272例患者)中不良反应发生情况

不良反应(AE)	西地那非(n=734)(%)	安慰剂(n=725)(%)
头痛	16	4
面部潮红	10	1
消化不良	7	2
鼻塞	4	2
泌尿道感染	3	2
视觉异常*	3	0
腹泻	3	1
眩晕	2	1
皮疹	2	1

注：* 视觉异常主要表现为短暂而轻微的颜色分辨障碍。

通过4 272例临床试验显示，服用万艾可后，在心血管方面的不良事件发生率与安慰剂对照相似，没有因万艾可治疗而出现心率、血压及心电图特征性改变。但严重心血管疾病患者，特别是长期服用硝酸酯类药物的患者，如果同时服用万艾可，由于药物的协同作用，可能显著降低血压而诱发心肌梗死、短暂性脑缺血发作和室性心律不齐。因此，正在服用或间断服用硝酸酯类药物的患者禁用万艾可。

3%的患者服用万艾可后有视物色淡、光敏或视物模糊，这可能与万艾可对视网膜中PDE_6的微弱抑制有关。在一组剂量为200 mg的视功能试验中，并没有发现与治疗有关的对视力、对比敏感度、光刺激试验、视野、眼压或视网膜电图的影响。最近美国明尼法尼亚大学Pomeranz医师在《神经眼科杂志》的一篇文章提示，使用万艾可有导致失明的风险，此在全球引起哗然。目前医学界普遍认为"万艾可导致失明尚缺乏科学依据"。据统计，全球13 000例ED患者的临床试验没有发现"非动脉性前部缺血性视神经病"(NAION)。我国自2000年至今，还未收到NAION的报告。笔者治疗中有10 000多例ED患者服用万艾可亦未发生NAION。

2. **伐地那非和他达拉非**　伐地那非(vardenafil，商品名：艾力达)、他达拉非(tadalafil，商品名：希爱力)都是五型磷酸二酯酶(PDE_5)抑制剂。其结构与西地那非(万艾可)基本相似(图Ⅰ-68)。

近10年来，阴茎超微组织结构、勃起生理学以及分子生物学研究取得了变革性进展。特别是NO-cGMP信号通路对阴茎勃起功能调控作用的发现，促进了选择性五型磷酸二酯酶抑制剂(PDE_5I)西地那非(万艾可)的开发和临床应用，为勃起功能障碍(ED)的治疗树立了新的里程碑。随着西地那非所取得的市场成功，其他选择性PDE_5I，如艾力达和他达拉非(希爱力)也相继进入国际医疗市场。

(1) 作用机制：艾力达和希爱力的作用机制与万艾可一样可以增强性刺激下的阴茎勃起功能。当有性刺激时，在一氧化氮合酶(NOS)的催化下，由神经末梢和阴茎海绵体的内皮细胞合成和释放一氧化氮(NO)，NO可激活平滑肌细胞内鸟苷酸环化酶(GC)，使环磷酸鸟苷(cGMP)合成增加，也可激活蛋白酶G(PKG)，PKG可以使钙通道关闭和钾通道开放。以上两种作用均可引起阴茎海绵体平滑肌松弛，使阴茎海绵体内血液充盈而阴茎海绵体内

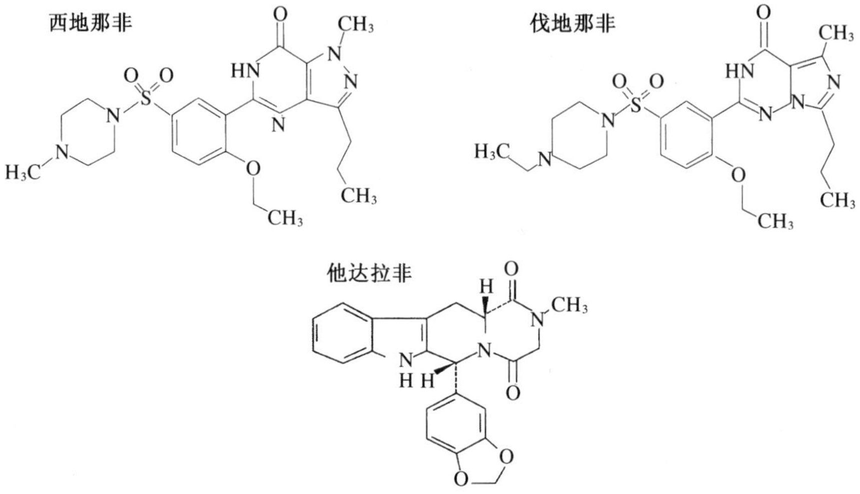

图Ⅰ-68　五型磷酸二酯酶抑制剂结构图

压(ICP)增加,诱发阴茎勃起。PDE_5 可以特异性将 cGMP 降解为无活性的 GMP,使阴茎恢复疲软状态;艾力达和 cGMP 的化学结构类似,均通过竞争性地阻断 PDE_5 催化域的 cGMP 结合位点结合,选择性地阻断 PDE_5 降解 cGMP 的作用而提高其浓度,进而增强性刺激下的阴茎勃起功能。

目前发现人体存在 11 种 PDE,广泛分布在人体内不同脏器和血管平滑肌中,参与调节细胞功能,其中 PDE_4、PDE_7、PDE_8 特异性催化水解 cAMP;PDE_5、PDE_6、PDE_9 特异性催化水解 cGMP; PDE_1、PDE_2、PDE_3、PDE_{10}、PDE_{11} 则特异性催化水解 cAMP 和 cGMP 来调节细胞功能。由于 PDE_5 主要分布在阴茎海绵体组织中,因此 PDE_5I 的高选择性不仅是增强勃起功能,而且是降低心血管等其他全身性不良反应的关键。

(2) 临床应用:临床有效性研究结果表明艾力达和希爱力对 PDE_5 抑制作用比万艾可强,临床服用剂量为 10～20 mg,而万艾可需要 50～100 mg。艾力达起效时间较快,50%患者口服艾力达 25 分钟后起效,万艾可需要 30 分钟,希爱力需要 45 分钟。国际和国内安慰剂对照、随机双盲、多中心研究表明,艾力达(10～20 mg)对不同程度、不同原因引起的 ED,临床有效率达 70%～80%。

艾力达在美国和欧洲被批准于 ED 的治疗。成人艾力达的推荐剂量为 10 mg;而根据疗效和患者的耐受性,剂量可增加至最大推荐剂量(20 mg)或减至 5 mg。艾力达的推荐用法为每日 1 次,于性交前口服。艾力达不适用于女性或年龄小于 18 岁患者。

老年患者的起始剂量为 10 mg。欧洲处方指南指出对有轻至中度肝脏损害的男性及重度肾功能损害的男性起始剂量应为 5 mg。美国药物处方指南推荐中度肝脏损害的起始剂量为 5 mg。

存在下列情况时,艾力达在欧洲被列为禁忌使用;在美国不推荐使用于重度肝脏损害者、终末期肾衰需透析者、低血压、近期有卒中或心肌梗死病史者、不稳定心绞痛或已知有遗传性视网膜退行性病变者(例如色素性视网膜炎)。美国药物处方指南还建议在高血压未控制者、近期有威胁生命的心律失常或严重心脏衰竭史者不推荐使用艾力达;同时也避免用于有 QT 间期延长的男性。一般情况下不宜进行性活动的 ED 患者不宜使用艾力达。

艾力达禁忌与硝酸盐类或可产生一氧化氮的药物同时应用。在欧洲，艾力达与CYP3A4的有效抑制剂如利托那韦、茚地那韦、口服酮康唑或口服伊曲康唑，在>75岁的老年男性中禁忌合用。在年轻人中也应避免合用。美国建议当与利托那韦、茚地那韦、酮康唑或伊曲康唑合用时，艾力达应减量使用。艾力达应避免与葡萄柚汁合用；当与CYP3A4抑制剂红霉素合用时，艾力达的剂量不应超过5 mg。艾力达与α-受体阻滞剂的合用在欧洲不推荐使用，在美国则属禁忌。

希爱力临床推荐剂量为10 mg和20 mg，通过全世界174个中心对2 102例患者进行非随机双盲、平行、安慰剂对照的研究结果显示，10 mg组，性交成功率达61%，20 mg组性交成功率为72%。能显著改善各种原因、各种程度的ED患者的勃起功能。希爱力的最大特点是其半衰期为17.5小时，因此，服用12小时、24小时、36小时均能尝试性交并取得成功。这样可以使患者在服药后1～36小时之间自由、从容不迫的选择性生活时间。无需计划性交时间，使性生活更加接近自然，享受亲密和浪漫。并且不受进食和乙醇的影响，这对某些人来说是一项很重要的因素。

(3) 不良反应：经过大批量多中心的临床试验显示，艾力达与希爱力均具有良好的耐受性，出现的不良反应均是中轻度和一过性的。

艾力达最常见的不良反应为头痛(10.5%)，面部潮红(11.6%)，鼻塞(4.8%～9.0%)，消化不良(0.7%～6.7%)；视觉异常，如轻度视觉模糊或光敏或蓝、绿色觉异常(1%)；心电图异常、心绞痛、心肌缺血、低血压、水肿、晕厥发生率为0.6%。为了更安全地使用艾力达，目前下列患者中禁忌使用(欧洲)或不推荐使用(美国)：低血压、不稳定型心绞痛或近期有卒中或者心肌梗死病史者；另外，对不宜进行性活动的ED患者也不推荐使用；在美国不推荐使用艾力达的人群还包括高血压未控制者；近期有威胁生命的心律失常或严重心脏衰竭史者。另外还需着重指出，口服PDE_5抑制剂禁用于正在接受硝酸盐类药物治疗的ED患者。

在对一组1 173例ED患者长达24月的长期观察以评价希爱力的安全性试验中显示，希爱力耐受性好，不良反应轻到中度，为一过性，主要为头痛、消化不良、背痛、肌肉痛、鼻腔充血和潮红等(表Ⅰ-46)。未见阴茎持续勃起报道。希爱力对心血管系统的影响很小，不会影响ED患者的QT间期，也不会增加严重心血管疾病的发生率和病死率。但是，与西地那非一样，希爱力不应和硝酸盐类药物合用。另有试验证实，希爱力对精子生成和生殖激素水平也基本没有影响。

表Ⅰ-46　希爱力常见不良事件

症　状	安慰剂 (n=758)(%)	希爱力 (n=1 561)(%)
头　痛	4	11
消化不良	1	7
背　痛	3	4
鼻　塞	2	4
肌肉酸痛	1	4
颜面潮红	1	4
头　晕	1	2
因不良事件而导致停药	1.3	2.1

3. **育亨宾**　育亨宾(yohimbine)为沿用多年的催欲药，是一种非激素类药物，从产于西非的rubaceae, corynant, yohimbine有关树皮中提炼出来的一种植物碱。育亨宾自古以来为非洲土人用作男女催欲剂，1900年应用于神经衰弱所致的ED的治疗而获得疗效。由曾经风靡一时的美国博爱药厂生产，香港明达公司经销的痿必治(YOCON)，就是每片含育亨

宾 5.4 mg 的制剂。

(1) 作用机制：育亨宾系 α_2-肾上腺素能神经阻滞剂，能选择性地阻断神经节突触前 α_2-肾上腺素能受体，但不干扰突触后 α_1-受体，增加外周副交感神经张力。因而能使阴茎血管平滑肌扩张，增加阴茎海绵窦血流量，阴茎充血勃起。同时又通过阻断中枢 α_2-肾上腺素能受体，使去甲肾上腺素分泌增加，脑去甲肾上腺素能核中的细胞兴奋，引起中枢性交感神经兴奋，刺激勃起的产生，并可增加性欲。

(2) 适应证：可适用于各种原因引起的 ED，包括心理性、神经性、血管性及糖尿病性 ED。有人报道，对心理性 ED 可使患者获得性能力的信心；对供血不足的血管性 ED，阴茎动脉压及肱动脉压比值 PBI 正常者，其疗效为46.5%，PBI 为 0.6～0.8 者，疗效为21.9%，若 PBI 低于 0.6，则无效；静脉漏性 ED 可疑异常者为 20%；异常者为 28.6%；内分泌性 ED 有效率轻度异常者为 46.4%，重度异常者为 7.1%；神经性 ED，单侧病变，有效率为45.5%，双侧病变者无效。总的来看，育亨宾的疗效与 ED 的程度和发病时间的长短有关，程度越轻，疗效越显著，发病的时间越短，疗效也显著。

(3) 剂量：常用剂量是每天 3 次，每次 5.4 mg，当不良反应明显时，剂量减半，待不良反应消失后，剂量仍恢复至常用剂量。用药至少维持 10 周。如用药开始至勃起功能改善有 2～3 周的潜伏期，提示育亨宾的作用有远期效果。

(4) 不良反应：不良反应很小，偶尔有轻微的头痛，头晕，皮肤潮红，震颤，激动以及轻度的抗利尿作用。若剂量每次增大至 15～20 mg，可使收缩压升高，自发勃起、心率增快、出汗、流涎、瞳孔放大等明显的自主反应。严重肾病患者、孕妇及对育亨宾过敏的患者应属禁忌。

4. **酚妥拉明** 酚妥拉明(phentolamine)是一种 α_1-受体阻滞剂，可同时抑制肾上腺和去甲肾上腺的作用，拮抗突触后 α_1-受体和突触前 α_2-受体，使交感神经张力降低，阴茎动脉血流增加，从而使海绵窦血流增加，白膜受压，阻断静脉回流，引发阴茎勃起。酚妥拉明是一种直接作用于血管平滑肌的药物，对海绵窦平滑肌的松弛作用不明显。

临床应用一般推荐在性交前 1 小时口服，剂量为 60 mg，有效率为 50%左右。普遍认为其口服效果不如阴茎海绵体内注射。

常见的不良反应有视网膜炎(18.4%)，头痛，心动过速，眩晕(5%)。由于效果不明确和不良反应，是影响其作为口服药物治疗 ED 的主要原因。

5. **阿朴吗啡** 阿朴吗啡(apomorphine)是一种治疗 ED 的中枢性启动剂，兴奋多巴胺 D_2受体，诱发中枢性阴茎勃起。它作为一种选择性的多巴胺能的竞争剂，可以增强自然勃起过程，帮助恢复控制阴茎功能正常的自主平衡。它的作用部位在下丘脑室旁核和视上核，使脑中多巴胺增高，增强性欲和诱发阴茎勃起。目前认为阿朴吗啡诱导勃起是通过骶部副交感神经丛，扩张阴茎海绵体动脉。

阿朴吗啡几乎对不同程度的ED 患者都有效，口服阿朴吗啡 70%在 20 分钟内可诱发阴茎勃起，且疗效肯定，同时超过 90%的患者服用阿朴吗啡后性欲可望保持 18 个月。表明阿朴吗啡具有起效快及自发性、预期性的优点。最近美国 ATP 制药公司研发生产的阿朴吗啡 SL(UPRIMASL)舌下含片 2 mg 和 4 mg 已被批准上市。临床研究表明舌下含服 UPRIMASL，临床有效率为 60%。有人还认为阿朴吗啡与西地那非合用能提高治疗 ED 的疗效，且不会增加不良反应。不良反应有恶心、呕吐、出汗、嗜睡和眩晕，但仅在高剂量时才出现。

6. **曲唑酮**　曲唑酮(trazodone,商品名：美抒玉)是一种 5 - 羟色胺(5 - HT)受体拮抗剂,属于中枢调节剂,作用于中枢神经系统而加强对性刺激的反应。曲唑酮为三唑啶类抗抑郁药,可阻断 5 - HT 受体和阻止突触前 5 - HT 的再摄取。同时有 α - 肾上腺素能受体阻滞剂和多巴胺的作用,并且还具有抗胆碱能的作用,但作用轻微。虽然,曲唑酮是一种被推荐用于各种抑郁症和焦虑症的抗抑郁剂,自从它上市以来,却有 200 篇关于应用曲唑酮而引起异常勃起和改善 ED 患者勃起功能报道。近年来,许多学者进行了大量的研究,证实曲唑酮可用于治疗某些勃起功能障碍。

在动物试验中发现,5 - HT 有多种亚型,$5-HT_{1a}$和 $5-HT_2$拮抗剂对勃起功能有抑制作用,而 $5-HT_{1C}$拮抗剂能够刺激勃起。曲唑酮就是 $5-HT_{1C}$拮抗剂,因此,它能够引起阴茎勃起。曲唑酮的代谢产物 m - cpp 能选择性地增加老鼠阴茎海绵体神经的激动率。另外曲唑酮还是 α - 肾上腺素能受体阻滞剂,能干扰外周交感神经张力,松弛阴茎血管床从而引起阴茎勃起。

曲唑酮治疗 ED 的临床应用有过不少报道。Lai 等(1990)报道了首例应用曲唑酮成功治疗有 4 年 ED 病史的患者。Scher 等报道了在用曲唑酮治疗抑郁症的过程中,发现 10 例患者有阴茎异常勃起的现象,年龄为 34～60 岁,药物剂量 100～300 mg/d,服用 4～14 天。为此,许多学者作了大量研究。一组 14 例 ED 患者服用曲唑酮后,做 NPT 试验发现,服药后总勃起时和最大勃起硬度均有明显增加。Kurt 等报道曲唑酮治疗 ED 的有效率为 65.2%。Aydin 等报道 79 例心理性 ED 曲唑酮的有效率为 67%。Montorsi 等报道,每天应用曲唑酮 50 mg 和育亨宾 15 mg 联合治疗心理性 ED,采用随机、双盲、安慰剂交叉试验,共 63 例患者。其中 55 例完成全部治疗过程,有显著疗效的 39 例,占 71%。国内江博辉报道应用曲唑酮 150～200 mg 治疗器质性 ED,有效率达 68.6%。

据郭育成等报道,曲唑酮的不良反应包括嗜睡(84%),虚弱(48%),口干(40%),视力模糊(24%)。这些不良反应一般出现在治疗的初期,使用一段时间后往往会消失。

(三) 真空负压装置治疗　对各种治疗 ED 的技术安全性、可靠性、可逆性和非侵袭性的要求,使真空负压装置(VCD)技术应运而生,自 1982 年问世后,很快被医学界同行认可和接受,并广泛应用于临床。

1. **作用原理**　① 真空负压装置通过增加海绵体血流,诱发阴茎勃起;② 利用一个压力收缩环环扎在阴茎的根部,阻断海绵体静脉血流,延长勃起维持时间。

VCD 装置包括三个部件：① 阴茎塑料套管,必须是透明的、圆柱状的,并有大小不同的型号;② 真空泵和必需的导管,这种泵可以是手工操作,也可以电动操作;③ 缩窄环。

2. **操作步骤**　① 为了使套管获得密闭空间,通常使用一些润滑剂涂于阴茎根部,必要时剃去阴毛,以防漏气妨碍密封;② 选择大小合适的套管,套住阴茎,并紧紧地抵住耻骨,以获得密闭空间;③ 缩窄环安放在疲软的阴茎根部;④ 泵出套管内的空气,产生真空,将血液吸入阴茎,使阴茎膨胀;⑤ 通过排气阀门解除负压,卸下套管。此时可以进行性活动,留置环的时间不宜超过 30 分钟(图 Ⅰ - 69)。

VCD 适用于各种病因引起的 ED 治疗,除少数阴茎畸形者外,几乎任何 ED 患者均可使用。Witherington 研究发现,在 1 517 名 ED 患者中 92%能借此勃起,77%最少每周两次成功性交。严重海绵体纤维性改变的 ED 患者对 VCD 无效。

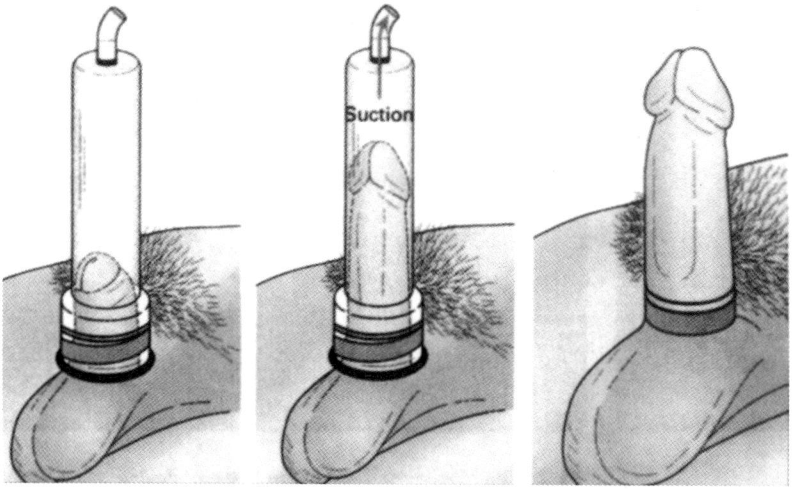

图Ⅰ-69 真空装置诱发阴茎勃起示意图

(引自：郭应禄,1999年)

3. *不良反应* VCD治疗产生的不良反应见表Ⅰ-47。

表Ⅰ-47 VCD治疗的不良反应

不良反应	发生率(%)
阴茎皮肤温度降低	80～90
真空抽吸疼痛	20～40
使用收缩环疼痛	45
射精痛	3～16
射精障碍	12～30
阴茎瘀斑、青紫	25～39
阴茎勃起麻木	5

值得提出的是,大多数不良反应的发生与VCD装置使用方法不熟练和选择缩窄环不当有关。多数患者随着使用方法的熟练,其不良反应会逐渐减轻和减少。总体上说,VCD治疗ED是一种安全、有效的疗法。因此,被美国泌尿外科协会推荐为治疗ED的3种一线治疗方法之一。

(四)海绵体内血管活性药物注射治疗 海绵体内血管活性药物注射(ICI)于1982年由Virag首先采用,以罂粟碱行海绵体内注射治疗ED,从此广泛应用。自从万艾可上市后,其显著的疗效和安全性,使ICI这种创伤性治疗退居二线,只有当口服药物治疗无效进行CDDU检查时才被采用。

1. *注射药物及其作用机制* 常用的药物为罂粟碱、酚妥拉明和前列腺素E_1(PGE_1)。罂粟碱是非特异性磷酸二酯酶抑制剂,阻止cGMP和cAMP的降解,使胞质内钙离子浓度下降和平滑肌松弛,引起阴茎勃起。根据临床应用的经验提示,起始剂量因病因不同而不同。一般推荐用量是神经性ED为7.5 mg,心理性ED为15 mg,血管性ED为30 mg;酚妥拉明是α-受体阻滞剂,使交感神经张力降低,平滑肌松弛,酚妥拉明只作用于小动脉平滑肌,使阴茎动脉流量增加,对海绵体平滑肌几乎无作用。若单独应用酚妥拉明海绵体内注射,效果不明显。现在大多与罂粟碱或PGE_1联合应用能提高疗效;PGE_1是一种强烈的平滑肌松弛剂,其作用可能存在两种途径:① PGE_1与阴茎平滑肌的PGE_1受体结合,激活腺苷酸环化酶,使ATP转化为cAMP,使细胞内cAMP增加而钙离子减少,导致阴茎平滑肌松弛;② PGE_1直接与血管上皮受体结合,抑制交感神经末梢释放的去甲肾上腺素的活性而扩张血管,增加动脉血流量使阴茎勃起。临床推荐剂量:心理性ED为5 μg,血管性ED为10 μg,神经性ED为2.5 μg。

2. *操作方法* 常规消毒阴茎皮肤,于阴茎体部的两个侧面,相当于1～3点,或9～11

点任选一个部位(图Ⅰ-70)。不能由阴茎背侧或腹侧进入，以免损伤血管神经或尿道海绵体。当证实注射针未穿入大血管内时，缓慢注入，拔出针头后按压3分钟。

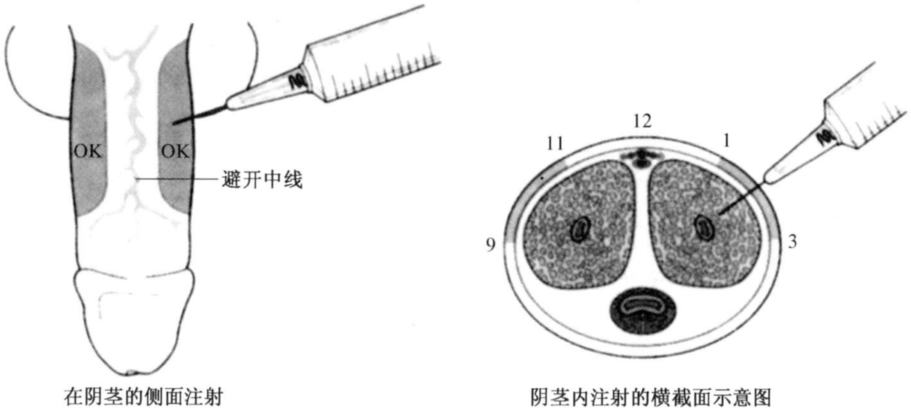

图Ⅰ-70　阴茎海绵体内注射技术示意图

(引自：Eardley Ⅰ, Sethia K, eds. *Erectile Dysfunction*. 1998)

药物的选择：单独用药可选择罂粟碱或 PGE_1，也可以选择罂粟碱加酚妥拉明二联疗法，还可以选择罂粟碱加酚妥拉明和 PGE_1 三联疗法。据一份大样本的统计，综合分析了518篇文章，结果显示25 000例患者，共注射240 000次，罂粟碱有效率为45%，罂粟碱加酚妥拉明联合疗法的有效率为70%，PGE_1 单独用药的有效率为75%，3种药物联合应用的有效率为80%。

操作的注意事项：① 由于 PGE_1 的药物稳定性较差，必须现配现用，配制后可低温保存，时间不超过1周，以免影响药物活性；② 由于阴茎海绵体内药物注射疗法的药物使用量有显著的个体差异，过少可能无效，过高可能引起异常勃起，所以药物使用量必须在专业人员指导下低剂量开始进行，通过临床实验确定最佳药物使用量；③ 每次注射的部位要变换，否则容易引起纤维化病变。

3. *不良反应*　在应用ICI治疗时，可能出现的不良反应有阴茎异常勃起、海绵体纤维化和阴茎痛性勃起，其疗效和不良反应发生率见表Ⅰ-48。

表Ⅰ-48　各种阴茎海绵体注射疗法疗效与不良反应的比较

	罂粟碱	PGE_1	罂粟碱/酚妥拉明 (二联疗法)	罂粟碱/酚妥拉明/ PGE_1 (三联疗法)
有效率	53.9%	73%	70.8%	75.5%
常用剂量	5～60 mg	2.5～40 μg	(罂粟碱30 mg，酚妥拉明1.0 mg/ml)用量0.05～1.0 ml	(罂粟碱30 mg，酚妥拉明1.0 mg，PGE_1 20 μg/ml)用量0.05～1.0 ml
异常勃起	7.4%(实验期) 5.1%(治疗期)	1.3%(实验期) 1.1%(治疗期)	7.5%(实验期) 7.7%(治疗期)	3.2%(实验期) 1.8%(治疗期)
纤维化	6.2%	2.7%	6.0%	2.3%
痛性勃起		30%(实验期) 15%(治疗期)		20.6%(实验期) 2.9%(治疗期)
中途放弃治疗	31.3%	42.3%	27%	24.2%

(引自：郭应禄、辛钟成，《男子生殖医学》，2002年)

(五) 尿道内给药治疗 尿道内给药是将血管活性药物直接注入尿道内，通过尿道黏膜直接吸收诱发阴茎勃起。常用药物有美国 VIVUS 公司生产的 MUSE(前列地尔)和美国 NEXTMEDI 公司生产的 Befar(比法尔)。这两种药物均含有前列腺素 E_1，我国较多运用比法尔。

1. 比法尔的作用机制 比法尔是一种新型的外用乳剂，含 PGE_1 1 mg，其药物的特点是应用了皮肤透过技术，因此，增强了药物吸收度，起效快，疗效可靠。

比法尔滴入尿道后，大部分经尿道黏膜吸收到尿道海绵体静脉。由于尿道海绵体与阴茎海绵体之间有静脉通道，该药很快流向阴茎海绵体，使海绵体平滑肌松弛而诱发阴茎勃起。经尿道内给药引起的血流动力学变化主要是海绵体动脉扩张，使阴茎血流增加。用药后通过 CDDU 检查发现 PSV 显著升高。

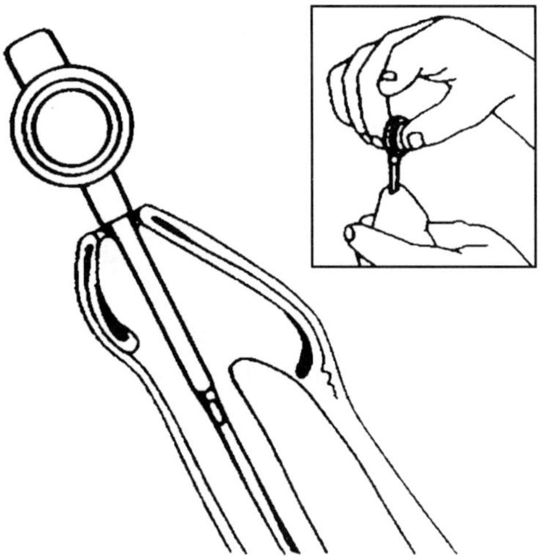

图Ⅰ-71 尿道内应用 MUSE 的示意图

(引自：Kirby R, *et al*. *Erectile Dysfunction*. 1998)

2. 临床应用 在性交前 5～20 分钟，滴管对准尿道口，将乳剂缓缓挤入尿道中(图Ⅰ-71)。首次剂量为 0.3 mg，可调整剂量为 1 mg。

在一组 303 名各种病因的 ED 患者使用比法尔的临床实验中，采用了随机、双盲、安慰剂对照方法，结果显示比法尔具有良好的耐受性和安全性，并且疗效显著。303 名 ED 患者中，轻度、中度 ED161 人，重度 ED142 人，轻、中度患者应用 0.2 mg PGE_1，插入成功率为 83%；重度患者应用 0.3 mg PGE_1，勃起功能改善率也达 83%。

3. 不良反应 常见的不良反应有阴茎疼痛(10.8%～33%)，低血压(3.3%)，尿道轻微损伤(5.1%)，眩晕(1.9%)。女方阴道不舒亦有报道。未见阴茎异常勃起、尿道狭窄和海绵体纤维化。对心血管系统亦无明显不良反应。

(六) 手术治疗 随着治疗 ED 药物和理疗仪的不断问世，手术治疗已大幅下降。尽管非侵入性的治疗作为首选的一线治疗，ICI 和尿道给药治疗作为二线治疗，但仍有一小部分患者需要手术治疗。手术主要包括阴茎假体植入术和动静脉血管重建术。

1. 阴茎假体植入术 这种手术始于 1936 年，由 Borogas 首创，用肋软骨植入阴茎，作为假体以增加阴茎的硬度完成性交。由于自体肋软骨或肋骨本身有一定的弯度，而且后期常发生粘连扭曲，并因脱钙、软化、吸收而告失败，于是将注意力转向非自体材料的植入。

(1) 阴茎假体的种类：1973 年 Scott 等研制成功由液体充盈膨胀的中空假体；1975 年 Small 和 Corrion 又研制了半硬硅胶棒状假体。这是目前最常用的两种阴茎假体类型(图Ⅰ-72)。

1) Scott 膨胀性阴茎假体：这种假体是由两根可胀性柱状硅囊、按动式输液泵和贮液器三部分组成。三者之间由 3 根细胶管连成一体。柱状硅囊植入两侧海绵体内，输液泵植入阴囊内，贮液器植入腹股沟部皮下。使用时通过阴囊皮肤按动输液泵，使贮液器中 66 ml 等渗液体通过管道泵入可胀性柱状硅囊，硅囊即充盈扩张而使阴茎呈勃起状态。房事结束

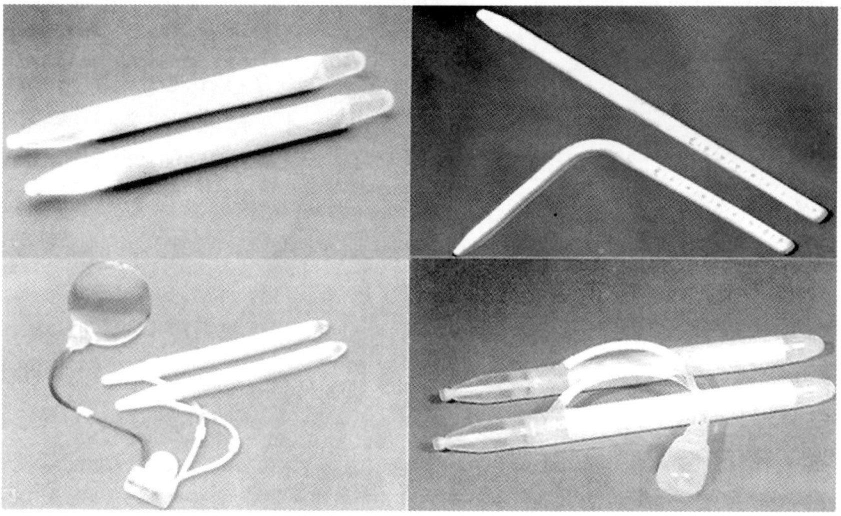

图Ⅰ-72　各种阴茎假体

后，推动位于输液泵底面的释放阀，可使液体输回贮液器而恢复软缩状态，故较接近于生理状态。

这种假体的优点是使阴茎的长度和硬度可变，类似于正常阴茎的生理现象，易被患者所接收，而且充盈时阴茎硬度较强；尿道和阴茎头发生压迫性溃疡的机会较少。其缺点是机械性故障发生率较高，达5%左右；手术要同时按置三个部件，创伤较大，难度较高，且感染的机会也多。

2) Small-Carrion 半硬式阴茎假体：这是两根硅胶柱状假体。既有适当的硬度，又有充分的柔软度和可屈性，假体内含硅胶海绵芯柱。远端钝圆，近端呈弧形，以迎合阴茎海绵体的脚。假体有5种标准长度(12～21 cm)和直径(9、11、13 mm)的不同规格，供手术时选用。若选用合适，海绵体脚和坐骨结节的适当支撑，可避免假体滑动和移位。假体的远端紧贴于阴茎头下面，可防止阴茎弯曲。

这种假体虽无机械故障的麻烦，手术较容易，但阴茎的硬度和长度不可改变，且由于经常性压迫，容易产生阴茎头溃疡。其最大的缺点是植入后阴茎始终得保持勃起状态，患者难以接收。

为了克服这些缺点，此后又作了多种改进。Krane 在硅胶柱状假体中加入银丝编织的芯柱，Jonas 加入绞合银丝的芯柱、代替硅胶海绵，称之为硅-银阴茎假体。其硬、韧及延展性较其他假体为佳。它具有 Small-Carrion 半硬假体的一切优点，平时阴茎压下低垂，姿势能随意变更，患者乐于接受。有时 Scott 膨胀性假体失败，常选用此种假体取代。

最近又有一种称为 Omni phase 假体，其原理是用机械旋转调节可使阴茎从萎软状态变为坚硬，而不用液体充盈及泄放。假体包裹于由硅覆盖的聚四氟乙烯鞘中，这种假体应用时效果良好，但钢芯易受直接弯曲而损坏，故耐用性差。

综上所述，阴茎假体植入海绵体已被公认为治疗 ED 的一种有效方法，经过多种改进，功能渐趋完善，但至今尚没有一种尽善尽美的理想假体，还有待今后继续改进。

(2) 手术适应证和禁忌证：阴茎假体植入术主要是针对海绵体的器质性病变，对其他治疗无效的患者，如海绵体注射后、手术后和异常勃起后引起的海绵体纤维化。Peyromie

病亦是很好的适应证；血管性 ED，如先天性动静脉漏，经其他方法治疗无效，海绵体植入术是最后惟一的选择；心理性 ED 患者经各种治疗无效，夫妻双方强烈要求施行阴茎假植入术。选择假体取决于很多因素，最重要的是患者要求有逼真感，因此，术前应让患者了解可能的手术后果和潜在并发症，让患者了解术后阴茎的长度看起来可能变短，术后几周可能会出现射精困难或延迟，让他们知道假体不会影响性欲，只是一种机械方法帮助完成性交。接受半硬假体的患者应了解在任何时候阴茎都可能轻度增大。可胀性假体外观好，特别适用于年轻男性，但对于广泛海绵体纤维化的患者，植入可能有一定的困难，亦不适用于手法不灵巧的患者。

对合并有严重内科疾病、精神病、抑郁症、个性障碍、手和眼配合不良以及有严重婚姻问题 ED 患者不宜做此手术。

(3) 手术方法：手术径路有 3 种：冠状沟下径路、阴茎阴囊径路、耻骨下径路。术者据自己的习惯选择。麻醉一般选用硬膜外麻醉。

1) 半硬式阴茎假体植入术：手术切口一般选用阴茎背侧切口。步骤为消毒铺巾，显露阴茎，插入 Foley 导尿管有助于固定及保护尿道。用 3 号双根丝线穿过阴茎头，并固定于铺巾上，以维持阴茎的牵引，使阴茎保持正常直线。在阴茎根部结扎止血带。在阴茎背侧中段中线处作 3 cm 长的纵形切口，避免损伤血管，将静脉向外牵开。用拇指和示指保持阴茎于直线位。切口通过会阴浅筋膜、阴茎筋膜及白膜进入海绵体，手术野吸引干燥，用软骨剪将阴茎海绵体与白膜的内表面分离，用扩张器作成一隧道，远端达到阴茎头下，近端达到阴茎悬韧带，测量隧道两端长度，决定选用假体的长度，将假体对折插入两端。用 3—0 号铬制肠线缝合白膜，去除止血带。如缝合处有渗血，作加强缝合，其他出血点用 4—0 号铬制肠线结扎或电灼，会阴浅筋膜用 4—0 号肠线连续缝合，间断缝合皮肤。阴茎于勃起位用胶布固定于腹部。24 小时拔去导尿管，2 周后拆线，4 周内避免性生活。

2) 可胀性假体植入术：做中线耻骨上切口或横行耻骨下切口，腹直肌鞘做 3 cm 切口，在 Retzius 间隙产生一空间，以置入贮液器。于侧面暴露阴茎海绵体，在白膜下从阴茎头到阴茎脚用 8 号 Hegar 扩张器扩张成隧道，再扩张至 11 号，测量隧道长度及大小，插入柱状硅囊。用 3—0 号线间断缝合白膜。输液泵置入阴囊皮下空隙。贮液器置入 Retzius 间隙。连接胶管通过腹股沟管，于外环处与泵连接，硅囊的连接管于阴茎根部与泵连接。在关闭切口前，将假体运转数次，以保证其功能正常(图Ⅰ-73)。

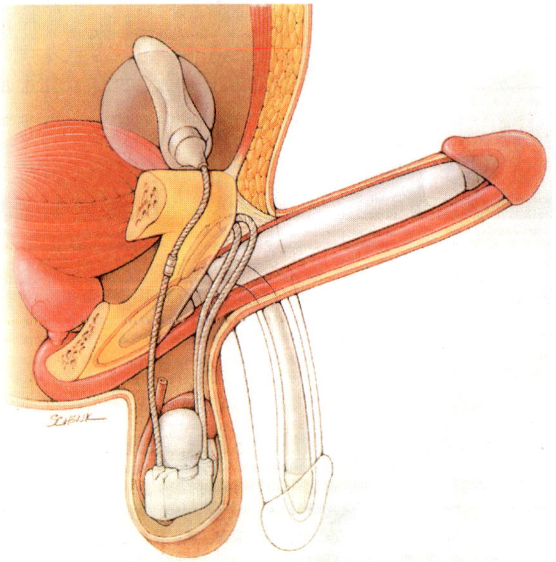

图Ⅰ-73 可胀性阴茎假体植入术效果图

(4) 手术并发症：分为术中并发症和术后并发症。据辛钟成介绍，阴茎假体植入术的难点之一是海绵体的扩张，初学者容易造成海绵体纵隔交叉穿孔和海绵体白膜穿孔。由于阴茎海绵体的纵隔非常薄弱,故在扩张时容易造成海绵体交叉穿孔。术后会引起阴茎扭曲或弯曲。为避免这一并发症的发生,在扩张时要注意海绵体的生理弯曲,开始试用扩张器时不宜过细,扩张时尽量靠近海绵体的外侧缘;海绵体的白膜穿孔多数由粗暴的扩张和过度的扩张引起。发生海绵体的白膜穿孔,多需进行修补;尿道穿孔较少见。

术后并发症主要有感染、糜烂、疼痛和阴茎弯曲,此外还可能发生假体的机械故障。随着技术的改进和抗生素的应用,感染概率大大下降。糜烂常由感染引起。龟头糜烂可由柱体过大引起。19 世纪 80 年代统计,可胀性假体置入后 1~5 年内机械故障的发生率为 10%~20%,近年来随着技术的不断改进,机械故障发生率已降至 5%左右。

(5) 手术注意事项:为了保证手术顺利进行和术后功能正常,应注意:① 切口应足够大;② 扩大阴茎海绵体应达到尖端,使假体能贴于龟头下,以免龟头屈曲;③ 假体的长度应适当,若假体太长,会引起阴茎头部和坐骨结节部疼痛,太短会引起阴茎头在假体上屈曲;④ 术中遇有尿道或海绵体损伤,最好停止手术,待损伤愈合后再作第二次植入术;⑤ 术中严格无菌操作,以防感染发生。

(6) 术后处理:半硬性假体植入术的术后处理比较简单,只需用护架保护阴茎,以避免受压。可胀性假体植入术后,导尿管应留置 24 小时;头低足高位应保持 24 小时,以后每天作头低足高位 3 次,每次 20 分钟;阴囊置冰袋 24 小时,以减少肿胀和血肿形成;阴茎的假体保持于不充盈状态;术后 1~2 天经常向下牵拉输液泵,使其保持于阴囊低位,并减少连接管扭曲;术后 2~3 周开始操纵输液泵,每天练习 1 次;为预防感染,应重视无菌操作,并在术前、术中、术后适当应用抗生素。

2. *血管重建术治疗* 血管重建术治疗动脉性 ED 始于 1970 年,其目的是使堵塞或狭窄的髂腹下动脉与阴茎海绵体动脉床建立动脉旁路,提高阴茎海绵体内动脉灌流量,以治疗 ED。自从 Michal 利用腹壁下动脉、阴茎动脉旁路手术;Virag 利用动脉与阴茎背深静脉旁路手术方法治疗 ED 以来,至今已有 100 多种关于阴茎血管重建术的报道,但由于缺乏长期疗效,阴茎血管重建术未能得到广泛应用。

3. *阴茎背深静脉结扎术治疗* 自从 1902 年 Wooten 报道通过结扎阴茎背深静脉治疗静脉性 ED 以来,在学术界引起了广泛的争论。由于其手术失败率较高(40%~50%),且远期效果不佳,同此,影响了手术的推广。辛钟成认为,如果严格掌握适应证,提高手术技术水平,可能会得到满意的效果。

(七) 中医论治 阴茎勃起功能障碍在中医学中称之为阳痿。

阳痿是一种较常见的男子性功能障碍,即男子虽有性的要求,甚至有较强的性欲冲动,但阴茎不能勃起,或举而不坚,不能插入阴道,不能完成性交。中医称之为“筋痿”、“阳痿”或“阳事不举”。

本病记载首见于《内经》。如《素问・痿论》曰:“思想无穷,所愿不得,意淫于外,入房太甚,宗筋弛纵,发为筋痿,…筋痿者,生于肝使内也。”隋唐医家多从劳伤、肾气亏损立论。如隋・巢元方等撰《诸病源候论》曰:“劳伤于肾,肾虚不能荣于阴器,故痿弱也。”又如《外台平秘》中云:“五劳七伤阳痿,十年阳不起,皆繇少小房多损阳。”在治疗多选用调元温肾、壮阳填精之品。明・张介宾对本病的论述更为精辟和全面。他在《景岳全书・阳痿》中说:阳痿“多由命门火衰,精气虚冷,或七情劳倦,损伤元阳之气…亦有湿热炽盛以致宗筋弛缓”;“凡思虑焦劳,忧郁太过者,多致阳痿”;“凡惊恐不释者,亦致阳痿”。清代医家对本病认识也有补充。如张璐玉认为阳痿当责之肝、肾、任、督。清·沈金鳌在《杂病源流犀浊》中指出："阳痿，凡人色欲过度，精髓耗败，伤于肾(元气)，遂致阳痿不起；又有阴湿伤阳，阳气不能伸，也致阳痿不起；又有失志之人，抑郁伤肝，肝木不能疏泄，也致阳痿不起。"

现代中医学专家认为阳痿与心、肝、肾、脾、胃都有关系。徐福松认为："阳痿不外虚实两端：实者责之于肝；虚者责之于肾。"他还认为："百病以胃气为本，性事亦当以胃气为本。""湿热可伤脾，脾虚可及肾。"肾阳受损，宗筋弛纵。王琦指出："阳痿论治既往多偏重于肾，然而与肝筋关系密切，应从调肝、疏肝、泄肝、养肝入手。"这是他提出的"阳痿从肝论治"的观点。

1. **病因病机** 阳痿发生的原因是多种多样的，西医认为有精神性、器质性两大类。器质性又有内分泌性、血管性、神经性以及药物和疾病等因素。中医认为阳痿的病因有以下几方面：

(1) 命门火衰：医经名著《难经·三十九难》云："命门者，精神之所舍，男子以藏精…其气与肾通。"明·张介宾曰："命门为水火之府，阴阳之宅，命门主先天之气，为先天之本。"往往因房事不节，恣情纵欲，时间久了导致肾精亏虚，精不化阳，则命门火衰，精气虚冷，宗筋失涵，阳事不振，而渐成阳痿。

(2) 肝气郁结：肝主筋，其脉绕阴器，若情志不遂，郁怒伤肝，则肝气郁结，木失条达，宗筋痿废不用。正如《灵枢·经筋》中云："足厥阴之筋…上循股阴，结于阴器，其病…阴器不用。"凡所愿不遂，夫妻不睦；或新婚之夜，性交失败；或婚前手淫，顾虑重重，久久不能自解。致肝气抑郁，失于条达，宗筋失用，而成阳痿。正如清·沈金鳌云："有失志之人，抑郁肝火，肝木不能疏达，亦阴茎不起。"

(3) 肝血瘀阻：阴茎的勃起依赖肝血。《养生方》中指出阴茎的怒、大、坚、热是肝血充盈的结果。《素女经》也云："玉茎不怒…怒而不大…大而不坚…坚而不热。"乃肝血不充也。凡跌仆损伤，强力行房，血络受损，血瘀络阻，则宗筋失养，而成阳痿。这与现代医学血管性阳痿相符。

(4) 肝胆湿热：过食肥甘，酿湿生热，或交合不洁，感受湿热之邪，内阻中焦，湿热郁蒸肝胆，流注宗筋，致使宗筋弛纵不收而引起阳痿。正如《灵枢·经筋》中云："热则筋弛纵不收，阴茎不起。"

(5) 惊恐伤肾：突遇不测，或乍视恶物，尤其交合之时卒受惊恐，伤于肾气，遂发阳痿。明·张介宾《景岳全书》中有云："凡惊恐不释者，亦致阳痿。惊恐伤肾，即此之谓也。故凡遇大惊卒恐，能令人丧失小便，即伤肾之验。又或阳旺之时，忽有惊恐则阳道之痿，亦其验也。"

(6) 心脾两虚：思虑伤心，心肾不交。劳倦伤脾，脾损及肾。心脾两虚，气血两亏，宗筋失养，造成阳痿。正如《临证指南》中云："阳明虚则筋宗纵。"

2. **辨证论治** 阳痿的辨证把握精、气、神三者的关系，围绕心、肝、肾、脾四脏。辨证施治，针药半用，辅以心理疏导及性事教育。方能出奇制胜。

(1) 肝郁不疏：证见平素多悲忧烦恼，情志抑郁，胸肋不舒，阳事不兴。急躁易怒，善太息。舌质淡红，苔薄白。脉细弦。治宜疏肝解郁。四逆散加味：柴胡 15 g，枳实 10 g，赤芍 20 g，蜈蚣 2 条，露蜂房 10 g，九香虫 6 g，远志 10 g，白蒺藜 20 g，白芍 10 g，肉苁蓉 15 g。

(2) 命门火衰：证见身疲倦怠，畏寒怕冷，精神萎靡，腰膝酸软，玉茎不举或举而不坚，小腹发凉，夜尿频。舌淡苔白。脉来沉细，尺脉尤甚。治宜温补肾阳，方选还少丹或赞育丹。常用药有熟地，枸杞子各 12 g，山萸肉、当归各 10 g，肉苁蓉 15 g，巴戟天 12 g，鹿角胶 10 g，仙茅 12 g，仙灵脾、蛇床子各 15 g，肉桂 9 g。

(3) 心脾两虚：证见思虑过多，面色无华，心悸气短，胃纳欠佳，夜寐不安，阳事不举，大便稀溏。舌淡苔薄。脉细无力。治宜补益心脾，方选人参归脾汤，或补中益气汤化裁。常用药物有党参、黄芪各 12 g，白术、茯神、酸枣仁、龙眼肉各 10 g，木香、炙甘草各 3 g，炒当归 10 g，炙远志 6 g，补骨脂、菟丝子各 10 g，肉苁蓉 15 g，枸杞子 12 g。

(4) 肝胆湿热：证见玉茎不举或举而不坚。阴囊潮湿，臊臭坠胀。小便黄赤，尿后余沥。形体虽丰实，但体困倦怠，心烦口干。舌红，苔黄腻。脉滑数。治宜泻肝利胆，清热化湿，方选萆薢胜湿汤加减。常用药有萆薢 12 g，薏苡仁 20 g，黄柏 10 g，赤茯苓、泽泻各 12 g，柴胡 10 g，蜈蚣 2 条，当归、车前子各 10 g，龙胆草 3 g，苍术 5 g。

(5) 血脉瘀滞：有阴部跌仆损伤史，或有冠心病、糖尿病史，证见阳事不起，性欲淡漠。舌质紫暗或有瘀点。脉沉涩。治宜行气活血、通脉振阳。方选四物汤加减：川芎 10 g，当归 12 g，熟地 15 g，白芍、露蜂房各 10 g，仙灵脾 15 g，蛤蚧、陈皮各 10 g。

(6) 卒恐伤肾：证见胆怯多疑，心悸易惊，失眠多梦。夜间可有阴茎勃起，但性事不举。舌淡苔薄。脉沉弦。治宜宁神温胆，益肾振痿。方选宣志汤加减：熟地 12 g，党参 10 g，当归 12 g，山药 10 g、茯苓 15 g，酸枣仁 10 g，巴戟天、远志各 12 g，生龙骨、生牡蛎各 30 g，蜈蚣 2 条，柴胡 10 g。

3. *房事养生与阳痿防治*　中医治疗阳痿不唯药石，兼顾咨询疏导，讲究房事养生及技巧，这对阳痿的防治尤为重要。

(1) 情不可抑，欲不可纵：性欲与食欲一样是人的本能。男子以精为主，女子以血为主，故“精盛则思室，血盛则怀胎”。唐·孙思邈云：“男不可无女，女不可无男。”“无女则意动，意动则神劳，神劳则损寿”。说明禁欲会引起心理障碍，会影响身体健康，会影响阳道的奋昂和玉茎的坚久。

情不可抑，但欲不可纵。古代医学家十分重视纵欲的危害。明·万全在《养生四要·寡欲》中云：“交接多，则伤筋，施泄多，则伤精。肝主筋，阴之阳也，筋伤则阳虚易痿；肾主精，阳中之阴也，精伤则阴虚而易举。阴阳俱虚，则时举时痿，精液自出，念虑虽萌，隐曲不得矣。”纵欲无度，房劳伤肾，肾精亏虚，命门火衰，致宗筋失涵而阳事不振。因此，若因房事不节之阳痿患者，必须做到房事节度。既不可绝欲，也不可纵欲。适度房事有益于身心健康。

(2) 房事和谐法：古代中医学十分重视夫妻房事的和谐。且房事和谐对防治阳痿具有重要意义。如日本·丹皮康赖《医心方·和志篇》云：“男欲求女，女欲求男，俱有悦心，故女质振感，男茎强。”欲令房事和谐，亦应讲究房术和法度。所谓房术，也就是夫妻间必须做到感情交流，灵肉交融。正如唐·万金撰《万密斋妇科》中有云：“男女情动，彼此神交，然后行之，则阴阳和畅，精血合凝。”万不可匆忙行事，急于求成，否则将会适得其反。唐·孙思邈《千金要方·房中补益论》中亦云：“凡御女之道，不欲令气未感动、阳气微弱即交合。必须先徐徐嬉戏，使神合意感良久，乃可令得阴气，阴气推之，须臾自强。”现代性医学提倡的性感集中训练法，也就是强调了性交前的神和意感。性交前夫妻双方必须做到“定气、安心、和志，三气皆至，神明统归。”使夫妻双方情意相融，达到心理、生理上的高潮，然后交合。清·沈金鳌提出了合房“八至”说。即男有三至，女有五至。只有八至俱应，方为交合的良机。他在《妇科玉尺》中说："未交之时，男有三至，女有五至。男子三至者，谓阳道奋昂而振者，肝气至也，壮大而热者，心气至也；坚物而久者，肾气至也。三气俱足，女心之所悦也。若痿而不举，肝气未至也，肝气未至而强合，则伤其筋，其精流滴而不射矣；壮而不热者，心气未至也，心气未至而强合，则伤其血，其血精清冷而不暖也；坚而不久，肾气未至也，肾气未至强合，则伤其骨，其精不出，虽出亦少矣。"因此，性交前男子三气俱至方可交合，亦是性感集中训练中所强调的训练之中不可急于性交。妇方应配合丈夫，令其心、肝、肾三气俱至，方能治愈阳痿。

4. **针灸与按摩疗法**　针灸包括体针、耳针、电针、水针。

(1) 体针法：针灸穴位有以上几组可供选择：① 主穴有关元、中极、太溪，配穴有太冲、大陵；② 阳痿穴位于肾俞穴上 2 寸* 半，督脉向外开 1 寸* 处；③ 肾俞、命门、三阴交、关元；④ 针命门、肾俞、石门、关元、足三里；灸气海、中极、志室。每次选穴 3～5 个。

以上 4 组，任选一组，每日针 1 次，或针灸并施。针法多用捻转之法，10 次为 1 个疗程。

(2) 耳针法：可选用精宫、外生殖器、睾丸、内分泌、神门、肾、皮质下等穴。

(3) 电针法：选穴有关元、三阴交与中极、足三里两组。两组穴位交替使用，用低频脉冲电，通电 3～5 分钟即可。

(4) 水针法：选穴：关元、中极、足三里、肾俞、命门等。

药物可选用维生素 B_{12} 0.2 mg，士的宁 1 mg，当归或黄芪注射液 2 ml，3 种任选用一种作穴位注射，每次注射 2 个穴位，10 次为 1 个疗程。

5. **饮食疗法**　中医十分重视食疗养生。下面介绍几种补养肝肾与强精壮阳的食疗方法。

(1) 韭菜炒羊肝：韭菜 100 g，羊肝 120 g。洗净韭菜，切成半寸长，羊肝切片，用铁锅旺火炒熟，当菜食用，每日 1 次，可用于肝肾不足之阳痿。

(2) 猪腰煲杜仲：猪腰一个，杜仲 15～30 g。将两味入砂锅内加水，煲汤食服。隔日 1 次，能补养肝肾，坚筋强骨。用于肝肾不足，精气亏虚之阳痿。

(3) 羊肾苁蓉羹：羊肾一具，肉苁蓉 30 g。将羊肾剥去筋膜，中间切开，去除腰筋，切成薄片，肉苁蓉用酒浸泡一宿，切成薄片，共放锅内，加水煮汤。羊肾将熟时，分别加入佐料即可食用，适用于命门火衰之阳痿。

(4) 清蒸鸽子：将鸽子去毛及内脏，洗净、入锅内加水及少许佐料，清蒸熟后，食肉饮汤。确有强精兴阳之效。

6. **中药治疗 ED 的现代研究**　祖国医药治疗 ED 有着悠久的历史，但主要是临床经验研究。近年来随着分子生物学研究的进展，许多学者研究中药治 ED 的药物机制，现分别介绍几种中药的作用。

(1) 川芎：肖恒军、刘继红等研究结果显示，川芎嗪有舒张离体兔海绵体平滑肌的作用。他们认为川芎嗪是中药川芎的有效成分之一，属酰胺类生物碱，化学结构为四甲基吡嗪(tetramethylpyrazine，TMP)，是较早期研制的一种中药制剂，具有扩血管、增加冠状动脉血流、改善心肌供血、抑制血小板聚集等多种作用。有文献报道其血管活性作用与调节 NOS 的活性、促进内皮细胞释放 NO、抑制 PDE 的活性和钙拮抗等多种机制有关。他们在体外

---

* 注：指同身寸，与患者中指第一节等长。

实验研究表明，川芎嗪对 PE 诱发收缩的阴茎海绵体平滑肌具有明显的舒张效应，并有剂量依赖性，EC_{50}为 1.58×10^{-4} mol/L。在去上皮和未去上皮组，川芎嗪均对阴茎海绵体平滑肌表现浓度依赖性舒张效应，去除内皮也不影响川芎嗪对肌条的舒张效应，提示其作用机制为非内皮依赖性。L－NAME 并不能抑制川芎嗪的舒张效应，提示川芎嗪并无调节 NOS 活性的作用，不是通过调节 NOS 的活性刺激血管内皮细胞释放 NO 而舒张平滑肌。ODQ 可部分抑制川芎嗪对肌条的舒张效应，其最大舒张效应由 42.9%±5.1%降至 28.2%±4.7%，提示其舒张效应与 NO－cGMP 通路有关。

为了证实川芎嗪是否影响 NO－cGMP 和 cAMP 信号通路，探讨川芎嗪是否可以增加阴茎海绵体平滑肌 cGMPT 和 cAMP 的浓度而舒张阴茎海绵体平滑肌。实验采用^{125}I 特异性放射免疫法，在 SNP 的基础刺激作用下，测定阴茎海绵体组织中 cGMP 与 cAMP 的含量。研究结果显示川芎嗪组的 cGMPT 和 cAMP 的含量明显高于对照组，分别是对照组的1.5 倍、2 倍和 3 倍，提示川芎嗪对阴茎海绵体平滑肌舒张作用与增加细胞内 cGMPT 和 cAMP 浓度有关。在去上皮和未去上皮两组间 cGMPT 和 cAMP 的含量无明显差异，证实非内皮依赖性，川芎嗪对肌条的 cGMPT 和 cAMP 的含量变化的影响，主要以 cAMP 浓度增高为主，这与文献报道一致。实验研究表明可增加细胞内 cGMPT 和 cAMP 浓度而舒张阴茎海绵体平滑肌，至于是激活 GC 和 AC，或抑制 PDE 的活性，尚有待进一步研究。

(2) 人参：为五加科植物人参 Panax ginseng C. A. Mey 的根，主产于我国吉林、辽宁等省。人参含人参皂苷约 5.22%，系 20 多种人参皂苷的混合物，其中以人参皂苷 Rb、Rc、Rg 的含量较高，特征性成分为人参皂苷 Rf。Chen 等发现人参皂苷对阴茎海绵体平滑肌具有浓度依赖性松弛效应，并能提高乙酰胆碱诱导的阴茎海绵体平滑肌松弛。L－硝基精氨酸(L－NNA)和氧合血红蛋白能减弱这种作用，而超氧化物歧化酶(SOD)却能增强这种作用。表明人参皂苷通过促进内皮细胞释入一氧化氮(NO)，诱导阴茎海绵体的平滑肌松弛。

(3) 三七：又名参三七、田七。为五加科植物三七 Panax notoginseng (Burk.) F. H. chen 的块根，主产于我国云南、广西两省区，其主要活性成分为三七总皂苷。已分离出来的 20 余种单体皂苷主要是达玛烷型的 20(S)-原人参二醇型和 20(S)-原人参三醇型四环三萜皂苷，不含齐墩果烷型皂苷。杨建林等用离体组织灌流方法观察了三七总皂苷(PNS)对人、猴和犬阴茎海绵体的作用，并探讨其作用机制。结果显示，PNS 对狗阴茎血管去甲肾上腺素(NE)累积浓度收缩效应曲线的亲和指数和最大效应没有影响，但可以抑制 NE 对海绵体平滑肌的收缩，表明 PNS 不是 α_1－肾上腺素受体的竞争性拮抗剂；PNS 以浓度依赖方式引起阴茎海绵体平滑肌舒张，L－NNA 可以完全抑制 PNS 舒张阴茎海绵体作用，而这种抑制作用可以被左旋精氨酸所逆转，说明 PNS 通过激活一氧化氮合酶(NOS)，刺激内皮细胞释入 NO，舒张阴茎海绵体平滑肌。

(4) 淫羊藿：又名仙灵脾、放杖草、三枝九叶草。为小檗科植物。淫羊藿 Epimedium drevicornum Maxım 的全草，其土要成分为黄酮类化合物。辛钟成等通过体外实验观察了淫羊藿苷对家兔阴茎海绵体肌条的松弛作用，及其对一氧化氮环鸟苷酸(NO－cGMP)通路的影响，结果发现，淫羊藿苷对静态肌条没有收缩或松弛效应，但对 PE 诱导收缩的肌条具有浓度依赖性松弛效应。并且淫羊藿苷对磷酸二酯酶 5(PDE_5)活性有浓度依赖性的抑制作用。表明淫羊藿苷具有松弛阴茎海绵体的作用，其作用机制与抑制 PDE_5 活性，增强 NO－cGMP通路活性有关。

(5) 银杏叶提取物(ginkgo biloba extract GBE)：银杏叶又名白果叶。为银杏科植物银杏 Ginkgo biloba L 的叶,我国各地均有栽培,其主要成分为黄酮类和萜内酯化合物。Paick 等用离体灌流和电刺激(EFS)的方法观察 GBE 对 ED 患者和新西兰白兔阴茎海绵体平滑肌舒张的影响和作用机制。结果从 GBE 中分离出来的非银杏苦内酯非黄酮类成分(nonginkgolide nonflavonoid fraction NGF)对用 NE 诱发收缩的 ED 患者和白兔阴茎海绵体平滑肌均有浓度依赖性的松弛作用,其中 304U－1 的松弛作用最大。通过多种实验研究,他们认为 304U－1 可能通过抑制性的突触前毒蕈碱受体来抑制肾上腺素能神经,通过直接活化腺苷酸环化酶来提高环腺苷酸(cAMP)的浓度,也可能影响 K^+ 通道,而松弛阴茎海绵体平滑肌。杨建林等采用离体组织灌流的方法,观察 GBE 对健康男性阴茎海绵体平滑肌的舒张作用。结果 GBE 可以引起阴茎海绵体平滑肌浓度依赖性舒张反应,EC_{50} 为 1.6±0.3 g/h,最大舒张效应为 72.4%±1.5%,当 L－NNA 存在时,最大舒张效应降低到 8.3%±6.7%;当同时加入 0.1 mmol/L 的左旋精氨酸时,最大舒张效应又可达到 67%±2.8%,EC_{50} 为 1.6±0.5 g/L。因此,推测 GBE 可能不作用于鸟苷酸环化酶(GC)或 cGMP 和其后的信号传导环节,而主要以浓度依赖的方式,通过激活内皮源性 NOS(eNOS),刺激内皮释放 NO,舒张阴茎海绵体平滑肌。

(6) 蛇床子：又名蛇米、蛇珠、癞头花子。为伞形科植物蛇床 Cnidium monnieri(L.) Cusson 的果实,我国大部分地区均有生产,其主要生理活性成分为香豆素,还含有挥发油和黄酮类等成分,Chen 等用离体灌流的方法,观察蛇床子素对新西兰白兔阴茎海绵体的松弛作用,结果蛇床子素对 PE 诱发收缩的阴茎海绵体平滑肌具有浓度依赖性松弛效应。在剥脱内皮、亚硝基左旋精氨酸甲酯[N(G)－nitro－L－argi－nine methyl ester, L－NAME]、ODQ 处理后,这种松弛作用被显著性抑制。

蛇床子素能增强硝普钠对阴茎海绵体平滑肌的松弛作用,但扎普司特能消除这种作用。另外,高浓度的蛇床子素还能增强弗司扣林诱导的阴茎海绵体的松弛作用。表明蛇床子素通过促进内皮细胞释放 NO 和抑制 PDE 的活性,松弛阴茎海绵体平滑肌。Chiou 等研究发现,从蛇床子乙醇萃取的 4 种香豆素(蛇床子素、欧芹属素乙、花椒毒素和异虎耳草素)对 PE 诱发收缩的阴茎海绵体平滑肌均有松弛作用。

(八) 基因治疗 新近报道 ED 的基因疗法在动物模型获得成功的信息令人振奋。Garban 等将一氧化氮基因转染到大鼠阴茎使大鼠的勃起功能得到改善。Charist 等利用钾离子通道开放剂给糖尿病模型大鼠施行基因疗法,显著改善了阴茎勃起功能。Wesselle 和 Williams 成功地在阴茎海绵体植入内皮细胞,并认为这种方法可能是更有效的基因转录方法。Tom Lu 等研究发现,利用生长激素或脑神经营养因子(BDNF)基因的基因疗法,可增强大鼠海绵体神经恢复。另据报道,美国纽约 Albert Einstein 医学院鉴于动物试验已见成效,正向美国 FDA 申请进行人体试验。

1. *基因治疗的优势* ① 阴茎为体表器官,目的基因及其产物很容易被转运到海绵体内;② 阴茎局部定位准确,并且治疗时可在阴茎根部扎止血带,减少因目的基因进入全身血液循环,而造成非特异性感染,从而减少不良反应;③ 阴茎海绵体细胞间存在缝隙连接,只要少量细胞转录目的基因即可奏效;④ 阴茎血管平滑肌细胞的代谢率低,可使目的基因较长时间表达;⑤ 基因治疗产生 NOS 是一种生理过程,即在阴茎疲软时,其高水平的 NOS 合成正常低水平的 NO,故推测不会发生阴茎异常勃起、感染及其他不良反应。

2. *基因治疗的种类*　基因治疗包括下述几种：① 基因修饰：是指将目的基因导入病变细胞或其他细胞，通过目的基因的表达产物改变缺陷细胞的功能，或使原有细胞的功能加强。目前常用的目的基因有一氧化氮合成酶基因，降钙素相关肽基因脑源性神经营养因子基因，血管内皮细胞生长因子基因，钙离子敏感性钾离子通道基因。② 基因改良的细胞治疗：基因治疗的另一个途径是直接使用经过基因改良的细胞。通过这种方法，可以将含有经过特定修饰的，表达特定生理功能的基因的细胞移植到海绵体内。Wessells 等就是将基因改良过的内皮细胞植入阴茎海绵体内。③ 反义核酸基因治疗：反义核酸可以阻断基因的表达，其机制是与靶 RNA 以碱基互补原则相结合，形成 DNA－RNA 复合物，该复合物可阻断 mRNA 的转录或 mRNA 与某些转录蛋白质的结合，并且该复合物更易被 RNA 酶降解，从而可以抑制有关蛋白质的合成。在阴茎勃过程中，cGMP 是重要的细胞内第二信使，提高 cGMP 浓度，可使细胞内钙离子浓度下调，平滑肌松弛，导致阴茎勃起，而 PDE 可以降解 cGMP 为 GMP，使 cGMP 浓度降低，抑制 PDE 的活性则可以提高 cGMP 浓度，从而增强阴茎勃起。PDE 家族有 11 个成员，已分离到 14 种不同的 mRNA 在不同的组织中表达，已证实人阴茎海绵体组织中有 PDE_2、PDE_3、PDE_4 和 PDE_5 型。功能试验分析提示 PDE_3和 PDE_5在人阴茎海绵体组织中起中心调节作用。将逆转录病毒载体携带的 PDE_5 mRNA 反义核酸直接转导入阴茎海绵体，可抑制 PDE_5 mRNA 在平滑肌细胞中的表达，从而降低 PDE_5 mRNA 在平滑肌细胞中的表达，降低 PDE_5活性，促进海绵体平滑肌舒张，增强阴茎勃起，同时也可以避免对其他组织器官的不良作用。

3. *基因治疗的前景*　ED 的基因治疗方兴未艾，大量研究显示了在临床上对 ED 进行基因治疗的可行性。成功的基因治疗将使对 ED 的治疗产生巨大飞跃，并将打开一扇通往人类平滑肌相关疾病（如尿失禁、肠易激综合征、支气管哮喘等）治疗的大门。目前，基因治疗存在的主要问题在于如何提高治疗的安全性、特异性和效果的长期性。在临床应用之前，还有一些基础性技术问题有待解决，如开发能使目的基因高效转录并长期表达且不会发生免疫反应的载体等。随着分子遗传学以及免疫学理论和技术的巨大进展，有理由相信上述难题将会得到解决。不难想像，将来基因疗法会根据每个患者的特点进行裁制，以补充性功能的不足，从而更好地在 ED 治疗中发挥作用。

第三节　插 入 障 碍

插入障碍（insertion obstacle，IO）是一种客观存在而一直被医学界忽视的性功能障碍。笔者在长期临床实践中发现一些患者性欲正常，勃起正常，女方阴道也通畅，性交时偏偏就不能插入阴道。笔者根据性功能障碍的定义，将这种性功能障碍命名为插入障碍，并在《中华男科学杂志》2004 年第一期发表了第一篇报道：《插入障碍的诊断和治疗——附 32 例临床分析》。同时在国内和国际的相关男科论坛上作了多场关于插入障碍的学术报告，受到了广大同仁们的认可。

一、定义

IO 是指男子性欲正常，在接受性刺激后，阴茎能充分勃起，且能维持较长时间的勃起状态，女方阴道通畅，但在尝试性交时，阴茎不能插入女方阴道，时程超过 1 个月。

笔者认为具有正常性功能的男子，其性交过程包括性欲唤起、阴茎勃起、插入阴道、维持勃起和射精这连续发生的5个环节，其中任何一个环节都可能发生障碍，不管哪一个环节发生障碍，统称为性功能障碍。此前，性功能障碍研究比较多的有性欲异常、勃起障碍和射精障碍，而忽视了在插入过程中也可能发生障碍的这一现实问题。往往许多医生将此列入勃起障碍而误诊，使这类患者长期得不到治愈，也有些医生简单从事，随便说一句："没有问题，回家试吧。"没有认真地帮助他们寻找障碍的环节和原因，没有负责任地去帮助他们克服这一障碍。不少患者辗转几十家大医院无功而返，反而更增加了他们的心理压力。因此，在这组患者中最长病程达8年之久。笔者在接触这类患者的早期阶段，也曾误诊为"ED"，经过治疗无效后，否定了自己的错误诊断，从而萌生了插入障碍这一新概念。作为新婚夫妇，没有性知识，不懂女性外生殖器解剖，也缺乏性经验，新婚蜜月之时，不能插入阴道的现象比较普遍。但大多数通过学习，自我调节，克服了这一障碍。当1个月之后仍然不能插入者应该请求专业医生的帮助，因此，在IO定义中的时程定为1个月。

二、病因

IO的病因有男方因素，也有女方因素；有心理因素，也有病理因素。

（一）男方因素　男方因素中包括心理因素和病理因素。

1. *心理因素*　心理因素表现以下几方面。

（1）性知识的缺乏：新婚之夜，兴奋、激动、身体疲倦，加上初次性交，不知道怎么性交，不了解女性外生殖器的解剖，找不到阴道口的位置，不懂得怎么插入和插入的方向、角度。通过学习和锻炼一般是可以自我调节完成性交。但是部分男人不主动寻找学习途径，既不找相关书籍，也不看相关影像或图片。明知性盲，还不学习。

（2）性观念封闭：这部分患者往往出生在书香门第，父母管教严格，只顾及他们的学习、升学和工作，从未作过任何性教育，也不让他们观看与性有关的书籍、图片及影像。本人也一心钻研课本，有一位患者学位很高，理科博士，就是不懂得性是什么。

（3）性格内向：这类患者的性格特征都属内倾型，心理内向，不善交流，不言于表，默默承受困难的现实，不埋怨对方的不配合，对女方的抵抗不愤怒、不暴躁，没有抛弃对方的念头和想法，而努力寻求医生的帮助。

（4）怜香惜玉：深爱自己的妻子，当插入阴道口时，只要妻子喊一声"疼"，他就自动终止插入行为，妻子任何不舒服，都会想方设法，不使她难受。

（5）操作焦虑：当第一次插入失败后，就会产生焦虑情绪，2次、3次失败加重了他的焦虑，一上床，一脱衣服，就害怕失败，越怕失败越失败，面对困难不知所措，只能无奈地退却。

（6）抑郁：性生活的失败使他情绪低落，对生活、工作都感到无兴趣，整天闷闷不乐，自认为性无能，不是一个合格的男人，缺乏自信心。无心也无力去克服这一障碍，久而久之产生性欲低下、勃起困难。

（7）逃避心理：长期插入障碍，慢慢产生逃避心理，一到晚上就借故外出，或谎称加班，或出去打牌解闷，逃避性生活。

2. *病理因素*　病理因素在插入障碍中仅占少数。笔者接待的患者中有：① 蹼形阴茎：经过手术治疗后，克服了这一障碍；② 骨盆畸形：指导他们寻求一种合适的性交体位；③ 隐匿型阴茎：这种患者，多数过度肥胖而阴茎短小；④ 尿道下裂：特别是阴茎型、阴囊型尿道下裂,更不容易插入阴道。

(二) 女方因素　也包括心理因素和病理因素两大类。

1. *心理因素*　① 从小接受淑女型教育,家长不但不作任何性教育,反而限制她接受性知识,使成年后不懂性器官解剖,不懂性生理反应,更不懂性交是怎么回事。误认为性交是肮脏的,有罪的。② 从小娇生惯养,怕疼、怕打针,小小的皮肉损伤也会嚎叫、哭泣。试性交时,坚硬的阴茎还未穿破处女膜就直喊疼,不让丈夫继续挺进。③ 恐惧心理:看见粗大的阴茎就害怕,那么大的东西进入自己体内怎能受得了。④ 紧张心理:一同房就紧张,还未插入阴道就全身紧张,有的往往演变成阴道痉挛。⑤ 有洁癖倾向:平时十分爱干净,厌恶精液,看到精液或嗅到精液的气味就恶心。⑥ 排斥心理:由于综合的心理因素,使她排斥性生活,不让丈夫接触她那神秘的玉门,有的患者能接受丈夫的亲热,如爱抚、亲吻、拥抱,有的患者连接吻、拥抱都排斥。

2. *病理因素*　在临床上阴道痉挛比较常见;处女膜闭锁、先天性无阴道和阴道横隔十分罕见,笔者接触的病例中未见 1 例;骨盆畸形,影响插入,在笔者接待的病例中仅见 1 例。

三、诊断

(一) 病史的采集　就诊时最好夫妇双方都在场。从男子性交过程的五个环节逐一询问,进行定位诊断,找准障碍的环节。

1. *插入自评量表的制定和应用*　笔者根据 OLEARY1995 制定的《男性性功能问卷》,结合临床实践编制插入自评量表(selfrating insertion scale,SIS)指导患者自己评定。SIS 共四个问题:第 1 题评定性欲程度;第 2、3 题评定勃起功能;第 4 题尝试性交时曾否有过插入阴道的历史,这是最关键的一个问题,是鉴别插入障碍和因 ED 而不能插入的重要依据(表Ⅰ-49)。

表Ⅰ-49　插入自评量表(SIS)

问　　题	没　有 (1)	少　数 (2)	一　半 (3)	多　数 (4)	几乎总是 (5)	得分
1. 你的性欲如何	□	□	□	□	□	
2. 当接受性刺激时你能勃起吗(≥90%)	□	□	□	□	□	
3. 当接受性刺激时,勃起能维持较长时间吗(≥5 分钟)	□	□	□	□	□	
4. 尝试性交时你能插入阴道吗	□	□	□	□	□	

总评分________

在评定以前,医生一定要把整个量表的填写方法及每个问题的含义讲解清楚,然后患者作出独立的、不受任何影响的自我评定。量表由患者自己填写,每个问题后有 5 个方格,分别代表没有、少数、一半、多数和几乎总是,患者根据自己的情况,在最恰当的方格里画　勾(√)。如果患者文化程度太低(极个别),对问题的理解不清楚,或回答没有把握,医生只帮助解释题意,由患者自己选择最符合情况的答案。评定结束时,医生仔细检查 SIS,每一道问题不能漏评,也不能在一道问题内打两个勾。

SIS 评定结果的判断:① 1～3 题得分≥12 分,第 4 题得分为 1 分,可以确定 IO 的存在;② 1～3 题得分≤12 分,第 4 题得分为 1 分,为疑似 IO 病例,需要进一步检查原发病因,究竟是性欲低下,还是ED,或是IO并发性欲低下,ED? ③ 1～3题得分≤12分,第4题得分为≥2,就可以否定IO的存在,也就是说,只要有过一次成功插入阴道的历史,就不能判定为IO。

2. **心理测试** IO的病因大多数是心理因素,男、女双方都可能存在或多或少的心理问题。因此,心理测试尤为必要。临床上常用的有抑郁自评量表(SDS)和焦虑自评量表(SAS)。SAS在本章第二节中已有介绍,不再赘述。下面介绍SDS(表Ⅰ-50)。

表Ⅰ-50 抑郁自评量表(SDS)

姓名　　　　性别　　　　年龄　　　　病室　　　　研究编号

院号　　　　　　评定日期　　　　第　　　　次评定

填表注意事项:下面有20条文字,请仔细阅读每一条,把意思弄明白。然后根据您最近一星期的实际情况在适当的方格里打一个勾(√),每一条文字后有四个方格,A表示没有或很少有时间;B表示有小部分时间;C表示有相当多时间;D表示绝大部分或全部时间;E由工作人员评定。

	A	B	C	D	E
1. 我觉得闷闷不乐,情绪低沉	□	□	□	□	1 □
2. 我觉得一天之中早晨最好*	□	□	□	□	2 □
3. 我一阵阵哭出来或觉得想哭	□	□	□	□	3 □
4. 我晚上睡眠不好	□	□	□	□	4 □
5. 我吃得跟平常一样多*	□	□	□	□	5 □
6. 我与异性密切接触时和以往一样感到愉快*	□	□	□	□	6 □
7. 我发觉我的体重在下降	□	□	□	□	7 □
8. 我有便秘的苦恼	□	□	□	□	8 □
9. 我心跳比平时快	□	□	□	□	9 □
10. 我无缘无故地感到疲乏	□	□	□	□	10 □
11. 我的头脑跟平常一样清楚*	□	□	□	□	11 □
12. 我觉得经常做的事情并没有困难*	□	□	□	□	12 □
13. 我觉得不安而平静不下来	□	□	□	□	13 □
14. 我对将来抱有希望*	□	□	□	□	14 □
15. 我比平常容易生气激动	□	□	□	□	15 □
16. 我觉得作出决定是容易的*	□	□	□	□	16 □
17. 我觉得自己是个有用的人,有人需要我*	□	□	□	□	17 □
18. 我的生活过得很有意思*	□	□	□	□	18 □
19. 我认为如果我死了别人会生活得好些	□	□	□	□	19 □
20. 平常感兴趣的事我仍然照样感兴趣*	□	□	□	□	20 □

注:*为反向评分题。

SDS是由Zung编制,至今一直被临床应用。主要用于成年人衡量抑郁程度,能直观地反映抑郁症患者的主观感受。

(1) 评定方法:表格由评定对象自行填写,在填写前要让患者把整个量表的每个问题的含义及填写方法都弄明白,并在适当的栏目下打勾(√)。评定时间为过去一周,对反向评分题的含义和填写方法,更应重点解释清楚,避免因理解的错误而影响最终的评定结果。

SDS包括20个问题,每个问题相当于一个有关的症状。每个问题后面有四个小方格,A表示没有或很少时间有,得分为1;B表示小部分时间有,得分为2;C表示相当多的时间有,得分为 3;D 表示绝大部分时间或全部时间都有,得分为 4;E 由医生评定。正向评分,粗分依次为 1、2、3、4;反向评分(问题后有 * 符号者)粗分依次为 4、3、2、1。

(2) 结果分析:将 20 个题的得分相加后得到粗分,然后通过公式转换;$y=\text{int}(1.25x)$,即用粗分乘以 1.25 得到标准分,取整数部分。也可以应用粗分标准分换算表(表Ⅰ-51),直接查出标准分。正常人标准分值为 41.88±10.57,分数越高,抑郁程度越高。

表Ⅰ-51　粗分标准换算表

粗分	标准分	粗分	标准分	粗分	标准分
20	25	40	50	60	75
21	26	41	51	61	76
22	28	42	53	62	78
23	29	43	54	63	79
24	30	44	55	64	80
25	31	45	56	65	81
26	33	46	58	66	83
27	34	47	59	67	84
28	35	48	60	68	85
29	36	49	61	69	86
30	38	50	63	70	88
31	39	51	64	71	89
32	40	52	65	72	90
33	41	53	66	73	91
34	43	54	68	74	92
35	44	55	69	75	94
36	45	56	70	76	95
37	46	57	71	77	96
38	48	58	73	78	98
39	49	59	74	79	99
				80	100

(引自:岳文浩,现代临床心理学手册,1997 年)

(二) 体格检查　男方包括全身体检,四肢关节,重点检查第二性征的发育,是否存在先天性性腺发育不良,阴茎的长度、周径,是否存在隐匿型阴茎、蹼形阴茎和尿道下裂;女方也应做全面的体格检查,包括四肢关节。重点查第二性征发育,包括乳房、阴毛、腋毛,是否存在处女膜闭锁、阴道横隔或先天性无阴道。

(三) 特殊检查　其目的主要是排除是否存在其他方面的性功能障碍,如性欲低下和 ED 的病理因素。检查的项目包括:① 生殖激素测定:如 FSH、LH、PRL、T、E_2;② 夜间阴茎勃起试验(NPT);③ 彩色双功能多普勒超声检查(CDDU),检测阴茎的血流状况。

四、治疗

(一) 心理治疗　IO 大部分系心理行为因素引起。因此,心理治疗十分重要。

1. 性知识教育　认真细致地为他们讲解男女外生殖器的解剖和功能,介绍各种性交体位，最好配合图片，更加直观。并且要他们互相认清对方外生殖器的解剖位置，特别阴道口的位置，讲解处女膜在第一次性交时会破裂、出血，不会造成太大的痛苦，更不会造成伤害和疾病。男婚女嫁必须要过“破红”这一关。希望女方要有心理准备和承受这一现象。不能插入、不能性交，就不能生儿育女，那就不是一个完整的女人，美满的家庭有可能因此而破裂。

2. *认知疗法* 造成心理障碍的主要原因是由于个体歪曲的、不合理的、消极思维方法和个体所特有的错误信念、思想造成。认识上的歪曲和局限，会导致情绪的紊乱和行为的不适应。治疗目的是改变患者的不合理信念，代之以合理的信念；改善不合理的思维方式，代之以合理的思维方式。最大限度地减少患者的自卑和信心不足的心态。

根据认识疗法的 ABC 理论，初次的性交失败，不能插入为 A；从此，认为自己性无能不是一个合格的真正男子，为 B；从此，患者产生了焦虑、抑郁、逃避性生活为 C。A 引起 B 的反应，这是一种不合理的信念和想法；B 又引起 C 情绪的改变。认知疗法，要向患者讲解 ABC 理论，指出他自身不合理信念，并让患者能自身领悟到这一想法的不合理性，这就是领悟阶段。有性欲，能勃起，完全具备插入的自身条件，目前存在的困难是完全能克服，让他树立科学的正确的信念，克服自身的焦虑情绪，这就是认识疗法的修道阶段。认知疗法同样适合夫妇双方。

3. *性治疗* 由于长期不能完成插入夫妻双方害怕性、逃避性，有些患者会产生对性生活紧张情绪、恐惧心理。性治疗的目的在于恢复夫妻性生活的自然属性。并强调夫妇双方共同参与。

性治疗参照 Masters－Johnson 推荐的性感集中训练模式，分步进行，循序渐进：① 在性教育、心理治疗的基础上，使他们掌握原先不熟悉的性知识，纠正他们不合理的信念和想法，克服不必要的精神顾虑和焦虑情绪。② 端正治疗态度：插入障碍不应责怪任何一方，夫妻共同参与克服困难；性不仅仅是性交。③ 先加强语言交流和感情交流，建立亲昵的夫妻关系，一句幽默的语言，一个亲昵的动作，甚至含情脉脉的眼神都会挑起对方性的兴趣和愉悦。④ 加强肌肤接触，双手紧握，互相抚摸。开始只抚摸头部、脸部、颈部、双手、双臂，可以不脱衣服，当互相没有抵触情绪，感到舒适时，可以进行裸体训练。⑤ 夫妇在一个安静、舒适温馨的家中，沐浴后，适当地喷洒淡淡的香水，各自裸体，互相注视对方。妻子白嫩的肌肤，丈夫雄壮的体魄，都是一种诱惑力，都会引起对方的性兴趣，在情绪兴奋和不厌恶的情况下互相触摸肌肤，一开始不能触及性敏感区，否则可能会引起对方的反感，以至抵抗，使治疗中断。⑥ 开始触摸生殖器以外的性敏感区，如大腿内侧、乳房、接吻、拥抱。阴阳合一，融为一体；当以上各步都能产生舒适感时开始触摸生殖器，当找到妻子的阴道口，用一个手指插入阴道，妻子无抵抗反应时，并感到能接纳时，也不要急于性交，经过多次训练，慢慢能容纳两个手指时，就可尝试性交，往往在这时候就能完成插入。

上述训练都是在家中进行，如果经过上述训练，还未完成插入，就应再次请求医生的帮助，这种情况往往是体位不当引起，只要在医生帮助下，一般多数能解除这一障碍。

（二）心理治疗加万艾可治疗 不少 IO 患者由于长期的焦虑、抑郁会合并 ED，当进行试性交时，勃起困难。因此，必要时在性交前 1 小时口服万艾可 100 mg，使他能获得充分勃起，有时一夜可试性交 2～3 次。只要有一次性交成功就永远克服了这一障碍。正如，笔者治愈的一例病程长达 8 年之久的患者，一经治愈，他的性功能非常旺盛。用他本人的话说：“以前害怕跟妻子睡在一起，现在天天想过性生活。”

(三) 心理治疗＋ICI 治疗　有少数患者经过上述治疗无效。通过 ICI,使他产生较长时间的勃起状态,在医生的指导、帮助和妻子的配合下,必能成功。

(四) 针对病理因素治疗　蹼形阴茎经过手术治疗矫正后,IO 自然解除;隐匿型阴茎通过减肥治疗和阴茎整形延长术,亦能解除插入障碍;女方阴道痉挛通过上述性治疗,基本都会克服障碍;处女膜闭锁、阴道横隔需要进行妇科手术;先天性无阴道可以施行人造阴道手术。

第四节　射精障碍所致男性不育

射精功能障碍时,精子不能进入女方阴道,因此,是男性不育的重要原因之一。射精障碍包括早泄、不射精、射精延迟、逆行射精和射精痛。其中与不育相关的主要有不射精和逆行射精。早泄患者绝大多数不影响生育,只有那些还未插入阴道就射精的早泄患者,才会影响生育。本节重点讨论早泄、不射精和逆行射精。

一、射精生理

射精是男子在性活动周期最后发生的生理反应,常与性高潮同时发生。正常男性的射精过程分为三个阶段: 泌精(又称泄精)、膀胱颈关闭、射精。

性兴奋期,随着阴茎勃起,在副交感神经支配下,附性腺分泌增加,附睾和输精管节律性蠕动可将成熟的精子传送到输精管壶腹和精囊,再通过射精管的节律性蠕动将精液输送到前列腺内后尿道,此过程称为泌精。泌精时尿道外括约肌紧张性收缩,以防止精液流出,前列腺内后尿道内压力增高而形成压力腔(pressure chamber)效应,交感神经紧张性逐渐增加而诱发射精急迫感。当性反应周期的持续期转入高潮期时,交感神经紧张性进一步增高,引起膀胱颈括约肌紧张性收缩,以防止精液逆流入膀胱,尿道前部平直,前列腺节律性收缩,球海绵体肌和坐骨海绵体肌强力收缩,使精液呈喷射状迫出尿道外口,此过程称为射精。正常男性从阴茎插入直到射精的时间段,称之为射精潜伏期。许多研究表明正常男性的射精潜伏期大多在 2～30 分钟不等。

射精是一种神经生理反射。其反射弧包括感受器和感受区域、传入神经通路、大脑的感觉和运动中枢、脊髓运动中枢、传出神经通路和效应器(图Ⅰ-74)。

大脑的性功能感觉中枢和运动中枢位于前脑、内侧视前区(MPOA)和下丘脑室旁核(PVN)。射精过程是通过大脑中枢整合形成复杂的交配行为模式。调节射精的脊髓运动中枢(位于 T_{12}～L_2 脊柱水平),由交感神经调控、主管泌精过程。在 $S_{2\sim4}$ 脊柱水平存在射精中枢,由躯体神经调控,主管精液射出过程。射精反射的初级感觉器和感受区域主要位于外生殖器,特别是阴茎头,其黏膜层内含有 Krause-Finger 小体。这一小体作用类似感受感觉器,可将性交过程中阴茎头部接受的持续和累积的刺激储存起来,当大脑兴奋度达到一定水平后,小体释放感觉信息,并传至脊髓和大脑。

性交过程中,外生殖器接受的性刺激通过阴部神经传入到大脑的前庭叶区,下丘脑的前部和内侧视束前区。这是高级射精中枢,当高级射精中枢达到一定的兴奋程度后,发出远心冲动,经脊髓前侧柱回传到脊髓胸腰段射精中枢,通过交感神经干传出纤维传出,经腹下神经丛和膀胱神经丛使附睾、输精管及前列腺的平滑肌收缩,精子和精液泄入尿道球部。由于

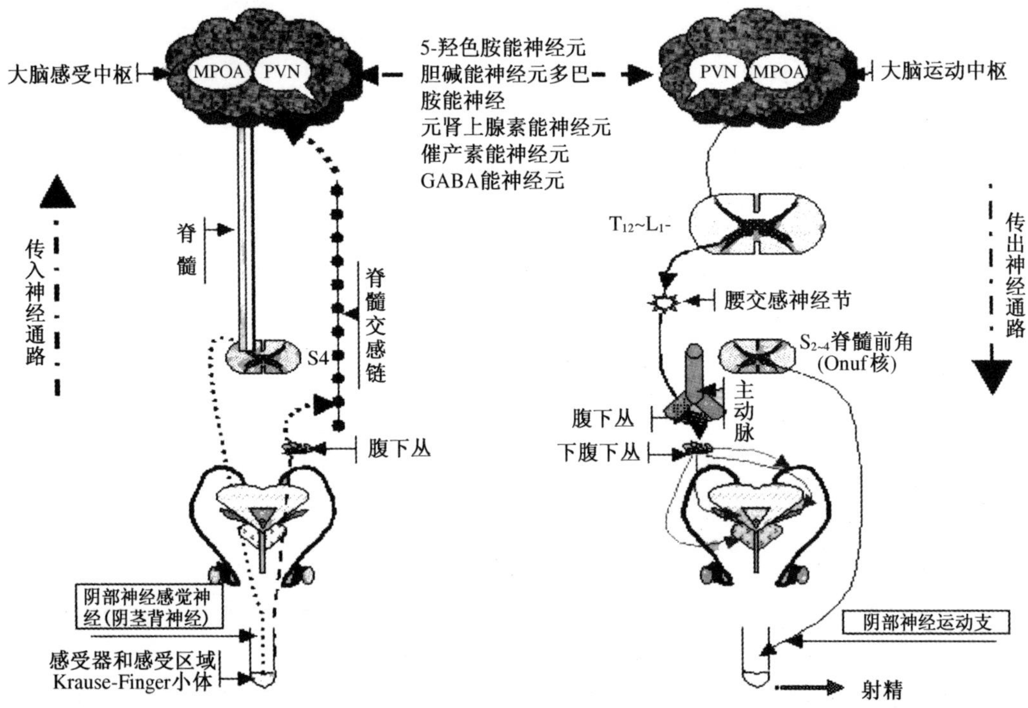

图Ⅰ-74 射精反射神经通路示意图

后尿道的精液量增加，从而触发脊髓反射，通过骶部($S_{2\sim4}$)副交感神经传出，经阴部神经使尿道周围及会阴部肌群收缩而射精。

二、早泄

(一) 定义 早泄(primature ejaculation, PE)的定义在国际上目前尚未取得完全一致。

1970 年，Masters 和 Johnson 的定义是：性交时射精持续时间维持到能使配偶满足的频度，低于 50%的为早泄；1974 年，Kaplan 的定义是：由于男性缺乏随意调节射精的能力，以致不能如愿以偿地达到性高潮为早泄；1984 年，美国精神病协会颁布的《精神病诊断和统计手册》(第三版)(DSM-Ⅲ-R)标准中的定义是：不如所愿地阴茎插入阴道即发生射精，或者在性刺激最小的情况下就射精，便是早泄；1997 年，美国泌尿科学会提议的定义是：男女双方中，某一方对射精潜伏期不满意或企图延长射精潜伏期，均可以认为早泄。此外，有人将阴茎插入阴道后 30 秒钟之内即射精称为早泄；有人认为只要女方达不到性高潮就算早泄；有人认为，阴茎尚未接触女方就射精，才是真正意义上的早泄。

国内吴阶平教授认为，壮年健康男性，射精潜伏期为 2～6 分钟。因此，一般来说，只要男方在性交抽动开始 2 分钟后射精，不算早泄，大可不必为此而忧愁。凡是能坚持 2 分钟以上，而又无法使女方达到性高潮，只要加强夫妻性生活的协调和默契的配合，通过锻炼，可取得成功。性交持续时间与年龄、体质、性生活经验以及环境因素均有密切关系。新婚射精快，久别重逢射精快亦是正常现象，不必担忧。

据报道，早泄是最常见的射精障碍，占射精障碍患者中的 90%左右。早泄分为原发性早泄和继发性早泄，前者是指从第一次性交开始，一直处于早泄状态；继发性早泄是指过去曾经有过正常的射精潜伏期，而后逐渐出现射精过快。

（二）病因　研究证明，正常情况下男子性交从阴茎勃起，插入阴道到射精结束，这一全程时间，根据年龄、体质的不同差异很大。一般说，青年时稍短，随着年龄的增长，性兴奋的降低，性经验的增加，多数人渐渐有所延长。据统计一般健康的中年人为 2～5 分钟。有的夫妇在婚后由于性经验的积累和性技巧的提高，感情融洽，配合得当，性交时间可以延长很多，甚至可以完全自主地控制射精时间，待女方充分体验到性高潮时再射精，性交时间甚至可延长至 30 分钟以上。

病理情况下，即大脑皮质或脊髓中枢兴奋性增强，促使射精过程提前发生。是什么原因引起中枢兴奋性增强，目前普遍认为精神心理因素是主要的，器质性疾病的因素占极少数。

1. *心理因素*　射精过快极大多数是由于心理因素引起的。

(1) 早泄患者总自认为性兴奋性很强，对自己的性能力特别警觉，同样对于是否能理想完成性生活，具有莫名其妙的焦虑，这自然会影响到性的表现力。此种焦虑到头来会发展到对女方的畏惧，于是在配偶面前显得十分压抑，甚至战战兢兢，怕失去对方的爱情或婚姻。此类焦虑必然会导致主宰性活动的神经支配的紊乱。

(2) 初次性关系，尤其是婚前性行为，怕被旁人发现，往往在几分钟内，过完一次匆忙的快速性交。这种不断强化的尽早射精的性交方式，会成为一种激发射精的异常“兴奋灶”，即使在今后长期的性生活过程中，依然会时时促发过早射精。

(3) 青少年时期充满内疚的手淫，由于害怕被旁人发现，不得不总是在快速状态下完成，结果强化了尽早射精的方式，容易造成今后早泄。

(4) 当女方不接受性生活要求，对性交不感兴趣，或者性生活前和性交时，女方没有性兴奋的表现等情况下勉强房事，男子的反应也是尽快结束射精。如果此种情况经常发生，长此以往必然会发生早泄。

(5) 对早泄的误解，认为不能引起女方情欲高潮及性快感即是早泄，这种观点是错误的。男女双方中只要有一方有这种思想，将误解视为真理，都会出现问题。

(6) 行为方法因素，射精的快慢与性交的体位、与阴茎抽动的幅度和速度密切相关，也与女性配合有关。在阴茎抽动过程中，女方突然有意收缩阴道，加强对阴茎的紧握作用，对男方的刺激明显加剧，从而导致射精大大提前。因此，要准确掌握射精时间，必须夫妻双方密切长期合作，不断累积性经验才能实现。

2. *病理因素*

(1) 神经系统疾病：脑部疾病，例如脑损伤、脑肿瘤、癫痫等。脊髓疾病，例如多发性硬化、脊髓肿瘤等。周围神经疾病，例如周围神经炎。

(2) 泌尿生殖系统疾病：阴茎龟头炎或包皮炎、前列腺炎、精囊炎、尿道炎、精阜炎等。此外，膀胱炎、精索炎、附睾炎等，也有可能是诱发早泄的疾病因素。另外，包皮系带过短或痛性勃起也可以引起早泄。

(3) 近年来研究发现，阴茎头刺激引起的体感诱发电位潜伏期比健康对照组显著缩短，提示早泄的原因与阴茎感觉阈值的降低和神经兴奋性增高有关。

总之，一切能使射精刺激阈值降低的因素，均可引起早泄。

（三）诊断　早泄的诊断包括病史的采集和阴茎神经电生理检查。

1. *病史*　主要询问性生活的环境、频率、体验以及射精的时间，还应询问是原发病变还是最近的继发病变。并了解双方对性生活的态度和满意度。有无心理压力,有无情绪变化及其他相关病史,如有无生殖道感染、神经系统疾病,是否酗酒、吸毒等个人生活史。

2. **中国早泄患者性功能评价表的应用** 中国早泄患者性功能评价表(chinese index of sexual function for premature ejaculation, CIPE)(表Ⅰ-52)是由中国袁亦铭和辛钟成等制定,应用于早泄患者的诊断。

表Ⅰ-52 中国早泄患者性功能评价表

姓名: 年龄: 文化程度: 婚姻状况:已婚(年)配偶年龄: 子女数:
地址: 配偶月经:月经正常 月经不正常 闭经
主诉:早泄(年) 合并勃起功能障碍(年) 健康情况:糖尿病 高血压 外伤 其他
既往病史:糖尿病 高血压 外伤 其他

请根据您过去6个月的性生活实际情况回答下列问题,选择适当的编号标记(√)。

Q_1:您平时的性欲望或性兴趣的程度如何
1. 很低
2. 低
3. 一般
4. 较高
5. 很高

Q_2:性生活时阴茎勃起硬度足以插入阴道的频度如何
1. 几乎没有
2. 少数几次
3. 约一半左右
4. 多数时候
5. 几乎总是

Q_3:性生活时,能够维持阴茎勃起直到完成性生活的频度如何
1. 几乎没有
2. 少数几次
3. 约一半左右
4. 多数时候
5. 几乎总是

Q_4:性生活时,从阴茎插入阴道直到射精的时间有多久
1. 极短(<30 s)
2. 很短(1 min)
3. 短(2 min)
4. 比较短(3 min)
5. 不短[>3 min(4 min),5 min,10 min,20 min,30 min,40 min]

Q_5:性生活时,您试图延长性交时间的困难程度如何
1. 很困难
2. 困难
3. 有些困难
4. 一般
5. 没有困难

Q_6:总体而言,您对性生活的满意程度如何
1. 很不满意
2. 不满意
3. 一般
4. 满意
5. 非常满意

Q_7:总体而言,您的配偶对性生活的满意程度如何
1. 很不满意
2. 不满意
3. 一般
4. 满意
5. 非常满意

Q_8:性生活时,您的配偶达到性高潮的频度如何
1. 几乎没有
2. 少数几次
3. 约一半左右
4. 多数时候
5. 几乎总是

Q_9:您对圆满地完成性生活的自信程度如何
1. 很低
2. 低
3. 一般
4. 自信
5. 很自信

Q_{10}:性生活时,有多少次感到焦虑、紧张或不安感
1. 几乎总是
2. 多数时候
3. 一般
4. 少数几次
5. 几乎没有

(1) 评定方法:患者根据自己性功能情况,填写CIPE量表。量表涉及10个问题:① 性欲程度;② 阴茎勃起坚硬程度;③ 勃起维持时间;④ 射精潜伏期;⑤ 控制射精难易程度;⑥ 患者性生活满意度;⑦ 配偶性生活满意度;⑧ 配偶高潮频度;⑨ 患者性生活自信度;⑩ 患者性生活焦虑程度。每个问题依据严重程度由重至轻分为5个等级评分点,分别为1、

2、3、4、5 分。得分越低，问题越严重。

(2) 结果分析：袁亦铭研究认为 Q_4 是主要临床指标，再加上 Q_5、Q_6、Q_7、Q_{10} 这 5 个问题(即 CIPE－5)，与早泄显著相关。他们将 CIPE－5 积 18 分为分界点，来区别早泄患者，其敏感度为 97.60%，特异度为 94.74%。他们认为轻度早泄为 14～18 分；中度早泄为 10～13 分，重度早泄为 5～9 分。结果提示 CIPE－5 可作为临床早泄患者评价的主要量化指标。

Q_2、Q_3 评估勃起功能，发现早泄患者中，伴有轻、中度 ED 者占 37.13%。这种结果提示早泄患者中伴有轻、中度 ED，可通过增强勃起功能药物(如万艾可)得以改善射精功能。

3. **神经系统检查**　常用的有阴茎背神经体感诱发电位检查(DNSEP)和阴茎头感觉诱发电位(GPSEP)。

(1) DNSEP：刺激阴茎背神经末梢，记录脑电波的变化情况，来评价阴茎背神经向心性传导功能和脑神经中枢的兴奋性，来分析体感诱发电位。研究发现早泄患者潜伏期明显缩短。

(2) GPSEP：研究发现，早泄患者 GPSEP 潜伏期比正常人明显缩短，而 GPSEP 的波幅比正常人明显提高，提示早泄患者阴茎背神经兴奋性，特别是阴茎头感觉神经兴奋性比正常人过高，以致在性交时射精反射易化，可能为早泄根本原因。

4. **其他相关检查**　包括血清内分泌检查，如 FSH、LH、PRL、T、E_2 以及 T_3 和 T_4 等测定；合并有 ED 症状的患者，还应做 CDDU 检查，明确阴茎的血流状态；有尿路症状的患者应化验支原体、衣原体、前列腺液常规和细菌培养及尿液常规和细菌培养；如为合并不育的患者，应做精液分析和精浆生化检查，如果糖、α－葡糖苷酶、酸性磷酸酶、肉毒碱等项目检查。有些患者还需要做 B 超检查：前列腺、精囊腺、射精管等部位的形态学改变。

(四) 治疗　包括心理行为治疗和药物治疗。

1. **心理疏导**　治疗早泄应男女双方一起参加，因为满意的性生活，只有双方配合密切才能达到。丈夫的早泄，妻子可能因长期的性生活受到挫折，在性关系中对丈夫怀有不满或敌意。因此，在治疗过程上必须得到女方的配合。在心理咨询过程中，要讲解射精的生理知识，要告诉他们快速射精是一个普通的性问题，重建正常的射精反射还是容易的，因此只需短时期治疗即能达到很好的效果。

长时期早泄患者容易出现性交焦虑，尤其当其妻子得不到性满足而表现不满的情况下，更容易产生，因此治疗早期，必须致力于克服心理上的恐惧和焦虑，暂停性交，多做爱抚。妻子要密切配合，亲切地爱抚、关怀、体贴自己的丈夫，使其产生自信心。

2. **行为疗法**　最简单的方法是，性交时应用双层或多层阴茎套，可以减少性交时刺激的强度。或龟头涂布表面麻醉剂，可推迟高度兴奋的发生。

(1) James-Seman 法：他们认为早泄从根本上讲是射精时所需的刺激阈值太低的缘故。他们倡导的方法是意在提高阈值，消除刺激与反应之间的联系。具体的操作方法是，刺激阴茎至快要射精的程度，然后停止刺激，直到兴奋高潮减退，再刺激阴茎，如此反复多次，直到男方能耐受大量的刺激而又不射精。用此方法，可使患者承受刺激的能力增加，能很快耐受连续刺激而不必间歇。

(2) 牵拉阴囊法：研究发现，在高度性兴奋及高潮时可见到阴囊收缩、睾丸提高的现象。相反，向下牵拉阴囊和睾丸，可降低兴奋性，以延缓射精，从而起到治疗早泄的效果。

(3) 阴茎捏挤法：当情感集中训练进入到生殖器接触阶段时，教会女方使用一种特殊的生理方法来延缓快速射精，那就是阴茎捏挤法。具体操作方法是，女方把拇指放在阴茎的系带部位，食指和中指放在阴茎的另一面，正好为冠状缘上下方，稳捏压迫 4 秒钟，然后突然放松。施加压力方向是从前向后，而不是从一侧向另一侧。捏挤的压力应视阴茎的勃起程度而定。充分勃起时，用力捏挤，痿软时，中等力捏挤，使患者只有压迫感而无不适感为宜。女方要用指头腹侧接触阴茎，避免用指甲捏挟或搔刮阴茎。如此反复地进行刺激、捏挤、放开，来改善男方的射精控制能力。在训练过程中，不管男方是否马上迫近射精，要求女方每几分钟捏挤一次。这种方法可缓解射精的紧迫感，若能坚持使用，可以改善射精抑制，重建正常的射精反射。

经几天捏挤训练后，如果不存在其他性问题，且男方亦有自信心，则应把这一方法转用到性交时。在准备性交前使用捏挤术 3～6 次。性交体位应取女上位，阴茎插入阴道后，静置不动，双方把注意力集中到身体的感觉上，男方绝不要主动提插。阴茎在阴道内作短时间搁置后，不管男方是否有射精紧迫感，女方应把阴茎拔出再次捏挤，然后再插入，此后开始作缓慢地摩擦，如男方有射精紧迫感时，给女方提示，女方再将阴茎拔出作捏挤法。如阴茎在阴道内能持续搁置 4～5 分钟，即可加快提插，让其射精。

当此方法能使射精得到很好改善时，教他们改用阴茎根部捏挤术，这样女方就无需因进行捏挤术，而上上下下，中断性交。

经过约两周的上述治疗，多数患者在控制射精方面有很大的改善，典型病例一次性交能达 10～15 分钟。为了巩固疗效，一般主张捏挤术应坚持 3～6 个月。据 Masters-Johnson 研究所报道，246 例早泄患者，经此法治疗后，仅有 12 例失败，成功率达 95.1%。另据《人类性功能障碍》一书中报道，用此法治疗 186 例早泄患者，失败率仅为 2.7%。

(4) 其他：例如：① 改变习惯的性交体位，应该放弃传统男上位性交体位。因为在该体位下，男子同时要注意支撑体重，往往会用双侧膝部、肘部支撑着沉重的身体，会造成脊髓与神经的兴奋性增加，于是提高身体好多部位神经的紧张度和肌肉的张力，也包括管辖性器官射精的神经与肌肉。结果容易发生早泄。最好采用女上位、侧位等体位，避免了男方必须支撑体重的局面，肯定对于延缓射精的速度有好处。② 适当地增加性生活次数。一般认为，青壮年人，如果调整到每周 2 次左右水平，早泄现象可能会缓解或消失。

3. *药物治疗* 传统的观点认为早泄(PE)的病因多为心理性，多应用心理行为治疗。随着对 PE 病因的深入研究，人们发现 PE 不仅存在心理行为因素，还存在神经器质性病变，如阴茎感觉过敏或阴茎感觉神经兴奋性增高。因而对 PE 的治疗不仅仅应用心理行为治疗，而且还应针对其病因，予以药物治疗。抗抑郁药是目前治疗 PE 的常用药物。

(1) 氯丙咪嗪：是最早用于治疗早泄的抗抑郁药，作用机制目前尚不清楚，可能与其同时抑制 5-羟色胺、去甲肾上腺素和多巴胺再摄取有关。

Segraves 等对 20 例 PE 患者予以治疗，结果服用 25 mg 氯丙咪嗪后射精潜伏期平均延长 6.1 分钟，而安慰剂组射精潜伏期为 50 秒，两组相比差异有显著性；服用 50 mg 氯丙咪嗪时射精潜伏期延长 8.4 分钟。氯丙咪嗪组性欲、勃起程度、射精时间、射精质量及性交满意度均有明显改善，而安慰剂组无变化。陶林等治疗 50 例 PE 患者，剂量 10 mg，每天 3 次，结果治疗前射精潜伏期平均为 1.2 分钟，治疗 7 天后，射精潜伏期平均为 7.6 分钟。

氯丙咪嗪的主要不良反应有口干、便秘、恶心、感觉障碍、睡眠障碍、疲劳及颜面潮红。在 7 个月观察远期效果时随访丢失率为 48%，停药后复发率较高。针对上述不良反应及停药后复发率较高等缺点，诸怀庆等提出氯丙咪嗪治疗 PE 量以口服 25～50 mg 为佳，提倡一律从 25 mg 开始，因为不良反应与剂量成正相关，而口服 1 次已达满意疗效，并建议氯丙咪嗪配合行为疗法，可明显降低停药后复发率。

(2) 曲唑酮：是一种三唑吡啶类抗抑郁药，其作用机制是选择性抑制 5-羟色胺再摄取，同时能较强抑制去甲肾上腺素再摄取。

安黎明等随机将 41 例 PE 患者分为曲唑酮及氯丙咪嗪两组。曲唑酮 100 mg 睡前或性交前 30 分钟，每天 1 次，连服 4 周；氯丙咪嗪 25 mg，每天 2 次，连服 4 周。结果曲唑酮组射精潜伏期由治疗前 0.5±0.4 分钟延长至 6.3±4.9 分钟，氯丙咪嗪组由治疗前 0.3±0.4 分钟延长至 3.9±2.6 分钟，治疗前后相比，两组均有显著差异。但曲唑酮组有 11 例(42.3%)患者阴茎勃起硬度增强，勃起次数增多，2 例出现持续阴茎勃起达 2 小时之久，无阴茎勃起功能减退现象；而氯丙咪嗪组仅 2 例勃起功能增强，3 例出现勃起功能减退。曲唑酮治疗 PE 疗效与氯丙咪嗪相似，但可增强性欲及勃起功能，因此是治疗 PE，特别是合并 ED 患者的理想药物。曲唑酮的主要不良反应是使用初期出现不同程度的困倦、头晕、头痛、乏力、震颤、口干及便秘，患者均可耐受，使用一段时间后即可消失。

(3) 选择性 5-羟色胺再摄取抑制剂(selective seratonin re-uptake inhibitors, SSRI)：主要有氟西汀、舍曲林、帕罗西汀，其作用机制是选择性阻断 5-羟色胺再摄取。

笔者用氟西汀治疗 25 例 PE 患者，结果第 1 周 20 例射精改善，3 例射精明显延长，2 例因不良反应和无效而退出。治疗结束时 18 例病情改善，5 例明显改善，但后来均又复发。

McMahon 等将 37 例 PE 患者随机分为两组，予以舍曲林及安慰剂交叉对照治疗，结果 37 例 PE 患者在治疗前平均射精潜伏期为 0.3 分钟，治疗 4 周后，平均射精潜伏期为 3.2 分钟，而安慰剂为 0.5 分钟，两者相比差异有显著性。其中 5 例原发性 PE 患者第 1 次在阴道内射精，2 例出现不射精。由于停药后 PE 又复发，故一些学者不主张每日服药，建议按需服药。Kim 等对 24 例 PE 患者在下午 5 时予以舍曲林治疗，结果 18 例完成整个疗程，6 例退出。18 例射精潜伏期、患者及其性伴侣性满意评分与治疗前相比，均明显提高。

深圳 4 家单位对 130 例 PE 患者应用帕罗西汀进行开放式多中心临床研究。结果治疗前后射精潜伏期分别为 1.48±0.71 分钟、7.68±3.99 分钟，治疗后患者性交满意度有所提高，性伴侣性生活改善率为 86.92%，性高潮达到率为 73.00%，性伴侣对性生活质量评价很好率为 31.54%、较好率为 36.15%。服药后起效时间为 5.68±3.36 天，停药后 1 周 PE 恢复原样者 18.46%。McMahon 等进行安慰剂对照、双盲、交叉临床研究，发现无论每日服药还是按需服药，均明显提高射精潜伏期，但在每日服药的基础上再按需服药比一开始即按需服药疗效明显。

$SSRI_S$的不良反应主要有头晕、失眠、疲劳、恶心、口干、食欲减退、便秘、性欲减退、性高潮及射精延迟等，一般程度较轻，多能耐受，且随治疗时间的延长而逐渐消失。

(4) 肾上腺素能 α-受体阻滞剂：目前也有人应用肾上腺能 α-受体阻滞剂治疗 PE，其机制是选择性或非选择性阻断射精管、前列腺、精囊、后尿道平滑肌上肾上腺能 α-受体，使上述部位平滑肌松弛，蠕动减少，射精潜伏期延长。常用药物有酚苄明、哌唑嗪、坦索罗辛(哈乐)、多沙唑嗪控释片(可多华)等。肾上腺素 α-受体阻滞剂治疗 PE 的临床研究较少。国内常德贵等曾用哈乐治疗 PE，结果治愈率为 27.7%，有效率为 33.8%，总有效率为 61.5%。这些药物治疗 PE 的疗效相近。不良反应主要有头晕、乏力、头痛、鼻塞、体位性低血压。

(5) 文拉法辛(Venlafaxine,商品名：怡诺思)：这是美国 FDA 于 2000 年批准上市的一种新型抗抑郁药,其作用机制是选择性抑制 5-羟色胺和去甲肾上腺素再摄取。笔者根据其作用机制试用于早泄的治疗,每天下午 6 点左右口服怡诺思 75 mg,对早泄的治疗有一定的疗效,不良反应表现为个别患者性欲减退、头晕、口干、嗜睡、乏力。射精潜伏期延长 6～15 分钟。

(6) 西地那非(sildenafil)：是一种磷酸二酯酶 V 型(PDE_5)的抑制剂,临床上主要用于治疗 ED。其治疗 PE 的机制,目前尚不清楚,可能射精管、输精管、前列腺、精囊、后尿道平滑肌上存在 PDE_5,西地那非阻断 PDE_5,使上述部位平滑肌细胞内 cGMP 水平升高,平滑肌舒张松弛,射精潜伏期延长。AbdelHamid 等应用西地那非、氯丙咪嗪、舍曲林、帕罗西汀及阴茎挤捏疗法对 31 例 PE 患者予以研究,结果治疗后的射精潜伏期分别为 15、4、3、4、3 分钟,而治疗前的射精潜伏期均为 1 分钟。西地那非在提高 PE 患者射精潜伏期方面明显高于后 4 种疗法。

(7) 局部表皮涂药：目前有多种喷雾剂或软膏用于治疗 PE,而这些制剂的主要成分为局部麻醉药。性交前将这些制剂涂抹龟头,通过局部麻醉作用来延长射精潜伏期。但这些制剂由于下列因素而未能推广应用：其疗效缺乏大规模随机、对照、双盲临床研究验证;药物含量过高,局部麻醉过强,常导致性快感障碍或 ED;药物作用时间过短,常导致治疗失败。

SS-Cream 是利用生药提取的有效成分,按照严格的制剂规范制成用于治疗 PE 的一种新型局部表皮涂药。动物实验证明几乎无毒性作用,长期使用后未发现局部组织病理学变化。该药可提高阴茎感觉阈,降低感觉神经兴奋性,并能增加阴茎血流量而有助于勃起。Xin 等对 53 例原发性 PE 患者应用 SS-Cream 后阴茎震荡阈变化研究,发现 SS-Cream 与安慰剂相比,明显提高阴茎震荡阈,且随剂量增加,阴茎震荡阈亦明显增加。临床研究显示有效剂量为 0.20 g/次,临床有效率为 84%,平均射精潜伏期延长至 11.4 分钟,而且对 PE 合并轻度 ED 者也有效。

SS-Cream 是利用生药成分制成,药效作用平稳持久且安全有效,除轻度局部灼热感外,无性快感障碍或勃起障碍,无全身不良反应。轻度局部灼热感的发生率为 18.49%。

(五) 中医论治 中医认为,所谓早泄,即如清·沈金鳌《沈氏尊生书》中所云："未交即泄,或乍交即泄"。

1. *病因病机* 肾主封藏,肝主疏泄。若肾虚封藏失职、固摄无权;肝郁疏泄失常,约束无能均可引起早泄。若肝肾两脏均有相火,其系上属于心,心脾受损,致摄敛无权而早泄。

(1) 肾气不固：肾藏精,为封藏之本,若少年频频手淫,或早婚早育,房事过度,损伤肾气,肾气不能固摄,而导致早泄。

(2) 阴虚火旺：色欲过度,房事不节,损伤阴精,阴亏相火妄动,精关失于封闭,固摄无能,而导致早泄。

(3) 心脾受损：精之封藏在于肾,精之主宰在于心,若曲运心机,劳神过度,耗伤心血,君火上炎,不能下制相火,相火扰及精室,精关失于闭藏,而导致早泄;或用脑过度,心脾两亏,心不摄肾,也导致早泄。

(4) 肝经湿热：肝主疏泄,其经脉过阴器。若情志抑郁或暴怒伤肝,日久化热。或过食肥甘厚味，过量饮酒，致湿热郁积，均可使湿热循经下注阴器，导致疏泄失常，约束无能而早泄。

2. **辨证论治**　中医学一般将早泄分为四型。

(1) 肾气不固：证见阳物难举，未交即泄，或乍交即泄，面色㿠白，精神萎靡，腰膝酸软，小便清长，夜尿多。舌淡苔薄白，脉沉弱。治则益精固肾。方选金匮肾气丸加减：附子、桂枝、生地黄各 6 g，山萸肉、山药、当归、五味子、金樱子、桑螵蛸各 10 g。水煎服，每日 1 剂。或选用济生肾气丸加减：菟丝子 10 g，牡蛎 20 g(先煎)，韭菜子 10 g，龙骨 15 g(先煎)，五味子 5 g，桑螵蛸、白石脂、茯苓、潼沙苑各 10 g，莲须 5 g。水煎服，每日 1 剂。

(2) 阴虚火旺：证见精神紧张，阳物易举，精液易泄，口干溲黄，头晕耳鸣，腰酸腿软，五心烦热，心烦少眠，夜寐盗汗。舌红少苔，脉细数。治则滋阴降火。方选知柏地黄汤加减：生地黄 15 g、山萸肉、知母、黄柏、山药、泽泻、丹皮、金樱子、沙苑蒺藜各 10 g，龙骨(先煎)、煅牡蛎各 20 g(先煎)。水煎服，每日 1 剂。或选大补元煎：人参 10 g，熟地 12 g，山药、山萸肉、杜仲、当归、枸杞子各 10 g，炙甘草 3 g，金樱子 10 g，糯稻根须 5 g。水煎服，每日 1 剂。

(3) 心脾两虑：证见心悸气短、健忘多梦，面色无华，性欲减退，早泄，自汗纳差便溏。舌淡苔白。脉细。治则补益心脾，益气固精。方选人参归脾汤加减：人参、白术各 10 g，黄芪 15 g，当归、茯神、远志、枣仁各 10 g，龙眼肉 15 g，木香 6 g，五味子 15 g，金樱子、潼蒺藜、芡实、益智仁、甘草各 10 g。水煎服，每日 1 剂。

(4) 肝经湿热：证见性欲亢进，泄精过早，心烦易怒，口苦咽干，小便黄赤，或淋浊阴痒。舌红苔黄。脉弦数。治则清肝利胆。方选龙胆泻肝汤加减：龙胆草、黄芩、枸杞子、泽泻各 10 g，木通 6 g，车前子 15 g(另包)，当归、生地、柴胡各 10 g，甘草 6 g。水煎服，每日 1 剂。

3. **针灸及其他**　针灸包括体针和耳针。

(1) 体针取穴：肾俞、气海、三阴交、中极、膀胱俞。针刺方法，选用 30 号 1 寸长的毫针，刺入 1 寸* 左右，行捻转平补平泻法，行针约 2 分钟，留针 30 分钟。每次选穴 2～3 个，隔日 1 次，每 10 次为 1 个疗程。两个疗程之间相隔 3 天。针灸亦应辨证施治。肾气虚加灸中极穴，行针用补法；阴虚火旺加刺太溪、内关、太冲，行针用平补平泻法；肝经湿热加刺太冲、太溪、丘墟、胆俞穴，行针用泻法。

(2) 耳针选穴：肾、精宫、神门、内分泌。每次选 2～3 个穴位，用皮内针埋藏，或用王不留行贴压，3～5 天更换，贴压者应频频自行按压。

还可选用胎盘组织液 2 ml(或维生素 B_{12} 0.5 mg)加 0.5%普鲁卡因至 10 ml 作穴位注射。有 3 组穴位可供选用：肾俞(双)、气海；小肠俞(双)、关元；膀胱俞(双)、中极。三组穴位交替使用，每次选用一组，隔日 1 次，10 次为 1 个疗程。据报道疗效满意。

有人报道用五倍子煎液在性交前外洗阴部和阴茎效果满意。方法是用五倍子 20 g，文火水煎 30 分钟，再加适量温开水，乘热熏蒸阴茎龟头数分钟，水温降至 40℃时，将龟头浸泡于药液中 5～10 分钟，每晚 1 次，15～20 天为 1 个疗程。

尚有报道用辛得香治疗早泄。将细辛、丁香各 30 g 浸泡于 95%酒精内半月即得。性交前以辛香酊涂擦阴茎之龟头部位，经 1.5～3.0 分钟后即可行房。笔者认为细辛和丁香所含挥发性成分具有表面麻醉作用，用于早泄病证，可以抑制阴茎龟头部位的性兴奋传导，推迟排精时间，故能治疗早泄。

* 注：1 寸(旧制)为 3.3 cm。

三、不射精症

不射精症(anejaculation)是指阴茎勃起坚硬,性交持续时间很长,但达不到情欲高潮和性快感,不能随意射精。不射精症与逆行射精有区别,后者虽也无精液和精子从尿道外射出,但却有情欲高潮和射精动作。这是一种比较少见的性功能障碍。由于性交时不能射精,所以,妨碍配偶孕育,是男子不育的重要原因之一。

如前所述,射精是一种十分复杂的反射过程,是中枢神经、外周神经、交感和副交感神经、性腺内分泌和生殖器官等多系统的协调性行动。在这一复杂的生理过程中,末梢兴奋与中枢兴奋是两个重要环节,如果某一环节兴奋不够,就不足以引起射精。

(一)病因 不射精的病因有器质性疾病引起和功能性不射精两大类。

1. *不射精症的器质性病因* 有先天性性腺发育异常或生殖器解剖异常,有手术或损伤引起的神经传导障碍,有药物因素等。

(1) 先天性性腺发育异常:如先天性睾丸发育不全引起雄激素缺乏,不足以发动性兴奋。又如先天性精囊、前列腺缺失,则没有精囊和前列腺的分泌物,可造成不射精。先天性射精管异常亦会造成不射精。

(2) 神经系统病变:如糖尿病性周围神经病变,多发性硬化症等神经病变,均可阻断射精反射。

(3) 手术和外伤引起神经损伤:如腰交感神经节切除术、髂动脉手术、前列腺切除术或直肠癌根治术、腹膜后淋巴结清扫术等引起神经损伤,阻断了射精反射而不射精,脊髓损伤、骨盆骨折及尿道损伤均会引起不射精。笔者遇到一位因结肠癌手术后而引起不射精。

(4) 药物影响:许多药物如抗精神病药(氯丙嗪)、抗抑郁药(阿米替林)、抗高血压(胍乙啶)、镇静药(巴比妥类)、抗雄激素等均可引起射精抑制。另外,慢性乙醇中毒、尼古丁中毒和吸毒等也可引起射精抑制而不射精。

2. *功能性不射精* 临床上常见的大多是精神因素引起的功能性不射精症。功能性不射精症又分为原发性不射精和继发性不射精两种。

(1) 原发性功能性不射精:是指在清醒状态下从未有过射精,其病因有以下几种:① 性知识缺乏:性交的方式、姿势和动作,并不是不教自通人人皆知的,需要学习,并通过实践,才能获得足够的性经验,达到一定的性高潮和性满足。不少患者是由于缺乏性知识,当阴茎插入阴道后未能进行较大幅度的提插,阴茎头接受刺激不够而达不到射精反射所需的性兴奋阈值,才引起不射精。② 性畏惧:性交时紧张,如第一次婚前性生活害怕妊娠,害怕被人发觉,或性交时突然被惊吓,而使阴茎瞬间萎软不能射精,引起精神抑郁而不能射精。有的因害怕生育长期克制自己不射精,久而久之而产生不射精症。③ 性生活不协调:夫妻关系紧张,对配偶有猜疑或不信任,或特殊的社会心理创伤(如妻子在婚前遭强奸等)挫伤了男子的性冲动,高级射精中枢受抑制而不射精。④ 性刺激不足:有的患者手淫能排精,而性交不能射精,这是由于性交的刺激强度不如手淫时刺激强度大。不少患者从小养成一种强刺激排精的习惯,如用大腿用力夹住勃起的阴茎方能射精,还有的患者以俯卧位,用阴茎与床板摩擦才能排精。久而久之形成了条件反射。

(2) 继发性功能性不射精:是指原先有过射精史,后因某种原因发生了不射精。例如婚前同居怀孕受到指责,而婚后不射精;有的表现为选择性不射精,如与妻子性交不射精,而婚外性生活时却能射精。这些均因性兴奋达不到射精阈值之故。

（二）诊断　不射精症的诊断，主要依靠病史特点，即可确定诊断。患者勃起功能正常，但性交时不能在阴道内射精，性交进行一段时间后以萎软而告终，有的则持续勃起至体力耗竭仍未能射精。这些患者往往在睡眠中可发生遗精，由于患者性交时不能射精，因此，性交时缺乏性欲高潮和性快感。

器质性不射精指在任何情况下都不能排精；功能性不射精往往在性交时不能在阴道内射精，而在睡眠状态下有遗精现象，也有的患者性交时不射精，手淫时能射精，少数患者有选择性不射精。当怀疑有器质性疾病存在时，必须进一步追查病因。如采用 B 超检查前列腺、精囊、射精管有无病变，必要时作输精管造影。

另外，部分器质性不射精患者，可能存在神经系统的病变，因此，对这部分患者应进行神经电生理检查。如阴茎震动的感觉阈值测定，或是阴茎背神经体感诱发电位测定，了解有无神经系统的功能变化。

不射精与逆行射精患者在性生活过程中，同样没有精液从尿道外口射出。但逆行射精患者自身往往可以感觉到会阴部肌肉节律性收缩，可有性高潮的体验。性生活后尿液离心后可见大量精子。

（三）治疗　器质性疾病引起的不射精，应明确病因，对症治疗。如高位射精中枢异常可应用左旋多巴，激活脑内多巴系统，抑制脑内 5 -羟色胺系统来提高高级射精中枢的兴奋性。还可应用三羟苯丙酮激活交感系统，促进射精活动。

功能性不射精症应采用综合性治疗措施。

1. *性知识教育*　不少功能性不射精患者，是由于缺乏性知识而引起。因此，在诊治过程中应向患者的夫妇双方同时传授性器官的解剖、生理知识和性反应知识。告诉患者功能性不射精是由于性兴奋达不到射精反射的阈值所致，性交时必须注意思想集中，感情融洽，配合得当，并注意性交的姿势、方法，加强性刺激，加强阴茎与阴道的摩擦。

2. *心理治疗*　患者由于婚后从未射精，也未生育，因此精神压力大，缺乏性交的兴趣，性交时思想压力也大，妻子应改变那种敌视和不信任的表情，女方不要提出射精的要求，使男方消除焦虑，全身心地互相配合提高性兴奋，使男方建立正常的性反应。

3. *性治疗*　性感集中训练也适用于不射精的治疗，目的是解除患者的性交压力和提高其对性反应的自身感觉。当性感集中训练进行到接触性器官时，鼓励有意地用手刺激阴茎，一旦引起射精，这是成功的第一步。然后推荐女上位姿势进行性活动，并且女方主动加强上下活动，增强对阴茎的刺激。若男方在一个短时间内，经用力摩擦仍不能射精，女方仍可用手刺激阴茎，当有射精紧迫感时，再把阴茎插入阴道。往往在阴道内有过一次射精后可永久改变此功能障碍。几次成功后，双方都牢固地树立了信心。对性治疗没有反应的病例要作深入的个别治疗。据《人类性功能障碍》一书中报道，通过性治疗，不射精症的治愈率为 82.4%。

4. *药物治疗*　麻黄素对射精有促进作用。麻黄素是肾上腺素能受体的兴奋剂，可使交感神经节后纤维释放儿茶酚胺，能增强输精管平滑肌的收缩。但高血压、冠心病及甲状腺功能亢进者忌用。

用药方法是于睡前口服麻黄素 50 mg，对部分患者有一定效果。

5. **电按摩**　电按摩器是由电流引起仪器的振动，当按摩器接触阴茎龟头及冠状沟区后，可在 3～6 分钟内发生射精及情欲高潮。这种人工诱发的射精可使患者意识到射精是怎样的感觉，从而建立起正常的射精反射。当电按摩治疗能引起非性交时射精后，可指导患者进行性活动，往往能获得阴道内射精。若性交时仍未能获得成功，可继续使用电按摩治疗，当男方有射精紧迫感时，将阴茎立即插入阴道，可获得阴道内射精的效果。

6. *直肠探头电刺激诱发射精* 目前，治疗射精障碍最常用的方法是使用 Seager 等创用的一种手携式直肠探头电射精仪，经由直肠刺激取精。

治疗前先导尿，用生理盐水冲洗膀胱，再注入 20 ml 碳酸氢钠（加 5% 葡萄糖溶液至 pH7.6）或 HamisF－10 液。麻醉成功后，取侧卧姿势，双膝屈曲起，臀部置床边；插入之前，先使用直肠镜观察直肠有无残留粪便（如有，应清除）和黏膜情况（确定有无直肠损伤）。在探头上涂抹传导性的水质润滑油后轻置入直肠内，使探头棒正好通过肛门括约肌并沿着直肠壁前伸；调整把手方向，使电极 10～12 点钟处正好抵在靠近前列腺和精囊的直肠黏膜上。此时术者操作电子射精仪，接通电极后，缓慢增加电压，一般主张电刺激强度为 0～30 V。助手则以挤牛奶样的动作采取精液。直肠内温度以不超过 39℃为宜。无精液流出时，可一边注意血压的上升和疼痛情况，一边增加电压继续刺激；发现血压异常立即终止刺激，血压升高可降压治疗。有人主张，在术前舌下含服 Nifedipine 10～40 mg，以防血压突然升高。

采精过程预计 4～5 分钟。每次结束后都应再次放入直肠镜以观察直肠内部情况，确认黏膜有无损伤。治疗结束后，应再行导尿，检查尿沉渣有无精子，以排除逆行射精。取出的精液可以冷冻保存。

7. *不射精症引起不育的治疗* 心理性不射精症一般通过心理行为治疗、中西医结合药物治疗或电动按摩治疗获得治愈，能自然地通过性交，在阴道内射精，从而不影响生育。对器质性不射精患者或经上述治疗无效的患者可采用辅助生殖技术获得生育的机会。

（1）夫精人工授精（AIH）：如果性交不射精，手淫能排精的患者，在妻子排卵期，采用手淫方式取精，经实验室优化处理后行宫腔内人工授精（IUI）。如果性交不射精，也无手淫排精，可采用直肠探头电刺激诱发射精，收集到的精液，如果精子密度和精子质量容许作 AIH，可采用 AIH 术。如果精子的密度和质量较低可选择体外受精-胚胎移植（IVF－ET）。

（2）附睾或睾丸穿刺取精作卵胞浆内单精子注射（ICSI）：当上述方法均不奏效，可采用附睾或睾丸穿刺取精的方法，收集精子供 ICSI。

（四）中医论治 中医称不射精症为精瘀症，是男性不育的重要原因之一。隋·巢元方《诸病源候论》中有云：“精不射出，但聚于阴头，亦无子。”明·赵献可《医贯》中有：“久战而尚不泄”的记载。

1. *病因病机* 祖国医学认为不射精的病因责之于心、肝、肾、脾诸脏。肾藏精，其主在心，心肾不交，精关难开；肝主疏泄，肝郁化火，精关失灵；肾阳虚，阳气推动无力，精不能出；气滞血瘀，精路瘀阻。

（1）阴虚火旺、心肾不交：精藏于肾，而其主在于心。若房事不节，淫欲过度，或长期手淫，失精过多，引起肾阴虚，阴虚则下不能制相火，上不能济心火，心肾失交，精关不开故交而不射。

（2）情志失调，肝失条达：肝主疏泄，喜条达。若情志不舒，郁怒伤肝，久而化火，木火相劫，心火亢盛，导致精关开启失调而不泄精。

（3）心脾两虚、气血不足：脾为生化之源，后天之本，心主气血运行。若劳心劳力过度，损伤心脾，脾虚则气血生化乏源，血虚不能生精，气虚不能推动精液运行，气血两虚精液枯竭，推动乏力，而不能射精。

(4) 禀赋不足，肾阳衰微：阳气者主推动、主气化。若素体阳虚，禀赋不足，或戕伐太过，肾阳衰微。肾阳不足则气化失调，驱精无力，泄精不能。

(5) 气滞血瘀，精道瘀阻：房事不节，忍精不泄，则败精内阻；或蕴毒内结，阻塞精道；或积病日久，气滞血瘀，瘀阻精道，精不得出。

2. **辨证论治**　中医学一般将不射精症分为五型。

(1) 肝气郁结型：证见情怀不畅，精神紧张，或头昏脑涨，精神抑郁。胸胁满闷，嗳气纳呆。阳强易举，射精不能，性情急躁。玉茎坠胀，失眠多梦，有梦而遗。口苦，舌红，苔黄。脉弦细数。治则疏肝理气，清心定志。方药：石菖蒲 6 g，炙远志、茯苓、茯神、炒枣仁、郁金、青皮各 10 g，白芍 12 g，丹皮、制香附各 10 g，生甘草、枳实各 10 g。水煎服，每日 1 剂。另加琥珀粉 1 g，蜜调吞服，每日 1 次。

(2) 阴虚火旺型：证见性欲亢进，阳强不倒，溲黄便干，心烦少寐，交而不泄，梦而滑泄。舌红少苔。脉细数。治则滋阴降火，交通心肾。方选知柏地黄丸加减：知母、生地黄、山萸肉、山药、泽泻、茯苓、丹皮、黄柏、柴胡各 10 g，黄芩 6 g，菟丝子、枸杞子各 10 g。水煎服，每日 1 剂。也可选用大补阴丸加减：生地黄 12 g，鳖甲(先煎)、龟板各 15 g(先煎)，知母、黄柏各 6 g，牛膝 10 g，地鳖虫 6 g，山栀 10 g，龙胆草、木通各 5 g。水煎服，每日 1 剂。

(3) 心脾两虚型：证见心悸怔忡，失眠多梦，腰膝酸软，胸痞纳呆，大便溏薄。同房时不射精，同房后遗精。玉茎举而不坚。舌淡，苔薄白。脉细弱。治则健脾养心，益情通窍。方选归脾汤加减：党参、黄芪、白术、甘草、当归、远志各 10 g，龙眼肉 12 g，酸枣仁 10 g，木香 6 g，菟丝子、巴戟天、石菖蒲、肉苁蓉各 10 g，生姜 2 片，大枣 5 枚。水煎服，每日 1 剂。

(4) 肾阳不足型：证见性欲低下，性交时阴茎萎软，举而不坚，不能射精。昏眩疲乏，精神萎靡，面色无华，畏寒肢冷。舌淡苔白。脉沉细弱。治则温肾壮阳。方选金匮肾气丸加减：附子 6 g，桂枝、熟地、山药、山萸肉、泽泻、丹皮、茯苓、仙灵脾、肉苁蓉、仙茅、巴戟天各 10 g。水煎服，每日 1 剂。也可选用补肾通窍汤：熟地 12 g，白芍 6 g，肉苁蓉、巴戟天、石菖蒲、天冬、菟丝子、覆盆子、补骨脂、制首乌、茯苓、王不留行各 10 g。水煎服，每日 1 剂。

(5) 精道瘀阻型：证见阴部刺痛坠胀，性交时尤甚，不能射精，心烦易怒，性情急躁。舌紫暗。脉沉弱。治则活血化瘀，兼补肾气。方选血府逐瘀汤加减。桃仁 12 g，红花、当归各 9 g，川芎 6 g，生地 9 g，赤芍 6 g，川牛膝 10 g，柴胡 3 g，桔梗 6 g，虎杖、急性子、肉苁蓉、石菖蒲各 10 g，甘草 6 g。水煎服，每日 1 剂。

3. **针灸疗法**　选穴：大赫、曲骨、中极、次髎、中髎、行间、太冲。每次取穴 2～3 个，留针 10～20 分钟，中间行针 1 次。5 次为 1 个疗程。

据程立法等报道，采用骶前封闭治疗功能性不射精 38 例，成功率达 90.3%。具体方法：患者取膝胸卧位，常规消毒皮肤，铺巾，左手示指伸入肛门引导进针，右手持注射器，在尾骨和肛门之间进针，以 30°角向后上方穿刺深达 6～9 cm，即可触及骶骨，若无回血即可注药。药物配方为：0.5%普鲁卡因 20～30 ml，士的宁 1 mg。术后 6 小时以内性交，性交前半小时服麻黄素 50 mg。注意在进针时切勿刺破直肠，刺破者术后常规服用抗生素一周。可再次治疗。

4. **经验方**　民间流传治疗不射精症的经验方较多，现摘录如下，供参考。

(1) 宋代《圣济总录》卷五十一中有记载：“菟丝子(酒浸别捣)150 g，天门冬(去心焙)

280 g，桑寄生、天雄(泡裂去皮脐)各 31 g，石斛(去根)、白术(醋炒)94 g，紫石英(研)61 g，覆盆子 313 g，五味子 219 g。”上药捣研极细为末，装瓶备用，置阴凉处。每日 3 次，每次 10 g，空腹温酒调服，若气寒者，去桑寄生加细辛 12 g。

(2) 吴近曾用马钱通关散治疗功能性不射精症，有效率达 73.7%。本法由散剂及饮剂两种配合组成。散剂：马钱子 0.3 g，蜈蚣 0.5 g，冰片 0.1 g，共研细末，充分混匀。饮剂：生麻黄、石菖蒲各 9 000 g，蜂窝 12 000 g，杭白芍、生甘草、当归各 6 000 g，虎杖、白糖各 15 000 g。浓煎成 50 L。于每晚睡前 1.5 小时服 50 ml 饮剂，并将散剂 1 次吞服，40 天为 1 个疗程。并根据中医临床辨证阴虚、阳虚进行适当调治。

(3) 董协栋自拟通窍滋肾健脾汤治疗不射精症，有效率达 78.5%。方药：路路通、石菖蒲、仙茅、白术、枸杞子、韭菜子各 12 g，马钱子 1 g，蜈蚣 1 条，仙灵脾 30 g，生地、山萸肉、白花蛇舌草、山药、补骨脂、覆盆子、菟丝子各 15 g，石斛 10 g，牛膝 9 g。水煎服，每日 1 剂，半月为 1 个疗程。辨证加减：肾虚加黄狗肾 6 g(分冲)，羊睾丸 1 个(同药煎熟食用)；血瘀加蒲公英、红藤、银花各 15 g，连翘 12 g，皂角刺、王不留行各 9 g，痰湿加法半夏、焦山楂、薏苡仁各 15 g，白芥子、穿山甲、王不留行各 9 g；阴虚阳亢去仙灵脾、仙茅、枸杞子、补骨脂，加柴胡、山栀、知母各 9 g，龙胆草、黄柏各 12 g，黄连 6 g。

上述两方剂中均有马钱子和蜈蚣。究其药理，马钱子味苦性寒，为通经络，散血热之要药。其所含番木鳖碱和马钱子碱，能兴奋中枢神经，特别是对脊髓有高度选择性，能提高射精中枢的兴奋性。而蜈蚣为“走窜之力最速，内而脏腑，外而经络，凡气血凝聚之处皆能开之。”因此，两药皆有开窍通精之功效。

四、逆行射精

逆行射精(retrograde ejaculation)是指男性性欲正常、阴茎勃起正常，能进行性交，有射精动作和高潮感受，却无精液从尿道口排出。性交后尿液沉渣检查，可见大量精子。它的发病率低于不射精症，约为 1%，这是男性不育的原因之一。

(一) 病因 正常的射精生理过程分为精液泄入后尿道，尿道内口(即膀胱颈)关闭及后尿道的精液向前射出体外三个过程。当尿道球部被进入的精液刺激后，膀胱颈即反射性关闭。同时内括约肌收缩，从而起到防止精液逆向进入膀胱，同时在射精时防止尿液进入尿道。膀胱颈的关闭是受交感神经控制。因此，任何干扰膀胱颈的解剖功能或阻断下泌尿道的交感神经，均可造成膀胱颈部和尿道内括约肌的功能失调，使精液逆流到膀胱。

1. *先天性疾病* 包括先天性宽膀胱颈、尿道瓣膜症、膀胱憩室等引起的尿道内口括约肌功能失调而致逆行射精。先天性脊柱裂影响了下泌尿道交感神经功能而致逆行射精。

2. *尿道病变* 严重的外伤性尿道狭窄或炎症性尿道狭窄，也可因长期排尿梗阻引起尿道内口括约肌无张力或扩张，导致精液逆流。

3. *其他疾病的影响* 如巨大膀胱结石患者长期持续用力排尿，可引起内括约肌功能过度代偿，最后丧失收缩能力。脊髓损伤造成内括约肌交感神经供应中断。糖尿病引起交感神经病变而影响膀胱颈的关闭，亦可造成逆行射精。

4. *手术损伤* 在做尿道、前列腺、膀胱手术时损伤了膀胱颈及神经末梢。若手术时能保留膀胱颈的后部或尽量少损伤膀胱颈，则这种并发症并非不可避免。另外，双侧腰交感神经切除术、直肠癌切除术、盆腔淋巴结清扫术、腹主动脉瘤切除术后均可造成逆行射精。

5. *药物因素*　肾上腺素能阻滞剂可阻断交感神经的功能，引起逆行射精，如胍乙啶、利血平、盐酸甲硫哒嗪、溴苄胺及苯甲胍等。

因此，逆行射精的病因大部分是器质性，很少为特发性的原因不明的逆行射精。

（二）诊断　若在性交时有性高潮，有射精感觉但无精液从尿道外口射出或排出精液极少者，应怀疑存在逆行射精的可能。此时，应进一步检查。首先在性交或手淫后立即做尿液检查，若尿液中发现有大量精子，即可诊断为逆行射精。也可做 X 线膀胱造影检查，可显示尿道内口扩大。还可做膀胱镜检查，可发现膀胱颈口松弛、扩大，精阜与膀胱颈的距离缩短。

（三）治疗　治疗逆行射精的目的是为了恢复男子生育力。因此，在男方治疗的同时应检查女方的生育力，若女方生育功能健全，男方才有治疗意义。治疗方法有手术治疗、药物治疗和收集尿液中精子做人工授精。

1. *手术疗法*　手术的目的是使松弛而扩大了的膀胱颈口紧缩，重建内括约肌，恢复顺行射精。手术方法，一般采用膀胱颈缝缩术。这种手术方法适用于过去做过膀胱颈手术者（如膀胱颈 Y－V 成形术），不适用于糖尿病性神经病变和尿道狭窄而引起的逆行射精患者。

手术前先置于 16F 号导尿管，在直视下切开膀胱，充分暴露膀胱颈，从时钟 8 点位到 4 点位，围绕膀胱颈做倒 U 形切口，黏膜抬高约 1 cm，进入尿道前列腺部，切除黏膜及其下方的瘢痕组织直至肌层，使膀胱颈肌肉充分暴露。用 0 号肠线做 H 形缝合，使倒 U 形的两臂接合，使膀胱颈缝缩，恰好可容 16F 号导尿管大小的口径。关闭切口，留置导尿管，3 周后拔除。

2. *药物治疗*　有肾上腺素能兴奋药和抗胆碱能药两种类型可供选择。

（1）肾上腺素能兴奋剂：因膀胱颈部肌肉受交感神经控制，有 α－受体，因而用 α－肾上腺素能兴奋剂，兴奋其受体，可增强内括约肌的收缩力而成功地纠正逆行射精。常用药物有盐酸麻黄碱、对羟福林（synephrine）、丙咪嗪（imipramine）、苯肾上腺素（pheny iephrine）、甲氧胺福林（midodrin）、左旋多巴等。有人报道，在性交前 24～48 小时服麻黄素 60 mg，每 6 小时 1 次，有 40％的患者可获得顺行射精。

（2）抗胆碱能药：溴苯吡胺（bromphniramine）和苯吡丙胺（pheniramine）是抗组胺及抗胆碱能药物，对降低副交感神经活性及相对增加膀胱颈张力有一定的作用，因而也能治疗逆行射精。但这方面的报道和研究不多。

3. *收集精子做人工授精*　这是治疗因逆行射精而引起的男子不育应用最广泛、受孕成功率最高的方法。但由于尿液的低渗性和低 pH，对精子的活率和活动力有明显的损害作用。据报道，精液与尿液混合 5 分钟后，精子的活动力可降低 50％左右，若时间延长可使精子致死。这对人工授精的成功率带来了障碍，因此，必须尽可能地减少精液与尿液的接触时间，并且提高尿液的 pH 和渗透压。常用的方法有下列几种。

（1）等张碱性溶液冲洗膀胱：其目的是碱化尿液，同时提高膀胱内尿液的渗透压，防止逆流入膀胱内的精子受损，以提高人工授精的成功率。具体方法是在手淫或性交前先用 Ringer's 葡萄糖溶液冲洗膀胱，并留少量（2～5 ml）于膀胱内。手淫或性交后立即用导尿法或排尿法搜集精液，将标本以每分钟 1 500 转离心 10 分钟，或以每分钟 3 400 转离心 3～5 分钟。取沉淀液于女方排卵期作人工授精。

（2）口服碳酸氢钠：口服碳酸氢钠，每次 0.5～1.0 g，每日 3～4 次，可使尿液碱化，当尿 pH 达 7.5 以上时，先排尿，然后利用手淫或性交后排尿取得尿液，以上法离心取得精子做人工授精，此方法简单，容易被患者接受。

(3) 用营养性碱性溶液洗涤尿液：碱性营养液一般按下列溶量比例配制：甘油 14%，蛋黄 20%，5%的葡萄糖 26%，2.9%的枸橼酸钠 40%。然后用 1.3%重碳酸钠将 pH 调整到 7.3。据报道，溶液中的蛋黄可防止细胞损害，并可诱发获能。这种溶液也是精液冷冻的保护剂。于手淫或性交后立即将尿液排入盛有 50 ml 碱性营养液的容器中，再以上法离心，取得精子做人工授精。据认为这种方法所得的精子活力较佳，使成功机会增多。另外，据报道，在口服碳酸氢钠使尿液碱化的情况下，于射精后，立即将尿液排入阴道，有时也可成功。

4. *收集精子做 IVF-ET 或 ICSI* 如果收集精子不够做人工授精，或多次人工授精失败的患者，可采用 IVF-ET 或 ICSI 辅助生殖技术，使其获得生育的机会。精子收集的方法同人工授精。

(四) 中医论治 祖国医学对逆行射精无专论，只对类似症状有记载。如唐·孙思邈《千金备急要方》中云："能交接而不施泄。"隋·巢元方《诸病源候论》称之为"尿精"。且尿精与小便混浊不同，尿精者尿液与精液不相混，故尿液不混浊。因此，也有人称之为"精浊"。

1. *病因病机* 宋徽宗时由朝廷组织编撰的《圣济总录》认为："虚劳尿精"。《诸病源候论》曰："肾气虚弱故也，肾藏精，其气通于阴，不能藏于精，故小便而精液出也。"

(1) 肾阳不足：若素体阳虚，禀赋不足，或房事不节致肾阳衰微，中虚气陷。正气不足则气化失调，肾阳气虚不能摄精，精液溢泄，精行不归正道，而流于膀胱。

(2) 湿热下注：感受湿邪，蕴积化热，或过食肥甘厚味，生湿助热，湿热流注于下焦，扰及精室，疏泄失常，迫精外溢，随尿而出。

(3) 精道瘀滞：病积日久，气滞血瘀，瘀阻精道，精行不能循其正道而歧行之。

2. *辨证施治* 中医将本证分为肾阳不足、湿热下注及精道瘀滞三型。

(1) 肾阳不足型：证见精神不振，头昏乏力，面色少华晦暗，腰酸腿软，形寒肢冷，尤以下肢为甚。舌质淡，苔薄白。脉沉细。治则温肾壮阳。方选金匮肾气丸和补肾降精汤加减，附子、肉桂各 6 g，熟地、山萸肉、山药、泽泻、丹皮、巴戟天、肉苁蓉各 10 g，生黄芪 30 g，升麻、桔梗各 6 g。水煎服，每日 1 剂。

(2) 湿热下注型：证见行房事正常，但无泄精，房后尿混浊，平时阴部湿痒，尿黄赤，口苦咽干。舌质稍红，苔黄腻。脉弦数。治则清热利湿。方选萆薢分清饮(《医学心悟》)加减：萆薢、黄柏、茯苓、石菖蒲、苍术、黄芩、白术各 10 g，柴胡、路路通各 12 g，川牛膝 15 g，甘草 6 g。水煎服，每日 1 剂。

(3) 精道瘀滞型：证见行房时玉茎胀甚，房毕无精液泄出，房后尿混浊，心烦易怒，胸闷，或小腹隐痛、作胀。舌质暗红，或有瘀斑、瘀点。脉沉涩。治则活血化瘀，疏通精道。方选少腑逐瘀汤(《医林改错》)加减：川芎 10 g，炮姜 5 g，肉桂 6 g，灵脂 10 g，赤芍 15 g，蒲黄、当归、元胡各 10 g，川牛膝 15 g，红花、柴胡各 10 g。水煎服，每日 1 剂。

3. *针灸疗法* 选穴：神门(双)、太冲(双)、关元、中极、气海、水道、三阴交(双)、肾俞、上髎、次髎、命门。每次选取穴 3～4 个。先针用补法。得气后加隔姜灸。

(四) 单验方 民间流行的单方验方亦可试用。① 合房前用甘松 15 g 煎汤，温洗会阴部。此方对射精障碍有效。② 穿山甲、王不留行各 15 g，路路通、怀牛膝各 10 g。水煎服，每日 1 剂，连服 5～7 剂即效。

(陈利生 徐元诚 唐庆来 陈守信 薛 珺 吉正国)

第十三章 精液异常

精液异常并不是孤立性疾病，而是由其他疾病引起的一种临床征象。由于在男性不育的诊疗过程中，首先要检查精液。特别是基层医疗单位，以精液检查作为诊断和治疗的依据。各生殖中心也以精液分析的结果作为基础，进一步检查引起精液异常的病因，然后决定治疗方案。故将精液异常立章专论。

精液由精浆和精子组成。精液异常包括精液量的异常和精液不液化，还包括精子量与质的异常。精液异常是男性不育的重要原因，其中以无精子症、少精子症、弱精子症和精液不液化为最常见。

第一节 无精子症

通过体外排精法或手淫法取得精液，经离心后，取沉淀物做镜检，3 次均未检出精子，称为无精子症。这在男性不育门诊中并不少见，据统计约占 6.36%。

无精子症分真假两种。真性无精子症是指睾丸生精细胞萎缩退化，不能产生精子，也称生精障碍性无精症；假性无精子症是指睾丸能生成精子，而因输精管道阻塞不能排出体外，故检查不出精子，也不能使女方孕育，故又称阻塞性无精子症。

一、病因

(一) 生精障碍性无精子症 许多因素可以影响睾丸精子的发生，有先天性，也有后天获得性。

1. *先天性遗传因素* 有性染色体异常、常染色体异常、Y 染色体微缺失和雄激素受体异常。

(1) Klinefelter 综合征(简称克氏征)：这是临床上比较常见的一种性染色体异常所致的无精子症疾病，患者的染色体核型为 47,XXY；46,XY/47,XXY；48,XXXY 等。这类患者睾丸小而硬，组织学上表现为睾丸精曲小管纤维化和透明样变，管腔闭塞而无精子生成。克氏征中约有 3% 为 46,XY/47,XXY 嵌合型，睾丸中有 X 和 Y 生殖细胞，可产生少量精子。

(2) 染色体易位：染色体易位干扰了正常染色体在减数分裂中的配对或分离，并产生杂合体，临床上表现为严重的生精障碍及无精子症。染色体易位在男性不育症中的发生率达 8.3%。染色体易位可发生在常染色体之间、性染色体之间以及常染色体和性染色体之间，其中以常染色体易位最为常见。

(3) Y 染色体微缺失：在无精子症的患者中有 10%～15% 存在 Y 染色体微缺失。细胞遗传学研究证实，Y 染色体长臂上有 3 条与精子生成相关的基因区域，并统称为无精子基因(AZF)，分别称为 AZFa、AZFb、AZFc。其中常见的缺失为 AZFb 和 AZFc，而 AZFa 缺失较少见。

(4) 雄激素受体异常：研究发现雄激素受体编码基因的部分缺失、点突变或转录受损等将导致雄激素受体功能的损害，表现为雄激素受体不敏感，如男性假两性畸形，患者有睾丸，但外表如女性，而染色体核型为46，XY。

(5) Kallmann综合征：这也是一种遗传性疾病，其相关基因位于X染色体的短臂上，该基因的缺失和突变引起先天性下丘脑疾病，导致垂体功能低下，FSH和LH分泌减少，而性腺发育不全，表现为小睾丸、小阴茎，成年后无精子生成，有的合并有嗅觉障碍。

(6) 选择性LH和FSH缺陷：具体病因目前还不太清楚，有人认为可能与X染色体上特异位点有关。选择性FSH缺陷，表现为无精子症或少精子症，生殖器官多数正常。血清FSH很低，而LH和T正常；选择性LH缺陷，血清FSH正常而LH和T降低，表现为无精子症，且生殖器官发育不良。

(7) 先天性睾丸异常：睾丸发育异常或睾丸位置均能影响睾丸的生殖功能。如先天性无睾症、双侧隐睾、单侧隐睾和唯支持细胞综合征等。

(8) 精索静脉曲张：这是导致男性不育的重要因素，大部分表现为少精、弱精，个别患者也会出现无精子症。

2. 后天获得性睾丸生精功能障碍

(1) 睾丸炎：众所周知腮腺炎可合并睾丸炎，据统计10岁以上的男子患腮腺炎后，约有30%并发睾丸炎，其中约1/4为双侧睾丸炎。腮腺炎患者的年龄越大，合并睾丸炎的机会越高。细菌感染引起睾丸炎临床上并不多见，大肠杆菌、链球菌、淋球菌、梅毒螺旋体等感染后均可引起附睾-睾丸炎。患睾丸炎后，睾丸慢慢萎缩，呈严重的纤维化和玻璃样变，精曲小管萎缩，无精子生成。

(2) 外伤与手术损伤：睾丸严重外伤、睾丸扭转会损伤睾丸的血管，导致睾丸组织的缺血、坏死，引起睾丸萎缩；巨大的精索、睾丸鞘膜积液和腹股沟斜疝会压迫睾丸，引起睾丸的压迫性萎缩；阴囊、腹股沟处的手术会误伤睾丸动脉而引起萎缩，导致无精子症。

(3) 射线和热辐射：生精上皮对放射线极为敏感，小剂量的照射也可以造成无精子症；长期的热辐射也会造成睾丸生精功能的障碍。

(4) 环境因素的影响：近年来研究表明，环境的污染对人类精子的生成造成了严重的伤害，近半个世纪来，人类精子密度较前减少了1/3，并以每年1%的速度下降，这是一个非常危险的信号。食品的添加剂、农药、除草剂中含有二恶英，通过食物链影响人类的生精功能。研究表明棉籽油中的棉酚对男子的生精功能损害最大，严重者造成无精子症。

(5) 药物因素：细胞毒性的抗肿瘤药可以损害生精上皮和质间细胞的功能，影响睾丸的生精功能，长时间、大剂量的应用会造成无精子症。

(6) 严重的全身性疾病和营养不良：正常的睾丸生精功能十分旺盛，需要足够的营养补充，如维生素A、B族维生素、维生素C、维生素E等。若长期患有严重的全身性疾病或严重的营养缺乏症都会影响睾丸的生精功能，导致无精子症。

(7) 垂体肿瘤：垂体肿瘤，尤其是泌乳素瘤，PRL明显升高而抑制FSH和LH的分泌，影响睾丸生精功能，导致无精子症。

(二) 阻塞性无精子症 阻塞性无精子症亦有先天性输精管道阻塞和后天获得性输精管道阻塞。

1. 先天性阻塞 先天性精道阻塞包括附睾、输精管和射精管的先天性不通畅。

(1) 附睾先天性阻塞：常见的有：① 睾丸输出管形成盲端，致使附睾游离；② 附睾与睾丸仅有一层薄膜相连，互相不通；③ 附睾体一分为二，互相不通；④ 附睾中部呈纤维性粘连，无通道；⑤ 附睾下半部缺失；⑥ 附睾头部有单个或多个囊肿压迫附睾管，使之部分或全部阻塞；⑦ 附睾体部或尾部发育不全。

(2) 输精管先天性阻塞：常见的有输精管缺失和输精管某段闭锁，还有输精管与附睾的分离。

根据胚胎学研究认为，输精管、精囊和附睾都是从中肾管衍化而来，其中有一个存在缺陷，其他两个也可能有缺陷，因此输精管缺失常伴有精囊或部分附睾缺失。

(3) 射精管先天性阻塞：较少见，其主要表现为先天性缺失。

2. *后天获得性精道阻塞* 后天获得性精道阻塞常见的原因有感染、损伤及手术结扎。

(1) 感染：后天获得性精道阻塞以感染因素造成阻塞最为常见。由于抗生素的广泛、早期应用，使感染引起输精管道的阻塞逐渐减少。

感染引起的输精管道阻塞，西方国家以淋病最为常见，我国近年来，淋球菌感染呈上升趋势。淋球菌感染可以破坏附睾尾部，很少侵犯附睾头部，也可侵及输精管造成阻塞。因结核菌感染引起精道阻塞并不少见，且往往为双侧性病变。其他病原微生物感染也是造成精道阻塞的一个不可忽视的原因。

(2) 损伤：损伤引起的精道阻塞多见于斜疝修补术、精索精脉曲张高位结扎术、隐睾固定术以及鞘膜积液手术，直接损伤了输精管或附睾，也可以因手术损伤了输精管道的血管、神经或术后感染引起。另外，精道造影术后也可能引起部分精道阻塞。手术损伤引起的精道阻塞，一般很难通过再次手术修复。

(3) 输精管结扎：这是男子避孕常用的手术方法，当一旦需要再次生育时，成为一个主要的障碍因素，必须通过再次手术接通。

二、诊断

凡精液常规检查未发现精子时，需将精液离心后取沉渣做镜检，若 3 次检查均未发现精子，则可确诊为无精子症，并进一步追踪引起无精子症的原因。

(一) 临床表现 不少无精子症患者具有特殊的临床表现。

1. *特殊的病史* 了解家族史和遗传病史十分重要，父母近亲结婚，患遗传性疾病的概率相对较高，母亲大龄生育也容易患先天性畸形。有的家族中会有同样的不育病史；嗅觉丧失、视觉障碍常合并 Kallmann 综合征；腮腺炎的病史对诊断具有重要作用；了解发育史，许多先天性遗传性疾病，生殖器发育不良；特殊职业，如长期从事无防护的油漆作业、高温作业、长期接触 X 线或农药等；长期吸毒也是造成无精子症的重要病史；生殖器部位的手术、外伤也应详细询问。

2. *体格检查* 包括全身检查和生殖器检查。重点检查第二性征和内外生殖器。如 Klinefelter 综合征，身材高大、皮肤白嫩、乳房发育异常、无胡须、无阴毛、喉结不明显、小阴茎、小睾丸。许多无精子症患者，通过体格检查，对诊断能提供有力的依据。

(1) 第二性征检查：包括皮肤、毛发的多少和分布情况，如胡须、腋毛、阴毛的有无及多少；喉结的大小、乳腺是否呈女性化发育，对诊断很有价值。如果男性第二性特征不明显往往提示性腺功能低下。

(2) 生殖器检查：阴茎的大小，有无尿道发育畸形；睾丸的大小和质地是睾丸生精功能的重要标志。如睾丸容积小于10 ml，质地柔软而不饱满，常提示有生精障碍；附睾的检查应包括附睾的大小、硬度、完整性、有无缺失、囊肿、硬结和触痛。

(3) 精索的检查：注意双侧输精管是否存在，输精管的粗细，有无结节；检查精索静脉时，可嘱患者加大腹压，此时，可触及轻度曲张的精索静脉。

(二) 实验室检查 包括精液分析、性激素测定和精浆生化检查等。

1. **精液分析** 对无精子症患者，精液检查应连续3次，每次检查前必须禁欲3～5天，精液应全部排入采精杯内。当常规显微镜检查未发现精子时，应将精液标本离心后取沉渣，再次进行显微镜检查，3次检查均未发现精子，方可确定无精子症。

精液细胞学检查：据黄宇烽研究表明，无论生育或不育男性的精液中均存在精子和生精细胞。若精液中既无精子又无生精细胞，说明睾丸精曲小管的基膜发生障碍，属于原发性睾丸生精障碍。正常生育男性各级生精细胞的比例为精原细胞0.8%；初级精母细胞8.0%；次级精母细胞7.0%。如果某种生精细胞比例超出正常范围，而精子细胞减少，说明生精细胞成熟障碍。

2. **内分泌生殖激素测定** 无精子症患者测定生殖激素尤为重要，可以间接了解睾丸功能。例如，① FSH、LH增高，而T降低：说明睾丸功能损伤，常见的有Klinefelter综合征、睾丸炎后、睾丸外伤引起睾丸萎缩的患者；② FSH、LH、T均降低：为低促性腺激素型性腺功能低下，常见的有Kallmann综合征和垂体病变引起性腺功能低下；③ PRL成倍升高：说明存在高泌乳素血症或垂体腺瘤；④ FSH正常，LH和T明显降低：这是选择性LH缺陷；⑤ FSH值很低，而LH、T值正常：可能为选择性FSH缺陷；⑥ FSH、LH、T值均正常：结合体检，应怀疑梗阻性无精症的可能，并进一步检查确定。

3. **精浆生化测定** 通过对精浆生化的测定，可以了解附属性腺的功能，并为无精子症鉴别诊断提供依据。

(1) 果糖：果糖由精囊腺产生。如果果糖为0，说明可能存在精囊的先天性缺失、发育不全或射精管梗阻。

(2) α-葡糖苷酶：精浆内中性α-葡糖苷酶作为常用的监测附睾功能的指标。阻塞性无精子患者，α-葡糖苷酶明显降低。

(3) 抑制素B：抑制素B是由睾丸的Leydig和SertoLi细胞产生，调节生殖内分泌。目前认为精浆抑制素B的测定对评价睾丸的生殖功能的优于FSH。鲁海鸥等研究提示正常生育男性精浆中的抑制素B为2.35±0.51 ng/ml，无精子症患者精浆抑制素B为0.23±0.14 ng/ml。

(三) 特殊检查 包括遗传学检查、睾丸活检和输精管造影等。

1. **染色体核型分析** 对无精子症患者一般常规作染色体核型分析，据统计，约有13.7%的无精子症患者存在染色体核型异常，包括47,XXY，染色体的易位、倒置。

2. ***AZF*基因检测** *AZF*基因位于Y染色体的长臂上，*AZF*分为三个区，即*AZFa*、*AZb*、*AZc*。部分无精子症患者可检测到*AZF*基因的缺失。研究发现，*AZFa*和*AZFb*缺失的患者，一般很少能从睾丸中取得精子。*AZFc*缺失能够从睾丸中获取精子。

3. **附睾穿刺检查** 在体检时发现睾丸大小正常、附睾头、尾部有明显结节，应高度怀疑阻塞性无精子症的可能。笔者对这类患者一般要求他们做附睾穿刺检查，往往在附睾液中发现大量精子(图Ⅰ-75)。

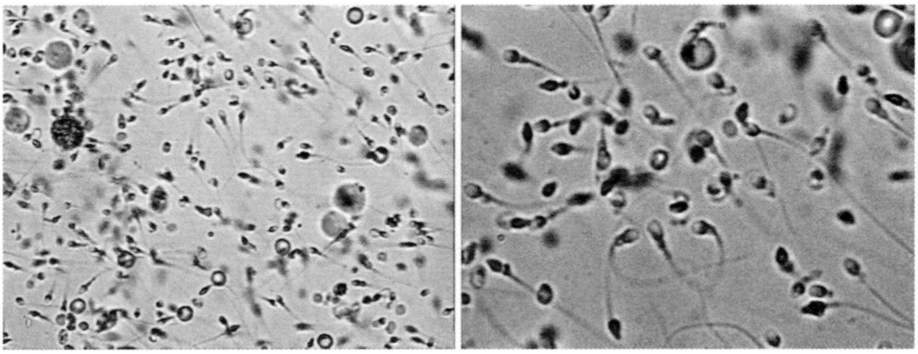

图Ⅰ-75　附睾穿刺液存在大量精子

4. *睾丸活检*　自从ICSI在临床上的广泛应用,睾丸活检不再只是一种单纯的诊断方法,部分无精子患者通过睾丸多点穿刺,可获得精子,施行ICSI而获得生育机会。Kim等人的研究表明,有30%的无精子症患者,通过睾丸活检获得了精子。也有报道Klinefelter综合征患者,通过睾丸活检,取得精子,施行ICSI术,得到一个无染色体异常的正常婴儿。睾丸活检的部位应在睾丸上极的中部或外侧部,避免对睾丸重要血管的损伤。有研究表明,对同一个体两侧睾丸活检结果的差异发生率为28%。对于期望从睾丸内获取精子,准备作ICSI的患者,应尽量采用双侧,多点穿刺,当发现有精子时,应立即将活检的组织置于固定液中,一般用Bovin液,可以保持其结构的完整性。

5. *经直肠B超检查(TRUS)*　TRUS可以比较清楚地探测到精囊、射精管、前列腺的疾病。对精液量很少的无精子症往往可以发现先天性精囊缺失。

6. *输精管造影*　怀疑存在阻塞性无精子症并准备做输精管吻合术的患者才适应做输精管造影术,一般输精管造影术与输精管吻合术同时进行。

7. *其他*　必要时通过CT、磁共振检查脑垂体是否存在病变。

三、治疗

(一) 生精障碍性无精子症治疗　先天性睾丸发育不良(如Klinefelter综合征)基本上是不可逆的,内科治疗基本没有希望;对低促性腺激素型无精子症患者(如Kallmann综合征)通过长期药物补充治疗,部分患者有希望恢复生精功能。

1. *药物治疗*　常用的药物治疗有以下几种。

(1) 克罗米芬(clomiphene):1972年Tcoh报道采用克罗米芬治疗男性不育并致使女方怀孕。此后克罗米芬被广泛应用于治疗无精子症和少精子症。服药方法有两种,一种是连续服药法,即每日口服克罗米芬50 mg,连续服用3个月,如果有效可继续服用,直至精子数恢复到2 000万/ml;另一种是周期服药法,即每日口服克罗米芬25 mg,连续服用25天为1个周期,休息5天后继续按上法服药。一般连用6个疗程,如果有效,可用药6～24个月。

(2) 他莫西芬(tamaxifen):化学结构和作用机制与克罗米芬相似,但其内源性雌激素作用更弱,因此,也常规应用于治疗无精子症和少精子症。它能增加促黄体生成素释放激素(LHRH)的分泌,从而起到内源性LH和FSH刺激睾丸的效果。常用剂量为每日口服

20 mg，至少要持续服用6个月。如果精液质量有改善，治疗还可持续到2年。相反，如果精液质量没有改善，治疗不必再继续。

(3) HCG和HMG：用促性腺激素治疗先天性和后天性低促性腺激素型性腺功能低下症，可获得满意效果。通常将HCG和HMG联合应用。最佳治疗方案是开始单独用HCG，每周4 000～6 000 IU，分2～3次肌注，使Legdig细胞成熟，4周后加用HMG，每次75～150 IU，每周3次，3～18个月，当获得完全的生精作用后，可单独使用HMG维持。

(4) 高泌乳素血症的治疗：少数无精子症患者存在高泌乳素血症，采用药物治疗以降低泌乳素，提高生精功能。常用药物为溴隐亭(bromocryptine)，开始每晚服1.25～2.5 mg，3天后增加至每次2.5 mg，每日2次，用药12周观察疗效。

2. 供精人工授精(AID) 可采用供精者的精液，在女方排卵期做人工授精。这是男性绝对不育的补救措施。由于利用供精者精液做人工授精术(AID术)涉及到社会学、伦理学和遗传学的广泛问题，因此，术前患者夫妇与医院必须签署协议，避免法律纠纷。医院必须对患者负责，注意保密；对供精者做全面检查，排除传染病、遗传病，并保证精液的质量；一份精液不宜多人使用；操作时严格的消毒。具体操作程序参照辅助生殖技术人工授精章节。

3. 睾丸活检配合ICSI技术 据报道生精障碍型无精子症患者中有30%的患者有局部生精灶，做多点穿刺可以获得精子，施行ICSI技术，有望获得生育。

（二）阻塞性无精子症治疗 参照第十一章精道阻塞引起男性不育。

四、中医论治

古代由于不能检查精液，因此没有无精子症的专论，究其症候属精液清冷范畴。汉·张仲景在《金匮要略》中曰："男子脉浮弱而涩，为无子，精气清冷。"隋·巢元方《诸病源候论》中有云："丈夫无子者，其精清如水，冷如冰铁，皆无子之候。"清代医学家高学山指出："天生之精冷者。"说明当时已经认识到先天性发育不良也是无精子症的重要致病因素。

无精子症一度被认为是"不治之症"，是男性不育症的"禁区"。但近年来的临床实践证明只要精曲小管病损不严重，还有一定的治疗价值，不要轻易放弃治疗。中医药治疗无精子症不断有成功的报道。

（一）病因 中医学认为精气清冷首先责之于肾，精道不通应责之于肝。

1. 肾精不足 《素问·上古天真论》云："丈夫八岁肾气实，发长齿更；二八肾气盛，天癸至，精气溢泻，阴阳和，故能有子。"因此肾气实，天癸充，肝气疏，精道通，乃是丈夫有子之道。天癸赖先天肾气和后天脾气充养。先天肾气不足，后天脾失所养，则天癸不充，元阴元阳俱虚，精血不足，精气清冷。

2. 肝气不疏、气滞血瘀 精道通畅是丈夫有子之要。肝郁气滞，日久化热，湿热下注阴器，瘀积精道，使精道不通，精气不能正常溢泻。

（二）辨证论治 中医一般将无精子症分为肾精不足型与精道瘀阻型。

1. 肾精不足型 证见精液稀薄量少，性欲或减退或尚属正常。面色少华，精神疲倦。头晕耳鸣，小便频数。舌淡苔薄，脉沉细弱。治则补肾填精。方选生髓育麟丹：人参、麦冬、肉苁蓉、山药、山茱萸、熟地、桑葚、鹿茸、龟板胶、枸杞子、鱼鳔胶、菟丝子、当归、北五味子、紫河车、柏子仁。

2. **精道瘀阻型**　证见气血充盛，年轻体壮，睾丸大小、质地正常，少腹胀痛，或无感觉，或有溲黄如淋。舌暗苔黄，脉或弦数，或滑数。治则清热化瘀通络。方选红白皂龙汤加减：白毛夏枯草 15 g，红花 5 g、皂角刺、地龙、车前子(另包)、泽泻各 10 g，银花、蒲公英各 30 g，黄芩、黄柏各 6 g，牛膝、赤芍、泽兰、香附、路路通各 10 g，王不留行 15 g。水煎服，每日 1 剂。

(三) 验方　近年来有不少治疗无精子症的经验报道，现摘录如下。① 有人认为实肾气，充天癸，疏肝气，通精道是治疗本症的原则。因此以五子衍宗丸合桃红四逆散治疗 14 例无精子症获得良效。药用五味子、枸杞子、菟丝子、覆盆子、车前子、柴胡、白芍、枳壳、甘草、桃仁、红花。阳虚者加河车粉、狗肾、仙茅、仙灵脾、巴戟天、锁阳；阴虚者加熟地、淮山药、山茱萸、天冬、麦冬、女贞子、旱莲草；有淤血者加穿山甲、王不留行、路路通、川牛膝、地龙、刘寄奴、当归、桂枝。② 郭长城以化瘀散结、补肾填精法治疗阻塞性无精子症取得一定效果。药用当归 20 g，川断、丹参、银花各 15 g，赤芍、白芍、王不留行、路路通、香附、菟丝子、山萸肉各 10 g，生地、熟地各 20 g，山药、仙灵脾、川楝子各 12 g，橘核 10 g，丹皮、甘草各 6 g。水煎服，每日 1 剂。30 剂为 1 个疗程，4 个疗程后，以金匮肾气丸巩固疗效。

第二节　少 精 子 症

按照 WHO 推荐的标准，凡精子密度低于 2 000 万/ml，或精子总量低于 4 000 万者称为少精子症。少精子症是由多种原因引起的一种病证，当精液检查，发现精子密度低于正常值时，应进一步进行检查，追踪病因。

一、病因

(一) 精索静脉曲张　精索静脉曲张时，睾丸的血流动力学发生改变，影响睾丸的微循环和血液供应，使睾丸的局部温度升高、血管活性物质增加，从而影响了睾丸的生精功能。但许多资料表明，精液的质量与精索静脉曲张的程度不成比例。有时精索静脉曲张很严重，但精液质量却很好。而有的人精索静脉曲张很轻，精液质量却很差。

(二) 隐睾　隐睾是影响精液质量的重要原因之一。单侧隐睾约 60%患者不育，因此若精子密度低，又有隐睾存在，必须及早治疗。据报道 11 岁以后手术，仍有 20%左右的患者可恢复生精功能。

(三) 生殖道感染　附属性腺的慢性感染，从理论上讲并不影响精子的产生。但可以影响精液中的各种检查指标。慢性前列腺炎、精囊炎，可以造成附睾管、射精管的不完全阻塞引起少精子症。近年来发现，淋病后并发附睾-睾丸炎患者引起少精子症。

(四) 自身免疫　生殖免疫学的研究发现，男子自身免疫可影响男子的生育能力，抗精子抗体可以影响精子的产生和精子运送，而引起少精子症。

(五) 内分泌异常　男子正常的生精功能依赖于下丘脑-垂体-性腺轴功能的正常。若某一内分泌腺发生疾病，就会影响睾丸酮的合成与分泌，影响生精功能。其他内分泌腺如甲状腺、肾上腺疾病也会影响性腺的功能而导致少精子症。临床常见的有原发性低促性腺激素型性腺功能低下症、继发性低促性腺激素型性腺功能低下、选择性 FSH 或 LH 缺陷症、高泌乳素血症、肾上腺皮质增生症、慢性肾上腺皮质功能减退症、甲状腺病、糖尿病等。

(六) 遗传因素　临床研究发现，常染色体易位、倒置、突变均可造成少精子症。有人统计约占男性不育症的1.76%。*AZF*基因的缺失也是引起少精子症的重要原因。有人统计*AZF*基因缺失在无精子症患者中占15 %～20 %;严重少精子症患者中占7 %～10 %。

(七)其他因素 鞘膜积液可因睾丸局部温度升高而影响睾丸生精功能,引起少精子症,X线、热辐射、化学毒品(如苯、重金属中毒)、长期服用某些药物(如西咪替丁、螺内酯和抗肿瘤药)均可引起少精子症。

二、诊断

少精子症的诊断依靠精液检查,根据世界卫生组织(WHO)进行的国际性调查及研究结果,目前将精子密度低于2 000万/ml定为少精子症的界限,若多次检查精液的结果均低于这一界限,可确诊为少精子症。少精子症只是一种临床征象,还必须进一步检查确定病因。

根据病史和体格检查可以初步确定是否存在隐睾和精索静脉曲张。据统计隐睾约占少精子症的9%,精索静脉曲张约占少精子症的24%。

确定泌尿生殖道感染的关键是根据其特殊的症状和检查结果。尿频、尿急、尿痛以及尿道烧灼样感是泌尿道感染的症状,脓尿和脓精是泌尿生殖道感染的特殊症状。体格检查可以发现尿道外口有脓性分泌物,局部可有触痛。尿液检查脓细胞增多,前列腺液检查白细胞>10/HP,尿液培养和尿道分泌物培养可得到某一细菌生长的阳性结果。据统计生殖道感染约占少精子症的26%。近年来发现支原体、衣原体感染引起少精子症的发生率有上升趋势。

免疫学检查可以确定是否存在自身免疫。染色体核型分析可以确定是否存在染色体异常。

对少精子症病因诊断的另一方法是测定血清FSH、LH、T和PRL。若FSH明显升高,属原发性少精子症;若FSH、LH低于正常值,为垂体功能低下,有原发性低促性腺激素型性腺功能低下和继发性低促性腺激素型性腺功能低下;PRL升高为高泌乳素血症引起的少精子症。

经检查而原因不明的少精子症,又称特发性少精子症。

三、治疗

对少精子症引起的男性不育治疗,其效果好坏决定于病因学诊断,如能找到引起少精子症的确切原因,然后对症治疗,往往能收到满意的效果。

(一)药物治疗

1. *睾酮回跳疗法* 这是由Heller等提出的,其机制是应用大剂量的睾酮,通过内分泌的反馈作用,迅速抑制脑垂体促性腺激素的释放,使得睾丸生精功能暂时性停止,以致造成无精子状态。一旦停用睾酮,脑垂体即可大量释放出贮存的促性腺激素,使睾丸生精功能得以恢复。由于短时间内促性腺激素水平的骤然增加,刺激睾丸生精功能格外显著,所以精子数明显增加,并可超过治疗前水平。

常用药物有十一酸睾酮,每次250 mg,每月2次,肌内注射,共3个月,或口服安特尔,每次40 mg,一日2次,共3～6个月。直至发现精液中无精子后即停药。停药后3～6个月,精子密度会明显增加。如果采用这一疗法,必须向患者讲清楚这疗法的作用机制,得到患者认可后,方能使用。

2. HCG、HMG *治疗* 对那些低促性腺激素型性腺功能低下症,应用HCG、HMG有一定疗效。用法见本章第一节。

3. 克罗米芬、他莫西芬治疗　临床上对那些内分泌正常的少精症患者，一般都应用克罗米芬或他莫西芬治疗，且有一定疗效。

4. 其他药物治疗　包括：① 小剂量雄激素治疗，如甲基二氢睾酮，每天服 100 mg，疗程为 1 年。据报道小剂量雄激素治疗既有刺激睾丸精曲小管生精上皮的生精功能，又能提高睾丸间质细胞的分泌功能；② 血管舒缓素(Kallikren)能改善末梢循环血管的通透性，据日本樱木范明报道，每次 100 单位，每日 3 次，口服。能使 25％的少精子患者的精子密度升高；③ 补充维生素 A、维生素 E、ATP、辅酶 Q 等亦能改善精子密度；④ Pardron 应用吲哚美辛(消炎痛)，每日口服 75 mg，长期治疗严重少精子症；⑤ 精氨酸是精子代谢过程中所需要的物质，每天口服 4 g，连用 3～6 个月。

(二) 夫精人工授精(AIH)　当少精子症患者通过药物治疗，未能使生殖功能正常的妻子怀孕，可选择 AIH 方法。笔者所在生殖中心对患者的要求是：① 没有感染；② 不存在抗精子抗体，a＋b 级精子总数达 1 000 万。具体操作方法见辅助生殖技术人工授精章节。

(三) 病因治疗　在检查时发现引起少精子症的确切病因，应该首先治疗原发疾病。如精索静脉曲张。最好先行精索静脉高位结扎术，术后精子密度不改善者，加用 HCG。由于该药物能促进精曲小管产生精子，可使精子密度升高。

四、中医论治

少精子症在祖国古代医籍中属精少、精寒、精冷、精薄范畴。中医学认为，肾为先天之本、主骨而藏精，藏元阴元阳，是发育生殖之源，人体生命之根。精子的生存依赖于肾阴的滋养和肾阳的温煦。精子多少取决于肾中真阴真阳的盛衰。《素问・上古天真论》中有云："丈夫八岁，肾气实，发长齿更；二八肾气盛，天癸至，精气溢泻，阴阳和，故能有子…七八…天癸竭，精少，肾气衰。"故少精子症实质上是肾气衰的具体表现。故补肾填精为治疗少精子症之要旨。

(一) 病因病机　精子数量不足，中医学中常责之于肾，肾虚则精少，脾虚则生化乏源。且精血同源，精亏则血少，血耗则精亦亏。

1. 肾精亏损　肾为先天之本，肾气旺盛，真阴充足，先天本厚，天癸成熟，男子精成。反之肾气衰弱，肾精不足，先天本薄，天癸枯竭，则精无以生成，生育无能。

2. 气血两虚　气属阳，血属阴。气为血之帅，血为气之母。气虚则血亏，血虚则气衰。气血两虚则肾精无以生成，故表现为精少。

3. 脾肾两虚　肾为先天，脾为后天，后天必以先天为主宰，先天必赖后天涵养。若脾肾两虚，则先天之精亏竭，后天之精无源化生，故精少质差。

(二) 辨证论治　中医将少精子症分为肾精不足型、脾肾阳虚型和气血两虚型 3 种。

1. 肾精不足型　证见精少质量差，性欲减退，腰酸腿软，精神疲倦，头晕耳鸣，小便频数。舌淡红、脉沉细弱。治则补肾填精。方选生髓育麟丹：熟地、桑葚各 12 g，龟板胶 10 g(另烊冲服)，枸杞子 15 g，紫河车、鱼鳔各 10 g，当归、肉苁蓉各 12 g，山茱萸 10 g，鹿茸 3 g，菟丝子 12 g，人参 10 g，山药 15 g，五味子、柏子仁各 10 g。水煎服，每日 1 剂。《内经》云："精不足者，补之以味。"重用血肉有情之品，补脾益气之剂，可起到促进生精的功能。

2. 脾肾阳虚型　证见精子稀少，精液清冷，或兼有性欲减退、阳痿早泄，肢体畏寒，面色白，自汗便溏，小便清长。脉沉细。舌淡苔薄白。治则温补脾肾。方选右归丸加减：熟地、怀山药、枸杞子各 12 g，杜仲、山萸肉、菟丝子各 10 g，淡附片 6 g，肉桂(后下)3 g，当归、鹿角胶(另烊冲服)、巴戟天、枳实子各 10 g，小茴香、石菖蒲各 3 g，炙远志 6 g。水煎服，每日 1 剂。

3. **气血两虚型** 证见面色萎黄，形体衰弱，神疲乏力，头昏目眩，精液清冷，精子数量少质差，或兼性欲减退。舌淡苔薄，脉细软。治则补养气血、益肾生精。方选嗣育汤加减：当归 12 g，白芍、熟地、台参各 10 g，白术 6 g，茯苓、枸杞子、菟丝子、巴戟天、淫羊藿、怀山药各 10 g，甘草 3 g，炙黄芪 10 g，黑枣 3 枚。水煎服，每日 1 剂。

(三) 经验方 近年来许多中医学专家治疗少精子症积累了丰富的经验，现摘录部分供临床选用。

1. **天雄丸** 方药组成：炮附子 3 份，白术 8 份，生龙骨 3 份，桂枝 6 份。本方由《金匮要略》中天雄散改制而成。日本东洋医学会会长矢数道明将该方归于经过药理研究而证明的强精补肾药之类。方中天雄系附子之类，因此可用炮附子代替，具有温肾壮阳的功效。《本经疏证》中有云："凡欲走者以附子为佳，欲其守者以天雄为善；方中重用白术贵在健脾，以调后天养先天；桂枝温阳化气，气化则能生精。"明・戴元礼认为："附子得桂则补命门"。生龙骨育阴潜阳，摄精以归肾。制作方法是将上药共研细末，蜜泛为丸如绿豆大，备用。每次 5～8 g，每天 3 次，饭前吞服。3 个月为 1 疗程。据报道总有效率 81.2%。

2. **四二五合方** 方药组成：当归 15 g，川芎 10 g，白芍、熟地各 15 g，仙茅 10 g，仙灵脾、五味子、枸杞子、菟丝子、覆盆子各 15 g，蛇床子 10 g，鹿角霜 15 g。若精子密度低于 2 000 万/ml，去鹿角霜加鹿角胶 15 g(烊化)。水煎服，每日 1 剂。3 个月为 1 个疗程。该方为北京中医院已故名老中医刘奉五所创，是由四物汤、二仙汤、五子衍宗丸合方加减而成。用以治疗气血两虚型少精子症和弱精子效果满意。

3. **乌蓉补精汤** 方药组成：何首乌 30 g，肉苁蓉 25 g，菟丝子 15 g，蛇床子、熟地黄各 10 g，怀山药 15 g。水煎服，每日 1 剂。2 个月为 1 个疗程。《本草纲目》云："何首乌久服长筋骨，益精髓，坚阳道、令人有子；肉苁蓉强阴，益精气，多子。"故方中重用两药，以达阴中求阳、强肾化精之功。再辅以健脾之药，使精生有源，收效显著。

(四) 针灸 主穴：关元、中极、气海、命门、肾俞。配穴：蠡沟、次髎。针刺关元、中极、气海时，要求针灸向下斜刺 1.5～2 寸，然后采用捻转补法，使针感向下传导至阴茎或会阴为止。留针 30 分钟，针后加灸关元、命门、肾俞，以局部皮肤充血潮红为度。隔日 1 次，20 次为 1 个疗程。两个疗程之间，休息 1 周。

第三节 弱精子症

男子生育能力不仅建立在正常的精子数量基础上，同时很大程度取决于精子的活动力。现在普遍运用生育力指数来衡量被测者的生育能力。生育指数公式为 $I=M\cdot N\cdot V/A\cdot 10^9$，其中 I 表示男子生育力指数(index)；M 表示活动精子的百分率(motility)；N 表示每毫升精子的数目(number)；V 表示精子运动速度(velocity)；A 表示畸形精子百分率(abnormal sperm)。公式表明男子生育能力与精子数目、精子活力成正比，与畸形成反比。正常人生育力指数>1，完全不育者生育力指数为 0，在 0～1 中有不同程度生育力障碍。

所谓弱精子症指精液参数中前向运动精子(A 级+B 级)总比例<50%，或快速前向运

动精子(a 级)数<25%,均称为弱精子症,又称精子活力低下。

一、病因

(一)长期禁欲 长期不射精往往精子密度高,死精子多,精子的活动度差。这是因为长期不射精,新精子不断产生,老精子不断老化、死亡之故。这种情况不属异常,因此,必须多次反复检查精液,且检查精液前的禁欲时间为 5 天。

(二)生殖系感染 生殖系感染会引起精浆成分的改变,锌、镁、柠檬酸、果糖的减少和 pH 的改变,都会影响精子的活力。有人发现大肠杆菌感染生殖道,引起急性附睾炎和前列腺炎。附睾感染影响精子的成熟和精子的活力;前列腺炎引起前列腺液中的白蛋白成分和锌的含量降低,前列腺液中白蛋白不仅能促进精子活力,而且能保护精子免受损害。细菌感染精囊,使精囊液分泌增多,精囊液能抑制精子的活力。实验证明大肠杆菌可降低精子活动度,并对精子有致死作用。临床上也发现精子活动力低、死精子症偏高的患者,64%有细菌感染。近年来又发现在 76%原因不明的男性不育患者的精液中分离出了支原体。实验提示支原体通过吸附于精子表面而干扰其正常代谢过程,并影响精子的流体动力学而使其活动减低或丧失。并且发现青年人患急性附睾炎,67%的病因是衣原体感染。但也有人研究认为衣原体感染与精子活力无关。

(三)精索静脉曲张 在精索静脉曲张的患者中不仅精子密度低,而且还显示了精子活力低下和死精子数值升高。这与睾丸、附睾的血行障碍及睾丸的局部温度升高有关。

(四)免疫因素 抗精子抗体(AsAb)可以 9 种不同途径影响精子的受精功能(男性自身免疫性不育章已有详述)。对精子活力的影响,可能是 AsAb 与精子尾部的结合,使精子的活力受到妨碍,有学者用 AsAb 阳性血清与精子接触,观察到一种所谓精子的“颤动现象”(shaking phenomenon)。主要是精子头部和整个尾部结合了 AsAb,使精子的前向运动受抑制。

(五)内分泌因素 内分泌激素除了对精子的发生和成熟有作用外,还影响精子的运动能力。Gonzales 等发现精浆中泌乳素与精子活力成线性关系,它可提高精子对氧的摄取,或通过 cAMP 系统影响精子活力;血清中雌激素(E_2)水平升高时,降低了精子的活动;精浆中睾酮过高,可抑制精子的运动。

(六)纤毛不动综合征 即 Kartagener 综合征。这是一种先天性纤毛结构缺陷症,表现为体内的各纤毛细胞的纤毛不能运动,主要是外周微管的纤毛动力蛋白臂缺失,纤毛不动综合征患者除了精子不能运动外,还可能从病史中了解到有慢性呼吸道感染的病史。

(七)其他因素 研究发现精浆中锌的含量是血清中含量的 100 倍以上,弱精子症患者精浆中锌、铁、镁的含量显著低于正常的健康男性。锌可延缓细胞膜的脂质氧化,维持细胞结构的稳定性和通透性,从而确保精子良好的活动力;微量元素镉(Cd)含量增高时,可导致精子活动度降低,镉可直接抑制精子的氧化酶及直接抑制精子的运动器官,不育男子的精浆中镉含量明显高于生育男子;维生素的缺乏,如维生素 A、维生素 C、维生素 E 和辅酶 Q_{10} 均可影响精子的活力;吸烟、饮酒;细胞毒性抗肿瘤药,抗风湿药可使精子活力降低。

二、诊断

(一)临床表现 临床表现颇不一致,有的毫无症状,有的伴有睾丸炎、前列腺炎、精囊炎、精索静脉曲张和性功能障碍等症状。但是弱精子症的诊断主要依据精液实验室检查结果的分析。

为进一步查明弱精子症的病因，必须进行细致的体格检查，是否存在结核的可能，是否有慢性呼吸道疾病，是否有内分泌疾病；精索静脉是否曲张，附睾有没有肿胀、触痛，尿道外口有无脓性分泌物。

（二）实验室检查 包括精液分析、前列腺液检查、免疫学检查等。

1. **精液分析** 精液分析是诊断弱精子症的重要手段。精液分析显示精子密度正常，而a级精子数<25%；(a+b)级精子数<50%，精子活率低于60%即可诊断为弱精子症。

2. **前列腺液及衣原体、支原体检查** 慢性前列腺炎及支原体、衣原体感染是引起弱精子症的重要原因之一，必要时做前列腺液常规检查，如果前列腺液中磷脂小体减少，白细胞增加，显微镜下每高倍视野>10个/HP，即视为前列腺炎的可能，有的患者前列腺液细菌培养，可有阳性发现；衣原体检查必须取尿道上皮细胞，取样不正确会出现假阴性结果；支原体培养检查取用精浆也可用前列腺液，不少弱精子患者合并有支原体或衣原体感染。

3. **免疫学检查** 笔者生殖中心对弱精子症患者常规检查精浆、血清是否含有抗精子抗体(AsAb)和抗弓形虫抗体。

4. **精浆生化检查** 包括测定精浆果糖、酸性磷酸酶、α-葡糖苷酶，往往在弱精子症患者中显示这些生化指标的异常；精浆微量元素的测定(包括精浆锌、铁、镁、镉的测定)对寻找弱精子的原因也很重要。

必要时还可测定血清内分泌激素。

（三）B超检查 通过B超检查可以了解是否存在精索静脉曲张、附睾炎、精囊炎或前列腺炎。

三、治疗

（一）针对病因 如果引起弱精子症的病因明确，首先应该针对病因治疗：① 精索静脉曲张患者，可以先施行精索静脉曲张高位结扎术，然后给予辅助治疗；② 前列腺炎、附睾炎、精囊炎必须针对性地应用高效抗生素，足量，够疗程；③ 存在衣原体、支原体感染，首先应重点治疗支原体、衣原体感染；④ 血清或精浆中存在AsAb，通过中西医结合的方法治疗，消除AsAb；⑤ ATAb阳性，说明有弓形虫感染，应用乙酰螺旋霉素治疗效果较好；⑥ 精浆锌元素的缺乏，应补充锌制剂。

（二）提高精子的活力 提高精子活力的药物品种很多，但都不十分理想，可以作为辅助治疗。其中包括：

1. **ATP** 具有刺激精子活动的能力，尤其是促进精子的鞭毛运动，且又能在精子成熟和获能时提供能量。用量为每日60 mg，分3次口服，总疗程为3个月。

2. **胰激肽释放酶** 研究证明人体内存在胰激肽释放酶-激肽系统，在男性生殖道内具有刺激精子的运动，改善精子的发生，增加精子输出。据Schill等报道，应用胰激肽释放酶口服，每日600 IU，或每日40 IU肌内注射。疗程3个月，可连续应用6～12个月。治疗后对精子活动力的改善具有较好效果，同时又能增加精子的数量。个别患者会有眩晕、腹泻、过敏性皮疹，或慢性生殖道炎症急性发作等副作用，因此原来患有慢性生殖道炎的患者禁用。

3. **己酮可可碱** 为甲基黄嘌呤衍生物,其作用是抑制核苷酸磷酸二酯酶的作用,从而增加环磷酸腺苷(cAMP)的含量,cAMP具有良好的增加精子活动力的作用。常用剂量每日1.0～1.2 g,连用3～6个月。

4. **锌制剂** 元素锌与精子生成和活动度相关,当精液锌含量低于每毫升50 μg时,应补充锌制剂,可以增加精子的活力。常用硫酸锌片,每次100～120 mg,每日3次,持续服用3个月以上。

5. **其他药物** 如维生素A和维生素E及甲状腺素片等。

维生素A是精子发生过程中必需的物质,具有维持上皮组织和各类细胞正常功能、结构完整的作用。维生素E具有抗氧化作用,可以减少或阻止不饱和脂肪酸与维生素A的氧化,增加维生素A的含量,并能抑制前列腺素氧化物的作用,增加精子的活力。这两种维生素往往联合运用。维生素E常用剂量每次100 mg,每日3次,连续服用3个月以上。维生素A每次5万U,每日3次,连续服用3个月以上。

精氨酸是精子代谢过程中和精子鞭毛运动的必需氨基酸,每日4 g,分2～3次口服。

甲状腺素片具有提高精子活动能力的作用,每次30 mg,每日3次,连续服用1～3个月。

盐酸赛庚啶具有对抗5-羟色胺的作用,而5-羟色胺具有损害生精功能及精子活动力的作用,因此赛庚啶的应用可提高精子密度和活动力。常用剂量为每次4 mg,每日3次,连续服用3～6个月。

阿密曲替林(amitryptyline)可刺激附睾内精子的转运,提高精子的活动力。常用剂量每日30～50 mg,3个月为1个疗程。

另外,近年来应用α_1-阻滞剂(bunazosin)、β-兴奋剂(procaterol)治疗精子活动力低下症的成功报道。

近年来研究认为,采用非甾体类抗炎药可以抑制前列腺素的合成,使精液中前列腺素水平降低,并能有效地减轻附属性腺的充血、水肿。改善精子的活动力,增加精子的数量,改善生育功能。常用的药物有吲哚美辛(消炎痛),每次25 mg,每日3次,饭后口服,1个月为1个疗程。

四、中医论治

中医学中无弱精子症专论。近年来许多中医学专家研究认为,弱精子症是由于肾阴亏损、阴虚火旺、湿热下注引起。

(一)病因病机 肾藏精,内寄元阴元阳。精能化气,所化之气为肾气,肾之精气盛衰与精子的生存和活力相关。

1. **肾阴亏损** 肾精不足,肾阴亏损,阴损及阳,肾阳不足,精气清冷而致精子成活率降低,精液稀少,故而不孕。

2. **阴虚火旺** 房室过度,或久病伤阴,阴虚火旺,相火亢盛,精室空虚,更受湿热邪火煎熬,久之阴愈虚而火愈炽,火愈炽而阴愈虚,以致阴火炽精子死。

3. **湿热下注** 平素过食肥腻、辛辣之品,致胃肠积滞,脾胃受损,脾失健运,痰湿内生,久之化热,湿热之邪蕴结下焦,或感染湿邪,积湿生热,下注精室,耗阴伤精,煎熬肾精,灼伤精道。

（二）辨证论治　现代中医学将弱精子症分为肾气不足型、阴虚火旺型和湿热蕴结型。

1. **肾气不足型**　证见形寒怕冷，面色少华，四肢清冷，或伴有性欲低下、阳痿、早泄。舌淡苔薄白。脉沉细。治则温补肾气。方选益肾壮精汤：仙灵脾15 g，菟丝子12 g，黄芪15 g，熟地黄30 g，当归12 g，桃仁9 g，红花、川芎各6 g。若伴气虚盛者加党参、淮山药；肾虚盛者加制首乌、锁阳。水煎服，每日1剂，30日为1个疗程。据报道治疗弱精子症总有效率达87.9%。本方功效在补益肾气、活血壮精，使气血调畅，精气旺盛，生育有望。

2. **阴虚火旺型**　证见尿频、尿急、尿痛、尿黄，或伴有遗精、血精。阴部作胀，或伴有低热，耳鸣，眼花，口干，便秘等证。舌质偏红，苔少。脉细数。治则滋阴降火。方选知柏地黄汤加减：知母、黄柏各6 g，生地12 g，金银花、蒲公英各15 g，赤芍、白芍各6 g，丹皮、丹参、当归、川断各10 g，甘草3 g，沙苑子、泽泻各10 g。水煎服，每日1剂。连续服用1～3个月。

3. **湿热蕴结型**　证见形体丰满，胸闷心悸，口中干黏；或肾子肿痛，小便黄浑，大便溏薄；或头晕、目眩，阳痿、早泄。舌质偏红，苔黄厚腻。治则清热化湿，育阴生精。方选清热育阴汤：板蓝根、生地各15 g，金银花、蒲公英、连翘、山豆根、丹皮、赤芍、女贞子、菟丝子各10 g，枸杞子20 g。阴虚较盛加天冬、麦冬各10 g；睾丸肿痛加橘核、荔枝核各10 g；小便不利加猪苓、车前子各10 g。水煎服，每日1剂。1个月为1个疗程。本方兼有清热祛邪、养阴补肾之功。

（三）经验方　近年来各家报道用中药治疗弱精子症的经验颇多。现摘录部分，供临床医师参考。

1. **生精汤**　生地黄、赤芍、川萆薢、肉苁蓉、菟丝子各15 g，黄柏、丹皮各10 g，车前子、仙灵脾各20 g，枸杞子12 g。阴虚明显者重用生地黄；阳虚较重者倍用仙灵脾；湿胜者重用萆薢；热甚者重用黄柏。水煎服，每日1剂。1个月为1个疗程。本方融滋阴泻火、利湿泻浊、滋肾养精、补肾生精为一体，故治疗效果显著，据报道总有效率达93%。

2. **贾福德方**　治愈一例d级精子占100%的重症病例，供参考。药物配制：① 龙骨、紫石英、阳起石各50 g；② 闹洋花、巴戟天、肉苁蓉、金樱子、锁阳、仙茅、虾仁各50 g，红参25 g；③ 淫羊藿50 g；④ 狗头骨炭、猪睾丸粉各10 g，石花5 g，鹿茸50 g。将①组药物用火煅后，粉碎过筛待用；将②组药水煎两次，药液浓缩50 ml左右；将③组药浸入②组药浓缩液中，4～5小时后取出干燥，粉碎过筛待用；将④组药粉碎过筛待用。最后将所有药粉混合一起即成。这是1个疗程的药物，将药粉分成26份，每日1份，早、晚饭后，开水冲服，有高血压、心脏病及高热病者不宜服用。

据报道治疗3个疗程而愈，次年生一男婴。贾氏认为弱精子症为命火不足引起，治疗当以阳中求阴，以阳生阴，故能获阴平阳谧之效，使阴阳和，故能有子。

第四节　精液不液化

人类精液具有凝固并在短时间液化的特点。正常男性的精液刚射出时呈稠厚的胶冻状，有利于精液在女性阴道中停留，随后开始液化，精子运动活跃。精液的这一特征是哺乳类和灵长类动物在繁衍后代过程中自然选择的结果。精液中存在凝固和液化因子，前者主要来源于精囊，后者主要来源于前列腺。正常情况下，两种因子协调作用，当液化与凝固因子间的平衡被打破，精液可表现为液化异常。

精液液化异常是指射精后超过 1 小时方才液化的现象，它包括精液不液化及液化迟缓。精液不液化或液化迟缓均可导致不育。Nilson 报道在精子数＞20×10^6 ml 患者中，以精液不液化为惟一异常指标者占 11.8%，胡毓安、徐建平等在对 1 000 例不育男性精液常规的调查中发现，有 14.8%的患者精液液化不良。Koren 等对人类精液液化机制的研究中，根据形态学及生化分析将精液液化分为三个阶段，第一阶段为肉眼下凝胶状物质的溶解以及超微结构下球状颗粒的消失；第二阶段为溶解的蛋白质降解为肽；第三阶段为肽降解为氨基酸。

一、病因

虽然精液液化的机制还未被人们完全认识，但目前已发现多种因素参与影响精液的液化，现分别介绍如下。

（一）前列腺炎 由于液化因子主要来源于前列腺，因此，当前列腺发生病变时，其分泌功能降低，酶的活性也降低，精液液化表现异常。临床上也发现慢性前列腺炎时，精液黏稠度高，不液化发生率也明显升高。另外，相当一部分慢性前列腺炎患者同时合并有精囊炎，因此在前列腺分泌功能减退的同时，存在精囊分泌活动减低，这样就有可能因凝固因子与液化因子同时减低的基础上精液液化不出现异常现象。

另外，据研究发现，精液液化与前列腺特异抗原（PSA）有关。PSA 的化学本质为丝氨酸蛋白酶，由前列腺上皮细胞合成，具有类胰凝乳蛋白酶、类胰蛋白酶和类脂酶的活性。PSA 是精浆中最丰富的蛋白酶，其生理功能为降解精液凝胶中主要蛋白，如 sgⅠ、sgⅡ及纤维联结蛋白，使精液在 5～15 分钟内液化。因此前列腺发生炎性改变，前列腺上皮细胞分泌功能下降，PSA 含量减少会影响精液的液化。

（二）生殖道感染 生殖道感染时，精液中碎片状物质增加，pH 升高，这与白细胞增加及锌含量降低有一定关系，当精液 pH 超过 8.8 时，精液也会发生不液化。

（三）其他 睾丸酮可调节附属性腺分泌活动及各种分泌物的产生，因而也可影响精液的凝固和液化。

男子口服避孕药棉酚可使精液黏稠度明显升高，这究竟是棉酚直接作用于附属性腺的结果，还是通过其他机制目前尚不清楚。但因此也说明，除了前列腺炎症可影响精液黏稠度改变之外，尚有其他许多因素干扰精液的液化过程，这有待进一步研究、探索。

二、诊断

患者一般无特殊症状，若前列腺、精囊炎症明显时可有小便淋沥、血精等症状。另外，由于精液黏稠度高，有时会出现射精费力或射精痛症状。精液高度黏稠，呈冻胶状，甚或呈块状。精液排出体外后，1 小时以上不液化，即可诊断为精液不液化。

肉眼观察精液液化带有一定的主观性。上海交通大学医学院附属仁济医院自 1980 年自制精液黏稠测定计，对精液黏稠度进行客观测定。测定方法是将排出的精液标本保存于 37℃恒温水浴箱内，每 5 分钟观察一次，待精液液化后，利用自制毛细玻璃管精液黏度计测定，毛细玻璃管长 93 mm，直径有 0.798 mm 和 0.672 mm 两种，测定 0.5 ml 的精液通过 93 mm 的毛细玻璃管所需的时间。该院用 0.798 mm 内径毛细玻管测定 25 例正常液化的精液，所需时间平均 17±4.7 秒；用 0.672 mm 内径测定 399 例正常液化的精液，所需时间平均为 49.8±42.8 秒。

"袋法"测定,这是由 Tauber 等人设计,近年来广为人们所采用的一种精液液化的定量测定法。测定方法是,将网眼为 37 μm 的尼龙网布连接于两个相距 0.7 cm 而且平行排列的金属棒下方,形成一个大小为 6 cm×2.4 cm 的囊袋。该袋只允许液体及小的颗粒(如细胞)、精子通过,凝胶样物质不能通过。在测定液化时,将射出后 1 分钟的精液倒入袋中,然后将袋子放入一有刻度的小瓶中,间隔一定时间(如 2、4、6、12、24、30……分钟)把袋子提起,轻碰瓶壁,量出瓶中的液体量。当凝固的精液全部液化时,瓶中的液体量即为精液的总量,其中每一时间测定到的瓶中液体量与总量之比的百分数为液化率,将不同时间的液化率制成图,即为液化曲线。该法测定正常液化精液,6 分钟内液化率可达 35%以上,12 分钟内可达 60%以上,24 分钟可达 100%。

由于精液的凝固与精囊功能有关,精液的液化与前列腺功能有关,因此,可以通过测定精浆中酸性磷酸酶、锌和镁的含量来衡量前列腺的功能,测定果糖和前列腺素的含量来衡量精囊的功能。对附属性腺炎症患者还应作精浆或前列腺液的细菌培养和抗生素药物敏感试验。

三、治疗

(一) 药物治疗 可应用口服药、注射剂及局部外用以促进精液液化。

若查明有肯定前列腺炎的患者,应采用有效的抗生素治疗,可望改善前列腺功能,增强自身液化的能力。并同时加用口服药痰易净或氮-环已基氮甲基氯化物;也可同时应用 α-糜蛋白酶,每次 5 mg,每周 2 次肌内注射,连续 1 个月;或玻璃质酸酶,每天 1 次,肌内注射1 500 U,连续 20~30 天。

对非感染引起的精液不液化症可局部应用外用药,临时加速精液液化。局部外用药有以下 9 种。

1. *阴道栓剂* 将 α-淀粉酶 50 mg 与可可脂制成阴道栓剂,性交后立即将一枚药栓塞入阴道,令其自溶,促进精液液化,α-淀粉酶除了有液化精液的作用外,其分解产生的糖原可能对女性生殖道有一定的作用。

α-淀粉酶栓剂配方见表Ⅰ-53。

2. *Locke 混悬液阴道灌注* Locke 混悬液是由 5%α-淀粉酶和其他试剂配制而成(表Ⅰ-54)。用法是将含 5%α-淀粉酶的 Locke 混悬液 1 ml,于排卵期性交后立即注入阴道内,使臀部垫高 30 分钟,即可促使精液液化。

3. *Alevaise 液灌洗阴道* Alevaise 液即四丁酚醛溶解剂,用法是于性交前取 60 ml

表Ⅰ-53 α-淀粉酶栓剂配方

药剂	含量	配剂
α-淀粉酶	50 mg	12.5 g
可可脂	1.892 g	47.3 g
聚山梨醇酯	88 mg	22.0 g
碳酸氢钠	22 mg	5.5 g
蒸馏水		55.0 ml

表Ⅰ-54 Locke 液配方

试剂	配方Ⅰ	配方Ⅱ
氯化钠	0.9 g	0.95 g
氯化钾	0.42 g	0.02 g
碳酸氢钠	0.03 g	0.02 g
氯化钙	0.024 g	0.02 g
葡萄糖	0.1 g	0.1 g
蒸馏水	100 ml	100 ml

Alevaise 液灌洗阴道，能改变阴道局部环境，有助于精液在阴道内液化。

4. 糜蛋白酶阴道注入　用糜蛋白酶 5 mg，加入 1 ml 的生理盐水中，于性交后立即注入阴道内，抬高臀部 30 分钟，可促使精液液化，降低精液黏稠度，但对精子活力无影响。

（二）人工授精　经上述治疗仍然无效者可应用体外加速精液液化，然后作人工授精。

按 Alevaise 溶液和精液 1∶1 的比例配制，在女方排卵期作人工授精。据认为该溶液的 pH 与精子所需的 pH 保持一致，对降低精液黏稠度作用很强。也有报道在精液中直接加入糜蛋白酶 5 mg 后作人工授精，笔者生殖中心即采用此方法行 AIH 术。

四、中医论治

中国古代医籍对本病无专论，统称"无子"，似属"精热、精厚、精少"范畴。清·陈士铎云："凡男子不能生育者有六病：一精寒，二气丧，三痰多，四相火盛，五精少，六气郁也。"现代中医学专家普遍认为本病与"精寒、痰多、相火盛"相关。

（一）病因病机　祖国医学认为，肾阴不足，阴虚火旺，真阴之液暗耗而精液稠；或水湿运化失常，凝聚为痰，痰火扰乱精室，使精热而黏；或元阳不足，精寒而凝不液化。

1. 肾阴不足，阴虚火旺　患者房室过度，手淫频繁，耗液伤津，损伤肾阴，元阴受损，阴虚火旺，相火偏亢，煎熬精液而黏稠。

2. 痰湿凝滞　患者平素过食肥甘，奉养太厚，脾胃受损，水湿不得正常运化，凝集为痰，痰浊随气升降，流注下焦，痰火互结，壅踞精室，使气化不利，精液因热炽而黏稠如胶。

3. 元阳不足　中医学认为："阳化气，阴成形。"据认为精液的凝固是由肾阴的"成形"而成，精液的液化是由肾阳的气化而化。若元阳不足，则精宫寒冷，气化失常，精寒而凝，不能液化。

（二）辨证论治　现代中医学将精液不液化症分为阴虚火旺型、痰湿凝滞型和元阳不足型。

1. 阴虚火旺型　证见婚后性交过频，小便淋沥，射精不利，头晕耳鸣，失眠心悸，口渴喜饮，溲黄便干。舌红苔少。脉细数。治则滋补肾阴，清泄相火。方选液化汤：知母 6 g，黄柏 3 g，生、熟地各 9 g，元参、枸杞子各 12 g，花粉 9 g，丹参 30 g，赤、白芍各 9 g，仙灵脾 12 g，麦冬 9 g，车前草 12 g、竹叶 9 g。水煎服，每日 1 剂，30 天为 1 个疗程。方中知母、黄柏、生地滋阴清热；麦冬、花粉、白芍增液生津；车前草、元参清热解毒、益阴生液；熟地、枸杞子养阴养血，兼滋补肾精；仙灵脾助阳温化，兼制知母、黄柏的寒凉，另加竹叶清上利下，丹参、赤芍活血化瘀。综观全方具有滋阴降火，清热生津，填精益血之功效。故能使精生液化。

2. 痰湿凝滞型　证见形体丰厚，嗜烟好酒，但神疲体倦，射精或不利，或射精痛，尿黄，或不利。舌胖苔黄。脉沉涩。治则化痰祛湿、滋养肝肾。方选加味两地汤：生地 30 g，玄参、麦冬、白芍各 15 g，地骨皮 30 g，陈皮、皂荚子各 10 g，白薇 15 g，小环钗 12 g，败酱草 20 g，甘草 6 g，土茯苓、泽泻、车前子各 10 g（另包）。水煎服，每日 1 剂，30 天为 1 个疗程。

3. 元阳不足型　证见面色㿠白无华，神疲乏力，下肢畏寒，或兼自汗、耳鸣、腰膝酸软、小便清长，精寒阴冷。舌淡苔薄。脉细弱。治则助元阳，散寒凝。方选少腹逐瘀汤加味：小茴香 6 g，干姜 3 g，玄胡 6 g，没药 5 g，川芎 6 g，官桂 3 g，赤芍、蒲黄各 10 g，灵脂 6 g，当归 12 g，黄精 30 g。水煎服，每日 1 剂，20 天为 1 个疗程。全方共奏暖精宫，散凝结之功，服药后则元阳日振，气化乃复，精液得化。

（三）针灸 目前也有针刺治疗精液不液化的成功报道。取穴为：关元、中极、肾俞、三阴交。阴虚火旺者加太溪、照海、神门；湿热下注者加次髎、会阴（或曲骨）、阴陵泉、丰隆。针法为刺关元、中极、曲骨，针时针尖向下斜刺 1.5～2.0 寸*，采用捻转手法，使针感向下传导至阴茎或会阴部为止。针肾俞、三阴交时，要求局部有酸胀或麻热感；针次髎与会阴时，要求会阴部产生较强针感。隔日 1 次，10 次为 1 个疗程。若效果不显者，休息一周后继续下 1 个疗程。据报道有效率达 81.25%。

（四）经验方 近年不断有以中药治愈精液不液化症的成功报道。

1. *液化丸* 方药组成：生地黄 200 g，黄柏 100 g，丹皮 50 g，萆薢、车前子各 150 g，石菖蒲、菟丝子各 100 g，淫羊藿 150 g，泽泻 100 g。将生地、车前子、菟丝子三味浓煎，过滤取汁，浓缩成膏状，再将余药粉碎过筛，将药末纳入上药膏中，晾干，蜜炼为丸，每丸重 10 g。每服 1 丸，早晚空服各服 1 次，1 个月为 1 个疗程。据报道有效率达 92%。

方中生地黄滋阴补肾，清热润燥，性寒而质润，善泻肾之燥火；黄柏清热燥湿，泻火益阴，味苦而坚肾，能降肾中之邪火；牡丹皮清热、凉血、化瘀，功在泻肾中之伏火；萆薢分清化浊，利水祛湿，长于清下焦之湿热；泽泻为除湿清热之要药，专逐膀胱、三焦之水湿，车前子甘寒滑利，性善降泄，功在利湿清热，主治湿热下注，且能养阴益肾；菟丝子汁多脂滑，其性温而不燥，补而不腻，为壮阳益精，平补滋润之要药；石菖蒲振清阳，化秽浊，宜气除痰，善开九窍。全方能使邪火清，气机畅，痰浊化，肾精充。

2. *化精丸* 方药组成：熟地黄 30 g，山萸肉、怀山药、麦冬、茯苓各 15 g，丹皮、丹参、泽泻各 12 g，知母、黄柏各 10 g，五味子 9 g，颠茄片 300 mg，共研细末，蜜炼为丸，每丸重 9 g。每次 1 丸，温开水送服，日服 3 次，30 天为 1 个疗程。

3. *苗延宗采用中西医结合治疗精液不液化症* 中药组方：当归、知母各 12 g，赤芍、泽泻、黄柏各 9 g，木通、丹皮、乌药各 6 g，甘草 4.5 g。水煎服，每日 1 剂。另外加服颠茄合剂，每次 10 ml，每日 3 次。同时用超短波理疗前列腺部位。一般治疗 9～12 天即能收效。若无效，休息 1 周后继续第 2 个疗程。

（薛 珺 陈利生 倪雅莲）

---

* 注：指同身寸。

主要参考文献

1. 成令忠主编.组织学.第2版.北京：人民卫生出版社,1993.1345—1391.

2. 张朝佑主编.人体解剖学.第2版.北京：人民卫生出版社,1998.528—551.

3. 郭应禄,胡礼泉主编.男科学.北京：人民卫生出版社,2004.29—72.

4. 郭应禄,辛钟成主编.男子生殖医学.北京：北京医科大学出版社,2002.16—24,174—177.

5. 陈利生,倪雅莲主编.中西医论治男性不育.上海：上海科学普及出版社,1995.1—25.

6. 陈利生,倪雅莲主编.中西医论治男性不育.上海：上海科学普及出版社,1991.27—74.

7. 雷建章,殷秀玲主编.男科学基础.武汉：湖北科学技术出版社,1996.15—31.

8. 黄平治主编.男性不育.北京：科学技术文献出版社,1990.30—44.

9. 成全忠主编.组织学.北京：人民卫生出版社,1993.1368—1376.

10. 王心如,周作民主编.生殖医学.北京：人民卫生出版社,2004.18—19.

11. 郭应禄,辛钟成主编.男子生殖医学.北京：北京医科大学出版社,2002.16—58.

12. 王益鑫主编.男性不育症诊断与治疗.上海：上海科学技术文献出版社,1998.

13. 陈利生,倪雅莲主编.中西医论治男性不育.上海：上海科学普及出版社,1994.

14. 郭应禄,胡礼泉主编.男科学.北京：人民卫生出版社,2004.

15. 葛秦生主编.临床生殖医学内分泌.北京：科学技术文献出版社,2001.

16. 陈利生,倪雅莲主编.中西医论治男性不育.上海：上海科学普及出版社,1994.97—176.

17. 世界卫生组织编(谷翊群译).人类精子-宫颈黏液相互作用实验室检验手册.第四版.北京：北京人民出版社,2001.5—65.

18. 郭应禄,李宏军主编.男性不育症.北京：人民军医出版社,2003.76—97.

19. 黄宇烽,许瑞吉主编.男科诊断学.上海：第二军医大学出版社,1999.111—166.

20. 郭应禄,胡礼泉主编.男科学.北京：人民卫生出版社,2004.976—988.

21. 郭应禄,辛钟成主编.男性生殖医学.北京：北京医科大学出版社,2002.92.

22. 张慧琴主编.生殖医学理论与实践.上海：世界图书出版公司,2005.159—180.

23. 陈利生,倪雅莲主编.中西医论治男性不育.上海：上海科学普及出版社,1994.203—210.

24. 葛秦生主编.临床生殖内分泌学.北京：科学技术文献出版社,2001.903—910.

25. 陈利生,倪雅莲主编.中西医论治男性不育.上海：上海科学技术出版社,1994.207—215.

26. 张桂元.男子生殖内分泌疾病.北京：人民军医出版社,1995.2648—2682.

27. 吴明章主编.男性生殖病理学.上海：上海科学普及出版社,1997.113—125.

28. 陈利生,倪雅莲主编.中西医论治男性不育.上海：上海科学普及出版社,1994.184—196.

29. 梅　骅,章咏裳.泌尿外科手术学.第2版.北京：人民卫生出版社,1996.711—716.

30. 陈利生,倪雅莲主编.中西医论治男性不育.上海：上海科学普及出版社,1994.373—385.

31. 郭应禄,胡礼泉主编.男科学.北京：人民卫生出版社,2004.196—210.

32. 郭应禄,李宏军主编.男性不育.北京：人民军医出版社,2003.264—265.

33. 中华人民共和国卫生部卫防疫司编.性病防治手册.南京：江苏科学技术出版社,1994.34—64.

34. 郭应禄,李　辉.前列腺炎.北京：人民军医出版社,2002.151—164.

35. 陈志强,江海身主编.男科专病中医临床诊治.北京：人民卫生出版社,2000.2—50,126—131.

36. 陈利生,倪雅莲主编.中西医论治男性不育.上海：上海科学普及出版社,1994.360—372.

37. 马　乐，潘伯年，陈宝英主编. 男性不育与辅助生殖技术. 北京：人民卫生出版社，2002. 149—152.

38. 马晓年主编. 现代性医学. 北京：人民军医出版社，2004. 395—409.

39. 岳文浩，赵耕源主编. 现代临床心理学手册. 济南：山东科学技术出版社，1997. 119—124.

40. 郭应禄，辛钟成主编. 男子生殖医学. 北京：北京医科大学出版社，2002. 182—184，218.

41. 张慧君，陈利生，唐庆来等. 生殖医学理论与实践. 上海：世界图书出版公司，2005. 144—158.

42. 郭应禄，胡礼泉主编. 男科学. 北京：人民卫生出版社，2004. 644—706.

43. 张明园主编. 精神科评定量表手册. 长沙：湖南科学技术出版社，1998. 41—42.

44. 刘继红，熊承良主编. 性功能障碍学. 北京：中国医药科技出版社，2004. 149—150.

45. 郭应禄主编. 阴茎勃起功能障碍. 北京：北京医科大学出版社，1999. 100—104.

46. 郭应禄，李辉主编. 男性不育症. 北京：人民军医出版社，2003. 232—243.

47. 李永梅. 精液钙与精子功能. 男性学杂志，1990，5(1)：49.

48. 石其贤，袁玉英. 精子获能及其进展. 生理科学进展，1998，3(1)：1—3.

49. 张君慧，吴明章. 大鼠附睾上皮细胞的培养及其功能测定. 生殖医学杂志，1995，4(4)：232.

50. 王　涛. 精曲小管界膜的正当结构和生理功能. 生殖与避孕，1998，18(6)：328—331.

51. 吴绍莲. 880 例男性不育症病因分析. 中国男科学杂志，2001，15(1)：59.

52. 张　燕. 计算机辅助精子质量分析 200 例. 中华男科学杂志，2002，7(2)：127—128.

53. 李石华. 外科取精术. 中华男科学杂志，2002，7(2)：71—77.

54. 马永臻. 睾丸生精细胞凋亡的影响因素. 中国男科学杂志，2004，18(1)：59—60.

55. 卢少明. 无精子因子(AZF)在男性不育症诊治中的临床意义. 中国男科学杂志，2004，18(1)：55—56.

56. 邵长庚. 泌尿生殖道沙眼衣原体感染. 国外医学. 计划生育分册，2004，23(3)：131—133.

57. 胡毓安，黄宇烽，徐建平等. 生育与不育男性血清及精浆抑制素 B 水平分析. 中华男科学杂志，2003，9(6)：447—448.

58. 沙松林. 下丘脑综合征 70 例临床分析. 上海医学，1997，38(2)：15.

59. 沙松林. 409 例垂体嫌色细胞瘤的临床表现、诊断和治疗. 中华内科杂志，1997，40(3)：18.

60. 许良余. 惟支持细胞综合征. 患者的睾丸病理和激素分析. 中国男科学杂志，2005，19(1)：35—37.

61. 惠　萍. 惟支持细胞综合征-附 63 例检查分析. 中国男科学杂志，2002，16(2)：116—117.

62. 勋　义. 惟支持细胞综合征 13 例临床分析. 中华男科学杂志，2003，9(2)：143—145.

63. 崔毓桂，沙家豪，周作民. Klinefelter 综合征的临床及基础研究. 国外医学·计划生育分册，2005，24(1)：1—4.

64. 王　星. 克氏综合征的研究进展. 中国男科学杂志，2002，16(4)：329—331.

65. 陈俊汇. 精索静脉曲张所致男性不育原因的研究进展. 中国男科学杂志，2001，15(3)：208—210.

66. 刘阳光，翟　兵. 彩超诊断精索静脉曲张及其临床价值. 中国男科学杂志，2002，16(1)：44—45.

67. 张长城，周安方，张茂林等. 补肾活血方对实验性精索静脉大鼠睾丸 Bcl-2、Fas、Fasl 表达的影响. 中国男科学杂志，2005，19(1)：18—20.

68. 彭汉光，艾长征. 精索静脉中医气血辨证与甲皱微循环及血液流变学关系的研究. 中华男科学杂志，2005，11(5)：387—388.

69. 陈广洁，李伟毅. 睾丸与免疫豁免. 中国男科学杂志，2002，16(1)：59—62.

70. 戈一峰. 精子膜抗原的研究进展. 中华男科学杂志，2003，9(4)：292—293.

71. 高绍新. 抗精子抗体对男子生育有何影响. 中国男科学杂志，2000，14(1)：61—62.

72. 欧建平. 抗精子抗体对辅助生育的影响. 中华男科学杂志，2003，9(3)：214—215.

73. 岳　嵘. 抗免促育丸治疗男性免疫性不育 62 例. 中医杂志，2005，46(3)：210.

74. 王　琦.过敏康Ⅱ号胶囊治疗男性免疫性不育42例临床观察.中医杂志,2005,46(2):119—120.

75. 戴晓莉,崔英霞.中药抑抗灵治疗抗精抗体介导的免疫性不育的实验研究Ⅱ.中华男科学杂志,2003,9(9):713—715.

76. 邵长庚.泌尿生殖道沙眼衣原体感染.国外医学·计划生育分册,2004,23(3):131—133.

77. 陈红峰.沙眼衣原体感染与不孕不育.国外医学·计划生育分册,2004,23(1):49—51.

78. 万长春.沙眼衣原体感染与精浆 TNF-α、IL-8 及 CRP 水平的关系.中国男科学杂志,2004,18(4):49—50.

79. 万长春,黄宇烽,徐建平等.沙眼衣原体感染与生精细胞凋亡.中华男科学杂志,2003,9(5):350—351.

80. 李　绳.解脲衣原体感染对男性不育的影响.中国男科学杂志,2004,18(6):40—41.

81. 张红烨.男性沙眼衣原体感染的研究进展.中华男科学杂志,2003,9(6):466—467.

82. 陈勇辉.前列腺炎综合征.中国男科学杂志,2005,19(4):67—69.

83. 范召应.慢性前列腺炎与男性不育研究进展.中国男科学杂志,2004,18(4):60—61.

84. 邵　强,张玉海.慢性前列腺炎病原学的初步研究.中华泌尿外科杂志,1999,20(3):173.

85. 辛钟成等.阴茎勃起及勃起功能障碍的研究进展.生理科学进展,2001,3(2):126—134.

86. 陈利生,唐庆来,陈守信.性功能障碍的定位诊断.中国性科学杂志,2005,14(5):1—5.

87. 李宏军.血管性勃起功能障碍研究概括.中华男科学杂志,2002,8(6):438—439.

88. 朱广友.阴茎勃起障碍的实验室检查.中国男科学杂志,2002,16(3):182—184.

89. 朱广友.神经性阴茎勃起障碍的实验室检查.中国男科学杂志,2004,18(6):3—5.

90. 杨　铁,吴裕伦.彩色多普勒超声在诊断勃起功能障碍中的应用.中国男科学杂志,1999,13(2):100—112.

91. 李　铮.西地那非治疗勃起功能障碍的临床进展.中国男科学杂志,2005,11(6):473—474.

92. 商学军."万艾可导致失明"的结论目前尚缺乏科学依据.中华男科学杂志,2005,11(6):450.

93. 辛钟成.伐地那非的心血管安全性研究.中华男科学杂志,2004,10(10):790—793.

94. 张贤生,冷　静.他达拉非治疗勃起功能障碍有效性和安全性的最新资料总结.中国男科学杂志,2004,18(增刊):37—38.

95. 武宝通,官庆华.曲唑酮治疗勃起功能障碍的现状.中国男科学杂志,2001,15(1):64—66.

96. 肖恒军,刘继红,尹春平等.川芎嗪舒张离体兔阴茎海绵体平滑肌的作用及其机制的初步研究.中华男科学杂志,2004,10(8):636—638.

97. 陈　俊.促进阴茎海绵体平滑肌松弛的植物性中药研究进展.中华男科学杂志,2003,9(8):615—618.

98. 陈英杰.人参的新成分、新活性和质量规范化研究.人参研究,2002,14(1):2—19.

99. 姜　涛、李慧梁.中药蛇床子的研究进展.中草药,2001,32(2):181—183.

100. 滕东海.阴茎勃起功能障碍基因治疗的现状与前景.中国男科学杂志,2003,17(5):350—352.

101. 胡礼泉.勃起功能障碍研究的历史、进展和展望.中国男科学杂志,2002,16(2):75—79.

102. 陈利生,陈守信,唐庆来等.插入障碍的诊断和治疗.中华男科杂志,2004,10(1):46—48.

103. 袁亦铭,辛钟成.射精功能神经调节机制研究进展.中国男科学杂志,2004,18(6):54—56.

104. 姚德鸿.射精障碍诊治近展.中国男科学杂志,2002,16(3):187—189.

105. 董德欣.早泄药物治疗.中华男科学杂志,2003,9(3):221—223.

106. 鲁海鸥,张　宁.无精子症、少精子症患者精浆和血清中抑制素B水平测定.中华男科学杂志,2004,10(1):60—61.

107. 胡毓安,徐建平.精液液化影响因素研究发展.中华男科学杂志,2001,7(2):121—123.

108. Amtes G. Evidence Based Medicine. 1998,39:899—908.

109. Kamischke A, Nieschlag E. Analysis of medical treatment of male infertility. Hum Reprod,1999. 1—23.

110. Lejeune H, Origin. proliferation and differentiation of Leydig cell · J Mol Endocrinol, 1998, 20(1): 1—25.

111. Maekawa M,Kamimura K,Nagano T. Peeitubuoar Myoid cells in the testia : their structure and function. Arch Histol Cytol,1996,59(1): 1—13.

112. Devroey P, Vandervorst M, Magy p, et al. Do we treat the male or his gamete? Hum Reprod, 1998,13: 178.

113. Hatez B. Recent advances in clinical / molecular andrology. Arch androl, 1998, 40(3): 187.

114. Schlegel PN. Testicular sperm extraction: microdissection improves sperm yield with minimal tissue excision, Hum Reprod, 1999, 14(1): 131—135.

115. Garges JC, Luft JC, Mori C, et al. Biol Reprod, 2001, 65: 229—239.

116. Nahas GG, Frick HC, Lattimer JK, et al. Hum Psychopharmacol, 2002, 17(2): 103—113.

117. Spak RF. The Infertile Male. The Clinician's guide to dignosis and treatment. New York: Plenum Medical Book Conpany, 1998.

118. Caron P, Christin-Maitre S, et al. Resistance of hypogonadic paietions with mutated GnRH receptor genes to pulsatle GnRH administration. J Endocrinol Metab, 1999, 84(3): 990—996.

119. Baraitser M. Cerebllar ataxia. In The Genetics of Neurological Disorders. 3rd ed. Oxford: Oxford University Press, 1997. 146—169.

120. Pieroa DD, Aibe AC, Huhateniemi F, et al . Mang LH peaks are needed to physiologically stimulate testosterone secretion. modulation by fasting and NPY. Am J physiol, 1999, 274: 603—610.

121. Kamischke A, Baungardt A, Horst J, et al. Clinical and diagnostic features of patients with suspected klinefelter syndrone. J Androl, 2003, 24(1): 41—48.

122. Otak, Suehiro T, Ikeda Y, et al, Diabetes mellieus associated with klinefelter's syndrome. a case report and review in Japan. Int Med, 2002, 41(3): 842—847.

123. Naz RK, Zhu X. Molecular clonimg and sequencing of CDNA encoding for human FA - 1 antigen. Mol Reprod Dev, 2002,63(2): 256—268.

124. Hao Z, Wolkowicz MJ, Shetty J, et al. SAMP32, a testis-specific,isoantingenic sperm acrosomal membrance-associated protein. Biol Reprod,2002,66(3): 735—744.

125. Lewis LL. The origin and functions of natural killer cells. Clinical Immunology, 2000,95(1).

126. Betsou F, Beaumont K, Sueur JM, et al. Construction and evaluation of internal control DNA for PCR amplification of Chlamydia trachomatis DNA from urine samples. J Clin Microbiol, 2003, 41(3): 1274—1276.

127. Forrest KA. The first hope for the "big picture" of infection DNA microarrays. Fertil Steril, 1999,72(1): 185—187.

128. Nickel JC. Antibiotics for bacterial prostatitis. J Urol,2000, 163; 1407.

129. Zermann DH, Ishigooka M, Doggweiler Wiygnl R, et al. The male chronic pelvic pain syndrome. World J Urol,2001,19: 173.

130. Chung WS, Shim B S, Park YY. Homodynamic insult by vascular risk factors and pharmacologic erection in men with erectile dysfunction: doppler sonography study. World J Urol, 2000, 18(4): 427—430.

131. Carson C, Kirby R, Goldstein I. Textbook of Erectile Dysfunction. Oxford: Isis Medical Media Ltd, 1999. 43—47,123—128.

132. Jackson G, Gillies H, Osterloh I. Past, present, and future: a 7 year update of Viagra (Sidenafil citrate). Int J Clin Pract, 2005,59(6): 680—691.

133. Gresser V, Gleite GH. Erectile dysfunction: comparison of efficacy and side effects of the PDE_5 inhibitors sildenafil, vandenafil and tadalafil review of the lieeture. Eur J Med Res, 2002,7(10): 435—446.

134. Hipler VC, HochheimB, KnollB, et al. Serum inkibin B as a marker for spermato-genesis. Arch Androl, 2001, 46(3): 217—222.

135. Kolettis PN. The evaluation and management of the azoospermic patient. Journal of Andrology, 2002,23(3): 293.

第二编

女性不育

第一章 女性生殖器官构造与功能

第一节 女性外生殖器官

女性外生殖器官亦称外阴，位于两股之间，前方为耻骨联合，后方以会阴为界，其中包括阴阜、大阴唇、小阴唇、阴蒂、阴道前庭、前庭大腺、尿道口、处女膜及会阴(图Ⅱ-1)。

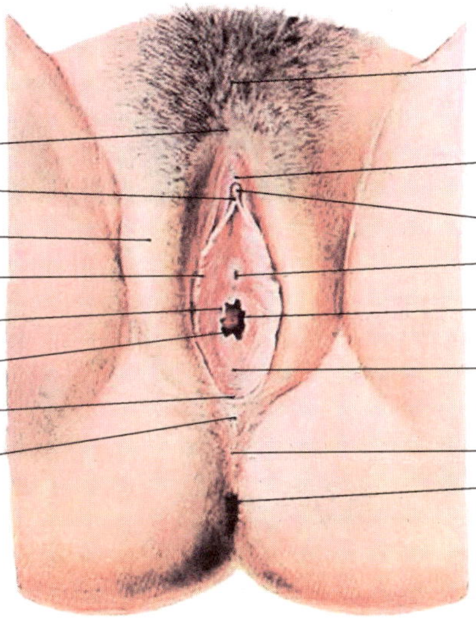

图Ⅱ-1 女性外生殖器

一、阴阜

为一隆起的脂肪垫，位于耻骨联合的前面，皮下有肥厚的脂肪、皮脂腺和汗腺，青春期后生有阴毛。女性阴毛的排列分布呈一尖端向下的倒三角形，其上缘几乎成一线，下部向后下方两侧分开，覆盖于大阴唇。

二、大阴唇

为靠近两股内侧的一对纵行隆起的皮肤皱襞。未婚或未生育妇女，大阴唇一般自然靠近遮盖阴道口，具有保护功能，经产妇的两侧大阴唇常常分离。在大阴唇皮下脂肪组织中，有丰富的血管、淋巴管和神经。

三、小阴唇

位于大阴唇内侧，是一对薄的皮肤皱襞，前端两侧相互结合成两层皱襞，形成阴蒂包皮(上面)和阴蒂系带(下面)，包绕阴蒂。其后端与大阴唇的后端相会合，在正中线形成一条横形皱襞，称为阴唇系带。

小阴唇表面外侧呈暗蓝色，内侧面呈蔷薇色，湿润似黏膜，有皮脂腺，无毛。皮下有血管、弹性纤维和少量平滑肌，并有丰富的神经分布，感觉颇敏锐。

四、阴蒂

位于外阴前端，两侧小阴唇之间。在组织学上，它与男性的阴茎海绵体相似，按其结构分为三部分，两个阴蒂脚，一个阴蒂体，一个阴蒂头。阴蒂头有丰富的血管和神经末梢，对性刺激十分灵敏，每当性欲冲动时，可稍肿胀、勃起，引起性兴奋，并能传递性兴奋，使女性达到性高潮。有时阴蒂头被阴蒂包皮包盖而不外露，与男性包茎相似，这样将会影响女性性兴奋。

五、阴道前庭

指两侧小阴唇之间处女膜外的菱形间隙。在前半部有尿道口，后半部有阴道口，此外两侧还有一对前庭大腺的开口。

六、前庭球

位于阴道口的两侧，大阴唇深部的一对有勃起作用的海绵体，也称球海绵体。相当于男性的尿道海绵体，由许多弯曲的静脉组成，与阴蒂静脉有联系，表面大部分被球海绵体肌覆盖，有勃起性，是女性性器官的深层勃起组织之一。可使阴道口在性交时被动扩大。

七、前庭大腺

如黄豆粒大小。位于阴道口两侧，在前庭球后方，亦被球海绵体肌覆盖，每一腺体有一很细的腺管，长 1.5～2 cm，汇入于一总腺管，开口于阴道前庭，相当于小阴唇与处女膜夹沟之中、下 1/3 交界处。当性欲冲动时，可分泌淡黄色碱性黏液，以湿润阴道口。此腺在正常情况下不易触到，当遇到感染时，可肿胀甚至形成脓肿。如为单纯的腺管开口闭塞，分泌物集聚增多，可形成囊肿。

八、尿道口

位于阴蒂的下方及阴道口之上，为尿道的开口，尿道口后壁近尿道外口处，有两个尿道旁腺开口，是淋球菌容易潜伏的场所。

九、阴道口和处女膜

阴道口系指阴道前庭后部阴道的入口，其形状、大小常不规则。有一薄膜覆盖于阴道口，称为处女膜，其两面覆盖有鳞状上皮，其中含有结缔组织、血管和神经末梢。

处女膜中间有孔，其形状、大小和膜的厚薄可因人而异。未婚者，处女膜孔一般为半月形或椭圆形，亦可呈筛状或其他形状。孔的大小亦有差异，有的小至不能通过一指，有的大至可容下两指。处女膜一般为 2 mm 厚，个别很薄，可因震动而破裂，有的厚且坚韧，甚至妨碍性生活。初次性交时，处女膜往往破裂，并伴有少量流血和疼痛感觉，但可以忍受，亦有个别者例外。

第二节 女性内生殖器官

女性内生殖器官包括阴道、子宫、输卵管、卵巢。

一、阴道

介于膀胱、尿道和直肠之间，是内外生殖器官中间的一个通道。妇女站立时，阴道呈向下向前的方向，上端较宽，其前壁长 7～9 cm，后壁长 9～12 cm。在正常情况下，前后壁紧密相贴。其上端呈顶棚状，环绕子宫颈，称为阴道穹隆，阴道穹隆又分为前后左右四部，后穹隆较深，性交后排泄的精液多储存于此处。后穹隆顶部为子宫直肠窝，是盆腔的最低部位，临床上可由阴道后穹隆做穿刺或切开手术。

阴道内存在一个特殊的性敏感区,称之为 G 点。这是为了纪念格拉夫伯格对这一敏感区所作的研究工作而命名的。

关于 G 点的正确位置 1944 年德国的妇产科专家厄恩斯特·格拉夫伯格与美国的医学博士、著名的解剖学和妇产科专家罗伯特·L·迪金森进行合作,描述了位于阴道前壁尿道表层下方的“动情区”。1950 年格拉夫伯格发表文章首次详细描述了阴道前壁内有一个动情区的存在,并描述这是一层类似阴茎海绵体状能够勃起的组织,在性刺激过程中很容易被摸到,在性兴奋达到高潮期末,这个动情区膨胀到最大程度。G 点的大小与准确的位置因人而异,大多数妇女都会在阴道的 11 点与 1 点之间找到 G 点的位置。一般说来大约在耻骨后面与子宫颈前部之间的半路途中,顺着尿道,靠近膀胱颈,在此处,它与尿道相毗邻。尸解研究结果表明,在 G 点区域存在着开口于尿道的腺体组织。组织学研究表明 G 点区域中存在富含前列腺酸性磷酸酶的腺体组织和复杂的血管网以及尿道旁腺腺体、神经末梢。因此,有人提出 G 点是男性前列腺的同源组织,但至今仍未得出公论。

G 点是女性阴道内性敏感区,因此刺激 G 点会触发女性性高潮的到来。

阴道壁分三层,即黏膜层、平滑肌层和弹力纤维层。阴道黏膜为粉红色,由多层鳞状上皮覆盖,本身虽无腺体,但能产生渗透液,使阴道保持湿润状态,通常见到的稀薄、乳白色少量阴道液称为白带,这是生理性白带。性兴奋时,阴道毛细血管扩张,渗出大量稀薄液体。有炎症时阴道分泌物色泽异常,有秽臭。阴道黏膜呈横形皱襞状,有很大的伸展性。在正常月经周期中,阴道黏膜脱落的上皮细胞形态随着卵巢内分泌的变化而改变,因而临床上可根据阴道脱落细胞来估计卵巢内分泌情况。青春期后,由于卵巢内分泌的影响,使黏膜上皮细胞内含有丰富的糖原,经阴道杆菌分解作用后变成乳酸,以致阴道内黏液呈弱酸性(pH 为 4.5),可防止致病菌在阴道内繁殖,即所谓阴道的自净作用。肌组织系由平滑肌纤维构成。

阴道是排泄月经和分泌物的通道;作为性交器官,阴道的外 1/3 为性兴奋敏感区,性高潮期强烈收缩以“紧握”阴茎;阴道亦是分娩胎儿的通道;平时则是妇科检查和手术的主要途径。

二、子宫

子宫位于盆腔中央,前与膀胱、后与直肠相邻,为肌性中空器官,呈倒置的扁梨状(图Ⅱ-2)。其上部宽大称为子宫体,在输卵管入口以上的隆凸部分称子宫底。子宫下部狭窄,呈圆柱形,为子宫颈。在子宫体下端与子宫颈之间,有一相对狭窄的部分为子宫峡部,此段内腔狭窄,称峡管,未产妇峡管长 0.7～1 cm,自妊娠第三周后,峡管扩大伸长,至分娩前长度增至 7～10 cm。此部常为剖腹产手术的优选部位。子宫颈突入阴道内的部分,称为子宫颈阴道部。子宫的大小,子宫体与子宫颈的比例,随年龄和孕育情况而异。成年未生育妇女子宫腔长 7～8 cm,宽 4～5 cm,宫壁厚 2～3 cm,重 40～50 g。经产妇子宫大小及重量都有所增加。生育期妇女子宫体与子宫颈的比例约为 2∶1。在站立时子宫呈前倾、前屈位,子宫体与子宫颈形成一个 170°左右的钝角。若以子宫颈为固定点,则子宫体的方向是向上向前,阴道的方向是向下向前,两者之间形成一直角。子宫的内腔呈上宽下窄的扁三角形,称为子宫腔。

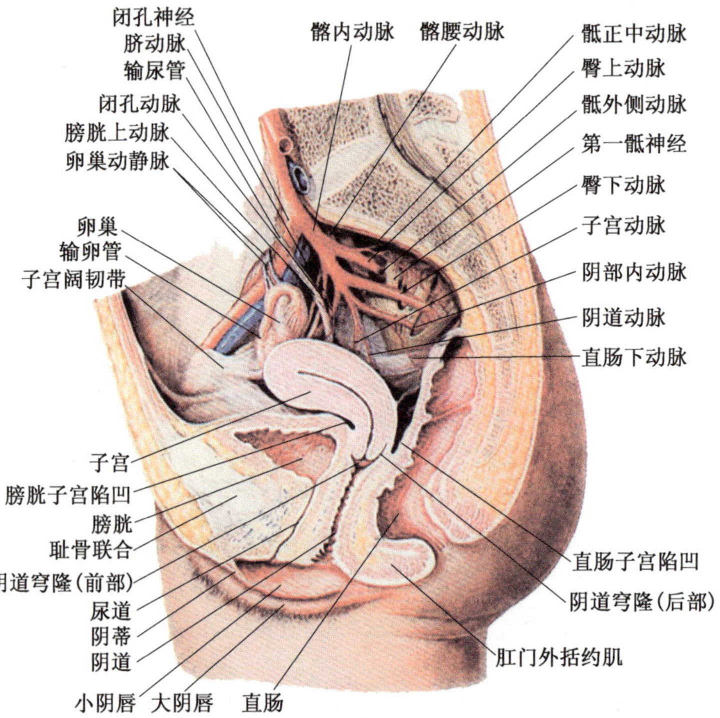

图Ⅱ-2 女性骨盆矢状面

(一) 子宫颈 子宫颈(图Ⅱ-3)位于子宫的最下面,长 2.5~3 cm。其内腔呈梭形,称为子宫颈管(图Ⅱ-3),下端通入阴道,称为子宫颈外口,上端与子宫腔相通,称为子宫内口。子宫颈外口分为前后两唇,后唇略长。外口形状在未产妇为平滑的圆孔,经产妇为横裂。

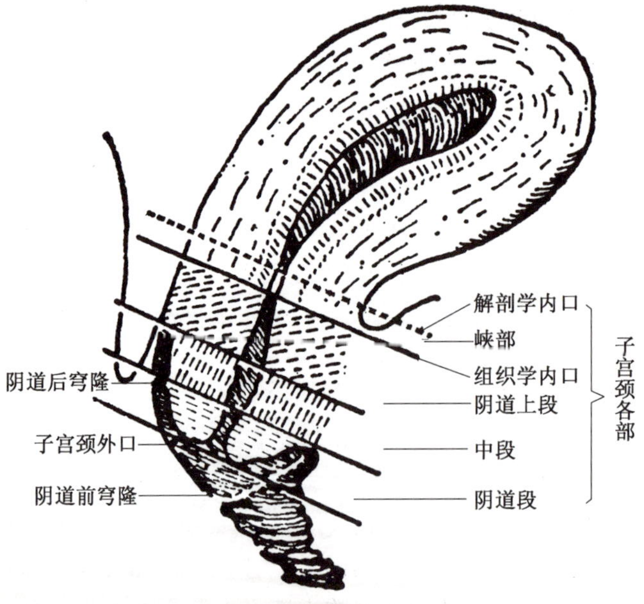

图Ⅱ-3 宫颈各部示意图

子宫颈主要是由纤维组织构成,其中含有平滑肌、血管及弹性纤维。宫颈管黏膜坚实而紧,表面为高柱状上皮细胞,有纤毛,细胞核常位于细胞底部。黏膜层还有分泌细胞,能分泌少量碱性黏稠液体,平时形成黏液栓,能防止细菌侵入,至排卵期则变为稀薄,有利于精子通过。在体内雌激素不同水平的影响下,子宫颈管分泌液的量、性状和酸碱度有周期性变化,故临床上常以宫颈黏液检查作为测定卵巢内分泌情况的一种方法。

(二) 子宫体 子宫壁分为三层。外层为浆膜层、中层为肌肉层、内层为黏膜层。

浆膜层即腹膜的脏层，在子宫前面近子宫峡部形成膀胱子宫陷凹。在子宫后面形成直肠子宫陷凹。子宫两旁的腹膜形成子宫阔韧带。

肌层最厚，非妊娠期约 0.8 cm，妊娠时可增至 2.5 cm。肌层主要由平滑肌和纤维组织构成，纵横交错排列如网状，其间有丰富的血管。

黏膜层亦称子宫内膜层，呈粉红色，柔软光滑，似绒样组织。子宫内膜分为功能层和基底层。基底层与肌肉紧贴，具有修复和再生的功能，故又称为生发层。功能层又分为两层。表层较薄，由单层高柱状上皮构成，其中一部分细胞带有纤毛，分泌腺较少，称为致密层。中层较厚，由许多血管、淋巴管组成，称为海绵层。致密层和海绵层合称为功能层。功能层可随卵巢内分泌的周期性变化而改变，每月脱落一次，与血液一起排出，形成月经。临床上可根据子宫内膜的周期变化推测卵巢的功能。子宫具有孕育胎儿的功能。

三、输卵管

输卵管左右各一，为细长、弯曲略呈圆柱形的管子，长 8～14 cm，内侧端与子宫角相连通。开口于子宫腔，外侧端游离，与腹腔相通。全长共分四部分，埋于子宫角内的部分，管腔短且狭窄，称为间质部。间质部的外侧方，露出子宫以外的最细部分称峡部，长 3～6 cm，管腔直径约 2 mm。在峡部的外侧，输卵管变粗大，管壁薄，弯曲而行，直径6～8 mm，长约 5～8 cm，称壶腹部。输卵管的末端游离，形状像漏斗，故称为漏斗部或伞部（缴部）。游离缘有许多深切迹，形成许多须状细伞，其中有一较长的卵巢伞循阔韧带边缘延至卵巢（图Ⅱ-4）。

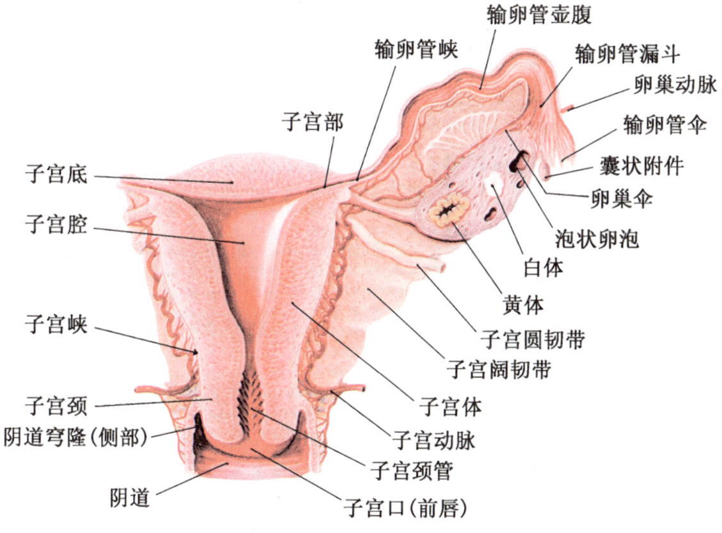

图Ⅱ-4　女性内生殖器（冠状切面）

输卵管壁由黏膜层、肌层和浆膜层三层组成。

黏膜层包括上皮和固有膜。黏膜上皮为单层高柱状细胞。上皮细胞分 4 种不同类型，即纤毛细胞、分泌细胞、楔形细胞和未分化细胞。纤毛细胞的纤毛细长 7～8 μm，往往成堆出现，在上皮皱襞的顶端较为明显，且在伞部和壶腹部最多，愈近峡部则愈少，纤毛细胞向子宫腔方向颤动，有助于卵子的运送。分泌细胞亦称无纤毛细胞，在上皮皱襞的底部较为明显，其形态随月经周期而有所不同。楔形细胞被挤压在细胞间，在月经前期和月经期，楔形细胞较多而明显，其形状与胞质部分排出后的分泌细胞相似，故有人认为楔形细胞可能是分泌细胞的前身或是衰竭的分泌细胞。未分化细胞呈小圆形，大小如白细胞，位于上皮深部，有人认为是由间质层游走而来的淋巴细胞。大多数人则认为是输卵管上皮的储备细胞，其他上皮细胞可能由它产生和补充。

肌层是由两层平滑肌组成。内层为环形排列，较强有力，外层为纵行肌纤维。肌层愈近壶腹部愈薄，愈近子宫端愈肥厚。当平滑肌收缩时，输卵管从外端向子宫方向蠕动，以助卵子运行。

浆膜层即阔韧带的上缘，称输卵管系膜。

输卵管具有极其复杂、精细的生殖功能。在一定时间内将精子和卵子分别从相反方向输送至壶腹部，并创造适宜环境，使两者结合成孕卵。孕卵在输卵管内发育、分裂与运行，此时子宫内膜已为孕卵着床做好准备，3～4 天后进入子宫腔。

四、卵巢

卵巢为一对扁椭圆体，系女性性腺，具有产生卵子和分泌女性激素的功能。外观呈灰白色，其大小因年龄而不同，一般成年人的卵巢约 4 cm×3 cm×1 cm，重 4～6 g，绝经期后，卵巢逐渐萎缩，变小变硬。卵巢左右各一，位于子宫两侧，盆腔的凹窝中，借阔韧带固定于盆腔。

卵巢可分为前后两面，上下两缘，内外两侧。外侧端靠近输卵管伞部，内侧端依靠卵巢固有韧带与子宫角相连。下缘隆凸、游离。上缘由卵巢系膜将其连于阔韧带后叶，此处称为卵巢门。卵巢的血管与神经经卵巢门进入卵巢。

卵巢表面无腹膜覆盖，只有单层柱状上皮，下面有一层比较厚的纤维组织膜，称为卵巢白膜。再向内分为皮质和髓质两部分。外层为皮质层，其中含有数以万计的始基卵泡；卵巢的中心为髓质，没有卵泡，含有丰富的血管、淋巴、神经及疏松的结缔组织。

卵巢的主要功能为排卵和分泌女性激素。前者称生殖功能，后者称内分泌功能。两者协调促成生育。新生儿卵巢内大约有 10 万个以上的始基卵泡，青春发育期后，在内分泌激素的协调下，每次月经后卵巢内有数个始基卵泡同时发育，但一般每月只有一个卵泡发育成熟而排卵。因此，妇女一生中只有 300～400 个卵泡发育成熟，其余的卵泡发育到一定的程度自行退化，这个退化过程，叫作卵泡的闭锁。

第三节 中医论女性生殖脏象

中医学对女性生殖脏象的名称、位置、形态和功能无系统阐述，只有散在的记载，现加以整理并与现代医学妇科解剖部位和术语作对照，便于广大读者阅读中医妇科古典医籍，为研究中医妇科学术理论提供参考。

一、阴户

阴户含义比较明显，就是指女性生殖器的门户，又名“四边”、“生户”。阴户与现代医学中阴蒂、大小阴唇、阴唇系带及阴道前庭的部位相对应，是这些器官的总称。

阴户一词最早见于《妇人大全良方》。《校注妇人良方·求嗣门》云："登厕风入阴户，便成痼疾。"阴户一词所指的范围从字义上看"阴"是指阴道，"户"按《六书精蕴》说："室之口也。"阴户即指阴道之口。部位似与现代医学中阴蒂、大小阴唇、阴道前庭相近。从目前中医妇产科著作中术语的使用情况看，"阴户"使用较广，如《医学入门·妇人门》中记载，"阴户肿痛不闭者"，《外科正宗·卷九》云："阴户忽然肿突作痛，因劳伤血分，湿火下流。"而"四边"一词使用绝少。《诸病源候论·卷三十八》中说："玉门四边皆解散，子户未安。"在其病因节中又云："因以当向大风便利，阴阳开阖节，四边中于湿，风气从下上入阴里。"进一步说明"四边"是一个固有的解剖名词。据其文意，"四边"应指阴道口外的前后左右四边。即前起阴蒂，后至阴唇系带，左右应是指大小阴唇及阴道前庭部位。故同"阴户"这一术语。《轩岐救正论》有"生户"的记载，意同"阴户"、"四边"。古代称"阴户"为"廷孔"，《素问·骨空论》在论督脉走行时说："女子入系廷孔，其孔，溺孔之端也。"张志聪注释"廷孔，阴户也。"

二、阴核

阴核即相当于现代解剖学所说的阴蒂，在马王堆医书《合阴阳方》中又有"交筋"之名，"交筋"者，两筋相交也，正是指阴蒂所处部位。该书在讨论男女性交前"御交筋"来激发女子性欲的措施。近代杨志一在论及"五不女"时，对其中"角"症有以下描述："阴核过大，性欲一动亦能自举，故以角症名之。"

三、玉门

中医学中"玉门"与现代医学中的阴道口、处女膜部位相近。"玉门"一词最早见于《脉经》，后人亦较多使用这一术语，《诸病源候论·卷三十七》记载："已产属胞门，未产属龙门，未嫁女属玉门。"《备急千金要方·卷三》指出龙门的位置"在玉泉下，女人入阴内外之际"（玉泉为女子尿道外口）。因此玉门、龙门、胞门的部位相当于外生殖器阴道口及处女膜的部位。后人对已婚未婚，已产未产不作严格区分，统称为"玉门"。《备急千金要方·卷三》有"妇人阴阳过度，玉门疼痛"和"产劳玉门开而不闭"，《校注妇人良方·产后门》记有"产后阴脱玉门不闭"，说明玉门并非未嫁女的专门语。阴道口、处女膜统称玉门。阴道口又有"窍孔"之称。《诸病源候论》中的"窍孔痛"即是指阴道口疼。关于"胞门"一词，应用比较杂，本文指已产妇的阴道口。其他中医古籍中又有穴位名称"胞门"。同时"胞门"亦有膀胱之门的含义和宫颈口之意。下文将阐述。

阴户和玉门的功能：《诸病源候论》有"玉门、四边，主关元，禁闭子精"的记载。这里"关元"不是穴位名，是指生育子女、排出月经的关口而言，亦是阴阳的出入口。该书还有"玉门、四边皆解散……若居湿席，令人苦寒，洒洒入腹"及"登厕风入阴户"的论述，说明阴户、玉门又是防止外邪入侵的关口。

四、阴道

阴道同现代医学中的阴道。《素问·上古天真论》有"地道不通"的记载，因此"地道"应是阴道的最早名称。往后一般都应用阴道这一术语。《诸病源候论·卷三十八》记载，"五脏六腑津气流行阴道"，《卷四十四》记有"产后阴道肿痛候"，"产后阴道开候"和《千金要方·卷三》“治产后阴道开不闭方。”说明“阴道”一词早就是中医学中的固有解剖名词。

据《诸病源候论·卷三十八》记载,“肾为阴,主开闭,左为胞门,右为子户,主定月水,生子之道。胞门、子户主精神气所出入,合于中黄门、玉门、四边,主关元,禁闭子精。”因此,位于子门和玉门之间的中黄门正是阴道的位置。

在马王堆医书中,阴道又称“玉窦”。“窦”意即“空也”。《十问》中有“壅彼玉窦”之说,意思是阴茎插入阴道。

阴道的功能是娩出胎儿,排出月经、带下、恶露的通道。是合阴阳、禁闭子精,防御外邪的关口。

五、子门

《类经·疾病类》云:“子门,即子宫之门”。因此,子门即现代医学的子宫颈口,又有“子户”“胞门”之称。

“子门”一词最早见于《黄帝内经》,据《灵枢·水胀篇》记载,“石瘕生于胞中,寒气客于子门,子门闭塞。”因此,“子门”即子宫颈口的部位。“子门”之名已寓有子宫屏障之意,可知古人对子宫颈口的功能有所注意。

前人认为子宫有左右两个,自然有两个外口,左侧称“胞门”,右侧称“子户”。以现代认识看,除了双子宫畸形外,一般都只有一个子宫,亦只有一个宫颈口。因此阅读中医古籍时必须知道“胞门”和“子户”即指“子门”。子门是主持排出月经和娩出胎儿的要道。

六、中黄门

《素女经》中提到“中黄门”之名,并指出它是女性性器官的四个出入口之一。具体指什么部位,迄今未见任何注释。王旭道认为,应是指女性子宫的内口。汉代时太监中就有“中黄门”之官职,“居禁中,在黄门之内给事者也。”“黄门”是内宫之门,涂黄色而得名。古代医书就借此之名而将子宫内口喻为“中黄门”,是扼守贵重而圣洁之地的门户,子宫是纳藏人身精血、孕育胎儿,其内口完全符合“黄门”之特征。

七、胞宫

“胞宫”亦称“子宫”、“子脏”、“血室”。“子宫”一词较“胞宫”一词出现早。《神农本草经》记载紫石英主治“女子风寒在子宫”。“子脏”一词亦出于《神农本草经》,槐实主治“子脏急痛”,阳起石“破子脏中血”。

“血室”一词出自《金匮要略》如“热入血室”,即指子宫。

“胞宫”一词始见于《女科百问》:“热入胞宫,寒热如疟”。《景岳全书·妇人规》亦有记载,“凡妇人怀孕者,其血留气聚,胞宫内实。”

目前,中医教材都用“胞宫”一词,区别于现代医学中的“子宫”,因为西医学中的“子宫”即指子宫实体,而中医学中的“子宫”包括子宫实体和它的附件(卵巢、输卵管),所以应用“胞宫”一词较为合理。据《景岳全书·妇人规》记载:“胞宫一系在下,上有两岐,中分为二,形如合钵,一达于左,一达于右”。说明中医学中的胞宫与西医学中子宫的解剖范围是有区别的。其功能是排出月经,孕育胎儿。如《类经·脏象类》所云:“女子之胞,子宫是也,亦以出纳精气而成胎孕者为奇。”此外,子宫尚有泌带液和排恶露的功能。

近代有医家指出：子宫"形似脏，作用似腑，非脏非腑，亦脏亦腑"。以其中空而能排出月经，娩出胎儿，似腑之"泻而不藏"的功能；月经间隙期及妊娠期又似脏之"藏而不泻"的功能。故认为子宫具有脏腑的双重功能，是个特殊器官。

（王薇薇　倪雅莲）

第二章　女性生殖生理

女性生殖系统的生理活动受神经、内分泌的双重调节。过去曾认为神经和内分泌系统是两个独立的系统，但由于丘脑下部激素的发现使两者统一起来，丘脑下部属于神经系统，既具神经特性，又具有内分泌功能。丘脑下部与垂体、卵巢相互作用，调节女性的生殖功能，故又称为丘脑下部-垂体-卵巢轴，但其活动是在大脑皮质控制下进行的。

第一节　中枢神经系统和激素对生殖功能的调节

女性生殖功能基本上是受丘脑下部所释放的促性腺素释放激素(简称 GnRH)的调节。GnRH 是十肽激素合成于丘脑下部的正中隆突和弓形核，这些核团的多肽能神经元的神经末梢伸展到垂体门脉系统的毛细血管网周围，神经末梢释放出 GnRH，即可进入垂体门脉血流中，与产生黄体生成激素(LH)和促卵泡激素(FSH)的垂体分泌细胞发生作用。GnRH 与这些分泌细胞膜上的特异受体结合后，促使分泌细胞合成 LH 和 FSH，并贮存于胞质的小泡中。近年来研究认为女性 GnRH 的释放可能受两个调节中枢的控制。其一称为“持续中枢”，位于丘脑下部后方的弓形核；其二称为“周期中枢”，位于丘脑下部视前区。“持续中枢”控制着整个月经周期的 LH 和 FSH 的合成和少量分泌；“周期中枢”为女性特有，能在排卵前大量释放 GnRH，使垂体出现 LH 的分泌峰(图Ⅱ-5)。

下丘脑的神经内分泌细胞还受神经递质的调节。神经递质对性腺轴的调节，以去甲肾上腺素、多巴胺和五羟色胺为主。这些神经递质调节着肽能神经元的活动，可改变其释放激素的合成和释放，从而影响生殖功能。另外，在下丘脑的神经元胞膜上存在着性激素受体，研究证明雌激素增加 GnRH 的释放脉冲，而孕激素降低其脉冲。

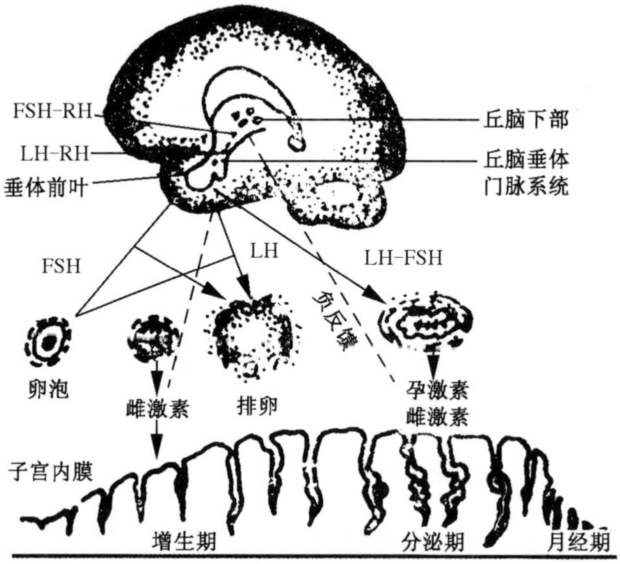

图Ⅱ-5　排卵周期、月经周期的调节示意图

垂体前叶受下丘脑释放的 GnRH 调节，合成和分泌 FSH 与 LH，调节女性的生殖功能。FSH 和 LH 是糖蛋白激素。其主要作用在于促进卵泡的发育、成熟和调节卵巢的激素分泌。FSH 与雌激素协同促进卵泡细胞增生和 FSH 受体的自身合成，并促进卵泡周围间质细胞分化成卵泡膜细胞和 LH 受体的合成，并使芳香化酶活化。LH 的

主要作用在于使卵泡膜细胞分泌雌激素，使卵泡细胞合成和分泌更多的黄体酮。

根据最近几年的研究，LH和FSH的分泌都受GnRH的调节，但LH和FSH分泌情况并不一样，这种分泌控制机制的区别可能受以下几种因素的影响。① 中枢神经的不同部位可区别地影响LH和FSH的分泌，这种影响是通过泌乳素、单胺类神经递质来实现的；② 两种促性腺激素分泌细胞有不同的分泌特性，因而对GnRH的分泌速率、持续时间、形式等变化表现不同的分泌反应；③ 性腺释放的甾体激素对LH和FSH分泌有不同的反馈影响。由于这些区别性控制，保证了正常性腺活动和生殖活动。

垂体促性腺激素分泌的消长成周期性变化，引起女性性腺——卵巢的周期性变化，随之引起生殖器官周期变化，称为性周期(图Ⅱ-6)。在月经周期滤泡期的前一半时期，FSH稍高，以后FSH跌到低水平，并保持相当恒定，直到周期的中期与LH峰一起达到它的高峰。然后FSH跌到低于滤泡期的水平，并保持恒定，直到行经。滤泡期LH水平是低的，并在整个滤泡期逐渐增高，到达高峰时即迅速引起排卵，然后降到低于滤泡期的水平，并维持相当的稳定。LH排卵峰在月经周期的第11～13天发生，它的定时看来与周期长度无关，在月经来潮前8～17天都可观察到有FSH和LH峰的出现。排卵后LH和FSH下降到恒定的低水平。

在性周期过程中，雌二醇和孕酮亦呈周期性消长波动(图Ⅱ-6)。图解说明雌二醇出现的中期峰大多先于LH及FSH峰，但亦可能同时出现。整个滤泡期，LH及FSH的浓度比黄体期稍高，这可能与滤泡生长所需有关。在正常月经周期中，LH峰导致排卵，排卵后，黄体形成，大量分泌孕酮和雌二醇等，而LH和FSH含量很低，以致测不出来。但在黄体期，维持正常的黄体功能仍需要小量的LH。

卵巢分泌的性激素主要为雌激素、孕激素和雄激素，它们各自具有特定的生理功能。

1. 雌激素的生理功能　卵巢分泌的雌激素主要为雌二醇，其生理功能如下。① 促进子宫发育，肌层变厚，内膜呈增殖期改变，可使子宫颈黏液分泌增多变稀薄，以便精子通过，此时的黏液易拉成丝，涂于玻片上，干燥后镜检可见羊齿植物叶状结晶，近排卵期尤为明显。② 促进输卵管蠕动，排卵期最显著。③ 使阴道上皮细胞增生、角化，糖原储量增加，使阴道维持酸性环境。④ 能促使乳腺管增生，乳头乳晕着色，大量雌激素能抑

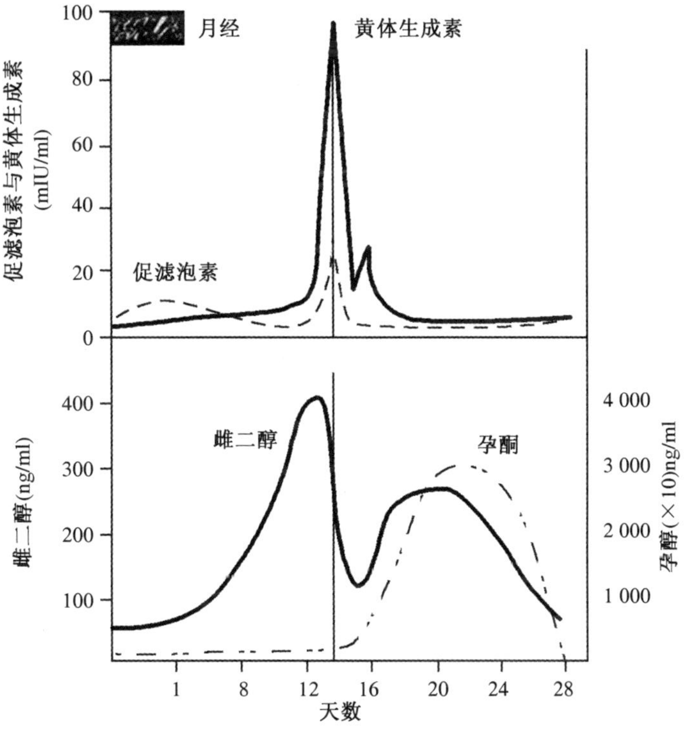

图Ⅱ-6　月经周期内血清LH、FSH、P及E_2的消长波动

制产后乳汁的分泌。⑤ 促进和保持女性的第二性征。⑥ 排卵期前大量雌激素超过200pg/ml，能通过对丘脑下部的影响，使垂体 LH 与 FSH 分泌增加，具有正反馈的作用。一般情况下，抑制垂体分泌 LH 与 FSH，具有负反馈作用。⑦ 可提高妊娠子宫对催产素的敏感性，使收缩力加强。

2. **孕激素的生理功能**　① 使已受雌激素作用而增殖的子宫内膜发生分泌期改变，使子宫颈黏液减少、变稠，不利于精子通过，使羊齿植物叶状结晶消失。② 抑制输卵管蠕动。③ 使阴道脱落细胞涂片中上皮细胞呈堆积、折卷、增加阴道脱落细胞中网状核细胞的比例。④ 在雌激素作用的基础上，促使乳腺的腺泡发育。⑤ 有致热作用：在排卵后，能使基础体温升高 0.3～0.5℃，并维持到月经来潮前。⑥ 能通过对丘脑下部的影响，抑制垂体 LH 的分泌，具有负反馈作用。

另外，卵巢分泌的雄激素可增加性欲，也参与卵泡生长和卵子成熟的调节。

第二节　月经生理

女性生殖系统的生理特点之一是它的周期性，月经是重要的标志。

妇女青春期后，促性腺激素和卵巢性激素分泌都成周期性波动。与之相应，卵巢、输卵管和子宫内膜也发生明显的周期性变化，最终导致子宫内膜脱落而出现月经（图Ⅱ-7）。

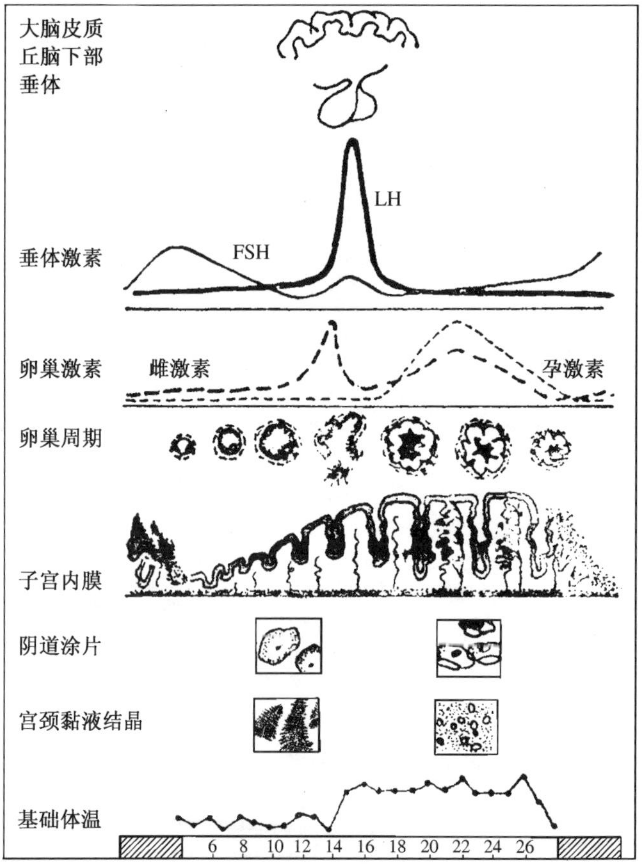

图Ⅱ-7　月经周期中垂体、卵巢、子宫内膜、阴道涂片、宫颈黏液与基础体温的周期性变化

从月经的第一天算起，到下一次月经的第一天止，作为一个月经周期。一般平均 28～30 天，现在公认 20～36 天为月经周期的正常范围。经期是指月经血排出的持续时间，一般为 5～7 天。每个周期子宫内膜呈周期性变化，其规律可分为以下几个阶段。

（一）修复期　即再生期。内膜再生在月经停止之前已经开始，约在周期第三天可见到新生的表面上皮。表面上皮为大小不等的立方形细胞；腺体散在、稀疏、呈简单直管状，被覆柱状上皮，间质致密，间质细胞开始为梭形，核大而圆，有少量胞质。间质中有细血管。螺旋小动脉较直、壁薄，走向内膜表面，形成新的毛细血管；静脉小而壁薄，尚无交通支及静脉池。该期持续至月经净后4～5天，对月经周期较长、排卵前期持续较久的妇女，这一阶段呈明显的静止状态。

（二）增生期　这阶段内膜长出了功能层，并完成了腺体及间质的增生。内膜变厚，腺体数目增多，由于腺体继续增长日益弯曲，同时腺上皮发生皱襞，有时较重，可在横断面出现复层柱状上皮或在腺体出现二级腺管。上皮及间质内细胞丝状分裂相丰富，间质细胞呈星状，血运持续增多，螺旋小动脉延长并形成螺旋状，管腔亦增粗；上皮下血管网及吻合支已出现；小静脉数量增加，管腔增粗（图Ⅱ-8）。

排卵前期（即增生期）期限的长短，在不同妇女有明显差异，并且同一人亦可稍有差别。

（三）分泌期　排卵在内膜并不引起典型改变。排卵后24～26小时内，内膜仍继续进行增生期改变，此后在孕激素的作用下，内膜逐渐发生许多不同的形态学改变，总称为分泌期改变。这一时期的内膜变化极为典型，通过内膜活检，常用以诊断有无排卵、距离排卵时间、性激素功能等，特别对不孕症检查有重要意义。

排卵后黄体功能的最早阶段为腺上皮细胞基底部形成糖原，将核向上推移而出现核下空泡。根据有无核下空泡可鉴别内膜是否处于增生后期、内膜过度增生或内膜已进入分泌期。核下空泡在排卵后第3～4天达到高峰，整个功能层腺体均可出现。核下空泡存在大约4天便渐渐消失，核又重新回到细胞的基底部。

随着功能层的继续增厚，腺体增长更快，其弯曲度日益加剧。腺上皮呈簇状突出于腺腔，使腺体呈典型齿状，腺细胞分泌物直接进入腺腔。间质变化不如腺体活跃。这是内膜分泌期的固定特征。

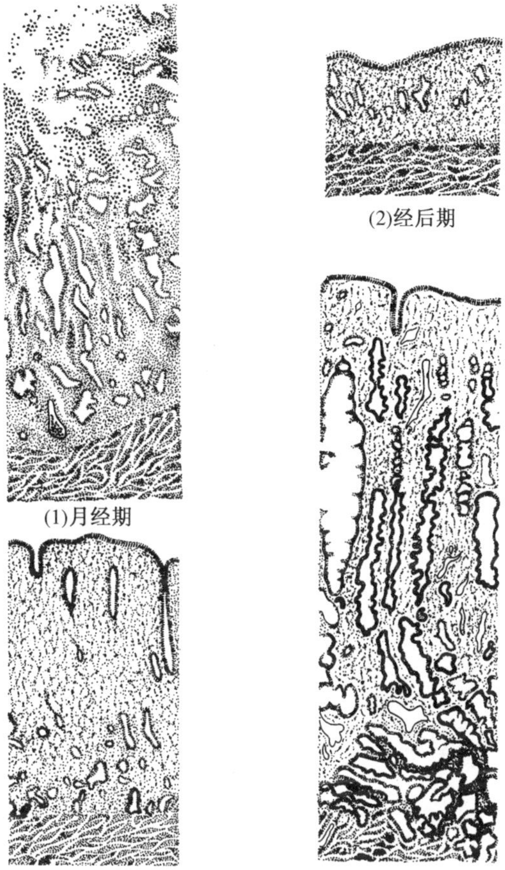

图Ⅱ-8　子宫内膜周期性变化

螺旋小动脉生长迅速，进入分泌期越久，生长越近表面。其生长速度远远超过内膜厚度的增长。静脉池及毛细血管网已形成。静脉管腔增粗，构成较大的主干和静脉网，成为内膜血管的主要成分。肿胀的间质细胞成群地围绕着螺旋血管（图Ⅱ-8）。

（四）月经前期　这一阶段是黄体功能全盛期，内膜分泌状态达到高峰。内膜呈柔软丝绒样，厚4～5 mm。表面上皮细胞仍呈高柱状，腺上皮细胞变得低矮，核位于基底部，腺体扩张，极度弯曲。间质对卵巢激素的反应能力亦相应增加。间质细胞肥大，呈多边形，胞质丰富，外形类似蜕膜细胞，故名前蜕膜细胞。

经前内膜与早期蜕膜相似。功能层可分为表浅的致密层和较厚的海绵层。表层致密，仅有狭窄的腺体颈部，间质由连成一片的肥大多边形间质细胞构成，故称致密层。其下为海绵层，几乎包括所有腺体，腺体高度扩张弯曲，充满分泌物，仅有少量间质，间质细胞在螺旋动脉周围，成散在的细胞群。

自分泌期开始内膜有水肿现象。在临来月经之前，由于水分的丢失，引起内膜高度皱缩及其他一系列变化。

（五）月经期 如排卵后卵子未受精，黄体渐渐萎缩，雌激素、孕激素分泌减少，内膜的腺体缩小变性，腺细胞的分泌功能减退。间质的基质降解、去聚合，间质水分吸收，水肿消减，以致内膜皱缩，内膜的厚度减少约 1/4，螺旋动脉为适应空间限制，变得更加弯曲，血运受到极大阻力，血流变慢。加上螺旋动脉有节律的收缩，有时收缩时间长达几小时，因而血运几乎完全停止。有毒代谢物积聚，促使螺旋动脉更加剧烈痉挛地收缩。与此同时动静脉交通支开放，血液分流，不再流经毛细血管网。诸上因素促使内膜上 2/3 严重缺血、坏死，血管壁通透性增加，使血液外溢。同时在月经前就有散在的上皮下血肿，以后这些血肿破裂，血液直接流入宫腔，这是月经期最早症状。继之内膜坏死区剥脱，导致螺旋动脉、毛细血管及小静脉断裂，使出血量增多，一般以月经第 2、第 3 天出血量最多。内膜呈粉碎状脱落，亦有片状脱落，甚至成整片排出。

另据近年来细胞分子学的研究证明，在卵泡发育成熟的过程中，雌激素促进子宫内膜细胞的溶酶体合成各种水解酶。这些水解酶无活性，保存于溶酶体内，但当黄体萎缩，雌、孕激素水平降低，溶酶体膜稳定性减弱。而且雌、孕激素水平的降低，可能解除了对合成前列腺素的作用，使前列腺素含量增加，致使溶酶体膜通透性增加，水解酶更易溢出膜外，使蛋白质、核酸和黏多糖分解。这就破坏了子宫内膜中营养和代谢物质的交换，进一步促使内膜坏死剥落。

月经期内膜的腺上皮退化，但其分泌现象在月经开始后 24 小时仍存在于腺体内，借此可诊断有无排卵。

月经期第 3 天，内膜功能层已渐脱落干净，接近肌层的内膜保存下来，包括基底层及功能层腺体的残部，螺旋小动脉呈簇状突出于裸露的间质之上。以后子宫内膜从基底层再生。

第三节 性周期的卵巢功能

一、卵泡的生长与闭锁

卵巢内卵细胞有时简称为卵泡或滤泡。在女性新生儿出生时，卵细胞的数量为 15 万至 50 万。儿童期，卵巢是由充满大量密集成群的始基卵泡的皮质组成，在皮质中央的始基卵泡发育最快，但大多在开始发育后不久即相继消亡，称为卵泡闭锁。青春期后，卵母细胞平均约为 34 000 个。在一个妇女的生殖寿命中，据估计仅有 300～400 个卵母细胞成熟并通过排卵的过程排出，剩余的以闭锁形式消失。到绝经期已所剩不多。

卵泡的发育始于始基卵泡，其逐渐发育，成为一个能释放成熟卵细胞的排卵前滤泡，在性周期的这段时间称滤泡期。人类滤泡期可长可短，一般为 14 天左右，前 1～7 天，卵泡发育缓慢，卵泡内雌激素亦相应处于低水平，第 7 天后，卵泡发育增快，第 14 天生长达高峰，最后从卵泡中排出一个成熟卵细胞。这一生长过程分述如下。

（一）始基卵泡的生长 始基卵泡为卵巢的基本生殖单位，内含有一个网状卵细胞，外围一层颗粒细胞及最外层的基底膜(即基板)。始基卵泡位于卵巢皮质外部,在白膜下形成一个厚带。

在每个月经周期初时,有多个始基卵泡受到刺激而发育。发育早期,始基卵泡中的卵细胞内 DNA 和蛋白质合成迅速增加,卵细胞体积亦明显增大,直径从 15 μm 增至 100 μm,这时卵细胞已具有减数分裂的生理活性,称初级卵母细胞(图Ⅱ-9)。

(二)初级卵泡的分化　初级卵泡由始基卵泡发育而来,其结构有充分生长的卵细胞、透明带、两层或多层立方形颗粒细胞和基板(图Ⅱ-9)。此期由于颗粒细胞的增殖分化,使初级卵泡的直径由 125 μm 增大至 200 μm。在这一过程中,初级卵泡出现了五种为卵泡继续发育和生长所必需的重要改变,即出现了 FSH 受体、雌激素受体、睾丸酮受体、裂隙连接、卵泡内膜的出现和液化。

初级卵泡的生长和发育开始时是在无血管的卵巢皮质,当卵泡长大到 150～280 μm 时便移入富有血管的卵巢髓质中,使卵泡第一次暴露在外周血浆的激素中,在促性腺激素的影响下形成次级卵泡。

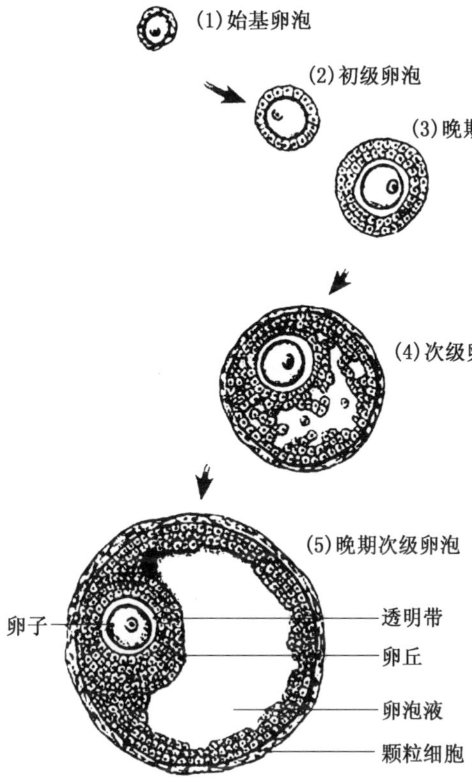

图Ⅱ-9　卵泡生长过程示意图

(三)次级卵泡的分化　当初级卵泡发育成次级卵泡时,其结构有充分生长的卵细胞、透明带、多层颗粒细胞层、充满卵泡液的空腔——窦、卵泡内膜、基板(图Ⅱ-9)。此期颗粒细胞又发生重要变化,即卵泡液形成;诱发芳香化酶活性;LH 受体出现;泌乳素和前列腺素受体出现。

次级卵泡在 FSH 的影响下,直径由 200 μm 增加到 2 cm,其体积不断增大,窦腔中卵泡液不断积聚,这时卵细胞突出于卵泡液中,外被几层颗粒细胞包围着,称为卵丘,卵丘的形成说明卵泡已发育成成熟的卵泡。

在正常的月经周期中,卵泡通过积累大量的腔液而扩大,为排卵做好准备。在正常情况下,每个周期中,10～15 个较大的卵泡中仅有一个排卵。而多排卵现象仅占所有周期的 1%～2%。

在每个月经周期中,没有排卵的卵泡经历一个退化的过程,称之为闭锁。在下次周期中,为了排卵的需要,又有另一部分卵泡发育。在闭锁过程中,透明带变得透明和皱缩,卵泡被圆形细胞侵入,染色体解体。最后卵泡液被吸收,颗粒细胞层出现坏死变化,并被以后变成透明的纤维组织所代替,形成纤维组织瘢痕,并可维持很长时间。卵泡液不完全被吸收时,可以发展成一个囊肿。

二、卵子的发生

卵子即卵泡中的卵细胞。从原始卵原细胞到成熟卵的过程称为卵子的发生(图Ⅱ-10)。

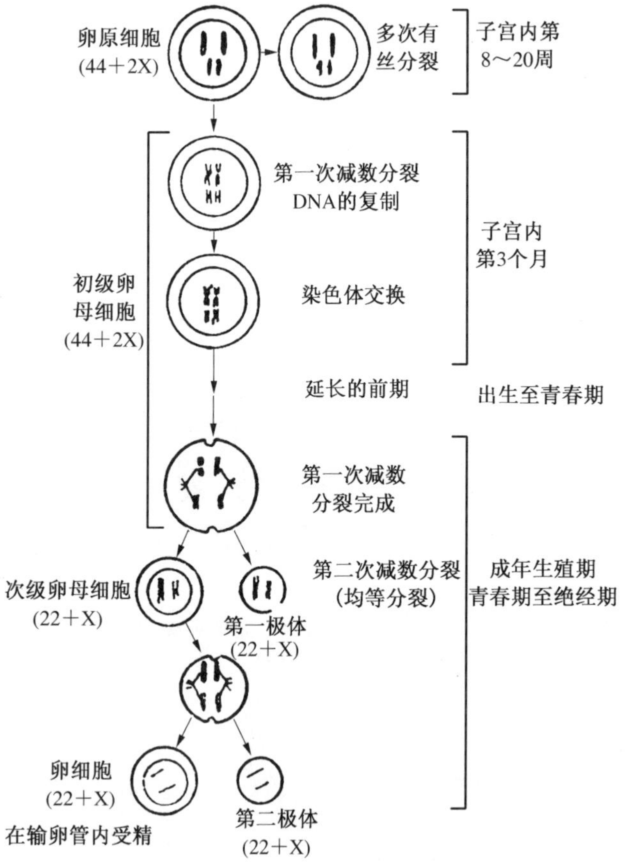

图Ⅱ-10 卵子发育中染色体变化

原始卵原细胞在女性胎儿中就已存在,其染色体为 44 个常染色体和 2 个性染色体(44+2X)。原始生殖细胞从卵黄囊迁移到中肾嵴的内侧,不久发生有丝分裂。在胎儿 8～20 周内,细胞分裂速度最快,以后逐渐减慢,在胎儿 12 周末,有的卵原细胞发育成较大的细胞,称为初级卵母细胞,其染色体仍为 44 个常染色体和 2 个性染色体。这时它们进入第一次减数分裂的前期。在出生时,卵母细胞停留在第一次减数分裂前期中,直到青春期滤泡发育前,仍然处在那个阶段。

青春期卵泡发育:在排卵前,初级卵母细胞才完成第一次成熟分裂,结果双倍的染色体(44+2X)成为单倍染色体(22+X)。这样初级卵母细胞分裂成两个大小不等的子细胞(图Ⅱ-10),各含 23 个染色体。容纳大部分细胞质的细胞为次级卵母细胞;较小的细胞称为第一极体,位于透明带和次级卵母细胞的卵黄膜之间。排卵后次级卵母细胞迅即开始第二次成熟分裂,并停留于成熟分裂的中期。如卵子在排卵后 24 小时内未遇到有活力的精子,次级卵母细胞就开始退化。如排卵后 24 小时内受精,则次级卵母细胞在输卵管壶腹部完成第二次成熟分裂,排出第二个极体而成为卵细胞。

三、成熟卵泡的结构

生育期妇女每个月经周期一般只有一个卵泡发育成熟,成熟的卵泡直径约 20 mm,其结构从外向里依次是:卵泡外膜、卵泡内膜、颗粒细胞、卵泡腔、卵丘、放射冠、透明带、卵细胞(图Ⅱ-11)。在透明带与卵细胞膜之间有一窄的裂隙,称为卵周间隙,第二极体就被挤压在此间隙中。

卵丘突出于卵泡腔内,卵细胞深藏其中。卵细胞周围的颗粒细胞呈辐射状排列,故称放射冠。放射冠细胞有许多纤细的突起与透明带相连,成为颗粒细胞与卵细胞交换物质的渠道。

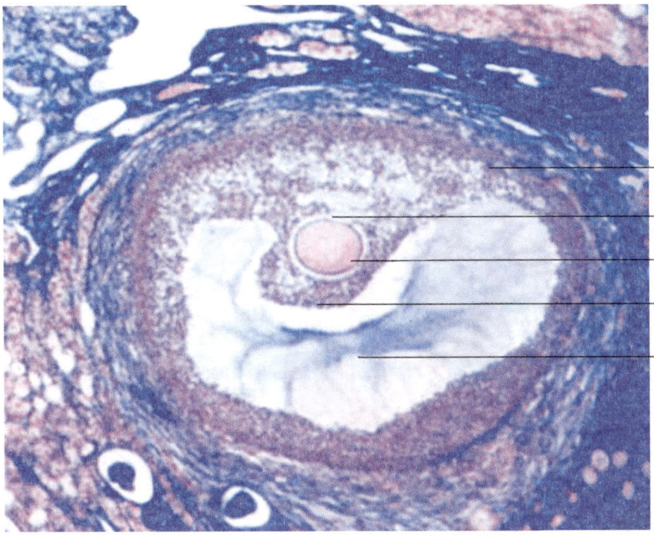

图Ⅱ-11　成熟卵泡

四、排卵和黄体形成

随着卵泡发育的成熟，卵泡逐渐向卵巢表面移行，并向外突出，当卵泡接近卵巢表面时，该处表层细胞变薄，最后破裂，卵细胞排出。

卵子从一个成熟卵泡内释放出，是在 LH 和 FSH 高峰后不久发生的。随着 LH、FSH 峰而引起排卵的一系列变化，至今尚未研究清楚。但有一些可能引起排卵变化的因素已经被提出，如由于改变了血流，在卵泡突起的顶部产生渐进性的坏死；由于酸性黏多糖的解聚作用，增加了卵泡内部压力；卵泡顶部蛋白的局部水解作用。最近也有人认为在 LH 的作用下，成熟卵泡能分泌前列腺素 $F_{2\alpha}$，它能使成熟卵泡周围间质内的平滑肌纤维收缩，促使卵泡破裂。

在排卵前，卵子和其周围的颗粒层细胞(放射冠)与卵泡壁游离。排卵时，卵泡破裂，腔液漏出，卵子从卵巢表面排出。排卵后卵泡壁塌陷，引起卵泡内膜出血，排卵点(即卵泡破裂处)由卵泡腔溢出的血和纤维蛋白凝块封闭。排出的卵子包括卵细胞、透明带和一小部分卵丘内的颗粒细胞。

排卵后卵泡壁塌陷，卵泡膜血管壁破裂，血液流入腔内，凝成血块，称为血体，卵泡壁的破口很快由纤维蛋白封闭，留下的颗粒细胞变大，胞质内含黄色颗粒状的类脂质，称为颗粒黄体细胞，此时血体变成黄体。与此同时，卵泡内膜细胞亦伸入黄体皱襞之间，成为卵泡膜黄体细胞。此后黄体逐渐发育增大，在排卵后 7～8 天，黄体发育到最高峰，称为成熟黄体。如果没有发生受精，排卵后 9 天即行退化，此后颗粒细胞失去其柱状排列，并呈泡状和颗粒状。细胞呈脂肪变性，黄色消退，黄体结构因结缔组织不断侵入而发生变化，包括中央凝块和颗粒层的成纤维化。在 3 个月左右，黄体经过透明退化转变为白体。如果发生受精，受精卵迁移到子宫，并植入子宫壁。黄体细胞肥大、增生。在这期间有较多的雌激素和孕激素产生。黄体对孕卵植入是必需的，但以后是否需要黄体维持妊娠是有争议的。从形态学上来看，黄体是持续到妊娠终止的。

第四节 卵子的运输

卵子由卵巢排出后的趋向一般可分为卵子摄取、卵子到达输卵管壶腹部受精及孕卵通过输卵管峡部三个阶段。

一、卵子的摄取

卵子由卵巢排出后进入输卵管的因素有输卵管负压吸引、输卵管肌肉及其附属韧带的收缩、纤毛摆动3种学说。但目前并无直接证据足以说明输卵管内出现有负压。

在妇女排卵期，利用凹镜进行观察，发现此时输卵管肌肉、输卵管系膜及卵巢悬韧带等均出现收缩，输卵管弯曲呈弓形，其伞部与卵巢接近，并覆盖在卵巢表面的卵泡顶端。然后，通过伞部黏膜皱襞中(特别是输卵管伞端)的大量纤毛，与卵丘直接接触，将卵子摄入伞部开口。因此，目前一般认为卵子是借助于输卵管肌肉与韧带的收缩和纤毛摆动的协同作用而被摄入输卵管的(图Ⅱ-12)。还有人认为输卵管伞部肌肉活动的增强，不但能与卵巢直接接触，甚至还能按摩卵巢表面，从而导致卵泡排卵。由于性交前的调情活动，如刺激或按摩乳房等可反射性地引起脑垂体后叶释放催产素，而催产素又可直接刺激输卵管收缩。因此，性交活动亦可能导致排卵和刺激输卵管的摄卵。

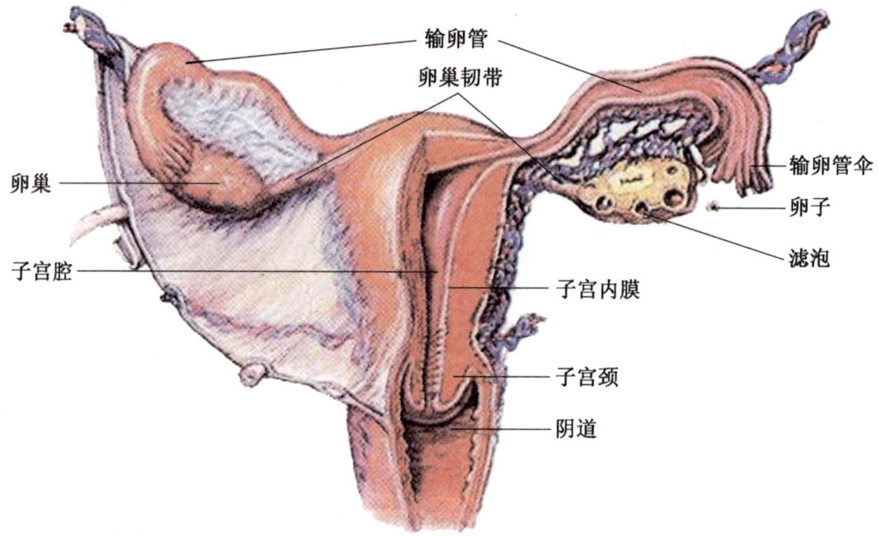

图Ⅱ-12 卵子的摄取

据文献报道，有一侧仅有输卵管、对侧仅有卵巢的妇女曾受孕。从而说明输卵管不但可以从同侧的卵巢中摄取排出的卵子，还可以从后陷凹中摄取对侧卵巢排出的卵子。

二、卵子在输卵管内运输

卵子被摄入输卵管伞部后，由于输卵管肌肉的蠕动和同向纤毛摆动，迅速将卵子输送至输卵管峡-壶腹连接处，但因输卵管峡部的闭锁作用而暂时受阻于该处。亦有人认为人类卵子需在排卵后30小时或更多的时间方能抵达输卵管峡-壶腹连接处。

通过显微外科手术证实，壶腹部的纤毛摆动是输送卵子所不可缺少的，而峡部纤毛的运动对孕卵的输送并无重要作用。

三、孕卵通过输卵管峡部

峡-壶腹连接处虽无括约肌存在，但因峡部肌肉肥厚，且环形肌中有大量α-和β-肾上腺素能受体，在排卵时，由于雌激素水平处于高峰，促进α-肾上腺素能活动增加，从而引起峡部肌肉收缩而出现峡部闭锁，使卵子停留在峡-壶腹部。

约在排卵后3天，黄体分泌的孕酮水平上升，兴奋β-受体或抑制α-受体，从而使峡部肌肉放松，孕卵随即进入峡部。虽然由于孕酮影响，雌激素优势所导致的峡部强烈收缩作用被抑制，但收缩并未完全停止，故仍促使孕卵向子宫方向推进，可能亦由于孕酮的影响，当峡部肌肉收缩时，子宫-输卵管连接部松弛，在该部纤毛细胞协同作用下，孕卵在子宫-输卵管连接部并不停留，而是随着输卵管液流，被冲入子宫腔内。人和灵长类动物一样，卵子经过输卵管时间为3～4天。

（倪雅莲　陈利生）

第三章　受 精 生 理

第一节　受 精 过 程

当一个获能的精子进入一个次级卵母细胞的透明带时，标志着受精过程的开始，到卵原核与精原核的染色体融合在一起，是受精过程的完成。

性交后精子必须上行到女性输卵管壶腹部，与卵子相遇，才有机会受精。

一、精子的运输与获能

(一) 精子在女性生殖道内的运行　妇女在性交后30分钟，即在输卵管内出现精子，而精子在适宜的条件下，靠尾部的摆动，每分钟只能推进2～3 mm。说明精子从阴道迅速进到输卵管并非单纯依赖自身的活动，还必须依靠女性生殖道各部的协同配合。

1. *阴道*　正常成年男子每次性交时射入阴道内的精液大约有2～6 ml，每毫升精液含精子2千万至2亿。精液的pH为7.2～7.8，呈碱性反应，内含较多的果糖，可供精子活动所需的能量。另外精液中含有能使精液凝成胶冻状态的糖蛋白，可能在酸性的阴道环境中有保护精子的作用。

射精后，精液存留于阴道后穹隆的精液池中。射出的精液，在1分钟内，呈现不同程度的凝固，几分钟内，在酶的作用下又完全液化。

2. *宫颈*　宫颈对精子运行起着重要作用。似为控制不同量精子进入子宫的生物学活门(选择性屏障)。

宫颈外口通常朝向阴道后壁，因此，在射精后，宫颈外口便浸于阴道后穹隆的精液池中。宫颈外口的口径在月经周期中呈现周期性变化。增殖期宫颈外口逐渐扩大，至排卵期直径达3 mm，排卵后，宫颈外口缩小为1 mm。同时宫颈紧张度增加。这种周期性变化，有利于精子在排卵前期与排卵期通过宫颈管。

宫颈黏膜有许多复杂的皱襞与陷窝。黏膜上皮由一层高柱状细胞组成，包括无纤毛的分泌细胞和纤毛细胞。宫颈管内充满黏稠的液体。在性激素的影响下，黏液的质和量随月经周期而变化。在排卵前期和排卵期黏液量增多，每天约0.5 ml，而在其他时期黏液量减少，每天约0.1 ml。宫颈黏液含有两种主要成分：① 胶态的黏蛋白：由糖蛋白聚成大分子的胶粒组成；② 胶粒间的浆液：由蛋白质、盐和水组成。胶粒的排列和浆液的黏稠度对精子的通过影响很大，胶粒常排列成结节状单纤维。在排卵期，这些纤维呈平行排列，造成了“允许”精子单向通过的液道。而且，浆液中水和盐含量增加，使其黏稠度降低，有利于精子的穿透。在黄体期，胶粒纤维交织成网，且浆液量少而黏稠，精子难以通过。宫颈液中氢离子浓度在月经周期中亦呈现周期性改变。排卵期宫颈黏液pH从6.2上升到8.5。宫颈黏液变为碱性，有利于精子的生存与活动。宫颈黏膜纤毛细胞上的纤毛向阴道侧摆动，使黏液从分泌细胞表面流向阴道，从而阻止大量精子上升，把活动较弱或死精子驱回阴道，而活力旺盛的精子，聚集于宫颈管中心，游向子宫。

3. 子宫　关于精子在子宫腔内分布和运行了解甚少。实验证明，有活力的精子在人的离体生殖道内，凭借自身的活动，只能到达宫颈的内口，很难进入子宫腔。精子进入子宫腔的机制可能是精液中前列腺素刺激子宫收缩，收缩后松弛造成宫腔负压，把精子吸入宫腔。

精子进入宫腔后可侵入到内膜腺，使腺体成为精子的临时贮库，以缓慢释放精子。活力较弱或死精子可被白细胞吞噬。

子宫输卵管联合部对控制精子从子宫进入输卵管起到天然屏障作用。

4. 输卵管　输卵管具有从相反方向运送精子和卵子的独特功能。精子在输卵管内的运行，取决于管壁平滑肌的舒缩、纤毛的摆动、管腔内液体的流向及精子自身的运动。

有人实验提示，哺乳动物输卵管峡部纤毛可能存在双向摆动，对输送精子起一定的作用。

输卵管内分泌物流向对精子在输卵管内的移行亦具有一定的作用。由于峡部管腔较小，而管壁分泌细胞多，在排卵期，此部分泌物较多，同时子宫输卵管联合部呈半闭状态，所以峡部腔内压高于壶腹部，致使管腔内液体由峡部向壶腹部流动，有助于精子进入壶腹部，壶腹部管腔变宽，液体流速变慢，因此，使精子停留于壶腹部与峡部的交接处，以便与卵子结合受精。

（二）影响精子运行的因素　实验证明，精子在女性生殖道内的运行受神经-体液的调控。

性交可反射性引起阴道和子宫的收缩，加速精子的运行。性医学证明女性性高潮期阴道呈节律性收缩，子宫也处于收缩状态。动物实验证明，重复交配刺激，大大加速精子的运行，提高受精率。

肾上腺素能神经控制输卵管平滑肌的舒缩活动。实验证明雌激素能提高 α-受体的活性，增强输卵管的收缩活动。在雌激素占优势的条件下，输卵管峡部分泌物增多，输卵管的蠕动方向，由内向外分段地推动精子，精子与输卵管内分泌物一步一步地由子宫侧向卵巢侧方向移行。

宫颈黏液的理化性质受性激素的调节，而影响精子的运行。

前列腺素(PGS)对生殖道活动和精子运行有影响。在精液中和女性生殖道内含有多种前列腺素，以 PGE 和 PGF 为主。实验证明 PGF 对未孕子宫肌和输卵管的收缩活动有兴奋作用，而 PGE 表现为抑制作用。雌激素能加强 PGF 对子宫和输卵管的收缩兴奋作用。子宫对前列腺素的敏感性在月经中期较高。

前列腺素与精子在女性生殖道内的运行关系，迄今尚未得出明确结论。根据一些资料提示，可能精液中前列腺素被阴道吸收后，对子宫、输卵管的收缩发生影响，有利于精子的移行。另外，以适当剂量的 PGE_2 处理人精子，则使精子的活力增加，而 $PGF_{2\alpha}$ 对精子活力无影响。因此，一般认为，精液中前列腺素浓度与男性生育力有关，PGE 含量低于正常，可能造成男性不育症。

综上所述，一次射精虽然能排出数亿个精子，而运行到输卵管腔中只有 100～200 个，99%以上在女性生殖道中死亡。其中大部分在酸性的阴道环境中死亡，有的被白细胞吞噬，有的被抗精子抗体灭活，亦有少量进入腹腔。根据实验证明，精子在阴道内存活时间不超过 6 小时。虽然，在性交后 5 天左右，仍能在宫颈黏液中发现活动的精子，但精子的受精能力比其活动能力消失得早。一般认为精子在女性生殖道内受精能力大约只能维持 48 小时。

（三）精子在女性生殖道中的获能　刚射出的精子不能与卵子结合受精，必须在女性生殖道中孵育一段时间，然后才能获得受精能力。实际上，精子经过附睾时发育已获得了受精能力。但是精液中有某些"去能因子",能抑制精子的受精能力,这过程称为"去能"。去能作用是可逆的,"去能因子"只是使精子受精能力发生暂时的抑制。精液中的"去能因子"是一种顶体酶抑制物(含唾液酸的糖蛋白),与顶体酶结合,使酶失去活性。

当精子在女性生殖道中移行时,逐渐离开精浆,"去能因子"的作用被解除,精子恢复受精能力。精子在女性生殖道获得受精能力的过程称为"获能"。女性生殖道中的"获能因子"可能是由α-和β-淀粉酶组成的,尤其是β-淀粉酶能水解由糖蛋白组成的"去能因子",从而使顶体酶系从"去能因子"的结合状态下解脱出来,使酶的活性恢复,使精子能穿透卵子的外面各层,发生受精。人类精子在女性生殖道中获能的部位是子宫和输卵管,子宫可能是比较重要的获能部位。体外受精的实验证明,精子只要离开精浆,在适当的培养基中亦能获得受精能力,提示获能过程是复杂的反应,当前人们对其了解还是很粗浅的,有待今后进一步深入研究。

二、精子的顶体反应

所谓顶体反应,即是受精前精子发生的一个形态变化。这一过程包括顶体膜的空泡化和顶体内含物的释放。当获能精子到达卵细胞附近,受卵子影响而发生"顶体反应"。此时,精子头部的细胞膜与顶体外膜先融合后破裂,形成很多破裂孔,原来存在于两层顶体膜之间的酶被释放出来,这些酶为放射冠穿透酶、透明质酸酶和蛋白水解酶。目前认为这些酶不是迅速溢出,而是逐渐地渗出,以便在较长时间内产生作用。在哺乳动物中,"顶体反应"为精子通过透明带不可缺少的过程。通过这些酶的作用,精子穿过放射冠及透明带,精子头部与卵子表面相接触。

三、受精过程

当一个获能的精子进入一个次级卵母细胞的透明带时,标志着受精过程的开始,到卵原核与精原核的染色体融合在一起,则受精过程完成。

(一)精子穿透卵细胞的过程 精子必须在顶体反应的基础上穿过卵细胞膜。当一个卵子被许多精子包围时,这些精子释放放射冠穿透酶,使透明带外面的颗粒细胞脱落,并在透明质酸酶的作用下使放射冠基质分解,随后在蛋白水解酶的作用下,精子头部顶端的穿孔器先钻入透明带,以后整个精子进入卵细胞与透明带的间隙中。

精子穿过透明带后,精子中段与卵细胞膜融合,再向后延伸,包括精子的尾部;顶部最晚进入卵细胞,最后全部精子埋入卵细胞胞质之中(图Ⅱ-13中1~5)。

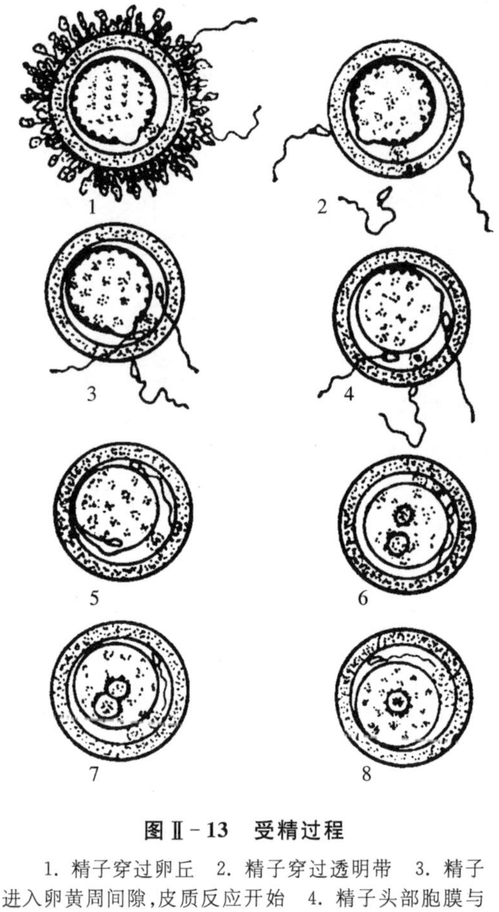

图Ⅱ-13 受精过程

1. 精子穿过卵丘 2. 精子穿过透明带 3. 精子进入卵黄周间隙,皮质反应开始 4. 精子头部胞膜与卵细胞膜融合 5. 精子头部进入卵细胞,皮质颗粒消失,第二次成熟分裂 6. 精原核与卵原核形成,第二极体排出 7. 原核发育 8. 两个原核的染色体融合

(二) 卵细胞的皮质反应　电镜下可看到未受精的卵细胞膜下面的表层细胞质中有许多皮质颗粒(图Ⅱ-13),每个颗粒都有一层膜包裹。在精子穿入卵细胞后,随之发生所谓“皮质反应”,其特征是皮质的颗粒包膜逐渐与卵细胞膜融合,而把皮质颗粒和卵细胞皮层的一部分排入卵外间隙。有人认为“皮质反应”使透明带变质,使透明带以外的精子不能再穿入。正在穿入透明带的其他精子被固定在透明带内,以保证只有一个精子进入卵细胞。

(三) 精原核与卵原核的形成　精子进入卵细胞后,它的尾部脱落,头部的核膜消失,留下一个只含有染色体的裸核,核内经过 DNA 的合成和浓缩,形成新的染色体,又出现核仁、核和新的核膜,最后形成精原核。

精子进入卵细胞后,刺激卵细胞的分裂,原来停滞于第二次成熟分裂中期的次级卵母细胞,很快发生后期与末期分裂,形成成熟卵子和几乎不含胞质的第二极体。第二极体被排到卵外间隙。至此,卵子的两次成熟分裂完成,成熟卵子的细胞核含有 22 个常染色体与一个 X 染色体。两个原核的形成约需 12 小时。

(四) 两个原核的融合　两个原核逐渐移到卵细胞的中央而相会(图Ⅱ-13)。此时,核膜消失,核仁亦消失,来自两个原核的染色体混合在一起,形成一个含有 46 条染色体的细胞,称为受精卵或合子。

以上即是受精过程。受精过程不仅恢复了染色体的数目,而且是父母双亲遗传的基础,不但决定合子的性别,而且受精过程刺激合子进行一系列细胞分裂(称卵裂)。孕卵在受精后数小时内,即开始有丝分裂,形成两个裂球。

第二节　受精卵的发育与运行

一、受精卵的发育

受精卵的发育包括第一次有丝分裂、桑葚胚形成和胚泡的形成(图Ⅱ-14)。

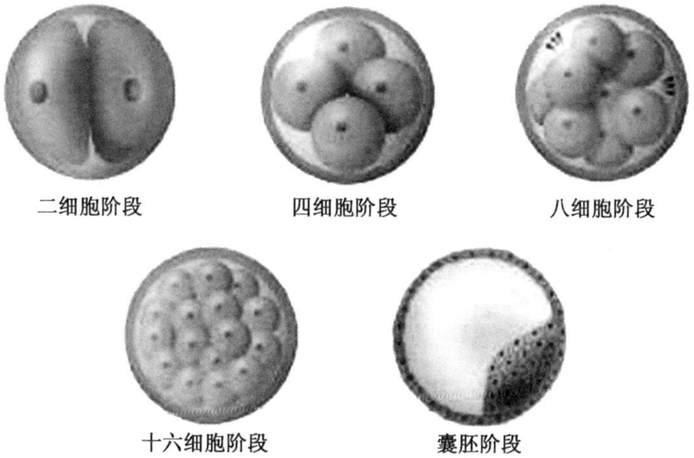

图Ⅱ-14　受精卵发育示意图

(一) 第一次有丝分裂　受精后 24～36 小时经过第一次有丝分裂发育为双细胞。这期两个细胞如果分散开,每个分裂球都有发育成一个完整胚胎的潜在能力。估计约 30%的单卵双胎都是由于受精卵在两个细胞阶段分裂开来而形成的。

(二)桑葚胚形成 以后平均每12小时分裂一次,72小时后发育成一个由12～16个细胞组成的实心桑葚胚,它仍在透明带内。桑葚胚的每个细胞比未经分裂的卵细胞小得多,而整个胚的大小与未受精的卵细胞差不多,所以能在输卵管内顺利通行。

(三)胚泡形成 孕卵受精96小时后有16～32个细胞。此时在细胞团中央出现囊腔,因而被称为胚泡,亦称囊胚。胚泡一端有一团细胞集聚,称为内细胞团,这是将来发育成胚胎的部分。其余包围在外面的一薄层细胞是滋养叶细胞。受精后的第5天,胚泡已经进入子宫,并已脱离透明带的约束。它有108个细胞,其中100个细胞为滋养叶细胞,内细胞团的胚细胞仅有8个,但较滋养叶细胞大。

滋养叶细胞有重要功能,概括起来有下列几方面:使胚泡能固定于子宫内膜上;控制进入胚泡的物质;如着床被延缓时,滋养叶细胞膜能控制胚泡内的蛋白质代谢;协助胚泡从透明带中逸出;形成合体滋养层时能侵入子宫内膜间质;可能是母亲和胎儿之间的免疫屏障;最后发育成胎盘,有分泌各种蛋白与甾体激素的功能。

二、受精卵的运行

受精卵的运行(图Ⅱ-15)是和它的分裂同时进行的。受精卵第1天停留于输卵管壶腹部,约在第2天进入峡部。在峡部约停留两天,并发育成桑葚胚。第4天桑葚胚进入子宫。受精卵与桑葚胚没有活动能力,其运行受输卵管上皮的纤毛和管壁的平滑肌所控制,输卵管的活动又受神经体液机制的调节。胚泡进入宫腔后即逐渐脱离透明带的约束,可以直接从子宫内膜分泌液中吸取营养。透明带不带电荷,可以避免胚泡过早着床。胚泡在子宫内停留2～3天,在受精后第6～8天时开始着床。胚泡的发育必须与子宫内膜的发育变化相同步;如胚泡过早或过晚到达子宫腔,都能影响着床。着床后胚囊将进一步发育。

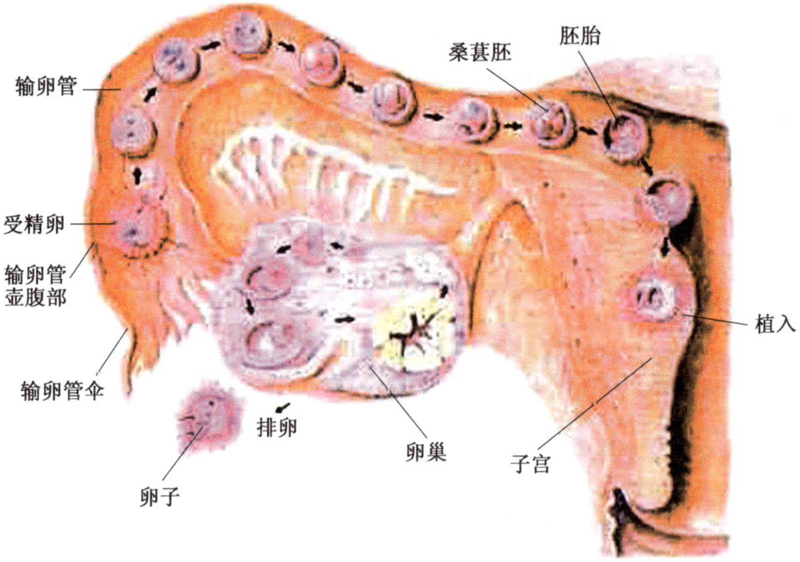

图Ⅱ-15 受精卵的运行示意图

第三节　孕卵的着床

孕卵着床是指一个发育着的胚泡，植入母体子宫内膜的过程。着床是胎生动物生殖生理的一个重要环节。有关着床生理研究，对解决计划生育问题和不孕的治疗有重要意义。

一、子宫内膜的准备

在每个有排卵的月经周期中，子宫内膜都有接受孕卵的准备，包括宫腔上皮、腺上皮和间质的改变。子宫内膜变化的高潮，相当于胚泡发育到与子宫接触的阶段。子宫内膜处在能接受胚泡的时间不长，当内膜有充分准备而宫腔内不存在发育着的胚泡时，内膜就不能继续增殖而发生退行性变化。此时可有大量细胞死亡，并形成碎片，随月经经血排出体外。如果子宫内有胚泡存在，则子宫内膜将进一步发生各种变化，形成胎盘的一部分。

（一）着床前子宫内膜的变化　主要表现为细胞增殖、分泌活动出现和血液供应的增加。排卵后子宫内膜的不同组成部分，由于其不同作用而分化。宫腔上皮变成一个能吸附胚泡的表面，在电镜下，看到表皮细胞上有许多指状突起，可能有吸附胚泡的作用。内膜腺体开始有分泌功能，分泌一种黏多糖，可能有协助供应胚泡营养物质的作用。间质细胞分化成为蜕膜样细胞，为着床后形成胎盘做好准备，但子宫内膜的蜕膜化，在着床之前并不显著，其主要变化发生在着床之后。与此同时，子宫内膜的血管也随着内膜的增殖而增长，变得弯曲，呈螺旋状，为孕卵着床做好血液供应的准备。

（二）子宫内膜的蜕膜反应　虽然排卵后子宫内膜就有明显的改变，呈“前蜕膜”状，准备接受胚泡着床。但孕卵着床后内膜的蜕膜变化更为加快。间质细胞变大，呈多角形，细胞排列整齐，呈石块镶嵌状。电镜下可看到人类子宫蜕膜有3种不同细胞：① 小细胞：含胞质较少，属于尚未分化的细胞；② 中等细胞：胞质中含有丰富的糖原和脂类物质；③ 细胞的胞质：呈斑点状，富有核糖体和线粒体，核较小，核膜较致密。在蜕膜细胞之间可见到PAS染色阳性、抗淀粉酶的沉积物。它们在胞质内沉积后，释放到细胞周围。这些物质形成囊样结构，包围着蜕膜细胞，被认为有保护蜕膜细胞不受滋养叶细胞侵犯的作用。

（三）子宫内膜的代谢　卵泡期子宫内膜的代谢特点是蛋白质合成与酶活性增加，反映细胞的新生和组织的增生；排卵后，在孕酮的作用下，使子宫内膜为孕卵着床准备好营养物质和一个适宜的组织“床”。待胚泡接触内膜时，子宫内膜的代谢发展到高峰。无论从氧的消耗、无氧酵解，琥珀酸、乳酸和苹果酸脱氢酶、细胞色素酶和三磷酸腺苷的活性都发展到顶点。胚泡发育过程中排出的代谢物和合成的激素，虽然量很少，但对局部子宫内膜的作用效果却非常突出，如胚泡排出二氧化碳，转移到子宫内膜，再进入微血管，在胚泡附近形成一个二氧化碳的梯度场，改变了细胞内环境的酸碱度，使子宫内膜基质发生蜕膜反应。二氧化碳还可使滋养层细胞和子宫内膜上皮细胞表面黏蛋白的黏性升高，有利于胚泡的黏着。此外胚泡在子宫内膜上的压力刺激，亦可引起子宫内膜的蜕膜反应。

二、着床过程

（一）着床时间　卵子受精后，在输卵管中运行3～4天到达子宫腔。在宫腔内游离2～3天，并形成胚泡。着床时间一般在受精后6～8天。

（二）着床部位　大多数孕卵是在三角形宫腔上部的前后壁上着床，且着床于后壁多于前壁，偶尔在子宫侧壁。如胚泡在子宫下段着床，则有可能形成前置胎盘。胚泡着床均有极性，即总是以内细胞团的一端首先与子宫内膜接近。着床点多数处在几个内膜腺体开口之间的宫腔上皮上，与内膜间质和螺旋小动脉小分支的末端相离很近。

（三）胚泡的附着　在透明带解体以后，内细胞团周围的滋养层细胞分裂很快，形成一个囊，包围着内细胞团。在内细胞团附近滋养层细胞上，有许多纤毛样突起。这些突起与子宫腔上皮的纤毛样突起形成犬牙交叉式的衔接。这种吸附现象，有人认为是由于胚泡和内膜表面上的电荷相吸。近年来研究表明胚泡滋养层细胞与子宫内膜细胞接触时，其细胞间的连接有 3 种形式：① 相邻细胞表面接触，常见于细胞顶端；② 桥粒：见于细胞侧面；③ 连接复合体。另有人认为在胚泡一端的表面上有黏稠物质，使它黏在内膜表面。两种假设都未得到证实。

（四）胚泡的植入　哺乳动物的胚泡很不一样，常见的有三类：① 移位：子宫内膜表面的上皮细胞与基底膜松散而发生移位，可让滋养层细胞经过并穿透，进入基质；② 融合：即滋养层细胞与子宫内膜上皮细胞顶端融合，细胞膜破裂，两个细胞的细胞质流通，形成合体细胞；③ 插入：即滋养层细胞的突起插入子宫内膜的上皮细胞间隙中，然后扩张，深入到基膜，再贯穿基膜进入基质内部。人胚泡植入是否属于插入型尚难判断。胚泡附着在子宫内膜表面以后，很快伸入子宫内膜，上皮细胞染色变浅，细胞膜消失。胚泡与上皮粘连面又向四周扩大，形成一个小洞（图Ⅱ-16）。从图上可以看到滋养层细胞在胚盘下面形成一个厚的实性盘。此时内细胞团已分化成内胚叶和外胚叶，并有一个小小的羊膜囊。大约在受精后的第 9 天，滋养层开始分化。靠近胚囊的细胞，具有细胞膜，细胞较大，染色浅，称细胞滋养层；向子宫内膜深处发展的滋养层细胞，为多核的合体滋养层。

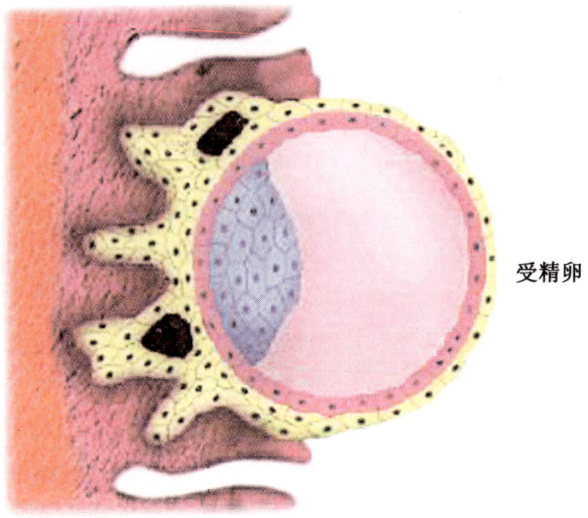

图Ⅱ-16　胚胎着床示意图

合体滋养层穿透基底膜后进入间质，间质中有充裕的能源和氧供应，使滋养层很快发育。在合体滋养层中出现一些腔隙，称绒毛腔隙。由于合体滋养层的破坏，内膜血管断端与腔隙相通，使母体血流入腔隙。母血进入腔隙后，可以把滋养层的分泌物（HCG）吸收到母血中，变卵巢黄体为妊娠黄体。随着滋养层的增殖、分支，形成更多的腔隙，使母-胎之间物质交换的面积大为增加。约在受精后 12 天，子宫内膜表面由孕卵着床而造成的创口被四周宫腔上皮完全修复。此时，孕卵被埋在肥厚的蜕膜层内而受到保护。这就是着床过程的终了。

三、着床原理

多数学者认为着床原理与下列因素有关。① 透明带的解体是着床的先决条件；② 子宫内膜在卵巢激素的调节下发生变化，为孕卵着床准备了良好内膜环境；③ 子宫内膜本身的致敏性使子宫内膜接受胚泡的着床；④ 胚泡的激活；⑤ 被活化的胚泡对子宫内膜着床的刺激，使子宫内膜血管扩张，使间质细胞发生巨大变化，以适应胚泡着床的需要；⑥ 垂体、下丘脑亦参与着床过程的调节。

近年来研究有了很多进展：① 胚激肽：这是子宫球蛋白，存在于子宫液和子宫内膜中。胚激肽最先发现于早孕者的子宫液中，可以促进胚泡的发育，控制宫腔与滋养层细胞蛋白溶解酶的分泌量，并与孕激素结合，保护胚泡不致受孕激素毒性影响；② 免疫抑制因子：包括孕酮、HCG、人胎盘泌乳素、AFP、妊娠带蛋白和早孕因子。这些因素使母体的免疫排斥反应受到抑制，能特异地防止胚泡被排斥，cAMP 能促进子宫内膜中 DNA 的合成，有利于着床。

（倪雅莲　陆海峰）

第四章　中医论女性生殖生理

一、胞宫生理

中医古籍对子宫的生理早有详尽论述。如张仲景所曰："女子之胞，子宫是也，亦以出纳精气，而成胎孕者为奇。"子宫既不同于五脏，亦不同于六腑，所以称之为"奇恒之腑"。近来医家提出，子宫形体似脏，作用似腑，非脏非腑，亦脏亦腑。以其中空而能排出月经，娩出胎儿，似腑之"泻而不藏"的功能。月经间隙期以及妊娠期，又似脏之"藏而不泻"的功能。故认为子宫具有脏腑的双重功能，是一个特殊器官。因此，子宫的主要功能是行月经、孕胎儿，此外，还有泌带液、排恶露的功能。

子宫正常的"藏"、"泻"功能，是以其气血调和，精气充实，胞络通畅为基础。而子宫的气血调和、精气充实，又与肾气旺盛、"天癸"成熟、任脉之气通、太冲脉之血盛密切相关。所以，胞宫生理功能的完成有赖于其他脏腑、经络、气血等密切配合，互相协调。

二、天癸生理

天癸是促进人体生长、发育的一种物质，对妇女来说，是维持月经和妊娠所必需的物质。它来源于先天肾精，受后天水谷精微的滋养，逐渐成熟、充盛，随后又逐渐衰减，直到消失。

天癸一词，早在公元前 2 世纪《黄帝内经》中就有论述。如《素问・上古天真论》云："女子七岁肾气盛，齿更发长；二七，天癸至，任脉通，太冲脉盛，月事以时下，故有子；三七，肾气平均，故真牙生而长极；四七，筋骨坚，发长极，身体盛壮；五七，阳阴脉衰，而始焦，发始堕；六七，三阳脉衰于上，面皆焦，发始白；七七，任脉虚，太冲脉衰少，天癸竭，地道不通，故形坏而无子也。"由此可见，天癸的成熟、充盛、衰减的变化，直接主宰女性一生各个阶段的生理特征。

天癸的含义，隋・杨上善在《黄帝内经太素》中认为"天癸，精气也。"明・张介宾在《类经・脏象类》中详细作了解释："天癸者，言天一之阴气耳，气化为水，因名天癸。…其在人身为元阴，亦曰元气，人之未生，则此气蕴于父母，是为先天之元气…第气之初生，真阴甚微，及其既甚，精血乃旺，古女必二七，男必二八而后天癸至。""盖必阴气足，而后精血化耳。"他认为"皆天癸在先，而后精血继之。"所以他得出"肾气，即天癸也"的结论。清・吴谦在《医宗金鉴》中认为"天癸，月经之源，受先天之肾间动气资其始，又靠后天之精血资其生。"

由此可知天癸是藏受于肾的一类真精，它在生殖生理中具有促进生长发育，调节月经周期，备妊育胎的作用。

三、胞脉生理

胞脉又名胞络，是分布在子宫上的脉络，其中包括冲、任二脉。《灵枢・五音五味》曰："冲任脉皆起于胞中"。胞脉主要生理功能是主月经和妊娠。如《素问・评热病论》曰："月事不来者，胞脉闭也；胞脉者，属心而络于胞中，今气上迫肺，心气不得下通，故月事不来也。"又如《奇病论》曰:“胞脉者系于肾”。说明胞脉是子宫与心肾两脏联系的要道。盖心主血,肾藏精,心血肾精充足,由络脉输注入胞宫,于是月经、妊娠方可正常。

四、冲任督带生理

胞宫主月经和孕育胎儿,它与冲任督带关系密切。其中冲任二脉对胞宫作用尤为重要。如明·徐灵胎《医学源流论》曰:“冲任二脉,皆起于胞中,上循脊里,为经络之海,此皆血之所从生,而胎之所由系。”

冲脉有要冲之义,是全身气血运行的要冲。该脉起于胞中,其前行者,并足少阴之经挟脐上,至胸中而散;其后行者,上循脊里,为经络之海。

冲脉上渗诸阳,下灌三阴,与十二经相通,与胃经穴交会,以得后天精气滋养;与肾经交会,以得先天精气煦濡。于会阴及足趾与肝经相络,肝血之余纳入冲脉,故冲脉又受肝血调养。冲脉与任脉同源相资,由是冲脉大盛,故冲脉又称为“五脏、六腑之海”、“十二经之海”和“血海”。

“冲为血海”说明冲脉在女性生殖生理中的重要作用。脏腑之血皆归于冲脉,冲脉得肾气煦濡,脾胃长养,肝血调养,任脉资助而发挥作用。血海气血的调匀与蓄溢,直接关系着乳汁与月经的生化,所以《景岳全书·妇人规》说:“经本阴血也,何脏无之,惟脏腑之血皆归冲脉,而冲为五脏六腑之血海,故经言太冲脉盛,月事以时下,此可见冲脉为月经之本也。”《临证指南》亦云:“血海者,即冲脉也,男子藏精,女子系胞,不孕、经不调,冲脉病也。”

任脉起于胞中,出会阴,经曲骨以上毛际,沿腹中线上行。在循行过程中于中极、关元穴与足三阴交会,于天突、廉泉穴与阴维脉交会,于三阴交穴与冲脉交会,手三阴经通过足三阴经与任脉相通,因此,任脉联系所有阴经,故任脉有“阴脉之总纲”之称,凡人体之阴液、精、血、津、液等都属任脉所司,故又称其为“阴脉之海”,为人体任养之本。

任脉在女性生殖生理中的作用是:“任主胞胎”。任脉受脏腑之精血,与冲脉相资,得督脉相配,乃能通盛,任承阴血、津液以养胞胎。如王冰所曰:“冲为血海,任主胞胎,二者相资,故能有子。”

冲、任二脉男女皆有之,它们与女子的经、带、胎、产、乳密切相关。只要脏腑功能正常,肾气充盛,脾胃健壮,则二脉通盛,月事依时而下,带下津津常润,胎孕得固,乳汁充盛。所以妇人无不言冲、任二脉。正如王冰注《黄帝内经素问》中曰:“冲为血海,任主胞胎,二者相资,故能有子。”徐灵胎在《医学源流论》中还强调了冲任二脉在女子病理中的作用:“明于冲任之故,则本源同悉,而后其生之病,千条万绪,以可知其所从起。”故又有“病在冲任二脉,责之肝、肾、脾”之说。

督脉亦起于胞中,同出会阴,循背正中线上行,主一身之阳。督脉在循行过程中,于长强穴与足少阳、足太阳相会;于陶道、脑户、百会与足太阳齐会;于大椎与诸阳脉交会;于哑门与阳维脉相会;于神庭与足太阳、足阳明相会;于水沟与足阳明交会,于龈交与任脉、足阳明相会。所以督脉是阳经脉的总纲,故有“阳脉之海”之称。

督脉“贯脊属肾”,肾为先天之本,元气之根,所以督脉又能维系人身元气。督脉主一身之阳,任脉主一身之阴,两者维持阴阳相对的平衡,以调摄气血,共同维持经、孕、产、乳的正常。

带脉起于少腹侧季胁之端,绕腰部一周,“络胞而过”,似带束腰,故名“带脉”。其生理功能是约束冲、任、督三脉,加强经脉间的互相联系。如《儒门事亲》记载“冲任督三脉,同起而异行,一源而三岐,皆络带脉。”因此带脉与胞宫间接相连,使经脉气血循行正常,使子宫维持正常位置和调摄带液。

五、气血在女性生殖中的生理作用

女子以血为主,而血的生成、运行和统摄有赖气的生化与调节;气又要靠血来滋养,故有“气为血帅,血为气母”之说。

气血禀脏腑生化,由经络运输。而脏腑、经络的生理活动又需要气血充养才能正常进行。脏腑需气血长养而生精、化气、生血;经络赖气血充盈才能流通充盛。所以气血是人体一切生理活动的物质基础,经、带、胎、产、乳无不以精血为本,以气为用。

因此,气血在女性生殖中的生理作用表现为营脏腑、充经络、携天癸、化月经、养胞胎、生乳汁、资津液等。如《圣济总录·妇人血气门》记载:“血为荣,气为卫,行阴行阳…内之五脏六腑,外之百骸九窍,莫不假此而资养。矢引妇人纯阴,以血为本,以气为用,在上为乳饮,在下为月事,养之得道,则荣卫流行而不乖,调之失理,则气血愆期而不应。”

六、脏腑在女性生殖中的生理作用

脏腑在女性生殖生理活动中的主要作用是生精、化气、生血,为促进发育、泌至天癸、产生月经、濡润阴窍、种子育胎、临盆分娩、化生乳汁、产褥复归等生理过程提供物质基础。

(一)肾 肾藏精,精化气,精气即肾气,寓元阴元阳,即肾阴肾阳,是维持人体阴阳的本源,所以肾气是女性生殖生理活动的根本。

1. *肾为天癸之源* 根据《内经》中记载:“女子七岁肾气盛…二七天癸至”,先有肾气盛,而后天癸至,故肾气为天癸之源。天癸产生于先天,并受肾气盛衰支配,肾气初盛,天癸亦微;肾气既盛,天癸蓄积而泌;肾气渐衰,天癸亦渐竭。

肾主生殖。肾气充盛,天癸始能泌至,注于冲任,促进冲任二脉盛通及男女生殖之精的成熟,男精乃能溢泻,女精乃能降至,阴阳和,两精相搏,生命由是开始,故言肾主生殖。如《内经》所指:“肾者主蛰,封藏之本,精之处也。”《灵枢·本神》又云:“故生之来谓之精,两精相搏谓之神。”

2. *肾为冲任之本* 冲任二脉在女性生殖生理中的作用皆受肾主导。如王冰《注黄帝内经·素问》云:“任脉冲脉皆奇经脉也。肾气全盛,冲任流通,经血渐盈,应时而下。”

3. *肾精化气生血* 先天之精是后天之精的根本,先天之精又赖后天之精不断滋生。精化气,气生精,精生血,精血同源,相互资生。精血乃女性生殖生理的物质基础。

4. *肾主津液* 据《素问·递调论》云:“肾者,水脏,主津液。”肾气充沛,开阖有司,则阴液不断输入任脉,以供妊养之需;布露于阴部以润泽窍壁,为生理性带下。

5. *肾主系胞* 据《难经·三十六难》云:“命门者,诸神精之所舍,原气之所系也,故男子以藏精,女子以系胞,其气与肾通。”子宫脉络与肾相通,子宫位置受肾气维系,胎在胞中赖肾阳温煦、肾精滋养,胎儿才能发育正常,不至萎堕。

6. *肾与其他脏在女性生殖生理中的协调作用* 肾在女性生殖生理中有重要作用,但必须与脑、肝、脾、心、肺的作用协调才能完成。

肾藏精,精生髓,“脑为髓之海”,肾与脑共同主宰人的生理活动。肾气强则精髓满,脑力充沛，生机旺盛，发育健全。

肝肾同源。肾主藏精、肝主藏血，精血同源，相互滋生。精充血旺，血海充盈，肝主疏泄，肾主闭藏，一开一合，血海蓄溢正常。

肾藏精，为先天之根，脾化血，为后天之本。先天滋后天，后天养先天，脾肾相资，精盛血盈则冲任盛通，月事如期，胎孕正常，乳汁充盈，母健子壮。

肾藏主水，心属火主血脉。心血畅旺，肾精充沛，心肾相交，水火互济，阴阳平衡，经调体健。

肺吸入自然界之大气，血脉吸收精微所生之营气，命门产生肾间动气，共行于脉中而为经气。经气即是真气，是人体生命活动的原动力，亦是经、孕、产、乳等生理过程所必需的动力。

综上所述，肾是生精、化气、生血之根本，也是生长、发育、生殖的根本。肾是藏精之处，施精之所，天癸之源，冲任之本；肾又系胞、济心、养肝、煦脾、生髓通脑。因此，女性生殖生理过程无不与肾相关，只有肾气盛，肾的阴阳平衡，天癸才能泌至，冲任二脉才能通盛，精血方能注入胞宫化为月经，胞宫才能受孕育胎。可见肾在女性生殖生理中具有重要作用。

（二）肝　肝藏血，主疏泄，体阴而用阳。肝所藏的血除营养周身之外，并注于血海，故有“肝司血海”之说。

肝主疏泄，肝气需条达而不宜抑郁。妇女的月经正常与否，与肝的疏泄作用有一定关系，肝气畅达，血脉流通，则月经按期来潮。

（三）脾与胃　脾与胃相表里，经脉相互络属，同为气血生化之源，正如《女科经论》所说：“妇人经水与乳，俱由脾胃所生。”

脾为气血生化之源，运化水谷，输布精微。凡月经之能潮，胎之能养，乳汁之能化，无不赖脾所化生之气血以充养。脾又主中气，血之能循经运行，赖脾之统摄。经、带、孕、产、乳生理正常，完全与脾的生化、运行、统摄的生理密切相关。

据《景岳全书·妇人规》云：“冲脉之血总由阳明水谷之所化，而阳明胃气又为冲脉之本也。”若胃功能正常，则气血充足，血海满盈，乳汁亦充盛。说明女性生殖生理功能亦与胃有关。

（四）心与肺　心主血、肺主气。《内经》曰：“胞脉者属心而络于胞中。”如果心气不得下通，则脉闭而月经不来，若血脉充盈，则胞宫气血畅旺而经潮有时。

“肺者，气之本”（《素问·六节脏象论》）。气是生化过程的动力，亦是生殖之动力，故肺与生殖亦相关。

七、月经生理

月经是女性在一定年龄阶段内周期性子宫出血。其周期长短与月相近，故称月经，也有称之为月事、月候、月信、月水、月汛、信水、经候等。如明·李时珍在《本草纲目》中有云：“女子，阴类也，以血为主。其血上应太阴，下应海潮。月有盈亏，潮有朝夕。月事一月一行，与之相符，故谓之月水、月信、月经。”

月经的初潮年龄为 14 岁，正如《内经》中曰：“女子二七而天癸至，任脉通，太冲脉盛，月事以时下。”基本符合我国近代统计学年龄。《内经》：“七七任脉虚，太冲脉衰少，天癸竭，地道不通。”此为绝经年龄。

正常的月经周期一月一行。也有两月一行的,"称并月"。三月一行的称为居经;一年一见的,称为避年;终身不行经而能受孕的称"暗经"。这些个别现象,一般不作病论。初潮年龄过迟,超过 17 岁还未见月经以及月经期时长时短,时有时无,或淋漓不断,婚后数年不孕均为病证。经期一般为 3～5 天,少于 3 天,多于 7 天均属病态。

月经何以按月以时下?《景岳全书》中云:"女体属阴,其气应月,月以三旬而一盈,经以三旬而一至,月月如期,经常不变。"这是古代的"天人相应"学说。这是由于人体长期依存于自然界,受自然界运动规律的影响。《素问》有云:"人以天地之气生,四时之法成。"《灵枢》中亦云:"人与天地相参也,与日月相应也。"月经之周期性变化与月之盈亏变化有何联系,迄今未能清楚地认识。但人是自然界的生物,其生理变化受自然界运动规律的影响应是有共识的。

月经按时来潮的基础是:肾气盛,天癸至,任脉通,太冲脉盛。

肾主生殖,为天癸之源,冲任之本。女性在发育过程中,必须待肾气充盛,天癸才能泌至,冲任才能通盛,然后作用于胞宫,月经方能如期而至。正如《医学正传》中云:"月经全借肾水施化"。因此,肾气盛是月经的根本。

天癸是产生月经必不可少的物质。正如《医宗金鉴》中云:"天癸月经之源。"只有天癸至,月经以时下,反之,天癸竭,月经亦绝。

任脉通,太冲脉盛,亦是月经产生的必要条件。女性在二七之前,肾气未盛,天癸未至,冲任脉未大盛,二脉相资不足,故不能产生月经。当冲任脉受纳诸经之精血,并得天癸作用后,二脉始流通盛大,血海满盈,蓄溢有常,作用于胞宫而产生月经。故"冲任月经之本也。"

尽管肾气盛,天癸至,任脉通,太冲脉盛是月经的基础,然而天癸的泌至,有赖气血运送而发挥其效能,冲任需气血充盈乃能蓄溢有常,胞宫需受气血灌注才能行经。可见气血的作用与月经的产生和调节有关。然气血来源于脏腑,又需通过经络的输送才能发挥作用,因此,月经的产生还需以脏腑功能正常,气血调匀,经脉通畅为基础。正如《景岳全书》中云:"经血为水谷之精气,和调于五脏,洒陈于六腑,乃能入于脉也。凡其源源而来,生化于脾,总统于心,藏受于肝,宣布于肺,施泄于肾,以灌溉一身…妇人上则为乳汁,下归血海而为经血。"

子宫为行经之所,发育成熟的子宫,受冲任气血的相资灌注,并受天癸的作用,以备种子育胎。如未交合成孕,则子宫需去旧血更新血,放排出旧血而成为月经。

因此,脏腑、气血、经络的正常活动是产生月经的生理基础,肾、天癸、冲任、胞宫是产生月经的主要环节,其中肾是产生月经的根本,气血是月经的基本物质,冲任是化月经之处,子宫是行经之所。

女子在月经周期中,阴阳消长,气血变化亦有一定的规律性。

行经期,子宫因排血,气血渐渐空乏,肾气、天癸的作用亦相对消减;经后期,血海空乏,但消则长,旧去则新生,肾气渐盛,气血渐调,血海渐充,肾气升而生化复;经间期,阳生阴长,肾气充盛,阳气发动,阴精施泄,乃种子之时候,此时交合则有受孕的可能;经前期,在肾气的主导下,肝调血量,脾施生化,心司胞脉,使冲任气血复盈,灌注胞中,为种子提供孕育的环境。受孕以后,胞宫承精血以养胞胎。若未受孕,则所注之血已属陈旧,因而化为月经,由子宫排出。月经周期中四个不同阶段的连续和再现,形成了月经周期的节律。正如《血证论·男女异同论》中云:"夫新生旧除,天地自然之理,故月有盈亏,海有潮汐。女子之血除旧生新,是满则溢,盈必亏之道。女子每月则行经一度,盖所以泄血之余也。”

八、妊娠生理

妊娠俗称“怀孕”,中医学书籍中谓之“嗣育”,《内经》称“重身”,也有称“孕”、“妊”、“娠”,自《金匮要略》起始称“妊娠”。即阴阳交配,凝集成胎,藏于女子胞宫之中。

妊娠生理的研究提示了人类生命的起源。早在公元前11世纪,《易经》中就有记载:“天地絪缊,万物化淳,男女构精,万物化生。”说明了“有子之道,必阴阳合而后胎孕成。”《内经》中曰:“故生之来谓之精,两精相搏谓之神。”两精者,阴阳之精也。搏,交结也。…凡万物生成之道,莫不阴阳交而后神明见。故人之生,必合阴阳之气也。构父母之精,两精相搏,形神乃成。

古代医籍中多有男精女血构成胎孕之说。如《格致余论》中有云:“父精母血,因感而会,精之施也,血能摄精成其子。”然张景岳提出了异议,他认为:“至于诸氏之说,则所不然。盖男女相合,两精和畅,本无血至之事。惟是结胎之后,男以精而肇其元,女以血而成其体,此以男精女血而谓之物,自是正理。若以交会之际,而言其精裹血,血裹精者,诚然谬矣。”景岳所言,甚是有理。

阴阳合是妊娠的基本条件,然阴阳充实是妊娠的基础。正如《诸氏遗书》中曰:“合男女必当其年,男虽十六而精通,必三十而娶;女虽十四而天癸至,必二十而嫁。皆欲阴阳充实而交合,则交而孕,孕而育,育而为子,坚壮强寿。今未笄之女天癸始至,已近男色,阴气早泄,未充而伤,未实而动,是以交而不孕,孕而不育,育而子脆不寿。”只有当男女肾气充实,天癸泌至且源足,任脉通,太冲脉盛,阴阳充实的情况下,才能正常妊娠。

具备了妊娠的条件和基础,还必须选择适当的时机,现代医学认为只有在女方排卵期性交才能受精。古代医学中亦提倡选择“的候”之时。如《大生要旨》中有云:“凡妇人一月行经一度,必有一日絪缊之候,于一时辰间…此的候也,于此时顺而施之,则成胎矣。”

受孕以后,胎儿在母体子宫内生长发育,只要母体血气充实,可保十月分娩,古医籍中,以27日为一月,共270天,与现代医学280天计算无明显差异。胎儿的发育状况,北齐·徐之才在《千金要方·养胎》中就有描述:“妊娠一月始胚,二月始膏,三月始胞,四月形体成,五月能动,六月筋骨立,七月毛发生,八月脏腑具,九月谷气入胃,十月诸神备,日满即产矣。”尽管与实际情况有差异,但在当时已很不简单了。

祖国医学十分重视妊娠期的胎教。据考证,在《周代列女传》中就记载了:“太妊者,文王之母也,及其有娠,目不视恶色,耳不听淫声,口不出敖言。”说明文王之母胎教之严。胎教与优生相关已被现代医学所证实。《诸病源候论》中有云:“欲令子贤良盛德,则端心正坐,清虚如一,坐无邪席,立无偏倚,行无邪径,目无邪视,耳无邪听,口无邪言,心无邪念,无妄喜怒,无得思虑,食无到脔,无邪卧,无横足,思欲果瓜,啖味酸菹,好芬芳,恶见秽臭,是谓外象而变者也。”唐代《妇人良方大全》中专立了胎教一门。足见中国古代对胎教的重视。

(高存阁 王薇薇 倪雅莲)

第五章　女性不育症的分类与原因

第一节　女性不育症分类

不孕症指婚后一年,夫妻同居,性生活正常而未受孕者。对晚婚的大龄夫妇,如果婚后一年不育,应该按不育及早诊治。因为妇女生育力最强时期在 25 岁左右,以后生育力缓慢下降,35 岁以后其生育力迅速下降,45 岁以后很少有再受孕的机会。

(一) 按夫妇两方面的原因分类　生育涉及男女双方多种因素,因此,分为男性不育和女性不育。男性不育又分两种情况,一是因男方真性无精症使女方无法受孕,称男性不育;另一种是虽可使女方受孕,但精子质量较差,使孕后的胚胎不能发育成正常胎儿而中途夭折,这种情况称男性不育症。目前,一般将两者统称男性不育症。

另外,还有因男女双方原因引起的不育。如性生活不当或失调引起的不育和免疫性不育。

(二) 按曾否受孕分类

1. *原发性不育*　为婚后从未受孕者。古人称谓“全不产”或“无子”。

2. *继发性不育*　曾有过妊娠,包括早产、流产、足月妊娠和其他异常妊娠,以后又有一年以上的正常性生活未能再受孕者,古人称此为“断绪”。

(三) 按能否治愈分类

1. *绝对性不育*　夫妇一方有先天性或后天性解剖生理缺陷而无法矫正不能受孕者。

2. *相对性不育*　夫妇一方因某种因素以致生育能力降低,或妨碍受孕而经过治疗后可能达到受孕者。

明·万全在《广嗣纪要·择配篇》记载:“五种不宜,一曰螺,阴户外纹如螺蛳样,旋入内;二曰纹,阴户小如薯头大,只可通,难交合,名曰石女;三曰鼓花头,绷急似无孔;四曰角头花,尖削似角;五曰脉,或经脉未及十四而先来,或十五、十六而始至,或不调,或全无。此五种无花之器,不能配合太阳,焉能结仙胎也哉。”所指“螺”类似阴道发育不全,不能性交者;“纹”类似先天性阴道狭窄或有其他缺陷不能性交者;“鼓”类似处女膜闭锁;“角”为阴蒂过长;“脉”为终身无月经或月经不调,难以孕育。前四种类型,有的可用手术治疗。第五种能用药物治疗。

第二节　女性不育的原因

受孕虽是一种极其普遍的生理现象,但又是一个极为复杂的生理过程。夫妇任何一方在某一环节发生障碍均可引起不育,正如唐·孙思邈《备急千金要方·卷二》所云:“凡人无子,当为夫妻俱有五劳七伤虚羸百病所致,故有绝嗣之殃。”本文即论述女性不育的原因。

(一) 女方原因

1. *一般因素*　包括年龄过大,过度肥胖,营养不良,过度疲劳和精神过度紧张、吸烟、吸毒及酗酒等均可引起不育。古人认为“五劳七伤”有“绝嗣之殃”。《丹溪心法》又云：“肥盛妇人，禀受甚厚，恣于酒食之人，经水不调不能成胎。”

2. **内分泌因素**　内分泌失调可引起排卵障碍而致不育。女方受孕的先决条件是有正常的排卵功能。卵巢正常排卵依赖于下丘脑-垂体-卵巢内分泌轴的功能性调节，一旦下丘脑-垂体-卵巢轴功能失调，即可引起排卵障碍而不能怀孕。无排卵性不育约占女性不育的38.6%。

其中精神紧张或过分焦虑者，可通过神经内分泌系统或自主神经系统，对卵巢功能产生明显影响，引起月经失调，以致闭经，导致不孕。这种不孕是暂时性的，通过心理治疗而能受孕。

垂体病变引起的不育，如垂体肿瘤，不论是嫌色细胞瘤、嗜碱性细胞瘤或嗜酸性细胞瘤均可引起闭经而不育，有的患者因不育就诊，经过检查方发现有垂体肿瘤。这种患者通过手术加药物治疗亦可望得到受孕的机会。

另外，垂体前叶功能低下，如席汉综合征，使促性腺激素、泌乳素、促肾上腺皮质激素、促甲状腺激素分泌不足，引起卵巢功能失调而致闭经，引起不育。这类以继发性不育为多，通过中西医结合治疗可望受孕。

其他如严重营养不良、维生素缺乏、微量元素缺乏，亦可影响卵巢功能而致不育。

卵巢先天性发育不全，对垂体促性腺激素缺乏反应，不能产生卵巢激素，使下丘脑-垂体-卵巢轴功能失调，造成闭经，引起不育。这种先天性发育异常引起的不育很难治愈。

卵巢功能早衰(即过早绝经)，生育期过短，卵巢中卵泡先天性过少或由于某种原因促使卵泡闭锁所致。这种不育很难纠正。

卵巢男性化肿瘤包括睾丸细胞瘤、肾上腺细胞残迹瘤。这种患者体内雄激素水平过高，抑制了卵巢功能而引起闭经，导致不育。

多囊卵巢综合征系垂体分泌的 LH、FSH 比例失调，引起卵巢多囊性改变而引起月经稀发、闭经、不育。近年采用中西医结合治疗，疗效甚为满意。

闭经-泌乳综合征由多种因素(包括肿瘤、分娩、药物、原因不明)造成丘脑下部泌乳素抑制因子减少，使泌乳素增加，导致 LH 与 FSH 比例倒置及促性腺激素释放激素分泌不足而使雌激素下降，引起闭经、不育。此种不育根据不同原因，通过治疗也可得到受孕机会。

甲状腺功能与肾上腺皮质功能亢进或低下都可能导致下丘脑-垂体-卵巢轴功能失调引起排卵障碍而不育。这些不育原因，在治疗原发性疾病的基础上，可望受孕。

先天性卵巢发育不全如脱纳(Turner)综合征，这是性染色体异常所致，目前尚无有效的治疗办法。

急慢性传染病如腮腺炎、猩红热、先天性梅毒与结核，均可造成卵巢破坏，而引起暂时性或永久性不育。

卵巢急、慢性炎症可妨碍卵泡成熟，影响卵巢激素分泌，卵巢炎性粘连会影响排卵。这些疾病通过治疗，有希望受孕。

卵巢脱垂不仅影响卵巢生理功能，而且改变卵巢与输卵管的正常解剖关系，使卵子不易进入输卵管，导致不育。这种不育通过手术矫正治疗可望受孕。

3. **输卵管因素**　输卵管为精子、卵子及受精卵的运输管道，输卵管病变可阻碍精子和卵子的结合，引起不育。常见的输卵管疾病有下述两种。

(1) 输卵管先天性缺陷：这种疾病比较少见，如输卵管发育不全、细长、扭曲、过短或无管腔，目前来说仍属绝对性不育。

(2) 输卵管炎症：可引起输卵管阻塞，是女性不育的重要因素，约占女性不育症的29.7%。产褥期、流产后和月经期不卫生均可引起输卵管炎症。炎症除引起输卵管阻塞外，还可产生输卵管积水、输卵管瘢痕挛缩、输卵管壁僵硬、输卵管周围粘连或输卵管黏膜萎缩性改变，使输卵管蠕动受影响。此时即使输卵管通畅，仍可影响精子与卵子的结合和输送。输卵管结核引起不育，目前治疗仍然比较困难。

4. **子宫因素**　子宫是孕卵着床的部位，子宫病变显然是不育的重要因素。据统计，子宫性不育占女性不育的7.2%。

(1) 先天性子宫畸形：其中先天性无子宫为绝对性不育。另外，马鞍形子宫、双角子宫亦可引起不育，但亦有自然怀孕分娩的例子。

(2) 子宫内膜炎症：子宫内膜炎症不能为孕卵着床供应足够的营养，同时炎性渗出物亦有杀伤精子的作用，因此引起不育。慢性子宫内膜炎引起子宫腔粘连亦可造成不育。

(3) 人工流产术：人流时刮宫过重，将基底层内膜部分或全部刮出，影响子宫内膜的再生和修复，导致闭经而不育，如子宫腔粘连。

(4) 子宫位置异常：如子宫极度前屈常见于不育妇女，但多数与其他生殖器发育不良并存。目前认为，由于这种子宫的内口正好在锐角处，可能引起狭窄，影响精子通过，而致不育。临床上有用扩张宫颈管治疗而怀孕的病例。子宫后屈亦可引起不育，但可活动的后屈子宫还是能有机会怀孕的。子宫向一侧移位或倾斜亦偶可引起不育，但这不是绝对性的。

(5) 子宫肌瘤：子宫肌瘤与不育的关系取决于肌瘤的大小和位置。肌瘤过大、挤压，可使输卵管牵拉或扭曲，黏膜下肌瘤阻塞输卵管口，或使宫腔狭窄、内膜变薄。这些均可阻碍精子通过和孕卵着床，导致不育。

(6) 子宫内膜异位：不育率高达40%左右，近年来受到广大医务人员的高度重视。

5. **宫颈因素**　宫颈是精子到达受孕部位的第一个关口，因此宫颈黏液异常对不育的影响越来越受到广大学者的重视。近年来统计，宫颈及其分泌异常引起的不育占女性不育的5%～10%。

(1) 宫颈裂伤与宫颈狭窄：这一引起女性不育的病因早为大家熟知。

(2) 宫颈黏液异常：近20年来研究较多。宫颈黏液的分泌受卵巢激素的调节，雌激素刺激宫颈产生大量的水样黏液，清亮、透明，有利于精子穿过。孕酮抑制宫颈上皮细胞的分泌活动，使宫颈黏液量减少、变稠，不利于精子的通过。促排卵药物克罗米芬会使宫颈黏液变稠，因此应用克罗米芬后排卵率高，但受孕率增高不多。

(3) 慢性宫颈炎：炎症时宫颈上皮分泌增多，宫颈黏液变稠，不利于精子穿过。且含有大量的白细胞，会将精子吞噬，影响受孕率。宫颈息肉影响精子的通过，也是造成不育的一大因素。

6. **阴道因素**　阴道是性交器官，是接受精液的门户，阴道病变也会引起不育。先天性无阴道、阴道横隔、处女膜闭锁都无法使精子与卵子结合。必须通过手术矫正，方能获得受孕机会；严重的阴道炎症，产生大量的炎性分泌物，大量吞噬精子，消耗精液中的能量物质，降低精子的活动力，缩短精子的生存时间，以致受孕率降低。

笔者统计了712例女性不育各种病因的发生率(表Ⅱ-1)。

表Ⅱ-1　女方不育因素统计表

女方因素	例数	百分率(%)	女方因素	例数	百分率(%)
1. 内分泌因素引起排卵功能障碍	210	29.49	子宫肌瘤	8	
垂体肿瘤	2		子宫腔内息肉	7	
席汉综合征	2		4. 子宫颈因素	33	4.63
卵巢功能早衰	5		子宫颈管狭窄	8	
多囊卵巢综合征	138		子宫颈黏液异常	19	
闭经泌乳综合征	26		慢性子宫颈炎	6	
黄体功能不全	36		5. 阴道因素	5	0.70
库欣综合征	1		先天性无阴道	2	
2. 输卵管因素	191	26.83	处女膜闭锁	2	
先天性输卵管异常	8		阴道横隔	1	
输卵管阻塞	183		6. 生殖道感染因素	100	14.04
3. 子宫因素	111	15.59	淋球菌感染	26	
先天性无子宫	3		支原体感染	26	
子宫畸形	8		其他细菌感染	48	
子宫腔内粘连	17		7. 免疫因素	40	5.62
子宫内膜异位	68		8. 习惯性流产	22	3.09
			合　计	712	

近年来我国计生委统计不育的因素男女各占一半。

(二) 女性不育原因的中医理论　中医对女性不育的原因亦有深刻的论述。

《黄帝素问·骨空论》云:"督脉生病其女子不孕。"

隋·巢元方在《诸病源候论·无子候》说:"然妇人挟疾无子皆由劳伤元气,冷热不调,而受风寒,客于子宫,致使胞内生病,或月经涩闭,或血崩带下,致阴阳之气不和,经血之行乖候,故无子也。"为后世"调经种子"提供了理论依据。

宋·赵佶《圣济总录》云:"妇人所以无子者,冲任不足,肾气虚寒也。"

明·薛立斋在《校注妇人良方》中认为:"妇人不孕,亦有六淫七情之邪。有伤冲任。或宿疾淹留,传遗脏腑,或子宫虚冷,或气旺血虚,或血中伏热。又有脾胃虚损,不能营养冲任。有肾虚精弱不能融育成胎。有禀赋微弱,气血虚损者。有嗜欲无度,阴精衰惫者。"薛氏全面论述了不育的原因,认识到不育的原因是多方面的、复杂的。

明·张介宾在《景岳全书·妇人规》中云:"真阴既病,则阴血不足者不能育胎,阴气不足者不能摄胎,凡此摄育之权总在命门。"张氏又提出"调经种子"和"填补命门"治疗不育症的两大法则。这与现代治疗不育症从补肾、调冲着手是一致的。

清·陈士铎在《石室秘录》中论述更为全面,其曰:"女子不能生子,有十病。十病维何:一胞胎冷也,一脾胃寒也,一带脉急也,一肝气郁也,一痰气盛也,一相火旺也,一肾水衰也,一任督病也,一膀胱气化不行也,一气血虚而不能摄也。"

(陈守信　陈利生)

第六章　女性不育症的诊断

治疗女性不育症与治疗其他疾病一样，首先必须找到病因，明确诊断。如果盲目治疗，乱投药物，往往久治不愈，有的纯属浪费药物，有的弄巧成拙，扰乱了正常的生理功能。

例如，1 例先天性无子宫致原发性闭经病人，婚后 6 年不孕，到处求医打针、服药不知其数，后经诊断为先天性无子宫，使患者耗资巨大且又浪费药物。因此，全面检查，明确诊断是治疗女性不育的先导，亦是治愈女性不育的关键。

第一节　一 般 检 查

一、病史询问

采集病史除询问一般病史外，尚需特别询问以下各点。

(一) 月经史　初潮的年龄，月经的周期，行经时间的长短，月经的色、量；有无月经紊乱，月经紊乱是原发性，还是继发性，如为继发性，应究其原因。

(二) 婚姻史与避孕情况　结婚的年龄，是否再婚，婚后性生活情况，包括有无性欲、性感，有无性交困难、性交疼痛，性交的频率。婚后是否避孕，避孕方法是否得当，如曾放置节育环，取环是否完整。曾有 1 个患者，婚后避孕放置节育环，取环时金属环断裂，未取净，长期留置宫内，影响受孕，将其断裂金属环丝取出后即怀孕。

(三) 生育史　有无怀孕史、流产史、早产史、异位妊娠史。如有流产史或生育史，需询问当时出血量的多少。

(四) 过去史　有无全身性慢性疾病，如结核病和心、肺、肾、内分泌等方面的疾病及手术史。这些均有助于不育病因的探寻，减少不必要的重复检查。

(五) 家族史　有无先天性遗传性疾病。

二、一般体格检查

注意发育、营养和第二性征发育情况。如乳房的发育，阴毛的分布与多少；肥胖、多毛，并呈男性化分布，往往是多囊卵巢综合征的特征性表现，进一步做必要的检查可明确诊断。

三、妇科检查

注意子宫的大小、位置、输卵管、卵巢的情况，有无先天性生殖器发育异常，有无炎症、肿瘤。有一病例，婚后 3 年不孕，经妇科检查处女膜完整无损，方知其性交错误，造成不孕。必要时做三合诊检查。

第二节　特 殊 检 查

妇女正常怀孕,除具有正常发育的生殖器官外,还必须能正常排卵,输卵管通畅,精子能顺利穿透宫颈,经过子宫到达输卵管壶腹部,与卵子结合,然后将受精卵运送到子宫着床。女性不育究竟在哪一环节发生障碍,需要通过特殊检查方能得知,这些特殊检查包括排卵功能的监测、输卵管通畅试验和是否存在免疫因素。排卵功能监测包括宫颈黏液检查、基础体温测定、US 监测(B 超检查)、性激素测定。另外,还可根据阴道细胞学检查和子宫内膜活检,了解内分泌功能情况。

输卵管通畅试验包括通气试验、通液试验、子宫输卵管碘油造影和 B 超下输卵管通液检查(双氧水)。由于输卵管通气试验并发症严重,目前许多医院已不采用;子宫输卵管碘油造影虽然诊断可靠,但由于操作繁复也不做常规检查。目前均以简单且副作用小的 B 超下输卵管通液试验作为常规检查。必要时做子宫输卵管碘油造影检查。另外,宫腔镜和腹腔镜下检查输卵管是否通畅也经常被采用。

一、输卵管通液试验

(一) 时间选择　一般选择月经净后 3～7 天。不宜过早,以免因经血未净而引起经血倒流;也不宜过迟,以免因内膜生长过厚而引起出血。

(二) 指征　包括:① 女性原发或继发不育,疑有输卵管阻塞者;② 下腹部慢性疼痛,疑有输卵管慢性炎症者;③ 输卵管造口术、吻合术、种植术和子宫畸形矫治手术后,既可检查手术效果,又可防治输卵管粘连。

(三) 禁忌证　① 内外生殖器的急性炎症和慢性盆腔炎急性发作;② 滴虫、支原体、衣原体引起的阴道炎症;③ 重度宫颈糜烂,脓性分泌物较多者;④ 月经期或有子宫出血者;⑤ 疑有宫颈癌变者;⑥ 有严重心肺疾病患者。

(四) 方法　嘱患者排尿后取膀胱截石位,做双合诊检查,了解宫颈与宫体大小、位置、屈度和活动度。

用碘伏消毒液消毒外阴、阴道及宫颈,以宫颈钳夹持宫颈前唇向外牵引且探测宫腔。

将输卵管通液器导管插入宫颈管内,抵紧橡皮塞,堵住宫颈外口,缓慢注入液体。配制液体一般用生理盐水 20 ml 加 20%普鲁卡因 2～4 ml 和庆大霉素 8 万 U。

(五) 判断标准　以下面几个指标为准。

1. *注入液量*　在正常情况下,宫腔的容积约为 3～6 ml。若子宫大小正常,注入 20 ml 的液体而不外溢,说明输卵管通畅。液体已进入腹腔,故不一定靠压力表来判断,若为输卵管梗阻,则虽只注入 5～10 ml,患者即感到下腹明显胀痛,加压时疼痛加剧,当压力放松,液体回流至针筒内,痛感即消失。因此,若遇有阻力,不可强行推注。

2. *患者的感觉*　正常输卵管通液无阻力,一般只有轻微的下腹胀感或无感觉。如有梗阻,则通液困难,腹痛加重。

3. *腹部听诊*　可由术者或助手配合腹部听诊,听诊部位在两腹股沟韧带中点以上处。如果听到水过音,则表明输卵管通畅。如遇到通液不满意,最好经 2～3 次复查或结合子宫输卵管碘油造影检查给予正确的判断。该项检查缺点在于不能判断输卵管梗阻究竟在哪一侧，因此，现在一般采用B超下双氧水通液检查代替。

二、子宫-输卵管碘油造影检查(HSG)

（一）指征

1. *不育症* 一般均经通液术证实输卵管不通后再行造影检查，借此可确定梗阻位置和手术可能性。

2. *性器官结核* 临床上疑有结核病变，可用造影术来诊断，但在结核活动期禁用。

3. *原因不明的习惯性流产* 借此明确子宫颈内口是否松弛，宫腔有无畸形、粘连。

4. *疑有子宫黏膜下肌瘤。*

5. *了解宫颈和子宫有无发育异常。*

（二）时间选择与禁忌证 时间选择同输卵管通液术。禁忌证亦与通液术相仿。此外，产后6个月内，刮宫或宫颈锥形切除30天内避免进行造影，以免引起并发症。

（三）方法 术前3天禁止性交及盆浴，并在术前排清大、小便，且必须做碘过敏试验，试验阴性方能造影。其他同输卵管通液术。操作时，输卵管通液器导管插入宫颈不宜过深，以免宫颈显影不全。抽吸碘油不可混有气泡。一般以10 ml碘油徐徐注入，并同时做X线透视观察。在输卵管完全显影后摄片，并即冲洗，证明造影成功，再拔出器械，拭净阴道内碘油。24小时(必要时48小时)后再分别摄片，观察盆腔内有无造影剂及子宫输卵管内有无残留的造影剂，据此做出诊断。如透视下发现子宫腔内有充盈缺损，立即停止注射，即摄片。如透视发现碘油进入血管或组织内，应立即停止注射，以免发生意外事故。

造影后应嘱患者休息1天，半月内禁止性交及盆浴，并给予抗生素预防感染。

（四）并发症

1. *感染* 可因阴道炎、宫颈炎上行播散而致。或碘油污染引起盆腔腹膜炎症或盆腔脓肿，或原有输卵管炎，经激惹急性发作。故应严格掌握指征及无菌操作。

2. *油栓* 若造影时子宫腔或输卵管内有创面，距月经期过短，注射压力过大，操作损伤或原有溃疡性病变(结核)，碘油可进入血管内。少量不发生症状，量较多时，油栓进入肺、心、肾而致呼吸困难、胸痛、发绀、引起刺激性咳嗽或术后血尿，严重者导致休克，甚至迅速死亡。此类情况重在预防，如指征适当，操作谨慎可以避免，若在透视下见造影剂进入血管，应立即停止注射，并取出导管，并置患者于头底足高位。

3. *输卵管破裂* 注射压力过大或输卵管原有病变，可导致输卵管黏膜破裂。少许出血则刺激腹膜，可致轻度腹痛，常误认为盆腔感染或腹膜炎；出血严重者可出现如输卵管妊娠破裂出血样的症状。如指征及操作适宜，此类情况可以避免。

4. *腹膜碘油小囊肿或肉芽肿* 部分患者可因碘油刺激腹膜引起腹痛，碘油在腹腔内，一般几周内被吸收净，有的可延迟至几月。如不消失，则可能引起异物性囊肿或粘连。碘油亦可在输卵管狭窄部形成异物肉芽肿，而使管腔完全阻塞。预防这一并发症除应严格造影指征外，注入量亦不宜过多。

5. *碘过敏反应* 有头晕、红斑、呕吐、呼吸困难、血压下降、休克及惊厥等症状。如出现上述症状，应紧急加压吸氧并立即皮下注射肾上腺素，静脉注射抗过敏药物(糖皮质激素)、高渗葡萄糖，必要时加用升压药物(如多巴胺)。

三、基础体温测定

基础体温指机体在较长时间睡眠(5～6 小时以上)醒来,尚未进行任何活动(如谈话、起床、饮食等)所测得的体温。它反映机体处于静息状态下能量代谢的水平。正常育龄妇女的基础体温,于月经前半周期较低,排卵前最低,排卵后,由于孕激素的致热作用,基础体温轻度升高 0.3～0.4℃。月经期第一天,或月经前 1～2 天下降。因此,正常月经周期,每天基础体温的连线呈双相曲线(图Ⅱ-17)。

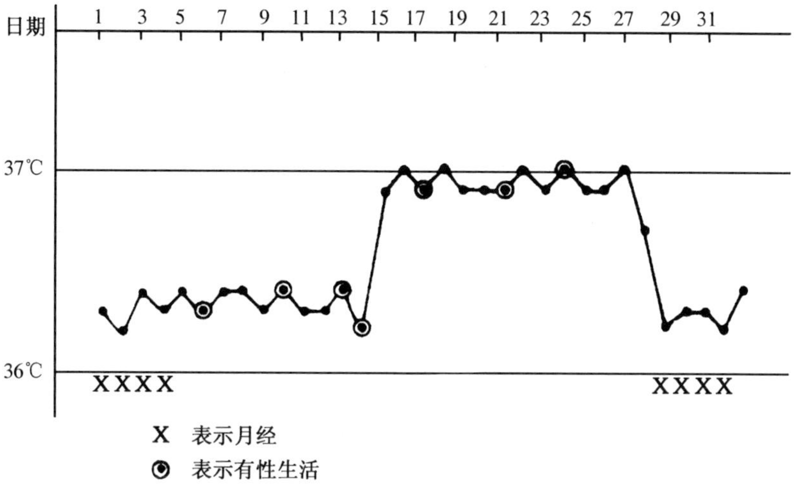

图Ⅱ-17 典型的双相基础体温

(一) 测定方法 每日清醒后,即用体温计测口腔体温 5 分钟。腋下体温易受外界环境影响,波动较大,不甚准确,不宜应用。试表时,必须重视基础条件,这是本法准确性的关键。体温计应放于床边或枕下,以便伸手就可取到。并强调一切活动均能影响体温,故要求每天清晨醒后不说话、不做任何活动,立即测量体温。夜班工作者,应于睡眠 6～8 小时醒后测定。测完体温后,立即记录于体温单上。逐日进行,最后连成曲线,于规定就诊时,带给医生分析鉴定。在测定过程中,应将生活中有关事件如性生活、失眠、月经、其他疾病症状及治疗分别记入表里,便于考查。一般需连续测量 3 个月以上。这个方法虽然简单,但要求较严,否则就不能准确反映卵巢功能情况。医生需经常督促患者积极主动、长期坚持、准确测温。生活不规律或带小孩子睡眠不好,就不适宜应用这一诊查方法。

(二) 临床意义 通过基础体温曲线可了解有无排卵及黄体功能情况,对不育原因的诊断和治疗效果的反映都具有一定的临床价值。

单相型基础体温说明该周期无排卵,无黄体形成;双相型基础体温表示该周期成熟卵泡已黄素化,且可能有排卵,但不能一概认为绝对发生排卵。如果有排卵,一般认为排卵时间可能发生在体温转变(即体温上升前可出现一短暂轻度低温点)前后 2～3 天。据推测,当时可能最接近排卵的具体时间。个别病例卵泡黄素化,分泌一定量的孕激素而体温上升,但实际上并无排卵。因此双相型基础体温不能绝对肯定其有排卵,但单相型基础体温肯定无排卵,无黄体形成。

有些基础体温呈阶梯式上升,需数日方能达到高水平,根据这种基础体温,难以确切地估计出排卵的具体时间。

基础体温上升的幅度和持续时间可提示黄体功能状态，如其上升幅度低于0.4～0.5℃，或上升时期不足11～12天，可能提示黄体功能不全，孕激素分泌不足或黄体早衰(见图Ⅱ-18、图Ⅱ-19)。

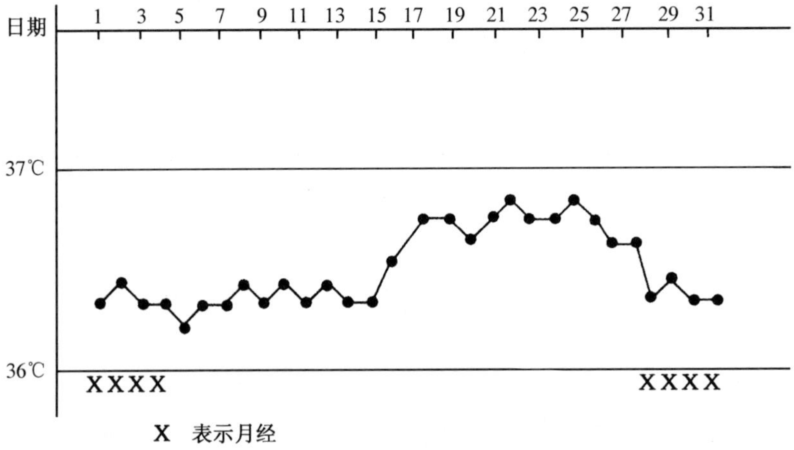

图Ⅱ-18　黄体功能不全(发育不良)

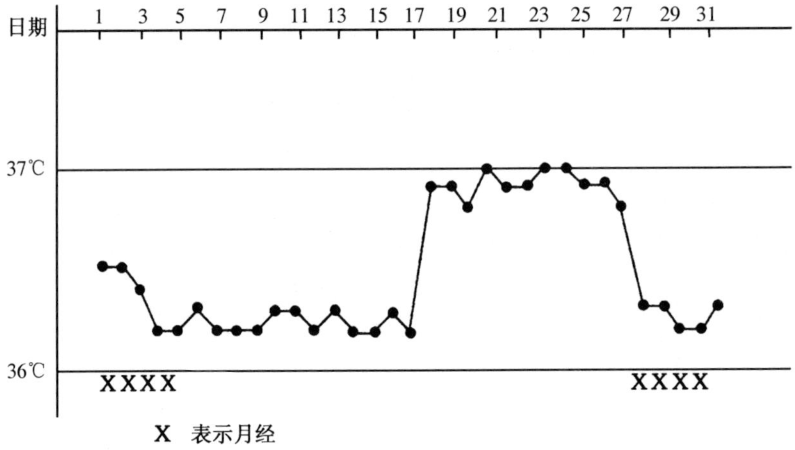

图Ⅱ-19　黄体功能不全(过早萎缩)

四、宫颈黏液检查

宫颈内膜的分泌功能受卵巢激素的影响，因而宫颈黏液在量、色泽、性状、黏稠度及黏液涂片结晶类型等方面均受卵巢激素的影响而呈周期性变化。检查时应从以下三个方面观察。

(一) 宫颈黏液黏稠度与延展性测定　宫颈黏液在月经周期中成周期性改变，宫颈黏液在雌激素影响下含水量增多，因而在排卵期宫颈黏液极度清澈透明，稀薄似鸡蛋清，延展性增高，黏液拉丝长度可达7～8 cm，个别甚至可达10～15 cm。在孕激素的作用下宫颈黏液变得黏稠、浑浊，如胶冻堵塞在颈管内，延展性大大降低，拉丝长度仅1～2 cm。一般在经后

2～3 天，宫颈黏液仍黏稠(雌激素水平低)，以后越接近排卵期，黏液变得越稀薄透明，拉力越大(图Ⅱ-20)。排卵后 48～72 小时，又变得浑浊黏稠，拉力降低，直至月经来潮。因此，对不育妇女检查宫颈黏液的黏稠度和延展性十分必要。

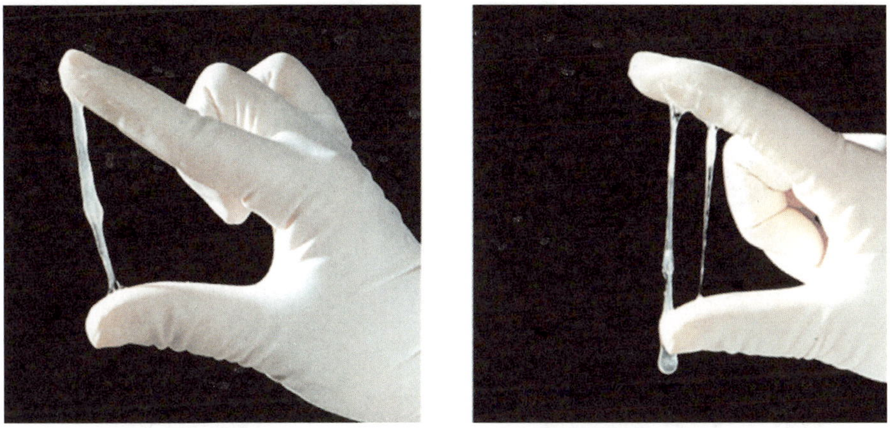

月经周期出现宫黏液后第3天的宫颈黏液其延展性增加　　月经周期出现宫颈黏液后第4天早晨的宫颈黏液清晰透明，具有良好的延展性

图Ⅱ-20　排卵期宫颈黏液检查

1. *检查方法*　用窥阴器暴露宫颈，观察宫颈口黏液性状，稀薄或黏稠，清澈透明或浑浊，然后擦净宫颈及穹隆部的分泌物，以长钳深入颈口 1 cm 左右，钳取黏液，测定延展性。将黏液滴于玻片上或直接张开钳口，即可观察黏液拉成丝状的长度。

2. *临床意义*　常用于闭经原因的鉴别及判断有无排卵。如在月经后半期，其宫颈黏液稀薄透明延展性强，表示雌激素仍持续高度影响而无孕激素分泌，说明这一月经周期未曾排卵。如宫颈黏液持续稀少、黏稠，说明卵巢功能不全，雌激素浓度低，宫颈分泌功能差。

因此，这种检查于月经净后开始每日或隔日一次，并连续观察。见宫颈黏液逐渐增多、变稀，下半月变得黏稠，说明这一月经周期有排卵，并可指导不育的治疗。如黏液的黏稠度变化不大，表示雌激素浓度低，卵巢功能不全。

(二) 宫颈黏液涂片结晶类型检查　宫颈黏液结晶形态在月经周期中亦成周期性改变。

1. *宫颈黏液结晶的分类与周期性改变*　宫颈黏液结晶分类方法虽多，但以分五类较符合临床实际。

(1) 典型结晶：涂片显示满布直且细长、分支繁复的羊齿叶状结晶(图Ⅱ-21a)。

(2) 较典型结晶：涂片显示羊齿叶状较阔、粗短且有弯曲，边缘较厚，色较暗的结晶(图Ⅱ-21b)。

(3) 不典型结晶：此类结晶形态不一，有的类似雪后的树枝，分支短少稀疏，有的呈金鱼草状或苔藓状，分支纤细(图Ⅱ-21c)。

(4) 椭圆体或梭形体：椭圆形体较白细胞长 2～3 倍，但稍狭，透光度大，镜下观察发亮。梭形体较白细胞小，两端略尖。两者均聚集成行，顺同一方向排列(图Ⅱ-21d)。

(5) 无结晶体：涂片中未见结晶体，仅有上皮细胞和白细胞。

宫颈黏液结晶的出现及形态随月经周期发生周期性变化，在正常月经周期中，从第 7 天起即依次出现不典型结晶，较典型结晶，黏液全部为结晶(相当于排卵期)，排卵后，羊齿叶状结晶很快消失，而出现椭圆体，如羊齿叶状结晶继续存在，表示可能无排卵发生。涂片中的椭圆体，有人认为是某种细胞受孕激素刺激产生某些变化而形成，亦有人认为椭圆体实质就是中性多形核白细胞，只是形态上不同，并不是孕激素的特异反应。

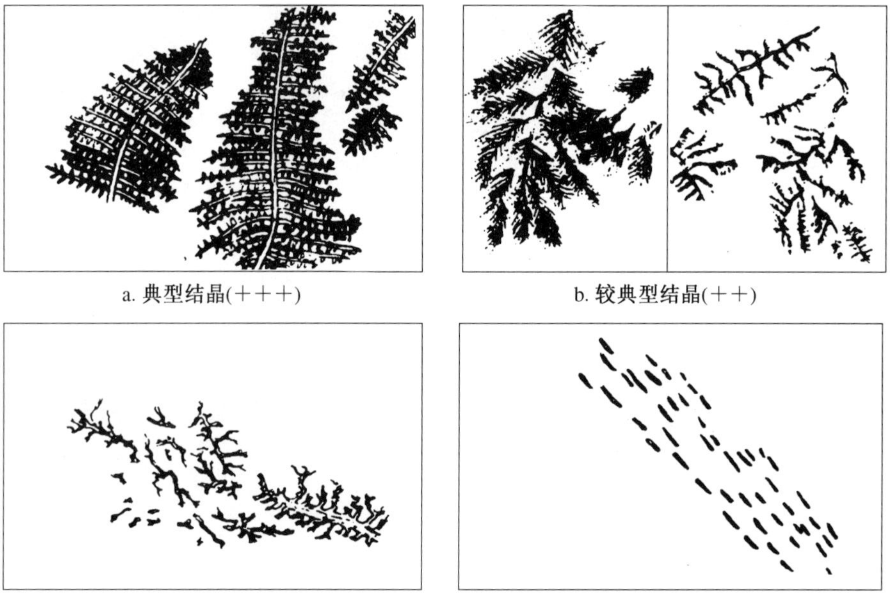

a. 典型结晶(＋＋＋)　b. 较典型结晶(＋＋)

c. 不典型结晶(＋)　d. 椭圆或梭形体(－)

图Ⅱ-21　宫颈黏液结晶类型

2. *检查方法*　在做宫颈黏液黏稠度或延展性测定后，将黏液顺一个方向涂抹于玻片上，待干燥后即可镜检。如阴雨天，空气湿度太大时，应用乙醇灯或灯泡烤干后镜检。如涂片久置湿度较大的环境中，已见到的结晶可消失，需重复烤干后才能重现。亦可在擦净宫颈外口分泌液后，将棉签深入颈管，卷取黏液(顺向一卷或数卷)，取出后用反方向滚转于玻片上，待干后做镜检。

3. *临床意义*　宫颈黏液涂片检查可作为女性不育症的常规检查。根据宫颈黏液涂片检查所示的结晶类型，可推测排卵日期。涂片出现典型结晶，多表示接近排卵日期，以此来指导排卵期性生活或选择性人工授精。

对闭经病例有助于诊断，若闭经因雌激素过高引起，涂片出现典型结晶；若闭经由雌激素过低引起，涂片中无结晶或仅有不典型结晶。

又可作为诊断早孕的参考依据。妊娠两个月内，涂片可见到排列成行的椭圆体而无羊齿叶状结晶。

有习惯性流产史又复妊娠时，宫颈黏液涂片中一直不出现羊齿叶状结晶，可估计此次妊娠预后较好，否则相反。等数日再行复查宫颈黏液涂片。

(三) 宫颈黏液量测定　宫颈黏液分泌量与卵巢功能有密切关系。临床可根据黏液量的增减来鉴定卵巢功能，同时可推测排卵期，故亦是卵巢功能测定的简便方法之一。一般在月经周期第 8～10 天黏液量超过 50 mm^3 (0.1 ml=100 mm^3)，经过 3～5 天，渐渐达到400～600 mm^3。高峰持续时间一般为 1～3 天，这时卵泡已完全成熟，预示即将排卵。黄体期黏液量迅速下降。一般减少到 30 mm^3/d 以下，表示体内有孕激素作用或雌激素缺乏。

黏液量超过 200 mm³ 时,黏液涂片即出现典型羊齿叶状结晶。因此,黏液量测定比黏液涂片更精确反映雌激素水平。但在雌激素水平低落时,涂片反映较黏液量测定敏感。一般黏液量在 30～50 mm³,涂片就可能出现不典型或较典型结晶。故临床应用宫颈黏液检查卵巢功能时,最好两种方法同时并用,互相参照,以提高诊断准确性。

1. **检查方法** 暴露宫颈,擦净宫颈表面及穹隆部分泌物后,用消毒干燥标准注射器(可用皮内试验注射器),接一段消毒备用的塑料管,伸入宫颈内 0.5 cm,反复抽吸颈管内黏液,直至吸干为止,然后排去气泡,观察注射器上刻度,计算黏液总量(0.1 ml＝100 mm³)。如果难以排尽气泡,可将黏液全部推到玻片上,除去气泡后,再吸入注射器内,观察液量。如需做连续检查,可于月经净后开始,每天或隔天一次,至下次月经来潮为止。

2. **临床意义** 宫颈黏液量测定可推测卵泡完全成熟及排卵日期,以指导不育症患者的治疗和性生活。如前所述,一般黏液量达 400 mm³ 时,预示即将排卵。如黏液量最高持续 4 天以上或一次量超过 700 mm³ 时,多半为雌激素过多,卵泡潴留而未排卵。

月经紊乱、功能失调性子宫出血等患者,可通过宫颈黏液量测定了解雌激素水平高低,决定治疗方案。

宫颈炎可促使宫颈黏液分泌过多,严重宫颈裂伤造成宫颈外翻,亦能引起分泌异常等,使黏液量测定法受到一定影响与限制。

近年来许多临床医师根据观察宫颈黏液量、拉力、羊齿叶状结晶、宫颈组织、宫口情况综合进行评分。目前常用的是 Insler 法(表Ⅱ-2),评分结果满分为 12 分,达到 8 分以上提示接近排卵。

表Ⅱ-2 宫颈黏液评分法(Insler 法)

评分	0	1	2	3
黏液量	无	仅少许黏液	宫口有黏液滴易取得	黏液丰富
拉力	无	黏液拉丝长达 2 cm	黏液拉丝长达 4 cm	黏液拉丝长达阴道口
羊齿叶状结晶	不定型	隐约可见细丝结晶	部分可见羊齿叶状结晶	良好的羊齿叶状结晶
宫颈	黏膜苍白外口闭、质坚		黏膜粉红外口微翻	黏膜充血,外口扩张,如瞳孔状

五、子宫内膜检查

子宫内膜在卵巢激素的影响下成周期性改变(见第二章第二节),子宫内膜是受精卵着床的环境。因此通过子宫内膜活检可以了解卵巢有无排卵及黄体功能情况,还能了解子宫内膜有无炎症而影响受精卵着床。此外,不育症患者在刮宫操作前的扩张宫颈亦能同时收到治疗效果。

(一) 取内膜方法 只取内膜前后壁组织,适用经前期活检,且内膜组织较多者;遍刮宫腔各壁,特别是两侧角部,适宜于检查内膜的肿瘤、结核和息肉。

(二) 不育症患者子宫内膜活检时间选择 以往认为最好在月经来潮后 12 小时之内进行,最近 Buxton 认为月经开始时内膜崩解对患者和医生颇为不便,因此建议在月经前 1 周(即月经期 20～27 天)做子宫内膜活检,这时能提供分泌良好丰富的内膜标本,以作为判断排卵功能及黄体功能的有力依据。缺点是可能干扰意外的早期妊娠,因此,为避免意外,建议在做子宫内膜活检前1周,实行可靠避孕措施后再做活检;有人建议为了诊断内膜有无炎症及内膜对雌激素的反应,宜选择增生期活检为妥;为确定子宫内膜不规则脱落,活检时间以月经来潮5天内为宜;诊断肿瘤任意选择时间均可;为止血进行诊断性刮宫,应立即进行,既可以帮助确诊,又可起到止血的治疗目的。

另外,子宫内膜活检与输卵管通液试验进行程序,一般认为先做子宫内膜活检,后做输卵管通液试验,这样可避免结核的扩散,但是 Wilson 主张通液试验和内膜活检可同时先后完成,以减少患者痛苦。

(三)禁忌证 凡有下列情况之一者,禁忌做子宫内膜检查。

1. 有滴虫、霉菌感染或其他急性阴道炎、宫颈炎者,暂时不刮宫,待治愈后再做。

2. 有急性或亚急性盆腔炎者暂时不做。

3. 有长期阴道流血者,往往合并有宫内感染,应先应用抗生素控制感染后再行检查。

(四)操作方法 排尿后,取膀胱截石位,常规消毒铺巾,做双合诊,了解子宫大小及位置。用阴道窥器扩张阴道。暴露子宫颈,再次消毒子宫颈及子宫颈管。钳夹子宫颈前唇,用子宫探针顺子宫方向测宫腔深度。如颈口较紧,可用宫颈扩张器扩张至能进入小号刮匙即可。将湿纱布一块垫于后穹隆,用小号刮匙自宫底至宫颈内口顺序刮一周,特别注意刮子宫底及两侧角部。取出纱布,将其上面所积存的刮出组织全部置入盛有10%甲醛溶液的小瓶内固定,并贴瓶签标记,送病理检查。去除宫颈钳。如钳夹处有出血,可用带尾纱球压迫止血,然后取出阴道窥器。术后可酌情给予抗感染治疗。

(五)注意事项 刮宫时必须谨防子宫穿孔。造成子宫穿孔的原因,往往是术前未曾查清子宫位置,采取了错误方向所致,或用力过猛造成。因此,术者需高度警惕,若术后有急剧腹痛或阴道不断流血者应及时明确诊断,做出相应处理,不能疏忽。一般术后禁盆浴及性交两周,预防宫内感染。

(六)结果分析 若有排卵,子宫内膜受黄体分泌的孕激素影响,在内膜增生期改变的基础上,出现典型的分泌期改变,但内膜组织形态只能反映卵巢激素在这一周期的累积作用,而卵巢功能不全及功能的恢复时常呈波浪式,可能一个周期正常,而另一个周期又不正常。所以对引起卵巢功能障碍的疾病,不论在诊断、治疗还是其恢复过程中,都需要长期观察了解其变化,而诊断性刮宫对患者造成了一定痛苦,因此内膜检查远不能令人满意。

六、阴道细胞涂片检查

阴道黏膜尤其是阴道上段的复层鳞状上皮,受卵巢激素影响呈周期性改变,因此,利用阴道脱落细胞涂片检查,可间接了解卵巢功能。此方法较生化方法简便得多,适用于基层医疗单位。

雌激素对阴道上皮的作用主要是使各层细胞增生并成熟,促使底层细胞向中层细胞分化,中层细胞向表层细胞分化,并成熟而脱落。在成熟分化过程中细胞核的结构从疏松的网状变为致密紧缩,称为“核固缩”。细胞质从厚变薄,染色从嗜碱变为嗜酸。由于月经周期中的不同阶段,雌激素的水平不一致,而脱落的阴道上皮亦随之有不同的表现。

孕激素在雌激素水平低落时,对阴道上皮只有轻度的增生作用,只能发育到中层细胞;在雌激素高水平时,可使上皮限制角化并大量脱落。涂片中以中层细胞为主,且成群聚集。

目前临床上用来测定体内激素水平的常用指数有:① 成熟指数(MI):即阴道上皮各

层细胞所占的百分比，如底层细胞0%，中层细胞40%，表层细胞60%，则MI值为0/40/60。若左侧数大为"左移"，右侧数大为"右移"，中间数大为"居中"，3个数值相似为"展开"。② 角化指数(CI)：角化细胞是最成熟的细胞，测定涂片中角化细胞的百分数，即为CI值，CI值越高，表示雌激素的影响越大。③ 嗜酸性指数(EI)：是指表层细胞胞质红染的细胞所占的百分数，亦可作为雌激素水平的指标，但阴道炎症时其数值增高，会影响其正确性。④ 致密核指数(KI)：表层细胞不论红染或蓝染，其核呈致密固缩状者均计算在内。

(一) 检查方法 取材前24小时内，禁止性交及阴道检查、灌洗、上药等。取材时所用器具必须清洁干燥，不沾有任何化学药物和滑润剂，必要时在窥阴器插入阴道前可用生理盐水湿润。涂抹标本用的玻片应进行脱脂处理，取材后立即涂片。

采取标本的部位应在阴道上段侧壁，因为阴道上1/3部与子宫同来源于副中肾管，此处涂片能较理想地反映卵巢的功能变化。宫颈上皮常因慢性炎症刺激，而显示雌性激素水平偏高。阴道后穹隆细胞陈旧，退变破坏较多，容易导致雌激素水平偏低的假象。阴道下段易受外界影响而出现成熟异常，并且该处黏膜对激素反应较为迟钝。这些部位的阴道涂片均不宜作为内分泌检查的依据。

涂片时扩张阴道后，用生理盐水浸湿棉签，在阴道上段侧壁向同一方向滚取分泌物少许，再以反方向涂于玻片上，待自然干燥后染色。染色方法有巴氏染色、瑞氏染色、0.75%龙胆紫染色等。

涂片检查必须连续观察。阴道细胞周期性改变反映卵巢功能的情况不能只凭单张涂片，必须定期连续涂片观察，再与正常周期涂片曲线相比较，才能准确了解卵巢功能状态。

(二) 临床意义 卵巢功能情况一般分雌激素水平正常、过高和低落三大类，在阴道涂片上各具特点。

1. **雌激素水平正常** 涂片中以表层细胞为主，卵泡期EI约占25%，CI 15%～30%，MI0/80/20～0/60/40；排卵期EI约占50%，CI45%～70%，MI约为0/30/70；黄体期EI约占10%～20%，CI20%～30%，MI0/80/20。

2. **雌激素水平过高** 单纯受雌激素影响，无排卵周期。雌激素水平持续高涨，嗜酸细胞指数维持在中度(30%～60%)或高度(60%～90%)，或前半周期正常，而后半周期高涨；KI有相应的改变；MI则向右移。

3. **雌激素水平低落** ① 轻度低落：涂片中以网状核表层细胞为主，细胞大小不等，显示细胞发育障碍，底层细胞约占20%以下。② 中度低落：涂片中以中层和网状核表层细胞为主，底层细胞约占20%～40%。③ 重度低落：阴道上皮萎缩，涂片中底层细胞约占40%以上。

凡因黄体功能不全引起的流产，一般显示雌激素影响增强。但还不能以此来确定排卵日期。

阴道细胞涂片检查在有阴道炎症存在时无法观察内分泌水平。其他外界因素如冲洗、用药、性生活均可影响检查结果，且长期连续涂片观察很不方便。因此，这一检查方法有一定局限性。

七、B超检查

随着电子技术不断发展，B型灰阶超声显像的问世，为女性不育症的诊断提供了一个既方便又无痛苦，且能重复检查的手段。目前，B超检查已成为不育妇女的常规检查方法。

（一）检查前准备 患者于检查前2～3小时停止排尿，必要时饮水500～800 ml，使膀胱中度充盈，推开肠管，形成"透声窗"，于是子宫附件显示完整、清楚。

检查时患者取仰卧位，探头经耦合剂接触腹壁，必要时做清洁灌肠，以免粪便和气体影响卵巢显示。近年来阴道B超在女性不育症的检查时应用比较普遍，且不需要作膀胱充盈准备。

（二）检查范围与适应证 通过检查可了解不育妇女的子宫和卵巢情况，判断其形态、大小、位置是否正常；能诊断子宫发育不全，如幼稚子宫，先天性无子宫和子宫畸形等；可检查子宫、卵巢有无肿瘤；是目前确诊多囊卵巢综合征一种重要手段；可辅助诊断子宫内膜异位症；能监测卵泡的成熟和观察卵泡的破裂，并以此作为排卵标志。关于如何通过B超检查观察排卵的发生，Ritchic总结如下：① 卵泡突然消失或明显缩小；② 卵泡边缘明显模糊，卵泡内则出现稀疏光点；③ 可能在子宫直肠陷凹出现游离液体，据文献报道，约40%的情况下可见这一现象，但只在距排卵时间很近的情况下才能看到，否则由于吸收等原因大多数人不易见到子宫直肠陷凹内出现新的液性暗区。因此，目前已成为人工授精的重要监测手段，这提高了人工授精的成功率；B超下，行H_2O_2输卵管造影检查，了解输卵管是否通畅。一般用3%H_2O_2 10～15 ml。注液方法同输卵管通液术。最近已普遍采用阴道B超监测卵泡发育和子宫内膜的变化。

八、性激素检查

放射免疫分析法（RIA）是将具有高度灵敏的放射性核素示踪技术与高度灵敏的免疫化学技术结合起来的一种新的分析方法。它具有灵敏度高、特异性强、精确度高、放射性核素不进入人体等优点，近年来发展十分迅速，广泛应用于临床，应用RIA可以针对性地测定不育患者体内某些微量激素。

对于长期月经不调或闭经的不育妇女应测定以下激素。

（一）促黄体生成素（LH） 是垂体前叶分泌的一种糖蛋白激素。未孕妇女血清中含有微量LH，在排卵期形成一个峰值，然后下降。其正常值在卵泡期为2.81～16.16 mIU/ml；排卵期为28.48～93.64 mIU/ml；黄体期为2.02～11.02 mIU/ml。

原发性卵巢病变、多囊卵巢综合征、卵巢功能早衰、绝经期妇女，LH均见增高，而下丘脑-垂体病变如席汉综合征，LH下降。

（二）促卵泡成熟激素（FSH） FSH亦是一种糖蛋白激素，受下丘脑促性腺释放激素控制，由垂体前叶嗜碱性细胞分泌，其功能为促进卵泡的发育和性腺组织的维持。在男性则维持精子的发生。正常值男性为0.9～9.8 mIU/ml；女性在卵泡期为1.91～5.76 mIU/ml，排卵期为8.04～16.48 mIU/ml，黄体期为0.99～3.67 mIU/ml。FSH测定在不育症诊断上是重要检查项目。

原发性闭经、卵巢功能早衰、原发性性腺功能减退、早期垂体前叶功能亢进、睾丸精原细胞瘤和绝经期均有明显升高。在雌激素、孕激素治疗期间、席汉综合征和晚期垂体前叶功能减退，FSH值下降。

多囊卵巢综合征轻度升高或正常，目前临床上以LH∶FSH≥2∶1作为诊断多囊卵巢综合征的标准。

（三）睾酮（T） 睾酮在男性由睾丸分泌。女性半数以上由肾上腺皮质分泌。其正常值女性为 0.4～3.6 nmol/L；男性为 12～34 nmol/L。女性男性化肿瘤、多囊卵巢综合征均有不同程度的升高；男性附睾炎、垂体功能减退、性功能减退均有不同程度的下降。

（四）雌二醇（E_2） 由卵巢分泌，是维持正常月经周期和女性第二性征的重要激素。其分泌量反映了卵巢的功能，因此亦是诊断女性不孕症的重要项目。其正常值在滤泡期为 90～716 pmol/L；排卵期为 243～1 509 pmol/L；黄体期为 147～224 pmol/L；卵巢功能低下、卵巢功能早衰和西蒙-席汉综合征均呈下降趋势。

（五）孕酮（P） 亦是卵巢分泌维持正常月经周期的女性激素，在正常月经周期黄体期高，滤泡期无或极低。其正常值在卵泡期为 0.6～4.7 nmol/L；黄体期为 5.3～86 nmol/L。若黄体功能不全，其值在黄体期亦低于正常值。

其他内分泌疾病引起的不育还应分别测定相应的激素，如总甲状腺素（T_4）、总三碘甲状腺原氨酸（T_3）、生长激素（hGH）、垂体泌乳素（PRL）、皮质醇（F）等。近年来利用化学发光法测定生殖激素，操作简便，无污染，并在较短时间内测定结果。目前，许多生殖中心都应用这一方法。

九、腹腔镜检查

腹腔镜是一种用于直接观察腹腔内脏器官和组织的内镜。对女性不育症的诊断和鉴别诊断有重要使用价值。

常用的妇科腹腔镜有两种，一种是诊断用腹腔镜，另一种是手术用腹腔镜。手术用腹腔镜有单孔及双孔两种，前一种任何操作均在一个孔内进行，这样部分视野可能被手术器械所阻挡；双孔者即一孔为腹腔镜，另一孔放入操作所需器械，一般均用双孔手术腹腔镜。

（一）适应证 腹腔镜应用于临床 30 年，其适应证在逐渐扩大，一般可适用于两方面。

1. *用于诊断* 常用于诊断不育症，检查输卵管是否通畅，有无粘连，决定输卵管修补术的方法，观察卵巢功能。亦常用于诊断原因不明的盆腔疼痛、子宫内膜异位症、多囊卵巢、盆腔肿块，盆腔炎和内生殖器畸形。

2. *用于治疗* 最常用于输卵管绝育术，还用于子宫内膜异位症病灶的电灼、卵巢活组织检查、分离粘连、抽吸卵巢囊肿内容物、宫外孕取胎术和子宫悬吊术。

（二）禁忌证 在下列情况下不宜做腹腔镜检查：患者有严重心血管疾病及肺功能障碍；肠梗阻、腹膜炎和急性盆腔炎（包括结核性腹膜炎）；严重疝患者，尤其是裂孔疝；以前做过腹部手术并有严重瘢痕形成者；腹部巨大肿瘤；气腹失败者；神经症、精神病患者；身体极度衰弱者。过度肥胖虽非绝对禁忌，但多数穿刺困难。

（三）术前与术后处理 一般术前无特殊处理，便秘者术前一日服缓泻剂，手术当日晨禁食，常规准备皮肤消毒，术前排空膀胱。术后不限制饮食，不用抗生素，观察 4～24 小时无异常即可离院。

（四）操作步骤与注意事项 腹腔镜检查应按下列步骤进行。

1. *准备* 取膀胱截石位，固定肩托，测血压，妇科内诊检查，消毒外阴、阴道和宫颈，置入举宫器或通液导管。以脐窝为中心消毒皮肤，铺单待术。检查弹簧针（Veress 针）是否灵敏、通畅，其他器械是否良好。

2. *麻醉* 用 0.5%利多卡因 15～20 ml，以脐窝下沿为中心做局部浸润麻醉或硬膜外麻醉。

3. *形成气腹* 刺入Veress针，于脐窝下沿两侧各旁开1 cm夹布巾钳，由术者及助手分别向上向外牵拉腹壁，使腹壁高举并增大脐窝张力。于脐窝下沿中点刺入Veress针。因此处距腹腔近，且与腹壁紧贴，能避开较厚的皮下脂肪和腹直肌，亦可避开脐窝底部坚硬的结缔组织。刺入方向先垂直于脐窝的皮肤，进入皮肤后，Veress针与腹壁成60°朝向盆腔的方向刺入腹腔(图Ⅱ-22，b、c)，切勿左右偏针，以防刺伤髂血管。亦勿斜向上方，以防刺伤腔静脉及腹主动脉。判断穿刺准确与否，可由以下几点证实：在产生落空感的同时Veress针被弹出；可闻及气过水声，这是提示进入腹腔的可靠信息；将2 ml针管接上Veress针并注入生理盐水，水柱快速下降；打开充气开关，指示球立刻上升，并随呼吸上下浮动。

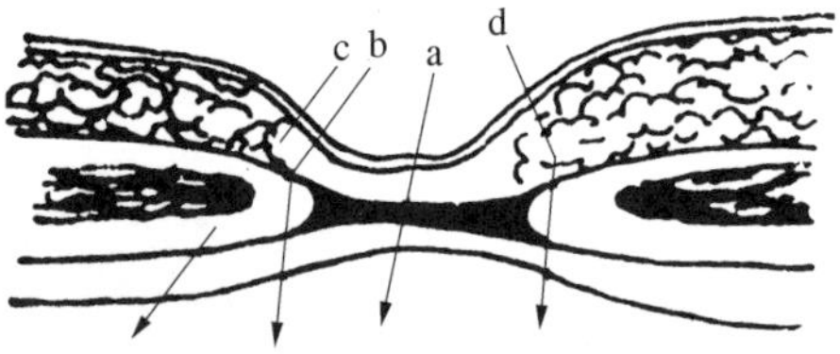

图Ⅱ-22 脐部解剖与穿刺部位

然后充气，形成良好的气腹是手术成功的关键。充气时应取头低臀高位，使身体与水平成30°～45°角。勿使上提的腹壁下沉，以防Veress针退出腹腔，形成腹膜外假腔。气流速度控制在每分钟500～1 000 ml，体质差者流速宜缓慢，受术者有明显不舒，立刻停止充气。充气量一般为2 000～2 200 ml，经产妇及肥胖者可略偏高。腹腔内压以1.07～1.60 kPa为宜。气腹形成满意，表现腹部均匀膨隆，叩击为鼓音，肝浊音界消失，患者感觉腹鳖、气短。

4. *Trocar穿刺* 于Veress针进针点用尖刀向上纵形挑开脐窝下沿皮肤和皮下组织，长1.5 cm。术者左手持该侧布巾钳，高提腹壁，右手持Trocar针，于皮下向足侧潜行1.5 cm后垂直刺腹腔，与此同时助手双手四指握该侧布巾钳，上提腹壁，拇指下压Trocar外套管，协助术者完成Trocar穿刺(图Ⅱ-23)。其要领是以均匀力量缓缓刺入腹腔，以防突然刺入过深；Trocar针尖刺入腹腔有撕裂突破感，再继续推进1.5～2.0 cm，待外套管进入腹腔后略向外退出针芯，将套管全部插入腹腔(图Ⅱ-23)。拔出针芯后，闻及气流声，表明已进入腹腔，置入窥镜进行观察。必要时做第二次穿刺。

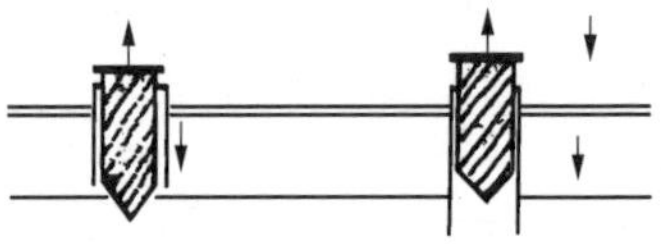

图Ⅱ-23 Trocar进针示意图

左：仅Trocar尖进入腹腔，其套管仍在腹腔外
右：当套管进入腹腔后再将针芯退出

5. *收尾工作* 查毕后拔出窥镜，充分放气(切勿加压，以防大网膜等嵌入腹膜孔)，恢复平卧位，拔出套管，用000肠线“8”字形缝合一针。

(五)手术失败后补救措施 手术失败一般多发生在腹腔镜检初期。应严格选择适应证。遇到腹膜外假腔形成或Trocar穿刺失败，采取以下措施仍可成功。

1. *腹膜外假腔形成* 气体充斥在腹膜外，患者出现下腹局限性胀痛和隆起；肝浊音界不消失，阻力增高，指示气球下降不再浮动；拔去Veress针，由针孔处外溢气泡。遇上述情况可在腹壁加压，使假腔中气体排空，重新于脐上缓刺Veress针(如图Ⅱ-22，d)，进行充气，使腹膜外间腔闭合，手术可获得成功。

2. *腹腔气体泄漏* 有时Trocar尖端已刺破腹膜，其套管却插在腹膜外，未进入腹腔，主要原因是Trocar进入深度不够，此时，窥见一片黄红色腹膜外脂肪。可采取以下方法补救。① 在气腹尚良好情况下，“目不离镜”地缓缓退出套管，寻找声带状的腹膜裂隙；② 当腹腔内气体开始漏泄时，腹膜呈半松弛塌陷，可在直视下将套管对准该裂隙，予以充气，待腹膜膨隆后再置入；③ 当腹膜内气体基本漏泄后，腹膜完全塌陷，紧贴腹腔内器官，找不到腹膜裂隙，可拔出套管。紧握穿刺针，经脐窝上缘重新形成气腹，再经原孔刺入。

（六）并发症及其处理

1. *刺伤肠管和血管* 刺伤肠管多因肠管与腹膜粘连所致；刺伤血管多因充气不足，穿刺器进入过深，或穿刺器方向不准确。一旦发生上述情况，必须及时识别并立即剖腹处理，否则后果严重。

2. *高碳酸血症* 这是由于气腹和过度垂头、仰卧等多种原因引起，使二氧化碳经腹膜吸收入血液并积聚过多引起，一般术后多能自行恢复。

3. *心律失常* 多因术者动作过猛、粗暴，刺激迷走神经引起，或高碳酸血症时儿茶酚胺释放过多，使血管收缩、心肌缺氧所致。术中发生严重心律失常时，除了给予抗心律失常的对症处理外，应停止操作。

4. *气栓* 一般多因充气过速，超过 1 L/min 或气体进入组织内所致。气栓的临床表现为呼吸急促，呛咳。一旦出现气栓，应立即停止手术，取左侧卧位，给予吸氧，静脉注射地塞米松，一般能迅速缓解。

5. *活检处出血* 一般活检创面很少出血，如有出血，应当立即给予电凝止血。

十、宫腔镜检查

宫腔内病变是导致女性不育症的重要原因之一，应用宫腔镜检查，提供了诊断和治疗这些病变的新方法。

迄今国内外试用的宫腔镜型号、品种繁多，但一般可分成两大类，即硬管宫腔镜和软管宫腔镜。硬管宫腔镜又分为直管型和弯管型两种，其中以直管型使用较为普遍。

（一）适应证 宫腔镜检查适宜于不明原因的女性不育；经诊断性刮宫确诊的子宫内膜炎、内膜萎缩或赘生物；疑有宫内异物者；下腹部手术后不育和需做输卵管插管试验的患者。

（二）禁忌证 有以下情况：如活动性子宫出血；急性、亚急性生殖道炎症；近期有手术史和子宫穿孔史者，不宜做宫腔镜检查。

（三）宫腔镜的应用 目前宫腔镜既用于诊断，又可用于治疗。

1. *用于诊断* 过去对宫腔内部形态和疾病的诊断，常规应用诊断性刮宫或子宫输卵管造影术（HSG），往往使宫内小的病变误诊或漏诊。近年来，应用宫腔镜检查能迅速准确地诊断宫内病变。有学者比较了宫腔镜检查与 HSG 的诊断准确率，发现 HSG 报告中有 50% 不正确。

据 Barbot 等报道，应用宫腔镜检查原因不明的不育症患者，发现有宫内病变者为 36%～59%。宫腔镜检查的失败率为 4.2%。Cumming 等报道宫腔镜检查不育症患者 162 例，发现有子宫内病变 68 例，占 42%，其中子宫内膜息肉 26 例，宫腔粘连 35 例，子宫纵隔 1 例，子宫肌瘤 5 例，子宫内膜息肉加宫腔粘连 1 例。Mohr 指出在对不育症患者施行宫腔镜检查时，经常发现子宫内膜息肉位于子宫输卵管开口处，这是否会导致输卵管口的阻塞尚有争议，但可影响受精卵的输送及着床。

Quinones 曾指出，应用宫腔镜检查，直视下施行输卵管插管术，在临床和生殖生理的研究方面具有潜在价值。近年来，有学者提出应用宫腔镜直视下施行所谓扩大的性交后试验，即在性交后经宫腔镜检查,行输卵管插管取输卵管液,并检查有无活动精子作为经典式性交后试验的补充。

Taylor 等指出联合应用腹腔镜和宫腔镜检查,是目前对输卵管、盆腔和宫腔病变所引起不育原因的最完善诊断方法。单用腹腔镜检查,发现生殖器病变率为 49%,联合应用宫腔镜检查,生殖器病变率提高到 64%。

March 等提出对宫腔粘连的宫腔镜检查结果分为轻、中、重三型。轻型宫腔粘连范围小于 1/4,仅为薄膜状粘连,输卵管开口处与宫腔上部极少累及;中型宫腔粘连范围在 1/4～3/4,宫腔壁黏合,输卵管开口处与宫腔上部封闭;重型则宫腔粘连范围超过 3/4,宫腔壁黏合增厚,输卵管开口处与宫腔上部封闭。

2. *用于治疗* 宫腔镜在诊断宫腔内病变的同时,可在直视下施行矫治手术。

Mohr 报道在宫腔镜检查中,发现不育症患者有子宫内膜息肉,可直视下应用柔韧的活检钳钳取息肉。对多发性子宫内膜息肉,宫腔镜检查与刮宫术交替进行,能完全彻底地切除息肉。

宫腔粘连在宫腔镜直视下诊断准确可靠,能对粘连部位、范围、类型做出判断,并可直视下应用小剪刀、探棒和电凝器分离粘连。一般无血管纤维粘连时,不必应用电凝手术。在宫腔镜直视下分离粘连手术,可减少子宫内膜损伤。重度宫腔粘连,应在腹腔镜监护下施行粘连分离术。术后放置节育器或 Foley 导管,同时用雌激素周期性治疗(2～3 个月)及抗生素治疗,治疗后可行宫腔镜复查。

March 指出经宫腔镜手术治疗后的预后、妊娠情况与粘连程度及范围有关。笔者并报道 67 例宫腔粘连的不育症患者,经宫腔镜直视分离粘连术后,排除因其他因素造成的不育原因外,妊娠率达 75%。

宫腔镜检查发现不育症患者有子宫黏膜下肌瘤时,可直视下切除有蒂的肌瘤,蒂部用电凝止血。

应用宫腔镜直视下切开子宫纵隔。Chervenak 等报道手术是在卵泡早期进行,术后当日回家或留院观察一夜。术后不需常规用抗生素、激素、放置宫内节育器及宫腔气囊等。有的学者提出应用二氧化碳做膨宫介质,视野比液体介质大,清晰度比液体好。宫颈旁侧穹隆注射垂体后叶素可减少出血。对子宫小而纵隔厚者,不宜在宫腔镜下切开。为鉴别双角子宫和子宫纵隔,在宫腔镜检查时可同时做腹腔镜检查。Valle 等报道 12 例子宫纵隔患者,经宫腔镜直视下切除,术后 1 年有 10 例妊娠,其中 8 例足月妊娠,2 例自然流产。Decherney 指出术后成功妊娠率可达 86%。总之,宫腔镜直视下子宫纵隔切开术费用少,手术时间短,术后发病率低,还可在门诊进行。术后第二个月经周期即可妊娠,且不必行剖宫术结束分娩,故比经腹施行子宫纵隔切除术好。

另外,对不育症患者还可在宫腔镜直视下进行输卵管插管注药术,注入普鲁卡因、氢化可的松、庆大霉素等药物,对治疗输卵管梗阻有一定疗效。

(四) 使用方法与注意事项 不育症患者的宫颈内口往往比较狭窄,故镜检前 12 小时,可在颈管内插置导尿管,以使宫颈扩张。镜检前还需做妇科检查,白带检查,宫颈刮片。镜检时间以月经干净后 3～6 天为宜。

国外镜检时多用局部宫颈旁神经阻滞麻醉,国内多不用麻醉。镜检时体位和消毒方法同刮宫术。先暴露宫颈,适当缓慢扩张宫颈,用颈钳牵持宫颈前唇,将镜管(伴鞘套)轻巧地插到宫颈内口水平，然后将液体（5%葡萄糖液，生理盐水，35%高分子右旋糖酐）或气体（CO_2）注入宫腔，待介质充盈宫腔后即显示子宫内壁。由于子宫扩张，子宫内膜可呈苍白、米黄、棕黄或桃红色，有时伴有出血。正常子宫腔在扩张良好时能同时看到宫底和宫角。在完全扩展的子宫角顶端可见到输卵管口，多呈圆形或星状孔穴，能插入 1 mm 粗探条，但分泌期的输卵管口常因难以辨认而误插，产生假道，应予警惕。最后在缓慢退出宫腔镜时，检视子宫颈内口和颈管，内口呈圆形或椭圆形洞穴，黏膜稍苍白，有时能见到颈管内膜如棕榈状皱襞。

检查过程的时间不宜过长（有的学者认为最好不超过 5 分钟），宫腔压力限于 20 kPa（150 mmHg），气体流量不超过 70 ml/min，在此范围内操作比较安全。否则有发生气栓的危险。Linderman 用二氧化碳介质，按上述要求操作，进行 3 000 例宫腔镜检查，未见严重并发症。

电凝时电压调节在 120 W，最大不超过 170 W，并注意凝极必须离开外套管 1 cm 以上，否则整个金属接触阴道将被灼伤。

十一、盆腔充气造影检查

盆腔充气造影检查即用腹腔内注气法，使盆腔器官周围充气，经 X 线摄片，能对比显现盆腔器官的正常或病理状况。

（一）适应证　疑有生殖器发育不全和畸形者，如先天性无子宫或两性畸形，借以了解内生殖器官是否存在；确诊卵巢有无病变，如多囊性卵巢、功能性卵巢肿瘤和卵巢萎缩等；不育症病例经其他检查未明确病因时，可借此了解盆腔器官的情况。

（二）禁忌证　盆腔或腹腔内有急慢性炎症或粘连者；一般健康情况差，尤其有较严重的心脏病患者。

（三）检查方法　检查于月经干净后 5～9 天进行。造影当日清晨做高位灌肠一次。已排大便者可免，因为灌肠会使结肠积气，不利于腹腔穿刺充气。检查前数小时限制饮水，术前排空小便。做人工气腹时穿刺部位一般在左下腹，脐左下各两横指，相当于腹直肌外缘，在无菌操作下行局部麻醉，用人工气胸针先刺入皮内，再嘱患者将腹壁尽量向外鼓出，并用力屏住，使腹壁绷紧，将穿刺针继续向深部穿刺，至针头刺过筋膜、腹膜后再稍推进，即能进入腹腔。注入气体以二氧化碳或氧气为佳，空气亦可。注入气体总量为 1 000～1 500 ml。

盆腔充气完毕，嘱患者慢慢移动身体成俯卧位，使检查台的头侧向下倾斜 35°左右。为避免子宫卵巢影像与耻骨联合阴影重叠，可在耻骨联合前，放一高约 6 cm 的棉垫。为使气体更易集中盆腔，可在腹部放几个棉垫，X 线球管中心对准臀间缝上端，垂直于检查台，这样耻骨和尾骨不与内生殖器阴影重叠。摄片一张，必要时加摄左右斜位片。

检查完毕，嘱患者取仰卧位，稍抬高臀部，可能有不同程度的腹痛与肩痛，一般 1～2 天内消失。

（四）注意事项　注气压力不超过 5.3 kPa（40 mmHg），注气时患者逐渐感到腹胀、肩酸，以至呼吸困难，这是人工气腹的正常反应。如不感胀而有排便感，应考虑气体进入肠管内的可能。若注气阻力大而患者不感到腹胀，恐穿刺在腹膜外或筋膜外。当患者感到剧烈腹痛、面色苍白、血压下降等，则可能损伤血管有内出血，必须严密观察，如出血量大且呈进行性，须紧急手术处理。

（五）X 线表现 正常盆腔充气片，可见子宫阴影位于盆腔中央，一般平均横径为 7.2 cm，纵径为 4 cm，子宫表面无凸起；卵巢位于盆腔两侧，呈圆形或椭圆形阴影，大小为子宫阴影的 1/4 以内。

多囊卵巢综合征的盆腔充气 X 线片可见子宫正常大小，双侧卵巢阴影超过子宫阴影的 1/4；子宫肌瘤可示子宫增大，外形不规则凸起。由于操作复杂，目前很少采用这一检查方法。

十二、染色体检查

（一）适应证 适于原发性闭经；性器官先天性发育异常；不孕夫妇通过多种检查未发现异常者；习惯性流产的夫妇双方均需做此检查；多囊卵巢综合征部分有染色体异常的患者。

（二）检查方法

1. *皮肤活体检查法* 常在腹部取小块皮肤（深度达真皮层）进行培养。

2. *周围血液培养法* 取消毒干空针，用肝素湿润后，抽取患者静脉血 10 ml，注入无菌试管中立即送检。目前还常采用微量周围血培养法，只需抽血 0.5 ml，滴入预先配制的培养液中，轻轻摇动，混匀后放入 37℃温箱中培养 72 小时。

3. *骨髓培养法* 抽取患者骨髓 0.5～1 ml（针筒内加入少量抗凝剂），注入 20 ml 左右培养液送检。

据蒋秀蓉等报道，他们对 88 例男、女不育患者的染色体分析，结果表明 73 例为正常染色体核型，15 例染色体异常，占总检数的 17.05%（表Ⅱ-3）。

表Ⅱ-3 15 例异常染色体核型分析

病例	性别	年龄	主要病证	核型
1	男	31	不育	47,XXY/48,XXXY
2	男	30	不育	47,XXY
3	男	31	不育	47,XXY
4	男	31	不育	47,XXY
5	女	33	习惯性流产	45,XX,rob(q13,q14)
6	男	29	其妻习惯性流产	46,XY,t(1,9)(P34,P24)
7	女	38	曾分娩 21 三体儿	46,XX/47,XX+21
8	女	27	原发闭经	46,XY
9	男	26	其妻习惯性流产	46,XY,inv(9)(P11,q12)
10	女	24	习惯性流产	46,XX,inv(9)(P11,q12)
11	女	28	习惯性流产	46,XX,16qh^{+}
12	女	30	习惯性流产	46,XX,14S^{+}
13	男	28	其妻习惯性流产	46,XY,21S^{+}
14	男	28	其妻习惯性流产	46,XY(Y≥18 染色体)
15	男	43	其妻曾分娩 21 三体儿	46,XY(Y≥18 染色体)

（陆海峰 王薇薇 汪洪亮 徐建平）

第七章　女性不育症的中医诊断

中医学独特的理论体系，有其相应的诊断学。“四诊”与“辨证”是中医诊断学的基础。根据妇科特点进行“四诊”和“辨证”是妇科诊断学的基本内容。

第一节　四　　诊

四诊是望、闻、问、切四种诊察疾病方法的总称。此方法首创于《内经》。《难经·六十一难》云：“望而知之谓之神，闻而知之谓之圣，问而知之谓之工，切而知之谓之巧。”因为，“有诸内者，必形诸外”。正如《丹溪心法》所云：“欲知其内者，当以观乎外。诊于外者，斯以知其内，盖有诸内者必形诸外。”

四诊法的意义如《外诊察病法》所论：“望、闻、问、切著为四诊法，以决阴阳、表里、寒热、虚实、生死、吉凶。”

四诊法为辨证提供临床依据，以能“从外测内，见证推病，以常衡变”。从而认识病证的属性、病位的深浅，病机的进退、正邪的盛衰，标本的传变，预后的吉凶。可见四诊法在中医诊断学中占有重要地位。

一、妇科问诊

《景岳全书·传忠录》认为问诊乃诊治的要领，临证之首务也。《儒门事亲》亦云：“凡有病妇，当先问娠，不可仓卒矣。”提示了妇科问诊的专科特点。

由于妇科问诊的专科性强，涉及面广，因此临证时，既要有目的、有重点地进行询问，又要态度和蔼，注意语言技巧，解除患者的顾虑和羞涩心理，获悉可靠病情，以便更有的放矢地进行望、闻、切诊。

妇科问诊的主要内容包括以下内容。

（一）一般问诊　包括年龄、职业、民族、婚配、婚后性生活和配偶健康状况。

（二）问主证与病期　主证即患者就诊时最为痛苦的症状。围绕主证询问起病时间、起病原因、发病经过，曾做过哪些检查，曾否诊断治疗过，疗效如何等。

（三）问兼证　即围绕主证询问有无其他症状，如除外阴发痒、白带增多主证外，还有无发热、阴道流血、妇科癥证史。

（四）问病史　妇科不育症患者应问清曾否怀孕过，有无流产史、难产史、腹部手术史及其他病史。

（五）问月经　不育妇女就诊必须问月经情况。包括月经初潮年龄、月经周期、经期、经量、经色、经质，行经时有无腰腹疼痛或其他症状。

（六）问带下　这是中医妇科诊断中十分重要的问诊内容。首先应了解带下量的多少，色泽和气味。若带下量多色白，清稀如涕，多属脾虚湿注；带下色黄，黏稠秽臭，或伴有外阴瘙痒疼痛，多属湿热下注；带下色赤，淋漓不断，微有臭味，多属肝经郁热；带下晦暗，质稀薄而多，腰腹酸冷，多属肾虚。

（七）问旧病 注意询问与现病有关的以前患过的其他病证及其治疗经过或手术情况。

（八）问家族 了解父母、兄弟、姐妹有无同样的病史。

（九）问其他 除上述情况外，尚需了解患者的生活环境、个人嗜好、卫生习惯、工作性质、夫妇是否同居一地、夫妇感情如何等。

二、妇科望诊

望诊是医生运用自己的视觉，有目的地观察患者异常的神色和体征，由此测知脏腑、气血、经络病变，判断疾病的部位、性质、轻重等。

人体的脏腑与经络相通，表里上下相贯，气血周流全身，无有间断，其荣见于面目，所以望诊的结果，往往较问诊所得悉的主观自觉症状更具有诊断价值。妇科望诊亦有其特殊内容。

（一）一般望诊 包括以下内容。

1. **望神** 神，指患者的神情、神态、神色。《灵枢·大惑论》曰："五脏六腑之精气皆上注目"，所以望眼神和面部神情，可测知患者身体的盛衰。如目光炯炯有神为身体盛，目光晦暗无光为身体衰；神情安静为轻，神情烦躁为重；神色呆滞、沉郁、疲惫均是疾病所致；神志恍惚或昏迷说明病情凶险。所以通过望神能测知病属阴属阳，属凶属吉。

2. **望色** 色泽荣润为气色旺盛，色泽枯槁为气血衰弱。因此，望诊时必须望患者皮肤色泽是鲜明或晦暗；面色是红润还是皖白、萎黄或赤、或黑、或青白。望毛发、指甲，亦要看其是否有光泽，有无毛悴色夭。还要望舌苔、舌质。

另外，望神望色当参合诊视。《医门法律·一明望色之法》云："色者神之旗也，神旺其色旺，神衰则色衰，神藏则色藏，神露则色露。"又如《石室秘录》云："色暗而神存，虽重病亦生。"

3. **望形态** 包括望形体胖瘦，骨肉坚软，五官与躯体形态。

4. **望舌** 舌诊，即是观察患者的舌质和舌苔的变化来诊断疾病。因此，望舌是望诊的重要组成部分。主要是观察舌质和舌苔。

望舌质又分望舌色、舌体、舌质。各种变化都为不同病证的表现（见表Ⅱ-4、表Ⅱ-5、表Ⅱ-6）。

表Ⅱ-4 舌色变化及其主证

类型	舌色	主证
淡红舌	舌色比正常浅淡	阳气虚损，气血不足，体质虚弱，功能衰退
红舌	舌色较正常为深，或呈鲜红色	主热证，或实热，或虚热
绛舌	舌色深红	内热深重，或为热入营血，或为阴虚火旺
紫舌	舌色紫红晦暗，绛紫色深，干枯少津，舌色淡紫或青紫湿润	血瘀证，邪热炽盛，阴液耗伤，血色壅滞。阴寒内盛，血脉瘀滞

表Ⅱ-5 舌体变化及其主证

舌质变化	舌 象	主 证
荣	舌体明润	正常舌,津液充足
枯	舌体干瘪	津液已伤
老	纹理粗糙,形色坚敛	实证,热证
嫩	形色浮肿、胖、娇、嫩	虚证,寒证

表Ⅱ-6 舌体变化及其主证

舌体变化	舌 象	主 证
胖 大	较正常舌体胖大,但有胖嫩肿胀之分	脾肾阳虚,心脾热盛,或中毒
瘦 薄	舌体瘦小而薄	阴津不足,气血两亏
裂 纹	舌有明显的裂沟	阴液亏损,不荣舌面
齿 痕	舌边可见牙齿痕迹	脾虚或脾虚寒湿壅盛
芒 刺	舌面乳头高起如刺,摸之棘手	里热炽盛,邪热内结
老 滑	舌面光滑,无津、无苔,平如镜面	阴液严重亏损

望舌苔,苔色分白、黄、黑。苔白而滑表示寒证,苔薄白而滑为外感风寒或有里寒;苔白厚而滑则为寒湿或寒痰;黄苔主热证、里证。淡黄为热轻;深黄为热重;焦黄为热结。苔由白而转黄者,为表邪入里化热的征象。黑苔主里证,主热极,又主寒盛。黑苔一般表示病邪,多由灰苔或焦黄苔发展而来,常见于疾病的严重阶段。苔黑而燥裂,甚则生芒刺,多为热极津枯,苔黑而润滑,则多属阳虚寒盛,苔黑而厚腻,则多兼挟湿痰。

(二)望月经 妇科望诊必须望月经。经色鲜红、淡红或紫黯红;经质稠黏或稀薄,有无血块。

(三)望带下 亦是妇科望诊范围,带下或白,或黄,或挟血,或如米泔,或如豆渣,或如脓,带下质清稀或稠厚。

(四)望阴部 同西医的妇科检查。望外阴发育是否正常、有无畸形,阴毛茂密或稀疏,阴道宫颈有无溃烂、有无畸形等。

(五)望乳房 望乳房发育是否正常,有无毛发,有无溢乳,有无肿块。

三、妇科闻诊

包括闻声音气息有无异常。闻月经带下有无特殊气味。凡气味酸腐秽臭者,多属实热证;凡气味微有腥臭者,多属虚热证。如带下清稀,气味微腥,则属寒湿下注。

四、妇科切诊

包括切脉、触诊,西医妇科内诊检查亦属切诊范围。

(一)切脉 《素问·脉要精微论》曰:“夫脉者血之腑也。”脉象可反映人体脏腑、气血的盛衰,邪正消长的趋势。脉诊可为疾病的中医属性提供辨证依据。如气血遇寒则往来迟缓,故寒甚则脉迟有力,属实。脉迟无力,则多为虚寒或气血不足,属虚。切脉是一项既重要又难掌握应用的诊法,需反复实践,细心领会,才能体察出微妙变化,切悉疾病的脉象。

1. **月经脉** ① 常脉：月经将至或将净,多见滑脉,但脉律匀和;② 病脉：常见有滑脉、数脉、迟脉、沉脉、弦脉、涩脉、细脉、虚脉、实脉等,月经病属实属热者,多为滑数或弦数有力;属寒属实者,脉多见沉弦或沉迟有力;属虚者,脉细数或沉迟无力;属瘀者,脉涩或弦;失血过多者,脉虚大无力等。

2. **带下病脉** 带下量多色白,常见濡缓脉;带下色黄或赤白,常见弦数脉;带下清冷,量多色白,可见沉迟脉。

(二) 触诊 腹部触诊,了解有无触痛,有无包块。如触诊有包块尚需了解包块的大小、质地、活动度。另外,配合西医妇科双合诊检查,了解子宫的大小、位置、附件有无包块,有无触痛。乳房触诊应该按摸乳房有无包块,有无触痛,挤压乳头有无异常溢乳。

第二节 妇科辨证

辨证,即辨识病证的属性,为论治提供依据。辨证的方法有八纲辨证、六经辨证、三焦辨证、卫气营血辨证、脏腑辨证、气血辨证等。妇科辨证以八纲辨证、脏腑辨证、气血辨证为主要方法,有时根据不同病证亦采用三焦、卫气营血辨证。这些方法虽各有特点,但又有其内在联系,临证时常相参应用。

一、八纲辨证

八纲辨证是以阴阳、表里、虚实、寒热八个纲,将四诊获得的证候分类,确定其属八纲中哪一纲,以此辨知病位、属性及正邪消长情况。八纲辨证是其他各种辨证的基础,是辨证的第一步,而阴阳是八纲中的总纲。

二、脏腑辨证

脏腑辨证是根据中医脏象学基础理论,按证归脏腑,辨明病证属何脏何腑。

(一) 肾病辨证 肾病辨证包括以下几方面。

1. **肾气虚病证** 表现为女子年愈 18 未来月经;闭经、不育、月经失调;经色暗淡,经质稀薄;小产、滑胎;生殖器官萎缩并兼有腰酸腿软,头昏耳鸣;面色黯黑不华,发泽不荣,易脱发;小便频数,大便泄泻等全身证候。舌质淡红,苔薄白;脉沉弱或沉迟无力。

2. **肾阳虚病证** 表现为闭经,月经过少,月经后期,经色黯而质薄,经行时泄泻,水肿;带下增多,质薄如水;不育。并兼有腰脊酸冷或畏寒,小腹冷坠;夜尿增多或五更泄泻。舌质淡黯而嫩,苔薄白;脉沉迟,两尺脉弱。

3. **肾阴虚病证** 表现为月经先期,月经量多或少,崩漏 ;经色紫红,质稠;带下增多质清、色黄或夹血色;不育。兼五心烦热,颧红咽干,或头昏耳鸣,或失眠盗汗,或足跟腰脊痛,或小便黄少,大便干结;舌质红,或有裂纹,少津,苔少薄黄,或无苔;脉细数无力。

(二) 肝病辨证 肝病辨证包括以下四方面。

1. **肝郁气滞病证** 表现为月经先后不定期,月经后期或量少;经色黯或有块;痛经、闭经;经前乳胀。兼精神抑郁,善叹息,肋痛,小腹胀痛;舌质黯红,苔薄;脉弦。

2. **肝血不足病证** 见月经延后,月经量少,闭经;经行头痛;阴痒兼头昏眼花,情绪易波动;舌质淡,或黯淡,苔薄;脉细无力。

3. **肝经湿热病证** 出现月经过多,经期延长;痛经、崩漏;经色紫黯,有臭;带下量多,色异常有臭;阴痒。常兼低热起伏,腹痛,胸胁满闷,心烦口苦。或小便黄少,大便溏或干结;舌质红,苔黄而腻;脉弦数或滑数有力。

4. **肝郁化热病证** 见月经先期,经量过多,经期延长,经间期出血,崩漏;痛经;月经色紫红,有血块,质稠;胎漏;经行时吐衄;乳汁自溢等;兼头晕、头痛、目眩、或目睛肿痛;口苦咽干或心烦易怒;舌质红,苔薄黄;脉弦数。

(三)脾病辨证 脾病辨证包括以下几方面。

1. **脾虚血少病证** 月经后期,经量过少,闭经,经色淡,质薄;兼面色萎黄;或头昏心悸,或神倦食少等证;舌质淡,苔薄白;脉缓弱。

2. **脾虚湿困病证** 见经行时泄泻、水肿;带下异常。兼胸脘痞闷,食少,口淡,多痰,大便稀溏;舌质淡或正常。苔白腻;脉濡缓。

3. **脾虚失统病证** 见月经先期,月经量多,经期延长,崩漏;乳汁自溢兼少气懒言;小腹下坠,面色皖白等证;舌淡苔薄白;脉沉缓无力。

三、气血辨证

气血失调是妇科病的主要病变,临床上有病气者,病血者。但气血相依,气病可及血,血病可及气。故常为气血同病而又各有侧重,临证时当参合辨之。

(一)气病辨证

1. **气虚病证** 有月经过多,月经先期,经期延长,崩漏;经色淡而质薄。兼少气懒言,倦怠嗜卧,或自汗等证;舌淡,苔薄白;脉细无力。

2. **气滞病证** 有月经过少,月经后期痛经;经行乳胀,漏下;经色黯,有块。兼小腹胀痛,或两肋胀痛,或乳胀等证;舌质黯,苔白或正常;脉弦。

(二)血病辨证

1. **血虚病证** 见有月经失调,经血色淡质薄;经行头痛,痛经;滑胎;阴痒不育等。兼面色苍白或萎黄,唇色淡白,头晕眼花,心悸失眠,手足发麻;舌质淡,苔薄;脉细无力。

2. **血热病证** 见月经先期,月经量多,经期延长。经行吐衄,崩漏,痛经。经色紫红,质稠。兼有心烦,口干。虚热者兼见潮热。实热者烦渴喜饮。大便燥结,小便短黄,舌红绛。实热者苔黄,脉洪大滑数;虚热者苔少或无苔,脉细数。

3. **血寒病证** 见月经后期,月经量少;痛经,经色黯黑有块,闭经;癥证,不育。虚寒者兼见形寒肢冷,疼痛喜暖。小便清长;实寒者小腹冷痛拒按。舌质黯,无苔,脉细数。

4. **气滞血瘀病证** 见月经后期或月经先后无定期,月经过少,崩漏;经色暗有块;痛经多见于经前;闭经;癥证,不育等。兼有肋痛、小腹痛,或乳房胀痛,情绪急躁等证;舌质紫黯,或有瘀斑,苔可正常;脉弦或涩。

(三)气血同病辨证

1. **气血俱虚病证** 见有闭经、崩漏;舌淡嫩,苔白薄;脉沉迟。

2. **气血两亏病证** 见有月经过多,出血量多;血色由鲜红渐至血质清稀而淡。兼见口苦,咽干,五心烦热,气短昏晕等证;舌红少苔或舌淡无苔;脉细数无力。

四、冲任督带辨证

妇科临床常见的有以下三种情况。

(一)冲任不足病证 月经后期,月经量少;闭经,滑胎,不育。兼见肝肾不足或气血虚弱征象。

(二)冲任不固病证 见有崩漏、月经过多;月经先期,经期延长,经期间出血;带下病、滑胎。亦可兼肾虚或气血虚弱等虚不固摄之证。

(三)冲任失调病证 见有月经先后无定期,崩漏或其他月经不调病证,及不育兼肾气虚的征象。

辨证是一个极为细致的诊断过程,因此,辨证必须始终抓住主证,结合辨病,参合其他征象进行全面分析,并注意异病同证、同病异证的鉴别与辨证,才能得出切合临床实际的正确诊断。

(倪雅莲 王薇薇)

第八章　阴道疾病所致女性不育

阴道疾病引起不育的原因，一是影响正常性交，或虽能性交，但不能有效接纳精液；二是影响了进入阴道的精子数及其活动力，以致妨碍了精子的继续上行。

第一节　两性畸形所致不育

两性畸形包括真性两性畸形、假性两性畸形和 Turner 综合征，超雌型症候群等。其鉴别诊断见表(表Ⅱ-7)。

表Ⅱ-7　两性畸形的鉴别诊断

项目/病种	性染色体	性染色体基本型	性腺	外生殖器	其他特征
真两性畸形	+或-	XY、XX	卵巢、睾丸	男性、女性或中性	男性或女性第二性征
男性假两性畸形	-	XY	睾丸	女性、男性或中性	Müller 管不发育
女性假两性畸形	+	XX	卵巢发育不全	中性或女性	进行性男性化阴毛分布，阴蒂肥大
Turner 综合征	+或-	XO	性腺形成不全	女性	外阴畸形，身材小，闭经
超雌型症候群	+或++	XXX	卵巢	女性	月经失调，智力差

陈延琴等对 207 例性分化异常进行了系统检查，结果表明：① 真两性畸形 14 例，占 6.76%。其中染色体核型 46,XX 占 50%；46,XY 占 21.43%；46,XX/46,XY 占 14.2%；46,XY/46,XX 占 14.2%。剖腹探查性腺分布：卵巢/卵巢型为 35.7%；卵巢/睾丸型为 42.8%；睾丸/卵巢型为 21.43%。② 女性假两性畸形 32 例，占 15.46%。其中 30 例为先天性肾上腺皮质增生症，占 92.75%；肾上腺腺瘤和孕期服大量甲基睾丸素致畸各 1 例。而他们的染色体核型均为 46,XX。③ 男性假两性畸形 28 例，占 13.52%，染色体核型为 46,XY。④ Turner 综合征 42 例，占 20.29%。染色体核型：45,X 15 例；46,X(XY) 4 例；47,XXY 2 例；45,X/46,XX 8 例；46XX/45,X 11 例；45,X/46,XY 2 例。⑤ 单纯性腺发育不全 43 例，占 20.77%。染色体核型均为 46,XX。⑥ X 或 Y 多体综合征 8 例，占 3.86%。染色体核型：47,XXX 3 例；46,XX/47,XXX 2 例；47,XYY 2 例。48XXYY 1 例。⑦ 社会性别女性，染色体核型为 46,XY 的性腺发育不全综合征 11 例，占 5.3%。其中阴道盲端 7 例；无阴道 4 例。⑧ 性别识别错误 3 例，占 1.45%。其中 2 例为尿道下裂；1 例因阴蒂过大，按男孩抚养。⑨ klinfelter综合征 24 例，占 11.6%。⑩ 易性癖 2 例，占 0.97%。

一、病因

引起两性畸形的原因，以染色体畸变为主，女性假两性畸形以肾上腺皮质增生多见，个别是肾上腺腺瘤引起。其他的原因有卵巢发育不全、卵巢男性化肿瘤等。

二、诊断

临床表现以第二性征不发育，外生殖器畸形及发育不良，原发性闭经和性别识别错误为特征。有的阴蒂肥大，有的尿道与阴道在泌尿生殖窦共同一个开口，有的无阴道或阴道呈盲端，有的尿道下裂，不少患者合并智力低下。

检查以 X 染色质、Y 小体和染色体核型分析为主。配合测定 FSH、LH、PRL、E_2、P、TSH、T_3、T_4。17—KS 和 17—OH。B 超检查子宫、输卵管和卵巢的有无及大小形态。必要时剖腹探查和性腺病理检查得以确诊。

三、治疗

尽量在幼儿时确诊，以出生后一年半内施行外科手术最为理想，但往往有不少患者被当作男孩抚养长大，延误了治疗。手术方法因人而异。主要有切除肥大阴蒂和做人工阴道等。对于肾上腺-性腺综合征患儿，宜在出生后尽早给予肾上腺皮质类固醇激素治疗及外阴成形术。坂仓曾记载两例肾上腺-性腺综合征患者，经外阴成形术和泼尼松治疗后发生排卵，近来这方面报道渐多。也有报道先天性肾上腺皮质增生症应尽早使用皮质激素治疗，女性性征可获发育及月经来潮，且妊娠成功。

性腺的取舍应遵循下述原则：① 46，XX；45，X 及嵌合的卵巢呈发育不全，但很少恶变，故应保留；② 46，XY 及 45，X/46，XY 其发育不全的性腺极易恶变为肿瘤，应予以切除。

第二节 阴道缺损所致不育

阴道缺损系因胎儿期 Müller 管(副中肾管)发育不良所致。常伴有先天性无阴道，无子宫或严重的子宫发育不良。患者第二性征发育正常，大多数因青春期无月经来潮而就医，检查注意有无子宫。治疗可做人工阴道手术，但无希望获得生育。

第三节 阴道闭锁和处女膜闭锁所致不育

一、病因

这类患者系先天性发育异常。阴道闭锁是由于两侧的 Müller 管发育不均衡所致，发育不全的一侧，可伴有先天性无肾。经静脉肾盂造影能予以确诊。

二、诊断

患者一般因青春期出现进行性周期性下腹疼和无月经而就诊。根据普通的妇科检查就可发现和确诊。必要时做肾盂静脉造影确定有无单侧缺肾。

三、治疗

阴道闭锁患者应施行阴道横隔切除术。术后应注意预防阴道瘢痕收缩、狭窄。长期经血瘀积于生殖道内，特别是严重的输卵管积血，会影响生育力的恢复，因此，对阴道闭锁患者应争取尽早诊断和手术。

对处女膜闭锁患者做十字形切开和切除术。有的处女膜闭锁患者其处女膜中央常有一个小孔，无典型症状，婚后才发现。这类患者术后不影响生育。

山东医科大学孙树三最近介绍了一种安全切开闭锁处女膜的方法，切实可行。术前准备同一般切开法，常规消毒外阴后，在阴道外口一侧用 9 号针头刺入，见有积血外溢，再于平行部位，相距 1.5～2 cm 处刺入另一针头，然后在两个刺入针头之间切开，流出积血，对切开缘加以修整。这样可避免损伤尿道及直肠，是一种正确、安全、可靠的方法。

第四节　阴道炎症所致不育

一、病因

阴道炎症多数是因大肠杆菌、霉菌、滴虫、支原体、衣原体或淋球菌感染引起。临床表现为外阴瘙痒和白带分泌异常。实验证明滴虫等感染后，阴道分泌物的 pH 比正常者高，霉菌感染后阴道分泌物的 pH 比正常者低，但对精子活动力的影响并不明显，体内寄生的大肠杆菌有凝集精子的作用，但究竟达到何种程度才使精子失活，还有待于研究。因此，单纯阴道炎并非引起不育的主要原因。然而阴道炎合并宫颈炎为数不少，其宫颈黏液的性状改变可能影响精子的活力。过多的阴道分泌物稀释射入的精液，亦不利于精子穿透宫颈黏液上行。最近 Master 曾在不育妇女的阴道分泌物和宫颈黏液中发现一种物质，在体内或试管内都有使精子失活的作用，但这种物质与精子制动抗体的关系不明。

二、诊断

诊断依靠阴道清洁度，阴道分泌物细菌涂片和滴虫、霉菌检查，必要时做阴道分泌物细菌培养。

三、治疗

非特异性阴道炎应用抗菌阴道栓剂治疗。滴虫性阴道炎可应用曲古霉素(Trichomycinum)或甲硝唑等药物治疗，局部和全身(口服)联合用药，每一疗程需 10 天以上。同时患者配偶亦服上述药物进行治疗。在治疗期间，性交时宜使用避孕套，以防止相互交叉感染。

霉菌性阴道炎宜局部清洁或用碱性溶液(4%碳酸钠溶液)外洗，然后涂以抗霉菌软膏或用达克宁栓纳入阴道。目前普遍认为口服里素劳、氟康唑等抗霉菌药物有较好疗效。应避免使用雌激素和肾上腺皮质激素。

淋球菌性阴道炎目前仍然首选大剂量阿奇霉素有较好的疗效。最近，有人主张首选菌必治或大观霉素。

第五节 细菌性阴道病所致不育

细菌性阴道病(BV)是一种混合性细菌感染。在致病条件下,表现为持续性阴道环境改变,乳酸杆菌明显减少,而其他细菌大量增殖,病理改变无炎性反应,但有大量的线索细胞。由于阴道内环境的改变,pH 下降,内毒素增加而影响受孕和早产,所以必须引起临床医生的高度重视。

一、病因

BV 的病因主要是阴道内乳酸杆菌大量减少,而加德菌、变形菌、类杆菌及支原体的大量增殖。这些混合的大量的厌氧菌增殖,消耗了乳酸杆菌,使内毒素增加,比正常人要高 1 800倍。阴道内过高的内毒素影响精子的活动和存活而降低受孕率。并且,内毒素可激活前列腺素而诱发早产。还可导致多种并发病,如子宫全切术后感染、绒毛膜炎、羊水感染等。

二、诊断

BV 的主要临床表现为阴道分泌物增多,为均匀一致的稀薄白带,有恶臭味,这是其临床特征。同时可伴腹痛,月经过多,经期延长,还可出现黄色白带。

由于本病临床表现复杂,病程长,多种细菌混合感染,因此增加了诊断的难度,临床上约有 50%患者漏诊。Amsel 提出四项诊断标准,具备三项者即可确诊 BV。

1. 阴道分泌物增多,且较正常者稀薄均匀。

2. 阴道 pH>4.5(系厌氧菌产氨所致)。

3. 鱼腥味的氨臭味试验阳性(将 10%氢氧化钾 1~2 滴滴在阴道分泌物玻片上,发出烂鱼般的氨臭味)。

4. 阴道分泌物涂片在 400 倍镜下找到 20%以上线索细胞,即脱落的阴道上皮细胞,其边缘因大量菌体吸附而变暗,边界不清。

Thomason 研究指出,最好的方法是涂片找线索细胞,其次是臭味试验。

三、治疗

目前疗效较肯定的药物是甲硝唑和克林霉素(氯林霉素)。甲硝唑在体外试验并无抗菌作用,但用于患者确实有效,其机制是其羟化代谢物有抑菌作用,并可消除厌氧环境,使之利于乳酸杆菌生长。用法: ① 每次 500 mg,每日 2 次口服,7 天为 1 个疗程,连续 3 个疗程效果最好;② 每次 200 mg 置入阴道内,7 天为 1 个疗程。

克林霉素(氯林霉素)是目前公认的另一种有效药物,体内、外试验均得以证实。用法: ① 每次 300 mg,每日 2 次,7 天为 1 个疗程;② 阴道内放置该药栓剂,浓度以 2%效果最好。

第六节 中医论治阴道疾病所致不育

先天性两性畸形、阴道缺损、阴道闭锁、处女膜闭锁系“五不女”中的“螺、纹、鼓、角”。而阴道炎症属湿热蕴滞。当机体正虚,湿毒秽浊之邪内侵,损伤冲任可使带脉失约,任脉不固而为带下，以致胞络受损，妨碍摄精成孕。治疗原则为清热解毒，利湿止带，以止带汤加减治疗，药有猪苓、茯苓、车前子、茵陈、泽泻、赤芍、丹皮、黄柏、栀子、牛膝。近年来淋球菌性阴道炎有上升趋势，如不及时治愈，将会影响生育。据王兴龙报道，采用中医清热、利湿、通淋和营、止痛配合头孢类抗菌素治疗，治愈率可达100%。中药组成有栀子、黄柏、白花蛇舌草、车前子、金银花、连翘、石韦、冬葵子、萹蓄、当归、甘草等。

（王薇薇　倪雅莲）

第九章　宫颈疾病所致不育

宫颈管是精子上行到达子宫及输卵管的必经之路。宫颈黏液不仅为精子的生存、活动创造良好环境，而且对上行的精子具有一定筛选作用。各种宫颈的器质性病变和功能异常，均可不同程度地干扰精子在女性生殖道内的正常输送和运行，从而降低了生育能力。

第一节　宫颈管异常所致不育

宫颈管异常包括先天性宫颈管狭窄和闭锁、双宫颈、宫颈管发育不良、宫颈管息肉、宫颈管粘连等。

一、病理

宫颈是精子的通道，颈管异常阻碍精子的通行而致不育。

二、检查与诊断

（一）视诊　观察宫颈阴道部的发育、形状、表面及宫颈外口的形态、大小与宫颈管分泌物的性质。阴道检查时还要注意有无宫颈提摇痛和子宫旁压痛。

（二）探针检查　探测宫颈管的行经方向、长度，有无狭窄、粘连及宫颈内口的松紧度。对疑有异常者，应考虑进一步做造影检查。

（三）宫颈管黏液性状检查　观察宫颈管黏液的分泌量，透明度、黏稠性、延展性、结晶形态与月经周期的关系。对颈管黏液分泌过少者，应给予阴道细胞学检查，以识别病因属雌激素水平过低，还是颈管器质性病变。

（四）宫颈造影　宜选用锥形头较大但锥体前露出的金属管较短的造影器具。造影剂以选用油剂造影效果为佳。注入 1～2 ml 造影剂后即摄片。

通过造影检查对先天性畸形、狭窄、粘连和宫颈息肉样赘生物一般能明确诊断。宫颈管粘连，其边缘呈不规则的锯齿形；宫颈息肉显示边缘光滑的充盈缺损。通过造影还能测定颈管与宫体的长度及比例。尤其对探针检查失败的生殖器发育不良的颈管狭窄患者，造影检查往往能取得成功。

通过上述检查，一般对宫颈管异常能做出明确的诊断。

三、治疗

一般认为双宫颈和颈管中隔对孕育影响不大。如为宫颈管狭窄，于月经干净 3 天后，在麻醉下扩张宫颈管，以能通过 5 号以上的 Hegar 扩张器为准，并注意扩张深度。每隔 2～3 周扩张颈管 1 次，同时给予雌激素治疗，刺激子宫颈内膜发育。

宫颈息肉或突出于颈管的宫颈肌瘤，可施行息肉切除术和肌瘤剜出术。一旦这种障碍因素被克服，就有可能很快孕育。

宫颈粘连多并发宫腔内粘连，可应用 Hegar 扩张器扩张宫颈管，注意深度，同时做宫腔灌注疗法，可选用糜蛋白酶 1 000 U、抗生素、1%普鲁卡因 4 ml、地塞米松 5 mg 加生理盐水至 20 ml，一般每周 2～3 次，排卵期后不做治疗。必要时颈管内留置支架物，以减少其粘连，亦可在扩宫术后做人工周期治疗，以雌、孕激素促进宫颈内膜增生发育。

另外，宫颈位置异常和宫颈延长、肥大引起不育的患者，应避免做子宫位置矫正宫颈切除术，而选用其丈夫精子进行人工授精(AIH 术)。

第二节　慢性宫颈炎所致不育

一、病因病理

在不育妇女中，患有化脓性细菌引起的慢性宫颈炎者为数很多，而结核性颈管内膜炎较少见。近年来，淋球菌感染和支原体、衣原体感染引起宫颈管炎的报道有所增加，并且公认会使妇女生育力降低。其原理是衣原体易侵犯宫颈鳞柱交界处的柱状上皮和化生上皮细胞，使宫颈鳞柱交界移位，颈管脆，容易出血，严重者引起糜烂。并可引起宫颈不典型增生，增加宫颈赘生物生长的危险性。多数学者认为衣原体本身和抗衣原体抗体的增加是女性不育的一个重要原因。

二、检查与诊断

慢性宫颈炎患者往往诉有下腹痛、腰痛、痛经、性交痛和性感异常。在检查时除做一般妇科检查外，还需做阴道清洁度检查，因为宫颈炎往往合并阴道炎症。最可靠的方法是做宫颈黏液细菌培养，如一次培养阴性，还需做反复多次培养方可确诊。衣原体可应用阴道口压片法检查予以确诊，或采用女性拭子，在宫颈管内 2 cm 处拭取上皮细胞，进行检测。

三、治疗

(一) 抗病原体治疗　做宫颈黏液细菌培养阳性者，同时做抗生素敏感试验。选用敏感抗生素加胰蛋白酶和小剂量皮质激素做宫颈管局部注射。如果检出滴虫或白色念珠菌，应予相应治疗，方法同滴虫性阴道炎和霉菌性阴道炎。如果检出感染衣原体、支原体，可选用强力霉素或美满霉素、阿奇霉素、复诺定等治疗。第一天口服强力霉素 200 mg，以后每天服 100 mg，15 天为 1 个疗程。

经上述治疗，一般能治愈。如仍未愈，在排除其他不育原因后，可考虑做宫腔内人工授精。

(二) 中医治疗　中医认为慢性宫颈炎引起的不育系湿热蕴滞型不育。治疗原则为清热解毒、利湿止带。用药同阴道炎，因为两病往往同时并存。

第三节　宫颈黏液异常所致不育

一、病因病理

宫颈黏液为精子的生存和活动创造了良好的环境。当宫颈黏液分泌异常，影响精子的存活和顺利穿行颈管,则导致不育。

宫颈黏液主要由宫颈内膜的分泌细胞产生,其主要成分是一种水凝胶,富有碳水化合物,并由黏蛋白类的糖蛋白组成。这种黏蛋白决定了宫颈黏液的主要物理特性。近年来研究提示,精子的活动与宫颈黏液中的葡萄糖和果糖的含量以及它们的规律性变化有关,有些不育妇女宫颈黏液中的葡萄糖浓度降低,且缺乏规律性变化。最近又有人发现蛋白分解酶如胰蛋白酶,可以水解宫颈黏液,引起其理化性质的改变,加速精子的移动。

近年对宫颈黏液的生物化学和生物物理学研究证明,宫颈黏液是一种以肽为轴,以低聚糖为侧链的纤维系统。在电镜下可观察到宫颈黏液的结构。在不育妇女中,由于凝胶水化不足,纤维厚度增加,纤维间隙明显减少,而且发现有横联的糖蛋白,形成紧密的网状结构组织,阻碍精子的穿过和继续移动。

引起宫颈黏液分泌异常的原因很多,慢性宫颈炎时,宫颈上皮分泌增多,宫颈黏液变稠,不利于精子穿过;大量的白细胞有吞噬精子的作用;另外,先天性宫颈发育不良,宫颈手术后,宫颈分泌功能减退;雌激素水平过低,或者宫颈管内膜对雌激素的敏感性过低,致宫颈黏液分泌过少;还有宫颈肥大,雌激素水平过高、多囊卵巢综合征、甲状腺功能失调、肝功能障碍、盆腔淤血,可引起宫颈黏液分泌过多。当排卵期宫颈黏液量超过 0.7 ml 时,称之为宫颈黏液分泌过多。近年来发现宫颈黏液中抗精子抗体的发生率增高,这种抗体具有凝集和制动精子的作用,从而引起不育。

二、检查与诊断

(一) 宫颈黏液检查 收集宫颈黏液的方法是采用结核菌注射器,接上无菌塑料管,伸入宫颈管内 1 cm,吸净黏液,如能抽出 0.4～0.6 ml 黏液,提示卵泡发育正常。排卵前或排卵期的宫颈黏液量多、稀薄、清亮、拉丝度等于或超过 10 cm,羊齿叶状结晶＋＋＋＋,无细胞,pH 为 7～8.27,呈碱性,可中和阴道的酸性,最适于精子穿过。

(二) 性交后试验 试验应选择在预测的排卵期进行(通过基础体温,观察宫颈黏液)。试验前禁欲 5 天,在性交后 2～8 小时内,用窥阴器暴露宫颈,先取阴道后穹隆液,检查有无活动精子,如有精子,说明性交成功。然后用上法吸取宫颈管下段的精液,置于玻片上,高倍镜检查,每视野超过 20 个活动精子时为正常,说明精子可穿过宫颈黏液。如每高倍镜视野宫颈黏液中精子少于 5 个,活动力弱,或死精子,提示精子过少或宫颈黏液异常,或有免疫问题。试验前如宫颈或阴道有炎症,宫颈黏液稠,且有白细胞,应治疗后再进行试验。

(三) 体外精子穿透试验 取不育妇女排卵期的宫颈黏液和丈夫的新鲜精液各一滴,放在同一玻片上,相距约 2～3 mm,用盖玻片轻轻覆在两液滴上,使两液滴接触。在显微镜下观察。如果精子穿过宫颈黏液,为阳性,说明精子活动力和宫颈黏液正常,黏液中无抗精抗体。

(四) 精液、宫颈黏液交叉试验 经上述试验精子不能穿过宫颈黏液的不育夫妇,应进行精液、宫颈黏液交叉试验。方法是采不育症男子的精液和正常妇女宫颈黏液及不育症妇女的宫颈黏液与正常男子的精液分别进行体外精子穿透试验,借以了解阻碍精子穿过宫颈黏液的原因是在于精液还是宫颈黏液。

三、治疗

其目的在于改善宫颈黏液的理化性质，促进其对精子的接受能力。

慢性宫颈内膜炎的治疗方法同慢性宫颈炎。

宫颈黏液过稠者，可用小剂量雌激素，从月经周期第 5 天到第 15 天，服用补佳乐 1 mg/d，或倍美力 0.625 mg/d。最近有报道采用脉冲式静脉给予 LH－RH，即在月经周期第 4 天开始，用可携带的自动微量注射泵，每 90 分钟经静脉给入 LH－RH 20 μg，周期第 24 天停药。亦可改善宫颈黏液，获得受孕。

宫颈黏液中有抗精子抗体的不孕妇女，如由慢性宫颈炎引起，先行治疗慢性宫颈炎，炎症治愈后，宫颈黏液中仍有抗精子抗体存在，则在半年至一年内坚持性交时使用阴茎套，避免精液中抗原进入女性生殖道，可使宫颈黏液中的抗精子抗体效价降低或消失。以后停用阴茎套，可能受孕。还可使用雌激素，使宫颈黏液分泌增多，免疫球蛋白得以稀释，黏液中抗体浓度可下降或消失，使其失去对精子的凝集和制动作用。

经上述治疗，宫颈黏液的黏稠度和酸性顽固不变者，可采用人工授精法，即将丈夫的正常精液注入宫腔内。据报道，妊娠率为 15%～30%。

宫颈黏液分泌过多的患者，应先对因治疗（如肝功能障碍、甲状腺功能失调、盆腔淤血等），对由雌激素水平过高引起宫颈黏液分泌过多者可应用克罗米芬治疗。

（陈利生　张爱君）

第十章　子宫疾病所致女性不育

子宫腔不仅是精子上行抵达输卵管与卵子相遇的必经之路，且又是受精卵着床的场所，所以子宫的任何器质性或功能性病变均可影响受孕。

引起不育的子宫疾病有先天性子宫畸形、子宫发育不良、子宫萎缩、子宫肌瘤、子宫内膜息肉、子宫内膜异位症、子宫内膜炎、子宫腔粘连、子宫过度后屈或前屈等，下面将重点叙述。

第一节　先天性子宫畸形

一、病因病理

先天性无子宫系 Müller 管发育不全所致，表现为原发性闭经。诊断可以通过 B 超和盆腔充气造影确诊，但无法治疗。

子宫畸形与不育症治疗有关的是非闭锁性畸形，如双子宫、单角子宫等(图Ⅱ-24)。这类患者大多数无明显自觉症状，但易发生习惯性流产、早产。子宫畸形妊娠率低且并发症多，其中以中隔子宫和双角子宫引起妊娠并发症最为多见，单角子宫的妊娠危险性最大。

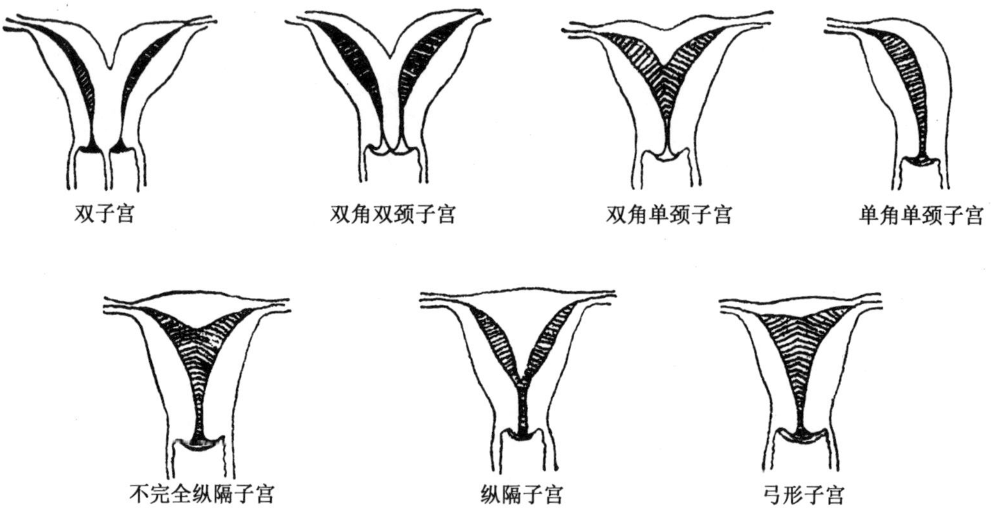

图Ⅱ-24　各种畸形子宫示意图

二、检查

可以通过子宫造影得到确诊。纵隔子宫可以通过子宫镜检查确诊(图Ⅱ-25)。

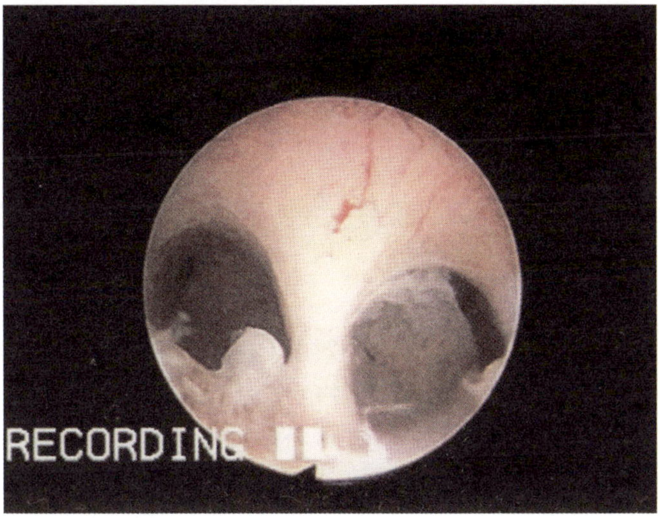

图Ⅱ-25　纵隔子宫

三、治疗

双角子宫是引起反复流产、早产的主要原因之一，可考虑做 strassman 矫形手术，据报道手术后约有 67.8%的患者怀孕，且妊娠过程正常。

第二节　子宫发育不良所致不育

一、病因

子宫发育不良包括始基子宫、实性子宫和幼稚型子宫三种。如果两侧副中肾管会合后不久而停止发育，则形成始基子宫，这种子宫很小，无内膜，故无月经；若两侧副中肾管会合形成子宫后，但未穿通，即形成实性子宫，无子宫内膜，故也无月经；若穿通后不久即停止发育，形成幼稚子宫，有子宫内膜。幼稚子宫是临床上最常见的发育不良类型。

二、诊断

这类患者通过妇科双合诊检查可初步得到诊断，依靠 B 超和盆腔充气造影可以确诊。

严重子宫发育不良患者往往会合并内分泌功能失调及全身疾病。因此，有必要测定 FSH、LH、T、P、E_2 及进行其他脏器功能的检查。

三、治疗

卵巢功能正常的轻度子宫发育不良患者，可用人工周期疗法给予治疗。开始剂量宜大，倍美力 0.625 mg/d 或补佳乐 2 mg/d，共 3～6 个周期，待子宫发育后再酌情减量或停药。对子宫发育不良合并前屈者，通过扩张宫颈和诊断性刮宫常能妊娠。

中医认为这类患者属于肾虚型不育。肾气旺盛，精血充沛，任脉通，太冲脉盛，气血调和，月经如期而行，两精相搏，方可受孕。若先天肾气不足，精血亏损，天癸未充，胞宫失养，乃致不育。肾虚不育可分为肾阴虚不育和肾阳虚不育。肾阴虚不育以左归饮加减治之。方药为当归、熟地、淮山药、枸杞子、制首乌、山茱萸、女贞子、旱莲草；肾阳虚不育以右归饮加减治之。方药为当归、熟地、淮山药、枸杞子、制首乌、山茱萸、肉苁蓉、制香附、仙茅、仙灵脾。

第三节　子宫肌瘤与子宫内膜息肉所致不育

一、病因病理

子宫肌瘤患者的不育率占 30%～40%，比一般不育率为高。子宫肌瘤影响受孕的程度与肌瘤的部位、大小和数目有关，而妨碍着床的主要是子宫黏膜下肌瘤。这类患者不但其肌瘤表面的内膜发生病变，而且易并发附件炎而影响受孕。位于子宫底部的肌瘤和息肉还可能阻碍输卵管的通畅。

子宫内膜息肉易发生在高龄妇女。其发生率占不育妇女的 0.2%～0.7%。子宫内膜息肉引起不育的机制与子宫肌瘤基本相同，故一并论述。

二、诊断

患者常有月经过多，或不规则子宫出血，腹痛，白带增多。妇科检查常发现子宫增大。但亦有不少患者无任何症状(有人统计约占 37.2%)，往往因不育而就诊。诊断依靠 B 超、子宫输卵管造影或宫腔镜检查。

近年来应用宫腔镜检查能迅速确诊。有学者比较了宫腔镜检查和子宫输卵管造影术(HSG)的诊断准确率，发现 HSG 报告中有 50%不正确。Ragni 等指出，HSG 报告正常的病例与宫腔镜检查不一致的占 30%，HSG 报告有病理变化的病例中，与宫腔镜检查不一致高达 55.5%。据 Barbot 等报道，应用宫腔镜检查原因不明的不育症患者，发现有子宫内病变者为 36%～59%。宫腔镜的失败率为 4.2%。Cumming 等报道，宫腔镜检查不育症患者 162 例中，发现有子宫内病变的 68 例，占 42%，其中子宫内膜息肉 26 例(图Ⅱ-26)，宫腔粘

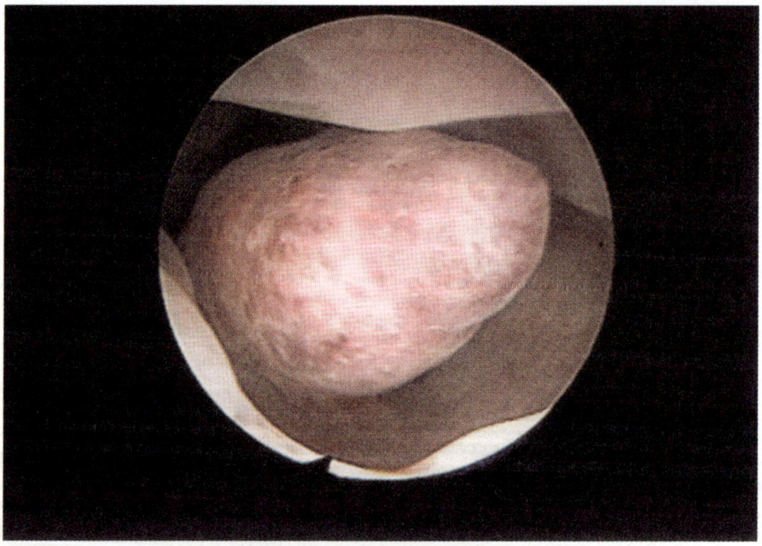

图Ⅱ-26　子宫内膜息肉

连 35 例，子宫肌瘤 5 例(图Ⅱ-27)，子宫内膜息肉加宫腔粘连 1 例，子宫纵隔 1 例。

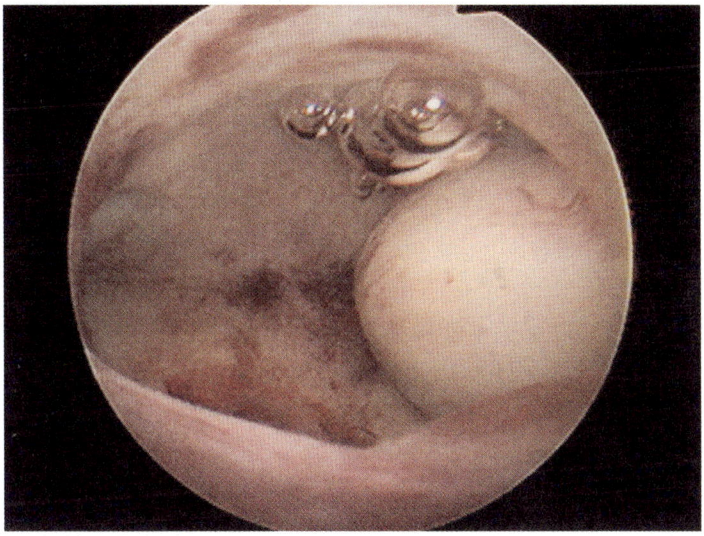

图Ⅱ-27　子宫黏膜下肌瘤

三、治疗

患子宫肌瘤的不育妇女可考虑做肌瘤剜出术，不能做子宫全切术，亦可在宫腔镜检查直视下切除有蒂的子宫肌瘤，蒂部用电凝止血。

子宫内膜息肉应做全面彻底的刮宫术，术后应用雌、孕激素作人工周期治疗 1～2 个月，以提高疗效。亦可在宫腔镜直视下应用柔韧的活检钳钳取息肉。对多发性子宫内膜息肉患者，宫腔镜检查与刮宫术交替进行，能完全彻底地切除息肉。

凡由子宫肌瘤或子宫内膜息肉所致不育的患者，术后约一半患者可望妊娠。据统计，30 岁以内的术后妊娠率为 78%，30～35 岁患者妊娠率为 50%。

由于子宫肌瘤萎缩、钙化、液化、坏死等有良性改变的倾向，因此，应用中药治疗可望治愈和改善。《素问・至真要大论》云："坚者削之，结者散之。"目前应用较多的是以软坚散结、化瘀消肿法治疗子宫肌瘤。方药有海藻、贯仲、蛇莓、半枝莲、夏枯草、三棱、莪术、马齿苋、天葵子、黑丑。可随症加减，纳少便溏加党参、黄芪、白术、山药；月经量多，加生地、鹿含草、花蕊石、玉米须。治疗效果，据报道治疗 34 例，肌瘤消失 6 例，占 18%，缩小 17 例，占 50%，总有效率占 68%。

第四节　子宫内膜异位症所致不育

子宫内膜异位症(EM)是了宫内膜生长在子宫腔以外任何部位所引起的一种疾病。该病与女性不育症关系十分密切，Muse 报道，子宫内膜异位症患者的不育发生率达30%～40%。

一、病因

半个多世纪以来,人们对子宫内膜异位症的组织发生学进行了广泛的探索,提出了如下几种学说。

(一)经输卵管移行学说 这是 Sampson 于 1921 年提出的,认为月经期脱落的子宫内膜碎片可随经血经输卵管逆流进入盆腔,然后在子宫直肠陷凹、卵巢等处种植,形成病灶。

(二)良性转移学说 Halban 于 1924 年提出如胸膜、淋巴结、肢体等远离盆腔的 EM 可能是经淋巴扩散的。后来有人在盆腔静脉中找到子宫内膜组织,因而认为亦可通过血行播散造成远离盆腔的 EM。

(三)直接移植学说 这是医源性种植,因剖宫手术、输卵管通气和通液术、子宫输卵管碘油造影术、人流负压吸引术等均有可能将子宫内膜送入盆腔形成 EM。

(四)体腔上皮化生学说 Meyer 认为卵巢的生发上皮、盆腔腹膜、腹股沟疝囊、脐、胸膜等均起源于体腔上皮,且具有潜在的向子宫内膜化生的能力,当受到炎症、激素或经血等某种刺激后化生为子宫内膜,形成 EM。

以上几种学说彼此间并不排斥,而且可相互补充,不同部位的子宫内膜异位症,其发病机制可能不相同。位于盆腔的 EM 可能主要是由子宫内膜经输卵管移行而发生,但并不排除由体腔上皮化生;脐、腹股沟管内的 EM 用体腔上皮化生学说解释较为合理;远离盆腔的 EM,可能属良性转移。

二、病理

异位子宫内膜病灶中有四种基本的镜下结构,即子宫内膜上皮、腺体或腺样结构、内膜间质及出血灶。这 4 种基本成分不一定同时共存,有时仅能见到巨噬细胞。从形态上与宫腔内膜不同,并且对激素的反应也不同,有的病灶显示间质细胞较多,有的纤维化程度高。腹膜异位症的外观形态表现各异,有色素沉着、无色素沉着及潜在病灶。异位病灶的浸润深度亦不同,表浅者(<1 mm)、中度(2~4 mm)及深度(>5 mm)。异位病灶的超微结构分为三种类型:① 有囊形成;② 有典型的子宫内膜腺体、间质细胞呈现近似正常子宫内膜的周期性变化;③ 混杂型。

异位子宫内膜中亦含有酸性磷酸酶(ACP)、非特异性酯酶(NSE)及碱性磷酸酶(AKP),其活性均低于宫腔内膜。

异位子宫内膜中所含雌激素、孕激素受体较宫腔内膜数量少。按受体存在情况,可将异位灶组织分为三类:① 受体阴性者;② 仅有孕激素受体;③ 雌激素、孕激素受体共存。

三、子宫内膜异位症引起不育的因素

(一)机械因素 异位的子宫内膜在卵巢激素的作用下,亦呈周期改变发生周期性出血,与行经一样。这部分经血刺激腹腔与盆腔腹膜引起粘连,并日益加重,使子宫直肠陷凹封闭,子宫被向后牵拉成后位固定。亦有形成瘢痕结节或巧克力囊肿,使输卵管受压迫而梗阻,或影响正常蠕动,或发生粘连,虽很轻微,但很容易损害纤毛的功能,影响输卵管摄卵功能。偶见输卵管直接被异位子宫内膜阻塞。

(二)前列腺素因素 子宫内膜产生前列腺素,而异位子宫内膜比正常位置子宫内膜产生的前列腺素更多。过高的前列腺素可阻止卵泡的生长,造成黄体退化,并影响子宫和输卵管的正常收缩和蠕动,从而影响受孕。

(三) 卵巢功能改变因素　据报道本症有17%~27%的患者不排卵或排卵稀发。不排卵的原因可能是异位内膜病灶直接破坏了卵巢实质,影响排卵。最近许多学者提出内膜异位症患者不排卵,可以用卵泡细胞LH受体含量少来解释,LH受体含量减少可能是FSH降低和PRL升高引起。子宫内膜异位症尚有合并未破裂卵泡黄素化综合征(luteinized unruptured follicle syndrome,LUFS)的情况,LUFS是指月经周期规则,有假排卵现象。如BBT上升,经前子宫内膜呈分泌期改变,血中孕酮升高,但实际上是月经中期卵泡未破裂而无排卵的一组症候群。Lesorgen报道在子宫内膜异位患者,LUFS的发生率可高达75%。黄体功能不全,亦是致病因素之一。据Grant报道,内膜异位患者45%有黄体缺陷。所以本病患者的自然流产率高。据王曼对32例内膜异位患者做血清激素放射免疫测定,结果发现,黄体期孕酮含量平均低于正常范围,雌二醇明显高于正常范围的占56.3%,FSH水平低于正常范围,PRL亦明显高于正常范围。

(四) 泌乳素增高因素　临床已发现子宫内膜异位症患者血清泌乳素(PRL)增高,并见有泌乳现象。引起PRL增高的原因目前尚不清楚,可能是腹腔内异位子宫内膜刺激胸神经,引起PRL分泌增加。PRL增高可导致内分泌调节异常,抑制FSH分泌,使卵泡不发育或发育迟缓,排卵异常,黄体功能不足,从而导致不育。

(五) 腹腔液改变因素　根据腹腔镜检查所见,子宫内膜异位症患者的腹水量较正常人增多,色呈淡红色,正常人平均量少于10 ml,本病患者平均为10~20 ml,且腹水中前列腺素增加,孕酮减少,巨噬细胞增多,酸性磷酸酶增高。巨噬细胞增多对精子和卵子有直接的细胞毒作用和吞噬作用,干扰妊娠,前列腺素增加影响卵泡成熟和促使黄体早期退化,影响排卵和黄体功能。孕酮水平低落有利于异位内膜的种植和生长,从而形成更多内膜异位病灶。

近年来研究发现子宫内膜异位患者腹腔液中肿瘤坏死因子(TNF)的含量明显增加。TNF有抑制生育的作用,主要在于其对配子、精子及植入前的胚泡有杀伤作用,并抑制卵巢颗粒细胞生物合成孕酮。TNF还对内皮细胞、成纤维细胞有促进增生作用,使异位症盆腔粘连加重。

(六) 自身免疫因素　子宫内膜异位症在组织学上观察到的一系列纤维增生和细胞浸润,可能属于一种自身免疫反应。据测定,患者血清抗子宫内膜和抗卵巢抗体的滴度明显增高。宫颈分泌物抗卵巢抗体的滴度相对增高,血清及腹水中补体C_3、C_4比正常人高。这种自身免疫反应可能通过巨噬细胞影响患者的生育功能。其机制是异位内膜病灶的周期性脱落和出血无排出体外的通路,被机体调动的巨噬细胞所吞噬吸收,从而诱发自身免疫反应,对早期着床的胚胎产生排异现象。另外,巨噬细胞同时吞噬了精子、卵子和受精卵,从而导致不育。

有些学者认为子宫内膜异位症(EM)不育的另一重要机制是早期胚胎发育障碍引起早期胚胎丢失。常乐等研究证实EM患者血清中白细胞介素Ⅱ(IL-2)较NEM显著增高。说明EM患者血清胚胎毒性作用与IL-2有关。IL-2造成胚胎发育障碍的机制:① IL-2可以刺激脾细胞产生γ-干扰素抑制子宫内膜分泌生长因子;② 直接影响滋养层的发育及刺激子宫收缩,从而导致自然流产;③ 促进淋巴细胞增生,影响封闭抗体的形成,使母体对胚胎产生免疫攻击，而抑制胚胎的发育，引起早期胚胎的丢失。

另外血清中肿瘤坏死因子（TNF）、抗心磷脂抗体（ACA）是否为胚胎毒因子，尚在进一步研究之中。不少学者发现 EM 患者血清中 TNF 和 ACA 并不比 NEM 患者高。

近年来，关于对子宫内膜异位症引起不育因素的研究，开始从传统的机械论点，向病理生理方向发展，目前已知的因素很多，同一患者生育力下降亦可能是多种因素共同作用的结果，以图示下。

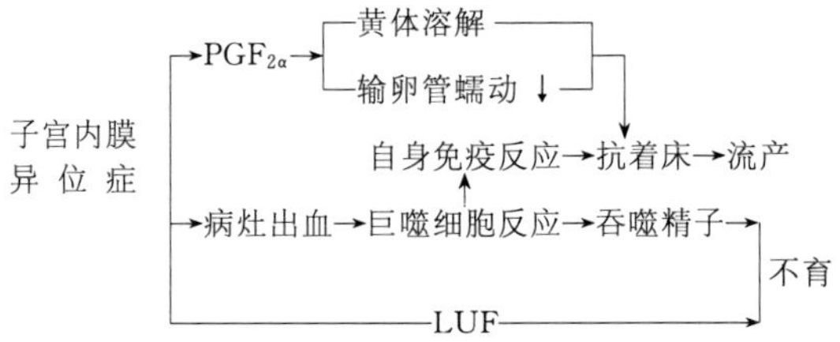

四、诊断

腹腔镜的问世使子宫内膜异位症的诊断发生了一个飞跃。通过腹腔镜观察，结合活体组织病检，确诊率几乎达 100％，在腹腔镜直视下，不仅能辨认较大的病变，一些早期的微小改变亦能一览无遗，从而对疾病在盆、腹腔内累及的范围作出充分的估计。腹腔镜检查创伤虽小，但究属一种手术，不可能常规应用，尤其目前我国尚不能普遍推广应用，大量子宫内膜异位症患者的鉴别诊断，仍需依赖于医生的临床经验。由于本症临床表现变异很大，容易误诊，Ingersoll 报道，腹腔镜检查术前诊断率，有经验的妇科医生大约为 75％，而经验不足者只有 20％。

为提高诊断水平，重要的是考虑到子宫内膜异位症属多发病，生育年龄妇女，如有不育、痛经、子宫固定后倾，盆腔脏器粘连，附件部位有不活动的包块、性交痛等，只需一至两项阳性，就应首先考虑到本症的可能。

在做妇科检查时，应对子宫后壁、子宫骶骨韧带和子宫直肠陷凹仔细检查，如摸到 1～2 个豆粒大小的触痛结节即可作出诊断。

不伴有子宫直肠陷凹病变的卵巢巧克力囊肿，内诊时与附件炎性包块十分相似。为鉴别，可行子宫输卵管造影。显示双侧输卵管通畅，基本上可排除炎性包块。但由于个别子宫内膜异位症可累及输卵管或并发输卵管炎症，因此，当看到积水、不通等改变，甚至完全不显影时，并不完全排除本病。

利用酶联吸附测定法（ELISA）检测不育患者血清或腹腔液中的子宫内膜抗体（EMAb）。当 P/N≥2.1 时为阳性，可以诊断Ⅰ、Ⅱ期子宫内膜异位症。可采用南京军区总医院临床免疫科提供的 ELISA－EMAb 试剂盒。

五、临床分期

子宫内膜异位症虽属良性疾病，极少恶变，但其临床行为多变，且病变程度和范围亦不相同，治疗措施的选择亦因而不同。为此，有必要对子宫内膜异位症进行临床分期，且有一个统一的标准。

1973 年 Acosta 首次提出盆腔子宫内膜异位的分期标准。根据病变侵犯程度和部位，分为轻、中、重三度。轻度病变主要为腹膜上的表浅病灶，而卵巢、输卵管正常或基本正常；中度病变时卵巢已有明显病变，伴有卵巢或输卵管的轻度粘连或腹膜病变已有较深的浸润；重度病变包括卵巢内膜异位，囊肿直径在 2 cm 以上者，伴有附件严重粘连或子宫直肠陷凹的闭锁及生殖道以外的器官受累。这种分期标准缺点是描述含糊，无法区别病变的单侧、双侧。为此，美国生育协会(American Fertility Society，AFS)于 1978 年制定了一个评分法，即 AFS 分期。AFS 设计了统一形式的表格(见表Ⅱ- 8A、B)。由手术医师逐项填写，最后根据积分多少定出临床期别。＜5 分的为Ⅰ期；＜15 分为Ⅱ期；＜30 分为Ⅲ期；＞30 分为Ⅳ期，这种分期内容全面，定义明确，受主观因素影响较小，同类病变不同术者作出的判断出入不大。

表Ⅱ-8A AFS 腹膜内膜异位症评分表

病变 \ 范围 \ 评分	1 分	2 分	3 分
内膜异位症	＜1 cm	1～3 cm	＞3 cm
粘 连	膜 样	致密伴有部分直肠陷凹闭锁	致密伴有直肠陷凹完全闭锁

表Ⅱ-8B AFS 卵巢内膜异位症评分表

病变 \ 范围 \ 评分	2 分	4 分	6 分
内膜异位症(单侧)	＜1 cm	1～3 cm	＞3 cm 或异位瘤破裂
粘 连(单侧)	膜 样	致密伴部分卵巢封闭	致密伴卵巢完全封闭

表Ⅱ-8C AFS 输卵管内膜异位症评分表

病变 \ 范围 \ 评分	2 分	4 分	6 分
内膜异位症(单侧)	＜1 cm	＞1 cm	输卵管堵塞
粘 连(单侧)	膜 样	致密伴输卵管变形	致密伴输卵管封闭

注：多个病灶的计分方法应叠加计算。

上述分期均为剖腹或腹腔镜下所见才能进行，如何根据临床检查进行分期？王曼等结合我国广大基层医院的情况，根据临床表现制定了一种分期法并经全国中西医结合妇产科专业委员会第一次学术交流会讨论试用(见表Ⅱ-9)。

六、治疗

任何严重的子宫内膜异位症切除两侧卵巢均可彻底治愈。但这类手术不适于中青年妇女，更不能用来治疗合并不育症的患者。而一切非根治性疗法又有复发的可能。这些矛盾给制定治疗方案带来一定困难。因此，为了既解除病痛，又恢复其生育功能，必须选择一个最佳的治疗方案。

(一) 药物治疗

1. *假孕疗法* 该方法由 Kistner 于 1958 年首先倡导。认为妊娠有改善子宫内膜异位症的作用，药物治疗可形成持续性闭经，故称“假孕疗法”。

此疗法适应于轻度患者；有生育要求的年轻妇女；病变范围广又不能耐受手术的患者；配合手术治疗，术前可给药，以软化组织，以利于术中组织的分离和切除。术后用药可消除保守性手术后残余的小病灶。治疗方案有以下几种，可供选择。

表Ⅱ-9 子宫内膜异位症分期

分 期	症 状	
0期 (隐性)	有痛经或不孕，无体征；经腹腔镜检或剖腹手术证实	
Ⅰ期 (轻)	病变轻微，无包块形成。一侧或双侧子宫骶骨韧带触痛，轻度增粗(除外炎症)或有单个触痛结节或单侧卵巢触痛，但不增大或子宫骶骨韧带和一侧卵巢触痛，但卵巢不大；单纯宫颈病变	
Ⅱ期 (中)	在一个部位有明显病变(包块形成)或两个部位有轻度病变	Ⅱ期(早)：子宫骶骨韧带明显增粗，触痛，或多个触痛结节；一侧卵巢粘连，触痛，略增大，不超过 3 cm Ⅱ期(晚)：子宫骶骨韧带增粗，触痛，或结节伴单侧粘连触痛，卵巢略大，不超过 3 cm 或单侧卵巢触痛、粘连、增大，超过 3 cm 或双侧卵巢均粘连、触痛、略大，不超过 3 cm
Ⅲ期 (重)	在两个部位有较重病变(包块形成)或三个部位病变较轻，子宫活动受限	Ⅲ期(早)：双侧卵巢触痛、粘连、增大，其中一侧超过 3 cm；盆底病变伴一侧卵巢粘连、触痛、增大超过 3 cm；盆底病变伴双侧卵巢粘连、触痛、增大不超过 3 cm Ⅲ期(晚)：盆底增厚、触痛、片状结节或盆底多个触痛结节，伴双侧卵巢增大，至少一侧超过 3 cm；有卵巢内膜囊肿破裂的临床表现
Ⅳ期 (广泛)	病变累及全盆腔，子宫活动明显受限	盆底广泛病变，增厚、结节，卵巢增大超过 3 cm；广泛盆腔病变，伴有多次卵巢内膜囊肿破裂史；子宫活动受限、固定；同时有血尿、血便、麦氏点压痛

(1) 安宫黄体酮(甲孕酮)：第 1 周服 4 mg/次，每日 3 次；第 2 周服 8 mg/次，每日 2 次。以后服 10 mg/次，每日 2 次。连服数月。

(2) 炔诺酮(妇康片)：第 1 周服 5 mg/次，每日 1 次；第 2 周服 10 mg/次，每日 1 次。以后服 10 mg/次，每日 2 次。连服数月。

(3) 异炔诺酮：服 2.5 mg/次，每日 1 次，逐周增加 2.5 mg，直到 4 周后增加到服 10 mg/次，每日 1 次。连服数月。注意在服用上述药物时，每日加用乙炔雌二醇 0.05 mg，以防止出现突破性出血。由于上述 3 种药物长期服用可能导致肝脏损害，且停药后又易复发，因此，不宜长期服用。

(4) 其他：于月经周期第 6～25 天服药，每日口服安宫黄体酮 4 mg/次或炔诺酮 5～10 mg/次，每日 1 次，起到抑制排卵作用；如果于月经第 16 天给药至第 25 天停药，这样可防止排卵的抑制。

假孕疗法一般认为不得少于 3 个月，而 6～9 个月可能更为恰当，持续的假孕疗法可使患者症状缓解，病灶缩小，甚至可消失，但停药后仍有部分患者复发。如一年以上仍然不能控制，应考虑改用其他疗法。假孕疗法虽然存在疗程长、复发率较高，对较大卵巢内膜异位囊肿疗效极差、治疗后妊娠率还不够理想等缺点，但对病情较轻，要求生育的年轻患者，以及对手术后症状复发者，仍不失为首选的治疗方法。

2. *假绝经疗法* 即用丹那唑(danazol)治疗。丹那唑为 17α-乙炔睾丸酮的衍生物，具有抑制促性腺激素分泌的作用，使体内雌激素和孕激素水平降低，抑制排卵，亦可直接作用于子宫内膜，使之萎缩，造成类似绝经的表现，故称“假绝经疗法”，但对卵巢子宫内膜囊肿的效果较差。如合并有子宫肌瘤,还可以使其萎缩。

其适应证为年轻未婚妇女,虽当时不希望生育,但可推迟姑息手术的时间;不育者希望获得生育能力。严重病例虽经姑息手术,但不能彻底切除病灶,可于术后应用;姑息手术后症状复发但希望生育者(若再次手术,必将失去生育机会),用量为 200～800 mg/d,达到控制排卵已足够,可因人而异。一般每次用量为 200 mg,每日 4 次,持续 6～9 个月。

此疗法停药后较假孕疗法卵巢功能恢复快,40 天内大多数恢复排卵周期,治疗后受孕率可达 40%～50%,如除去其他因素可达 70%。复发率为 29%～39%,治疗后妊娠者,其复发率低。

丹那唑的不良反应较多,见表Ⅱ-10。停药后不良反应均可消失。

表Ⅱ-10 丹那唑不良反应

不良反应	占比例(%)	不良反应	占比例(%)
体重增加	85	乏力	25
肌肉痉挛	52	男性化	21
乳房缩小	48	性欲减弱	20
潮红	42	恶心	17
性格改变	38	眩晕	10
皮肤多油腻	37	头痛	17
抑郁	32	失眠	10
出汗	32	红疹	8
浮肿	28	性欲增加	8
食欲改变	28	声音变粗	7
痤疮	27		

3. ***LH-RH 类似物(激动剂)治疗*** Lemay 采用 LH-RH 激动剂 buserelin 治疗子宫内膜异位症 13 例取得较为满意的效果。方法是腹部皮下注射 buserelin 200 μg/次,每日 1 次;或 400 μg/次,鼻内吸入,每日 3 次,维持 6 个月。结果见治疗 1 个月后,血清 FSH、LH、E_2 开始下降,治疗期间,三种激素均维持较低水平。其抑制作用皮下注射较鼻内给药法为优,但无统计学差异。本组 13 病例中,有 12 例在初次月经周期中排卵,子宫出血的时间和数量均正常,治疗后 2～4 月后盆腔疼痛和性交困难消失,妇检触痛消失,小的硬化结节被软化。腹腔镜复查病变面积减少 72%,粘连程度减少 32%,总的病变面积减少 47%,妊娠率 50%。药物不良反应是患者均出现程度不等的面部潮红、发热;一半患者主诉在治疗期间出汗和失眠;1/3 患者阴道分泌物减少,性欲低下;少数患者偶发头痛,两例患者出现轻度抑郁反应。上述症状通常在停止治疗后 1 个月内消失。

近年亦有报道鼻内给予 nafavelin 制剂,500 μg/次,每日 3 次,维持 6 个月。还有用 LH-RH 拮抗剂 histerelin,100 μg/次,皮下注射,每日 1 次,维持 6 个月的治疗。

LH-RH 类似物治疗子宫内膜异位症是一种新方法,其作用原理主要与抑制雌激素有关。近年来还有研究表明,应用 LH-RH 类似物后,尿中钙和肌酸比率增加,椎骨骨质减少,然而,无机矿物质的丧失在治疗后恢复。应用 LH-RH 类似物治疗内膜异位症尚在试用,有待继续探讨。

4. ***三烯高诺酮(gestrinone)治疗*** 三烯高诺酮又名内美通,是一种 19-去甲基睾丸酮衍生物。国外用于治疗子宫内膜异位症取得良好效果，且不良作用小，用药剂量小，用药次数少，将来有可能成为治疗子宫内膜异位症的首选药物。一般用法每天 2.5～5 mg，连服 3～6 个月。实验证明三烯高诺酮不仅对垂体和卵巢功能有明显抑制作用，而且与孕激素受体有较高的亲和力，表现为抗孕激素作用。三烯高诺酮一方面抑制垂体 FSH－LH 的生成和释放，降低血清雌激素水平，另一方面与血液中雄激素结合蛋白结合，使血液中游离的雄激素水平升高，两者作用结果使子宫内膜和异位子宫内膜生长受到抑制。

5. *米非司酮* 该药具有很强的抗孕激素作用。有报道每日 10 mg，连用 3～6 个月，亦获得满意疗效。

（二）期待治疗

即不作任何药物治疗及手术治疗，只是在腹腔镜检查后期待。

子宫内膜异位症并不绝对不育，仅相对减少受孕能力。在腹腔镜检查后，不作任何处理亦有妊娠机会。腹腔镜操作包括宫颈扩张、输卵管有色药液疏通，拨动输卵管和子宫、分离疏松粘连，抽去腹腔液，有时抽取卵巢子宫内膜囊肿囊内容物等，均有助于解除受孕障碍。据报道，轻度子宫内膜异位症的腹腔镜检查后，期待处理的妊娠率与用丹那唑治疗的妊娠率无显著差异，中度子宫内膜异位症应用腹腔镜检查后，期待疗法的妊娠率为 21%，重度病变很少应用期待疗法。

（三）中医治疗 根据中医理论子宫内膜异位症属于“血瘀”范畴，治疗以活血化瘀为原则，常用方剂为丹参、赤芍、桃仁、三棱、莪术，随症加减。月经量过多者，去桃仁，加阿胶；月经量过少者，加生蒲黄、五灵脂；痛经者加玄胡、乳香、没药、川楝子；软坚选用昆布、海藻、生牡蛎、鳖甲、龟板；有炎症加双花、连翘、败酱草。活血化瘀药有改善子宫微循环促进血肿包块的吸收，抑制囊肿的增长。

近年来，中医学者研究认为异位组织出血不能排出体外，形成瘀血，久而久之，聚积癥瘕，导致胞脉瘀阻不通。内膜异位症如果病变在卵巢，会影响卵巢的内分泌功能，以致不排卵和引起黄体功能不全，表现为月经不调，先后无定期，月经量过多，体温曲线呈单相或高温相持续时间短，这是肾虚的表现。因此，戴德英等认为，子宫内膜异位症以“血瘀肾虚”为基本病理。他主张治疗采用“活血化瘀，温肾养精”的方法。他将病例分为以痛经为主的痛经型和以月经过多为主的月经过多型两组进行治疗。

1. *痛经型* 证见经前或经期下腹部胀痛拒按，疼痛放射到大腿内侧及骶部，肛门坠胀，不育。苔薄，舌质暗，脉细弦或弦。药用丹参 9 g，赤芍 9 g，仙灵脾 9 g，莪术 9 g，木香 9 g，红藤 15 g，败酱草 15 g，肉苁蓉 9 g，全方有活血化瘀、通络、温肾养精、种子之功效。方药可加减，腰酸加杜仲，补骨脂；血虚加四物汤；气虚加四君子汤；经多者加炒蒲黄、震灵丹；输卵管阻塞加路路通、茜草。

2. *月经过多型* 证见经行量多如崩，血色暗红或紫红，有血块，下腹胀痛，头晕乏力，腰酸耳鸣。苔薄，舌质暗而舌体胖，脉细弦。药用党参 9 g，黄芪 15 g，白术 9 g，乌药 9 g，熟地 12 g，仙鹤草 30 g，莪术 9 g，丹参 9 g，红花 5 g，夏枯草 9 g，全方有益气、养血、调经、活血化瘀作用。痛经加延胡索、失笑散。治疗 40 例，妊娠 24 例，妊娠率 60%。

李祥云以活血化瘀为主，并根据临床证候，结合辨证方法，施治 38 例。

(1) 活血化瘀温经通络法：证见平素下腹隐痛、冷痛，经行疼痛加剧，形寒肢冷，小腹有下坠感，腰膝酸软，头昏耳鸣，带下较多，月经不调，有时量多，苔薄白或舌边尖有瘀点，脉细。

方用桃红四物汤与附桂地黄丸加减：常用药有附子、桂枝、桃仁、红花、当归、熟地、赤芍、血竭、丹参、川芎、淮山药、泽泻、丹皮、茯苓等。若小腹下坠甚，加党参、白术、黄芪、升麻；腹痛剧烈加元胡、白芷、川楝子；基础体温上升不明显，加紫石英、肉苁蓉。本组共有15个病例。

(2) 活血化瘀清热散结法：证见下腹疼痛，有灼热感，经行腹痛加剧，心烦易怒，常有低热，口干或渴，大便有时干结，月经提前，经色红，舌质红、苔薄或薄黄，舌边尖可有瘀斑，脉细数或细弦数。方用清热调经汤：药有当归、川芎、白芍、生地、黄连、红藤、蜀羊泉、香附、桃仁、红花、莪术、血竭、元胡、丹皮、夏枯草等。低热加地骨皮、青蒿；心烦易怒加山栀、川楝子；癥瘕包块加地鳖虫、三棱；月经提前加黄芩、黄柏。本组共有病例6个。

(3) 理气活血破瘀散结法：证见平时下腹胀痛，经行痛剧，痛引腰骶，甚者昏厥。腹痛拒按，性交疼痛，乳房作胀，经行不畅，夹有血块，苔薄质紫，舌边尖有瘀斑，脉弦。本型多合并有输卵管不通。方用峻竣煎(经验方)：药有三棱、莪术、穿山甲、路路通、地鳖虫、夏枯草、香附、威灵仙、炙乳香、炙没药、丹参、赤芍、桂枝等。若输卵管不通加石见穿、生牡蛎；乳房胀甚加全瓜蒌、橘叶、橘核；经行不畅加益母草、失笑散。本组共有病例10个。

(4) 活血化瘀温阳补肾法：证见经行腹痛，平素小腹痛或不痛，月经先后不定期，经量多，暗红，有时腰酸，眼周发黑，苔薄质暗，舌体胖，脉细。方用冲任煎合少腹逐瘀汤加减：药有当归、川芎、香附、小茴香、龟板、鹿角粉(冲服)、党参、黄芪、熟地、菟丝子、仙灵脾、丹参、赤芍、元胡等。若月经量多加阿胶；腰酸加杜仲、桑寄生；基础体温上升不明显加肉苁蓉。本组共有病例5个。

(5) 活血化瘀化痰软坚法：证见经行腹痛，痛有定处，拒按，形体肥胖，月经超前，经色红，夹血块，有性交痛，嗜睡乏力，胸闷，白带多，苔薄质暗，脉细弦。方用肾痰丸(经验方)：药有当归、熟地、淮山药、仙灵脾、肉苁蓉、皂角刺、青礞石、黄药子、天南星、夏枯草、象贝母、山萸肉、元胡等，以后加地龙、莪术，以消阴道后穹隆的结节。本组只有一个病例。

(6) 活血化瘀逐水抗痨法：证见小腹疼痛，时有下坠感，口干不欲饮，自感内热，大便干结，月经提前，经色暗红，无血块，苔薄质红，脉细数。本组仅一例。子宫输卵管造影怀疑合并结核病变。方用加味芩部丹：药有黄芩、百部、丹参、葶苈子、车前子、猪苓、茯苓、夏枯草、芫花、生牡蛎、小金丹(吞服)。月经提前，加生地、青蒿。

(7) 补肾祛瘀法：李祥云等又认为子宫内膜异位症病机属于“肾虚血瘀”，故采用补肾祛瘀法来治疗，不仅临床症状得以改善，且受孕率显著提高，达62.39%。药用：三棱、莪术、路路通、水蛭、地鳖虫、肉苁蓉、菟丝子、仙灵脾等。

孙小茹认为子宫内膜异位症系经血瘀滞，留络不去，假血成形，遂成血瘕症积之患。治疗子宫内膜异位症立内异Ⅰ号方、内异Ⅱ号方和内异Ⅲ号方三个方剂。内异Ⅰ号方适用于痛经剧烈者。方药有炒当归、丹参、川芎、川牛膝、制香附、元胡、赤芍、血竭、制没药、苏木、失笑散；内异Ⅱ号方适用于月经过多者。方药有炒当归、丹参、赤芍、白芍、炒蒲黄、花蕊石、血竭、三七粉、怀牛膝、制香附、震灵丹。内异Ⅲ号方以化瘀消结为主。方药有炒当归、丹参、制香附、桃仁泥、川牛膝、血竭、莪术、王不留行、桂枝、炙甲片、皂角刺、地鳖虫。

王大增等应用化瘀通腑法治疗子宫内膜异位症48例，妊娠率达26.67%，方药由生大黄、鳖甲、桃仁霜等组成内异Ⅱ号丸。

张尤优等用桂枝茯苓丸加味治疗子宫内膜异位症，取得满意效果。方药组成：桂枝6 g，茯苓10 g，丹皮10 g，桃仁10 g，赤白芍各10 g，生大黄6 g，甘草6 g。水煎，分2次服。

加减：病重者加三棱 9 g，莪术 9 g，穿山甲 9 g；疼痛剧烈者加乳香 9 g，没药 9 g，路路通 12 g；子宫肌瘤者加夏枯草 15 g，牡蛎 30 g；月经不调者加当归 9 g，香附 9 g，益母草 12 g；气虚体弱者加黄芪 12 g，党参 12 g。

（四）其他保守疗法

1. *中药保留灌肠疗法* 药用三棱、莪术、苏木、蜂房、红花、皂角刺、公英。浓煎 150 ml。用小儿肛管插入肛门 15 cm 深处，每晚排便后，将药液灌入肛门内保留。该法在月经期停用。

2. *丹参注射液静脉滴注法* 用低分子右旋糖酐 500 ml 加丹参注射液 20 ml 静脉滴注，每日 1 次，14 天为 1 个疗程。经行时停用，以防月经过多。

3. *中药离子透入法* 用灌肠之中药煎汁，倒入棉垫上，贴敷在两侧下腹部，用离子透入仪进行治疗。

4. *棉酚治疗* 棉酚是我国研究用于男性避孕的药物，因其有直接抑制卵巢和子宫内膜的作用而试用于子宫内膜异位症，取得类似丹那唑的疗效。但由于观察时间短，药物本身又有一定的不良反应，目前治疗范围只限于中年以上的患者，无法评价其改善生育功能的效果。但棉酚价廉，来源充足，能否成为发展中国家的"丹那唑"，有待于更多的临床探讨。

韩美林报道应用棉酚治疗子宫内膜异位症 44 例，治疗后 83％引起闭经，17％经量显著减少，痛经和病灶触痛全部消失或减轻。其治疗剂量为每次 20 mg，每日 2 次；20 天后改为 40 mg/次，每周 2 次；症状开始减轻时，剂量再减至 20 mg/次，每周 2 次；明显见效或闭经后 20 mg/次，每周 1 次，维持治疗 5～6 个月。棉酚治疗最严重的不良反应是血钾降低，故服药期间必须补钾。有人认为，如每天剂量控制在 20 mg 以下，一般较为安全。

5. *雷公藤治疗* 雷公藤俗名黄藤，其雷公藤二萜内脂具有细胞毒作用和皮质激素等免疫抑制作用。对子宫内膜也有抑制作用。陈德甫等报道其疗效不亚于丹那唑。用法：每日 30 mg，分 3 次口服，服药时间 6 个月。

（五）手术治疗 自从 20 世纪 50 年代开始有特效药物丹那唑后，人们曾一度认为手术有可能被非手术方法所代替。但近年来，大量的报道证明，手术仍是一种主要的治疗手段。

1. *根治性手术* 指手术时不考虑保存患者的生育功能而言，因此，所谓"根治"，只是相对性的。根据北京协和医院的资料，切除双侧卵巢，可彻底治愈，保留部分卵巢、切除子宫后复发率为 20％，而保留子宫和卵巢的复发率高达 50％以上。这种方法不适用于治疗内膜异位症引起的不育。

2. *保守性手术* 目的是在于通过手术尽可能为患者保存并改善生育功能，包括切除或烧灼一切异位症的病变。有时双侧卵巢大巧克力囊肿并广泛粘连，经细心分离可完全剥除。手术中若剩下一小块甚至一薄片卵巢皮，亦可维持性腺功能和生育机会。因此，手术中应将一切粘连分离，尽可能以浆膜或腹膜覆盖所有粗糙面，并将子宫悬吊，方可预防术后复发时子宫后倾与后壁和直肠的粘连。术中尚需保留部分卵巢，以维持其性腺功能和生育功能。

保守性手术被认为是改善受孕功能的最好方法，其效果优于孕激素和丹那唑，应单独应用，术后妊娠率可达 50％以上。近年由于显微外科手术的发展，效果明显提高。最近，Buttram 用单纯手术治疗重、中、轻患者，术后受孕率分别为 49％、56％和 75％。

保守性手术的最大问题在于术后复发，其中部分病例仍需再次手术。北京协和医院 37 例患者在随诊中有 54％复发，8％因肿物增大明显而再次手术切除。

（六）治疗方法的选择 需从患者的年龄、病情轻重和对生育的要求考虑选择治疗方法。中年以上已有子女的患者主要是手术切除病灶和子宫。年龄在45岁以下,至少保留一侧卵巢,术后应用半年孕激素以减少复发。年轻而又渴望生育的患者,则需根据具体情况制定治疗方案。轻型者,可先试用孕激素药物治疗6个月至一年,有条件可在腹腔镜下行盆腔病变烧灼术或激光治疗。如经以上治疗不能受孕,或盆腔病变较重,特别是合并卵巢巧克力囊肿直径3 cm以上时,则需行保守性手术治疗。有资料证明,术前应用丹那唑2～3个月,与单纯手术比较,可提高中、重度病例术后受孕率10%～15%。术后则多数主张尽早使患者受孕,可应用克罗米芬治疗。手术未能完全切除的病变,则可能造成排卵抑制,推迟妊娠时间,反使受孕率下降。

第五节　子宫腺肌病

子宫腺肌病是一种较常见的妇科疾病。据报道在手术切除的子宫标本中6%～40%有子宫腺肌病,多发生在35～45岁的中年妇女。过去曾称之为内在性子宫内膜异位症。近年研究认为是由于子宫内膜的腺体与间质侵入子宫肌层生长所引起的一种良性疾病。

一、病因病理

子宫内膜与其他器官的黏膜一样,都是向空腔面生长,子宫肌层有抵抗内膜入侵的能力。多次分娩、人工流产刮宫术、宫腔内感染,破坏了子宫肌层的防御能力,使基底层子宫内膜得以侵入肌层而生长。

子宫腺肌病可分为弥漫型和局限型两种类型。弥散型子宫腺肌病,子宫呈均匀性增大,但一般不超过3个月妊娠大。病灶边界不清,无包膜。增厚的肌壁中可见小的腔隙,直径多在5 mm以内。腔隙内常有暗红色的陈旧性积血;局限型子宫腺肌病,其子宫内膜在肌层内呈局灶性浸润生长,形成结节,但无包膜。结节内也可见陈旧性出血的小腔隙。

镜下见子宫肌层内有呈岛状分布的子宫内膜腺体与间质。子宫内膜侵入肌层的深度不一,严重者可达肌层全层,甚至穿透子宫浆膜。一般认为病灶中的内膜为内膜的基底层,故而对孕激素不敏感。

二、临床表现

(一) 痛经　约80%的患者有痛经,并呈进行加重。这是由于月经期病灶中的内膜出血,刺激了子宫平滑肌,从而产生痉挛性收缩。病灶越广泛,痛经的程度越严重。

(二) 月经量增多　多数患者表现为月经量增多,经期延长或月经紊乱。这是由于子宫肌层中的病灶干扰了子宫正常的收缩止血功能。

(三) 子宫增大　患者的子宫往往呈均匀性增大,质地较硬,活动良好,妇科检查时可出现小腹压痛。

(四) 不孕　若病灶广泛,痛经明显者多有不孕。

三、诊断

凡出现痛经并呈进行性加重,同时经量多,妇科检查子宫增大且质地硬 时,应考虑子宫腺肌病。

B超检查可发现子宫增大，肌壁增厚，且回声不均，无边界；血清 CA_{125} 水平往往升高。B超下双氧水声学造影术可协助诊断。当宫腔注入双氧水后，B超下可见宫腔中的强回声带向宫壁中弥散，呈树枝状或斑点状强回声。这是由于肌层中的病灶，常有小的腔隙通向宫腔所引起。据报道这种方法诊断子宫腺肌病敏感性为77%，特异性为100%。

四、治疗

症状较为严重，病灶又广泛，且无生育要求者可行子宫次全切除或子宫全切除术。

年轻合并不育的妇女，若病灶局限，可考虑作病灶切除，对那些可疑病灶可用电凝器烧灼。

痛经可采用消炎痛对症治疗。

中药可选用三金片或桂枝茯苓丸治之。

第六节 子宫内粘连所致不育

子宫内粘连(intrauterineadhesion，简称 IUA)是由于子宫壁粘连使宫腔部分或全部闭锁，或宫颈内口粘连，而导致月经异常，常表现为闭经或月经过少，不育，习惯性流产或产科并发症，亦称为 Asherman 综合征。又因多数系创伤所致，亦有称为创伤性闭经(travmatic amenorrhea)的。

Fritsch H. 在 1894 年首先报道此症，叙述了一例产后 24 天因流血刮宫后继发闭经。以后陆续有人报道。Asherman JG 于 1948 年指出这一疾病包括宫颈内口和宫腔两部分的粘连，或宫腔内的纤维化，并描写了症状，X 线图像，并对病因进行了探讨。

IUA 的发病率很难确定。因为涉及到 IUA 的诊断标准、患者的感受和要求、医生的警惕性和诊断水平、刮宫时医生手术操作的情况以及在某一妇女人群如何进行调查等。

一、病因

目前对 IUA 的病因仍然有争论，主要有以下几种观点。

(一) 创伤 任何损伤子宫内膜的因素均可导致 IUA。妊娠时由于激素作用使子宫变软；宫腔内手术操作更易患病；分娩后 1～4 周内因产后出血行刮宫更容易造成 IUA，可能因此时子宫内膜正处于再生时期，现在，国际上以人工流产终止妊娠仍然是广泛采用的措施，这就大大增加了妊娠子宫创伤后发生 IUA 的可能性。人工流产使子宫内膜基底层裸露，刮宫不全残留的绒毛蜕变纤维化，或过期流产胎盘滞留使成纤维细胞活动增加，除去胎盘后而易粘连，葡萄胎时反复多次的刮宫等，均使妊娠子宫可能发生 IUA。在非孕子宫时做宫颈管手术或肌瘤摘除术等，亦可造成子宫内粘连。刮宫次数多少、负压吸引力大小及手术者技术娴熟与否等与 IUA 发病之间的关系尚不能肯定。刘淑文对 133 例人工流产后引起闭经和月经过少的患者，通过宫腔镜检查和血清内分泌激素测定探讨其原因。结果发现：宫腔内口粘连 15 例；宫腔粘连 39 例；宫腔瘢痕 17 例，占 54.1%。并指出这是因为人工流产时不按常规操作引起：① 吸头刮匙反复进出宫口；② 吸宫时负压过高，时间过长；③ 吸刮过度损伤子宫内膜等因素造成。

（二）子宫内膜再生障碍　Polishuk WZ 提出刮宫后内膜修复过程可能有一时性纤维组织增生过长，如不能被内膜上皮细胞分泌的胶原素所溶解，胶原纤维细胞的增长超过内膜的再生，使宫腔纤维化和粘连，在动物实验中已得到证实；又通过子宫造影术观察，IUA 患者子宫肌层血管比对照组明显减少，可能与过期流产者凝血机制有变化，使血管内凝血，血栓形成致血管闭塞有关。

（三）神经反射　Asherman 提出，刮宫时刺激，使子宫颈内口受创伤，该处黏膜中有丰富的神经元，通过交感神经和脊髓神经反射，峡部的环形肌痉挛收缩、粘连、闭经而宫腔积血很少或无。Toaff R 支持这一观点，并进一步证实宫颈内口是一个特殊区域，该处黏膜中有大量高度分化的感觉神经小体，通过内脏神经反射，先使内膜表面血流减少，继而营养障碍使内膜对性激素反应不良，但这一状态是可逆的，如用探针经宫颈内口入宫腔，宫颈内口粘连即消失，月经可恢复正常。

（四）感染　Rabau 等提出 IUA 患者有子宫内膜炎和输卵管炎，故感染是其原因。但不少学者有异议，Polishuk 观察了剖腹产后子宫内膜，未找到 IUA 合并炎症的证据。

（五）其他　结核是非孕子宫造成 IUA 的原因之一。可致原发性或继发性闭经。有的患者合并有垂体功能减退或卵巢功能障碍。亦有与个体素质有关的。有人仅刮宫一次即患 IUA，而多数人有两次以上刮宫却安然无恙。

二、病理

子宫内粘连患者的子宫内膜刮出阳性率可在 25%～92%范围，病理学检查除子宫内膜外，尚有纤维组织、平滑肌及蜕变的绒毛。Moyet 见到粘连的内膜中有钙化体。Asherman 描述了在同一内膜组织中可见增生、分泌及萎缩的组织图像(称为“多彩性”)。内膜组织中亦有浆细胞和淋巴细胞浸润，Yaffe 观察到纤维组织大量侵入肌层，当整个宫腔充斥了结缔组织时亦可能有宫腔存在，无粘连，但已全部硬化。

三、临床表现

月经紊乱和不育是主要症状。宫内粘连面积大者，月经过少更为明显，宫颈内口粘连者有闭经。宫腔无积血或少许积血，部分人有周期性腹痛。生育力下降，甚至不育，反复流产、死胎、早产及胎盘植入或胎盘前置，卵巢功能低下，无排卵或卵泡期长，亦有伴泌乳症。有子宫内膜异位时，盆腔检查可有附件压痛或子宫压痛。子宫输卵管造影见宫腔内有充盈缺损，宫腔变形扭曲，输卵管大多正常。子宫内膜纤维硬化者，子宫造影时无充盈缺损，显示宫腔不规则，边缘僵直。宫腔镜检查可见薄层子宫内膜上有丝状纤维粘连，结缔组织与相邻内膜形成明显的对比。

四、诊断

详细询问病史，如有流产、手术、刮宫史出现月经紊乱、月经量过少，以致闭经者应高度怀疑 IUA 的可能，亦可作试验性治疗，给予雌激素、孕激素周期性治疗，如无撤药性出血或仅为点滴出血，应高度怀疑 IUA 的可能。进一步作子宫输卵管造影或宫腔镜检查，可明确诊断(图Ⅱ-28)。

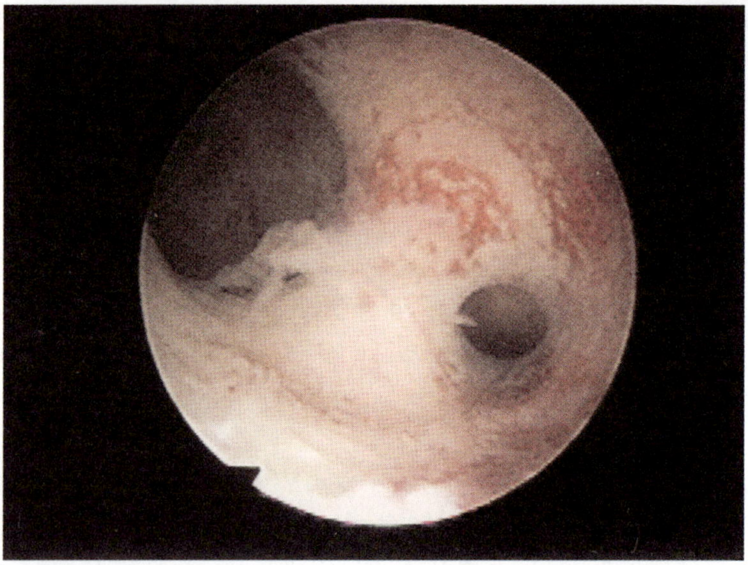

图Ⅱ-28 子宫内粘连

五、治疗

（一）手术分离宫腔粘连 一般与宫腔镜检查同时进行，可做扇形钝性分离，也可用微型剪作锐性分离。术毕放置“Y”形宫内节育器，4～8 周后取出，或放 Foley 尿管，3～5 天后取出。术后用雌激素、孕激素行周期性治疗 3 个月，以助长子宫内膜的生长。一般不主张手术前后用抗生素。

如子宫颈内口粘连，应以宫腔探针探查并分离粘连，分离困难者可在麻醉下进行。术毕用碘伏纱条置于内口 48 小时，防止再粘连。

（二）西药治疗 宫腔灌注法，可合并宫内分离术后进行，亦可用宫腔探针稍作分离后进行。药物由胰蛋白酶 500 U(或 γ-糜蛋白酶 4 000 U)、地塞米松 5 mg、2%普鲁卡因 4 ml 加生理盐水至 20 ml，宫腔内灌注，每周 2～3 次。

（三）中药治疗 中医认为本症多因经期、产后余血未尽继而内伤外感，气血不调，宿血停滞，凝结成瘀，不能摄精成孕。治则为活血化瘀，清热解毒。于经期服药，促进子宫内膜正常脱落与新生，改善宫腔内环境，以利孕卵着床，方用少腹逐瘀汤加减，药有当归、桃仁、红花、赤芍、柴胡、丹参、小茴香、川楝子、延胡、川芎、炒灵脂、蒲公英、银花。

六、预后

有学者报道 IUA 不经治疗可自然恢复月经及生育力。绝大多数患者经治疗后可恢复月经，但不一定均能恢复生育力。部分患者可反复粘连，并将宫内节育器粘连于宫腔内。IUA 患者治疗后月经恢复占 80%～100%，妊娠率为 41%～71%，其中 69%～78%可足月分娩，得到活婴。但妊娠潜在着高危因素，如胎盘植入发生率达 8%～13%，流产率高达 40%，还有部分妊娠发生前置胎盘与死胎。

第七节　子宫内膜炎所致不育

结核性子宫内膜炎主要继发于输卵管结核。非结核性子宫内膜炎亦是引起不育症的原因之一。据统计,对不育妇女进行子宫内膜活检,其内膜炎发生率达 9.4%左右。

一、病因病理

引起子宫内膜炎的感染途径有分娩或流产后、性交及各种不育症检查和人工授精等操作所引起的医源性交叉感染。

感染菌种最常见的是葡萄球菌,其次是大肠杆菌。近年研究,认为支原体感染与不育关系极为密切。另外,淋球菌的感染近几年呈上升趋势,已引起医学界的高度重视。

引起子宫内膜炎的另一个原因是宫颈管狭窄或闭锁,导致宫腔引流不畅,亦易发生慢性子宫内膜炎。

一般炎性子宫内膜内,浆细胞反应持续存在数周,亦有随月经内膜剥落而痊愈。近年随镜检和组织化学研究的发展,已明确子宫内膜中含有大量与孕卵种植有关的酶。局限性子宫内膜炎是否妨碍正常的孕卵着床,目前尚未明确,但从对不育妇女子宫内膜活检中发现,9.4%有炎症反应,应予重视,并给予恰当治疗。

二、诊断

子宫内膜炎患者常见症状为白带增多,下腹疼痛,腰酸,确定诊断必须依靠子宫内膜活组织检查,最好做宫颈黏液的细菌培养和药敏试验,以明确感染的菌种和敏感抗生素。据报道,子宫内的菌属与宫颈内的菌种是一致的。

三、治疗

子宫内膜炎治疗主要依靠有效敏感的抗生素,一般首选庆大霉素和甲硝唑联合治疗。特别是淋球菌感染与支原体感染,必须坚持夫妇双方同时治疗。

中医认为子宫内膜炎多因经期摄生不慎,邪毒侵入胞宫,气血失调,湿热蕴结不孕,治宜清热化湿,解毒消瘀。方用清热化瘀汤(经验方):药有当归、川芎、赤芍、香附、薏仁、枳壳、木香、莪术、桃仁、银花、红藤、连翘、甘草。

第八节　子宫内膜功能不全所致不育

子宫内膜功能不全妨碍了孕卵的着床而致不育。子宫内膜功能不全可分为子宫内膜萎缩、子宫内膜增生过长及黄体期子宫内膜功能不全。

一、病因病理

(一) 子宫内膜萎缩　是因卵巢无足够的雌激素生成,或子宫内膜缺乏对雌激素的反应。病理见内膜腺体和间质未发育和增生。子宫内膜腺上皮细胞不分裂,腺体由单层细胞组成,腺体直而腔狭小,内膜间质为粗糙的网状结构,间质细胞少,细胞间隙大。

子宫内膜萎缩可见于垂体前叶功能减退症。如西蒙(Simmonds)病、席汉综合征,产后泌乳-闭经(chiari-fro-mmel)综合征,非产后泌乳-闭经(argonz-delcastillo)综合征和卵巢发育不良症。

(二)子宫内膜增生过长 是由于过高雌激素连续几个月的刺激,使内膜产生囊状增生。这类增生可见于任何年龄的妇女,但以青春期和绝经期较多见。此症多见于多囊卵巢综合征、肾上腺皮质增生、卵巢颗粒细胞瘤、单纯卵巢囊肿和长期应用雌激素的妇女。病理见内膜呈瑞士干酪样组织,腺体无分泌现象。

(三)黄体期子宫内膜功能不全 这类患者有排卵,亦能正常受精,但由于受精卵着床部位的子宫内膜发育和功能不全,以致不能受孕。在正常的月经周期中,子宫内膜伴有相应的周期性变化,如果子宫内膜的逐日变化与月经周期的时间顺序不协调,则引起不育。黄体期内膜功能不全的原因可能为下丘脑所释放的黄体生成激素释放激素(LH-RH)分泌异常,致使垂体分泌促黄体生成激素(LH)异常。亦可能因为卵巢对LH不敏感而合成、分泌孕酮不足。此外,亦有因黄体功能正常,而子宫内膜对孕酮反应不敏感引起。据报道,在黄体功能不全的不育妇女中,基础体温高温期在正常范围内者占28.8%,故不宜将黄体期子宫内膜功能不全与黄体功能不全混为一谈。

有人研究发现子宫内膜功能不全的不育妇女的子宫内膜中糖原含量较低,碱性磷酸酶活性和糖原含量比例失调。因此,对影响孕卵着床和正常着床的子宫内膜生化代谢的基础研究有待进一步深入。

二、诊断

这类患者常表现为月经紊乱、闭经,如没有撤药性出血,应考虑属子宫性闭经,对此类患者必须做子宫内膜活检,分别在增生期和分泌中晚期进行。在检查中,应注意腺体与间质的发育是否同步。另外,还可以在做子宫内膜活检的同时,与测定基础体温相对照,假如子宫内膜组织像的逐日变化与测定基础体温推算的月经周期时序相差2天以上,则提示可能为子宫内膜功能不全。为明确病因还需做血清放射免疫检查,测定LH、FSH、T、P、E_2、F(皮质醇)。

三、治疗

雌激素分泌过多引起的子宫内膜增生过长,可给予皮质激素治疗,用泼尼松10 mg,每日1次。

激素补偿疗法即雌激素、孕激素人工周期疗法。对于单纯孕激素不足的患者,可在黄体期给予适量的孕激素补偿治疗。合成的孕激素具有促使内膜间质水肿作用,添加小量雌激素可减轻此反应,一般主张在排卵后4～5天开始给药,连用7天。

黄体功能刺激疗法是应用绒毛膜促性腺激素(HCG),于排卵后,每天或隔日注射HCG 1 000～2 000 U,共5次;利用激素治疗的反跳现象,在月经周期第6～7天,1次注射戊酸雌二醇10 mg,可改善下次月经周期的BBT高温期黄体功能。

由垂体或卵巢病变引起的子宫内膜功能不全,必须对因治疗(见第二编第五章、第六章)。

中医认为,肝血不足,肾精亏损,冲任空虚则不能受孕。《济阴纲目·求子门》曰:“求子贵养精血。”治宜“益肝肾补精血”。方用当归地黄饮加减。

(陈利生 陈守信 倪雅莲)

第十一章
输卵管疾病所致女性不育

输卵管摄取从卵巢排出的成熟卵。输卵管壶腹部是受精部位,并为受精卵的分裂、分化提供适宜的环境,输卵管将孕卵输送到宫腔。因此,输卵管的器质性病变或支配输卵管的植物神经功能发生障碍,或内分泌功能失调,都可能影响正常的受孕。据报道输卵管性不育占不育妇女的30%左右。

引起不育的输卵管疾病有先天性输卵管发育不良、功能性输卵管痉挛、炎症性输卵管阻塞。输卵管病变引起的不育,如不予积极治疗,很难自愈并怀孕。因此临床上疑为输卵管性不育者应积极检查,及早治疗。

第一节　输卵管发育不良所致不育

一、病因病理

输卵管发育不良如先天性输卵管峡部缺损,可能系患者于胚胎早期输卵管扭转后闭塞萎缩所致;先天性输卵管逶迤扭曲或螺旋状的输卵管易导致不育;发育不良的输卵管,其肌层菲薄、纤细,不利于受精卵的运送,易发生宫外孕;输卵管息肉往往使输卵管阻塞,导致不育。

二、诊断

上述疾病依靠输卵管碘油造影能确诊,一般无明显的临床表现,因此,凡不明原因的不育症患者,应尽早做输卵管碘油造影检查。

三、治疗

输卵管息肉需做患侧输卵管部分切除,并作端-端吻合术。

(一)手术适应证　除输卵管息肉为本手术适应证外,还有输卵管憩室、单纯性输卵管狭窄、单纯性输卵管壶腹部闭锁、经输卵管结扎绝育后要求复孕者。

若仅是管道机械的中断,无炎症发生,加之手术时吻合正确,预后往往良好。如为病理性输卵管闭锁,很少只累及一小段输卵管,其手术效果差,且并发症多,宫外孕发生率高,临床上一般不选用此种复孕术。单纯性输卵管息肉或憩室是本手术的最好适应证。

(二)术前准备　同其他复孕术。

(三)手术方法　常规消毒腹部。剖腹后,先检查病变部位及双侧输卵管有无炎症粘连及盆腔状况,以决定是否需要附加其他手术。然后提起输卵管,在需切除的输卵管部位系膜下,注入生理盐水或0.5%普鲁卡因溶液,使系膜与输卵管分离。切开系膜后充分分离,以使输卵管吻合后在包盖输卵管时无张力。切除息肉或憩室部分。切除的输卵管断面,一般与输卵管长轴垂直,亦有主张做斜形切除,以增加吻合后管腔的口径,有利于放置输卵管内支架，若切除的输卵管创面有渗血，可令助手以拇、示指稍压迫系膜血管止血，并用注射器将生理盐水喷注创面，使手术视野清晰，同时应避免用纱布等粗糙物擦血，以尽量减少对组织的损伤。在作吻合的输卵管两断面处游离 0.5 cm，然后以 5/0 细肠线做端-端缝合。放置输卵管内支架。关于探寻输卵管管腔和使用内支架问题，可按吻合部位输卵管腔大小选用以下方法。

辨明管腔后，拉直输卵管近侧段，再将直径 0.5 mm、长 60～70 cm 的聚乙烯细管渐渐插入宫腔，另一端引出达伞部。如遇宫角插入困难者，在导管中注入少量生理盐水，即能滑入宫腔。插入的聚乙烯细管盘居于宫腔中，放置 2、3 个月后，以取环钩取出，亦有部分患者，经 1、2 次月经后自行排出。此法可防治输卵管狭窄。

用马尾丝或尼龙线插入输卵管管腔内作为内支架，但此类材料太细，易过早滑脱。

用 1 号或 2 号肠线，不经盐水浸泡，插入两侧断端，支撑输卵管，一端伸至宫角 1 cm，或不插入宫腔，另一端露于伞端外 1～2 cm，其余剪除。此法优点是操作简便，不易滑脱，不需做腹壁固定，缺点是羊肠线刺激较大，吸收较缓慢。

用 1.2～2.0 mm 直径的中空聚乙烯导管或硬膜外导管。由于管径较粗，多用于壶腹部吻合术，由伞部引出的导管经前腹壁引出，固定于腹壁皮外，术后 1～2 周拔管。此法优点是可预防因伞部下垂而引起粘连。缺点是影响术后早期起床活动和易发生感染。

术时应尽量避免伤及系膜血管，勿挤压组织。吻合术后将切开的系膜以细丝线做横形间断缝合。现今多数学者认为术中放置输卵管内支架可损伤输卵管内膜，因而大多不用。目前不少学者主张早期输卵管通液，即术后第 1 天用抗生素、地塞米松、非那根作输卵管通液治疗，每天 1 次，连用 7 天。以后酌情延长通液间隔时间。

第二节　慢性输卵管炎所致不育

一、病因

输卵管性不育的原因很多，感染是最常见的原因。感染引起输卵管内膜炎症破坏，不仅使输卵管堵塞，而且形成瘢痕，使输卵管壁僵硬和输卵管周围粘连，输卵管扭曲，改变其与卵巢的正常的解剖关系，影响输卵管的拾卵。凡患输卵管炎，引起输卵管阻塞的概率为 13%～75%。

输卵管炎是一种上行性感染，常发生在不洁性交、产褥期或流产后、刮宫或使用宫内节育器。常见的病原体有需氧菌(如葡萄球菌、大肠杆菌)、厌氧菌、沙眼衣原体、淋病双球菌、支原体、结核杆菌等。盆腔感染多为厌氧和需氧菌并存，或多种厌氧菌混合感染所致。淋病双球菌、沙眼衣原体、支原体是由性传播的病原体，淋病双球菌所致的感染，其特点是侵袭黏膜，以生殖、泌尿系统的柱状上皮和移行上皮为主。有研究指出，人的输卵管黏膜似为淋球菌高度特异的受体。淋球菌可吸附于精子，性交时带到输卵管引起急性炎症改变。近年来西方国家女性衣原体(Ct)感染的发病率已超过淋病，据国外报道，不育症患者生殖道衣原体感染为 24%～31%。Ct 感染的特点为感染率高，所致盆腔炎的症状和体征较其他病原体轻，但对输卵管的损害非常严重。Ct 引起的无症状性输卵管炎占输卵管性不育的大部分。据报道 50%的输卵管阻塞的不育妇女，既往无明显盆腔炎病史，而血清学检查证实有 Ct 感染。Lucisano 研究发现输卵管为 Ct 感染的高发部位，病原体持续存在于输卵管上，引起长期反复地感染，导致输卵管黏膜损害，甚至阻塞而引起不育。支原体感染也可引起输卵管上皮的损害、炎症，导致不育。但 WHO 编著的《不育夫妇标准检查与诊断手册》中提出，在男女双方不育中，支原体是非决定性的，在诊断分类中不需包括寻找支原体，主要检查 Ct 和淋球菌。另外，结核菌感染亦可侵犯输卵管，但大部分患者通过血行播散引起。据报道大约 2/3 盆腔结核妇女，同时存在浸润性肺结核，仅有 1/3 盆腔结核单独存在。而输卵管结核占女性生殖器结核的 85%～95%。

二、病理

慢性输卵管炎在病理上可分为萎缩型和肥大型。萎缩型的特点是输卵管萎缩，呈坚实的细索状。切片显示输卵管壁纤维化，黏膜皱襞显著减少，甚至消失，上皮扁平，纤毛细胞极少，因此严重影响了输卵管的输送功能。萎缩型在临床上少见，且患者多无自觉症状。肥大型极为常见，普遍认为有以下几种不同形式。

（一）慢性间质性输卵管炎　慢性间质性输卵管炎临床上较为多见，又称单纯肥大型输卵管炎，表现为输卵管不同程度的增粗肥大，但管径增粗并非因管腔内积液，而是由于管壁肥厚的结果。伞端多内翻闭锁而呈杵状指样，或见少部分残留的伞部。输卵管蜷曲，并常与卵巢及阔韧带后叶粘连在一起，不易分离，这就影响了输卵管对卵子的摄取，阻碍卵子与精子的结合。输卵管邻近的黏膜皱襞有时相互粘连，严重者可能融合在一起，以致在输卵管横切面中出现腺样排列，故有人称之为“慢性囊性输卵管炎”。由于慢性炎症多次急性复发，在腺样排列的基础上，还可能出现假乳头型。

（二）峡部结节性输卵管炎　其特点为输卵管峡部肌层肥厚，肌层中有输卵管黏膜腺上皮岛浸润。此病发病机制仍有争议。有人认为是一种输卵管腺肌病，有人发现输卵管黏膜与此腺上皮岛相连，因而是一种输卵管内膜憩室症。Novak 则认为此病乃慢性间质性输卵管炎残留的后果。输卵管峡部因肌层肥厚而增粗，且在肌层中散布有数个黄色或棕色的坚实结节，直径 1～2 cm。结节的存在使输卵管管腔被分割成许多小的管道，严重者形成腺样改变，以致找不到原有的管腔，影响输卵管的通畅。

（三）输卵管积液　输卵管积液的发病机制尚不清楚。有人认为是由输卵管积脓的脓性渗出物被吸收后残留的液体所形成的。大多数人则认为是由毒性较低的细菌上行性感染所致。细菌主要感染输卵管黏膜，当伞部黏膜因炎症粘连闭锁后，积聚在管腔内的漏出液和渗出液逐渐增多，形成输卵管积液。

输卵管积液的管壁外表平滑，壁薄而透明，管内含有大量浆液性透明液体，伞部内翻，伞端开口完全闭塞而引起不育。

（四）滤泡性输卵管炎　急性炎症消退后，管腔内遗留的纤维素未能被溶解吸收，使黏膜互相粘连、机化，形成多数大小不等的囊性腔隙，呈滤泡状。黏膜内可见淋巴细胞和浆细胞浸润。

（五）结核性输卵管炎　结核性输卵管炎约占慢性输卵管炎的 10%左右，此病往往是继发于体内其他部位的结核，如肺结核、腹膜结核、肾结核等。输卵管结核的感染途径有血行感染、经腹膜直接蔓延、经腹腔内淋巴结逆行传播和经阴道上行直接感染。其中以血行感染为最多，经腹膜直接蔓延次之，上行感染则极为罕见。

早期结核性输卵管炎的外观与其他慢性输卵管炎相似，随着病情发展，一般可分为下列几种类型。

1. 溃疡干酪型 输卵管红肿增粗，管径扩大，伞端封闭。管腔内充满或仅节段有灰黄色黏稠的干酪样物质。

2. 粟粒结节型 输卵管充血水肿，与周围器官有紧密粘连。输卵管浆膜层散布有大量粟粒状灰白色结节。有时盆腔腹膜、肠管表面及卵巢表面均有类似结节，并可能合并有腹水。

3. 单纯肥大型 输卵管增粗肥大，与一般非结核性慢性间质性输卵管炎相似，但伞端常向外翻出而呈烟斗嘴状。

4. 峡部结节型 输卵管僵直变粗，峡部有多个结节隆起。

(六) 异物肉芽肿型输卵管炎 可能引起输卵管肉芽肿的异物很多，包括子宫-输卵管造影时所用的碘油、阴道润滑剂，甚至精子等。异物周围病变区含有多核巨细胞、类上皮细胞、淋巴细胞及浆细胞等，严重者可引起输卵管阻塞。

三、诊断

临床上表现为下腹隐痛、腰痛或月经异常，但有不少患者除不孕外，并无任何自觉症状。诊断需依靠输卵管通畅试验。

检查输卵管通畅与否的方法很多，传统的方法有输卵管通气(液)术。这两种检查方法具有较大的主观性和盲目性，难以对输卵管形态、功能作出较为正确的判断，现已很少应用，但由于方法简单，可在基层医院作为筛选试验。

(一) 子宫-输卵管造影检查 造影方法如前述(第一编第六章)。

正常的子宫输卵管造影像显示子宫呈顶尖倒立的等腰三角形，双侧输卵管峡部自左右子宫角处呈弧形细线状柔和地伸出，渐移行于输卵管壶腹部和伞部。

异常的输卵管显影像表现为输卵管闭锁、僵直、花蕾状、腊肠形(输卵管壶腹部闭锁)或断续状等(图Ⅱ-29)。

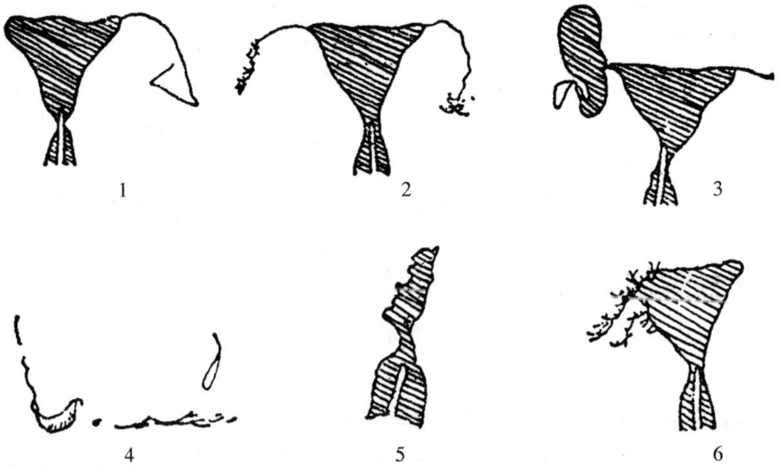

图Ⅱ-29 子宫输卵管造影异常图像

1. 右输卵管闭锁呈绣针状 2. 左输卵管呈菊花蕾样 3. 右侧输卵管呈烧瓶状，左侧在峡部闭锁 4. 输卵管闭锁端呈棒棍形 5. 子宫内膜不规则萎缩，宫颈呈羽毛状扩大 6. 子宫脉管像子宫角部有时出现截断的征象，可能系间质部痉挛所致。若24小时后摄片，在伞部或输卵管腔内显示有造影剂残留，应疑为输卵管伞端或输卵管周围粘连，若在进入子宫角的输卵管周围有造影剂滞积呈小斑点样，可作为诊断结节型峡部输卵管炎的依据。造影时，一般应用碘油作造影剂，24小时后X线平片显示造影剂在盆腔中呈正常形态的散布，如造影时输卵管呈充盈，而24小时后摄片仅在两输卵管远端有两个结节状阴影，腹腔内却无造影剂溢入，则预后很差。

在判断造影结果时，还应特别注意子宫位置、大小，宫腔有无变形，边缘有无不整齐或不规则，有无充盈缺损，造影剂有无进入血管，及宫颈管扩大或呈羽毛状皱褶等征象。

生殖道结核在X线造影时出现比较可靠的征象是盆腔平片中有多数钙化点；输卵管伞部阻塞并伴有碘油进入输卵管间质中形成溃疡或瘘管等灌注缺陷；输卵管有多处呈念珠状狭窄；子宫腔重度狭窄或畸形，碘油进入淋巴管、血管或间质，并伴有子宫腔不规则狭窄和变形。有人曾分析292例女性生殖器结核患者，发现既往史和临床症状与子宫输卵管造影之间有一定的联系(表Ⅱ-11)。

表Ⅱ-11　病史与造影结果比较

分　型	子宫输卵管造影结果	病　　史
Ⅰ	1. 完全正常的通畅　2. 通畅稍有障碍	结核史多在一年以内，无特殊自觉症状，检查无明显病变
Ⅱ	1. 输卵管壶腹部有明显变化，输卵管呈菊花蕾状 2. 输卵管峡部有明显病变(输卵管似绣针状)	结核史多在2～5年，主诉不育，附件肿块不超过拇指大
Ⅲ	1. 子宫脉管像　2. 子宫萎缩像	结核史5～10年，主诉下腹疼痛，月经失调，用各种检查方法检出结核阳性率高

(二)输卵管通气试验　对诊断输卵管张力异常和痉挛有一定意义。当初次通气的曲线呈闭锁型时，应给予解痉剂，如阿托品等，15～30分钟后再作检查。亦可休息2～3天后，再重复试验，以排除输卵管痉挛。

(三)输卵管通液试验　试验方法如前述(见第一编第六章)，一般正常大小的管腔，如输卵管通畅(即使一侧通畅)便能顺利注入10 ml以上的液体而无阻力。若输卵管积水，亦可能容纳20 ml以上的液体而产生假象，故应予注意。注液速度宜缓慢，每分钟约5 ml，注压不超过33.3 kPa，注液量一般不超过25 ml。

近年来腹腔镜下输卵管染色通液术、子宫输卵管超声声学造影术和宫腔镜插管造影通液术应用较多，下面逐一介绍。

(四)腹腔镜下输卵管染色通液术　这是WHO推荐的当代女性不育常规检查中最佳手段之一。通过镜下通液试验能动态观察输卵管的通畅程度，同时也起着灌洗疏通输卵管腔的作用，有条件的还可以在诊断同时进行镜下手术治疗。

1. **操作方法**　术前准备：消毒、安置举宫器、穿刺方法同腹腔镜检查。穿刺器于脐孔下进入腹腔后，插入镜子，一边扫视，一边慢慢将镜子伸入盆腔，依次暴露并观察子宫前壁、膀胱腹膜反折，再将子宫向前侧方移动，观察左、右侧输卵管的形态，软、硬度，有无粘连和扭曲，浆膜有否充血，再观察卵巢的大小、形态和盆腔内有无子宫内膜异位病灶。观察完毕将举宫器放平，使子宫呈自然位置，往输卵管缓缓推注稀释美蓝液，检查是否通畅。

2. **结果评定**　当推液体 10 ml 后继续推注时，双侧输卵管内见蓝色液体畅流无阻，并很快从伞端涌出，显示双侧输卵管通畅；如推注液体稍有阻力，略加压后即见液体从伞端流出，输卵管外形常呈轻度扭曲，这种情况可判断为输卵管通而不畅；如推注的蓝色液体流经输卵管直达远端，再注入液体，可见伞端形成逐渐扩大的蓝色囊性积液，盆腔内无蓝色液体。这为输卵管远端阻塞；如推注阻力大，有返流，镜见子宫张力高而色泽变浅，且双侧宫角隆起呈元宝状，输卵管内无蓝色液体，为输卵管近端阻塞。

进行通液试验时，速度宜慢而用力均匀，通液量可多些，100～200 ml 均可，以达到疏通、清洗输卵管腔的治疗作用。

（五）超声声学造影术　这是在超声监视下进行通液（生理盐水）观察液体流经输卵管出现的声像变化。

1. **操作方法**　检查前膀胱必须充盈良好，术前半小时肌内注射阿托品 0.5 mg，外阴阴道常规消毒，置双腔导管。先用 B 超扫视盆腔全貌，然后注入液体，先注入 6～8 ml，观察宫腔，再注入 8～10 ml，观察输卵管通畅情况，最后注入 5 ml，使有足够的液体流入子宫直肠陷凹。注入生理盐水量可适当加大。

2. **结果评定**　如果见宫腔内形成无回声区并向双侧输卵管方向移动，液体中的气泡呈明亮的光点向输卵管方向迅速移动，达盆腔，暗区包绕宫体及附件，这为双侧输卵管通畅；若推注液体时有阻力，反复稍加压见液体流经输卵管，输卵管往往呈扭曲、扩张，子宫周围可见到液体暗区，此为输卵管通而欠畅；推注有阻力，见宫腔内暗区扩大，患者诉腹痛，子宫回声增强，呈牛角形低回声像，为输卵管近端梗阻；见输卵管扩张成囊状，子宫周围无暗区为输卵管远端梗阻。

（六）宫腔镜下输卵管插管通液造影术　在宫腔镜直视下从输卵管向宫腔的开口处插管通液造影，这是诊断和治疗输卵管间质部梗阻的可靠方法。

1. **操作方法**　术前半小时肌内注射阿托品 0.5 mg，患者取膀胱截石位，常规消毒外阴、阴道，按程序扩张宫颈管，插入宫腔镜，膨宫，在宫腔镜直视下用硬膜外麻醉导管插入输卵管向宫腔的开口处，伸入间质部 5～8 mm，推注稀释亚甲蓝液。

2. **结果评定**　若注入液体无阻力、无返流为通畅；如开始有阻力，反复多次加压推注后，无明显阻力则为通而不畅；推注有阻力，稀释亚甲蓝液从输卵管开口处返流入宫腔者为输卵管阻塞。

另外穹隆镜检查对诊断输卵管病变也很有帮助。有人曾对 278 例做造影检查，诊断输卵管通畅的不育患者，经穹隆镜检查，发现其中有 187 例双侧、91 例单侧输卵管伞部有粘连、水肿、扭曲或萎缩，考虑系伞部对卵子摄取功能发生障碍所致。此外，在造影检查为子宫角闭塞的患者中，有 25 例经穹隆镜检查证实输卵管通畅，其中有 18 例怀孕。

其他如经血的细菌培养和子宫内膜活组织检查亦常被用于输卵管炎的辅助诊断。

四、治疗

输卵管疾病引起女性不育，有的是输卵管阻塞或盆腔粘连，也有的是输卵管管腔内粘连，有的是致密粘连，也有的是疏松粘连。因此，治疗必须根据病变的性质、范围和程度选择不同的治疗方式。

（一）非手术治疗　大量的临床实践显示，通过非手术途径亦能使部分输卵管不通畅的患者得以疏通，而获得怀孕、生育。这种方法创伤小或无创伤，患者容易接受，可作为首选的治疗方法。

1. *宫腔灌注疗法*　本法一般在疏通输卵管的药液内加抗生素和清除坏死组织的蛋白水解酶及抑制炎性纤维素渗出和肉芽增生的肾上腺皮质激素等。本疗法对痉挛型和闭塞型曲线（输卵管通气曲线）的不育患者疗效仅与反复通气治疗相仿。对粘连型、狭窄型和混合型曲线的不育患者，则疗效尚佳，一般在一次通液后有 50%的患者通气试验曲线得以改善。本疗法适用于输卵管周围粘连、输卵管伞部粘连和封闭、输卵管间质部狭窄或输卵管积水的患者，亦用于结核性输卵管炎的治疗。

治疗方法同输卵管通液术。选择时间从月经净后 3～5 天开始，每周 1 次，一个月经周期共 2 次。

配方举例：以庆大霉素 8 万～16 万 U 加胰蛋白酶（或 α -糜蛋白酶 4 000 U），加地塞米松 5 mg，加 2%普鲁卡因 4 ml，生理盐水（或蒸馏水）加至 20 ml。

2. *放射介导选择性输卵管造影和疏通术*　这种方法适用于输卵管近端阻塞的不育妇女。多试用外径为 1 mm 或 1.8 mm 的 Tef'lon 导管或前端带微气囊的导管。操作方法：常规消毒外阴、阴道，用宫颈钳将宫体牵拉成中位，探针查明宫腔位置及深度，将外径为 9 F 的半韧性外套管插入宫颈内口，经外套管插入外径为 5 F，前端呈 60°弯曲的输卵管导管抵达一侧输卵管开口，然后推注 60%的泛影葡胺，可见输卵管显影至伞部并向盆腔内弥散，用同法处理对侧。若仅见部分输卵管显影或完全未显影，则将外径 0.46 mm 前端为软头的导丝从输卵导管内插入，以疏通输卵管管腔，在无明显阻力的情况下，尽量向纵深方向插，当感到阻力大时才退出，再注入造影剂观察疏通情况。若已通畅再注入注射治疗用药液（配方同宫腔灌注疗法）。

3. *宫腔镜输卵管口插管加压注液（药）术*　该方法适用于输卵管通而欠畅者，偶也用于先天性输卵管迂曲细长的不育妇女。操作方法同宫腔镜下输卵管插管通液造影术。宫腔镜可选用国产 XG－5 型或 XG－8 型固定弯宫腔镜。膨宫介质以 5%葡萄糖液为宜。直视下找到输卵管口，将外径 1.4～1.6 mm 医用塑料导管插入输卵管口 2～3 mm，先注入酚红或亚甲蓝液，试验其推注的阻力和有无染液倒流至宫腔内，然后注入治疗药液。

4. *宫腔镜直视下输卵管间质部插管疏通术*　操作方法同宫腔镜输卵管口插管加压注液术，导管选用特制的前段外径 0.5～0.8 mm、长 8～10 cm 医用塑料导管或外径 1 mm Tef'lon 导管（内含 0.48 mm 的软金属导丝），插入输卵管口内，深度不宜超过 1.5 cm。此法有发生宫角穿孔的危险，因此最好在腹腔镜或 B 超监视下进行。

5. *输卵管腔内插管疏通术*　操作方法经宫腔镜先将 1.4 mm 的外导管插入输卵管口，然后经此导管插入 0.8～1.0 mm 的内导管通过间质部，必要时再在内导管内插入 0.45 mm 外径的软金属导引丝，在腹腔镜监导下逐渐从输卵管峡部推进直达壶腹部、伞部。如在插入导丝过程中遇有阻力，可试换插入方向或取出导丝，再注入染液试其通畅度；如有管壁损伤或不全穿孔征象即应中止操作。

（二）手术治疗　传统的剖腹进行输卵管复通术仅适用于轻度输卵管炎或盆腔腹膜炎引起的输卵管腹腔口闭塞及结节型峡部输卵管炎引起的间质部和峡部闭塞的患者。且男方生育能力正常，而女方不育原因确系输卵管因素。急性、亚急性盆腔炎和急性、亚急性输卵管内膜炎、输卵管脓肿为手术禁忌证。

术前应对患者身体作全面检查，包括心、肺、肝、肾功能检查，并对输卵管的形态和功能全面了解后，根据输卵管状况和输卵管的闭锁部位、程度来决定是否手术和选择何种手术方法。例如，输卵管伞端粘连或周围粘连可选用粘连松解术；输卵管伞端闭锁或轻度积水可选用造口术；单侧输卵管间质部闭锁可用输卵管种植术；单侧输卵管峡部闭锁可选用端-端吻合术。

输卵管复通术是一种精细的整形手术，要求操作轻巧，组织损伤少，组织对合准确。用于复通术的器械，除一般妇科器械外，多采用眼科手术器械和缝针、缝线。亦有使用显微手术镜和无损伤缝针、缝线操作，使手术更精细准确。手术成功率亦明显提高。为确保手术的正确性和提高疗效，在术前、术时、术后，均应做输卵管畅通度检查。术时用于疏通和检查输卵管的方法有3种：① 自伞端插入细的外科探针进行检查(图Ⅱ-30a)；② 自伞部注入空气，如有闭锁，即见闭锁的远侧段输卵管膨胀(图Ⅱ-30b)；③ 经宫颈注射染液(亚甲蓝)法(图Ⅱ-30c)。

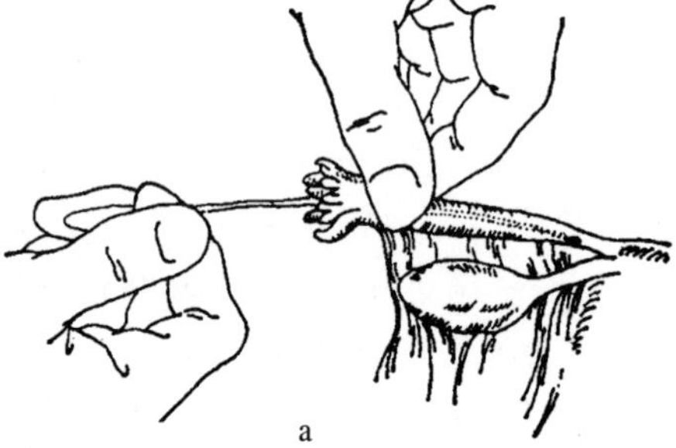

a

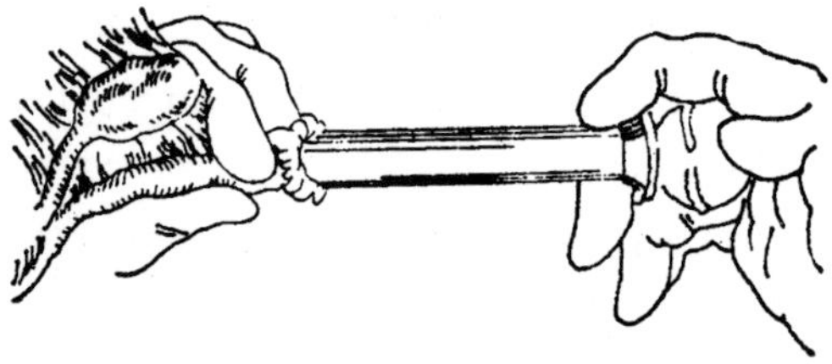

b

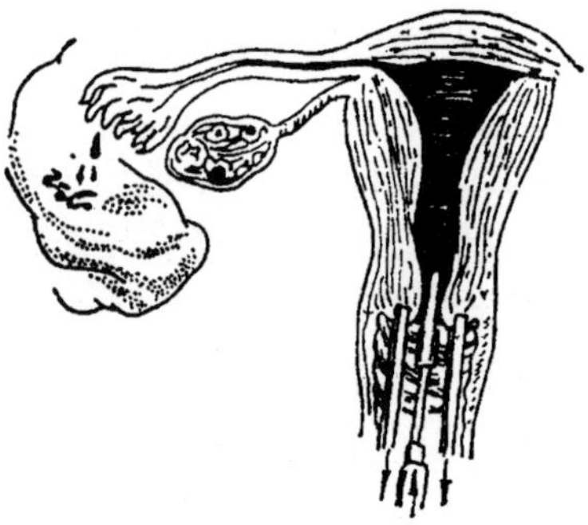

c

图Ⅱ-30 输卵管检查法

a. 伞端插入外科探针检查法 b. 伞端注气法 c. 经宫颈注入染液法

下面分别介绍几种输卵管复通术的方法。

1. **输卵管周围粘连松解术** 输卵管周围粘连松解术(salpingolysis)是将输卵管周围特别是壶腹部、伞端及卵巢周围的粘连予以松解、分离。先用弯曲的玻璃棒插于粘连带的下面将粘连带牵紧，然后用微型解剖剪切割粘连，注意不宜用手指或纱布等钝性分离粘连，以免引起过多的组织损伤(图Ⅱ-31)。粘连松解术以输卵管壶腹部和伞部完全游离、活动为目的。恢复子宫的活动度亦很重要，且对卵巢周围的粘连，甚至纤细的粘连带亦应松解，使卵巢能正常排卵。

2. **输卵管造口术** 输卵管造口术(salpingostomy)(图Ⅱ-32)适用于输卵管积水及伞端闭锁患者，其中以薄壁积水效果为佳。在做造口术前，必须先整复盆腔解剖关系接近于正常,使输卵管有充分的游离度,使其能摄取卵巢排出的卵。如有粘连应松解。并对输卵管浆膜层尽量保存,因为它对恢复输卵管的功能极为重要。

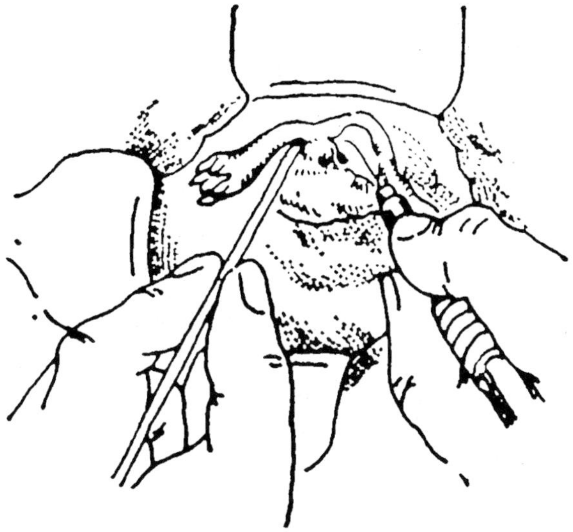

图Ⅱ-31 用弯曲的玻璃棒和电热针分解粘连

对术中暴露的输卵管应尽量用湿纱布块覆盖,并不断滴生理盐水,以免干燥。造口前,先往子宫腔注射亚甲蓝稀释液或生理盐水,以膨胀宫腔,确定输卵管最薄部位,使用Shirodkar钳或子宫肌瘤切除钳,夹住宫颈上段,然后经宫底垂直插入21号长针头进宫腔,注入染液,待手术完毕才拔去穿刺针。为使手术中血液从这小口外漏(见图Ⅱ-32,1、2),造口部位应选在输卵管的游离端,尽可能接近卵巢表面。一般常选的部位是输卵管末端的中央或近侧。用电针仔细切开输卵管积水部位的系膜或粘连带,尽量避免损伤血管(图Ⅱ-32,3),切开积水膨胀的输卵管约1 cm长,检视输卵管黏膜状况,收集输卵管液,做细菌培养,并做黏膜活检。然后,在造口部位,以电热针做放射形切口(图Ⅱ-32,4),切口尽量避开输卵管系膜上的血管,将放射形切开的黏膜外翻,间断缝合数针(用8/0号尼龙缝线),使造口形态近似于正常伞部(图Ⅱ-32,4)。对难以游离的输卵管远侧段,可沿输卵管积水长轴于积水最薄并近卵巢部位作一与其平行的直切口,并将其切口缘外翻、间断缝合几针(图Ⅱ-32,5)。这种切口的优点是干扰组织少,但出现再闭锁的机会较多。

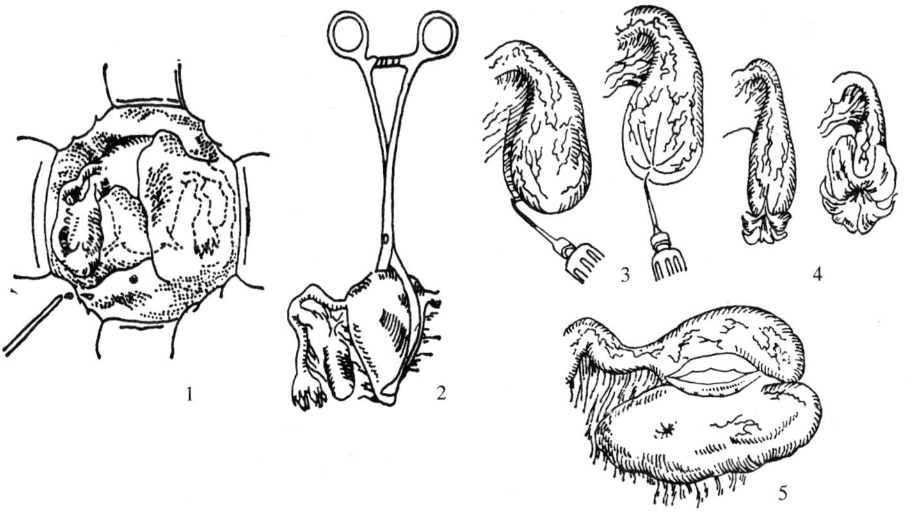

图Ⅱ-32 输卵管造口术

1. 手术结束后拔去针头 2. 术前先以特殊器械夹住子宫上端,经宫底插入21号长针头,注入染液 3、4. 用电针切开输卵管积水部位系膜 5. 输卵管造口术

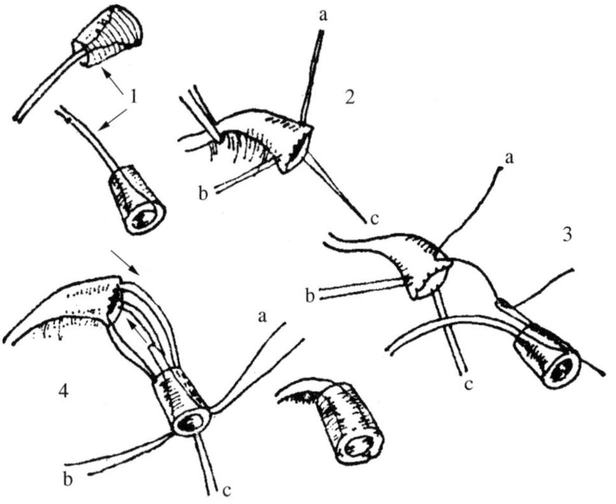

图Ⅱ-33 输卵管造口术所用的防粘连器与操作方法

1. 锥形硅胶器 2. 在4、8、12点处各拉一根细丝线 3. 将缝线分别穿入硅胶器 4. 锥形硅胶器套入输卵管内

输卵管伞端缩窄用显微手术镜和电热针一般可以松解。另一办法是以小号的 Hegar 扩张器逐渐疏通伞部开口,以分解其轻度粘连。

输卵管造口术中使用支架可防止术后粘连。Mulligan 设计了一种锥形硅胶器具(silastic hood)(图Ⅱ-33),据说用于输卵管积水效果较好。缺点是术后3个月需再次手术取出支架。Cograt 报道一种以薄硅胶制成套在造口部位的锥形支架物,一端的尼龙线插入输卵管壶腹部内,另一端经皮肤引出腹壁,此物可遮盖造口的粗糙黏膜,防止术后粘连。术后10天,将引出腹壁外的尼龙线牵出,以避免二次手术(图Ⅱ-34)。

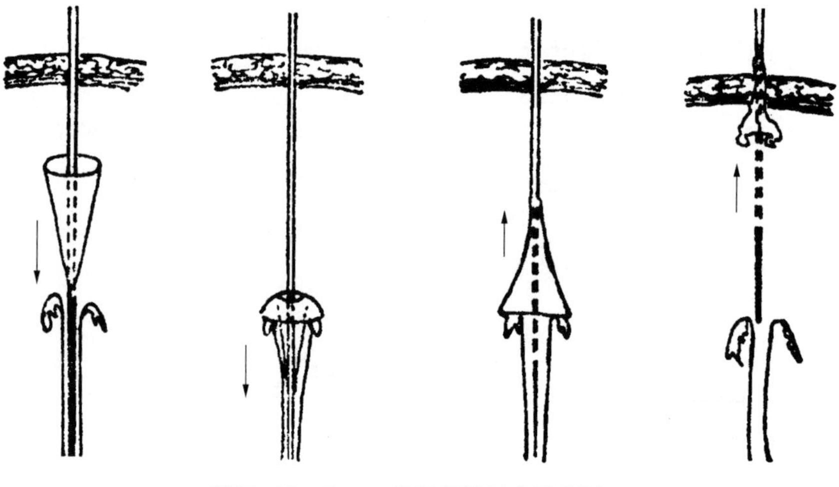

图Ⅱ-34 Cograt 输卵管造口术示意图

3. *输卵管端端吻合术* 适用于单纯输卵管狭窄的不育妇女。手术方法同本章第二节慢性输卵管炎所致不育。

4. *输卵管子宫角内种植术* 适用于子宫角部闭塞(图Ⅱ-35)。

操作时切除子宫角及输卵管峡部的闭锁段,有7 mm 粗的穿孔器在子宫角的相应部位钻洞,并将切除组织送病理检验;将已插入输卵管内导管的另一端插入子宫腔内,并将待植入的输卵管断面做横形剖开,以4/0铬制肠线将欲植入的输卵管段引入子宫角内,予以缝合固定;子宫角及输卵管间浆膜层亦以细尼龙线间断缝合数针。关于输卵管内支架是否留置有异议。Shirodkar 在做输卵管子宫角种植术时,将子宫底横形切开,并设计了一种特殊的输卵管内固定支架(图Ⅱ-35,6)。

5. *子宫输卵管吻合术* 适用于输卵管峡部闭锁。其优点是可保存正常的输卵管间质

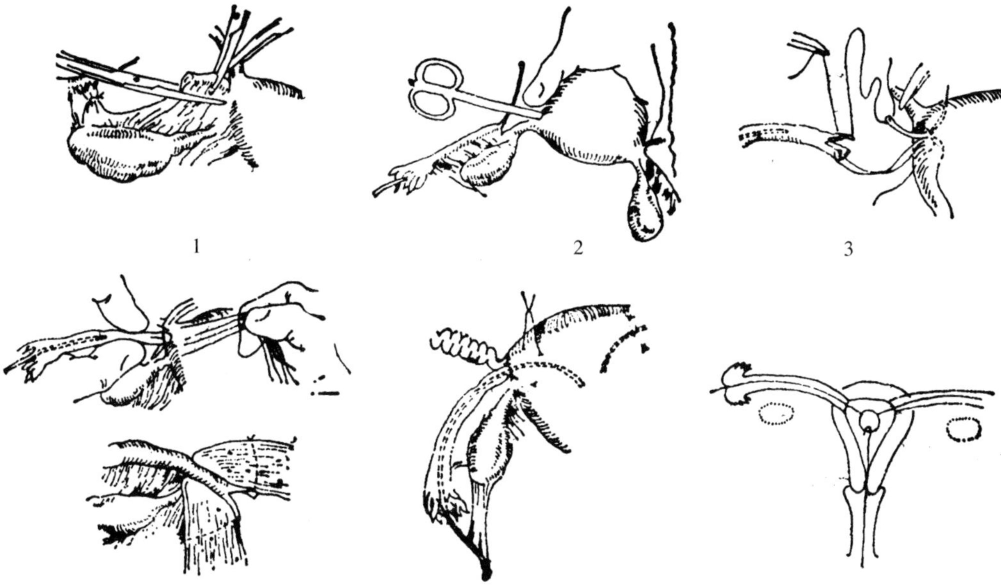

1　2　3　4　5　6

图Ⅱ-35　输卵管子宫角内种植术

1. 切除子宫角及峡部的闭锁端　2. 穿孔器钻洞　3. 横形剖开输卵管断面并将输卵管游离端引入子宫角内　4. 将引入的输卵管断端固定　5. 缝合浆膜　6. Shirodkar 固定支架

和较长的输卵管。由于输卵管间质部的管腔直径仅约 0.5 mm，因此，手术最好在放大镜下进行。手术时先用带凹槽的细金属探条从伞端插入输卵管，彻底切除纤维瘢痕组织，并沿探条内的凹槽将一根 0.5 mm 外径的塑料导管或 2/0 尼龙线引入输卵管内，然后向宫腔内注射亚甲蓝液，逐步切开子宫角部肌层，若切达正常的输卵管间质部管腔，染液即喷出；用手术放大镜（10～20 倍）仔细检查间质部管腔的截面，切除其纤维瘢痕组织。为确定间质部管腔，需仔细将输卵管导管的内侧段经间质部插入子宫腔内，再将切开的输卵管系膜间断横形缝合数针，以减少两吻合端之间的张力；以 8/0 尼龙线间断缝合两吻合口端的肌层 4～5 针，使其易穿过宫腔；以 9/0 尼龙线间断缝合输卵管的浆膜层和系膜，使其无粗糙面。吻合术完成后可拔去塑料导管，并经宫腔注射亚甲蓝液，检查吻合口有无漏水及吻合层的输卵管是否通畅。吻合术后，第 1 天即采用抗生素、地塞米松、异丙嗪做输卵管通液，以防止输卵管粘连、阻塞。

以上 5 种输卵管复通术的目的是为了治疗不育症，因此，为提高术后妊娠率，在做输卵管复通术的前后还应注意以下几点：① 术后预防盆腔感染和粘连：低分子或中分子右旋糖酐溶液具有抗粘连作用，故在关腹前于盆腔内加右旋糖酐溶液 200 ml 和庆大霉素 16 万U，并同时注入 1%硫酸软骨素溶液 100～200 ml。输卵管粘连松解术或输卵管造口术术中和术后均可应用皮质激素，但输卵管吻合术和种植术不宜应用皮质激素，因皮质激素影响吻合口的愈合。有子宫内膜炎和严重宫颈炎患者，应在彻底治愈后才可做复通术，否则会引起炎症扩散。术后鼓励患者早期起床活动，促进肠蠕动。② 病理检查：术中切除的病灶应送病理检验，若证实有结核，术后必须予以抗痨治疗。③ 输卵管通畅检查：术后早期疏通输卵管并做输卵管通畅检查。一般在取出内支架时，即开始输卵管通液试验，每周 1～2 次，检查以月经干净后3～8天内为宜。④ 腹腔镜检查,术后6～12周做腹腔镜检查,同时分离输卵管成形术后残留的纤维粘连。⑤ 指导合理的性生活,因性交可促使输卵管蠕动和促进其分泌功能,一般主张鼓励手术恢复后尽早进行规则的性生活。⑥ 避孕,对手术进行困难者,为减少宫外孕发生,应积极避孕,待造影复查病情好转后再停止避孕。⑦ 预防并发症,手术并发症是宫外孕,发生率为2%～8%,应予以警惕。

6. *输卵管显微外科手术* 这是治疗输卵管疾病引起不育症的精细的手术方式,较传统的剖腹输卵管复通术优越,但技术要求高。手术的目的:① 恢复子宫、输卵管、卵巢及其他器官的正常解剖关系;② 尽可能恢复输卵管良好的通畅度;③ 尽可能恢复输卵管的拾卵与运送受精卵等功能。手术后能否恢复正常生育能力,掌握手术适应证至关重要。下述几种情况不宜手术:① 盆腔仍有炎症;② 输卵管广泛而致密粘连者;③ 输卵管峡部多处严重狭窄者;④ 输卵管严重硬化者;⑤ 输卵管严重萎缩者;⑥ 输卵管结核患者。手术方式应根据病变的性质、部位、范围来定。有下列方式可供选择:

(1) 盆腔粘连分离术:输卵管与周围脏器如子宫、卵巢、直肠、大网膜都可以发生粘连,有的是疏松粘连,亦有的是致密粘连,结果使输卵管变形与异位。分离手术必须细微、轻巧,并且做到完全、彻底,尽量避免伤及浆膜和血管,止血以电凝为佳,方可减少术后再粘连。分离方式可以用锐性,也可以用钝性,视情况而定。

(2) 输卵管伞端粘连分离与整形术:伞端粘连有的成盲端,导致输卵管积液;有的没有完全粘连而成一孔,有的呈桥状粘连或狭窄环,均会影响拾卵功能。手术将粘连分离,修剪瘢痕,使伞部恢复正常形态,然后将其外翻缝合0.5 cm,使内膜向外,以后就不容易再形成粘连。

(3) 输卵管壶腹部造口术:因伞部损害严重而丧失功能者,应切除伞部,暴露出宽大而柔软的壶腹部,然后将其纵行剪成3～4瓣,深约1 cm,并做外翻缝合,做成一个新伞。

(4) 输卵管复通术:若输卵管被局部炎性结节或异位结节阻塞可将其切除,再重新吻合,恢复其通畅;若间质部完好而峡部部分损害及阻塞者,将其切除,再行输卵管宫角吻合恢复其通畅;若输卵管间质部严重阻塞,峡部依然完好者,切除间质部,将输卵管移植到宫腔。

(5) 子宫内膜异位病灶清除术:合并有内膜异位者,将病灶挖除或用电凝烧灼,完全彻底清除病灶,可在高倍放大镜下施行手术,卵巢巧克力囊肿应剥离干净,并做卵巢修补整形。

手术是治疗的第一步,术后继续治疗能增加手术效果,重点是预防再感染及粘连,并保持管腔的良好通畅度。具体方法如下:

(1) 预防感染:术前术后用抗生素10天,出院后理疗3～4个疗程,也可用活血化瘀,清热解毒中药内服外用。

(2) 预防再粘连:术中操作细致,减少创伤;止血彻底,电凝止血为佳,不断用生理盐水冲洗。术后尽早做通液术,可用生理盐水、地塞米松、庆大霉素药液。既消炎,又预防再粘连。

(三) 结核性输卵管炎的治疗 对结核性输卵管炎所致不育的治疗效果较差,有人曾综合分析过经抗痨治疗的7 375例不育患者,结果仅有155例有足月妊娠(占2.1%),另外还有67例流产,125例宫外孕。近年来,随着抗痨药物及激素治疗的进展,女性生殖器结核的治愈率有所提高,但宫外孕发生率亦随之增高。

治疗以全身性抗痨治疗和宫腔灌注抗痨药物合用为首选。目前,全身抗痨治疗一般均采用联合治疗。如链霉素加异烟肼、利福平。另外,卡那霉素、乙胺丁醇、对氨基水杨酸亦可选用。疗程以18~24个月为宜。

(四) IVF-ET 目前输卵管因素引起的不育,多采用IVF-ET(参见第三编辅助生殖技术)。

(五) 中医治疗 中医认为输卵管阻塞所致不育,多因经期摄生不慎,邪毒入侵胞宫,气血不调,宿血积于胞中,新血不能成孕之故。慢性输卵管炎一般病程较长,多属肾虚肝郁、湿热瘀滞、气滞血瘀致胞络阻塞。临证所见往往虚实夹杂。不育的根本因素在于"瘀"。如《石室秘录》所云:"任督之间倘有癥瘕之证,则精不能施,因外有所障也。"因此临床治疗以化瘀消积为主。在此基础上,根据病机不同,需攻补兼施,以避免虚虚实实之弊。

李玲立的"通管汤"于月经净后至排卵期前服用。方药由当归9 g,熟地9 g,赤芍9 g,白芍9 g,川芎9 g,桃仁12 g,薏苡仁12 g,红花12 g,海螵蛸20 g,生茜草9 g,制香附12 g,路路通15 g,石菖蒲9 g,皂角刺9 g,败酱草15 g,红藤15 g组成。可随症加减,如肾虚夹瘀者,去红藤加菟丝子15 g,仙灵脾9 g;肝经瘀阻者去熟地,加柴胡9 g,郁金9 g;肝郁肾虚者去石菖蒲、红藤,加柴胡9 g,菟丝子15 g;另外,内热明显时,将熟地易生地,加丹皮9 g,黄芩9 g;表现虚寒时,去败酱草、红藤,加桂心5 g,炮姜9 g。

排卵期和黄体期用李玲立"通管Ⅱ号方",于排卵期开始服用,服至行经。"通管Ⅱ号方"药物组成有熟地9 g,菟丝子15 g,当归9 g,白芍9 g,川芎6 g,桃仁12 g,红花12 g,仙灵脾9 g,肉苁蓉9 g,鹿角霜9 g,制香附12 g,败酱草15 g。乳胀甚者,加柴胡9 g;小腹痛不解加元胡9 g;小腹冷痛去败酱草加桂心6 g。

两方可以辨证应用,若肝经瘀阻型,则在整个月经周期连续服用"通管汤"。因"通管汤"16味药中有14味药入肝经。肝郁肾虚型或肾虚夹瘀型,可于排卵期开始服用"通管Ⅱ号方"直至行经。服药三个周期后,如肾虚证和黄体功能仍无改善,先停服"通管Ⅱ号方"两个周期,改用乌鸡白凤丸或河车大造丸两个周期,观察疗效。

王莉娜以化瘀消积为主,根据月经周期不同阶段采用不同方药予以治疗。① 月经期:因冲任满盈,盆腔充血,胞宫溢满,因此多用活血化瘀通下之品,以期消除炎性病灶,排出炎性分泌物。药用益母草14 g,月季花12 g,桃仁、三棱、当归、元胡、赤芍、莪术各10 g,川芎、红花各6 g,于经期连服3天,每日1剂。② 卵泡期及排卵期以活血化瘀,软坚散结,疏通经络之品,以期消除纤维粘连,疏通输卵管管道,促进输卵管功能的恢复。药用路路通、败酱草、红藤各15 g,穿山甲、三棱、皂角刺、当归、赤芍、白芍、桃仁、海螵蛸、生茜草、制香附各10 g,川芎、石菖蒲各6 g,生米仁30 g;从月经第5天开始连服10剂,每日1剂。③ 黄体期以补肾养肝,疏肝理气之法,以提高黄体功能,利于孕卵着床和发育。药用熟地、当归、白芍、仙灵脾、肉苁蓉各10 g,菟丝子12 g,鹿角霜30 g,制香附、败酱草各12 g,桃仁、红花各5 g,川芎6 g,连服7天,每日1剂。

慢性输卵管炎引起输卵管梗塞所致不育,病情复杂,病程长短不同,体质强弱有明显差异,临床表现亦各不相同,且多有兼症。李祥云将输卵管梗阻性不育分为五型。① 气滞血瘀型:占50.6%。证见月经先后不定期,行经不畅,经色紫暗夹血块,行经小腹胀痛拒按,两乳胀满,心烦易怒,头痛目胀,精神抑郁。舌有瘀斑或舌质紫暗,脉细弦。妇科检查往往可发现双侧附件增厚伴压痛,后穹隆有时可触及结节。治法一般用调经活血、化瘀通络法。常用药有当归、鸡血藤、柴胡、白术、丹皮、香附、白芍、泽兰、乌药、木香、橘叶、苏木、穿山甲、路路通等。② 寒湿瘀滞型：占 16.1%。月经多为后期，经血量少，色偏暗，夹血块，带下色白而清稀，形寒肢冷，小腹冷痛坠胀，得温则舒，小便清长，便溏。舌淡苔白腻，脉沉细或沉迟无力。妇科检查一般无异常发现。治疗拟用温经散寒，活血通络法。常用中药有鸡血藤、当归、附子、肉桂、菟丝子、仙灵脾、锁阳、紫石英、香附、三棱、莪术、炮姜等。③ 气虚血瘀型：占 8.1%。月经色淡，量多质稀，或先期而至，或淋漓不尽，汗出较多，神疲肢软，怕冷，心悸气急，面色㿠白，有时小腹隐痛。舌质淡红，苔薄白，脉象虚弱。妇科检查多数无特殊发现。常用益气补血，活血祛瘀法。常用药物有党参、黄芪、白术、茯苓、淮山药、赤芍、陈皮、当归、川芎、桃仁、丹参、鸡血藤、穿山甲、路路通等。④ 热盛瘀阻型：占 21.8%。月经先期，量多，黏稠，色鲜红或紫红夹血块，带下色黄或夹有血丝，面红，身热或低热缠绵，口苦咽干，小便短赤，大便干结，小腹疼痛拒按。舌红苔黄，脉滑数有力。妇科检查可见子宫略大，有压痛，双侧附件压痛或增厚。治则一般为清热凉血，散瘀消结法。常用药物有红藤、败酱草、蒲公英、半枝莲、黄芩、黄柏、丹皮、赤芍、三棱、莪术、地鳖虫等。有低热者加用秦艽、地骨皮、泽漆。⑤ 痰湿瘀滞型：占 3.4%。月经每每落后，经血量少，甚则闭经，平素带下较多且稠厚，形体肥胖，性欲淡漠，头重体倦，面目浮肿，苔白腻或黄腻，脉滑。妇科检查有时可扪及双侧卵巢肿大。此种情况往往是多囊卵巢综合征合并输卵管阻塞。治则为化痰祛瘀调经，常用中药有象贝母、苍术、白术、生牡蛎、黄药子、皂角刺、昆布、夏枯草、海浮石、丹参、赤芍、穿山甲、路路通、当归、鸡血藤、泽兰。

贾可夫采用活血化瘀行水法治疗输卵管积水所致不育效果也很满意。方药有当归尾 30 g，赤芍 20 g，桃仁 15 g，红花 15 g，穿山甲 10 g，土元 15 g，路路通 30 g，王不留行 15 g，赤小豆 30 g，甘草 6 g。可随症加减，体质虚弱者加黄芪、党参等益气之品；妇科检查有附件增厚，压痛明显者加虎杖、败酱草、红藤等清热解毒之类；积水较重，妇科检查可扪及囊性包块加用三棱、莪术、皂角刺、防己、泽兰，以增强软坚消症通络行水之功。

卞兴亚自立“化瘀通塞汤”，治疗输卵管阻塞性不育，妊娠率达 71.4%。方药组成有当归、白芍、薏苡仁、熟地各 12 g，红藤、菟丝子各 20 g，丹皮、山甲片各 15 g，红花、地鳖虫、皂角刺、路路通各 10 g，桃仁 6 g。于月经来潮后第 5 天开始服用，月经未净可推迟到经净后服用，连服 15 天，3 个月为 1 个疗程。如伴有肾阳虚，去丹皮、红藤、桃仁，加炮附子、肉桂；伴肾阴虚，加女贞子、枸杞子；伴肝郁气滞，加柴胡、月季花；伴痰湿内阻，加苍术、半夏、陈皮；热阻胞宫重时，加连翘、蚤休、黄连；伴湿热明显，加茵陈、黄柏。

方中当归、白芍柔肝养肝，补血活血调经；熟地、菟丝子、补肾填精，调和冲任。两组配用，补肝肾，充精血，通任脉，盛太冲，为两精相搏，摄精成孕打下基础。薏苡仁、丹皮、红藤可清热解毒、消肿散结；薏苡仁还能除湿；桃仁、红花、皂角刺、路路通穿经通络、化瘀散结，性猛力强；炮山甲、地鳖虫为血中有情之品，引血入经，破血行瘀。诸药为伍，共滋养肝肾，调补冲任，化瘀散结，穿经通络，攻邪不伤正。

李广文认为古人所说的任脉走向及生理功能与现代医学所说的输卵管相似。亦就是说，只有任脉通，才能有子。因此，有理由认为其通任脉即是疏通输卵管。故他立通任种子汤，治疗输卵管梗阻性不育。通任种子汤的药物组成有香附 9 g，丹参 30 g，赤芍、白芍各 9 g，桃仁 9 g，红花 9 g，川芎 6 g，当归 12 g，连翘 12 g，小茴香 6 g，络石藤 9 g，炙甘草 6 g。小腹疼重者，加元胡 9 g，生蒲黄 9 g；有包块者加三棱、莪术各 9 g。腹胀者加木香、陈皮各 9 g。

为提高疗效，中医还配合外治法和益气法。① 灌肠法：以活血化瘀、软坚散结为主，常用三棱、莪术、苏木、蜂房、皂角刺等，并根据病情随症加减。将药物浓煎成 150 ml，用灌肠器由肛门注入，保留灌肠，肛管应插入约 15 cm，每晚 1 次，经期停用。为使中药能在直肠内延长保留时间，应在晚间大便后灌肠为宜。灌肠可通过直肠吸收，易于使局部病灶变软，松动，粘连组织消散，水肿消失，而加速病情的好转。据石洁玉报道，单独采用中药保留灌肠治疗输卵管阻塞性不育亦能取得明显的疗效。灌肠方法同前述，治疗 3 个月为 1 个疗程。第 1 个月用红藤Ⅰ号方：红藤、地丁草、败酱草、蒲公英、鸭跖草、红花、元胡、香附、留行子、忍冬藤等。第 2 、第 3 个月用红藤Ⅱ号方：红藤、虎杖、败酱草、当归、丹参、路路通、地鳖虫、三棱、莪术、失笑散、皂角刺、生黄芪等。② 中药离子透入法：将上述中药煎剂或取灌肠中药液约 50 ml，倒入纱布中，敷在下腹部患处，采用 ZGL－Ⅰ型直流感应电疗机将药液中不同的离子透入盆腔。方法是将阴极放在八髎穴，阳极放在关元穴。阴极部位贴敷中药。于经净后第 3 日起，每日 1 次，连续 10 天。一般连用三个周期，如治疗后有不规则阴道出血或月经失调可暂停。③ 外敷法：将煎药用毕之药渣，加入醋 30 g 放在铁锅内炒；炒热后用纱布包裹，趁热敷患处。④ 益气法：输卵管梗阻中大多数属瘀证和实证，所以治疗常用攻伐之品，在治疗 2 个月后，宜加入益气的药物如党参、黄芪、白术、淮山药等。目的在于扶助正气，提高疗效。

（王薇薇　倪雅莲　薛　珺　唐庆来）

第十二章
卵巢疾病所致女性不育

卵巢是卵子发育、成熟和排出的场所，因此卵巢有疾病会影响排卵，造成不育。如先天性卵巢发育或分化异常，往往无恢复生育的希望；亦有因卵巢器质性病变引起的排卵障碍，如多囊卵巢综合征，这类患者经过治疗，多数能正常妊娠；由炎症和子宫内膜异位症引起卵巢周围粘连的可影响卵巢功能，有的妨碍卵子的正常排出、摄取而不能成孕；卵巢肿瘤或卵巢位置异常亦可影响卵子的捕获。另外，卵巢功能低下，如卵巢功能早衰和黄体功能不全，均影响卵子的成熟排出，导致不育。

第一节　性腺发育不全

性腺发育不全包括单纯型性腺发育不全症(pure gonadal dysgenesis)、混合型性腺发育不全(mixed gonadal dysgenesis)和 Turner 综合征。下面简介其中两型。

一、Turner 综合征

指性染色体组型为 45，XO 的患者，多数表现为性腺发育不全。临床表现有第二性征发育不良、侏儒、颈部发际低、蹼颈、盾状胸、肘外翻、无名指过短及智力迟钝。卵巢部位仅有一些条索状纤维结缔组织，其中往往无原始卵泡，偶见增生的门细胞，据报道 Turner 综合征中有 8%的 45，XO 型和 21%的 45，XO/46 XX 嵌合型妇女有自发性月经，绝大多数患者表现为原发性闭经或无排卵。因此这类患者往往没有恢复生育的希望。

诊断依靠染色体检查，当发现染色体为 45，XO 或 45，XO/46 XX 或 45，XO/47 XXX 即可确诊。这类患者的 FSH 增高，而 T_3、T_4 正常，可与甲状腺性侏儒症相鉴别。

因本病而不育的，生育无望，故治疗上本文不作赘述。

二、单纯型性腺发育不全症

其染色体组型为 46，XX，性染色质检查可为阴性(－)或阳性(＋)。其 FSH 显著增高，而 E_2 水平极低。本症除了性腺发育不全，原发性闭经或无排卵外，缺乏 Turner 综合征的典型临床症状。

治疗可试用性激素替代疗法。严重者没有恢复生育的希望，中药可用脾肾两补法，方用并提汤，药有熟地、巴戟天、山茱萸、枸杞子、白术、人参、黄芪、柴胡。中医认为若能使阴阳互长，生机自旺，冲任调和，则孕育可待。

另外，真两性畸形和睾丸女性化综合征均为绝对性不育。

第二节　多囊卵巢综合征

Stein 和 Leventhal 在 1935 年指出多囊卵巢综合征(PCOS)的特征为月经稀少、闭经、不育、多毛与肥胖,双侧卵巢增大,呈多囊性变化,卵巢白膜增厚和基质增生。为尊重原著的报道,故称 Stein - Leventhal 综合征(SLS)。现在认为多囊卵巢综合征的患者不一定均具有全部典型症状,其基本症候群可概括为长期无排卵、不育、闭经或月经稀发,或无排卵型功能障碍性子宫出血;少数患者可有多毛等男性化体征;双侧卵巢呈多囊性改变或增大者,统称为多囊卵巢综合征。有人提出将伴多毛或肥胖者称 SLS,不伴多毛或肥胖者称 PCOS,但未取得统一认识。目前我国将两者均称之为 PCOS。

一、病因

目前对本病的原因尚无统一认识,多数学者认为可能与下列因素有关。

(一)下丘脑-垂体功能失调　在正常情况下,下丘脑通过持续中枢与周期中枢控制垂体促性腺激素的分泌,在促卵泡素(FSH)和黄体生成激素(LH)的协同作用下,使卵泡发育、成熟和排卵。因此,设想由于精神紧张、营养失调、疾病、药物等因素的影响,可能使下丘脑周期中枢功能失调,对垂体功能的调节发生障碍,使促性腺激素分泌失去其应有的周期性,造成 FSH 和 LH 比例失常,影响卵泡的发育和排卵,而出现许多不成熟的囊性卵泡。

1969 年 Jaffe 等通过放射免疫测定,提示多囊卵巢综合征患者的血清 LH 水平高于有正常排卵者,1970 年 Yen 等报道多囊卵巢综合征患者的血清 LH 呈持续性增高,高出正常月经周期中的卵泡期的平均水平,并伴随血清中 FSH 水平降低,笔者在临床中亦见到多囊卵巢综合征患者血清中的 LH 持续升高,而 FSH 相对减少,并把 LH/FSH≥2 作为多囊卵巢综合征的一项重要诊断指标,笔者还见到多囊卵巢综合征患者血清泌乳素有 38.9%的人高于正常。

由于 FSH 少量持续刺激使卵泡发育,但不能完全成熟,许多发育到不同阶段的卵泡,可持续存在几个月而无排卵。过高的 LH 持续性刺激,使卵泡膜细胞增生并黄素化,形成卵巢多囊性变化。LH 持续升高有两种可能因素:一是雄激素含量增高抑制周期中枢,使黄体生成素抑制激素(LH - IH)分泌减少;二是认为可能与垂体对黄体生成素释放激素(LH - RH)的敏感性增高有关。总之,多囊卵巢综合征患者 LH 持续升高是重要的病因,且与长期无排卵和类固醇生成异常密切相关。

(二)卵巢类固醇激素生物合成所需酶系统功能障碍　多囊卵巢患者血清中睾酮(T)、雄烯二酮和脱氢表雄酮含量明显增高。笔者曾测定多囊卵巢患者血清睾酮水平,其中有 53%睾酮水平明显高于正常人。因此认为在 PCOS 中,酶系统紊乱使正常性激素转化过程遭受破坏,表现为 Δ^5 孕烯醇酮转化过程中的 3 - β - 醇甾脱氢酶缺乏,可使脱氢表雄酮过量堆积;芳香化酶不足则不能充分合成雌二醇或雌酮,其前身雄烯二酮堆积并向睾丸酮转化。这些雄性激素来源于卵巢,通过反馈作用,扰乱了下丘脑-垂体的正常功能,抑制了垂体卵泡刺激素的分泌,使卵泡不能发育成熟。缺乏排卵前雌激素的分泌高峰,影响了下丘脑周期中枢不能释放排卵所必需的黄体生成激素高峰;黄体生成激素只有持续性分泌增多,而无周期性波动。此时出现无排卵性月经不调,甚至闭经。大部分患者在卵巢楔形切除后症状很快消失，血中雄性激素含量有所下降。垂体促性腺激素除出现黄体生成激素高峰外，无显著变化。表明病变可能原发于卵巢。

(三) 肾上腺皮质功能紊乱 肾上腺参与 PCOS 发病机制有以下几个现象：① PCOS 的肾上腺源性雄激素增加，如脱氢表雄酮(DHEA)和硫酸脱氢表雄酮(DHEA－S)两种雄激素增加；② PCOS 症状开始于以肾上腺功能初现的青春期，因此，有人认为 PCOS 可能是一种“亢进的青春期状态”，其症状有痤疮、月经失调、无排卵；③ 肾上腺病变致雄激素增加，其临床表现与 PCOS 相似。如临床上发现某些肾上腺皮质功能亢进患者亦有类似多囊性卵巢的表现。肾上腺手术后或使用肾上腺皮质类固醇激素治疗后，可使排卵性月经恢复。由此推测肾上腺皮质分泌过量的雄激素可能引起多囊卵巢综合征。有人发现多囊卵巢综合征患者肾上腺网状带增生，但 Leventhal 对两侧并发多毛的 Stein－Leventhal 综合征患者观察，发现肾上腺皮质结构正常。故认为在多囊卵巢综合征的病因上，肾上腺皮质的作用，特别是那些有进行性多毛者，证实雄激素产生过多的患者身上，这些雄激素是否来源于肾上腺皮质还有争论。

(四) 遗传因素 有人认为少数多囊卵巢综合征患者有异常性染色体，如嵌合体，46，XX/45，XO，或常染色体 16、21 或 22 异常，因为这些征候多在年轻时期开始发生，某些多毛患者有明显家族史。笔者发现一家姐妹俩均患这一病证。近年来家族研究发现 PCOS 的形态变化是一种基因缺陷引起的，属常染色体显性遗传。

二、形态学改变

文献上尚没有典型多囊卵巢综合征患者垂体前叶组织学变化的报道。卵巢的变化从肉眼检查，双侧卵巢增大，大约为正常卵巢的 1～4 倍，表面凹凸不平，包膜增厚，呈灰白色，切面可见包膜，较正常增厚 2～4 倍。包膜下皮质内有很多小囊泡，大小不一，由针尖大到数毫米，很少超过 1 cm。镜检可见：① 白膜胶原纤维增生肥厚；② 有大小不等的闭锁卵泡，并呈囊状扩张；③ 颗粒细胞变性、脱落、薄层化；④ 内卵细胞增生；⑤ 间质增生，随着病变的发展，结缔组织增多，由多囊性渐渐演变为硬化型。总之，多发性卵泡囊肿合并增厚的纤维化包膜是本病的主要组织学改变。

子宫内膜的变化随着体内雌激素水平不同影响而变化不同。当卵巢内卵泡发育不良或继发萎缩时，雌激素分泌减少，使子宫内膜表现为增生期或萎缩型；当卵巢持续分泌少量或较大量的雌激素，长期刺激子宫内膜，而没有孕激素间断加以限制，可造成子宫内膜腺体增生过长，呈囊性增生，非典型增生，甚至可发展为子宫内膜癌。临床以子宫内膜增生过长比较多见。文献报道多囊卵巢综合征患者 17%～20% 可发生子宫内膜癌。也有报道绝经期前子宫内膜癌患者 20%～30% 合并有多囊卵巢综合征。

三、病理生理

一般认为 PCOS 的病理生理特点为来自中枢的 LH 过剩和来自卵巢的雄激素过高，引起持续性无排卵。近年来研究认为高胰岛素血症和胰岛素拮抗状态与 PCOS 关系密切。还有研究认为 PCOS 雌激素代谢障碍、性激素结合球蛋白减少，抑制卵泡素增高。

(一) 胰岛素拮抗状态(IR) IR 是指在一定的胰岛素(INS)水平，糖转运低于正常的生理水平，即机体的靶器官对 INS 的反应性降低、受损而产生的一系列病理生理改变和临床症状。IR 的一般后果分为两大类,一类为 INS 作用不足,结果使糖耐量受损和糖尿病;另一类为黑色棘皮病和伴有雄激素过多的卵泡膜增生。卵巢的多囊性改变和高雄激素血症几乎存在于所有的高度 IR 综合征患者中。Burghen 等发现在 PCOS 患者中,血浆 INS 水平与雄激素的水平是有关联的。一些实验证实 IR 妇女的高 INS 可引起高雄激素血症。有人在对 PCOS 妇女的卵巢基质的培养观察中发现,INS 可刺激和增强 LH 对雄激素的分泌。然而 IR 与高雄激素血症两者之间的因果关系仍无定论。

许多实验还表明 INS 可增强黄体生成素(LH)对卵巢激素合成的刺激作用。Poretsky 等通过实验指出 IR 和高 LH 引起卵巢基质和卵泡膜增生,从而引起轻度的高雄激素血症,后者又反过来作用于卵泡,导致卵泡成熟障碍,这样就减少了作为雌激素主要来源的颗粒细胞,而雄激素生成细胞占优势,雄激素进一步被 LH 和 INS 刺激,最终引起具有临床意义、甚至较为严重的高雄激素血症。

(二) 雌激素代谢障碍 PCOS 患者除了卵巢性雌激素产生不全外,过剩的雄激素促进肥胖,而且在脂肪中经芳香化酶作用将雄烯二酮(A_2)转化成雌酮(E_1),使血清中 E_1 上升,$E_1/E_2>1$。增加的非周期性 E_1 对 LH 分泌有促进作用,对 FSH 有抑制作用,这样就更加重了 LH 和 FSH 的分离现象。

(三) 性激素结合球蛋白(SHBG)减少 一些调查表明在 PCOS 妇女中 SHBG 水平是低的。过剩的雄激素使肝脏的 SHBG 产量低下,而在高雄激素状态下对 SHBG 的需求量却增高。Plymate 等发现肝细胞中 INS 可抑制 SHBG 的生成,因此 INS 和高雄激素血症都是 SHBG 合成的抑制剂。而 E_1 可增加 SHBG 的生成,PCOS 妇女 E_1 常常是增多的,故 PCOS 中的 SHBG 水平是高雄激素血症、E_1、INS 综合作用的结果,最终显示 SHBG 水平的下降。从而引起血清中游离的 T 增高,使雄激素效应增强。

(四) 抑制素(inhibin)增高 现已明确卵巢除产生甾体激素外,还产生蛋白类激素。其中之一是对 LH 无影响而对 FSH 有特异性抑制作用的抑制素。PCOS 时多数闭锁卵泡蓄积,使抑制素产量增加。抑制素与 E_1 一样亦增加了 LH 与 FSH 的分离现象,进一步致卵泡发育障碍。

另外,有报道 PCOS 患者常伴有生长激素(GH)水平相对不足,而 GH 可直接或间接影响卵巢功能,具有促性腺样作用。

四、临床表现

多囊卵巢综合征的临床表现轻重不一,多发生在 20~40 岁生育期妇女。患者常因月经不调或不育,就诊时被确诊。

(一) 月经失调 是多囊卵巢综合征患者最常见的症候。大多为继发性闭经,闭经前可表现为月经稀发或月经过少,亦可能为无排卵型功能障碍性子宫出血。

(二) 不育 不育可能为就诊的主要原因。其中以原发性不育多见。

(三) 多毛 笔者统计了 118 例多囊卵巢综合征患者,约有半数患者有多毛现象。体毛分布呈男性化倾向,多在青春期后发生。如上唇、乳头旁、腹中线、肛门周围及四肢的毛略多。阴毛粗、黑。多毛的程度不仅取决于血中雄性激素浓度,亦取决于多毛的体质性倾向,一般来说,出生时毛发即多,但无自觉症状和无发展倾向,多无临床意义。当突然发生或迅速增加时才有临床意义。

(四) 肥胖 据报道有20%～40%的患者有中等度肥胖,经常是女性体型。

(五) 妇科检查 患者虽然有闭经,但生殖器不萎缩,双侧卵巢增大或卵巢虽无明显增大,但有胀感。多数增大的卵巢妇科检查不能扪及,需经盆腔充气造影、B超和腹腔镜检查才能发现。有少数患者在手术中发现卵巢并不增大。

五、诊断

(一) 基础体温测定 呈单相型。

(二) 阴道脱落上皮细胞涂片检查 雌激素水平中度或高度影响,无孕激素影响的表现。

(三) 血清激素基础值测定 测定各种激素基础值,对 PCOS 诊断和鉴别诊断以及治疗方法的选择颇有价值。PCOS 的血清激素基础值有以下特征: ① LH 值在卵泡期较高,一般为 20～30 IU/L 以上,FSH 值在正常范围,7～10 IU/L,LH/FSH≥2;② E_2 在卵泡初期为110～220 pmol/L, E_1 在卵泡初期为 296～330 pmol/L, $E_1/E_2>1$; ③ 雄烯二酮(A_2)>8.7 nmol/L,睾酮(T)>2.1 nmol/L,硫酸脱氢表雄酮(DHEA－S)>5.2 nmol/L; ④ 部分患者 PRL>20 ng/ml,但低于 50 ng/ml。以上数据仅作为参考,根据测定条件及方法不同略有变动。

(四) LHRH 试验 采用合成的 LHRH 100 μg 肘静脉注射,15～30 分钟后 LH>100 IU/L,FSH 正常可考虑为 PCOS。

(五) 子宫内膜检查 经期 12 小时内取子宫内膜送病理检查,多为无排卵型增殖期子宫内膜或子宫内膜增生过长等形态。

(六) 超声断层法(USG) 不仅可测量卵巢大小,而且可见到白膜下多数卵泡呈串珠状或车轮状排列,也有见到整个卵巢呈蜂窝状,但本检查不适于过度肥胖及盆腔粘连者,若采用经阴道超声检查,可以更清楚地观察到卵巢的微细结构。

(七) 腹腔镜检查 可以直接窥视卵巢形态及盆腔情况,并可根据白膜厚度,膜下卵泡有无,表面血管分布及质地等。从而可以帮助确诊 PCOS,并可以区分属于多囊型还是硬化型,对治疗方法的选择有一定的指导意义。

多囊卵巢综合征的诊断必须包括以下几项症状及体征: 月经稀发或继发闭经、不育、基础体温单相或子宫内膜呈增生状态,B超或盆腔充气造影显示双侧卵巢增大,LH/FSH≥2。如果腹腔镜检查直视双侧卵巢呈多囊性改变即可确定诊断。

六、鉴别诊断

众所周知,无排卵周期、不育、多毛、肥胖并不是 PCOS 所独有,因为它也与各种病因的多种内分泌功能失调有关。包括库欣综合征、先天性肾上腺皮质增生、卵巢男性化、肾上腺肿瘤、高泌乳素血症等,因此,必须与这些疾病进行鉴别。

垂体性闭经可通过临床症状、垂体功能检查及蝶鞍部 X 线摄片检查鉴别(见第一编第六章);卵巢功能不足及卵巢功能早衰表现为雌激素水平低,LH 和 FSH 值均明显升高;卵巢男性化肿瘤(包括睾丸细胞瘤、门细胞瘤等)绝大多数(占 95%)为单侧性,中等大小(6～15 cm),质地偏实。最终靠腹腔镜检查和病理检查确诊。

较重的肾上腺皮质增生或肿瘤,有时鉴别较为困难,依靠下述综合试验: ① ACTH 兴奋试验：肌注 ACTH 20 mg，于注射前、后 24 小时分别留尿测定 24 小时尿中的 17-羟和 17-酮。较重的肾上腺皮质增生症，尿中 17-羟、17-酮明显增高达正常的两倍以上；肾上腺皮质瘤，尿中的 17-羟、17-酮可稍增加或明显增加。多囊卵巢综合征则正常。② 地塞米松抑制试验：服药前先留 24 小时尿，测定尿中 17-羟和 17-酮，口服地塞米松 0.75 mg，8 小时 1 次，连服两天。服药第 2 天，留 24 小时尿，测定 17-羟和 17-酮。如服药后的 24 小时尿，17-羟和 17-酮为服药前的 50%以下，或下降至 4～2.5 mg 以下，说明肾上腺皮质功能亢进，如较重的肾上腺皮质增生症或肿瘤。多囊卵巢综合征则无抑制作用。③ 地塞米松及绒毛膜促性腺激素(HCG)联合试验：口服地塞米松 0.75 mg，每天 4 次，连服 16 天，于用药的第 12、14、16 天，每天加用 HCG 5 000 IU，肌注。在用药的第 11、17 天分别测定 24 小时尿中17-羟、17-酮。多囊卵巢综合征患者使用地塞米松后 17-羟、17-酮排泄量下降，如用 HCG 后又回升。较重的肾上腺皮质增生症或肿瘤则无此反应。

有功能性子宫出血时应与子宫内膜息肉、子宫黏膜下肌瘤和子宫内膜癌鉴别。鉴别可做诊断性刮宫，手术时要求全面刮宫，尤其双侧宫角不可漏刮，并注意宫腔的大小和形状，宫壁有无高低不平或软硬不一。取出标本应全部送病理检查，了解子宫内膜情况，以排除子宫内膜癌。因多囊卵巢综合征有促发子宫内膜癌的危险。Uwe 曾指出，未经治疗的多囊卵巢综合征患者发生子宫内膜癌的机会较月经规则的妇女为多。

七、多囊卵巢综合征伴不育的治疗

(一) 药物治疗

1. *氯底酚胺(克罗米芬)*　为治疗不育的首选药物，可诱发排卵。其作用机制是它作用于下丘脑，争夺雌激素受体，从而消除雌激素对下丘脑持续性中枢的抑制作用，促进 FSH 的分泌，恢复 LH 和 FSH 的正常比值，出现中期 LH 高峰，有利于卵泡发育和诱发排卵。但用药前必须详细询问病史，仔细作妇科检查。如月经稀发，应作妊娠试验，以排除妊娠。每天肌注黄体酮 10～20 mg，连用 3～5 天，如停药后 3～7 天后有阴道出血，即使少量亦表明未妊娠，并表示子宫内膜已受足够内源性雌激素刺激。因为多囊卵巢综合征患者往往有过敏体质的趋向，药物的有效剂量与过度刺激间安全限度之差较小，故用药需谨慎，应从小剂量开始。于月经周期第 5 天或黄体酮撤药性出血第 5 天开始服用克罗米芬 50 mg，每日 1 次，连续 5 天为 1 个疗程。如果出现排卵，一般连用 3 个疗程；如无排卵，在下一疗程可增加至每天 100 mg 或延长用药时间。最大剂量每日不超过 250 mg。最长连续时间不超过 10 天。用药后如果基础体温呈双相型，提示多已发生排卵，则最后剂量视为本患者的有效剂量。此种治疗方法约有 65%～90%的患者可出现排卵，但妊娠率只有 28%左右。为了提高受孕率，可在月经周期的第 10 天加用补佳乐 1 mg 或倍美力 0.625 mg，每天 1 次，连用 10 天，以清除克罗米芬对宫颈分泌黏液的抑制作用，以利精子的通过而提高受孕率。

2. **联合用药**　若克罗米芬治疗效果不佳，可考虑联合用药。① 克罗米芬加绒毛膜促性腺激素(HCG)治疗：一般在服完克罗米芬 2～4 天后，每天肌注 HCG 1 000～2 000 U，共 5 天，亦可在服完克罗米芬后 7 天左右，加用 HCG 5 000～10 000 U，肌注 1 次，以诱发排卵。② 克罗米芬同时加服地塞米松 0.5 mg，每天 1 次，连用 5 天，可纠正 LH 与 FSH 的比值，以诱发排卵。③ 克罗米芬加补佳乐：用法同前。

克罗米芬的主要不良反应为卵巢增大，呈囊性改变，腹部感觉胀痛、乳房不适等。因此在治疗过程中应注意观察卵巢是否增大等。为慎重起见，在每次应用克罗米芬治疗前，必须详细检查，以排除妊娠和卵巢有无增大等。在应用克罗米芬与 HCG 诱发排卵过程中，应注意过度刺激症候群的发生，如卵巢过度增大、腹痛、腹水、胸水、血液浓缩及少尿等，甚至可发生血管栓塞。

3. *人类绝经期促性腺激素(HMG)(商品名为 Pergonal)治疗* 对克罗米芬治疗无效者，可谨慎地使用 HMG，于撤药性出血第 5 天开始，每天肌注 75～150 U，连用 5～6 次，月经第 12 天，B 超监测卵泡发育，当卵泡直径达 18 mm 以上，肌注 HCG 6 000 U，可诱发排卵。因多囊卵巢综合征对 HMG 极敏感，故单用 HMG 即可诱发排卵。但使用时需仔细观察卵巢过度刺激症状，如卵巢增大，形成囊肿甚至破裂、出血等。

4. *孕激素疗法* 因为孕激素可防止子宫不规则出血，并增加雄激素的代谢清除率，减少雄激素转换为雌激素。尚能增加子宫内膜的雌二醇脱氢酶的活力，加速雌二醇的代谢和降低雌激素在细胞内的水平。又能抑制由雌激素引起的子宫内膜过度增生而发生癌变，但不抑制排卵。所以治疗中偶可发生自然排卵，甚至有受孕者。用法是在每个月经周期最后 10 天，每天口服安宫黄体酮 10 mg，10 天为 1 个疗程，连续 3～6 个疗程。

5. *雌-孕激素序贯疗法(人工周期疗法)* 这一疗法使子宫内膜能符合生理性剥脱，并抑制下丘脑-垂体轴，减少 LH 的释放量，以利正常调节功能的恢复。用法为于月经第 3 天，补佳乐每天 2 mg，连续用 21 天，于最后 2 天加用黄体酮 20 mg，肌注，每天 1 次，连用 5 天。这种方法可连续 3～6 个疗程。

6. *二甲双胍治疗* 二甲双胍是双胍类降糖药，使血糖降低后也使胰岛素水平下降，从而改善周围组织对胰岛素的敏感性，减轻胰岛素抵抗，不增加低血糖发生，对血糖正常者不降血糖。其作用机制：① 降低小肠葡萄糖的吸收；② 增加周围组织糖的无氧酵解及有氧代谢，降低肝糖原异生；③ 促进外周组织细胞胰岛素受体增多，使周围组织对葡萄糖的利用增加。

二甲双胍于 1994 年开始被应用于 PCOS 的治疗。多项研究显示二甲双胍具有改善 PCOS 内分泌、代谢指标和促进月经恢复的作用。Nestler 等报道服用二甲双胍 3～6 个月能使 PCOS 患者血清中 T 值下降、胰岛素水平和 LH 降低，而 FSH 升高，使 LH/FSH 趋于正常，雌二醇也会升高。Acbay 等报道，用二甲双胍治疗，平均体重指数(BMI)常有统计学意义的轻度下降。Nestler 等还报道单用二甲双胍有 34% 自发排卵；服用二甲双胍加克罗米芬，有 90%排卵，Glueck 等报道二甲双胍对 43 例闭经 PCOS 患者，治疗 6 个月，有 39 例(91%)月经恢复正常。

使用方法：一般采用 500 mg，每日 3 次，餐中或餐后服用，连续 3～6 个月。主要的副作用是间断性腹泻、恶心，服药的第一周最明显，因此，有人建议逐渐增量，可减少不良反应的发生，第 1 周每天 1 次，500 mg；第 2 周每天 2 次，每次 500 mg；第 3 周开始，每天 3 次，每次 500 mg。

7. *环丙孕酮治疗* 临床上常用的是达英-35，含环丙孕酮 2 mg 和炔雌醇 35 μg。每天 1 片，21 天为一个周期。环丙孕酮通过竞争性占据雄激素受体，阻止睾丸酮和双氢睾丸酮发挥作用，且诱发肝脏中酶加强雄激素的代谢清除率，从而起到抗雄激素作用。环丙孕酮常导致月经周期中不规则阴道出血，故与炔雌醇联合运用，可阻止不规则阴道出血。用药期间抑制排卵功能。临床上一般用达英-353～6 个周期，使 LH 降至正常值。然后用克罗米芬等促排卵治疗，能起到良好效果。

（二）手术治疗　一般做卵巢楔形切除术。

1. *作用机制*　做卵巢楔形切除术后，血浆睾酮、雄烯二酮、雌酮含量均明显降低，从而解除了对下丘脑的抑制，使排卵周期得以恢复。此外，楔形切除后，卵巢内压力降低，改善了卵巢的血液供应；卵巢本身组织量减少后，增加了与促性腺激素的接触机会；卵巢内雄激素含量降低，对垂体促性腺激素的敏感性增加。这些都有利于卵巢排卵功能的恢复。

2. *手术适应证*　① 激素治疗不能使排卵性月经恢复；② 边远地区患者难以配合系统激素治疗，或年龄较大而急于怀孕者。

3. *手术方法与注意事项*　此手术虽小，但因涉及卵巢功能的恢复，故技术要求较高。剖腹后尽量将宫体提高近腹壁切口，以无齿长镊提出输卵管，托出双侧增大的卵巢，注意卵巢大小、皮层厚度、囊肿情况。助手用外包胶管的动脉钳挟住卵巢的系膜，以减少术时出血。沿卵巢游离缘长轴，纵形切开卵巢，深达皮层，但不能切入髓质，一则避免出血，二则由于多囊卵巢雄激素的异常分泌主要在卵巢皮质。楔形切除卵巢组织，使切除后的卵巢大小接近于正常。对残存的囊泡予以穿刺，排空液体，或电灼。楔形切除的卵巢组织应常规送病理检查。切除后的卵巢剖面以“000”铬制肠线连续包埋缝合，以止血和关闭死腔，用“000”铬制肠线作间断缝合卵巢皮层，然后放松挟住卵巢门系膜处的动脉钳，当确认缝合处无出血时，将卵巢回纳盆腔。以同样方法做对侧增大卵巢的楔形切除。最后经伞端疏通双侧输卵管，必要时可附加做子宫位置矫治手术。

4. *术后疗效*　双侧卵巢楔形切除是多囊卵巢综合征较为有效的治疗方法，但其疗效差别很大，报道不一。恢复正常排卵者有 6%～95%，妊娠者 13%～89%。疗效是否满意，可能与下列因素有关。① 诊断是否正确：这是疗效满意与否的关键。一般在确诊后准备生育时再做手术。② 切除方法：有的认为切除大部分卵巢皮质，保留卵巢门即可；有的主张切除至髓质部或剜除髓质；一般认为可沿卵巢长轴切至髓质部，保留卵巢门，切除 1/3～2/3 卵巢组织，多能取得显著疗效。③ 术中操作：应细致，避免损伤周围组织，缝合卵巢时使表面形成光滑面，以免术后发生粘连。④ 术中止血：必须彻底，因卵巢血运丰富，如止血不良引起内出血，影响卵巢功能的恢复，并可造成术后粘连。如术前 24 小时尿 17-酮排出量多者效果差，配合皮质激素治疗可提高疗效。多毛症患者术后能制止毛发继续生长，但对已有的多毛无效果。有报道术后 6～12 个月复发者，对复发病例可采用低剂量 X 线照射。

（三）治疗多囊卵巢综合征的新进展　近年来治疗 PCOS 有很多进展。

1. *罗格列酮（rosiglitazone）*　这是一种胰岛素增敏剂，在国内外已被用于治疗Ⅱ型糖尿病。近年来有应用罗格列酮治疗 PCOS 的报道，效果较为理想。郑志群等于 2002 年报道用罗格列酮每天早餐前口服 4 mg，共 12 周，均未出现低血糖反应，其基础胰岛素值、胰岛素曲线下面积、胰岛素抵抗指数下降；治疗后 LH、游离睾酮、雄烯二酮均明显下降；30 例月经稀发的患者，25 例恢复有排卵月经，排卵率为 50%。国外有报道应用罗格列酮 4 mg，每日 2 次餐中服用。第 2 个周期加用克罗米芬促排卵治疗，其排卵率达 88%，妊娠率达 40.5%。

2. *显微外科卵巢楔形切除术*　Yildirim 报道应用显微外科技术进行小切口开腹做卵巢楔形切除术，有 78%在 6 个月内妊娠。

3. *腹腔镜下卵巢打孔术（LOD）*　这是近 10 年来发展较快的一种新的治疗方法，包括：① 单极电凝针，电流为 20～30 W，电极在卵巢表面卵泡处烧 10～15 个直径为 3～5 mm 的孔；② CO_2 激光打孔，对所有可见的卵泡都要汽化并引流，并用双极电凝钳止血；③ 超声刀 这是20世纪90年代开创的兼切割和凝固功能的新型手术器械。在腹腔镜下，每侧卵巢穿到20～30次，每次2～4秒钟，孔深2～3 mm。不需另外止血，且不产生烟雾，也无须引流，据报道排卵率94%，2年内妊娠率为77%。

4. 体外受精-胚胎移植（IVF－ET）　对促排治疗无效的PCOS患者，近年来应用IVF－ET技术治疗不育。由于PCOS患者对促性腺激素敏感性增高容易引起卵巢过度刺激综合征，因此，在超促排卵时往往加用GnRHa。也有学者报道采用GnRHa和达英—35双重抑制，改善这些患者IVF－ET的成功率。Damario 1997年报道这一方法的临床妊娠率达46.5%。

最近尚有作者采用PCOS患者的未成熟卵在体外培养成熟、受精及胚胎移植，这给PCOS的治疗提供了又一种新的方法。

八、多囊卵巢综合征中医研究现状

（一）发病机制　多囊卵巢综合征在中医古代典籍中无此专论。其病因病理目前一般认为与肾虚、痰湿、肝郁有关。

1. 肾虚　临床中发现此综合征多数发病于青春期，不少患者月经初潮年龄推迟，自幼月经失调、稀发，以至闭经，因此普遍认为本病与肾虚相关。肾主生殖，为先天之本。肾气虚衰，不能化生精血为天癸，则冲不盛，任不通，诸经之血不能汇集冲任而下，而成闭经。正如《圣济总录》中云："妇人所以无子，由于冲任不足，肾气虚寒故也。"

2. 痰湿　多囊卵巢综合征患者约半数伴有肥胖症。元朝《丹溪心法》中云："若是肥盛妇人，禀受甚厚，恣于酒食之人，经水不调，不能成胎，谓之躯脂满溢，闭塞子宫。"丹溪首倡痰湿不育。丹溪痰湿方为后世采用。

痰湿的成因关系到脾肾两脏，脾肾阳虚，运化失调，水精不能四布，反化为饮，聚而成痰，痰饮黏滞纯属阴邪，最易阻滞气机，损伤阳气，痰湿阻滞，气机不畅，冲任不通，生化机能不足，月事不调，故不能成孕。

李少华认为"本征多数与脾虚有关，脾虚湿盛，积聚为痰，痰瘀交阻，可成囊块，脾虚血少，津枯胃燥，热瘀交阻，亦可成块。"

3. 肝郁　俞瑾认为多囊卵巢综合征亦与七情有关。清·陈修园的《妇科要旨·种子篇》指出："妇人无子，皆由经水不调，经水所以不调，皆因内有七情之伤，外有六淫之感，或气血偏盛，阴阳相乘所致。"如因七情六欲纷扰，致使肝失条达，气机郁滞，肝气郁结，疏泄失常，则气滞血瘀，冲任不能相滋，胞宫血海不宁，月事不调，难以受孕。

最近Wortoman指出多囊卵巢综合征中25%有PRL升高现象，这与丘脑-垂体 肝脏轴失调相关，俞瑾采用清肝通络补肾治疗后，血清PRL下降，并出现排卵。施令仪将本综合征分为肝火、气血两虚、脾肾阳虚、痰实及其他五型，说明本征亦与肝火有关。

（二）分型论治

1. 肾虚型　证见婚久不育，月经量少，经期延后或淋漓不断，腰背酸软，白带清稀，舌苔薄白，脉沉细。治宜补肾调经，可选用补肾种子方，药有党参、熟地、金樱子、菟丝子、淫羊藿、桑寄生、首乌、杞果、当归、香附。

2. 肝火型　证见形体壮实，毛发浓密，痤疮，口干喜冷，经闭不育，胸闷便结，乳房作胀，苔薄黄，脉弦。《医宗金鉴·妇科心法要诀》指出："经闭见脉弦出寸口，则知其心志不遂、情志之为病也，多属肝热。"治宜清肝通络，补肾调经，方可选用知柏地黄丸或龙胆泻肝丸加四物汤。

3. *痰实型*　证见闭经，肥胖，多毛，胸闷泛恶，便秘，苔腻，脉弦滑。治宜燥湿化痰，理气调经，软坚破瘀。方用苍附导痰丸加当归、川芎、穿山甲、皂角刺、昆布、莪术。

4. *肾虚痰湿型*　证见月经稀少或经闭不育，形体肥胖，但腰酸乏力，白带稀少，大便溏薄，舌淡，脉细。治宜补肾祛痰。方用熟地、山药、补骨脂、仙灵脾、黄精、桃仁、皂角刺、冰球子。笔者在临床所见，以此型为最多见，并认为本征以肾虚为本，痰湿为标。自拟"导痰助孕丸"治之，取得良好的临床效果，妊娠率达 50%。

姚石安认为本病以肾虚为本，痰瘀交阻为标，多为虚实夹杂之证。肥胖之人，痰湿之体复因脾肾不足，湿聚痰盛，脂、痰、湿阻滞冲任，胞脉壅塞而经不行。临床上分为两型：① 肾阴虚亏、痰瘀交阻型。以滋阴降火、通瘀祛痰法治之。药用生、熟地黄各 20 g，怀牛膝 30 g，炒白芍、炙甘草、熟大黄、卷柏、炒知母各 10 g，三棱、莪术、皂角刺各 15 g，老紫草 30 g。② 脾肾阳虚、痰瘀交阻型。以温肾运脾，化瘀祛痰法治之，药用鹿角片、鸡内金、制香附各 10 g，苍白术、地鳖虫各 12 g，三棱、莪术、刘寄奴各 15 g，生黄芪 30 g，熟附块、肉桂各 6 g。上述两方，每月均连服 25 天，每日 1 剂，水煎 2 次，早晚分服。

杨秋英等对 19 例多囊卵巢综合征患者进行电针治疗促排卵并进行中枢阿片肽活动力的研究。方法为于月经第 14 天开始电针治疗，取穴关元、中极、子宫(双侧)、三阴交(双侧)，采用 G6805 电针仪，频率 3Hz，强度<5 mA，每次电疗 30 分钟，连续 3 天。结果当月有 7 例排卵，其中 1 例当月妊娠。

她们同时应用阿片肽受体阻断剂纳络酮(NAL)和多巴胺受体阻断剂美托氯普胺(MCP)对血清 LH、PRL 分泌的影响来推测阿片肽和多巴胺反应状态、分析中枢阿片肽、多巴胺活动力情况，体内雌激素水平与电针促排卵效果的关系。实验结果提示 PCOS 患者中枢阿片肽活动力偏低，而中枢多巴胺活动力无特殊异常现象，推测电针治疗 PCOS 患者促排卵是通过调节中枢阿片肽活动力而起作用。

第三节　卵巢肿瘤所致不育

一、引起不育的机制

卵巢肿瘤可引起卵巢位置的改变而影响输卵管捕获卵子，亦可以因卵巢肿瘤引起内分泌异常，影响排卵而不育。在非实质性卵巢肿瘤中，卵巢囊肿有时与不育有关。此外，分泌雌激素过多的多发性卵泡囊肿亦可能是引起持续性无排卵的病因。

在实质性卵巢肿瘤中，各种能分泌激素的肿瘤与不育有关。如分泌女性激素的颗粒细胞瘤，卵泡膜细胞瘤；分泌男性激素的睾丸母细胞瘤，类肾上腺皮质瘤，门细胞瘤等。

二、诊断

卵巢肿瘤有的因囊肿蒂扭转而就诊，或因腹腔包块而就诊，亦有的因月经不调和不育而就诊。

目前卵巢肿瘤的诊断依靠 B 超，1 cm 以上的肿瘤可以确诊，进一步还可以通过腹腔镜和 CT 检查诊断，分泌异常性腺激素的肿瘤可测定血清 LH、FSH、T、P、E_2、F 加以鉴别。

三、治疗

手术切除，对有恶性倾向的肿瘤应连卵巢一起切除外，一般在切除肿瘤的同时尽量保留正常卵巢组织，很多患者在手术切除肿瘤后得以怀孕。

四、中医论治卵巢肿瘤

卵巢肿瘤属于"癥瘕"范畴。"瘕"首见于《内经》，称为瘕聚。如《素问·骨空论》云："任脉为病……女子带下瘕聚"。"癥"名由《金匮要略》首提。妇女患癥病时犹如杯子状，并兼有闭经或漏下的症候。

（一）病因病理 癥瘕成因甚多，历代医家均有论述。早在《内经》中就提出是由于"寒气客于子门，子门闭塞"，以致"气不得通，恶血当泻不泻，血不以留止"所成。《诸病源候论》比较明确指出本病发生原因有"脏腑虚弱"，"血脉精气不调"，"受于风冷"以及"七情受损"而致病。张景岳指出癥瘕之征乃"或由经期，或由产后，凡内伤生冷或外受风寒，或喜怒伤肝，气逆而血留，或忧思伤脾，气虚血滞，或积劳积弱，气弱而不行；总由血动之时，余血未净，而一有所逆，则留滞日积，而渐以成癥瘕矣"。

从临床观察所见，本病病因病机多为经期或产后风冷所乘，致血遇寒则凝而成。正如《灵枢·水胀篇》中所云："寒气客于肠外，与卫气相搏，气不得荣，因有所系，癖而内著，恶气乃起，息肉乃生。其始生者，大如鸡卵，稍以益大，至其成也，如杯子之状，久者离岁，按之则坚，推之则移。"另外，七情内伤，脏腑虚弱，气血失调，湿浊内蕴，酿成痰浊，癖而内著，亦可成瘕。

（二）诊断 在《诸病源候论》中癥瘕并称，但二者有区别。如《癥瘕候》中说："其病不动者直名为癥，而病虽有结瘕而可推移者，名为瘕。"又在《瘕病候》中说："瘕病者……积在腹内，结块瘕痛，随气移动是也。"临床上亦可出现月经不调，经闭，不育。

（三）治疗 《素问·至真要大论》所提出的"坚者削之，客者除之，……结者散之，留者攻之"的治疗大法，是为后世治疗癥瘕所遵循的原则。《金匮要略》中的桂枝茯苓丸是中医史上第一张治疗癥瘕的方剂，为后世延用。王惠兰应用桂枝茯苓丸加味治疗卵巢囊肿，收到85%的治愈效果，总有效率达95%。具体方法是：桂枝15 g，茯苓15 g，丹皮15 g，赤芍15 g，桃仁15 g，黄药子30 g，鸡内金15 g，荔枝核15 g，乌药15 g。水煎2次，每日1剂，混匀后分4次服。另外，加服水蛭粉胶囊，每次1～4 g，日服2次；大黄䗪虫丸，每次1丸，早晚各1次。

经薛己校注的《妇人良方》提出"养正积自除"的观点。认为"治法宜固之气为主，而佐以攻伐之品"可选用"三棱煎、桃仁丸、柏子承气汤"等方剂，多采用三棱、莪术、虻虫、水蛭、桃仁、山甲等药品。

最近，李学君报道用阳和汤加减治疗卵巢囊肿26例，其中23例治愈，2例缩小，1例无效。方药有熟地20 g，鹿角胶10 g(烊化)，肉桂6 g，麻黄6 g，白芥子12 g，桃仁10 g，海藻10 g，莪术6 g。亦体现了攻补并重的原则。

第四节 黄体功能不全所致不育

黄体功能不全(luteal phase defect，LPD)指黄体分泌孕酮不足或黄体过早衰退，以致子宫内膜分泌不良，将有碍于孕卵着床。据统计，不育症中约有3%～10%由LPD引起，习惯性早期流产中35%～67%由LPD引起。

一、病因

LPD的发病机制还不完全明确，可能与下列因素有关。

由于排卵前LH分泌的高峰及其月经不同时期，脉冲节律性释放，调控着卵泡排卵和颗粒细胞黄素化。因此，任何因素干扰了LH的分泌量或影响了LH脉冲节律，都将影响黄体对孕酮的合成和分泌，导致LPD。

FSH、E_2、PRL及前列腺素(PG)都能影响LH分泌，或间接影响卵泡发育，颗粒细胞黄素化，从而干扰黄体功能，导致不育。

二、诊断

临床上除表现不育和反复妊娠早期习惯性流产外，很少有特异性症状。因此，当排除其他不育因素后，患者的月经基本规则并有排卵的不育妇女，应考虑黄体功能不全的可能性。黄体功能不全有时亦可存在正常排卵或无排卵性周期交替出现的现象，此时表现为月经周期不规则或月经量过多。

迄今精确诊断黄体功能不全尚存在一定困难，目前可借助于以下方法诊断。

(一)测定基础体温(BBT) 在正常排卵周期中，基础体温往往在排卵后2～3天内升高0.3～0.4℃，且持续约10天以上，直到黄体正常退化时下降，随之月经来潮。一般认为若BBT的高温期持续时间短于10天，平均升高温度低于0.3℃、BBT曲线呈“阶梯型”缓缓上升或不稳定等，则提示可能有黄体功能不全存在。但应指出，以BBT曲线变化估计黄体功能状况并不精确，因此，应以BBT作参考，选择合适的子宫内膜活检或激素测定。

(二)子宫内膜组织检查 子宫内膜组织检查是诊断黄体功能不全的重要依据之一。

1. 子宫内膜采取的时间 有人认为可在月经来潮时采取内膜活检，以避免意外妊娠引起的流产，但月经来潮后的内膜已失去确定成熟度的形态改变，只能报告月经期内膜有无分泌期改变。目前多数临床医师主张在预期月经前2～3天取内膜为好，因为间质淋巴细胞浸润及前蜕膜反应的程度是确定内膜成熟度较为理想的指标。还有人主张在黄体早期、中期和晚期持续做内膜活检更为可靠。在黄体晚期取子宫内膜是否会引起流产是一个疑虑。但不少学者报道，经前诊断刮宫，早期流产和先天性畸形的发生率并不增加，有文献报道在140例妊娠周期做子宫内膜活检的病例中，122例亦足月分娩，无畸形，有9例流产，流产率为6.8%，较正常妇女的流产率10%～13%为低，Karow在1 000例子宫内膜活检中发现28例妊娠，随访结果22例为足月产，2例流产。尽管如此，对经前诊刮仍应慎重，最好劝告患者在内膜活检周期采取避孕措施。即使意外发现有妊娠，亦不必惊慌，应予以积极治疗，严密随访。

2. 子宫内膜时相标准 子宫内膜时相标准一般均采用改良的Noyes的子宫内膜组织在月经周期中每天的特征变化标准(表Ⅱ-12)。

黄体第一周内膜的定期主要依靠腺上皮的改变——分裂现象、假复层、基底空泡及分泌；第二周主要依靠间质改变——水肿、蜕膜前改变、分裂及淋巴细胞浸润。

3. 黄体功能判断 根据Noyes标准，确定内膜成熟程度，凡内膜组织时相落后于标准

时相超过 2 天者，为内膜成熟落后，即可作为诊断黄体功能不全的依据。

(三) 激素测定　包括：① 黄体期血清孕酮或 24 小时尿孕二醇测定。如在月经周期第 18～26 天内做 4～5 次血清孕酮测定，皆明显低于正常值(正常黄体期血清孕酮平均值超过 5 ng/ml)或 24 小时尿中孕二醇值低于 2 mg 者，认为黄体功能不全。关于诊断黄体功能不全的血孕酮含量标准尚有争议，顾美礼和 Abraham 认为正常值为 15 ng/ml 为恰当。② 测定排卵前期血清 LH 峰值。③ 黄体期测定血清泌乳素(PRL)。若 PRL 超过 30 ng/ml，亦往往提示有黄体功能缺陷。

表Ⅱ-12　子宫内膜在月经周期中天数的标准

月经周期	子宫内膜变化特征
M15	偶见核下空泡
M16	核下空泡不规则
M17	核下空泡整齐呈栅栏状
M18	空泡在核上和核下
M19	少量分泌
M20	显著分泌
M21	间质少量水肿
M22	间质显著水肿
M23	螺旋小动脉周围的间质细胞较大，圆形
M24	螺旋小动脉周围的间质细胞为前蜕膜细胞
M25	靠近表面上皮的致密层间质细胞为前蜕膜细胞及颗粒细胞
M26	整个致密层细胞为前蜕膜及颗粒细胞
M27	白细胞渗出，内膜皱缩
M28	渗出、分离及坏死

注：M15～M28 为月经周期第 15～28 天。

关于不育与黄体功能不全患者的血清孕酮含量和子宫内膜组织学表现是否一致，尚有分歧。一般认为两者一致者占 59.1%～75%。因此对不育和反复流产者，都应做子宫内膜活检和血清孕酮测定。两者可以互相补充。

(四) 宫颈黏液检查　若在 BBT 升高期间(黄体期)采取的宫颈黏液量超过 0.05 ml，或宫颈黏液结晶试验阳性者，可能有黄体功能不全。

黄体功能不全的检查程序如下。

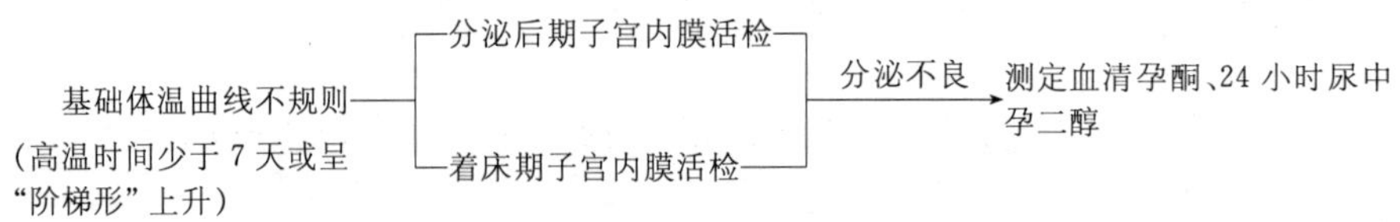

(五) 黄体功能不全分型鉴别　近年来，有人按子宫内膜腺体和间质的分泌转换程度及其是否同步将其分成三型，即腺体发育延迟型、间质发育延迟型、间质-腺体发育紊乱型。其不同类型的鉴别见表Ⅱ-13。

表Ⅱ-13　黄体功能不全的分型鉴别

黄体功能不全类型	激素测定	子宫内膜图像
腺体发育延迟型	P↓ E_2→	腺体发育延迟
间质发育延迟型	P→E_2↓	间质发育延迟
间质-腺体发育紊乱型	P↓ E_2↓	间质腺体发育紊乱

注：P 为孕激素，E_2 为雌激素，↓为下降，→为正常

三、治疗

黄体功能不全的治疗分为激素补充疗法和刺激黄体疗法两种。对于高泌乳素血症引起的黄体功能不全，宜予抑制泌乳素治疗。

（一）孕酮补充疗法　据统计，孕酮补充疗法应用得当，有 48%的妊娠率。一般以天然孕酮为宜，因为天然孕酮有良好的促子宫内膜分化作用。不宜用合成黄体酮，因为人工合成黄体酮如安宫黄体酮、炔诺酮类有溶黄体作用，而抑制患者本身黄体激素分泌的缺点。一般在判断排卵或 BBT 升高后 1～3 天即开始应用孕酮，每天肌注 12.5 mg，持续到下次月经来潮，此剂量足以补充一般的黄体不足。若不怀孕，则于下一周期重复治疗，如三个周期治疗后仍未怀孕，需再做内膜活检，以观察是否需要增加孕酮剂量。亦可在月经第 17 天或 18 天肌注已酸孕酮 250～500 mg，以补充孕酮的不足。

（二）刺激黄体疗法　绒毛膜促性腺激素（HCG）是有效的黄体功能刺激剂，可增加孕酮合成及延长黄体的寿命。于预计排卵后 2～3 天用药，开始，隔天肌注 HCG 5 000 U，共 3～5 次，连续 3 个周期为 1 个疗程。一般注射后次日血中孕酮水平即升高。有报道约 80%的患者有效果。

（三）克罗米芬治疗　理论依据是上述两药促使下丘脑分泌 LH－RH，从而使垂体分泌 FSH、LH 增加，导致排卵前卵泡的发育和成熟，使排卵后黄体细胞分泌较多的孕酮。故对 FSH、LH 分泌不足引起的黄体功能不全有效，但疗效不稳定。服药方法为于月经周期第 5 天起每日服克罗米芬 50～100 mg，连服 5 天。

（四）溴隐亭治疗　对高泌乳素血症引起的黄体功能不全，给予溴隐亭（CB_{154}）治疗有一定的疗效（用法见第二编第六章第二节闭经-泌乳综合征治疗）。

（五）分型治疗　近年来有人按黄体功能不全的不同类型予以不同治疗。腺体发育延迟型选用孕激素补充疗法；间质发育延迟型用雌激素疗法。因这一类型的患者血清中孕酮正常，雌激素水平偏低。方法是于排卵后开始每天服用雌二醇 0.5 mg，连续 7 天；腺体-间质发育紊乱型用 HCG 刺激疗法。

近年来国外有报道应用三氧苯胺（Nolvadex）治疗 LPD，能使黄体期延长，血中孕酮（P）和雌二醇（E_2）浓度明显上升，子宫内膜功能改善。其作用机制在于三氧苯胺为合成的抗雌激素药物，它与雌二醇竞争与受体结合，而发挥作用。方法是于月经第 5 天开始，每日口服三氧苯胺 10 mg，连服 5 天。据报道妊娠率为 35%。

还有报道应用克罗米芬加甲状腺素片治疗，妊娠率可高达 83.4%。

四、黄体功能不全中医研究现状

《圣济总录》云：“妇人所以无子由于冲任不足，肾气虚寒也。”陈士铎又云：“胞宫之脉，所

以受物者，暖者生物，而冷则杀物矣。"诚为确论，宫暖方能摄精，胞宫才能受胎。

黄体功能不全，分泌黄体酮不足，基础体温升而不稳，乃系肾阳不足，肾气虚寒之故。

根据近代中西医结合研究，黄体期是阴充阳长，肾阳气渐旺，胞宫温暖待孕。当排卵期"两神相搏合而成形"，则脏腑气血在肾阳作用下汇聚冲任，濡养胎元。所以治疗宜育肾温煦。蔡小荪立方，药有云苓 12 g，生、熟地各 9 g，石楠叶 9 g，紫石英 12 g，熟女贞 9 g，狗脊 12 g，仙灵脾 12 g，仙茅 9 g，胡卢巴 9 g，鹿角霜 9 g，肉苁蓉 9 g。符式珪认为黄体期应是在肾阴充实的基础上发挥肾阳功能，正是天癸盛，冲任固的时期，如肾阳不足，则黄体不健。故应以滋肾阴，助肾阳，固冲任，暖胞宫为治则。中药有当归、首乌、菟丝子、女贞子、枸杞子、续断、肉苁蓉、仙茅、仙灵脾、炒艾叶、香附等，可以辨证运用。

有报道在当归芍药散或桂枝茯苓丸的基础上加用克罗米芬治疗 32 例黄体功能不全，78.5%在用药 6 周后妊娠，亦有用四物汤加味获得 74%妊娠率。Satoshi 用黄体细胞培养、灌注实验证明，当归芍药散、八味地黄丸、桂枝茯苓丸有刺激黄体细胞分泌的作用。

傅兴生应用中西医结合治疗 17 例由黄体功能不全引起的不育症，其中 15 例已正常分娩。方法有两种，一是对月经周期正常者采用针刺加 HCG 穴位注射。从月经第 11 天开始，每天进行针刺，促使排卵，连续 3 天穴位注射 HCG 500～1 000 U。选穴有三组：① 中极，大赫，地机；② 关元，水道，血海；③ 归来，曲骨，阴交。每天一组穴位，轮流使用。二是对月经不调的患者采用针刺，HCG 穴位注射，并加用中药人工周期疗法。于月经净后用菟丝子、仙灵脾、女贞子、制首乌、熟地、当归、枸杞子、淮山药、肉苁蓉；排卵前期用当归、赤芍、茺蔚子、桃仁、香附、熟地；排卵后期用柴胡、郁金、白芍、月季花、熟地、淮山药、枸杞子、肉苁蓉；月经前期用当归、熟地、泽兰、香附、甘草。

沈洪沁等采用中药加克罗米芬治疗，妊娠率达 68%。中药组成有菟丝子、熟地、枸杞子、淮山药、桑寄生、甘草。菟丝子、熟地、枸杞子有补阴血，填肾精，益肾气之功效，配以桑寄生补肝肾，调冲任，伍以淮山药、甘草以健脾益气，补肾固精。合全方能补后天，滋先天，维持人体正常的阴阳平衡。在此基础上，于血海空虚的经后期(即卵泡期)加鹿角霜、肉苁蓉，寓补阳于补阴之中，意在阳生阴长，使冲任、胞宫气血复常；经间期(即排卵期)是从阴转阳之际，加丹参、石菖蒲、黄芪以活血开窍、益气补托，使肾气充盛，阳气发动而排卵；经前期(即黄体期)阳气渐盛，加入女贞子、旱莲草，使阳得阴助而生化无穷。整个周期的系统治疗起到健全黄体功能的效果。若单服中药无效时，可在服中药汤剂的同时，于月经周期第 5 天起每日加服克罗米芬 50～100 mg，连服 5 天。

近年来不少中医界学者认为"女子以肝为先天"，肝肾同源。若肝肾阴亏，肝郁肾亏也是本病的成因之一。孔文武应用补肾益肝，滋阴填精法治疗，方用二至丸合左归丸加减：药有女贞子、旱莲草、生地、枸杞子、菟丝子、首乌等。李祥云应用补肾疏肝法，自拟扶黄煎：菟丝子、仙灵脾、巴戟天、鹿角粉、山萸肉、淮山药、炙龟板、川楝子、制香附、当归、川芎等治疗，妊娠率达 84.72%。

第五节 卵巢早衰

卵巢早衰(precocious menopause)这一病名于 1967 年由 Demoraes 和 Jones 首先提出，特指妇女在青春发育后至 40 岁前出现闭经，血清雌激素水平低下，促性腺激素(Gn)浓度过高，有时伴有潮热、出汗等绝经症状，因与生理性绝经十分相似而命名。1973年Goldenberg观察到闭经妇女FSH浓度每毫升超过40 mIU，卵巢活检未见到卵泡，表明卵子已经耗竭；这一发现支持了上述认识，故又命名为过早绝经(premature meno-pause)，生育应无希望。但是，近年研究发现按上述标准诊断的卵巢早衰患者中，其病理及病理生理改变与病因并不一致，少数患者竟自然地或经治疗后恢复了月经，甚至妊娠。因此，目前在临床上因卵泡停止发育使青春发育后至40岁前的妇女闭经，血促性腺激素(Gn)水平过高者，皆可拟诊为卵巢早衰或高Gn性闭经。

本病在临床上较常见，病因诊断很困难，生育预后差，治疗棘手，但并非绝望。如持关心态度予以合理治疗，可望得以妊娠。

一、分类与病因

(一) 卵泡耗竭型　此类患者卵巢活体组织学检查显示皮质内充满纤维组织和或卵巢间质。卵泡极为罕见，甚至没有。

卵泡耗竭过早的原因可能因胚胎早期移行至原始生殖嵴的生殖细胞数目过低，卵子贮备差。可能与染色体异常(如45 XO/46 XX，45 XO/46 XX/47 XXX，47 XXX/46 XX结构异常)或其他不明原因的因素有关；卵泡耗竭过早的另一原因是因胚胎期至出生后卵泡闭锁过速而提早耗竭，可能由于① 物理化学因素：如放疗、化疗、环境内毒物、手术等。② 病毒感染：如女性腮腺炎患者中，5%卵巢受累而引起本病。③ 遗传因素：本病患者家族中约10%有相同疾病。④ 免疫功能异常：根据是9%～40%的卵巢早衰患者伴有其他自家免疫病，如淋巴性甲状腺炎、阿狄森病、甲状旁腺功能减低、红斑狼疮、重症肌无力、原发性血小板减少性紫癜、系统性念珠菌病、白癜风等。部分患者血内可测出抗卵巢抗体或其他自家抗体。有时卵巢活检发现白膜下浆细胞及淋巴细胞浸润。卵巢自家抗体与抗原结合，破坏了卵泡组织而引起功能衰竭。Corenblum等报道卵巢早衰患者中40%以上伴有自身免疫性疾病，免疫机制可引起卵巢功能障碍，其中以桥本甲状腺炎最为常见。⑤ 原因不明：可能缺乏卵母细胞成熟抑制物，卵母细胞减数分裂不能中止，使其过早退化耗竭。⑥ 其他：如半乳糖血症，因体内半乳糖堆积，直接损害卵母细胞而过早耗竭。患者同时有智力障碍、白内障、肝脾肿大及肾功能异常。

(二) 卵泡数目正常型　1969年Jones和Demoraes报道3例高Gn性闭经，其染色体核型为46,XX，卵巢内始基卵泡数目正常，但皆无发育，对Gn敏感性低，称为卵巢不反应或不敏感综合征。其病因不明确，可能与下列因素有关。① 卵巢或卵泡缺乏LH或FSH受体，或受体结构异常，因此对LH、FSH不反应；② LH或FSH分子结构或生物活性异常。但FSH生物测定未能支持这一论点；③ 免疫功能异常：血内有抗Gn受体的抗体，阻断了Gn的作用；④ 类固醇合成酶-17α羟化酶缺乏，不能合成雌激素，使卵泡发育受阻。

二、临床表现

青春期发病者可有初潮延迟；第二性征发育差、原发性闭经；成年后发病可在行经一段时间后闭经和不育。20%～70%患者有潮热、出汗等绝经症状。盆腔检查正常或有内生殖器萎缩。血清FSH、LH水平过高，雌激素水平低落。部分患者可有内分泌腺功能低落表现。

三、诊断

主要依靠血 Gn 测定及卵巢活检。理论上应注意有无合并其他严重疾病，并了解有无卵泡存在，以便估计预后和治疗。以下检查可供参考。

(一) 血清 LH、FSH、PRL、E_2 测定 闭经患者孕激素试验阴性，雌激素试验阳性者应进行血清 LH、FSH、PRL、E_2 测定。凡 PRL 正常，血清 FSH 超过 40 mIU/ml，E_2 低值(WHO 试剂)者应疑及卵巢早衰。LH 浓度可正常或超过 50 mIU/ml。

(二) 腹腔镜检查 通过腹腔镜可直接观察卵巢的外观。张以文报道 52 例腹腔镜检查结果，82.6%为双侧萎缩型或条索状卵巢；17.4%为单侧或双侧的小卵巢或正常卵巢。萎缩型和条索状卵巢可能无卵泡存在。

(三) 卵巢活检 可在腹腔镜检查时取材，以了解有无卵泡。其缺点是取材少，不能代表卵巢功能的全貌。因此，有人主张行剖腹探查，做卵巢楔形切除，取材做病理检查，但创伤大，难以被患者接受。

(四) 血清性激素动态观察 Rebar 等对 18 例染色体正常的卵巢早衰患者每日取血，共取 1 个月，测定血清 LH、FSH、E_2、P，观察其浓度动态变化。结果有 9 例 Gn 持续在高水平，E_2 持续低落。与绝经后妇女的激素水平无差异，提示卵泡可能已耗竭，另 9 例 Gn 水平时高、时正常。Gn 低下时，E_2 水平上升，甚至接近正常排卵前高峰，提示有卵泡发育，其中 3 例还偶有排卵，这些患者可能为一过性卵巢功能低落，或处于正常至绝经过渡期。基于上述发现，Rebar 主张每周测定上述激素 1 次，连续 4 次，以鉴别有无卵泡发育。

(五) 其他 如染色体核型分析；甲状腺、甲状旁腺、肾上腺皮质功能测定；自家抗体滴度测定；甲状腺微粒体抗体(TMA)、甲状腺球蛋白抗体(TGA)和促甲状腺释放激素抗体(TRAb)测定；抗卵巢抗体、卵巢组织的 LH 和 FSH 受体测定及 FSH 生物测定等，皆可能有助于病因诊断。

四、治疗

(一) 性激素人工周期替代疗法 替代疗法宜采用天然雌激素和黄体酮。目前一般多用倍美力，每日 0.625～1.35 mg，连用 21 天；安宫黄体酮每日 10 mg，月经周期的第 16～25 天用。

近年来有人常用补佳乐，每天 2～3 mg，连用 21 天，黄体酮每日 20 mg 于月经周期第 21～25天连用 5 天。

(二) 诱导排卵法 对肯定有卵泡者为治疗不育症，可试用诱导排卵治疗。

1. *雌激素、孕激素替代疗法* 方法同上。Evers 和 Rolland 对 1 例卵巢无反应综合征患者给炔雌醇及安宫黄体酮治疗 3 个月，停药 2 个月即出现排卵，张以文报道有 8 例服雌激素后妊娠。其机制不明，可能是雌激素提高了卵泡的敏感性，对 Gn 产生反应所致。

2. *促性腺激素诱发排卵* 即 HMG－HCG 联合疗法。有人认为卵巢衰竭应用 HMG 治疗是徒劳和浪费。有人认为卵巢总会有少数残余卵泡，以大量绝经期促性腺激素(HMG)可获妊娠。若为 LH 和 FSH 生物活性异常所致，则对外源性 Gn 反应好。用法是于黄体酮撤药性出血后第 5 天开始每天肌内注射 HMG 150 U，直到出现卵泡发育成熟征象(根据宫颈黏液量、拉丝度及黏液结晶达(＋＋～＋＋＋)和 24 小时尿中雌激素量达75～

150 μg 时，表示卵泡已成熟，或第 8 天开始 B 超监测卵泡，当卵泡直径超过 16 mm，则停用 HMG，并于停药 24 小时后，单次肌注 HCG 10 000 U，并嘱患者自行肌注 HCG，当夜起连续 3 天性交。治疗后如怀孕，则停经，如未怀孕，往往于排卵后 12～14 天引起阴道流血。

3. *皮质激素-克罗米芬-HMG-HCG 联合疗法* 于“撤药性出血”第 2 天起口服地塞米松 0.5 mg，连续 10 天，第 3 天起每天服克罗米芬 150 mg，连续 5 天，第 4 天开始每天肌注 HMG 75～150 U，连续 4 天，待卵泡成熟时应用 HCG 治疗，促发排卵，这一方法可减少 HMG 的用量。

4. *大剂量、短疗程糖皮质激素治疗* 于撤药性出血第 5 天或停用安宫黄体酮 10 天仍无月经，即给予地塞米松 3.75 mg(5 片)，每日 4 次，连服 14 天，停药后观察基础体温及月经恢复情况，测定血清 FSH、LH，必要时行超声检查。据朱秀兰报道，治疗 13 例，2 例无效。

(三)“赠送卵子”技术的应用 随着试管婴儿研究的进展，近年来诞生了“赠送卵子”技术，为解决卵巢早衰者的生育问题开辟了新途径。具体方法如下。

选择供卵者，对其行促排卵治疗，并于卵子成熟时取出卵子。患者用雌激素和孕激素治疗，使子宫内膜呈分泌期改变，时间必须与供卵者同步。授精可在体外或体内进行。体外受精者于孕卵分裂后适当时机行胚胎移植；体内受精者，即将患者丈夫精液人工授予供卵者，于受精后第 5 天，用特殊器械从供卵者宫腔获得未着床的胚胎，再移植于患者宫腔内。移植后应给患者补充孕激素至妊娠 19 周时才停药。文献上皆有成功的报道。李洁等报道应用“赠送卵子”胚胎移植解决卵巢早衰患者生育问题，共 31 周期，临床妊娠率为 36%(11/31)，双胎妊娠 4 例，单胎妊娠 7 例，流产 6 例，与国外文献报道相似。

五、中医论治卵巢早衰

历代医学古籍无本病的专论，但根据其经闭，不育，面红潮热，轰热汗出等一系列阴阳平衡失常症候分析，属肾阴虚范畴。

(一) 病因病理 《素问·上古天真理》云：“女子七岁肾气盛，齿更发长，二七天癸至，任脉通，太冲脉盛，月事以时下，故有子；七七任脉虚，太冲脉衰少，天癸竭，地道不通，故形坏而无子也。”本病的特点是女子未到七七就肾气衰，天癸竭，冲任二脉虚衰，阴阳平衡失调，此乃先天肾气不足，天癸过早耗竭，冲任不能按时通盛，血海空虚，月事不以时下。肾精亏损，无精化血，月经源流衰少，冲任失养，血海不盛，初现月经后期量少，渐至停闭，精亏孔窍失濡，故阴部干涩，白带全无；肾阴不足，阴虚内热，则出现潮热面红、轰热汗出，五心烦热等证。总之，根据临床辨证，肾虚为本病的主要根源，肾虚又分为肾阴虚和肾阳虚。且因肾气衰竭，肾精不足，阴阳平衡失常而出现阴阳俱虚之证。

(二) 辨证论治 肾阴虚以左归饮加减主之，方药有当归、熟地、淮山药、枸杞子、制首乌、肉苁蓉、女贞子、旱莲草；肾阳虚以右归饮主之，方药有当归、熟地、淮山药、枸杞子、制首乌、山萸肉、肉苁蓉、制香附、仙茅、仙灵脾；阴阳俱虚以二仙汤加味主之，方药有仙茅、仙灵脾、巴戟天、当归、知母、黄柏、熟地。

(倪雅莲　王薇薇　王玉谨　陈利生)

第十三章　闭经与不育

月经是女性生殖系统解剖正常和生殖内分泌轴：下丘脑-垂体-性腺轴功能正常的表现，闭经是由多种原因导致的病理变化的一种外在表现，并非是一种孤立的疾病。下丘脑、垂体、卵巢、子宫、阴道任何一个环节出现异常均可出现闭经。其他如甲状腺、肾上腺或全身衰竭的病变也可发生闭经。闭经因无排卵而引起，因此是造成不育的重要原因。

第一节　闭经的定义及病因分类

一、定义

女性 18 岁尚无月经，或曾有月经但 6 个周期以上未见月经均称为闭经。女孩 14～16 岁尚无月经，且不出现第二性征，应引起父母的足够重视，努力寻找原因。

二、病因分类

闭经的原因分为生理性和病理性两大类。生理性闭经包括青春期前、妊娠期、哺乳期和绝经后。生理性闭经本文不作论述。

病理性闭经是引起不育的重要原因。又分为原发性闭经和继发性闭经两大类，现分述如下。

(一) 原发性闭经　是指该女性从未有月经来潮，常以先天性疾病为多见，如先天性生殖器官发育异常。部分是因下丘脑-垂体-性腺轴功能失常或病理变化引起。此外，某些酶的缺陷导致性激素合成异常也是引起闭经的原因(见表Ⅱ-14)。

1. *先天性阴道异常*　包括先天性无阴道、处女膜闭锁、阴道横隔。

2. *子宫性闭经*　这是由于缪勒管分化障碍所致，表现为无子宫、无子宫颈和无阴道，只残留条索状结构和阴道浅凹。但由于卵巢分化正常，内分泌功能正常，女性二性征亦正常。因没有子宫和阴道，所以从来没有月经来潮。另外，如果在青春期前患有子宫内膜结核，子宫内膜破坏，形成严重宫腔粘连，也会表现为原发性闭经。

3. *卵巢性闭经*　包括：① Tunner 综合征：这是由于性染色体异常引起的性腺发育不全，卵巢呈条索状，无卵泡，无性激素分泌功能，二性征不发育，无月经来潮。此外，尚有身材矮小，智力下降等表现。② 单纯性腺发育不良：其染色体核型为 46,XX 或 46,XY。卵巢呈条索状，无卵巢，无性激素分泌，女性特征不明显，身材高低正常。③ 睾丸退化综合征与雄激素不敏感综合征：其染色体核型均为 46,XY，性腺为不发育的睾丸。临床表现为女性外生殖器，无子宫，无月经。④ 卵巢抵抗综合征：其卵巢大小正常，有始基卵泡，无成熟卵泡。这是卵巢对促性激素无反应所致，二性征发育不良，无阴毛、腋毛，无月经来潮。

4. *垂体性闭经*　如果在青春期前发生垂体肿瘤，影响垂体前叶分泌促性腺激素(Gn)，导致原发性闭经。常见的肿瘤为泌乳素腺瘤、颅咽管瘤、生长激素瘤、促肾上腺皮质瘤、促甲状腺瘤。

表Ⅱ-14　闭经的病因分类

分　类	原　发　性	继　发　性
阴道性闭经	先天性无阴道 阴道横隔 处女膜闭锁	
子宫性闭经	先天性无子宫 子宫颈无或闭锁 子宫内膜结核(青春期前)	严重子宫内膜炎 子宫内膜结核 引起宫腔粘连
卵巢性闭经	Tunner 综合征 单纯性腺发育不良 睾丸退化综合征 卵巢抵抗综合征	卵巢早衰 卵巢肿瘤 卵巢切除术
垂体性闭经	垂体肿瘤(青春期前) 侏儒症	垂体肿瘤 席汉综合征
	促性腺激素低下 生长激素低下	空泡蝶鞍综合征
下丘脑性闭经	Kallmann 综合征 肥胖生殖无能综合征	精神应激 神经性厌食 脑干、下丘脑肿瘤 过度消瘦或肥胖

垂体性侏儒症：主要表现为性幼稚、闭经和身材矮小，但不影响智力。垂体分泌的促性腺激素正常。

促性腺激素低下：可表现为原发性闭经，第二性征和性器官发育不良，血 FSH、LH、E_2 低下，外源性促性腺激素能使卵泡发育而受孕。

生长激素缺乏：身材矮小，体态匀称，智力正常。青春期发育差，无初潮，激素测定尤以生长激素低，其他促性腺激素也可能偏低。

5．**下丘脑性闭经**　当下丘脑分泌促性腺激素释放激素(GnRH)不足或不分泌，影响垂体分泌 Gn 不足和卵巢分泌雌、孕激素低下引起闭经。常见的有：① Kallmann 综合征：以原发性闭经和嗅觉丧失或低下为特征。血清 FSH、LH、E_2 均低下。虽然，第二性征不发育，但外源性补充 Gn，可诱发排卵，解决生育问题。近年来研究发现 Kallmann 综合征存在 KAL 基因缺失。② 肥胖生殖无能综合征：以原发闭经和明显肥胖为特征。常因青春期前患有脑类、脑膜炎、颅底外伤或下丘脑部肿瘤，造成下丘脑组织分泌 GnRH 分泌不足所致。此外，影响下丘脑饮食中枢，造成明显多食而肥胖；另外消瘦和运动也会影响 GnRH 的分泌导致闭经。

(二) 继发性闭经　曾有月经来潮，6 个月以上不见月经称为继发性闭经。

1．**子宫性闭经**　严重的子宫腔内感染，包括细菌性、结核性，均可破坏子宫内膜，引起子宫腔粘连和瘢痕形成，导致闭经；刮宫术广泛损伤子宫内膜基底层也可引起闭经。

2．**卵巢性闭经**　包括：① 卵巢早衰：是指 40 岁以前卵巢中卵泡耗竭引起卵巢功能过早衰竭。临床表现为月经闭止，潮热，失眠，性欲下降，烦躁不安。② 卵巢肿瘤：如某些卵巢肿瘤分泌性激素，干扰了下丘脑-垂体-卵巢轴的功能导致闭经。临床上常见的有生殖细胞瘤、卵巢性索间质瘤、分泌雌激素的浆液性囊腺瘤。③ 卵巢切除术后。

3. 垂体性闭经 垂体前叶在下丘脑的调控下调节性腺、甲状腺和肾上腺功能,垂体病变会引起内分泌的一系列变化而导致闭经。① 垂体肿瘤是垂体性闭经最常见的原因之一。如泌乳素腺瘤、生长激素腺瘤、促性腺激素腺瘤、促甲状腺素腺瘤、促肾上腺皮质激素腺瘤等。② 席汉综合征(Sheehan syndrome)往往是在产后大出血引起垂体缺血、坏死,导致垂体前叶功能减退,FSH 和 LH 分泌不足,雌激素低下致闭经。③ 空泡蝶鞍综合征:因蝶鞍的鞍隔受损,使蛛网膜进入垂体窝形成疝囊,从而压迫垂体,引起高泌乳素和低促性腺激素,最终导致闭经。

4. 下丘脑性闭经 包括:① 精神应激性闭经,因重大的精神刺激,如亲人猝死、离异、失败、极度恐惧等引起下丘脑 GnRH 分泌不足而致闭经;② 神经性厌食:以厌食、消瘦、闭经为特征;③ 过度消瘦和过度肥胖:重度消瘦下丘脑 GnRH 分泌不足,过度肥胖也会导致下丘脑功能异常导致闭经;④ 脑干或下丘脑部位的肿瘤和炎症,使 GnRH 分泌异常会引起闭经。

第二节 闭经的诊断

闭经和排卵障碍原因虽然错综复杂,但各有其一定的规律性和特异型。近 10 年来,闭经的辅助诊断技术发展很快,使诊断方法更系统、更精确。但详细询问病史与细致的体检仍然十分重要。再根据各人的具体情况拟订诊断步骤,选用不同的辅助诊断方法,逐步深入地进行检查,一般可了解到病变部位,找出闭经的原因。

一、采集病史

首先要明确是原发性闭经还是继发性闭经。如系原发性闭经,则应详细询问生长发育史,有无结核史与家族史。继发性闭经则应了解过去的月经情况,闭经期限,闭经前有无诱因,如精神创伤或环境改变等,有无人工流产史,产后流血史,闭经后有无周期性下腹胀痛。是否用过性激素治疗,以及对治疗的反应。此外有无其他慢性病史等。

二、体格检查

(一) 全身检查 注意患者生长发育、智力、营养状况与身高体重、第二性征发育情况及毛发分布情况。轻压乳房,观察有无泌乳。

(二) 妇科检查 注意内外生殖器有无先天性畸形,盆腔内有无肿瘤或炎症等。

三、诊断步骤

了解病变所在部位。可采取下列诊断步骤。

(一) 孕酮"撤药性出血"试验 是估计内源性雌激素水平的一种简单、快速的方法。具体方法是每日肌注黄体酮 20 mg,连续 5~7 天,停药后 2~7 天,如有"撤药性出血",为阳性,可诊断为无排卵性闭经,表示子宫内膜功能正常,且已受足够的雌激素影响。如停药后 14 天无"撤药性出血",为阴性,则需进一步作雌激素试验。

(二) 雌孕激素试验 每日口服补佳乐 2 mg,连续服 21 天。最后 3 天加用黄体酮,每日肌注 20 mg,共 5 天,停药 2～7 天,如有"撤药性出血",为阳性,表示子宫内膜正常,闭经是由卵巢功能减退,雌激素分泌太低所致,应进一步寻找原因。如无"撤药性出血",则为阴性,应重复一次雌孕激素试验,仍无出血,表示子宫内膜有缺陷或遭到破坏,称子宫性闭经。

(三)垂体功能测定 目的是寻找缺乏雌激素的原因,确定卵巢是否已丧失分泌雌激素的功能,还是缺乏促性腺激素,使卵巢不分泌雌激素。可采用放射免疫法测定血清促卵泡素(FSH)和黄体生成激素(LH)。正常血清的 FSH 值为 5～40 mIU/ml;LH 值为 5～25 mIU/ml。如 FSH 超过 40 mIU/ml,提示卵巢功能衰竭。如 FSH 和 LH 均少于 5 mIU/ml,提示垂体功能减退,病变在垂体或垂体以上部位,应作垂体兴奋试验。

(四)垂体兴奋试验 目的是了解垂体和下丘脑的功能,明确病变究竟在下丘脑还是在垂体。① 典型的垂体兴奋试验:将 LH－RH 100 μg 溶于 5 ml 生理盐水中作静脉注射,并分别于注射前及注射后 15 分钟、30 分钟、60 分钟和 120 分钟各采血 2 ml,用放射免疫法测定 LH 值。如在注射后 15～45 分钟内 LH 值较注射前高 2～4 倍以上,说明垂体功能正常,病变在下丘脑。如反复多次,LH 值仍无升高或增高不多,提示病变在垂体。目前认为此法不能全面了解垂体合成与释放的功能,改一次静脉注射为静脉滴注。② 静脉滴注 LH－RH 试验:LH－RH 100 μg作静脉滴注 4 小时,正常情况下,在滴注后 30～45 分钟时 LH 上升,60～90 分钟时下降,2～4 小时内 LH 第二次上升。这种双相分泌和 Yen 指出的人类垂体中有两个 LH 池的理论相符合(第一池在 LH－RH 刺激下立即释放 LH,而第二池则在大量LH－RH 刺激或长刺激下,才释放已贮存的与新合成的 LH)。

如果下丘脑受损而垂体有惰性,则单次 LH－RH 试验可能阴性,而静脉滴注可在 2 小时左右出现延迟反应;如垂体功能有缺陷,仍可能出现第一次 LH 上升,但不能维持,且继续静脉滴注,第二次 LH 上升现象不再出现,提示垂体合成功能受损。

(五)辅助诊断 根据不同病情,结合具体情况可选择性进行某种特殊检查,进一步明确诊断。

1. *测定血清雌激素、孕激素与睾酮* 测定血清中雌二醇、孕酮值有助于了解卵巢功能,如睾酮值增高则有助于多囊卵巢综合征、卵巢男性化肿瘤、睾丸女性化等疾病的诊断。

2. *血清 PRL 测定* 继发性闭经患者应常规测定 PRL,抽血在上午 9～11 时,正常值为 0～20 ng/ml,如 PRL＞25 ng/ml,为高 PRL 血症。继发闭经患者中约有 1/3 是由高 PRL 血症引起,尤其合并泌乳的患者,高 PRL 血症的发生率更高,因此,凡闭经合并泌乳者,必须测 PRL 值。如 PRL＞100 ng/ml,则垂体肿瘤的可能性很大,应进一步做蝶鞍多向断层摄片或 CT 扫描检查,明确有无垂体肿瘤。

3. *磁共振成像(MRI)或 CT 扫描检查* 对疑有垂体肿瘤患者应进行此项检查,有助于早期发现垂体微腺瘤(直径小于 1 cm)。

4. *诊断性刮宫* 可以了解子宫腔的大小,宫颈或宫腔有无粘连以及子宫内膜情况。刮出物送病理检查,有助于对子宫内膜结核的诊断与了解性激素水平。

5. *子宫输卵管碘油造影* 有助于诊断生殖道的发育情况,有无结核及宫腔粘连。

6. *染色体核型的分析* 对原发性闭经,特别是伴有身材矮小、发育迟缓、乳房不发育或生殖器有畸形者,均应做外周血染色体核型检测。

7. *宫腔镜检查* 对疑有宫腔粘连者可在宫腔镜直视下明确有无粘连,粘连部位与范围,还可分离粘连,进行治疗。宫腔镜检查还可检出其他宫内病变。

8. **腹腔镜检查**　经腹腔镜直视下观察子宫和卵巢形态,并可做卵巢活检,有助于了解多囊卵巢综合征、卵巢早衰等卵巢、输卵管和子宫的病变。梁占光报道,采用腹腔镜检查,研究卵巢的形态变化与闭经之间的关系,共检查 506 例发现有 11 种形态:正常卵巢(82 例)、小卵巢(28 例)、静止状态卵巢(22 例)、萎缩状卵巢(47 例)、条索状卵巢(41 例)、多囊卵巢(254 例)、无性腺综合征(14 例)、卵巢性腺瘤(2 例睾丸间质细胞瘤)、双重性腺及卵巢混合性腺(共 5 例)、睾丸(2 例)。发现 506 例闭经患者以卵巢功能异常居首位占 80.48%;子宫性闭经占 16.20%;下丘脑、垂体病变占 4.35%;性发育异常占 2.18%;卵巢肿瘤性闭经占 0.79%。值得提出的是 PCOS 占 50.20%。

9. **甲状腺、肾上腺皮质功能测定**　对疑有甲状腺、肾上腺疾病的患者,可选择性进行 T_3、T_4、皮质醇测定或进行 24 小时尿的 17-羟、17-酮测定。

10. **实时超声显像(即 B 超)**　观察卵泡发育及排卵情况。B 超是一种无损伤、无痛苦、操作简便、诊断可靠的检查方法,近年来已广泛应用于临床。Marink 报道,当卵泡直径超过 18 mm 时,预告即将排卵。排卵日最大直径为 13～30 mm,平均为 21 mm,程绮馨报道,排卵日卵泡的最大直径平均为 21.5±9.93 mm。

方法是在月经周期的第 6～8 天检测一次,记录卵泡的直径,从第 10 天起,每天上午 9～11时检测一次,直至排卵。最好在排卵后第 5、7、9 天再各检测一次。根据结果分析,卵巢内出现透声囊区为卵泡,当最大的卵泡缩小(囊腔襞皱缩)或消失,认为已发生排卵,排卵后出现回声不均与实变声像图。当最大的卵泡消失或缩小时,见到子宫直肠陷凹中有液性回声,Marink 报道,见液体者仅占 12 %,程绮馨报道占 53.5%。

第三节　治　　疗

治疗前首先判断闭经的程度和明确闭经不排卵的病因。在针对病因治疗的基础上进行促排卵治疗。

一、阴道性闭经

先天性无阴道往往合并无子宫。人工阴道手术只能解决夫妻性生活,对治疗不育无希望。阴道横隔、处女膜闭锁可以通过手术予以克服障碍,如果子宫、卵巢、垂体、下丘脑功能正常生育有望。

二、子宫性闭经

先天性子宫发育异常或无子宫只能通过代孕技术解决生育问题。

严重子宫内膜炎或子宫内膜结核引起的广泛宫腔粘连,可以通过宫腔镜手术松解粘连再配合雌孕激素序贯疗法,使部分患者能恢复月经,轻度宫腔粘连通过宫腔镜手术有生育的机会。

三、卵巢性闭经

先天性异常如 Tunner 综合征、睾丸退化综合征等欲恢复其生育功能没有希望。

单纯性性腺发育不良通过雌孕激素序贯疗法,部分患者可以恢复月经,如果治疗过程中发现有少量窦卵泡,通过促排卵治疗,可望排卵和生育。

卵巢肿瘤可以通过腹腔镜或剖腹摘除术予以解除。手术千万保留部分卵巢组织,保持卵巢正常的分泌功能和排卵功能,生育也就有望。

卵巢功能低下引起散发性无排卵可以通过促排卵治疗有望恢复排卵功能和生育功能。方法如下:

(一) 克罗米芬(clomiphene) 在下丘脑和垂体部位竞争性地结合雌激素受体,抑制雌激素的负反馈作用,促进 Gn 的释放,启动卵泡发育。唯在有一定内源性雌激素水平的情况下克罗米芬才有作用。一般在撤药性出血的第 3～5 天开始,每天口服 50 mg,连续 5 天。若出现排卵可连用 3～6 个周期,笔者一般只用 3 个周期。若无排卵可以增加剂量 50 mg,即每天口服 100 mg。或者延长口服克罗米芬的时间。据 Garcia 报道不改变克罗米芬的剂量,但延长用药的时间,得到了 100%的排卵率和 77.9%的妊娠率。我国学者何方方等亦应用克罗米芬延长疗法,获得 88%的排卵率和 29%的妊娠率。一般延长时间为 7～9 天。

经克罗米芬治疗无效的患者,可以采用以下联合治疗。

1. *克罗米芬加* HCG 若应用克罗米芬后,卵泡发育达 18～20 mm,可用 HCG 6 000～10 000 U 激发排卵。注射 HCG 后 24～36 小时可排卵,因此,安排患者在注射 HCG 当天和次日同房可望受孕。

2. *克罗米芬加雌激素* 由于克罗米芬的抗雌激素作用,影响宫颈黏液量和质。因此,在服完克罗米芬后第 2 天,一次性肌内注射苯甲酸雌二醇 6～8 mg;又由于雌激素能增加下丘脑-垂体-卵巢的敏感性。在运用克罗米芬前先用小剂量雌激素调整 1～3 个周期。具体用法是,于月经第 3～5 天始,每天口服补佳乐 1 mg,连服 21 天。经 1～3 个周期调整后,运用克罗米芬促排卵治疗,据报道可提高疗效 50%。

3. *克罗米芬加肾上腺皮质激素*:部分无排卵妇女雄激素偏高,而其雄激素来源于肾上腺,可用肾上腺皮质激素抑制过多的雄性激素。一般用小剂量肾上腺皮质激素,如在口服克罗米芬的同时加服强的松 10 mg,或地塞米松 0.5 mg。

(二) 尿促性素 尿促性素(HMG)为绝经期妇女尿中提取物 Gn,其中含 FSH 和 LH,比例是 1∶1,临床制剂是每个安瓿含 FSH 75 IU。HMG 具有促进卵泡发育和成熟的作用,故用以促排卵治疗。一般在月经第 3 天开始,每天注射 HMG 75 IU,用 5～7 天,通过 B 超监测卵泡发育情况,决定是否增加剂量。当卵泡发育至 14～16 mm 时,停止使用 HMG。当卵泡直径大于 18 mm 时,肌内注射 HCG 6 000～10 000 IU,诱发排卵。

HMG 中含有 1∶1 的 FSH 和 LH,而 LH 卵泡发育不需要 LH。20 世纪 80 年代生产纯 FSH,供临床使用,但仍含有 90%的蛋白质。90 年代出现了高纯度的 FSH,含蛋白质不足 5%,含 LH 少于 10 IU。继后又生产了基因重组 FSH(r - h FSH),商品名为果纳芬(gonal - F)。由于这些商品价格昂贵,一般用于体外受精—胚胎移植时作控制性超促排卵治疗(见第三编辅助生殖技术)。

(三) 促性腺激素释放激素 促性腺激素释放激素(GnRH)药物适用于下丘脑功能低下和辅助生殖技术控制性超促排卵治疗(见第三编辅助生殖技术)。

(四) 雌、孕激素人工周期治疗 单用雌激对直接诱导排卵效果较差。雌、孕激素联合应用,模拟生理情况给予治疗,对部分闭经患者可诱导排卵。一般在"撤药性出血"后第 3 天开始,每天口服补佳乐 2 mg(或倍美力 0.625 mg),连服 21 天。在服雌激素的最后 3 天开始，每天注射黄体酮 20 mg，连用 5 天。

第四节　促排卵药物的临床研究

排卵障碍在女性不育中约占 1/3 之多，应用药物促进卵泡生长、发育和按时排卵，对女性不育的治疗十分重要。近 20 年来促排卵药物的临床研究十分活跃。下面将分别介绍。

一、促性腺激素释放激素及其类似物

促性腺激素释放激素类似物根据其不同的作用方式分为 GnRH 激动剂(GnRH－a)和 GnRH 拮抗剂(GnRH－A)。

（一）GnRH－a　目前市场上有供应的药品比较多，可供临床医生选用。比较常用的有：达必佳(decapeptyl)、诺雷得(goserelin)、抑那通(leuprorelin)和达菲林(d:pherefine)。还有喷鼻用的布舍瑞林(buse relin)和那法瑞林(na－farelin)。这些制剂与 GnRH 受体有高亲和力，其生物效应较天然的 GnRH 增加 50～200 倍。它与 GnRH 受体结合形成复合物，刺激垂体 Gn 急剧释放，在首次给药的 12 小时内，血清 FSH 浓度上升 5 倍，LH 上升 10 倍，E_2 上升 4 倍。如果继续使用 GnRHa，垂体表面可结合的 GnRH 受体明显减少，对进一步使用 GnRHa 的刺激不敏感，即所谓的降调节作用。用药 7～14 天达到药物性垂体-卵巢去势。停药后垂体和卵巢功能的完全恢复需要 6 周。

（二）GnRH－A　它与 GnRH－a 对垂体的降调节机制不同，当与垂体 GnRH 受体竞争性结合后，抑制垂体 Gn 的释放，其作用起效快、时间短，停药后垂体功能迅速恢复。由于第一、二代 GnRH－A 有较大的组胺释放作用和皮肤过敏反应，使临床应用受阻。近年来第三、四代 GnRH－A，其组胺释放作用和皮肤过敏反应甚微。国外已开始用于临床的有 cetrorelix、ganirelix、antide。国内尚在试用阶段。

（三）促性腺激素释放激素类似物的临床应用

1. GnRH－a *用于控制性超促排卵治疗*　这已被众多生殖中心应用并取得良好的效果，具体用法见第三编辅助生殖技术。

2. GnRH－a *治疗子宫内膜异位症*　异位的子宫内膜对激素有依赖性，治疗子宫内膜异位症必须阻断这种依赖性。GnRH－a 具有抑制卵巢分泌雌激素的功能，所以它是治疗子宫内膜异位症的一种新方法。有报道应用布舍瑞林(buse relin)，每天 300～600 μg，用 4～6 个月，可使子宫内膜异位症患者痛经、性交痛症状消失或缓解，少数结节亦可消退。停药 1～3 个月，排卵可恢复。

3. GnRH－a *治疗子宫肌瘤*　Healy 和 Codington 分别报道用 buserelin 治疗子宫肌瘤伴月经过多和不育的患者。6 个月后，月经量减少。B 超检查显示子宫肌瘤缩小。对于子宫肌瘤较大的患者，仍应采用手术治疗，但术前可以应用一段时间的 GnRH－a，使瘤体缩小，有助于手术，并能减少术中出血。另外，如绝经期前患有子宫肌瘤，可应用 GnRH－a 治疗，起到减少月经量，缩小瘤体的作用，亦可以避免手术之苦。据报道大多数病例停药后，子宫肌瘤仍会再生长。

4. *其他方面的应用*　GnRH 除了能治疗上述疾病外，文献报道还可以用于治疗功能性子宫出血、经前期紧张症。亦可以用以避孕、真性女性性早熟、激素依赖性肿瘤。

二、绝经期尿促性腺激素

促性腺激素(HMG)是更年期或老年妇女尿中提取的一种糖蛋白激素,该激素来自垂体前叶分泌的促性腺激素,包含 FSH 和 LH。人绝经后促性腺激素是从尿液中排出。当前已能从绝经妇女尿液中提取到 FSH 与 LH,制成 1∶1 的针剂(商品名为 Pergonal),每针含 FSH 与 LH 各 75 U。1962 年 Zunen－Feld 首先将此制剂应用于临床。国内于 1986 年试制成功并通过鉴定。HMG 对治疗垂体促性腺功能低下造成的排卵障碍有诱导卵泡成熟和排卵的功效。

(一) 作用机制　垂体促性腺功能低下(单纯性)引起的无排卵,主要由于卵泡发育停滞,不能使窦前期卵泡发育到窦腔期,因这一时期卵泡的继续发育必须依赖于以下条件:① FSH 诱导颗粒细胞中雄激素芳香化作用才能转化成雌激素;② FSH 与雌激素协同作用才能促进颗粒细胞增生,并使 FSH 与 E_2 受体增加;③ 卵泡内建立雌激素的微环境有利于卵泡进一步发育至窦腔期,以后成为成熟的卵泡,合成分泌更多的雌二醇,为排卵作准备。外源性 HMG 同样可以发挥上述促进卵泡发育的作用。

(二) 适应证　首先应排除泌乳素升高的患者,单纯由于垂体促性腺激素功能低下的无排卵的或排卵功能紊乱的不育妇女,表现为阴道黏膜、子宫内膜萎缩,孕激素“撤血”试验阴性。但输卵管通畅,丈夫精液正常,用其他促排卵药物无效时的切盼生育者,可选用 HMG 治疗。对缺乏内源性雌激素水平的患者先用雌激素治疗 3～6 个月方可应用。

(三) 临床应用　临床上常用的方法有以下 5 种,供选择。

1. *单纯 HMG 治疗*　在月经来潮或“撤药性出血”第 5 天开始肌内注射 HMG,每日一针(150 U/针),当治疗 7 天后仍未见卵泡增大时,可每日注射 2 针,连用 7 天。对无反应者,最多每日注射 3～4 针,在治疗期间,应予 B 超监测,卵泡直径达 20～22 mm 者,有自然排卵可能。

2. *HMG－HCG 联合治疗*　HMG 的治疗方法与剂量同前,当卵泡直径发育至 20 mm,且宫颈评分＞8 分,持续 2 天时用 HMG 1 支,并根据卵巢大小决定 HCG 剂量:① 卵巢平均直径＜5 cm,用 HCG 5 000 或 10 000 U;② 卵巢直径为 5～5.9 cm,用 HCG 2 000 U;③ 卵巢直径为＞6 cm 者不能用 HCG。在卵泡成熟时用 HCG 是成功诱发排卵的关键,这种 HMG 与 HCG 重叠用药的方法排卵率高,可达 98.8%。

3. *HMG 加克罗米芬联合治疗*　从月经或“撤药性出血”第 5 天起,口服克罗米芬,每天 50 mg,连服 5 天,同时用 HMG,方法、剂量同上。用药期间监测卵泡发育情况同上。

4. *克罗米芬－HMG－HCG 联合治疗*　在 HMG－HCG 治疗方案的基础上加克罗米芬治疗。

5. *雌激素加 HMG 治疗*　如果患者雌激素水平很低,应先用小剂量雌激素治疗 3 个周期后,再用 HMG 治疗。方法是先用补佳乐 2 mg/d,连服 21 天为一周期,连用 3 个周期。第 4 周期开始用 HMG 治疗。方法、剂量、监测卵泡同单纯性 HMG 治疗方案。

三、促卵泡素

由于 HMG 中的 FSH 和 LH 各半,而等量 LH 对卵泡发育和成熟不利。因此,科学家们千方百计地进行纯化促卵泡素(FSH)。20 世纪 80 年代生产的 FSH,其中含 LH＜0.1

IU，但仍有95%的杂质蛋白。1993年高纯度的FSH产生，含FSH 75 IU，LH<0.001 IU（即HP-FSH）。1995年通过重组基因工程；成功地生产了人类基因重组的FSH（即rh-FSH）。rh-FSH不含LH，无蛋白质，可供皮下注射。Serono公司生产的果纳芬与天然的FSH一致。可供临床应用的制剂有37.5 IU、75 IU、150 IU 3种。

FSH的生理作用：① 直接刺激颗粒细胞的增生和分化；② 诱导颗粒细胞FSH和LH受体的合成，增强颗粒细胞对LH反应的敏感性，保持排卵前卵泡类固醇的合成和黄体的形成；③ 与颗粒细胞表面FSH受体结合，激活腺苷酸环化酶和cAMP依赖性蛋白激酶，诱导芳香化酶的活性，使雄激素转化为雌激素；④ 刺激颗粒细胞合成抑制素、激活素和胰岛素样生长因子等，调节优势卵泡的发育和闭锁。

HP-FSH和rh-FSH价格昂贵，一般用于体外受精-胚胎移植手术的控制性超促排卵（见第三编辅助生殖技术）。

四、绒毛膜促性腺激素

这是由受精卵的滋养层细胞所分泌的胎盘蛋白激素。1927年Ascheim-Zondak首先发现其存在于孕妇的尿液中。

（一）结构 绒毛膜促性腺激素（HCG）化学结构与FSH、LH很相似，它们的α-亚基均相同，仅是β-亚基存在不同的免疫反应，可以资鉴别。当受精后第1天，排卵后第8天，即LH峰值后第9天开始分泌HCG，其浓度在妊娠60～90天达高峰。HCG从尿液中排出。国内已能从早孕妇女尿液中提取它，并制成针剂。

（二）功能 早孕期HCG有促进黄体功能的作用，使黄体分泌足够的孕酮，使子宫内膜转变为适宜于孕卵着床的蜕膜组织；在卵泡发育时，又有类似LH的作用而诱导排卵。所以临床上利用它具有类似LH的作用，与克罗米芬、HMG合并治疗排卵功能障碍的不育妇女和精子数量偏少的男性不育症患者，亦可治疗习惯性流产。

（三）临床应用 ① 诱导排卵：用法同排卵障碍治疗（见第二编第六章）；② 治疗习惯性流产：首先决定于患者有黄体功能不全，或者是诱导排卵成功者，基础体温上升持续18天以上者，血清β-HCG测定阳性者，可给予HCG治疗，2 000 U肌内注射，每3天1次，直到B超监测见到胚芽与原始胎心搏动为止。

五、克罗米芬

克罗米芬（Clomiphene）是一种口服有效的非类固醇促排卵药物。

（一）结构 克罗米芬结构（图Ⅱ-36）与乙菧酚略相似，故亦称氯菧酚胺，其化学名称为氯三芳乙烯。

克罗米芬有两种异构体，称为顺式和反式克罗米芬。市售的克罗米芬系两种异构体的混合制剂。顺式克罗米芬活性比混合型制剂强5倍，临床应用剂量仅为混合制剂的1/5。

（二）作用机制 由于克罗米芬的化学结构与雌激素相类似，其作用机制可能与雌激素相竞争，与下丘脑、垂体的雌激素受体结合，从而抑制或削减了内源性雌激素对下丘脑-垂体的负反馈机制，使GnRH释放促进垂体FSH和LH的分泌。当服用克罗米芬后数日内血清FSH、LH明显上升，E_2亦持续上升，促使卵泡成熟、发育、排卵，形成黄体。若潜在的下丘脑-垂体-卵巢轴系的功能尚属正常，升高的雌激素经正反馈可促发LH的大量分泌而

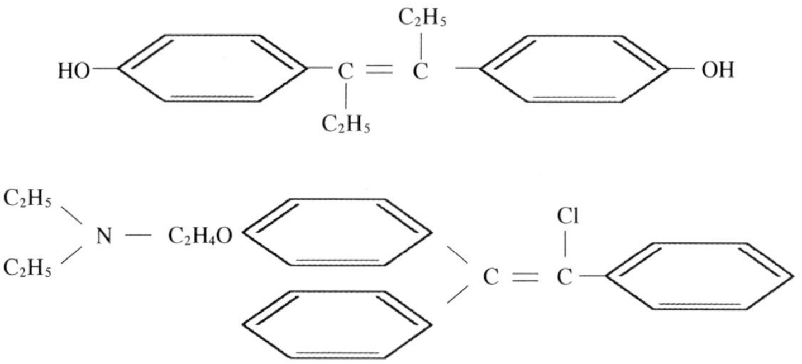

图Ⅱ-36 克罗米芬化学结构

上图为乙底酚 下图为氯底酚

导致排卵，排卵多发生在停药后5～10天内。1960年将此药用于人类，发现能促进排卵，现已广泛应用于临床，恢复排卵率为70%～80%。克罗米芬虽不直接作用于卵巢诱发排卵，但具有建立正常月经周期的作用。

（三）适应证 克罗米芬治疗有效的先决条件是垂体功能健全；血清FSH、LH正常或稍低；卵巢功能尚正常，孕激素“撤药性出血”试验阳性，体内有一定的雌激素水平；甲状腺、肾上腺功能正常；无其他影响生育的因素存在。

克罗米芬亦适应于下丘脑性闭经、排卵稀少；多囊卵巢综合征；对闭经-泌乳综合征，克罗米芬可与溴隐亭联合应用；对内源性雌激素不足的患者并非一定对克罗米芬无反应。由于长期继发性闭经，卵泡可能处于休眠状态。有时，需经大剂量、多疗程的克罗米芬治疗，以促进其分泌足量的LH-RH，刺激卵泡发育；对高促性腺激素、低雌激素水平的患者，克罗米芬疗效较差。必要时做卵巢活检。以排除卵巢功能早衰；若有卵巢囊肿或肿瘤者，不宜用克罗米芬治疗。

（四）临床应用 治疗方法有下述4种供选择。

1. 单纯克罗米芬治疗 克罗米芬治疗效果个体差异很大。一般认为初次应用克罗米芬，自月经第5天起，每天口服50 mg，连续5天为1个疗程，可试用二三个疗程，若无效，可增加剂量至100 mg/d，亦试用两个疗程，仍无效再增加剂量至150 mg/d，直到最大剂量250 mg/d。原则上，每月总剂量不超过1.0 g。偶有小剂量克罗米芬治疗无效、改用大剂量治疗而怀孕的。治疗过程中，一旦证实已有排卵，应维持此剂量直到妊娠为止。

对于闭经患者，为方便起见，可从孕激素“撤药性出血”后第5天起开始服克罗米芬。若有效，往往停药后7～12天内排卵。故应嘱患者在停服克罗米芬后第5～15天间，隔日同房1次。

有报道认为孕激素“撤药性出血”试验阳性者，克罗米芬疗效往往较佳。需指出，每次治疗前应做妇科检查，若发现卵巢增大，宜暂停治疗，直到卵巢恢复正常大小为止(往往需停药1个月左右)。

2. 克罗米芬-HCG联合治疗 当单纯克罗米芬治疗无效，可加用HCG治疗。在停服克罗米芬后第7～10天，肌注HCG 5 000 U/d，连用2天，或1次肌注HCG 10 000 U。肌注HCG的时间亦可根据宫颈黏液性状，估计内源性雌激素水平来决定。根据Insler评分法，若评分大于8分时，可肌注HCG。假如上午肌注HCG，宜嘱患者自当夜起连续3～4天

同房。

3. *克罗米芬-HCG-雌激素疗法* 克罗米芬-HCG方法同上,在注射HCG前一天肌注苯甲酸雌二醇4～10 mg,以提高排卵率。

(五)不良反应 卵巢增大的发生率为14%,若卵巢明显增大,则应停药;面部潮红约占10%,类似绝经期综合征,此与克罗米芬的抗雌激素作用有关;约有7%的服药患者诉有腹部不舒和胀痛,但多不严重,往往提示有卵巢受激现象;恶心、呕吐占2%;乳房不适占2%;头痛占1%;疲乏、眩晕、神经紧张、多尿、荨麻疹、过敏性皮炎、体重增加、暂时性脱发较少见;视觉症状如视物模糊、黑朦和闪光占1.5%,但多数在停药后几天到几周后消失,迄今未见永久性视觉损害者,出现视觉症状是停药的指征;卵巢过度刺激症极罕见;多胎妊娠率为7%～8%,多数为异卵孪生。但亦有3胎以上的报道。

多数学者认为不良反应主要出现于服克罗米芬的早期。不少资料证实,随着治疗的进程,不良反应亦渐见减轻或消失。

(六)治疗效果 据报道,经克罗米芬治疗后,排卵率为60%～80%,妊娠率明显为低,为27%～40%。Eden等学者研究报道克罗米芬诱导排卵时,子宫内膜生长受阻,内膜厚度较薄。且内膜在卵泡期出现早分泌现象。部分学者还认为克罗米芬治疗可能引起黄体功能不全。以上结果最终使孕卵细胞周围微循环改变,从而影响着床和受孕率。另外,Asaad报道克罗米芬封闭了宫颈内膜腺体细胞中雌激素受体,阻断了雌激素与其受体的结合,使雌激素依赖的宫颈上皮细胞黏液分泌减少,影响精子的穿透和获能而影响受孕率。国内学者吴瑞瑾等研究认为克罗米芬应用后的高排卵率、低妊娠率及一定的流产率是因克罗米芬抑制子宫内膜细胞核DNA的合成,影响上皮细胞核的增殖、分裂及细胞结构。其作用机制可能与克罗米芬在受体水平阻断雌二醇作用有关。

另外据Asad报道服用克罗米芬后,封闭了宫颈内膜腺体细胞中雌激素受体,阻断了雌激素与其受体的结合,使雌激素依赖的宫颈上皮细胞黏液分泌减少。因此基于这种原因,外源性雌激素的应用不可能改善宫颈黏液的质量。Randall发现应用克罗米芬后,体外精子宫颈黏液穿透力试验(SCMPT)评分从未用药时的11.4分下降至3.9分($P<0.01$)。而宫颈黏液的变化中以黏性增加及拉丝度下降尤为显著,这种改变使与精子穿透有关的受体数量下降,从而导致SCMPT评分下降。但也有学者持不同观点,Thompson报道认为服用克罗米芬后尽管宫颈黏液量不如对照组,但SCMPT评分却于LH峰值后开始上升至最佳状态,表明服用克罗米芬后,使宫颈黏液出现一个有利于精子穿透的狭小的"窗口期"。

第五节 闭经及排卵障碍的中医研究现状

一、病因病理

《素问·上古天真论》云:"女子七岁肾气盛,齿更发长;二七天癸至,任脉通,太冲脉盛,月经以时下,故有子。"

肾气盛,天癸至,任脉通,太冲脉盛是女子孕育的基本条件。如肾气虚寒,天癸衰竭,冲任不足,则月经不能以时而下,故令无子。月经的产生又是脏腑、气血、经络作用于胞宫的生理现象。其中,肾-天癸-冲任-胞宫是产生月经的主要环节,而肾为月经之根本。肾主生殖。肾为天癸之源，冲任之本。冲为血海。任主胞宫。肾气通过冲任促成经血来潮，冲任汇集诸络之血，满则溢，化为经血外泄。因此，正如刘静君所言"肾-天癸-冲任"系统与"下丘脑-垂体-卵巢轴"的功能颇为相似。在"肾-天癸-冲任"系统中，肾起控制和调节作用。余运初通过研究指出："补肾药有类雌激素作用，在卵巢水平有调节激素受体作用，在垂体水平有增加其反应的作用。"俞谨通过研究指出："补肾治疗中血 FSH 值先上升，至 LH/FSH 比值下降，继之 E_2 上升，引起 IgT/IgE_2 比值下降，而且 E_2 的上升，引起下丘脑-垂体正反馈作用而排卵。"李广文认为肾气充盛是卵巢功能正常的基础，故提倡治疗无排卵性不孕应从肾入手。

女子不育，重在调经。"经不准，必不受孕"(《证治准绳》)。隋·巢元方《诸病源候论·无子候》中对治疗女性不育，首先指出："调经为要"；明·薛立斋《校注妇人良方》中提出了"调经种子"和"填补命门"两大治则，与当前治疗无排卵性女性不孕从"补肾调冲"着手是一致的。

俞谨还指出，目前国内中医界普遍认为无排卵性不育属肾虚。按照辨证与辨病相结合的原则，又可按不同临床表现分为肾虚、肾虚痰实、肾虚血瘀、肝肾不足等类型。治疗中分别采用补肾、补肾化痰、补肾活血、调补肝肾等方法，从而使疗效进一步提高。

二、中药人工周期疗法

近年来，模仿人工周期而创立的中药人工周期疗法，通过调整"肾-天癸-冲任"的功能，对月经不调、闭经、不育有较好的疗效。廖玎玲就中药人工周期疗法对性腺功能的影响作了研究，证明此疗法有小剂量雌激素样作用；能兴奋下丘脑-垂体-卵巢轴；诱发黄体生成素的提高，从而促进月经恢复及诱发排卵作用。

中药人工周期疗法的原则是月经第 5～10 天以补肾滋阴、调养冲任为主，促进卵泡发育；排卵前期或排卵期(即月经第 11～16 天)，以补肾活血为主，诱发排卵；排卵后期即黄体期(月经的第 17～25 天)，以补肾阳，调冲任为主，健全黄体功能；经前期(月经第 25～28 天)，以活血调经为主，促使月经正常来潮。具体方法如下。

(一) 经后期(月经第 5～10 天)　经血来潮后，阴精暗耗，血海空虚，此时，为阴血的恢复和滋长期。胞宫在肾气的作用下，达到精血充盈，气血调和，为"真机"准备良好的物质基础。此期宜补肾滋阴，使肾精盈满，冲任得养。方药有熟地、紫河车、淮山药、女贞子、枸杞子、仙茅、仙灵脾、首乌、川断、菟丝子、当归，方名为促卵泡汤。本方以熟地、女贞子、枸杞子、川断滋肾养阴；淮山药、当归、首乌健脾养血；二仙、菟丝子补肾壮阳；重用紫河车血肉有情之品峻补肾精。诸药配伍具有补肾滋阴、养血摄精作用，以利阴精恢复和滋长，促使卵泡成熟。

随证加减：脾虚加党参、黄芪；血虚加阿胶、白芍；阴虚加黄精、石斛；阳虚加肉苁蓉、巴戟天；肝郁加柴胡、香附；白带多加芡实、牡蛎等。

(二) 经间期(月经第 11～16 天)　即真机期。此期肾之阴精进一步发展充实，在肾阳作用下，进行转化。因此，此时是阴阳交替，从阴转阳的"的候"阶段。由此，可出现小腹隐痛、乳房微胀、白带突增、质稀透明、基础体温上升等排卵症状。本期的调治重点宜补肾活血，因势利导，促发排卵。方药有仙茅、仙灵脾、赤芍、当归、川芎、红花、茺蔚子、香附、泽兰、牛膝、路路通、王不留行，方名为促排卵汤。方中二仙补肾温阳，诱发排卵；当归、赤芍、川芎、红花、泽兰养血活血；香附、茺蔚子调理气机；路路通、王不留行、牛膝疏通胞脉。诸药配伍，共奏补肾、活血、通络、促排卵之功效。

随证加减：阳虚加肉桂、附子；阴虚加女贞子；痰湿加苍术、半夏、三棱、莪术。

（三）经前期（月经第16～25天） 即排卵后期、黄体期。此期阴充阳长，肾之阳气渐旺，胞宫温暖待孕。当真机期男女二精媾合成孕，脏腑气血在肾阳作用下汇聚冲任，濡养胎元。若未成孕，则脏腑气血下注血海，以图月经应时来潮。因此，本期调治原则为温补肾阳、益气养血，以促使黄体成熟，为胎孕或下次月经来潮奠定物质基础。方药有熟地、仙茅、仙灵脾、肉桂、当归、肉苁蓉、菟丝子、覆盆子、淮山药、党参、炙甘草，方名为促黄体汤。本方中二仙、肉苁蓉、菟丝子补肾温阳；淮山药、党参、炙甘草益气健脾；当归、熟地养血调经；少佐肉桂温阳暖宫。诸药配伍具有温阳补肾、益气养血之效，从而使黄体生成，胞宫温暖育孕。

随证加减：脾虚者加黄芪、太子参；血虚加阿胶、倍用熟地；经前乳房作胀加柴胡、青皮。

（四）月经期 此期为阳气至重、从阳转阴阶段。由于体内阳气日盛，血海按期满盈，在肾阳作用下，下泄排出，使经血来潮。经血能否顺利排出，关键在“通”，旧血不去，则新血不生。因此，本期的调治原则为活血调经，目的推动气血运行，使胞宫排经得以通畅。方药有当归、赤芍、川芎、熟地、桃仁、红花、香附、陈皮、青皮、泽兰、牛膝、益母草，方名为调经汤。方中桃红四物汤活血调经；牛膝、泽兰、益母草活血通经；遵“气行则血行”之道，佐加香附、陈皮、青皮理气之品，行其气血，调其气机，胞脉得通，经自畅。

近年来，中药人工周期疗法应用比较普遍，方药组成虽各异，但“补肾阴-补肾活血-补肾阳-活血调经”的基本原则无差异。据统计，应用中药人工周期治疗后有效率达80%，妊娠率达60%。

三、赵氏排卵汤的应用

老中医赵松泉根据中医“天癸之本本于肾”，认为肾精滋长是排卵的基础，冲任经脉气血和畅是排卵的条件，肾阴肾阳消长转化失常是卵巢功能失调的病机关键所在。若肾精充盈，精化阳气，阳气内动，即为排出成熟卵泡的真机期。因此，治疗排卵功能障碍，应抓住调节肾阴、肾阳的消长转化这一根本。赵老以标本兼顾，辨证与辨病相结合；一般规律与个别患者相结合；专促排卵与燮理周身相结合。并以建立正常月经周期或不干扰正常月经周期为原则，立排卵汤。方药有柴胡6 g，白芍10 g，赤芍10 g，泽兰10 g，益母草10 g，鸡血藤10 g，怀牛膝10 g，刘寄奴10 g，苏木10 g，生蒲黄10 g，女贞子10 g，覆盆子10 g，菟丝子10 g，枸杞子10 g。

随证加减：阴虚内热加青蒿10 g，地骨皮10 g，生地10 g，玄参10 g，知母6 g；乳胀胸闷、心烦气躁加青皮10 g，橘叶6 g，留行子10 g，香附10 g，木香10 g；闭经日久、舌青紫加桃仁6 g，红花10 g，归尾10 g，茜草10 g，三棱10 g，莪术10 g，或炙水蛭适量；性欲减退加仙茅、仙灵脾各10 g，肉苁蓉10 g，山萸肉10 g，菟丝子10 g，鹿角霜10 g，巴戟天10 g；痛经腹胀加玄胡6 g，川楝子6 g，乌药6 g，广木香6 g，香附10 g；肥胖有痰加茯苓12 g，清半夏10 g，陈皮10 g；纳差浮肿加白术10 g，山药15 g，茯苓12 g，焦三仙12 g，草蔻6 g；睡眠差多梦加制首乌12 g，炒枣仁10 g，远志10 g，茯苓12 g；腹寒肢冷加桂枝10 g（或肉桂3 g），吴茱萸6 g，小茴香15 g；湿热带下加炒知母6 g，黄柏6 g，椿根皮10 g；湿热腰痛加败酱草12 g，鱼腥草12 g，草河车10 g。

服药法如下：① 月经第1天服药，每日1剂，连服3日；排卵期服药，即月经第11天开始,每日1剂连服6剂。② 如患者为闭经,采用服药3剂,停药3～5天观察,再连服3剂,再观察3～5天,若基础体温持续在36.5℃以下,则反复服药3天,观察3～5天,直至月经来潮,以后按第①种服药法继续服药。如果基础体温超过36.5℃,则连服3剂后停药。

有人应用赵老排卵汤治疗422例女性不育,67.2%于6个月内怀孕,86%在1年内怀孕。

（陈利生　陈守信　陈　莉）

第十四章　闭经泌乳综合征

闭经泌乳综合征(amenorrhea - galacforrhea syndrome)简称 A - G 综合征。系非产褥期妇女出现持续性泌乳且合并有闭经。大多患者(79%～97%)合并有高泌乳素(PRL)血症(PRL 超过 30 ng/ml)。

A - G 综合征包括 3 种：① Chiari - Frommel 综合征：即停止哺乳半年以上出现闭经、泌乳现象；② Ahumanda - del Castillo 综合征：即闭经、泌乳不一定发生于产后或流产后，可发生于与妊娠无关的任何时候；③ Forbes - Albright 综合征：即闭经、泌乳与垂体肿瘤有关。由于这 3 种综合征均具有下丘脑-垂体功能失调的共同病理特点，因此，目前统称为 A - G 综合征。

第一节　病 因 病 理

任何因素造成丘脑下部泌乳素抑制因子(PIF)减少，都能使抑制泌乳素释放的因素被解除；或促甲状腺释放激素分泌增加，造成血中泌乳素增多。过多的泌乳素直接作用于乳房，刺激泌乳。同时，亦通过丘脑下部短程负反馈的作用，抑制周期性垂体促性腺激素的分泌。且过高的 PRL 可导致雌激素对 LH 分泌的正常的正反馈效应缺乏，致使卵巢功能减退而闭经、不育。

A - G 综合征造成不育的机制可能是由于高泌乳素(PRL)、低促性腺激素使多巴胺鸦片能系统受干扰，抑制下丘脑-垂体轴，使卵巢合成性激素的能力下降，卵泡不发育。且雌激素的不足，不能对下丘脑-垂体产生正反馈作用，故缺乏 LH 脉冲释放，引起不排卵。因此，A - G 综合征的不排卵机制不同于一般的低促性腺激素和低性腺功能引起的内分泌失调所致不排卵性不育。

引起 A - G 综合征的病因有以下几种。

(一) 垂体肿瘤　1951 年 Forbes - Albrignt 提出，由垂体肿瘤引起的闭经泌乳病例与妊娠无关。A - G 综合征患者中，大约半数合并有垂体肿瘤。Black - Well 报道 100 例 A - G 综合征中，33%合并有垂体肿瘤。周明娟报道则多达 76%。根据现代诊断手段检查，可以查出小于 1 cm 直径大的微腺瘤，得到早期诊断。不少以往认为的 Chiari - Frommei 综合征，经检查具有微腺瘤。A - G 综合征合并垂体肿瘤者的报道日益增多。

绝大多数的垂体肿瘤患者血清 PRL 水平增高。垂体肿瘤产生高 PRL 血症可能有下述原因。① 肿瘤是由分泌 PRL 的细胞组成，肿瘤不受下丘脑泌乳素抑制因子(PIF)的抑制，而自主分泌 PRL；② 肿瘤增大使垂体柄受压，使 PIF 达到垂体的量减少，以致垂体分泌过多的 PRL。高 PRL 血症直接引起泌乳，间接地通过抑制促性腺激素分泌与卵巢的功能而导致闭经。此外，颅咽管瘤与“空泡蝶鞍”(empty sella)患者，亦可能由于压迫下丘脑或垂体而发生高 PRL 血症和泌乳症状。但亦有 1/3 患者血清 PRL 增高，而无泌乳现象。有泌乳者多数合并有闭经，少数亦可能月经正常，有的患者有闭经而无泌乳。

（二）产后泌乳　Chiari 和 Frommel 分别在 1855 年及 1882 年即提出。这一症候的特点是分娩后有不随意的持续性泌乳，并有闭经及子宫、卵巢萎缩。此症在初产妇、第二性征发育迟缓、月经不调患者中多见。说明过去就存在下丘脑－垂体－卵巢功能不全者容易诱发此征。近年来有人报道，此征和产后泌乳、闭经者，可于数年后发生垂体肿瘤，应严密随访。

（三）功能性闭经泌乳综合征　功能性闭经泌乳综合征（Ahumanda－del Casti－llo）又称特发性闭经泌乳综合征。即育龄妇女有闭经泌乳，但不伴有脑部病变，与妊娠无关。其病因目前尚不清楚。长期随访可早期发现垂体微腺瘤。

（四）药物因素　影响 PRL 分泌紊乱的药物有 3 类。① 神经精神类药物：如吗啡、奋乃静及酚噻嗪等，通过改变多巴胺的产生、吸收和代谢，从而抑制 PIF 的释放，导致 PRL 分泌增多，引起泌乳。② 降压药：如 α－甲基多巴、利血平等亦可引起上述改变。③ 激素类：如口服避孕药可引起泌乳闭经。其中，雌激素、孕激素通过下丘脑的负反馈，使 PIF 分泌减少。此外，雌激素可通过直接作用于垂体泌乳素细胞，使垂体分泌 PRL 增多及促性腺激素减少而引起闭经、泌乳。④ 其他：如甲氧氯普胺，通过下丘脑作用于垂体，刺激 PRL 的分泌，造成泌乳、月经紊乱，这些都是一时性泌乳，多在停药后 3～6 个月后恢复正常。

（五）其他原因　胸壁局部病变如带状疱疹、长期吸吮、乳头局部刺激等，通过神经末梢作用于下丘脑引起；卵巢、子宫切除手术后，亦会出现泌乳，这是卵巢激素对下丘脑－垂体反馈作用消失的结果；原发性甲状腺功能亢进、肾上腺皮质功能障碍偶见高 PRL 血症。

第二节　临床表现

（一）闭经和月经紊乱　月经紊乱程度与血清 PRL 升高程度相关。血清 PRL 少于 1.6 nmol/L，仅表现月经稀发，而血清 PRL 超过 1.6 nmol/L，易发生闭经。Pelkonen 认为 PRL 增高，雌激素负反馈受损，孕酮合成受阻是闭经的重要机制。

（二）泌乳　泌乳是本病的重要症状。但不少患者未必有泌乳，多在体检时挤压乳房才被发现。有些是停止哺乳后泌乳不止，亦有发生人工流产后泌乳。多为双侧性。常见乳汁较浓，为乳白色，偶见淡黄色。当血清 PRL 极高时，雌激素极低，泌乳反而停止。故泌乳与血清 PRL 水平不成正相关关系。

（三）不育　如前述，血清高 PRL 在下丘脑－垂体－卵巢轴两个水平上干扰性腺功能引起不排卵。① 在下丘脑水平：血清高 PRL 能减弱或消除 LH 的脉冲性释放，并抑制雌激素对下丘脑的反馈作用，从而阻碍了排卵前 LH 峰值的产生。② 在卵巢水平：血清高 PRL 有抑制颗粒细胞合成孕酮的作用。但有许多文献报道，在微腺瘤阶段仍有受孕的机会。

（四）性功能减退　由于雌激素水平低下，可导致阴道干燥，性交困难，性欲减低。严重者可有阴道壁萎缩。

（五）头痛　Streble 研究了 496 例闭经泌乳的妇女，结果表明，高 PRL 血症患者的头痛是垂体腺瘤占位性病变引起，而非血清高 PRL 引起。因此，对闭经泌乳妇女，如果诉说头痛，常提示有垂体微腺瘤存在的可能。引起头痛的机制仍不清楚，有学者认为，由于蝶鞍板的牵张及血管扭曲，刺激神经末梢引起头痛。另外一些重症病例，可能是肿瘤阻塞脑室，引起颅内高压，从而出现以头痛为主的一系列症状。

（六）视力减退与视野缺损　蝶鞍内大小腺瘤均不会引起视野改变。但如肿瘤发展，使蝶鞍腹侧发生错位,最终累及视交叉,会影响视野。鞍上腺瘤约68%会引起视野改变,其中,25%是优势双颞侧偏盲,16%是典型双颞侧偏盲。

(七) 心脏受累 1979年Curtarelli等报道36例泌乳素瘤中,6例有心脏肥大、心肌肥厚、高血压、心肌病,甚至发生严重心力衰竭。胡国贤研究了泌乳素瘤患者几项心脏指标的变化,结果表明PEP/LVET比值与血清PRL基值有良好的相关性;左室收缩功能的恢复与PRL水平下降程度成正比;切除肿瘤后心功能几乎均能恢复正常。故认为A-G综合征心脏损害可能是高PRL引起。

(八) 糖代谢紊乱 Pelkonen等报道,慢性高PRL血症可致糖耐量降低,使血糖升高。

(九) 其他表现 发病时间较短者,子宫大小正常或稍小,双侧卵巢增大;发病时间长者,子宫萎缩,卵巢不易扪及。另外,还有体重增加、水肿、肢端肥大、毛发脱落、多毛等。

第三节 诊 断

根据病史和体格检查,如闭经患者可挤压出乳汁的,应做进一步检查,测定血清内分泌激素,特别是PRL。亦有部分患者无泌乳症状。因此,对月经稀发或闭经者,应常规测定PRL。

(一) 内分泌检查 包括以下几种:① PRL测定:PRL升高是本综合征的特征性表现,因此测定血清PRL的含量十分必要。正常非孕期妇女血清中PRL在0.8 nmol/L以下,月经周期中未见有明显的周期性变化。据报道A-G综合征中79%~97%患者有PRL升高。如PRL超过1.0 nmol/L,合并垂体肿瘤的可能性很大。② FSH测定:据报道A-G综合征有71%患者的FSH值降低。③ E_2测定:A-G综合征有91.3%患者的E_2值低于正常。④ 其他检查:如T_3、T_4测定,皮质醇(F)测定。

(二) X线检查 X线检查包括头颅侧位平片、多相断层X线检查、CT检查和磁共振检查。X线头颅侧位平片仅作为初步筛选,但不能检查到微腺瘤。因此,即使X线头颅侧位平片阴性的患者,尚需做多相断层X线检查或CT检查,这对垂体微腺瘤的诊断十分必要。对闭经患者最好作长期随访复查。

(三) 动力学试验 动力学试验包括甲氧氯普胺试验、促甲状腺素释放激素试验、羟苄丝肼试验。其目的是通过药物刺激或抑制泌乳素的分泌,从而区别高PRL血症的病因是功能性还是肿瘤性。根据近年研究结果认为,甲氧氯普胺试验对垂体泌乳素瘤与功能性高PRL血症的鉴别无决定性意义;促甲状腺素释放激素试验对鉴别功能性和肿瘤性高PRL血症帮助不大。

Pontiroli认为羟苄丝肼是多巴脱羧酶的脑外抑制剂。它通过抗多巴胺的作用,刺激正常人的PRL释放,在高PRL血症,无论其基础血清PRL水平如何,口服羟苄丝肼后,哺乳妇女和功能性高PRL血症者均能诱发PRL大量释放,但对泌乳素瘤患者则完全无此作用。该试验的反应可获"全"或"无"的结果。因此,羟苄丝肼试验在高PRL血症诊断中,可能是一项很有价值的鉴别手段。

(四) CT检查 CT(X线计算机体层扫描)可分平扫和影像增强扫描。平扫时,垂体腺瘤主要征象为蝶鞍扩大和骨质侵蚀,肿瘤如向鞍上生长,则鞍上池变形或闭塞;CT影像增强扫描,垂体腺瘤呈鞍内高密度结节。但有时其密度亦低于正常垂体组织;冠状面扫描时,若垂体高度增加超过 9 mm，其上沿圆凸，亦高度提示微腺瘤。直径小于 10 mm 的微腺瘤，CT 尚难发现；若垂体瘤向鞍外生长（如向鞍上、蝶窦、海绵窦和颞叶扩展），则 CT 可明显显示出来。近年来磁共振检查已广泛应用于临床，其准确度明显高于 CT 检查。

第四节　治　　疗

（一）病因治疗　如闭经泌乳综合征由原发性甲状腺功能减退引起，可用甲状腺素替代疗法；由药物引起，应停药，当 PRL 正常后则不需要进一步治疗。

（二）溴隐亭治疗　溴隐亭（bromocryptine，CB154）是一种半合成麦角碱的衍生物，直接作用于下丘脑与垂体，兴奋多巴胺受体，于细胞膜上模拟多巴胺作用，与多巴胺受体亲和力强。使用后刺激 PIF，抑制 PRL 的合成和分泌，且能抑制垂体肿瘤的生长，使肿瘤缩小，甚至消失。用药后血清 PRL 明显下降，持续 8～12 小时，于 6～8 周可出现排卵或妊娠。由于溴隐亭能通过胎盘作用于胎儿，故确诊妊娠后，应立即停药。

溴隐亭不仅能诱发 A－G 综合征患者排卵，治疗不育，而且还用于治疗垂体肿瘤。溴隐亭治疗垂体肿瘤的适应证有下述几种。① 患垂体微腺瘤而希望妊娠者；② 于垂体肿瘤切除术前应用，使肿瘤缩小，易于手术切除干净；③ 还可用于垂体肿瘤切除术后，血清 PRL 无明显下降者，或肿瘤有浸润、手术摘除困难者。

用药方法是先从每天口服溴隐亭 1.25 mg 开始，数日后改为 2.5 mg，每日 1 次。经过数日增至每日 2 次，每次 2.5 mg，连续治疗。一般在服药 2～4 周后泌乳消失，6～8 周后恢复月经，以至妊娠。其排卵率可达 80%，妊娠率达 60%，约有 20%高 PRL 血症患者对溴隐亭无反应。

治疗 A－G 综合征引起的不育症，还可配合用克罗米芬。用药方法同前（见第二编第六章）。另外，应用 HCG、HMG 亦能诱发排卵，用于治疗 A－G 综合征的不育患者。

不良反应有恶心、头痛、眩晕、疲乏、腹痛、呕吐、鼻出血、便秘、腹泻及体位性休克，多见于治疗早期，往往在治疗 1 周内消失。为减轻不良反应，可在吃饭中间服药。此药缺点为停药后出现复发现象，如再用药仍然有效。

（三）卡麦角林治疗　卡麦角林（Cabergoline）是继溴隐亭以后开发的新型麦角生物碱衍生物，具有长效多巴胺受体激动剂的作用，卡麦角林对垂体泌乳素细胞的多巴胺 D_2 受体有高度选择性和亲和力，不良反应小。主要有轻度恶心、体位性低血压、腹痛、眩晕和嗜睡。其半衰期为 65 小时，每周只要服药 2 次，每次 0.6 mg。有研究报道其周期排卵率为 72%，妊娠率为 52%。患者对卡麦角林的耐受性亦优于溴隐亭。也有学者认为，尽管卡麦角林有很多优势，但目前并不作为高泌乳素血症（HP）治疗的一线药物，因为尚缺乏此药对妊娠是否安全的详细资料。国内至今还没有此药供应。

（四）喹高利特治疗　喹高利特（Quinagolide，商品名：诺果宁）是一种较新型长效的非麦角类 DA 激动剂。它选择性激动 D_2 受体，对 D_1 受体、肾上腺素能受体作用弱，对 PRL 的抑制较溴隐亭强 35 倍，且不良反应小而轻微。用法和用量一般最初 3 天为每天 25 μg，3 天后每天 50 μg，第 7 天起每天 75 μg。维持量一般为每天 75～150 μg，每天只需给药一次，睡前顿服。适用于对溴隐亭耐药或不能耐受溴隐亭的 HP 患者和垂体肿瘤患者。

（五）倍高利特治疗　倍高利特（Pergolide）与溴隐亭一样为合成的麦角生物碱衍生物，

但作用时间比溴隐亭长，不良反应少。该药被美国 FDA 批准用于帕金森病的治疗。每日只需服用 1 次。有报道治疗高 PRL 最初剂量每晚 25 μg，逐渐加量。治疗垂体微腺瘤，每晚 75 μg，大腺瘤可增至 150 μg。

（六）高泌乳素血症合并不育的治疗　高 PRL 或 A－G 综合征往往合并不育。在不育症病例中因泌乳素升高而不排卵的也占相当比例。因此，在治疗高泌乳素的同时，合并使用促排卵药物，如用克罗米芬。

（七）手术治疗　手术治疗垂体微腺瘤效果良好。有报道，对微腺瘤施行手术，其治愈率可达 80％。而手术效果与肿瘤大小相关，这是因为垂体腺瘤没有包膜，与正常组织界限很不清楚，不易切净。因此，一般主张对较大的肿瘤最好在术前用溴隐亭治疗，待肿瘤缩小后再手术，可提高手术效果。目前，经蝶显微外科手术切除肿瘤，大大提高了手术的效果与安全性。γ 刀治疗也在临床上得到广泛应用。

（八）放射疗法　放射治疗适用于肿瘤已扩展到蝶鞍外，手术不能切除干净，及术后血清 PRL 仍然持续保持高水平者，或具有手术禁忌证及不愿接受手术治疗的患者。

A－G 综合征患者不论采用何种治疗，均应定期随访检查。随访检查包括定期查血清 PRL 及蝶鞍 X 线复查。

第五节　闭经泌乳综合征中医研究现状

一、病因病理

中医认为乳房属阳明，乳头属厥阴。经血、乳汁同源于脾胃，其溢泻与排出的正常生理状态均有赖于肝气条达和疏泄有度。

肝藏血，主疏泄，体阴而阳用。肝的经脉绕前阴，抵少腹，挟胃、贯膈、布胁肋，经乳头上巅顶。所以肝与乳房有着密切的生理联系。

《景岳全书》云："妇人乳汁乃冲任气血所化"。其生化、蓄溢正常与否受肝气疏泄的影响。

"女子以肝为先天"，以血用事。然而气为血帅，血为气母，血为气之配，气血不能分离。肝为血脏，与冲任相连。肝性刚、喜条达。如果肝气不得疏泄，则气血失于调畅，冲任不能固摄，而乳汁自出。

肝肾又同司下焦，肝藏血，肾藏精，精血相生，乙癸同源。肝肾为冲任之本。肝肾之变，冲任应之。正如叶天士云："肝肾内损，延及冲任奇脉。"且冲任损伤亦及肝肾。

若肝气郁结，气机不畅，冲任失调，经血乳汁蓄溢失度。冲任损伤又延及肾。肾气虚弱，不能化生精血为天癸。则冲不盛、任不通，诸经之血不能汇集冲任而下，乃成闭经。这与西医对本症的研究有相吻之处。在泌乳素升高的同时，有低促性腺激素和低雌激素水平的存在。

历代医学文献多数认为："女子多郁"。肝郁则气滞，又每夹痰、化火、耗阴。因此，临床上出现痰湿－肥胖之兼证和肝阳上亢－头痛之兼证。

综上分析闭经泌乳综合征之病因，乃系肾气虚不能固摄乳汁；肝火内炽迫乳外泌；肝肾损伤延及冲任，冲不盛，任不通乃成闭经。

二、治疗方法

治则宜疏肝理气、补肾固冲。方用柴胡疏肝散加减，药有柴胡、当归、白芍、露蜂房、郁金、香附、青陈皮、鹿角霜、菟丝子、覆盆子、楮实子、车前子。气虚加太子参、甘草；痰湿加苍术、茯苓、清半夏。亦有人主张用丹岑逍遥煎合六味地黄汤主之。取肝肾同治、滋养化源之意。

姚寓晨认为，泌乳闭经火炎于上，经闭于下，此乃心肾交济失司，肝木疏泄太过，火愈盛则阴愈亏也。夫肝与心乃母子相生，拟实则泻其子，直折其上炎之势。先给左金丸 9 g(包煎)，大生地 15 g，细木通 5 g，竹叶子 6 g，紫丹参 9 g，琥珀末 3 g(研细吞服)，柏子仁 9 g，淡秋石 9 g，焦山栀 9 g。当肝经上炎之火渐平，宜滋养肾水，以泄心火而调奇经。给予炙龟板 30 g(先煎)，生、熟地各 15 g，山萸肉 10 g，阿胶 12 g(烊化)，怀牛膝 20 g，柏子仁 10 g，卷柏 10 g，泽兰叶 10 g，交泰丸 10 g(包煎)。连服数月。月经来潮后，调理冲任，给予炙龟板 30 g(先煎)，山萸肉 12 g，菟丝子 12 g，生、熟地各 12 g，全当归 10 g，赤、白芍各 10 g，大川芎 10 g，制香附 10 g，桑寄生 12 g。最后以六味地黄丸缓调，巩固疗效。

吕春英将本症分为三型：① 肾阳虚并肝郁型：治以补肾阳，疏肝气，方用：紫石英、川断、山药、当归、白芍、柴胡、甘草；② 肾阴虚并肝郁型：治以滋阴、补肾、清肝，方用：干地黄、山药、紫河车、川断、白芍、丹皮、钩藤、甘草；③ 肝郁脾虚型：治以疏肝、健脾，方用逍遥散加减。李秀珍报道应用逍遥散加减治疗 54 例闭经泌乳综合征，平均服 29.3 天，PRL 值降到正常的有 49 例(90.74%)。

日本和汉医药学会报道了福岛峰子等研究芍药甘草汤对高泌乳素血症无排卵大鼠的作用。结果表明芍药甘草汤能抑制血清 PRL 和 T 的上升。他们认为不能否认芍药甘草汤为多巴胺受体的兴奋剂。芍药末能使 PRL 分泌正常化，甘草末的作用次之。国内学者崔丰年应用芍药甘草汤治疗 78 例患者，口服芍药甘草汤冲剂每日 7.5 g，连服 10～18 周，服药 6 周后血清睾酮(T)下降，雌二醇升高。其中 10 例 PRL 值降至正常。

（陈守信　王薇薇）

第十五章
习惯性流产所致女性不育

临床上常遇到因多次反复自然流产(RSA)而从未得到一胎活婴的患者,这是习惯性流产引起的女性不育症。不育症是因为孕卵着床后,胚胎或胎儿的孕育障碍。因此,不同于因受精障碍引起的不孕症。过去,将自然流产连续发生3次以上者称为习惯性流产,而目前常认为连续发生2次以上者即可诊断为习惯性流产。据统计,自然流产率约占妊娠总数的20%,其中2%左右可发展为习惯性流产。

第一节　病因学

一、子宫因素

(一) 子宫畸形　系由缪勒管发育异常所致。这种患者发生妊娠合并症的机会增加。Jones报道双子宫妇女中,25%发生习惯性流产或早产。Heinonen报道182例子宫畸形孕妇流产概率以单角子宫最大,双角子宫次之,纵隔子宫较小。

(二) 子宫内膜类固醇受体缺乏　Sant－Cassla发现习惯性流产妇女分泌期子宫内膜的雌二醇及孕酮受体明显少于正常生育能力的妇女,从而使雌激素、孕激素对受精卵着床及生长发育不能发挥正常生理效应而易致流产。

(三) 子宫血液供应不佳　正常子宫动脉进入宫颈分为上、下两支。上支沿子宫侧缘上行直至宫角处,分为宫底支、卵巢支及输卵管支。文献报道,若子宫动脉的上支在分出后又分为两支上行,怀孕后发生流产则明显增加。异常的子宫动脉分支直接影响胎盘的血流及发育。Burchell报道,如果单侧子宫动脉有异常分支,自然流产率将超过45%;若双侧均有异常分支,自然流产率可达60%。

(四) 宫腔粘连与黏膜下子宫肌瘤　宫腔粘连使宫腔体积缩小,子宫内膜血运不足,影响受精卵的着床与发育。黏膜下子宫肌瘤使宫腔变形,可影响孕卵的附着和发育,另外肌瘤的梗阻作用,使内膜和肌层血管扩张、充血,血流减少,不利于胚胎的发育。此外,肌瘤的局部压迫使宫腔变形及退行性变,引起子宫收缩而致流产。

(五) 子宫颈内口松弛　子宫颈内口松弛常引起中期妊娠流产。妊娠中期,由于羊水增多,胎儿长大,宫腔内压力增高,子宫颈管逐渐消失,胎膜囊可自宫颈口突出,到一定程度,胎膜破裂,引起宫缩而致流产。宫颈内口松弛的确切原因不明,可能由于下列因素引起:① 损伤:难产、刮宫、引产或宫颈手术造成宫颈损伤所致;② 先天性宫颈内口发育缺陷,宫颈肌组织和结缔组织间比例失常;也有人认为子宫峡部发育不良与宫颈内口松弛有密切关系。

二、内分泌因素

正常妊娠的维持,一方面需要产生足量的绒毛膜促性腺激素(HCG),使月经黄体继续发育成妊娠黄体。从而妊娠黄体分泌维持妊娠所必需的激素——雌二醇和孕酮。另一方面,需要发育良好的蜕膜组织,为受精卵着床及生长发育提供良好的营养环境。由妊娠引起的激素变化对妊娠的维持起着重要作用。如果内分泌功能失调,特别是黄体功能不全,常导致流产。文献报道由于内分泌功能失调引起的 RSA 占 40%～60%,多数表现为妊娠早期流产。根据激素水平测定结果,常可分为以下几种。

(一) 原发性孕激素分泌不足 常见有黄体功能不全,孕酮分泌不足,蜕膜发育不良,影响受精卵种植及胎盘形成。连续测定体内激素水平,可发现 HCG 含量正常,孕酮水平低下。这类患者常在孕 3 个月内流产。故对这类患者使用孕酮补充治疗有效。如果超过 3 个月,孕激素的分泌被胎盘绒毛所取代而不致流产。

(二) 原发性 HCG 分泌不足 多见于胎盘绒毛病变,绒毛功能不全,HCG 分泌不足,妊娠黄体得不到足够的 HCG 营养而提早萎缩,引起继发性孕酮分泌不足,蜕膜发育不良,胚胎得不到丰富的营养而死亡。

其他内分泌器官如甲状腺、肾上腺皮质、胰腺等功能障碍,皆可影响卵巢及黄体形成而影响正常妊娠的维持,导致流产。此外,精神因素通过影响下丘脑-垂体系统,导致激素分泌紊乱,亦造成流产。

三、遗传因素

胚胎的染色体异常(主要是数目异常,部分为结构异常)是自然流产的重要原因。Khudr 总结 1973 年以前的资料,提出习惯性流产夫妇中染色体异常的检出率为 6.2%,最低为 1.3%,最高为 22.7%。而文献报道,自然流产率的胎儿异常染色体发生率为 48.7%,有的甚至高达 60%～62%,显著高于双亲异常染色体的频率。这主要是由于胎儿异常染色体不一定全来自双亲遗传,常由于受精卵在发育过程中受到某些因素影响所致;或由于在形成配子的减数分裂中,某一同源染色体分裂未能正常进行,则形成的配子染色体可能有一个过剩,另一个缺失,这样形成的配子一旦和正常的配子结合,形成三体性个体或单体性个体,致胚胎发育异常而流产。影响染色体不分离的因素,常与母亲的年龄有关,年龄愈大,愈易发生染色体不分离现象。

平衡易位携带者所致习惯性流产常有报道,一般平衡易位携带者无遗传物质的丢失,表现型多正常。平衡易位染色体在生殖细胞的减数分裂过程中将产生不同程度的染色体重复和缺失的异常配子,其中仅有部分正常配子,理论上讲,平衡易位的染色体在形成配子的过程中,有 1/2 为不平衡易位配子,1/4 为平衡易位配子,1/4 为正常配子。如与正常配子组合,大部分将在妊娠早期流产。

引起流产的遗传因素不仅是染色体异常,某些基因突变亦可使胎儿死亡,引起流产、死胎或畸胎。这是一种去劣存优极好的自然选择方式。

四、免疫因素

妇女妊娠后,胚胎具有与母体不同的抗原,但却能在母体内生存。认为这与母亲血浆中存在一种封锁因子有关,它的封锁活性局限于滋养细胞膜中,能防止母亲白细胞对胚胎细胞的攻击,所以不发生流产。Rocklin 报道,习惯性流产妇女与正常经产妇女比较,前者血浆中缺乏 IgG 封锁因子,这种因子的缺乏与夫妇间组织相容性有关。

（一）组织相容性抗原(HLA) Aokik 报道，不明原因自然流产组，组织相容性抗原的纯合性与妊娠流产有关。他们报道习惯性流产夫妇有共同 HLA 的百分率明显高于对照组，共有抗原的最高发生率在 A 位点有 52%，对照组为 28%；共有 B 位点抗原的百分率分别为 30%和 15%。这些妇女对丈夫的白细胞不产生抗体应答，怀孕后易于排斥胎儿，引起流产。Taylor 等给四对夫妇间存在 HLA－A、HLA－B 位点抗原频率高度共有的习惯性流产患者，在整个孕期中反复输入红细胞抗原相容，而 HLA 不相容的，来自许多不同供体富含白细胞的血，结果都得到活婴。

（二）滋养层细胞抗原(TA) 大量实验证实，合体滋养层细胞膜表面无 HLA，而存在大量的 TA。其抗血清能与淋巴细胞发生交叉反应，故又称滋养层-淋巴细胞交叉反应抗原(TLX)。正常妊娠时，随着合体滋养层细胞不断脱落入母血，TLX 进入母体，导致免疫识别和免疫反应。这一过程对保护胎儿免遭排斥，维持妊娠是很重要的。有人认为，若 HLA 在 RSA 夫妇间相容，则 TLX 在滋养叶与母体间也相容。这样滋养叶就不能刺激母体产生保护或封闭抗体而被排斥。

（三）母儿血型不合 母儿血型不合可引起同族免疫反应，导致习惯性流产、早产、死胎及新生儿溶血症。临床上母儿间血型不合主要有两种，即 Rh 型不相容性胎儿溶血症和 ABO 型不相容性胎儿溶血症。

1. **Rh 型血型不合** 人群中 Rh 血型阳性比例在白种人约占 85%，黑种人约占 95%，东方人(包括我国)约占 99%。由于我国人群中 Rh 阴性率低于 1%，故因 Rh 不合而引起的习惯性流产、早产、死产较为罕见。

Rh 型血型不合引起习惯性流产的发病机制是因为 Rh 阴性的正常妇女血清中无抗 Rh 抗体，当她与 Rh 阳性的男性婚配后，其子代的 Rh 型可按父亲的 Rh 因子分成两种。若父亲系纯合子(D,D)则其子代均为 Rh 阳性；若父亲为杂合子(D,d)，则子代可能有一半为 Rh 阴性。正常妊娠期间，胎儿红细胞很难通过胎盘进入母体血循环，一旦绒毛破裂，胎儿红细胞即易侵入母体的血循环，使胎儿引起溶血症而死亡。但是，第一胎极为罕见，除非既往有过流产史或输血史，母体血清中已存在抗 Rh 抗体。其作用机制如下所示：

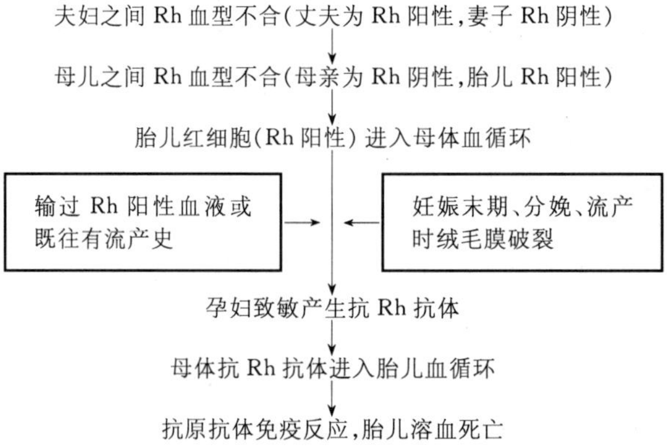

Rh 血型不合型胎儿溶血发病机制

2. **ABO 型血型不合** ABO 型血型不合胎儿溶血症发生率比 Rh 型血型不合明显为高。其表现以新生儿早期黄疸为主，亦有引起习惯性流产的。现已明确 ABO 血型不合多发生在血型为“O”型的母亲，血型为“A”型或“B”型的胎儿中（遗传源来自父亲）。这是因为“O”型血中的抗体主要为 T_s 球蛋白，能通过胎盘引起 ABO 血型不合性胎儿或新生儿溶血症。因此，ABO 型不合性胎儿溶血症可发生在第一胎。其发病机制目前尚未完全阐明。

另外抗精子抗体有杀死胚胎的作用，研究发现 RSA 夫妇双方或其中一方血清中有抗精子抗体均与 RSA 有关。国外报道宫颈黏液及精浆中的抗精子抗体对妊娠的干扰更严重。

抗心磷脂抗体是一组自家免疫性抗体，存在于一些自家免疫性疾病患者的血清中。研究证实，如抗心磷脂抗体阳性，RSA 发生率极高，患者常有动静脉血栓形成、血小板减少及反复流产史。推测造成流产的原因可能是由于血栓形成，导致蜕膜或胎盘功能不足。

五、其他因素

母亲患有慢性肾功能不全，系统性红斑狼疮及阴道、宫颈某种革兰阳性杆菌、真菌或病毒（巨细胞病毒、疱疹病毒、风疹病毒）感染，亦可导致流产。另外，慢性胎盘功能不全可引起晚期流产、死胎、死产和围生儿死亡。

第二节　病因学检查

对习惯性流产患者应详细了解病史、每次流产经过、夫妇双方的家族史、婚配关系及职业等，并仔细进行体格检查。同时测定肾功能、甲状腺功能及葡萄糖耐量试验。另外可选择做以下特殊检查。

一、染色体检查

对原因不明的习惯性流产患者，夫妇应同时进行染色体检查。平衡易位携带者常是不明原因流产的因素之一。1979 年有人用分带技术检查了 30 对习惯性流产夫妇的染色体，发现 1 例 24 岁妇女的染色体为 46，XX t(13q，14q)，显示该妇女系 13 和 14 染色体短臂之间发生平衡易位的携带者。这位妇女既往有过 3 次早期流产史，此次妊娠期间做羊水细胞培养，其胎儿核形为 46，XY t(13q，14q)，亦确诊为平衡易位携带者的男性胎儿。因此，凡有原因不明的习惯性流产、曾发生过一胎平衡易位染色体的多发性畸形儿的亲代、家族中曾出现过智力低下或多发性先天性异常患儿，均提示可能为平衡易位携带者。

唐振华等报道对 112 例习惯性流产夫妇做外周血染色体检查，其中 4 例(3.6%)夫妇一方有外周血染色体异常，异常类型均为平衡易位。并对 29 例(38 人次)习惯性流产妇女再次妊娠流产时，做绒毛染色体检查，结果表明 38 人次绒毛染色体，14 例(36.8%)有染色体异常，其中 71.4%为常染色体三体或是常染色体三体嵌合体。因此，对习惯性流产夫妇进行常规的外周血染色体检查及对流产胚胎进行绒毛染色体检查是十分必要的。

二、宫腔镜等特殊检查

对疑有子宫病变患者可行宫腔镜、腹腔镜检查，还可做子宫输卵管造影，以明确病因。

三、宫颈功能不全的检查

对有下列病史者，应高度怀疑宫颈功能不全。① 流产发生在妊娠 3 个月以后。② 无原因的胎膜早破或宫口扩大伴有羊膜凸出,患者有阴道内异物感。③ 流产过程没有或很少阴道出血。④ 破水后胎儿迅速娩出。⑤ 娩出的胎儿发育正常,常为活胎。⑥ 为了明确诊断,在非妊娠期行子宫碘油造影检查,可显示宫颈内口过大和峡部缺陷。且宫颈内口与宫腔界限不清,颈管扩张呈袖口形或漏斗形。必须注意在注入造影剂时压力不应过高,以免压迫宫颈内口造成变形。⑦ 选择黄体期,用 Hegar 宫颈扩张器逐号试验,并通过内口。若内口无阻力地通过 Hegar 7 号或 8 号扩张器者应疑有此症。

四、夫妇双方血型检查

对疑有血型不合所致流产者,夫妇双方均应进行血型及免疫学方面的检查。如孕妇血型为“O”型,丈夫为“A”型、“B”型或“AB”型,需考虑 ABO 血型不合。如孕妇为 Rh 阴性,丈夫为 Rh 阳性,则要考虑 Rh 血型不合。

五、黄体功能检查

对疑有黄体功能不全患者应监测基础体温,或于经前期做子宫内膜组织学检查,同时可测定血清孕酮及 HCG 水平。Roduanska 通过测定 224 例早孕妇女血清孕酮含量,指出维持正常妊娠所需孕酮水平,在孕 6 周前不应低于 10 ng/ml。如怀孕 10 周时血清孕酮水平低于 15 ng/ml,应确定为黄体功能不全。

文献报道,将正常孕妇和先兆流产患者血清 HCG 水平作比较,认为先兆流产的孕妇血清 HCG 水平明显低于正常范围的有 90%以上。故可通过早孕阶段监测血清孕酮及 HCG 水平来估计本次妊娠的预后。

六、B 超检查

对习惯性流产患者,B 超检查可作出本次妊娠的预后估计。若妊娠 9 周后不显示胎儿心搏,100%的病例将发生流产。1975 年 Robinson 对孕妇做 B 超时检查发现,胚囊容量大于 2 ml 时可见胎心;而且胚囊容量每周增加 1 倍直至 5 ml。如胚囊容量超过 2.5 ml 时未见胎心,或 1 周内胚囊容量的增加小于 75%,预示流产的准确率为 100%。另外,妊娠过程中,B 超监测发现胚囊变形,位置下移,囊内无胚胎回声及有子宫扩张等征象者,均失去保胎意义。

超声检查对婴儿出生后是否有近期或远期危害尚未明确,Charles 等通过回顾性调查,认为孕期接受过超声检查与没有接受过超声检查的小孩,出生时各项生命指征及今后神经系统的发育没有显著差异。但确切的影响尚待进一步研究。

七、免疫学检查

由于某些免疫因素的诊断技术要求高,试剂来源困难,以下介绍几种主要的方法。

(一) HLA 位点抗原测定 使用 HLA 标准血清分型板,以微量淋巴细胞毒技术做 HLA-A、B、C、D/D、R 位点分型。

(二) 抗配偶淋巴细胞毒抗体(APCA)测定 用女方血清及新制备的男方淋巴细胞作补体依赖的微量淋巴细胞毒试验。APCA 阴性者表示女方血清中缺乏此抗体。国外许多医疗中心以此试验作为 RSA 免疫治疗的指征及疗效观察的指标。重庆医科大学附属医院对

28例RSA患者做此项试验，其中8例APCA阳性，说明这些患者发生RSA与免疫因素有关。

（三）单向混合淋巴细胞反应（MLR） 将处理后丧失免疫能力而保持刺激反应的女方淋巴细胞与男方淋巴细胞混合培养，结果以形态学计数或加入放射性核素后测定表示。此法可以反映夫妻双方遗传差异程度及女方淋巴细胞对男方的排斥程度。

（四）抗精子抗体测定 检测夫妻双方血清中抗精子抗体，同时要检测宫颈黏液中及精浆中的抗精子抗体。

（五）血型及抗血型抗体测定 除测定双方的ABO、Rh血型外，如有ABO血型不合，应检测妻子抗A，抗B或抗AB抗体的效价。

第三节　治　　疗

根据病因学检查结果，对不同病因引起的习惯性流产应给予相应的针对性治疗，方能取得满意的临床效果。

一、习惯性早期流产和妊娠黄体功能不全的治疗

由于维持正常妊娠的主要激素由卵巢和胎盘（或绒毛膜）产生。目前已发现早期先兆流产患者的血清HCG、雌二醇（E_2）、孕酮（P）水平往往降低，因此，补充相应的激素可能有一定的疗效。

（一）孕激素治疗 外源性孕激素仅作用于子宫内膜，刺激子宫内膜的发育，对卵巢黄体并无促进作用，却可能有干扰。这点在治疗时需加考虑。多数学者认为最适于治疗先兆流产的是天然黄体酮，因其无雄激素及蛋白同化和类固醇激素作用。同时肌内注射天然黄体酮起效快。用量一般每天为20～40 mg。其他如已酸孕酮、17-α羟基孕酮已酸酯为长效孕激素，每周肌注1次，每次125～500 mg，效果迅速而持久。但需强调避免服用某些可能引起女胎男性化畸形的合成孕激素制剂，如羟脱水孕酮、19-去甲睾酮等。一般孕激素治疗需用至妊娠4～5个月后方可考虑停药。

对于妊娠早期习惯性流产患者，若考虑有内分泌障碍者，可在排卵后早期或BBT持续升高14天后，给予雌-孕激素混合治疗，以改善孕卵着床和发育的营养条件。方法为每日肌注黄体酮10～20 mg和苯甲酸雌二醇1～2 mg。

对疑有黄体功能不全的习惯性流产患者，在孕早期应用孕激素可有利于着床期蜕膜发育。方法是长效黄体酮125～250 mg，每隔4～5天肌注1次，共2次，然后口服安宫黄体酮，每天2.5～5 mg，直到怀孕4～5个月为止。

孕激素治疗有不良反应，大剂量的黄体酮治疗后，可能出现浮肿，故肝肾功能不良者需慎用。口服合成孕激素可有恶心、呕吐等不良反应。有人认为孕期内应用孕激素治疗，可能增加胎儿心脏畸形发生率，对此，目前尚有争议。具有男性化作用的合成孕激素不宜用于先兆流产的治疗。

（二）HCG治疗 对疑有黄体功能不全的患者，可于排卵后即给予HCG治疗，以促进黄体发育。方法是自排卵后第7～9天起，隔日肌注HCG 3 000～5 000 U，共3次，然后应用上述孕激素治疗。在着床期使用HCG或许稍有裨益，但着床后期因胎盘已开始分泌大

量 HCG，此时再给 HCG 已无价值。

近年来研究卵龄与流产之间的关系发现，排卵-受精的间隔时间越短，受精后孕卵流产机会越少。因此，有人于卵泡后期注射 5 000～10 000 U HCG 来预防习惯性流产。

（三）克罗米芬治疗 对于黄体功能不全伴有卵泡发育障碍者，可应用克罗米芬治疗。方法是自月经第 5 天起每天口服克罗米芬 50～100 mg，连续 5 天。待卵泡发育成熟或排卵后再合并应用上述 HCG 和孕激素治疗，以补偿和调节卵巢的黄体功能。

（四）其他治疗 对习惯性流产患者，若在妊娠早期出现少量阴道流血，应立即给予维生素 C、维生素 K、维生素 E 和止血药进行对症治疗，同时让患者保持安静和精神愉快，并注意全身和局部的休息。

二、宫颈功能不全所致习惯性流产的治疗

宫颈功能不全又称宫颈内口松弛症，是引起习惯性晚期流产和早产的原因之一。由于先天或后天性原因所致的宫颈内口括约功能不全，使宫颈内难于承受随着妊娠月份增长而逐步加大的胎囊容积和重量，以致最终发生流产。这类习惯性流产通常发生在怀孕 4 个月以上的中期妊娠，临床上往往无明显先兆症状，宫颈管很快扩张和消失，随即胎囊鼓出和自然破水，继之胎儿（甚至连胎盘）一起被迅速排出。

宫颈功能不全主要是采取手术治疗，手术时机不应早于妊娠 14 周，因早期不能排除胚胎发育异常的流产，而且胎盘功能尚不健全，易因手术引起流产。但亦不宜迟于 24 孕周，因流产多发生在 16～24 周，太晚可能失去治疗机会。国内文献报道，采用宫颈内口环扎术，褥式缝合及荷包缝合，均取得满意效果，吴葆桢等报道 10 例宫颈功能不全患者，6 例于妊娠中期行内口环扎术，4 例获得活婴，成功率为 66.7%。

（一）手术禁忌证 有出血倾向、严重妊高症、疑有前置胎盘或胎盘早剥、已有流产症状估计手术治疗效果极差者均不宜手术。

（二）术前准备 全面体检，了解患者的全身健康状况及阴道清洁度。术前嘱患者卧床休息，亦可采用高臀卧位休息数天。酌情给予维生素 E、黄体酮等药物。并应用肌内松弛药物抑制宫缩。术时阴道和宫颈作常规局部消毒。

（三）麻醉 一般选用低位腰麻，亦可采用静脉麻醉或硬膜外麻醉。

（四）手术方法与术后处理 手术方法以宫颈内口环扎术和荷包缝合术为主。宫颈内口环扎术以改良 Shirodkar 式最为普遍，荷包缝合术以 McDonald 式为佳。此方法以操作简单、不切开阴道黏膜和出血少为其优点。McDonald 手术简介如下。

用宫颈钳牵持宫颈前唇，不切开阴道黏膜，尽量接近宫颈内口，并注意勿损伤膀胱和直肠，用 8～10 号丝线或 3～4 号尼龙线顺序穿过宫颈内口，线头留在黏膜外。若缝线滑脱或断线引起手术失败，可重复手术（图Ⅱ-37）。还可在外阴消毒后，让助手以小指伸入宫颈口内，顶住胎胞，术者持缝针从相当于宫颈内口水平 12 点处进针，穿过黏膜及肌层，绕宫颈缝 4～6 针，结扎缝线，结扎之松紧以助手手指感觉松紧为度。宫颈被缩成荷包状后，助手取出手指，留结扎线头 1～2 cm，术后严格随访，待妊娠足月或将分娩时拆除缝线。

如妊娠前确诊宫颈内口松弛或曾行环扎术失败者，可在非妊娠期进行子宫颈修补术。

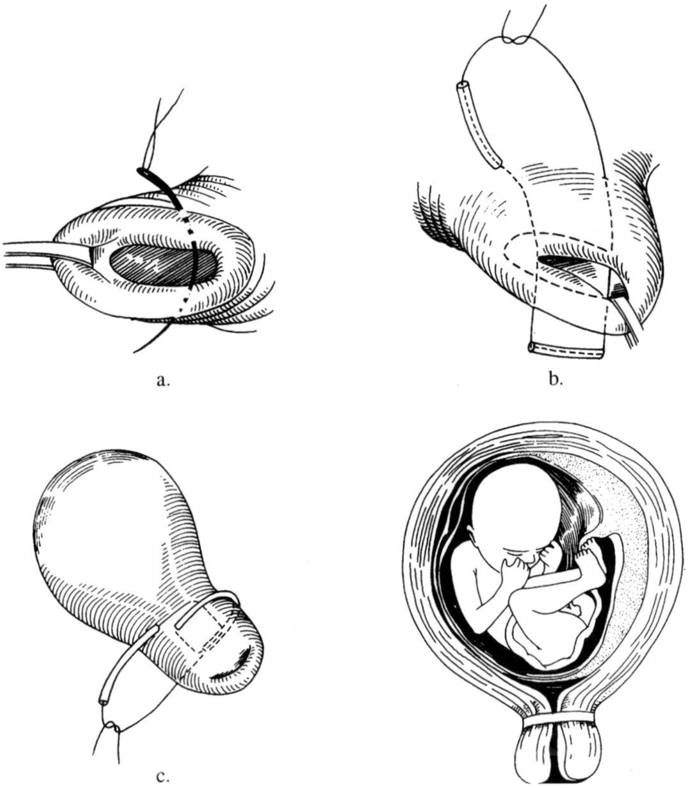

图Ⅱ-37　子宫颈口环扎手术图解

a. 在子宫颈前唇偏左侧进针，穿过前唇，从后唇穿出　b. 将针线穿过橡皮管，再从子宫颈后唇偏右侧进针，穿过后唇，从前唇穿出，缝线穿过橡皮管后两线打结　c. 严重者可作双缝合或向两侧交叉缝合

三、子宫畸形所致习惯性流产的治疗

Heinonen 认为对双角子宫及纵隔子宫进行子宫成形术，能使再次妊娠时流产明显下降。代表性子宫成形术有 Strassmann 术和 Jones-Jores 术。

有些妇女虽然患子宫畸形，但妊娠和分娩过程仍然正常。因此，必须有以下指征，才酌情考虑手术治疗。① 既往有习惯性流产史，且要求生育愿望强烈者；② 排除子宫畸形以外的不育原因者。

Strassmann 手术步骤见图Ⅱ-38，操作时以粗丝线穿过左右子宫底部(作牵引)，从一侧子宫角到另侧子宫角，横形切开子宫底，剪除子宫中隔，用肠线纵形缝合子宫伤口，缝线切勿穿过子宫内膜。第二层缝合子宫浆肌层。为防止术后宫腔粘连，术中可在宫腔内放置气囊，导管端经宫颈露出阴道内，术后 7～10 天经阴道拔除。术后酌情应用止血药和抗生素，并注意休息、安胎。

Jones-Jores 手术步骤(图Ⅱ-39)如下。剖腹后应用与 Strassmann 术相同的方法牵出子宫，根据子宫造影所示，估计子宫中隔下端部位的高低，从子宫底部起，做楔形切除子宫中隔，如果中隔下端低达宫颈，则楔形切除前必须充分下推膀胱，以免伤及。中隔切除后，用肠线间断缝合子宫伤口，再缝合子宫浆肌层。术后处理同 Strassmann 术。

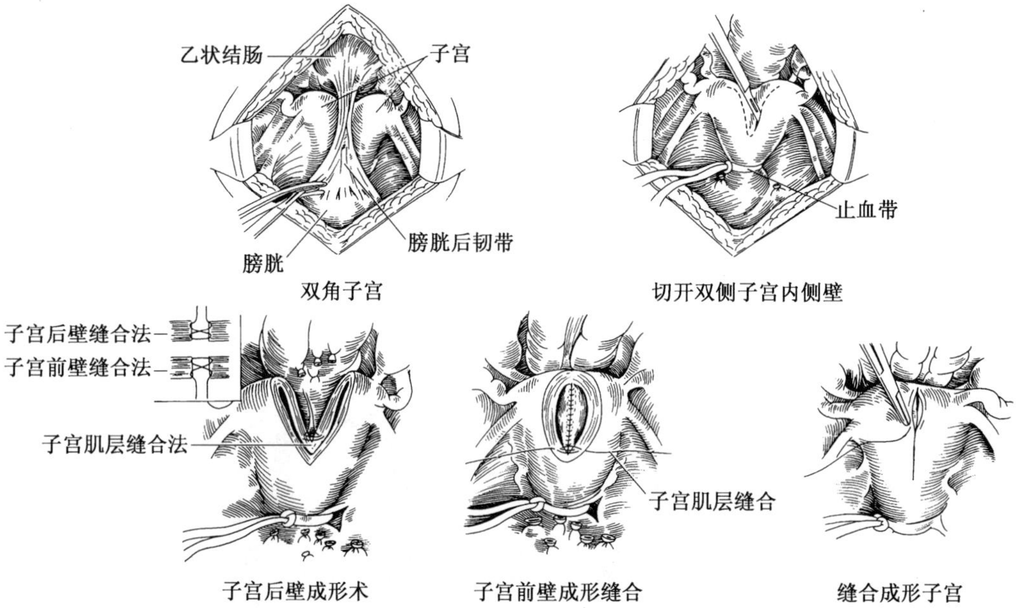

图 Ⅱ-38 Strassmann 手术图示

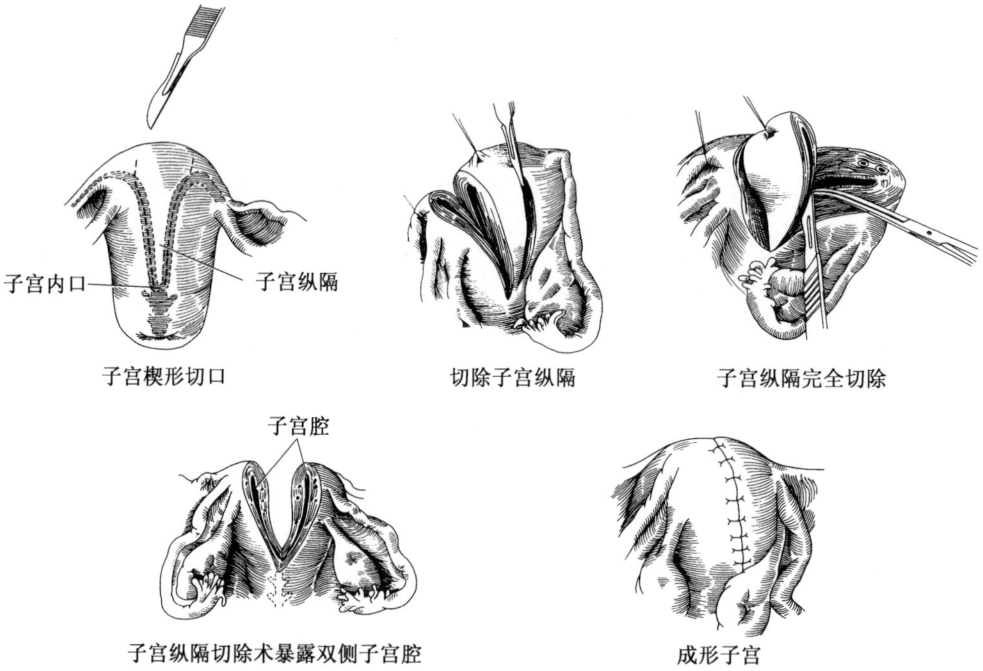

图 Ⅱ-39 Jones-Jores 手术图示

四、子宫腔粘连所致习惯性流产的治疗

Bergquist 对明确有子宫粘连病变的 25 例习惯性流产患者行刮宫术及在宫腔镜下粘连

松解术。术后宫内放置避孕器 2 个月或 Foley 导尿管 7 天，并辅以抗生素及雌、孕激素序贯治疗，自然流产率从 78%降至 20%。

子宫内膜部分增生不良症，系由宫腔操作时损伤了部分子宫内膜的基底层所致，妊娠早期流产由此引起的并不少见。此症可经宫腔镜检查明确诊断。治疗可应用刮匙搔刮宫腔内异常部位，用人工造成轻度的新鲜创面，随之放置宫内节育器 2～3 个月，并给雌、孕激素周期疗法，以刺激内膜生长。

另外，夫妇间染色体异常所致习惯性流产目前尚无有效治疗方法。但近年来产前诊断技术的改进和生物遗传工程的进展，为治疗遗传性疾病带来新的前景。

五、免疫因素所致习惯性流产的治疗

Taylor 报道，给四对夫妇间存在 HLA－A、B 和 D、R 位点抗原频率高度共有的习惯性流产的患者，在整个孕期中反复输红细胞抗原相容，而 HLA 不相容的来自许多不同供体的富含白细胞的血浆，结果都得到活婴。

对 HLA 位点抗原共有者、APCA 阴性者或女方对男方单向 MLR 应答低下者，治疗原则是克服夫妇间的遗传相容性。目前报道较多的是使用丈夫或供者的淋巴细胞或白细胞，经不同途径，以不同剂量免疫 RSA 妇女，以产生针对夫妇间不共有的次要组织相容性抗原抗体。这是一种保护性 IgG 抗体，这种抗体可以阻止流产。

Mowbray 等于 1979～1986 年间，共治疗 1 500 余例 RSA 患者，妊娠成功率为 85%，未发现有过敏反应者。方法是抽取丈夫静脉血 400 ml，加淋巴细胞分离液，分离出的淋巴细胞以生理盐水洗 3 次，加 5 ml 生理盐水稀释。其中 3 ml 注入妻子肘静脉，余 2 ml 分别注入前臂掌侧皮内及皮下各 2 点，每点注射 0.5 ml。治疗后嘱患者尽早怀孕，3～6 周随访。65%患者 APCA 可以转阴。对治疗后 APCA 阴性者，可抽丈夫静脉血 50 ml，分离出淋巴细胞，经上述三种途径追加治疗 1 次，患者早孕时亦可用此法治疗，一般于孕 40 天以内疗效颇佳。

国内有报道，以丈夫血 20 ml，无菌分离出淋巴细胞，生理盐水稀释后注射于妻子前臂内侧皮内，共 6～9 个点，每点 0.2 ml，每 3 周治疗 1 次，共 4 次。如未怀孕，则追加 1 次。妊娠成功率为 87.50%。

李昭荣等采用免疫加 HCG 联合治疗的方法取得了显著的疗效，妊娠成功率达 86.95%。而单用免疫治疗或单用 HCG 治疗其妊娠率分别为 52.40%和 27.58%。与联合治疗相比，其差异有显著性，具体方法是，孕前皮内注射丈夫淋巴细胞。取丈夫外周血 2～4 ml，注入加 2 000 U 肝素抗凝剂和羰基铁 2 mg 的无菌试管中，轻转试管 10 次。将上述抗凝血缓慢加入 3 ml 淋巴细胞组织分离液中，盖好无菌塞，2 500 r/min 水平离心 20 分钟，吸取白色淋巴细胞层，给女方前臂皮内或皮下各选 2～3 个点注射，每点 0.05 ml，两周 1 次，每个疗程 3～4 次，治疗 2～3 个疗程，在此基础上，怀孕后给予 HCG 1 000 U 隔日肌注 1 次，60 天后减为 1 000 U 每周 2 次，90 天后减为 1 000 U 每周 1 次，持续 16 周后停药。其机制为孕前接受 2～3 个疗程免疫治疗后，体内已产生不同程度的抗体，于再次妊娠时，早期给予 HCG，两者协同，既可抑制母体对胎儿的排斥，又可改善子宫局部血液循环，蜕膜增厚，使妊娠安然延续。

对疑有母儿间血型不合的孕妇，要让其在妊娠期安静休息，给予维生素 C、维生素 K、维生素 E 及保胎药物，并根据孕妇血中免疫抗体效价及其变化，决定是否需要进行胎儿宫内输血、引产、剖腹产或产后新生儿换血治疗。对于 Rh 血型不合的产妇，在分娩后 72 小时内，予以肌注抗 Rh 人免疫球蛋白，可预防致敏，减少下次怀孕时发生 Rh 溶血症的危险。

胎儿宫内治疗的研究近来十分活跃。宫内胎儿输血法是其中的一项。虽然技术操作较为复杂，且有一定危险性(如感染、出血、早产、胎儿损伤等)，但有一定效果。其原理是将红细胞输注入胎儿腹腔内，由膈下淋巴吸收后经胸导管进入胎儿体循环，使胎儿血色素明显上升，贫血状态得以改善。其适应证为 Rh 血型不合，羊水分析提示胎儿已有危险，而孕龄太小不能引产者，输血一般选在妊娠 24～32 周进行。

方法是第 1 天做羊膜腔穿刺，注入水溶性造影剂 30 ml。第 2 天给孕妇适量镇静药后，在 X 线透视检查下，根据胎儿吞咽含造影剂的羊水阴影来识别胎儿胃肠道所在，然后经严格无菌处理和局麻后，在 X 线透视引导下，将 17 号 Touhy 针插进胎儿腹腔，再经针管将一根硅胶管直接插入胎儿腹腔内，硅管可以在胎儿腹腔内盘曲。然后退出穿刺针，留置硅管在腹腔内，将 5～10 ml 造影剂经硅管注入，证实硅管在胎儿腹腔内，即可开始输入新鲜的“O”型 Rh 阴性的红细胞悬液(平均血色素约为 75%)，输血完毕，拔去硅管。

按胎龄计算宫内输血量，一般在孕 24 周时第一次输血 50 ml，以后每隔 2 周输血 1 次。输血量逐次增加 20 ml，直到胎儿发育至具有体外存活能力为止。这一方法目前国内尚未推广应用。终止妊娠以剖腹产为主。

第四节 中医论治习惯性流产

中医称习惯性流产为“滑胎”或“数堕胎”，如《叶氏女科证治》曰：“有屡孕屡堕者…名曰滑胎。”隋・巢元方称之为数堕胎。

陈自明在《妇人大全良方》中有云：“夫胎，乃阳施阴化，营卫调和，经养完全，十月而产。”《女科经论引(女科集略)》曰：“女子肾藏系于胎。”《临证指南医案》曰：“胎气系于脾。”而胎儿居于母腹之中，其生长发育有赖于“血养、气载、肾系”。清・陈修园《女科要旨》云：“妇人受胎以后，十二经气血俱翕聚以养胎元。”其中尤以肝、脾、肾三脏关系最大。肝、脾、肾三经又与冲任二脉联系最为密切，而胎元之滋养，全赖冲任二脉之气。”因此，“若肾气亏损，便不能固摄胎元；脾气过虚，胎无所附，堕滑难免矣；胎居母腹，既妊之后，因气虚失于载胎，血亏不能养胎，胎失载养，自成漏滑。”

滑胎病证自隋《诸病源候论》首载，历经唐、宋、明、清，对本病认识渐趋完善，在病因上突出了虚损不足的重要作用。如宋・陈自明云：“若血气虚损，不能养胎，所以数堕也。”明・张景岳曰：“妊娠之数见堕胎者必以气脉亏损而然”。清・陈修园亦认为虚损不足是产生“应期而堕”的主因。在治疗上强调“以大衰论治”(清・陈修园《妇科要旨》)和“预培其源”(明・张景岳《景岳全书》)及复孕后坚持长期治疗的施治原则。否则“若待临期，恐无及也”。并积累了一些行之有效的治疗方药。

一、病因辨证

(一) 肾脾两虚 先天禀赋不足，肾气未充、肾精未实或因房劳过度或孕后纵欲所伤，以致肾气亏虚、肾精暗耗或因劳倦忧思内伤脾土。肾虚则胎失所系，脾虚而固摄无权。胎失系载，因而屡孕屡堕，为滑胎。正如《妇婴至宝》所云："凡妊娠之数见堕胎者…或禀质素弱或年力就衰、或暴怒劳苦而暗损精气、或色欲太过而盗泄胎元…胎以数堕焉。"

（二）气血不足　母体素弱，气血不足，或因中虚化源匮乏，或因大病久病失血耗之，气虚则摄纳无权，不能内载胎元，血亏而血海空虚，胎失荫养，故而每孕至一定时间就会发生堕胎小产，如此屡孕而屡堕，乃病滑胎。正如《产鉴》云："妊娠数堕胎者是气血不足。"

（三）阴虚内热　素体阴虚，孕后阴血聚下，以养胎元，则阴份愈亏。阴虚内热，热伤胞络，冲任失固，以堕胎小产，甚者屡次连续发生，乃成滑胎。诚如《景岳全书·妇人规》所云："凡胎热者，血易动，血动者，胎不安，故堕于内热而阴虚者亦常有之。"

（四）癥病　母体素有癥病痼疾，瘀血内阻冲任，恶血不去，新血不得归位，孕后胎失血养，故尔屡次应期而胎堕。早在汉《金匮要略》中便有记载："妇人宿有癥病，孕后因癥积未去而漏下不止。"

（五）胎病　父母先天之精不足，以致胎儿有所缺陷，故胎多不牢实。

二、对证论治

胎之屡孕屡堕，常因胎失肾系、气载、血养而起，滑胎患者多因屡堕数伤气血，内亏肾脾之故，所以本病以虚为主。临证之时，应谨守虚在脾肾两脏，不足在于气血之机，论治重点在于补其不足，同时注意依据其兼夹诸候之寒热进行化裁。

滑胎治疗当"预培其源"，即未孕前的调护是预防滑胎患者复孕后再度堕胎小产的一个重要环节。堕胎后 1 年以内不宜复孕，以免重损冲任，在此期间宜服用补肾健脾、益气养血之药或审因辨证进行调治，促进脏腑气血、冲任、胞宫功能恢复。复孕后即应服药调治，且应调情志、慎起居、适劳逸、节嗜欲、戒房事。"虚则补之"是滑胎病证的主要施治原则，但应注意辨识肾、脾、气、血的主次关系及兼夹诸候的辨证。

（一）肾脾两虚　证见堕胎连续 3 次以上。头晕耳鸣，腰膝酸软，神疲肢倦，气短懒言，纳少便溏，夜尿频频；眼眶黯黑或面有黯斑；月经或前或后，或多或少；舌质淡嫩，或淡黯、苔薄；脉沉弱。

脾肾两虚，精气不足，肾虚而无力系胞，脾虚则统摄无权，胎元内失系载，是以滑胎；脑为髓海，肾开巧于耳，肾虚髓海不足，外窍失养则头晕耳鸣；骨髓不充，外腑失荣，故见腰膝酸软；中虚气弱，阳气不布，则神疲而肢软乏力；气虚清阳不振，故气短懒言；脾虚失运，是以纳少便溏；肾与膀胱相表里，肾虚膀胱失约，故夜尿频多；眼眶黯黑或面有黯斑为肾虚精气不足之象；肾脾两虚，冲任失调，故而月经或前或后，经量或多或少；舌质淡嫩或淡黯，苔薄脉沉弱，为脾肾两虚之候。

治则以补肾健脾。常用① 所以载丸：药有人参、白术、茯苓、桑寄生、杜仲。陈修园云："本土为万物之母而载万物之说，故以所以载丸名之。"方中重用白术，甘温补脾益气而为补土之主药。人参、伏令补脾益气助之，配桑寄生、杜仲固肾强腰膝以系胎元。诸药同奏脾肾双补之功。② 补肾固冲丸：药有人参、白术、大枣、砂仁、当归、熟地、枸杞子、阿胶、鹿角霜、杜仲、菟丝子、巴戟天、续断，全方脾肾同治，气血双补，使本固血充，孕后胎有所养，不致重蹈滑胎之覆辙。

（二）气血两虚　证见堕胎连续发生 3 次以上。面色㿠白或萎黄；心悸气短，头晕肢软，神疲乏力；舌质淡、苔薄；脉细弱无力。

因母体气血不足，气虚而胎失所载，血亏则胎失所养，故而屡孕屡堕，连续发生。气血内亏，不能上荣头面，故而面色㿠白或萎黄；血不养心则心悸；脑失血养常感头晕；气虚不足，故气短不足以息；阳气不达，则神疲肢软乏力；舌脉之象均为气血两虚之候。

治则以益气养血，佐以补肾安胎。方用泰山磐石散。药有党参、黄芪、白术、炙甘草、糯米、当归、白芍、熟地、川芎、黄芩、续断、砂仁。方中党参、黄芪、白术、炙甘草补中益气；当归、白芍、熟地、川芎四物合用，以养血滋阴；佐黄芩清热，阴血宁谧，则循经而不妄行，专以养胎。而芩术同用，寓丹溪"产前安胎，白术黄芩为妙药"之意；续断固肾强腰，砂仁调中理气，糯米健脾养胃，诸药合用双补气血，兼固肾，使气血充沛，肾气健固，则胎居母腹，如泰山之稳，磐石之安，焉有动堕之虞。

（三）阴虚血热 证见屡孕又屡堕连续 3 次以上。两颧潮红，口干咽燥，手足心热，烦躁不宁，或形体消瘦；舌质红、少苔；脉细数。

阴虚而内热，热扰冲任，损动胎元，是以屡孕屡堕；虚火炎上，则两颧潮红；阴亏伤津，故咽干口燥；虚热内灼，是以手足心发热；热扰心神，神明不宁而烦躁不安；阴虚而形体不充则消瘦；舌、脉均为阴虚内热之象。

治则为养阴清热凉血以：① 保阴煎：药有生地、熟地、白芍、黄芩、黄柏、山药、续断、甘草。方中以生地养阴清热、凉血止血；熟地滋阴养血；白芍养血敛阴；黄芩、黄柏清热泻火；山药健脾益肾；续断固肾安胎；佐以甘草调和诸药。全方共具滋阴清热、凉血安胎之功。② 清海丸：药有沙参、麦冬、五味子、熟地、白芍、山萸肉、玄参、丹皮、地骨皮、石斛、桑叶、山药、白术、龙骨。方中沙参、麦冬、五味子含生脉散之意，用以益气养阴；熟地、白芍养血敛阴；山萸肉滋肾益阴；玄参、丹皮、地骨皮、石斛养阴生津、清热凉血；桑叶疏风清热，以宁血海；山药、白术健脾益气；龙骨收敛止血。全方配伍貌似庞杂，实则滋阴降火、清宁血海、益气安胎，集诸功于一统，且清热而不伤正，滋阴不致碍脾。

（四）癥积 证见孕后屡堕 3 次以上；或少腹拘急痛，甚者可扪及包块；皮肤粗糙，口干不渴；舌黯红或边尖有瘀斑，苔白；脉沉弦或沉涩。

妇人宿有癥积，瘀血内滞下腹或胞脉之中，恶血不去，新血不得循经以行，血气紊乱，而胎失所养，故屡孕而屡堕，难以成实；瘀血内阻，气血运行失畅，故少腹拘急疼痛；甚者可于少腹扪及包块；肌肤不荣则粗糙异乎常人；津液不得上承，是以口干不渴。舌脉均为癥病引起的瘀血之证。

治则以活血化瘀、消癥散结。选方桂枝茯苓丸：药有桂枝、赤芍、丹皮、桃仁、茯苓。方中桂枝温经通络，散寒行瘀；赤芍行血中之滞；丹皮消瘀血，凉瘀热；桃仁破血散结；茯苓健脾渗湿；桂枝入阴通阳，温脾化湿，助后天之生化，全方共奏活血化瘀，消癥止痛之功，使瘀去癥散，新血得以下归血海，濡养胎元。方药可随证加减：兼有气血不足之象，酌加党参、黄芪、当归、熟地、鸡血藤益气养血；见面白肢冷，少腹冷痛者选加肉桂、小茴、吴茱萸、台乌，温经散寒行血化瘀。

另外，先天性畸形、胎病及宫颈内口松弛，症状非药物所能奏效者，应采用手术治疗。

三、现代中医对滑胎的研究

近年来中医界对滑胎的研究积累了一些临床经验，在一定程度上发展和丰富了传统中医对滑胎的证治内容。

《哈荔田妇科医案医话选》指出：滑胎又以先天不足，肾气虚弱或脾弱中虚，或肝郁素胜，善怒多忧，或性生活失度为主要原因。

对本病的论治，《朱小南妇科经验选》特别指出："素有滑胎者，不宜孕育过密，否则屡孕屡堕，徒然形成气血虚亏。冲任损伤而后嗣终不可得。"故亦主张："逢滑胎须嘱于小产后必须避孕年余，而在期间，用杜仲、续断、菟丝子、覆盆子、紫河车、黄芪、熟地等补肝肾、补奇经，使受损之胞宫得以充分恢复正常后再行受胎，则胎儿结实不致轻易滑矣。"并指出，治疗主要掌握下列原则。"一是补气益血。凡有小腹重坠感觉时应注重补气。太子参、黄芪等都可使用。中气足，带脉固，胞胎不致下垂。而益血乃为补充胎儿营养，促使发育成长，熟地、阿胶等亦颇惯用。二是固肾气。肾系胞，肾之不足，则胎元不固。胎动不安或胎漏下血，更需固肾气，强冲任，使胞胎稳固。杜仲、续断等得以入选。三是健脾、胃。脾胃为水谷之海，生化之源，消化吸收输布精气，与母胎的营养和健康莫不有直接关系。"

对滑胎患者的选药原则，《习惯性流产的中医证治》中指出："治疗滑胎应以补肾而益气血，清肝泄热和荣为主。"对于安胎药物有以下三点体会。① 补虚：补可益虚，然补气血之药皆带温，温反动火助热，恐积久血热而动胎，故亦应注意；② 清热：古人以胎前属热，最虑湿热伤胎，安胎剂中复入黄芩苦寒之品，即可清胎热之火，又兼补药之温，和调寒热，平调阴阳，在安胎药中芩、连苦寒之品必不可少；③ 健脾胃：妊娠期间，不能过投木香、砂仁等芳香温燥之品，否则肝火胎热愈炽，脾阳胃津愈伤。

各地在开展对滑胎的证治研究中，都积累了不少经验。武汉同济医科大学附属医院妇产科有关《治疗习惯性流(早)产 25 例临床分析》中指出："用所以载丸为主方随证加减，用药治疗 25 例，其中 20 例获满意效果，总有效率 80%，并对流产的 5 例进行分析，其原因为宫颈功能不全，或胎盘机能不足，或胚胎病变，这些因素都是甚难用中药消除的。"

天津市中心妇产科医院《习惯性流产(滑胎)的辨证论治》一文报道："应用滋肾、止血、安胎之安胎饮为主方(川断、寄生、菟丝子、阿胶、杭芍、甘草、鹿角胶、补骨脂)随证加减。并根据《校注妇人良方》所提出的妊娠随月有经养之理论，试用针灸，按其月份补养经脉(表Ⅱ-15)。疗效较单服中药为高。"认为"妊娠阴平阳秘时，针灸其经可使阴阳平衡失调而流产，若虚损时针灸重用补法，可调整阴阳平衡，起到安胎作用。"针灸对妊娠并非绝对禁忌，对不同妊娠月份应根据"随月有经养"的原理以针刺与药物配合，按月循经治疗，确有保胎作用。并根据习惯性流产患者存在相对固定月份流产的特点，说明该流产月的经养失调所致，进一步证实"随月有经养"的理论。

表Ⅱ-15　《校注妇人良方》妊娠随月有经养

妊娠月份	1	2	3	4	5	6	7	8	9
所养经属	肝	胆	心	三焦	脾	胃	肺	大肠	肾
穴　　位	行间，太冲	丘陵，阳陵泉	神门，少海	阳池，内关	三阴交，地机	内庭，足三里	列缺，尺泽	合谷，曲池	太溪，多溜
用　　药	柴胡，青皮	乌梅，吴萸或温胆汤	远志，枣仁，茯神	栀子，香附	砂仁	草蔻	黄芪，甘草	火麻仁	生熟地

南通市中医院姚石安认为，对习惯性流产患者，在排除性染色体异常而属于黄体功能不全者，主张怀孕前以益肾、填精、养奇经，常用川断、菟丝子、巴戟天、白芨、全当归，促进卵泡

正常发育，孕后用药膳，寓医于食，方法是将乌鳢(黑鱼)250 g，去鳞，母鸡1 000 g，去毛、去内脏，洗净，放入白芨100 g，枸杞子100 g，葱、姜、调味品适量加入煎煮，吃肉喝汤，孕后常食之，能收到良好的养血保胎之功效。

广州中医药大学罗颂平对135对反复自然流产(RSA)患者进行免疫学检测，其中34.07%的夫妇双方存在HLA相容性增大倾向；混合淋巴细胞培养(单向MLC)显示HLA相容性增大的RSA患者，单向MLC封闭效应呈低反应性，证明其封闭抗体不足。他们应用中医补肾健脾之法，创制以寿胎丸为基础并加黄芪、党参、菟丝子、川断为主药的"助孕3号丸"治疗习惯性流产，每服6 g，每日3次。第一个疗程3个月，并施用避孕措施(避孕套)。再次妊娠后为第二个疗程，孕12～16周停药。共治疗46例，有效率95.2%。据药理研究，黄芪属"免疫激发型"中药，能提高T细胞比值，提高淋巴细胞转化率。黄芪和女贞子在体外MLC实验时，能增强效应T细胞功能，抑制TS细胞活性。党参、白术也能激发和促进细胞免疫。而菟丝子、女贞子、首乌、桑寄生等中药则有促进抗体形成和延长抗体存在时间的作用。这组病例在治疗后MLC封闭效应明显提高，说明助孕3号丸有调整免疫功能、促进封闭抗体形成的作用。

各地在应用古方治疗滑胎中积累了不少经验。《浙江中医杂志》1958年第四期报道"泰山磐石散治疗习惯性流产，从确认有孕时每隔3～5天服一剂。当有先兆流产时需连服5～10剂，至孕4月以上，能保无虞。治疗10例习惯性流产均获痊愈。"

《福建中医药杂志》1960年第十期报道："应用加味八珍汤防治习惯性流产38例有效率达100%。方药八珍汤加砂仁、紫苏、大枣、生姜。"

《中医教学》1974年第二期报道："应用龙胆泻肝汤治愈习惯性流产的验案。"

《赤脚医生》杂志1979年第二期报道：以加味寿胎丸加减治疗6例滑胎而获痊愈之功。方药有桑寄生、菟丝子、川断、杜仲炭、党参、黄芪、炒白术、阿胶、炙甘草、熟地、黄芩、当归、白芍、大枣。

《辽宁中医杂志》1981年第三期报道："应用寿胎丸按气虚、血虚、血热、虚寒、肝郁及肾虚较甚的兼证加味治疗习惯性流产。"

《辽宁医学杂志》1960年第八期报道："用加味少腹逐瘀汤治疗习惯性流产20例，其中16例足月分娩，4例先兆流产症状消失，获效100%。方药有少腹逐瘀汤加入具有固胎作用的川断、寄生、菟丝子、杜仲。"并认为："气滞血瘀濡养功能不良，影响胚胎发育因而胎元不固，用具温中散寒理血活血止痛等功能的少腹逐瘀汤以改善血液循环，促进子宫濡养功能，胚胎得充分营养，而达到安胎。"

中国福利会国际和平妇幼保健院还自拟固胎饮一号，治疗48例习惯性流产，有效率达91.7%。方药组成：熟地、当归、甘草、白芍、桑寄生、川断、党参、菟丝子、五味子、怀山药、黄芩、白术、南瓜蒂。

四、民间单方验方对滑胎的治疗

民间单方、验方治疗滑胎之疾亦有一定疗效。① 玉米外衣：每天一个，煎汤代饮。至将流产月份加倍用量，一直服至足月为止。② 凤凰衣(雏鸡孵化出壳后的卵壳内膜)：适量，瓦上文火焙黄。按前次流产月份提前连服5天，每天2次，每次10 g，米汤冲服。③ "一根二蒂"：即参蒂9 g、南瓜蒂12 g，苎麻根12 g，水煎服，隔日1次。④ 鲜枸杞根：当习惯性流产患者出现流产先兆时，取鲜枸杞根 250 g；面淡无华精神不振者加红参、黄芪、当归、老母鸡一只(去内脏)，用文火共炖 3 小时，汤与鸡肉分 3 次服完，连用 2～3 次。

（陈守信　王薇薇　陆海峰）

第十六章　免疫性女性不育

根据近年来研究，在不育夫妇中约有20%查不出病因。随着生殖免疫学研究的进展，认为其中大多数是由于免疫学因素引起。精子免疫和透明带免疫是其中主要因素。免疫性不育有两种。一种是男子自身免疫；另一种是女子同种异体免疫及女子自身免疫。下面论述女子免疫性不育。

第一节　免疫性不育的机制

根据生殖免疫学研究发现，在发育早期阶段的配子和受精后的合子，均携带有特异性抗原。同时，生殖系统中的很多蛋白质都具有免疫性，其中很多免疫反应可阻断生殖过程而导致不育。从另一方面讲，利用免疫学方法来控制生育，有可能达到效果肯定、安全无毒、简单易得、易于普及，在男女双方均可使用而达到避孕目的。免疫性不孕的机制是十分复杂的，其中精子的制动和死亡，运输精子过程受干扰，精子和卵接触障碍及早期胚胎的死亡等。其中研究最多的是女性对精子的免疫。

一、抗精子抗体对孕育的影响

早在1899年，Landsteiner发现，把精子注射给异种机体时，精子可能具有抗原性，能够引起抗精子抗体的产生。1922年Meaker等发现，大约有80%原因不明的不育妇女血清中有凝集精子的能力。精子抗原相当复杂。目前，已知有精子特异性抗原、精子膜抗原、血型抗原、组织相容性抗原等。

（一）精子特异性抗原　Rao等(1961)报道，人类全精液中有16种抗原，人类精子有7种抗原，3种为特异性抗原，另外4种抗原是与精浆共同的。Jung(1976)利用免疫荧光检查发现，人类精子具有两种不同的抗原，即AC_1、AC_2。其中AC_1为非精子特异抗原，AC_2为人类精子的特异抗原。

Goldberg(1972)证明，人类精子具有特异乳酸脱氢酶的同工酶(LDH－X)，此酶是精子所特异的，其他细胞中无此活性，并用LDH－X主动免疫了7只母兔，与7只未免疫的母兔对照，结果发现，经过LDH－X主动免疫的7只母兔其生育力只有29.3%。而对照组的生育力为88.3%，差异十分显著。他认为其机制可能是使卵子受精的精子数量减少，而阻碍着床的作用亦不排除。

（二）精子膜抗原　人类精浆十分复杂，其中较重要者为精子膜抗原，其免疫特异性和泳动度与乳铁蛋白相似。此抗原牢固地固定在精子表面。已知在不育妇女的血清中自然固定精子的抗体可能是抗精子膜抗原的抗体。

（三）精子的ABO血型抗原　关于ABO血型系统的抗原与不育的关系，长期以来一直是人们关注的问题。早年研究已证实，在人类精子中存在ABO血型系统的抗原，这一结论在以后研究中均已得到证实。既然在精子中含有ABO血型抗原，那么配偶间的ABO血型抗原不合就可能引起不孕。已有报道指出，宫颈黏液中可能存在有血型抗体，这种抗体可以制动配偶的精子。

（四）精子上组织相容性抗原（HLA）　Fellous 等（1970）应用细胞毒性方法对人类精子上的 HLA 抗原进行了研究，他们选用了经产妇或用白细胞免疫的志愿者的血清，证明了在人类精子确实存在 HLA 抗原，而应用免疫荧光和免疫电镜进一步观察发现，在精子头和中段，HLA 抗原的分布不均匀。到目前为止，在精子上存在的这种抗原与不育的关系尚不清楚。

（五）抗精子免疫与女性不育　精子抗原进入女性生殖道，会使其发生局部和全身的免疫反应，产生抗精子抗体（AsAb），引起精子的制动和死亡而致不育。Franklin 等（1964）用精子凝集实验（F－D 凝集试验），检查精子凝集抗体，发现原因不明的 19 例不育症妇女中，15 例（78.9%）患者的血清中有循环精子凝集抗体，而在有器质性病变的不育对照组中，抗体的出现率仅有 10.4%，在生育对照组为 11.8%。Isojima 等（1968）通过精子制动实验检测 25 例不明原因不育妇女，其中 5 例血清中存在的补体依赖性精子制动抗体，而在对照组中均为阴性。Parish（1967）对 48 例不育症妇女的宫颈黏液进行观察，其中 45 例发现有 IgG 细胞毒抗体，抗体出现在滤泡液、输卵管和子宫的分泌物中。

抗精子抗体的产生，一般认为由于性交，精子抗原进入女性生殖道，通过破损的黏膜上皮屏障进入上皮下的 B 淋巴细胞。精子抗原亦可被巨噬细胞吞噬后，将抗原决定簇传递给抗原反应性淋巴细胞，然后借助于膜表面特异受体来识别外来的决定簇，并使抗原反应性淋巴细胞进一步分裂和分化，成为致敏淋巴细胞或浆细胞，前者产生淋巴因子，后者产生抗体。这就是传入性免疫反射弧。性活动，女性生殖道反复接触数以百万计的精子。尽管对女性而言精子是异已的，但仅有少数敏感的女性产生 AsAb。这种敏感性不同的原因尚不清楚。可能与免疫反应存在个体差异有关，也可因丈夫精液中缺乏免疫抑制因子所致，这些免疫抑制物可抑制女性对精子的免疫反应。生殖感染可产生 AsAb，这可能是由于感染使局部的非特异性免疫反应加强引起的。另外，不能排除精子表面抗原与抗微生物抗体有交叉反应的可能。

如果产生细胞和体液的介质，免疫作用就通过免疫传出弧来完成。致敏淋巴细胞或其产物以及抗体皆可与血流中的精子抗原相互作用，使其破坏并灭活。因此，对精子抗原的免疫应答可能既属体液性又属细胞性。

精子抗原使女性产生免疫反应后，女性器官并不产生病理变化。性交后，抗体攻击的靶子是进入生殖道中的精子。并且每次性交进入生殖道中精子可以作为一种自然免疫增强刺激剂，能够使抗体效价维持在高水平上。

近年来有关女性生殖道局部免疫力的研究已经积累了一些资料，证明女性生殖道黏膜局部具有产生抗精子抗体的能力。

Parish 等（1967）发现，阴道中存在抗精子抗体的妇女，其血清中不能检出该抗体。Symons 等（1991）发现女性生殖道黏液中存在抗精子的 IgA 抗体。这说明女性生殖道局部可产生抗精子抗体。

女性生殖道局部可产生抗体有以下证据。一是女性生殖道具有丰富的巨噬细胞及其他免疫功能的细胞，这些细胞可以识别并吞噬具有抗原特性的精子。子宫颈腺上皮和一些腺腔内含有能够产生免疫球蛋白的浆细胞。二是子宫颈局部可产生 IgA 和少量的 IgG、IgM。

观察发现，子宫颈黏膜的 IgA 与 IgG 的比例为 1∶1～1∶2，而血清中 IgA 与 IgG 的比例为 1∶5。两者有明显的差异。三是阴道的某些自然感染如大肠杆菌、滴虫等，可在宫颈局部引起浆细胞反应，在黏膜上可检出 IgA 抗体。

抗精子抗体(AsAb)对生殖过程的影响有以下几方面：

1. **对精子运行的影响** AsAb 可阻止精子穿过宫颈黏液。女性生殖道中的 AsAb 与精子接触后，使精子产生运动特征的改变。利用精子宫颈黏液接触试验可以观察到精子的“颤动现象”，是由于宫颈黏液中抗体的 F(ab)段与精子表面抗原结合，而抗体的 Fc 段黏附于宫颈黏液的蛋白质分子团上使精子活动受限所致。AsAb 阻止精子在女性生殖道的运行不仅仅发生在阴道和宫颈部位，实验证明输卵管也是富含免疫物质的部位。精子即使闯过宫颈这一关，在女性生殖道的运行中仍会障碍重重，能够达到受精部位的寥寥无几，使受精几乎不可能发生。

2. **对获能及顶体反应的影响** 获能是受精的必要条件，获能的过程发生精子膜的变化，其中包括丢失一些精子表面分子及顶体反应膜和浆膜细胞上膜颗粒的重新排列。AsAb 会影响这种膜颗粒的活动，从而阻碍或延迟获能。

顶体反应时，精子释放透明质酸酶用以溶解卵丘的黏性物质并由卵丘细胞释放出顶体反应的刺激物。研究发现抗体的 F(ab)能阻碍精子释放透明质酸酶，从而抑制了精子顶体反应。

3. **对穿过透明带及精卵融合的影响** Kaplan 报道，精子表面受精抗原(FA－1)的抗体(抗 FA－1)可明显减少精子与透明带的结合。这可能是因为 FA－1 具有透明带受体活性而抗 FA－1 阻止了这些活性。Naz 的研究证实，抗 FA－1 抗体明显降低了精子与去透明带仓鼠卵的融合。

AsAb 干扰生殖过程的机制是：① 抗体能促进巨噬细胞的吞噬功能，以便从生殖道清除精子；② 在适当补体存在的情况下，抗体对精子具有细胞毒性；③ 局部抗体能干扰精子在生殖道内的能量；④ 局部抗体能与卵母细胞的成分发生交叉反应，抑制其发育；⑤ 正常情况下，局部抗体在选择精子中起重要作用。

二、抗卵子免疫

早在 20 世纪 50 年代起就有人提出女性不育亦与卵巢免疫有关。近年来，大量研究工作证实了卵巢的特异性抗原，并指出，对卵巢所产生自身抗体可导致不育。

动物实验表明，应用卵巢提取物和卵细胞免疫动物，在降低动物生育力方面显示了明显作用(表Ⅱ－16)。

表Ⅱ－16 用鼠血清蛋白、鼠卵巢抗原和大量鼠卵免疫动物生育力

免疫刺激剂	交配(只数)	妊娠(只数)	妊娠率(%)
鼠血清蛋白	8	7	87.4
鼠卵巢提取物	46	2	4.3
大量鼠卵	46	2	4.3

Porler 在 1965 年报道，用豚鼠卵巢抗原进行同种免疫，抑制了排卵，导致不育。日本学

者曾应用荧光抗体法检查 30 例无排卵症患者，其中 16 例见到抗体，比对照组明显增多，说明卵巢具有特异性抗原，据此可推论无排卵症的发生是自家免疫所致。

Sacco 等通过异种免疫方法发现卵细胞透明带、卵泡膜细胞和闭锁卵泡中均存在有特异性抗原。已知在卵巢的全部抗原中，以透明带的免疫性为最强。

透明带是卵子表面被覆的糖蛋白，含有数种具有抗原性的物质，对精子具有种属识别的特异性，它不仅存在于卵泡的表面，亦存在于受精后的囊胚。透明带在受精过程中起着十分重要的作用。精-卵的种属特异性识别及结合必须发生在透明带表面的受体上。如果这些受体一旦被遮盖或改变了性质，则精-卵识别及结合便不能进行，受精亦就受阻。现在已经能获得提纯的透明带抗原，如将其注入雌性动物后，可产生抗透明带抗体，这种抗体不但能封闭透明带上的受体，阻止受精，而且还能抗着床。

用荧光免疫法发现，用透明带上的特异抗原所产生的抗体与卵子在培养液中一起培养，则卵子透明带发生沉淀。用抗透明带抗体处理未受精田鼠的卵子，能够有效地封闭对透明带的接触。在离体试验中发现，当精子已附着于透明带上时，再加入抗体，则精子不能穿透透明带。

Shiver 等(1972)用抗卵巢特异抗体处理大鼠的体外卵子，发现抗体沉积在透明带表面，可阻止蛋白分解酶对透明带的溶解，并阻止精子向透明带靠近或穿入。

实验表明卵子透明带表面形成的免疫沉淀物的多少与精卵结合的抑制率有明显的相应关系(图Ⅱ-40)。

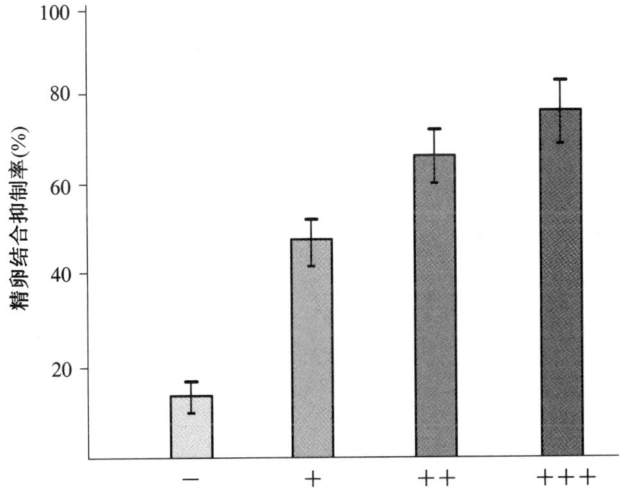

图Ⅱ-40　鼠抗透明带抗体沉淀量与精卵结合抑制率的关系

+～+++即阳性标本的沉淀强度；−表明这些抗透明带抗体可用于免疫荧光法检出，但不能在透明带表面形成免疫沉淀(引自：Heara，1980)。

此外，抗透明带抗体还具有抗着床作用，其机制尚不甚清楚。实验证明，已受精的卵子，在离体下加入抗透明带抗体，其透明带不能脱落，受精卵不能着床。

抗透明带抗体产生机制与一般自身抗体的产生过程相似。一般认为，具有生物学意义的自我识别是借助于免疫耐受机制而建立的，免疫耐受异常与自身抗体的产生有密切关系。如果对透明带的免疫耐受尚未建立，月经周期中所失去的闭锁卵泡数量不少，其间的透明带物质即使是微量,亦足以成为抗原刺激而产生抗透明带抗体。

有人认为透明带与某些微生物之间可能具有共同抗原,当机体受到一种与透明带有交叉反应的抗原入侵,或由于感染因子致使透明带变性时,均可刺激机体产生抗透明带抗体。封闭透明带上的精子受体,干扰精子与透明带结合,阻碍受精,导致不孕。

另外,ABO血型不合和Rh血型不合引起不育,亦是免疫反应(见第二编第六章女性不育的诊断)。

第二节 免疫性不育的诊断

对原因不明的不育妇女,要考虑是否存在免疫性不育的可能,必须做免疫学检查予以确诊。目前国内常用的有以下几种。

一、精子-宫颈黏液穿透试验

将排卵前夕的宫颈黏液吸入毛细管内,置于精液中,在37℃下放置1小时,低倍镜下观察,精子穿透的最远距离小于5 mm为无穿透力,6～19 mm为中等穿透力,超过20 mm为穿透力良好。

二、精子-宫颈黏液接触试验

将精液在玻片两端各滴一小点,在一点上加同量的宫颈黏液,另一点作对照,置37℃下15～20分钟,用显微镜观察精子活动力,如在加宫颈黏液的精液标本中出现纤维状或细丝样物,精子不能向前运动,仅在原地摆动亦称“震颤现象”者为阳性。此方法可以作为免疫不育的筛选诊断。

三、精子凝集试验(SAT)

(一) Kibrick精子凝集目测试验 以生理盐水将正常人的精液稀释到每毫升含4 000万精子,取此精子悬液与10%明胶于37℃下等量混合,然后再取0.3 ml的精子-明胶混合液与灭活补体的患者血清或稀释血清等量混合,并置于5 mm ×45 mm小试管中,37℃下培养2小时后肉眼观察,如有明显的白色簇状物出现,则为阳性。据Rümke等报道,虽然不明原因的不育症患者血清Kibrick试验阳性率显著高于正常生育群体,但在正常生育群体中也可出现阳性,甚至高滴度阳性结果。因而本试验并不足以判明某一个体的不育就是因为精子抗体的作用。

(二) Franklin-Dukes精子凝集试验 用生理盐水将正常人精液稀释到每毫升含5 000万精子,取此精子悬液0.05 ml ,加入到0.5 ml患者血清中,在37℃温度下保存,并分别在培养30分钟、1小时、4小时后取混合液作显微镜检查,观察有无精子凝集现象。

精子凝集试验的敏感性很高,但易出现非特异性反应(假阳性反应)。这是因为实验机制不够明确,易受非抗体因素的干扰,是凝集试验的主要缺点。

四、精子制动试验(SIT)

这是一种检测血清和分泌液内抗精子抗体的简易方法,对确定有无抗精子抗体的存在价值较大。先将患者血清经56℃处理30分钟，使补体灭活。取0.5 ml灭活后患者的血清，与0.025 ml正常人的新鲜精液（精子计数为6 000万/ml），再加0.05 ml新鲜（或新鲜冷冻保存过）豚鼠血清作为补体，混合后，于32℃水浴中培育60分钟。置一滴混合液在玻片上，显微镜下观察精子活动力，并记录活动精子数的百分比（T%）。另取正常人血清作对照，同法处理后记录对照液中的活动精子数的百分比（C%）。若T小于1/2C，则为精子制动试验阳性。

继续做第二项对照试验。取0.5 ml灭活补体患者的血清和新鲜正常人精液0.025 ml，但不加豚鼠血清作补体，照上述方法试验。在此试验中应无精子制动现象发生，若有精子制动现象出现，则不是补体依赖性抗体的作用，可能是非抗体物质的精子毒性作用。

五、酶联免疫吸附试验（ELISA）

该试验为间接定量测定不育患者血清中抗精子抗体的灵敏度高、特异性强的测定方法，并与SAT和SIT检验结果呈正相关。目前利用生物素（biotin）对亲和素（Avidin）有很强亲和力这一特性，与常规ELISA结合产生了高度敏感性及高度特异的定量检出方法（BA-ELISA）。据报道，这一方法对不明原因的不育夫妇检测血清抗精子抗体与抗透明带抗体，其阳性率分别为51%及38.8%，说明这一方法敏感性很强。

香山等（1980）建立了用微量（10 μl）黏液法检出宫颈黏液中的抗精子抗体。

六、免疫珠结合试验（IBT）

这是近年来国际上较为推崇的方法。国内学者张文浩按WHO提供的方法稍加改良提出了如下检测方法，供临床参考。

（一）直接法　是用于检测精液中抗精子抗体的方法：① 液化后的精液用含有0.4% BSA的Tyrode液（GIBCO公司产品）洗3遍后，用含4%BSA的Tyrode液溶成1×10^7/ml精子备用；② 1 ml抗人IgG或IgA免疫珠（Bio Rad公司产品）用含0.4%BSA的Tyrode液洗3遍，然后用含4%BSA的Tyrode液溶成3 ml备用；③ 在载玻片上加一滴洗过的精子溶液，再加一滴洗过的免疫珠溶液，盖上盖玻片；④ 置37℃温育10～15分钟；⑤ 在400倍显微镜下观察结果；⑥ 结果判别：以带有珠子的活动精子数占活动精子总数10%以上为阳性。根据精子与免疫珠结合的部位判断抗精子抗体所结合的精子部位。根据不同免疫珠的结果判断抗精子抗体的类型（IgG或IgA）。

（二）间接法　是用于检测血清、精浆或宫颈黏液中抗精子抗体的方法：① 液化后的患者精液3 000 r/min离心10分钟，然后吸出无细胞成分的精浆待测；② 将宫颈黏液与等量的生理盐水混合，并用注射器反复吹打混匀，8 000 r/min离心15分钟，然后吸出上清液待测；③ 56℃30分钟灭活血清、精浆和宫颈黏液上清液中的补体；④ 正常人精液经液化后用含0.4%BSA的Tyrode液洗3遍，然后用4%BSA的Tyrode液溶成20×10^6/ml精子备用；⑤ 取0.1 ml灭活补体后的宫颈黏液或血清上清液，加入0.05 ml上述精子混合液混匀；⑥ 37℃混育1小时；⑦ 用含0.4%BSA的Tyrode液洗3遍，然后用含4%BSA的Tyrode液溶成10×10^6/ml精子；⑧ 以后步骤同直接法。

七、其他方法

另外还包括荧光标志、放射性核素标记等方法。这些方法要求的设备和技术条件较高，只能用于科研。凝集试验和制动试验则比较简单,其操作方法亦已通过世界卫生组织标准化。其可靠性已被公认。

由于精液是抗原复合物,精子免疫是一个复杂问题。在估计阳性反应的临床意义时应持谨慎态度。鉴于滴度较低的阳性反应,常可见于有生育的妇女,因此,有人主张只有当抗体滴度超过 1∶16 或 1∶32 时才有临床意义。Shulman 等认为免疫性不育应视为一种相对的概念,任何滴度抗体的存在都可能降低生育的机会,抗体滴度高的妇女比抗体滴度低的妇女生育机会更少。

AsAb 的检测方法很多,但理想的检测方法应该是既可确定免疫球蛋白类型,又可对抗体定量和判断抗体在精子上的结合部位。因为根据免疫球蛋白类型可有不同的治疗方法;抗体结合精子的百分率或抗体滴度越高对生育的损害越大;抗体在精子上的结合部位也决定了对生育的损害程度。结合于精子头部的 AsAb 对生育力损伤较大。因此,比较起来 IBT 试验临床意义最大。

第三节 治 疗

目前对免疫性不育的治疗尚无满意的效果。可试用下列方法。

一、使用阴茎套疗法

其目的是阻断抗原的接触,减少抗精子抗体的重新产生。持续一定时间后,抗体滴度会下降,再停止使用阴茎套,在女方排卵期性交数次可望得到受孕的机会。Franklin 等(1964)让 5 例血清精子凝集试验阳性的不育妇女的丈夫在半年内坚持戴阴茎套性交,结果在半年后再检查此 5 例妇女的血清时,其精子凝集抗体的效价明显下降,然后经正常性交,其中 3 例妊娠。

一般主张持续使用阴茎套半年至 1 年,并定期测定抗体滴度。如持续使用 1 年,抗体滴度不下降者,说明该方法无效,应停止使用。据报道,该疗法有 40%～60%的受孕成功率。

二、治疗生殖器官感染

女性生殖道炎症增加了精液中抗原进入血循环的机会,使抗精子抗体滴度增加。且局部炎症使吞噬细胞、淋巴细胞增加。局部产生抗精子抗体的机会亦增加,因此治疗生殖器炎症对治疗免疫性不育是十分重要的。

三、肾上腺皮质激素疗法

肾上腺皮质激素有干扰巨噬细胞对抗原的加工、减低补体对精子的细胞毒作用,从而使抗精子抗体或抗透明带抗体的效价下降。Kremer 等认为有 1/3 患者能恢复生育。但其不良反应较大,不能长期持续治疗。方法有低剂量长期疗法和大剂量冲击疗法两种。① 低剂量疗法:每日口服泼尼松 15 mg,连续使用 3～6 个月;② 大剂量冲击疗法:于女方月经周期 15～21 天,每天口服泼尼松龙 96 mg。如夫妇双方都存在抗精子抗体,则需同时服用。

四、宫颈内人工授精疗法

有人将宫颈黏液取出后，进行宫颈内人工授精，选择的对象是性交后试验异常；宫颈黏液使精子不能在女性生殖道内上行者。经用此法治疗，在32对夫妇中，妊娠率为44%。

五、精子洗涤后宫内人工授精疗法

适用于女性宫颈黏液中存在抗体及男性存在自身抗体。可用改良的Biggers、Whitten和Whittingham溶液洗涤丈夫的精液，获得没有精浆的高浓度精子悬液，进行宫内人工授精，对有免疫性不育的夫妇往往可取得成功。

六、中医治疗

李超荆报道，根据中药活血化瘀或滋阴降火方法有调节机体免疫反应的实验依据，用以治疗免疫性不育症，可观察到抗精抗体与抗透明带抗体效价的明显下降，直至消失。这对免疫性不育症治疗展示出可喜的前景。

近来广州中医学院罗颂平报道，他认为免疫性不育是由冲任损伤而致，冲任由肾所主，故有不同程度的肾虚、肾精亏损或肾阳不足，是病之本，而热灼精血或血滞不行所致的血瘀，是病之标。他立助孕1号丸和助孕2号丸治疗不同证型的免疫性不育患者。偏肾阴虚者服助孕1号丸，由菟丝子、女贞子、金樱子、甘草、当归、桃仁、丹参、熟地等组成；偏肾阳虚者服助孕2号丸，由菟丝子、仙灵脾、党参、金樱子、赤芍、丹参、甘草等组成。临床疗效较好，有效率达90%以上，妊娠率达29.0%。

袁少英应用“抗阳助孕方”治疗女性抗精子抗体阳性的不育症，取得88.1%的有效率。方药组成：知母15 g，黄柏15 g，贯众12 g，青皮12 g，水蛭8 g，蜂房12 g，黄芪30 g，当归12 g，菟丝子30 g，山萸肉12 g。阴虚盛者加女贞子15 g，旱莲草12 g；阳虚盛者加鹿角霜20 g；肝气郁结者加台乌药20 g；湿热下注者加败酱草20 g；卵泡期加党参15 g，淮山药18 g，熟地15 g，白芍15 g；排卵前期加茺蔚子12 g，路路通12 g，川断12 g；黄体期加仙茅15 g，仙灵脾15 g，鹿角胶5 g，紫河车3 g，水煎服，每天1剂，1个月为1个疗程，月经期停药。

（倪雅莲 王如忠 张奎增）

第十七章 性与不育

生育对正常人来说,是夫妇间正常、自然合理性生活的必然结果。无疑性生活异常亦会导致不育。Amelar 等报道以性功能障碍为主要原因或重要原因的占不育夫妇的 10%。夫妇间的性生活是以互爱为前提的“协同作业”。男性性功能障碍(包括勃起功能障碍和射精障碍)不能将精液排入女性生殖道内而难能受孕,这些疾病在“男性不育”中已论述;女性性欲抑制和性功能障碍(包括阴道痉挛、性感异常)也会引起不育;另外,性交体位、姿势不当,使精液不能充分在阴道内贮留也会引起不育。因此,学习和懂得性科学,夫妇双方互尊互爱、配合默契、灵肉交融、顺乎自然,就能克服因性交异常而引起的不育。

第一节 阴道痉挛

阴道痉挛系心理、生理综合征,又称性交恐惧综合征。系指在想像、预感或事实上向阴道内插入阴茎或替代物时,环绕阴道口和阴道外 1/3 部位的肌肉非自主性痉挛或缩窄。痉挛不仅包括骨盆底部围绕阴道外 1/3 的阴道括约肌和提肛肌,有时也可涉及大腿的内收肌群。由此看来,阴道痉挛纯系一种因恐惧插入带来疼痛而造成的典型心理疾患。从解剖学角度说,阴道痉挛妇女的生殖器是正常的,然而只要试图将阴茎插入时,阴道外口确确实实地猛然关闭得那么紧,以致性交根本不能进行,甚至连医生作常规妇科指诊想插入一根手指也不行。从生理学角度讲,这些肌肉群出现的痉挛性收缩,与它们在高潮经历中发生的节律性收缩方式是截然不同的。

由于性交时阴道痉挛、疼痛使阴茎不能插入阴道内,阻碍了精液在阴道内的贮留而致不育。另一些患者虽可性交,但由于疼痛而害怕性交,使性交频率显著减少,失去了受孕的机会,或因疼痛引起性感异常,不能达到正常的性高潮,阻碍精子的进一步上行,致使不育。

一、病因

造成阴道痉挛的原因很复杂,它可以是精神性的,也可以是器质性的,有不少情况下是混合性的。最初造成阴道痉挛的不良刺激可以引起肉体疼痛或精神上的压抑,这是一种非条件刺激,引起阴道肌肉的自然的、自我保护的紧张,这是一种非条件反射。经过一段时间后,仅仅是性交念头都能成为条件刺激,引起反射性肌肉痉挛,形成这种典型的条件反射。然而,并非所有阴道痉挛的病例都是典型的条件反射,还可能存在许多其他心理社会因素。因此,引起阴道痉挛的病因既有器质性的,又有心理性的。

(一) 器质性原因 任何造成性交疼痛的盆腔器官病理变化都可以成为阴道痉挛的基本原因,如处女膜坚韧、分娩损伤、念珠菌或滴虫性阴道炎、阴道口或大阴唇溃疡、老年性阴道萎缩、会阴切开术后、尿道息肉、子宫后倾、子宫内膜异位症、子宫内膜炎、盆腔感染性疾患、盆腔肿瘤、经阴道子宫切除术后、会阴切开术后等。实际上这些器质性因素并不直接影响到阴道入口,然而由于这些因素可引起插入和性交疼痛的事实,就成为引起阴道痉挛这一保护性反应。久而久之就形成条件反射，因此阴道痉挛和性交疼痛这两种性功能障碍之间变成互为因果的关系：

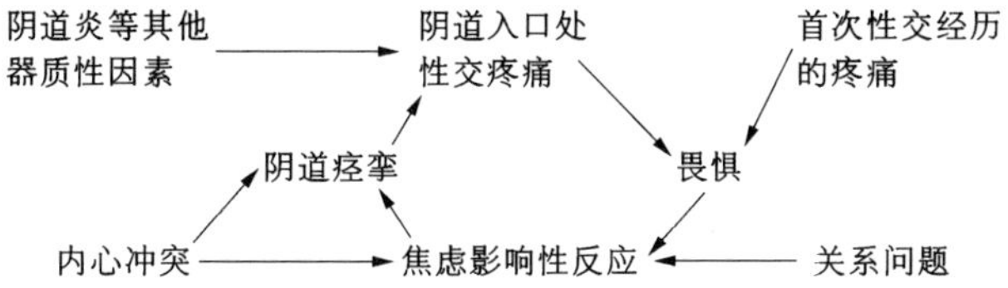

（二）心理性原因　① 性心理损伤或创伤性经历。如果患者在过去具有失恋史或遭到性攻击等严重的身心创伤，或经受过残暴的令人疼痛和惊恐的性经历，她们往往出现对所有男性的恐惧和憎恨，形成一种消极的条件反射，这种条件反射的形成必然会诱发不随意的阴道痉挛。② 保守的正统宗教观念。马斯特斯和约翰逊首先提出虔诚地信仰宗教等正统观念和抑制性教育是造成性功能障碍的重要心理因素之一。这种保守的宗教观念，使她们讨厌几乎任何形式的肉体接触的情感表达。她们对性的概念是肮脏的、下流的、见不得人的，她们对性和任何肉体接触都怀有内疚和焦虑。所以她们在投身性活动时总是十分紧张，甚至在没有肉体接触时就开始大喊大叫，形成一种消极的条件反射。③ 马斯特斯提出当女方先前具有同性恋经历时，在婚后与异性性交时可能因心理障碍而出现阴道痉挛。④ 人格因素有怕疼、特别胆小、事事无主见、完全被动、依赖性强和自卑感强，或恐惧妊娠、性病等，都会妨碍其正常性功能的实现。

引起阴道痉挛的原因是很多的，它们可以是单独存在，也可以共同存在。往往以混合性的多见。

二、诊断

（一）采集病史　应细心采集各种物品（如手指、避孕泡沫、阴道栓剂）放入阴道引起疼痛的病史，常可发现确诊的线索。其他有关月经、避孕、妊娠、医疗性流产、盆腔肿瘤和手淫等历史资料亦有助于诊断。

（二）盆腔检查　许多阴道痉挛患者害怕做盆腔检查。因此，医生必须举止从容、文明、动作轻柔、解释耐心，等待患者消除紧张情绪后方可检查。

首先作外阴望诊，望诊常可发现阴道痉挛、股内侧或会阴部肌肉强直。并进一步观察确定肌肉强直是否由自主性肌卫引起。自主性肌卫并不是真正的阴道痉挛，阴道痉挛是一种非自主性反应。

外阴触诊时应预先告诉患者，并轻轻分开双侧阴唇，使患者慢慢习惯并意识到没有必要紧张。然后将一手指轻轻插入阴道口，稍施压力，询问患者有无不适。若患者有明显不适，应与患者闲谈，以使患者精神放松。当患者无明显不适时，检查指宜缓缓插入阴道 3～5 cm 深，检查要十分缓慢，切忌粗暴，检查指宜向后略施压力，不可径直插入阴道内，否则使患者更感不适。

检查发现环绕阴道外侧部分的肌肉有非自主性痉挛或缩窄时，即可作出阴道痉挛的诊断。如果诊断确立，则一般不再做更详细的盆腔检查。一旦患者接受劝告并积极开始治疗时，才做进一步的盆腔检查，如深部触诊、窥器检查、巴氏染色涂片、阴道分泌物培养等可在治疗开始后 1～2 日内进行。进一步排除其他器质性病变。

三、治疗

治疗前应向患者讲明阴道痉挛并非自主性收缩。并把有关的诊断资料和可能的病因向患者讲明,以增加患者对治疗的信心。

治疗方法上,目前国内普遍采用由吴阶平介绍的以下两种方法。

(一)"绷紧-松弛"练习 医生指导患者用一种矛盾的方法松弛骨盆肌肉。即嘱患者尽可能地绷紧骨盆肌肉,维持 3～4 秒后再放松。这样患者先主动强烈地收缩骨盆肌肉,而后因不能长期维持收缩而进入相对松弛状态。这是主动松弛骨盆肌肉最简单、最有效的方法。若阴道痉挛患者应用其他方法松弛骨盆肌肉无效,可试用此种方法。

(二)阴道扩张疗法 患者能作"绷紧-松弛"练习 1～2 分钟后,医生以戴有手套、涂过润滑剂的一只手指轻轻放在阴道口处。嘱患者绷紧阴道外周的肌肉,而后放松。当患者肌肉松弛时,将手指末端缓缓插入阴道,停在适当位置上,并让患者通过镜子观察。再让患者看塑料扩张器,告诉患者扩张器直径比手指要小,以解除患者对治疗的恐惧心理,再嘱患者绷紧阴道外周肌肉,持续 3～4 秒钟后松弛。在抽出手指的瞬间,将涂好润滑剂的塑料扩张器轻缓地插入阴道内,插入时宜向后方略施压力,把扩张器插入阴道时应使其顶端向尾骨部位。操作一定要轻柔缓慢,切忌粗暴。若患者感到不适时,可与患者继续闲谈,暂停操作。嘱患者再绷紧骨盆肌肉,而后松弛。这样能在 1～2 分钟内把最细的 1 号扩张器插入阴道。

许多患者当在镜中看到扩张器除底部外,其余都插入阴道后感到吃惊。并让患者谈谈自己的看法。而后嘱患者拿住扩张器底部,轻轻地在阴道内滑动,此时应再提醒一下肌肉松弛法,嘱患者重复数次后将扩张器取出。

然后,嘱患者取坐位或其他最舒适的体位,亲自把涂好润滑剂的扩张器插入阴道内。并在医生指导下进行。嘱患者先把扩张器放在阴道口,作"绷紧-松弛"练习,当松弛时按医生所示的角度将其插入。患者一般都能顺利完成这项操作。让患者重复进行操作数次,以建立信心并取得经验。

根据患者阴道痉挛程度、精神状态和应用 1 号扩张器的难易,再酌情试用 1½ 号扩张器。并让患者在家自行练习操作,每天 4 次左右,每次 10～15 分钟。

此外还应指导夫妇学习性感集中和语言交流技术,使用阴道扩张器成为夫妇双方参与心理治疗的一种辅助方法,仍应把治疗重点放在夫妇间相互关系上。

在治疗期间逐步加大扩张器的号码。一般均能在 5～6 日内结束 1～4 号扩张器的使用。遇有困难再予指导、帮助,纠正使用方法,并可让患者丈夫协助患者使用阴道扩张器。也有人主张用两人的手指或月经栓代替扩张器,容易被患者接受。

患者使用 4 号扩张器无不适感觉,且配偶阴茎勃起功能正常时,即可开始性交。性交宜选择女上位姿势,以便利患者充分活动和加以控制。多数夫妇通过上述治疗和性感集中练习后能开始正常性生活。值得提醒的是在成功完成扩张练习,并顺利转向正常性交活动后,仍应坚持一段时间的扩张练习,这对巩固疗效很有好处。

上述方法治疗阴道痉挛患者,除由不可逆的器质性疾病引起者外,一般皆可恢复正常。据《人类性功能障碍》一书的报道,有 54 例阴道痉挛患者经上述治疗后痊愈 53 例,无效 1 例。

消除患者的恐惧因素是治疗成功的关键,个别患者心理因素比较复杂,难以接受阴道扩张治疗。可以采用心理治疗的“幻想消除法”和“满灌疗法”。即让患者在精神放松的状态下，反复地唤起对引起性畏惧情境的幻想。首先让患者自己“勾画出”她丈夫靠近她的场面，当她能够毫不紧张地耐受这一幻想时，她可以想像与丈夫一起躺在床上，想像丈夫以勃起的阴茎靠拢她，插入阴道。如果她能够平静地幻想性交场面，那么下一步就可以在不太焦虑的状态下进行阴道扩张练习了。“满灌疗法”是“幻想消除法”的变异方案。“幻想消除法”使用的是逐步增加恐惧的性想像系统脱敏法，而“满灌疗法”是让患者想像她所能想得起的最令人恐惧的场景，如假想她的阴道正被丈夫的阴茎插入而刺伤、刺痛，以至撕裂。按照这一理论，一旦她能够耐受这种幻想时，她就可以接受阴道扩张训练了。

在迅速克服患者的畏惧方面，也可使用其他方法，如催眠疗法、使用镇静剂和止痛剂等，帮助患者消除顾虑。

第二节　女性性高潮障碍

在正常性交过程中，出现性高潮时，阴道收缩，宫颈外口松弛，子宫收缩。这一现象有利于精子的上行。当缺乏性高潮反应，则妨碍精子上行而影响受孕。据统计，缺乏性高潮的妇女较性高潮功能正常的妇女受孕率低，究其原因一方面受上述因素的影响；另一方面由于缺乏性高潮而缺乏性兴趣，减少性交次数而丧失受孕机会。

一、女性正常性反应周期

目前国际上普遍采用 Masters 和 Johnson 提出的人类性反应周期的概念。他们将人类性反应划分为 4 个阶段，即兴奋期、平台期(持续期)、高潮期和消退期。女性性反应周期如图Ⅱ-41 所示，图中 A 表示女性完整的性反应周期，但在性高潮后没有不应期，如果继续给予有效性刺激可以获得不止一次的性高潮；图中 B 表示女性未能获得性高潮，性紧张水平仅仅波动于平台水平，由于未能达到高潮释放，其消退期变慢，消退时间较久；图中 C 表示

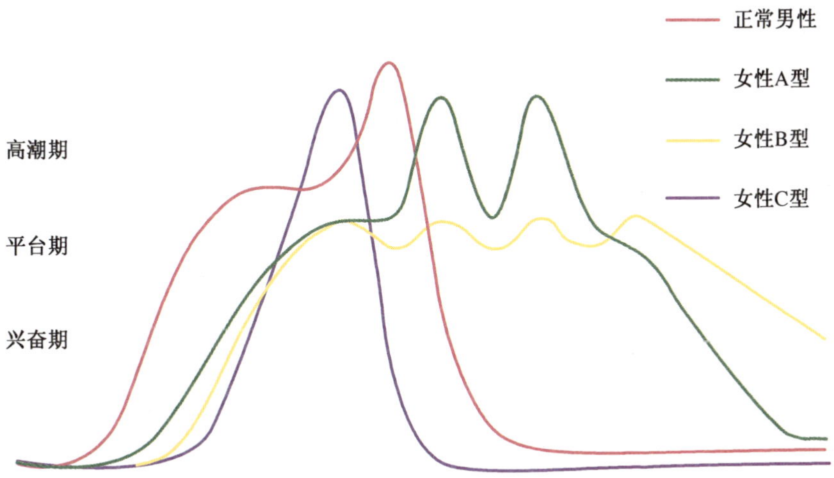

图Ⅱ-41　男性和女性性反应模式

(引自：郭应禄，1999)

女性性反应来得迅猛，很快达到性高潮又很快消退，不过女性这时往往还有继续的性要求。这 3 种反应模式仅仅是女性性反应无穷无尽变化过程的代表。反应周期的各个阶段是人为规定的，互相间并不总是能明确地加以区分。一个人在不同时间有相当大的差别，同样，各人之间亦有很大的差别。

（一）兴奋期　即性欲发动，身体进入性紧张阶段。兴奋是由肉体或精神方面的性刺激所引起的。有时兴奋期极为短暂，并很快进入平台期（持续期）。但有时兴奋以缓慢开始，并在一个较长的时间内以渐进的方式进行。唤起性兴奋所需时间的长短受心理状况、情绪、体力和刺激的有效程度等诸多因素影响。兴奋期越长，则消退期也越长。

女性性兴奋特征是出现阴道润滑作用，这是由于阴道壁血管充血导致液体渗出的结果。据近年研究，证实阴道内并没有造成润滑作用的“分泌腺”，子宫颈分泌液并不引起阴道的润滑作用，因此，阴道的润滑作用仅是阴道壁液体渗出作用所致。女性性兴奋期发生的其他生殖器变化，包括阴道内 2/3 扩张、子宫颈和子宫体提升，大阴唇伸展分开、小阴唇肿胀前凸。阴蒂虽无真正的勃起，但血管充血使阴蒂增大。乳头竖起是女性性兴奋期的另一特征（两乳房并不是同时充分竖起）。在兴奋末期，乳房表面的静脉走向更加清晰可见，乳房亦可增大。

（二）平台期（持续期）　是指兴奋期后和高潮期前的一段短促的性紧张平稳发展阶段。在兴奋期，性紧张性在基线水平以上，呈显著的增高。持续期表示发展中的性紧张性持续稳定在较高的水平上。如果有效刺激依然存在，尚能进一步强化。因此，尽管该期性兴奋实际上已达到了相当高的程度，但是仍处于触发性高潮的阈值水平以下。持续期的持续时间差异很大，短者半分钟，长者数分钟。女性在一个短的持续期可能预示着一个特别强的性高潮。

在持续期，阴道的外 1/3 发生显著的血管充血，这一反应被称为“高潮平台”。充血作用的结果造成阴道口缩窄。这种紧缩作用就是为什么在性交时阴茎的大小对女性所感受到的肉体刺激并不是很重要的一个原因，因为围绕阴茎的阴道外部有一种实际上的“紧握”作用。阴道的内 2/3 的内径扩展，这样就减少了阴茎抽送时远端受到的直接刺激，因此，与阴茎的长度无关。事实上阴道的内 2/3 几乎不存在感觉神经末梢，而阴道充血作用，即高潮平台的形成区域往往集中了丰富的感觉神经末梢。持续期内，阴道的内 2/3 仅略有扩张，子宫亦相应提升。与兴奋期相比，持续期阴道的润滑作用降低，尤其当持续期延长时则更加明显。

持续期内，阴蒂头和阴蒂体向耻骨联合退缩。由于阴唇血管的充血作用，使阴蒂在这种情况下难以看出，并且部分地盖住了接触阴蒂的部位。然而这些变化并没有使阴蒂的敏感性丧失，刺激阴阜的邻近区域或阴唇，仍会导致阴蒂“致敏”。

乳晕在兴奋晚期就开始充血，到了持续期，乳晕的肿胀更加显著，反而掩盖了乳头先前的竖起，而实际上这种竖起仍是存在的。持续期乳房增大的程度，在以前有过授乳史的妇女并不显著，以前没有授乳史的妇女，乳房可在原有基础上增大 20%～25%。

兴奋晚期或持续期早期有 50%～75%的女性可发生类似于麻疹的疹子。这种“性红晕”(sex flush)一般开始于腹部，然后迅速布散到乳房和前胸壁，亦可在身体的其他部位（包括臂部、背、肢端和脸部）出现。持续期晚期还可出现全身性的强直、心动过速、换气过度和血压升高。

（三）性高潮期　性高潮系性反应的顶峰，一般只持续数秒钟。性高潮把先前形成的肌紧张通过不随意肌肉痉挛加以释放并带来波浪式快感。性高潮的特异的神经生理机制至今仍不清楚，然而可以推测，一旦达到或超过高潮阈值水平，就通过神经反射触发性高潮的到来。

女性的性高潮以子宫、高潮平台(阴道的外1/3充血)和肛门括约肌的同时节律性收缩为特征。开始时,间隔时间为0.8秒,以后在强度、持续时间、节律性方面均有减弱。子宫体的收缩自底部开始,呈波浪式向宫颈方向延伸。但是性高潮是一个全身性反应,并不局限在骨盆反应。还有外周肌群的强直收缩,和不随意的呻吟和喊叫,呼吸、心跳频率的加快。

女性具有多次性高潮的潜在能力,就是说,在稳定期后,有一系列可加以识别的性高潮反应。可出现多次性高潮,在女性性反应周期中不存在不应期。

(四)消退期　系指身体的肌紧张得到逐步松弛,性能量得到充分释放,血管充血得到逐渐消退的过程。它需5～10分钟。若女性未能达到高潮,有时可能需数小时、半天甚至更久才能完成消退。

消退期所发生的解剖学、生理学上的变化,是兴奋期和持续期变化的相反过程,肌肉收缩、"高潮平台"就此消失,乳房肿胀减轻,乳晕恢复正常状态。子宫移回到骨盆的原有位置,阴道开始缩短、变窄,阴蒂回到正常的解剖位置。心率、血压恢复正常,汗水遍布全身。女性在消退期多要求继续爱抚、温存,以达到充分放松和身心的最大满足。

自1974年起又有一些性学专家对人类性反应周期提出新的见解。卡普兰(Kaplan)提出三期分类法,即性欲期、兴奋期和高潮期。性欲是性兴奋前的一种心理欲望,在性欲意图和感觉的性驱动力策动下,进入性准备状态。她认为兴奋期和高潮期所涉及的解剖结构不同,兴奋期涉及的是血管(充血),高潮期涉及的是肌肉(收缩)。她又认为两期的神经支配也不同,女性阴道润滑和男性阴茎勃起是由自主神经系统的副交感神经支配;而女性的性高潮、男性的射精是由交感神经支配。这是根据她自己性治疗工作经验提出的。这种模式和概念有助于了解性反应的性质,可采用针对性强的性功能障碍的治疗措施。

1980年齐勃盖德(Zilbergeld)和艾力森(Elison)对人类性反应提出五期划分法,即兴趣或性欲;性唤起;生理准备(阴道润滑,阴茎勃起);高潮;满足(一个人对所发生的经历的评价或感受)。不少学者认为他们的模式比马斯特斯和约翰逊的概念更有实际意义。因为不少病例是无法用马斯特斯和约翰逊的模式来解释的,如性欲期抑制。这种模式更加强调性反应的心理因素。

二、性高潮障碍分类与病因

女性性高潮障碍系指女性虽有性要求,性欲正常或较强,但在性活动时虽然受到足够强度和时间的有效性刺激,并出现正常的兴奋期反应之后,性高潮仍反复地或持续地延迟或缺乏,她们仅能获得低水平的性快感,因此很少或很难达到性满足。她们的问题在于性反应阻断于平台期。另外,还有一些妇女无论接受什么样的刺激都没有达到性唤起,当然也就谈不上获得性高潮了。高潮抑制成为兴奋抑制的必然后果。

(一)分类　目前,多数学者采用Masters-Johnson分类法。

1. *原发性性高潮障碍(原发性性感缺乏症)*　系指妇女在任何条件下从未出现过性高潮。

2. *继发性性高潮功能障碍*　指既往一段时间内曾规律性地出现过性高潮,而现在已消失。

3. *处境性性高潮障碍(处境性性感缺乏症)*　指妇女仅在一定条件下出现过一次或数

次性高潮。

4. *性交性性高潮功能不全(性交性感缺乏症)* 指一些妇女在性交时无性高潮,但用许多其他方法刺激则可出现性高潮,如手淫时有性高潮。

目前,对性感缺乏症的人数尚有争论,但现有资料的数据是一致的。Chesser 报道3 705名英国已婚妇女中,10%几乎从未出现过性高潮,5%在性交时未出现过性高潮。

(二) 病因 引起女性性高潮障碍的器质性因素尚了解不多。盆腔神经的受损、内分泌疾病、妇科大手术后、阴道慢性炎症及其他慢性疾病间接地减弱了性高潮反应。

Masters-Johnson 研究所对大量性高潮障碍妇女的研究结果,发现 95%以上患者属于精神源性的。

多数妇女在整个童年、青春和成年期受到抑制性行为教育,社会习惯势力使女性在社会和性活动中长期处于相对被动的地位。另外,童年或青春期创伤性的性经历亦可能引起性高潮障碍。忧郁是性高潮反应减弱的一个常见原因。但引起的确切机制不明。夫妇感情不和睦、缺乏情感交流、相互不满、不信任,对性生活失掉兴趣而拒绝过性生活。在某些病例中,对性知识贫乏似乎亦是一个重要原因。

性高潮障碍中的基本病理学原因,是对性高潮反射无意识的抑制。女性高潮很容易形成条件反射并遭到抑制。女人害怕"放开",而当她成功地控制了自己的感情时,也强化了对高潮释放的控制。几经重复之后,抑制成为自动的,并不再随意地加以控制。这种学会控制其高潮的女性,即使在平静的、处于热恋之中,受到合适的刺激也不能达到高潮。

三、诊断

首先需鉴别引起性高潮障碍的器质性原因,详细采集内、外科病史,做全面体格检查。这有助于诊断引起性反应障碍的全身性疾患,如糖尿病、消耗性疾病、维生素缺乏等。对合并阴道萎缩者,应测定性激素水平。

有关性生活状况,需从以下几方面内容进行仔细分析,即避孕情况,性反应情况,目前性反应质量,夫妇双方对性生活的态度,所存在的精神病理状态,既往精神疗法的经验,自信心,体象。

四、治疗

治疗性高潮障碍的主要目的是削弱或消除对高潮反射的无意识的过分抑制,向患者传授性解剖、性生理知识,使其了解女性的性反应,改变她原有的对性的态度,消除无意识的恐惧,纠正其性生活中陷于次要地位的陈旧观念,自身积极参与。并指导她将注意力集中在高潮前出现的性快感感觉之中,并使这种感觉不受"截断",顺其自然地发展下去。为了达到这种治疗目的,可以采取心理治疗和行为治疗相结合的方法,通过心理治疗促使患者消除内心和人际间的冲突,因为这些冲突是引起患者"控制"其性高潮的原因;同时医生必须教会她们如何不干扰高潮的自然出现,消除她们不恰当的抑制。

(一) 原发性完全性高潮障碍治疗 不少从未体验过性高潮的妇女是因为她们从未得到过足够的刺激、性交技术太差造成的,这类患者的治疗非常简单,而效果也十分令人满意。只要向她们传授性知识和性交技术,增强女性性敏感区——阴蒂等部位的刺激,就可以使她们获得性高潮的体验。对那些得到了足够的性刺激,如性交前刺激她的阴蒂,性交刺激也足够强度但未能达到高潮。这类患者才是真正的原发性性高潮障碍。这类患者的高潮反射一直受到抑制。医生必须帮助她们克服心理障碍，鼓励患者努力去满足自己的性欲，建立起女性有权力也有能力享受性乐趣的信念。有的患者反映，当她通过手淫而唤起一定程度的性欲时，她的大脑开始恍惚，或者感到困倦，这是患者自身诱发的抑制因素，医生必须让患者知道克服这种自身压抑是治疗的重要一步。同时在治疗时给予最大限度的刺激，足以克服抑制。

1. **手淫**　西方性治疗学家再三指出医治女性性高潮障碍的最有效的办法就是通过自己刺激阴蒂。大多数患者能通过手淫获得性高潮。这一方法最好是自己单独进行，因为任何一个"观众"在场对许多妇女来说都会产生重要的抑制作用。并指导患者在手淫练习时进行性幻想。有的患者在治疗的初期阶段，即手淫产生一定水平的性欲激动后，很快感到紧张和不适，这时医生必须告诉她绝不能停止刺激，继续坚持原有的有效的刺激，并收缩腹部和会阴部肌肉。这些措施有助于高潮的释放。当自己能在完全放松、毫无顾虑的情况下获得高潮后，女方邀请男方参加，由男方帮助女方刺激阴蒂或其他性敏感区。再进行充分放松的性交活动，集中精力体验性交带来的快感。根据统计，这种方法的治愈率能达到85％～90％。

2. **振荡器**　众所周知振荡器能提供最强、最剧烈的刺激，因此，在相当剧烈的阴蒂手法刺激仍无效时，建议使用振荡器刺激阴蒂附近区域。但这种方法不能长期应用，否则会产生"依附性"。同样在治疗期间，医生也应指导患者如何"释放"高潮，如何使她的肌肉紧张起来，来分散她防御性抑制的倾向。当患者产生第一次性高潮后，让她放弃振荡器，改为手淫方法。

以上两种方法都是通过手淫刺激达到高潮，治疗过程中医生还必须引导患者从手淫高潮向性交高潮过渡。一旦使用手法刺激达到高潮后就帮助患者将高潮转移到异性情爱之中。夫妻间充分放松地做爱、全身心地投入，性活动时要完全"自私"，完全集中于自己的感觉之中，在高潮来到之前主动抽动并且挛缩她的阴道和腹部肌肉，可以促进性交高潮反射的释放。如果她做出了努力，仍然无效，可以鼓励她采用她所喜欢的色情幻想来使她分心，以便消除她的抑制。这是性学家卡普兰提倡的"使分心者的注意力分散"的治疗手段。他们认为这是治疗高潮障碍的重要手段之一。卡普兰还提倡应用"停止-起动"的性交挑逗方式治疗性交高潮障碍。性交前使用挑逗的、间歇的、无需求的做爱，直到女方达到高度唤起时插入阴茎，过一会儿再拔出来，再过一会儿再插入阴道并开始抽动，在间歇阶段刺激女方的阴蒂。丈夫在"休息"时进行阴蒂刺激有助于保持妇女的高水平性唤起状态。这种阴蒂刺激和性交相结合的办法也是治疗性交高潮障碍的有效方法。在性交时男方用手刺激阴蒂，来提高女方的性唤起。这些方法都将有助于达到性交高潮。

（二）继发性高潮障碍的治疗　对于继发性无高潮的患者，医生要把治疗重点更多地放在指导双方的情感交流和提高性交技术上，使伴侣间建立起良好的交流关系。

此外，还应让夫妻一起回味过去美好的时光，重温旧梦，重游故地，找回过去的感觉，找出影响性关系的原因，如一方将精力完全集中在工作上，另一方将精力完全放在孩子和家务上。回忆过去，找出根源，这本身就会重新点燃过去强烈的情欲，恢复正常的性体验和感受。上述治疗原发性高潮障碍的方法也可运用于继发性高潮障碍患者。

第三节 性厌恶

孕育是夫妇间以正常的性生活为基本条件，是夫妇间灵与肉的交融的结晶。如果女性患有性厌恶，不愿意或讨厌夫妇间正常的性生活，就不能产生爱的果子。因此，治疗性厌恶引起的不育亦应受到专业人员的重视。

性厌恶是非功能障碍性疾病，其特点是阻碍初始性行为或性爱接受能力。性厌恶在临床上并不少见。美国著名性治疗学家卡普兰为性厌恶下的定义是对与性伴侣的生殖器接触具有持续的或反复的极度不适或回避。性厌恶是抑郁的重要原因之一，它可以严重限制个体行使性功能的能力。她在临床上发现这类患者对性接触中各方面都充满着否定反应，即使接吻、拥抱或抚摸都可以诱发周身出汗、恶心、呕吐、腹泻或心悸，但其性唤起、性高潮功能均未受损，她们常常能在手淫时进行性幻想，享受性唤起和性高潮。然而她们却厌恶伴侣的触摸。这是一种对性的强烈的和荒谬的畏惧。因此，人们又称之为“恐惧性性回避”、“性恐惧”。卡普兰在主诉具有性回避的 376 名患者中，一类是恐惧性回避，在性活动时感到恐惧和厌恶；另一类是在性活动时没有感到不适，但由于她们对性缺乏兴趣，所以也回避性活动。

性厌恶患者常常尽量躲避有关的性刺激和性活动来减少厌恶感觉。因此，性交对其仅是违心地勉强对丈夫“履行职责”而已。许多患者一年仅性交一两次。这样偶然的性交机会难能受孕。

性厌恶患者年龄多在 40 岁以下，在生活的其他方面表现多正常。某些患者合并有阴道痉挛和性高潮障碍。

一、病因

Masters-Johnson 研究所在 1972～1977 年间诊治了 116 例性厌恶患者，发现致病因素很多。

患者双亲对性的错误抑制态度常与其性厌恶有关；童年期的性创伤史，对其以后出现性厌恶十分重要；青春期体态差或自信心低，如姑娘时乳房不发育、多毛、严重的粉刺使其常常回避性活动；青春期受到妊娠惊吓者，可能使心灵受到创伤。某些患者的丈夫患勃起障碍(ED)，女性竭力治疗丈夫的 ED 而失败时，可以发展到讨厌性生活的地步，进而出现真正的病态性厌恶。性生活中反复受到精神或身体创伤。在少数病例中，性厌恶与其他精神疾患有关，如强迫性神经症、性格紊乱或焦虑性神经症等。

二、诊断

其临床表现为性活动时突然出现的强烈忧虑、畏惧或恐怖，常见症状有呼吸困难，心悸，胸痛或不舒；有时会出现窒息感，眩晕，眼花，站立不稳；也有的出现发冷，发热，出汗，寒战；有的失神，怕死，哭闹或某种失控举动；还有的出现手脚刺痛或感觉异常。发作时至少出现 4 种以上的上述症状，一般只持续数分钟，很少持续几小时。

这一综合征可以限于一次性的持续数周或数月的短期发作，也可以多次发作或成为慢性病态。诊断完全依靠完整的病史，但必须与低血糖、嗜铬细胞瘤、甲状腺功能低下和严重抑郁症相鉴别。

有些患者缺乏自发性恐惧发作的历史，但具有一些亚临床表现，如当性接触时出现坐立不安或浑身不舒服的感觉，或某一特定部位的异常感觉。

三、治疗

在治疗中首先要求患者自己树立治疗信心，并与医生密切合作，要求其配偶抑制对治疗有害的性引诱，控制性活动。对性厌恶治疗一般采用卡普兰提倡的心理、行为、药物3种方法综合的治疗。

有些性厌恶患者并没有重大的心理病理方面的问题，婚姻状况也很理想，这些患者对行为治疗能产生良好的反应。性感集中训练是一种系统的性行为脱敏疗法，目的是减少忧虑，增强感觉，从语言交流过渡到非语言交流。从而逐步提高触摸和触摸时有关的身体感觉能力，而不是为了性唤起或满足性交需要。首先开始进行身体触摸如手的互相触摸，然后抚摸头、颈、上肢部位，加强非语言交流，在无不适感觉的前提下让其自然发展，进一步触摸乳房和生殖器。当患者有不舒感觉时，不要操之过急。医生也要强烈暗示有治愈的希望，鼓励患者，增强对治疗的信心。

经过上述练习治疗后，尽管有些患者可能仍隐约有不适感觉或对性活动无兴趣，但其憎恶感觉一般都显著减少。在许多病例中，患者以前被憎恶感严重抑制的正常精神生理性活动反应，经治疗后自然顺利地恢复正常。此时，患者对性活动的要求往往比丈夫还强烈。因为性厌恶患者一般无性功能障碍。故夫妇容易完成从非性交至性交活动的转变。Masters-Johnson研究所治疗85例女性厌恶症，8例失败，失败率为9.4%。

部分性厌恶夫妇存在严重的神经症障碍，因性内疚感和婚姻问题他们常常抵制行为方法治疗。这时就应采取心理方法治疗，去除患者精神防卫的趋势，暴露其最深的嫉妒、最大的不安全感和最大的脆弱性，激发其有意义的梦、记忆和联想。使其产生对配偶的爱，对双方幸福的承诺，对伴侣性需求的理解、同情和公平相处的感觉。

抗恐惧药物治疗可以强化心理治疗和行为治疗。能使性治疗过程变得更迅速和容易。三环类抗抑郁药为首选药物。这是一类既能阻断恐惧，又不会干扰知觉过程的药物。大多数患者在首次接受药物就取得明显效果，大约85%的恐惧症患者的病情得到控制。其中以曲唑酮为首选，每次50～100 mg，每天1次口服。如果服用上述药物后效果不佳或患者不能耐受其不良反应时，可以给患者选用第二线抗恐惧药(单胺氧化酶抑制剂)或阿普唑仑(甲基三唑安定)。对性功能的不良反应很小，可考虑选用。卡普兰提倡药物治疗与性治疗结合进行。

第四节 性 欲 低 下

性欲低下指的是“性幻想和对性活动的欲望持续地或反复地不足或完全缺乏”。过去常用性欲抑制、性冷淡等术语来表达这一问题。所谓性欲低下包括两个方面的含义：① 性活动频率低，如每月不足两次，或虽然超过这一标准，但是在配偶的压力下不得已而服从的；② 缺乏对性活动的主观愿望，包括性梦和性幻想。缺乏性活动意识，当性被剥夺时，也不会有挫折感。如果一位妇女能在阅读色情书刊或观看电视电影做爱镜头时，感受到性冲动，或是她在做梦时，梦到性情景，说明她是有性欲冲动的，不能说她是性欲低下。性欲低下发病率较其他性功能障碍为高，据美国20世纪70年代进行的社区研究表明，将近34%的女子和16%的男子报道性欲低下。

性欲低下与其他性功能障碍一样划分为原发的或继发的；完全的或境遇的。

一、病因

性欲降低或抑制，由器质性疾患和精神社会因素引起。

（一）器质性疾患与药物因素　疾病和药物所致性欲降低或抑制见表Ⅱ-17。必须认识到，几乎所有慢性病都可能抑制性欲，但不一定都有直接的生化改变或组织病理损伤。

表Ⅱ-17　使性欲降低的器质性疾患和药物等

明显降低性欲	有时降低性欲
阿狄森病	肢端肥大症
酒精中毒	淀粉样变性
慢性活动性肝炎	贫血
慢性肾功能衰竭	脑肿瘤
肝硬化	脑血管疾患
充血性心力衰竭	慢性阻塞性肺部疾患
库欣综合征	胶原病
药物瘾	口服药物：乙醇，α-甲基多巴，抗组胺药，巴比妥，氯贝丁酯，可乐宁，苯妥英钠，大麻，单胺氧化酶抑制剂，吩噻嗪，普萘洛尔，利血平，螺内酯
口服药物：抗雄性激素（男），雌激素（男）	醛固酮增多症
女性化肿瘤（男）	甲状腺功能亢进
血色病	低血糖血症
高泌乳素血症（男）	低钾血症
垂体功能减退	吸收障碍
甲状腺功能减退	恶性疾患
Kallmann 综合征	多发性硬化症
Klinefelter 综合征（精曲小管发育不全）	营养不足
男性更年期	寄生虫感染
肌强直性营养不良	前列腺炎
帕金森综合征	类肉瘤病
结核病	韦格内肉芽肿

注：摘自《性医学》。

（二）精神社会因素　性欲部分因素是建筑在夫妻间产生性欲关系的基础上。性生活中如有厌烦、敌视、不信任情绪，或缺乏身体吸引力及受到其他影响时，则患者在与其配偶的性生活中性欲降低。

若性欲抑制纯属处境性的，即和其性伴侣的性活动兴趣受到影响，而与另一个性伴侣性欲如常，这常提示病因系精神社会性的。

性欲降低亦可在强奸、乱伦等创伤性经历之后出现，或由恐惧或由抑制心情引起，例如对性卫生感到忧虑，害怕妊娠或性病，害怕性兴奋期间身体或理智失去控制等。这虽然无病态性恐惧成分，但是对性生活自主性产生了危害作用。

夫妇之间关系紧张常与性欲抑制有关。彼此有冲突时，则相互吸引力就很容易削弱。

患者自信心不足、体象不满意、性行为的内疚情绪、神经过敏症、性的人格解体和性生活受到压抑等，皆可使性欲降低。

生活中的经济、社会、思想压力同样可以影响性欲或限制性活动。

性欲低下常由精神抑郁引起。经治疗后，即可使性欲增强。

应该认识到性欲低下和性高潮障碍并不是一回事，性欲低下既可以单独存在，也可以与性高潮障碍等性问题同时存在。性欲低下和性高潮障碍还可以互为因果，比如，由于女性始终达不到性高潮，久而久之就抑制了性欲，而性欲低下又使性兴奋性下降，自然而然也就很难出现性高潮。性欲低下和其他性功能障碍也可以存在类似的互为因果的关系。

二、诊断

人类对自身性欲反映的本能没有精确的测定方法，定量评价很困难，在正常与异常之间无明确的界限可以划分，所以只能在人为的基础上利用实验室检查和主观判断的方法给予半定量的评价。临床上一般都采用问卷的方式对患者的性欲进行评价，进行诊断。

（一）医生完成的部分 ① 一般资料：姓名、年龄、受教育程度、职业、宗教信仰；② 现在性问题以及持续时间；③ 性历史：手淫史，以前的性经历，对同性的兴趣和行为，过去接受过的性治疗；④ 配偶间的总体关系：感情如何？喜欢程度；⑤ 精神病史；⑥ 夫妇各自的性知识；⑦ 夫妇间性关系。

（二）患者完成的部分 ① 对婚姻关系的满意程度；② 性感表达的容易程度，如在伴侣面前裸体，在床上拥抱，抚摸伴侣的身体和生殖器，接受伴侣抚摸你的身体和生殖器；③ 性体验的自我评价：性兴趣、性念头、阴道湿润；④ 性交频率；⑤ 愉悦的性感受频率；⑥ 性高潮频率；⑦ 治疗动机。

三、治疗

治疗这类患者前必须遵循以下情况选择病例：不存在严重的婚姻问题；不存在严重的精神障碍；目前无妊娠也无私通史；夫妇双方对参加治疗具有明显的合理的动机。

治疗的重点是改善夫妇性生活关系。治疗计划往往要根据夫妇具体情况而定。

治疗中要帮助患者克服对性生活的偏见。① 错误地认为性活动的满足和乐趣依其初始性兴趣而定。此种看法混淆了性接受和性唤起状态。某些患者对性活动缺乏兴趣，就错误地认为自己不能参加性活动。而事实上一旦有机会，则其性活动兴趣和性唤起即冲破内疚、忧虑或强制情绪的束缚，相当迅速地发展起来。② 克服社会造成的性偏见，即男性主动，女性屈从。这种偏见会使性生活缺乏兴趣和舒适感。医生必须帮助患病夫妇使用感情交流来克服这种困难。③ 错误地认为性活动一定要引起性交和性欲高潮，否则就意味着事情没有办完。这种看法取消了性活动的自主性。医生必须帮助纠正这种错误看法，建立起自主的性活动，培养患者对各种形式的性活动的兴趣。不要把性唤起或性交当作惟一的目的。要特别注意语言和非语言交流技术来加强自身的性感受。治疗应从下述几方面着手。

（一）使用动情图像资料 只有在与患者进行深入讨论之后，才能进入动情材料的使用，并选择合适的动情材料，使患者在接受和体验这类动情经历时，就不会出现阻抗和屏障，当患者没有反对情绪时，根据具体情况选择一些针对性更强的动情材料，劝告患者在观看动情作品时不要充当影片和文学评论员的角色，需要用心体会，感受这种性境遇。

（二）手淫练习 建议患者在性幻想的同时进行手淫练习，并应用图像资料进行指导，加强性体验。手淫可以单独一人进行，在合适的情况下，伴侣积极参与。这样能加强性关系的融洽和加深性感受。手淫练习可以帮助一些患者产生积极的性体验,这样不仅可以建立起增强的性欲,也可以帮助她们建立自信心。

(三)性感集中训练 性感集中训练广泛适用于各类性功能障碍,对性欲低下亦有疗效。这是一种基本的非针对性的训练课程,旨在帮助患者从"旁观心理"、操作焦虑中摆脱出来,逐步学会全身心地投入到婚姻的性前爱抚活动中,尽情体验性的愉悦感。鼓励患者在无厌烦和无不适时进行性活动。

(四)药物治疗 性欲低下问题是性功能障碍中最难治疗的一种,因为它更多地涉及认识问题,即性教育早期的消极影响。因此,通过认识方面和性教育方面的努力,采取上述三种方法综合治疗,并坚持不断,总会慢慢取得效果。药物治疗,在半世纪前就有利用睾酮治疗女性性欲低下和无性反应的报道。目前一般使用小剂量十一酸睾酮每日 40 mg。近年对其疗效争议很大,但临床仍然不妨一试。

近年国外采用曲唑酮(trazodone)治疗性欲抑制。这是一种抗抑郁药。最近的报道表明,以曲唑酮治疗男性抑郁症时,出现阴茎异常勃起。曲唑酮具有多种潜在的能促进性行为的药理作用,在其作用下,60%的妇女性欲增强,其中 1/3 的妇女主诉抑郁消失。其作用机制可能是:① 作用于 5-羟色胺能系统,抑制血小板对 5-羟色胺的摄取,这是 5-羟色胺能神经元的典型模式;② 具有 α-阻断剂作用;③ 对节后 β-受体有脱敏作用;④ 降低血中泌乳素水平。

曲唑酮治疗临床病例选择标准:① 性欲低下伴抑郁、高泌乳素血症、睾酮水平低;② 继发于慢性疾患的性欲抑制;③ 与紧张有关或创伤后引起的性欲低下。治疗剂量每日为 50～100 mg。

另外,要注意影响性生活兴趣的环境因素,创造一个良好、舒适、安静、夫妇双方满意的环境。

对性欲抑制合并有其他性功能障碍的患者,需合并应用其他方法。当性功能改善后,性欲抑制往往恢复正常。

第五节 中国传统性医学与种子

中国传统性医学多列入"接阴"、"房中"、"居室"等养生范畴,"种子方药"及性功能障碍的治疗亦是其重要内容。朱丹溪云:"阴阳交媾胎孕乃凝"。清·石光墀《仁寿编·卷三》有云:"男女交媾,其所以凝结而成胎…一点先天灵气,萌于情欲之感者,妙合于其间。"表明男女结婚生育后代,需通过性生活来实现,且"萌于情欲之感者",即萌于性欲及有性高潮感觉的妙合之时。

孕育又与交接合时至为重要,《大生要旨》云:"凡妇人一月行经一度,必有一日细缊之候,于一时辰间…此的候也,于此时顺而施之,则成胎矣。"这与现代医学指导排卵期性交,促成怀孕可谓异曲同工。

夫妇间自然、满意的性生活是受孕的基础。《广嗣纪要》云:"天地细缊,万物化醇;男女媾精,万物化生。诚哉是言也。男女胥悦,阴阳交通而胚胎结矣。"尝观周颂云:"思媚其妇,有依其士,则夫妇亲爱之情,虽在田野,未之忘也。故于衽席之间,体虽未合,神已先交,阳施阴受,血开精合,所以有子。"说明古人亦十分重视性活动前的感情交流、灵肉交融。否则,

“苟夫媚其妇，而女心未惬，则玉体交，琼浆先吐，阳精虽施而阴不受矣。妇依其夫，而士志或异，则桃浪徒翻，玉霜未滴，阴血虽开，而阳无入矣，阴阳乖离，成天地不交之否，如之何其能化生万物哉！”

欲求子，需慎防妻子五伤之候。《养生经》云：“交合之时，女有五伤之候：一者阴户尚闭不开，不可强刺，强刺则伤肺；二者女兴已动欲男，男或不从，兴过始交，则伤心，伤心则经不调；三者少阴老阳，玉茎不坚，茎举而易软，虽入不得摇动，则女伤其目；四者女经水未尽，男强逼合，则伤其肾；五者男子饮酒大醉，与女子交合，茎物坚硬，久刺之不止，女情已过，阳兴不休则伤腹。五伤之候，欲求子者，不可不慎也。”

古代中医学对性反应亦有明确论述，且为怀子之道。《广嗣纪要》云：“男女未交合之时，男有三至，女有五至。男女情动，彼此神交，然后行之，则阴阳和畅，精血合凝，有子之道也。若男情已至，而女情未动，则精早泄，谓之孤阳。女情已至，而男情未动，女兴已过，谓之寡阴。”王函经云：“孤阳寡阴即不中…，谓不能生育也。”男有三至者，谓“阳道奋昂而振者，肝气至也；壮大而热者，心气至也；坚劲而久者，肾气至也。三至俱足，女心之所悦也。若痿不举者，肝气未至也，肝气未至而强合，则伤其筋，其精流滴而不射矣；壮而不热者，心气未至也，心气未至而强合，则伤其血，其精清冷而不暖也；坚而不久者，肾气未至也，肾气未至而强合，则伤其骨，其精不出，虽出亦少矣。”女子五至者：“面上赤起眉靥乍生，心气至也；眼光涎沥、斜视送情，肝气至也；低头不语，鼻中涕出，肺气至也；交颈相偎，其身自动，脾气至也；玉户开张，琼浆液浸润，肾气至也。五气俱至，男子与之合，而行九一之法，则情洽意美。”在性交过程中，女子尚有五候：“娇吟低语，心也；合目不开，肝也；咽干气喘，肺也；两足或曲或伸，仰卧如尸，脾也；口鼻气冷，阴户沥出沾滞，肾也。有此五候，美快之极。男子识其情而采之，不惟有子，且有补益之助。”说明女子性高潮出现的五种征候，且有助于怀孕和补益身体之功。

现代西方性医学中描述的性反应周期，而中国早在两千多年前就已经有如此精细的描述，说明中国对性学的研究具有悠久的历史和辉煌的成就，与其他文化一样，比世界上许多国家早得多，优秀得多。

古代中医房中之术论，对因性功能不全所致不孕患者应用之，亦颇有裨益。《千金方・房中补益论》曰：“凡御女之道，不欲令气未感动，阳气微弱，即以交合，必须先徐徐调合，使神和意感良久，乃可令得阴气，阳气推之，须臾自强。”“此男女相感，机气发动，自然之妙。”有关性交的频率，又云：“人年二十者，四日一泻；三十者，八日一泻；四十者，十六日一泻；五十者，二十日一泻；六十者，闭精勿泻，若体力犹壮者，一月一泻。凡人气力自有盛而过人者，亦不可抑忍，久而不泻，致生痈疽。”

中医认为交合应有节制，如求子心切或性欲旺盛，纵欲无度，则反而导致不良后果。隋・巢元方云：“故凡初交之后，最宜将息，勿多交接，以扰子宫。”明・张景岳亦云：“方其初受，亦不过一滴之元精耳，此其橐籥正无依，根荄尚无地，巩之则固，决之则流，故凡受胎之后极宜节欲，以防泛滥。”这对因性生活不节而致不育的夫妇以明鉴。宜掌握的候而施之，不惟无子。

中医对性保健亦十分重视。唐・孙思邈曾在《备急千金要方・房中补益篇》谈到，人所恐怒，气血未定，因以交合，可能“令人发痈疽”；忍小便交合，可能使人“淋，茎中痛，面失血色”，远行疲乏入房，可能为“五劳虚损、少子”。妇人月事未绝而交合，可能“令女成病”。此外，“大风、大雨、大寒、大暑、雷电霹雳、火光之下、神庙佛寺之中、井灶圊厕之侧、冢墓尸柩之傍，悉皆不可交合。”否则，由于精神过度紧张或恐惧，不仅“损男百倍”，亦会“令女得病”。元代《三元参赞延寿书》指出，“勉强房劳，可以使人精极、体瘦尪羸，惊悸梦泄，遗沥便浊，阴痿，小腹里急，面黑耳聋。”

古代传统性医学不主张不切实际的禁欲，否则会引起疾病。现代性医学认为性功能障碍和性厌恶、性欲抑制与过度禁欲有关，古人将男女“居室”看作“人之大伦”，并坦率地说：“欲不可绝”。《备急千金要方》云：“男不可无女，女不可无男。”“无女则意动，意动则神劳，神劳则损寿。”《玄女经》强调：“阴阳不交，则生痈瘀之疾，故幽闲怨旷多病。”元·李鹏飞在《三元参赞延寿书》中云：“男子以精为主，女子以血为主。”“故精盛则思室，血盛则怀胎。若孤阳绝阴，独阴无阳，欲心炽而不遂，则阴阳交争，乍寒乍热久而为劳。”所以夫妇间正常自然的灵肉交融，满意的性生活，不仅是孕育的基础，又是人之大伦，天伦之乐。

中国传统性医学治疗女子“阴冷、不育”有下列几种方法。

一、房室养生

中国传统性医学中的“房室养生”法对改善女性性功能，治疗女子“阴冷、不育”有补益，且合乎科学，易于仿效。首先提倡交合前必须清心定志，正如马王堆医书《十问》曰：“接阴之道，以静为强；平心如水，灵露内藏，款以玉荚，心毋怵愓。”并主张性器官接触前双方说情话，互相激发情感；用手抚摩对方的性敏感区，如面、颈、乳房、外阴；互相接吻、拥抱；触摸性器官外部。动作要求舒缓、轻柔。正如《洞玄子》曰：“凡初交会之时，男坐女左，女坐男右，乃男箕坐，抱女子于怀中。于是勒纤腰，抚玉体，申嬿婉，叙绸缪。同心同意，乍抱乍勒，两口相嗚(指接吻)，男含女下唇，女含男上唇，一时相吮，茹其津液；或缓啮其舌，或微齚其唇，或邀遣抱头，或逼命抚耳，抚上迫下，嗚东嗻西(鸭子吃食之声)。千娇即申，百虑竟解。乃令女左手持男玉茎，男以右手抚女玉门。于是男感阴气，则玉茎振动，其状也：哨然上耸，若孤峰之临迥汉；女感阳，则丹穴津液，其状也：涓然下逝，若幽泉之吐深谷。此乃阴阳感激使然，非人力之所致也。势至如此，乃可交接。”马王堆医书《合阴阳方》中对如何抚摩女子，激发其情欲有详细描述：“凡将合阴阳之方，土揗阳，揗村(肘)房，抵夜(腋)旁，上灶纲，抵领乡，揗拯匡，覆周环，下缺盆，过醴津，陵勃海，上常山，入玄门，御交筋，上欱精神，乃能久视而与天地牟存。”即先抚摸手肚、阳谷开始，向上顺次抚摸肘部、腋部、肩部、颈部、下颌承浆穴，并周绕颈项反复抚摸，再从缺盆(即锁骨上窝)向下过乳房至小腹部、阴阜部、阴蒂，直至阴道口，如此反复抚摸，即会“体皆乐痒”，全身舒服。女子会出现一系列性反应。此时“虽欲勿为”，还要作“相吻、相抱、以恣戏道。”使其性兴奋得到完全彻底的激发：① 当“气上、面热时，徐吻”；② “乳坚、鼻汗，徐抱”；③ “舌薄而滑，徐毛(抚摸)”；④ “下汐股湿，徐操(触弄)”；⑤ “嗌干咽唾，徐撼”。

马王堆医书《合阴阳方》，距今已有两千多年的历史，而西方性医学的发展不到一个世纪。美国马斯特斯-约翰逊倡导的“性感集中训练”与《合阴阳方》中的房中术实为异曲同工之作。这对治疗女性性欲低下和女性性高潮障碍很有效。

二、气功疗法

气功疗法亦能治疗女子性欲低下和性高潮障碍。《女丹经》中的“坤道功”即是。其方法介绍如下。

（一）静坐　取盘坐姿势，右脚跟抵住阴户。双目微闭，舌尖抵住上腭，意念平静，摒除所有杂念，静息，调整呼吸。约 2～5 分钟。

（二）叩齿　口唇轻闭，先叩臼齿 36 下，再将上下牙床相错，分别叩击左右犬齿各 36 下，再分别叩前齿、大齿各 36 次。叩齿有固齿益精，调节冲任之效。

（三）赤龙搅海　即咽津法。用舌头在口腔内搅动，依次在牙齿的外上、外下、里上、里下轻轻搅擦，共 49 次。搅后会有唾液增多，即鼓漱 18 次，分 3 次慢慢咽下。

（四）鸣天鼓　两手掌心紧按两耳孔窍，指尖向后，两手示指、中指、无名指同时拍击后枕部 18 次；然后双手十指按住后脑部不动，掌心按压双耳孔窍至紧，突然拔离耳部，使耳内出现轰然响声共 18 次。再将双手中指分别插入耳孔内，旋转 6 次，再突然拔开，使耳内发出响声，亦做 18 次。最后用掌心按住耳窍，以手指弹拔脑后大筋 24 次。

（五）意守膻中　膻中指两乳之间中点处。将意念先集中在大脑中部，即"上丹田"，然后渐渐下移到膻中，即"中丹田"，两眼同时内视"中丹田"；耳内倾听膻中之呼气、吸气之声，不可走神。意念、双目、两耳三者合一，均集中于膻中。此时乳房内温热，有轻微动感，即用双手掌心按压双乳，由左至右转动 36 次。

（六）小周天　经上述步骤反复练习后，会产生内气，出现气感。此以意念为引导，使气感沿小周天路线循行，即从中丹田至下丹田，再往尾闾，过命门，透玉枕，入上丹田。稍停片刻后，再以意念引气下至上鹊桥（鼻窍），并以舌尖抵腭承接内气，引至重楼（气管），过膻中，最后进入下丹田。内气完成这一循环运行，便证明任督两脉已打通。此二脉一通，则百脉俱通，气血旺盛。小周天通行后，再以双手掌按住乳房，旋按 36 圈。在按摩转动乳房时，往往会产生会阴部跳动，子宫发热，性欲萌发。此时应正心宁神，荡涤邪念。

（七）练血化气　以双手双掌托住双乳，拇指分别按住双乳头，吸气时将下丹田之气上提至上丹田；呼气时再引气至下丹田。如此反复 72 次，随后以双手按摩乳房 36 圈。

（八）收式　搓热双掌，掩于下丹田，宁神屏息。最后搓掌、搓面收功。

三、中医中药

中药治疗女子性功能障碍早在古代秦汉时期就已经使用。马王堆汉墓出土的《养生方》中就记载了房中补益之方。《勺》一曰："取干薑、桂、要苕、蛇床、口口，皆治之，以密若枣脂和丸，大如指端，裹以疏布，入中，热细。"即应用干姜、肉桂、蛇床子等辛热之药塞入女子阴道，以刺激女子性兴奋和性要求，治疗女子性欲低下有一定作用。据现代药理研究证实蛇床子确有性激素样作用，对家兔阴道黏膜无腐蚀作用，且有一定的抗滴虫作用。后世对妇人阴寒、阴痒病证亦以蛇床子散为首选。

现代中医对女性性欲低下采用辨证论治方法。

（一）命门火衰　常属先天不足或久病之后伤及肾阳。证见性欲低下，白带清稀，不育，形寒肢冷，或月经后期，量少色淡，舌质淡，苔白，脉沉细。治则温肾助阳，兴奋胞宫。方选神仙种子奇方《鲁府禁方》：巴戟肉 25 g，菟丝子（酒炒）60 g，鹿茸（酥炙，去毛）30 g，吴茱萸 30 g，白芨 30 g，白茯苓 30 g，大附子（童便浸三日，切片晒干）15 g，牛膝（酒炒）15 g，细辛 15 g，菖蒲 12 g，厚朴（姜炒）12 g，肉桂 12 g，人参 12 g，白蔹 12 g，没药 12 g，当归 9 g，乳香 6 g。上药共研细末，做成水丸，每晚 1 次，30～40 粒，用黄酒或淡盐送服。

（二）肾精不足 证见性欲低下，性交时无快感，或极少有快感，阴道枯涩灼热，心悸失眠，口干尿黄，便秘而干，月经量少色红，先期而至，舌红少苔，脉细数。治则滋补肾精。方选《惠直堂经验方》延寿获嗣酒：生地 360 g(酒浸一宿，切片)，覆盆子 120 g(酒浸，炒)，山药(炒)120 g，芡实(炒)120 g，茯神(去木)120 g，柏子仁(去油)120 g，沙苑蒺藜(酒浸)120 g，山萸肉(酒浸)120 g，肉苁蓉 120 g，麦冬(去心)120 g，牛膝 120 g，鹿茸(酥炙)60 g，龙眼肉 250 g，核桃仁 250 g，人参 120 g，仙灵脾 120 g。上药用米酒 25 kg，同入瓷器内，煮 5～7 小时后，埋入土中，7 日后取出，即可服用。每晚服 20～30 ml，以不醉为度。

（三）心脾两虚 证见性欲淡漠，无快感。夜寐不安，心悸怔忡，面色㿠白，大便稀溏，气短乏力，舌质淡，苔薄白，脉缓无力。治则补益心脾，宁神助兴。方选《济生方》归脾汤合紫石英助阳方(王旭东自拟方)：人参 6 g，黄芪 12 g，白术 10 g，茯神 15 g，龙眼肉 10 g，酸枣仁 10 g，远志 6 g，木香 3 g，淫羊藿 12 g，紫石英 30 g(先煎)，川椒 1.5 g，菟丝子 10 g。水煎服，每日 1 剂。

（四）肝郁气滞 证见性欲低下，性格忧郁，胸闷叹息，烦躁易怒，乳房、胁肋胀痛；月经不调，前后无定期，行经腹痛。舌苔薄白，脉弦。治则疏肝理气，调经助兴。方选《太平惠民和剂局方》中逍遥散加减：柴胡 6 g，香附 10 g，当归 10 g，茯苓 10 g，干姜 3 g，炒白芍 10 g，薄荷 3 g，蛇床子 10 g，小茴香 3 g，川椒 1.5 g，甘草 4 g。水煎服，每日 1 剂。

四、经验方

（一）麝香丸 选自《御药院方》：零陵香 6 g，藿香 6 g，蛇床子 15 g，吴茱萸 10 g，肉桂 10 g，枯矾 10 g，木香 10 g，麝香 0.75 g，丁香 4.5 g，冰片 4.5 g，白芷 7.5 g，龙骨 15 g。上药共研细末，炼蜜为丸，每丸重 0.7 g，每用 1 丸，布裹线扎，置入阴道深处。据记载，本方对性欲低下，久不生育者疗效较好。

（二）广嗣丸 选自《增补内经拾遗方论》：沉香 3 g，丁香 3 g，肉桂 3 g，吴茱萸 3 g，白芨 3 g，蛇床子 6 g，木鳖子 6 g，杏仁 6 g，砂仁 6 g，细辛 6 g。上药共研细，蜜炼为丸，绿豆大小，每晚一丸，纳入阴道深部。据记载，“情窦不开，阴阳背驰，则以本方纳入户内，以动其欲。庶子宫开，两情美，真元媾合，如鱼得水，虽素不孕者亦孕矣。”

（三）民间验方 蛇床子散：蛇床子 2 g，川椒 0.5 g，鹿茸 0.2 g，枸杞子 3 g，肉桂 0.1 g。分别研成极细末，混合均匀后，于同房前 1 次吞服，糯米酒送下。

（王玉谨 倪雅莲 陈利生）

主要参考文献

1.《黄帝内经》,公元前二世纪。
2.《诸病源候论》,隋·巢元方。
3.《格致余论》,元·朱丹溪。
4.《校注妇人良方》,明·薛己。
5.《景岳全书》,明·张介宾。
6.《儒门事亲》,元·张从政。
7.《疮疡全书》,金·窦汉卿。
8.《医宗必读》,明·李中梓。
9.《难经·三十六难》,秦汉·秦越人。
10.《注黄帝内经·素问》,唐·王冰。
11.《医学源流论》,明·徐灵胎。
12.《医宗金鉴》,清·吴谦。
13.《圣济总录》,宋·赵佶。
14.《广嗣纪要》,明·万全。
15.《石室秘录》,清·陈士铎。
16.《千金要方》,唐·孙思邈。
17.《普济方》,明·朱橚。
18.《证治准绳》,明·王肯堂。
19.《济阴纲目》,明·武之望。
20.《寿世保元》,明·龚廷贤。
21.《古今图书集成部全录》,清·陈梦雷。
22.《叶天士女科》,清·叶桂。
23.《临证指南医案》,清·叶桂。
24.《女科要旨》,清·陈修园。
25.《产鉴注释》,明·王化贞。
26.《产孕集》,清·张曜孙。
27.《大生要旨》,清·唐千倾。
28.《仁寿编》,清·石光墀。
29.《三元参赞延寿书》,元·李鹏飞。
30. 赵世俊主编.妇产科专课讲座,第一版,北京:人民卫生出版社,1984,130—139.
31. 曾敬光等.中医妇科学,第一版,北京:人民卫生出版社,1986.
32. 姜春华.肾的研究,上海:上海科学技术出版社,1964.
33. 陈利生,倪雅莲主编.中西医论治女性不孕,上海:上海科学普及出版社,1990,160—169.
34. 陈利生,倪雅莲主编.中西医论治男性不育,上海:上海科学普及出版社,1994,417—423.
35. 李祥云.中医杂志,1989,30(11):35.
36. 孙小茹.上海中医药杂志,1985,(9):18.
37. 李玲等.中医杂志,1985,26(8):35.

38. 李祥云.中医杂志,1989,30(7):33.
39. 贾可夫.实用中西医结合杂志,1989,(6):322.
40. 卞兴亚.上海中医药杂志,1989,(12):18.
41. 李广文.山东中医杂志,1987,(2):30.
42. 戴德英.中医、中西医结合妇产科情报资料(创刊号)1987,17.
43. 李学君.中医杂志,1989,30(11):40.
44. 沈丽君.中医杂志,1981,22(9):15.
45. 符式珪.中西医结合杂志,1987,7(10):618.
46. 金赫炎.中医杂志,1987,28(10):60.
47. 傅兴生.中医、中西医结合妇产科情报资料,创刊号:1987,16.
48. 顾美礼.实用妇产科杂志,1988,4(2):83.
49. 蔡小荪.中医杂志,1986,27(1):15.
50. 张以文.实用妇产科杂志,1989,5(3):115.
51. 周明娟.实用妇产科杂志,1989,5(3):113.
52. 李继俊.实用妇产科杂志,1989,5(3):118.
53. 刘菊芳.新中医杂志,1989,21(4):2.
54. 彭新颖.实用妇产科杂志,1990,6(1):1.
55. 陆湘云.实用妇产科杂志,1990,6(1):3.
56. 刘静君.山东中医杂志,1989,8(2):2.
57. 俞　瑾.中西医结合杂志,1987,7(10):617.
58. 余运初.中西医结合杂志,1985,5(4):201.
59. 张兆云.中医、中西医结合妇产科情报资料,创刊号:1987,10.
60. 胥京生.上海中医药物杂志,1989,(3):10.
61. 郑再生.中华内科杂志,1983,14:335.
62. 胡国贤.中华内分泌代谢杂志,1986,2(3):161.
63. 陆湘云.实用妇产科杂志,1989,5(3):134.
64. 曹玲仙.上海中医药杂志,1989,(10):14.
65. 姚寓晨.中医杂志,1981,22(9):33.
66. 沈丽君.中医杂志,1981,22(9):16.
67. 于秀子.国外医学遗传学分册,1980,3:46.
68. 刘学海.生殖与避孕,1983,(2):17.
69. 谢文英.生殖与避孕,1982,(2):54.
70. 李超荆.中西医结合杂志;1987,7(10):617.
71. 王苏梅.抗精子抗体与不育,生殖与避孕,1996,16(1):7—11.
72. 黄晓燕.宫颈黏液分泌和精子——宫颈黏液相互作用与克罗米芬关系研究进展,国外医学计划生育分册,1997,16(1):30—32.
73. 吴瑞瑾.克罗米芬对增殖期子宫内膜组织形态影响的定量研究,1995,30(11):673—675.
74. 蒋秀蓉.88 例不孕不育的染色体分析.《生殖与避孕》1996,16(3):229—230.
75. 陈延琴.207 例性分化异常临床分析.现代妇产科进展,1995,4(1):25—27.
76. 李　梅.子宫内膜异位症不孕患者的内分泌功能.实用妇产科杂志,1993,9:289.
77. 常　乐.子宫内膜异位症不孕患者的内分泌因素.生殖与避孕杂志,1996,(16)5:393.
78. 刘　琦.抗子宫内膜抗体在子宫内膜异位症诊断中的评价.中国优生与遗传杂志,1994,2:11.
79. 桂耀庭.子宫内膜异位症的药物治疗进展、现代诊断与治疗.1995,6:51.

80. 李祥云. 补肾祛瘀法治疗子宫内膜异位症的临床研究。中医杂志,1997,5(38): 293.

81. 杨 丹. 输卵管性不孕的病因,实用妇产科杂志,1996,6(12): 282.

82. 杨燕生. 多囊卵巢综合征,实用妇产科杂志,1991,7(2) : 83—84.

83. 沈洪心. 中西医结合治疗黄体功能不全60例疗效分析,新中医杂志,1992,24(6): 37—38.

84. 彭美凤. 黄体功能不全型不孕症的治疗近况,上海中医药杂志,1997,(4): 27—29.

85. 孔 斌. 从肝肾论治黄体功能不健型不孕症,上海中医药杂志,1996,(9): 18.

86. 朱秀兰. 大剂量、短疗程糖皮质激素治疗卵巢早衰疗效观察,生殖医学杂志,1996,5(2): 92.

87. 李 洁. 卵巢早衰与卵子赠送22例分析,生殖医学杂志,1996,5(1): 3—5.

88. 杨燕生. 卵巢过度刺激综合征,实用妇产科杂志,1997,13(3): 133—134.

89. 林金芳. 国产人绝经期促性腺激素——人绒毛膜促性腺激素诱发排卵的临床应用,生殖医学杂志,1992,1(2) : 99—101.

90. 唐振华. 习惯性流产夫妇外周血及绒毛染色体分析,实用妇产科杂志,1996,12(5): 265—266.

91. 罗颂平. 免疫性自然流产与免疫性不孕的临床与实验研究。中医杂志,1997,38(6): 351—354.

92. 姚石安. 白及用于胎漏产后出血,中医杂志,1997,38(9): 517.

93. Grooke, A C, Morell, M and Butt W R. The recovery of exogenous follide stimulating hormone from urine. In Rosemberg, E, editor: Gonadotropins, 1968.

94. Barbot J et al. Am J obstet Gynecol, 1980, 136(6): 721—726.

95. Cumming D C, Taylor P J, Fertil Steril, 1980, 33(5): 425.

96. Taylor P J. Int J. Fertil. 1983, 28(1): 59.

97. March CN et al. Fertil Steril, 1980, 33(5): 475.

98. Valle RF, Sciarra J J. Obstet Gynecol, 1986, 67(2): 253.

99. Ragni G et al. Int J, Fertil. 1984, 29(3): 142—143.

100. Muse KN. Wilson EA. How does mild endometriosis Couse infertility? Fertil Steril, 1982, 38: 145.

101. Ronnberg L, et al. Luteinizing hormone receptor disorder in endometeriosis. Fertil Steril 42: 64.

102. Lemay A, et al. Am J Obstet Gynecol, 1988, 158(2): 236.

103. Rence, Paiker: clinical and cytogenetic studies of patients with polycystic ovary disease, Am J of Obstet and Gynecol, 1980, 137(6): 656.

104. Jones H W, Jones GES: Double uterus as an etiological factor in repeated abortion. Am J Obs Gyh 1953, 65: 325.

105. Heinonen PE, et al. Reproductive performance of women with uterine anomalies: an evaluation 182 cases. Acta Obs Gyn Scand 1982, 61: 157.

106. Burchell RC, et al. Vascular anatomy of human uterus and pregnancy wastage. Br J Obs Gyn 1978, 85: 698.

107. Hearn JP: Immunological Aspects of Production and Fertility Control 1980: 147—163, London

108. Kaplan P, et al. The fertilization antigen - 1 does not have proteolytic/acrosin activity, but its monoclonal antibody inhibits sperm capacitation and acrosome reaction Fertil Steril, 1992, 58(2) : 396.

109. Assad Metal · Fertil Steril, 1993, 59(3): 539—543.

110. Thompson LA et al · Fereil Steril, 1993, 59(1): 125—129.

111. Poretsky L, Clemons J, Bogovich K, et al Hyperinsulinemia and human chorionic gonodatropin synergistically promote the growth of ovarian follicular cysts in rats. Metabolism, 1992, 41: 903.

112. Poretsky L, Piper B. Insulin resistance, hypersecretion of LH, and a dual defect hypothesis for the pathogenesis of polycystic ovary syndrome Obstet Gynecol, 1994, 84: 613.

113. Naz RK, et al. Antisperm antibodies origin regulation, and sperm reactivity in human infertility. Fertil Steril 1994, 61(6): 1001.

114. Kubota T, et al. Combined therapy with bromocriptine and clomiphene citrate for patients with normoprolactinemic amenorrhea. Int J Fertil, 1992, 37: 277.

115. Suginami H, et al. A clomiphene citrate and tamoxifen citrate combination therapy a novel therapy for ovulation induction. Fertil Steril, 1993, 59: 976.

116. Ritchic WG. Vl trasound in the evaluation of normal and induced ovulation. Fertil Steril, 1985, 43: 167.

117. Thomason JL et al. AJ Obstet Gynecol 1990,162: 155—160.

118. Schmitt C et al. Obstet Gynecol, 1992, 79: 1021—1023.

119. Harlow CR,Cahill DJ,Maile L A,et al: Reduced provulatory granulosa cell steroidometriosis in women with endometriosis. J Clin Endocrinol Metab 1996, 81: 426.

120. Fedele L, Arcaini L, Bianchi S, et al. Gestrinone versus danazol in the treatment of endometriosis. Fertil, 1989, 51: 781.

121. Anders N V et al. Male Reproduction and Fertility. New York,Raven Press, 1983.

122. Rosenfeld D L, et al: dignosis of luteal phase inadequacy Obstet Gynecol 1980, 56(2) : 193.

123. Karow W G, et al: Endometrial biopsy in the luteal phase of the cycol of conception. Fertil Steril 1971, 22(8): 482.

124. Pelkonen R, et al. Pituitary function in prolac tinoma. Effect. of surgery and postoperative bromocriptine therapy. Clin Endocrinol 1981,14: 335.

125. Strebol PM. Headche, Hyperprolactinemia and Prolactinomas Obstet & Gynecol 1986,68(2) : 195.

126. Curtarlli G. Cardiomagaly and heart failure in a patient with prolactin secreting pituitary tumour. Thorax 1979,34: 328.

127. Pontiroli AE. Benserazide, a stimulator of prolactin release: a new test in the diagnosis of pituitary prolactin-secreting tumors Acta Endocrinologica 1981, 98: 326.

第三编

辅助生殖技术

人类辅助生殖技术(assisted reproductive fechnology，ART)是指利用人工的方法使精子卵子结合而获得新生命的技术。是近代生殖医学发展中出现的一种治疗不育症的新技术,并得到了广泛的应用。ART包括人工授精(artificial insemination,AI)和体外受精与胚胎移植(in vitro fertilization-embryo transfer，IVF-ET)及其衍生技术。

第一章 人工授精

人工授精(AI)是指用人工的方法,将精液注入女性生殖道内以取代性交途径使其妊娠的一种方法。AI 是人类实施辅助生殖技术较早的一种技术。1785 年英国伦敦的 John Hunter 为严重尿道下裂患者的妻子实施人工授精而妊娠。1953 年美国阿肯色大学医学中心的 Sherman 利用液氮蒸气法超低温长期冻贮精液成功。我国利用人工授精技术治疗不育症起步较晚。1983 年湖南医科大学首先采用冷冻精液作人工授精获得成功,婴儿顺利出生。

人工授精分为夫精人工授精(arificial insemination by husband semen,AIH)和供精人工授精(arificial insemination by donor semen,AID)。供精人工授精适用于丈夫无精子、严重少精子、畸形精子或患有遗传性疾病,是对男性不育治疗无望的一种补救措施。

第一节 夫精人工授精

一、AIH 的适应证

(一)性交障碍 丈夫有精液而性交困难,不能将精液射入女方生殖道内。如先天性尿道下裂;男方患勃起障碍(ED)、性交不射精;女方阴道解剖结构异常,或阴道痉挛而影响性交。

(二)精子在女性生殖道内运行障碍 女方宫颈管狭窄、粘连、宫颈黏液少而黏稠;子宫过度前屈或后屈,妨碍了精子正常穿越宫颈到达子宫腔。

(三)免疫性不育 男方精浆中存在抗精子抗体或女方宫颈黏液中存在抗精子抗体。这些抗体通过免疫细胞的介导对精子产生细胞毒作用,干扰精子的活动能力、顶体反应以及精子的获能,妨碍受精。

(四)丈夫精液轻度异常 男方精子密度低,精子活力差,可以通过实验室处理,收集足够的优质精子进行人工授精,精液长时间不液化。

(五)丈夫患有逆行射精 手淫后收集尿液中的精子,碱化处理作 AIH 术。

(六)原因不明性不育 夫妇结婚同居 1 年以上,未采取任何避孕措施,经过全面、系统检查,限于目前的水平找不到不育的原因的亦可采用 AIH 术。

二、AIH 应具备的条件

(一)女方全身无严重疾病 如无严重的心、肺、肝、肾疾病;女方无遗传性疾病或精神疾患;女方在术前还必须排除生殖道感染、盆腔炎、输卵管炎,不然在实施 AIH 时不但影响成功率,还会使感染扩散;女方输卵管必须通畅,且具有良好的功能;子宫发育良好,形态正常;无严重子宫畸形;卵巢要有正常的排卵功能。

(二)男方应具备的条件 男方生殖道无感染,否则在实施 AIH 时会将病原体带入女方体内，有害而无益；要有足够数量的活动精子，经实验室处理后，前向运动精子数应大于1000万。否则成功率会明显降低。

三、人工授精的方法

（一）阴道内人工授精（IVI） 这种方法适合性交障碍的夫妇，如严重尿道下裂或其他生殖器畸形而不能性交者。这种方法操作比较简单，常规消毒外阴、阴道，用窥阴器暴露宫颈，将盛有精液的注射器与人工授精导管连接，将精液直接注入阴道后穹隆、宫颈口及其周围。当遇有阴道痉挛或其他阴道畸形的患者，无法使用窥阴器时，可用导管将精液直接注入阴道内。授精完毕，令患者抬高臀部，静卧1小时即可。

（二）宫颈内人工授精（IUI） 这种方法适用于宫颈状况比较好的女性，注入精液量以0.5 ml为宜，精液必须经过实验室优化处理后方可使用，多余的精液涂于宫颈口及其周围，导管插入宫颈内0.5～0.8 cm为好。术前消毒同IVI。术后抬高臀部，平卧30～60分钟。

很多学者主张采用ICI，他们认为宫颈管在排卵前充满宫颈黏液，且宫颈的隐窝是最适合精子贮藏的地方，并在此获能，缓慢持续释放，会使受孕率提高。

（三）宫腔内人工授精（IUI） 这种方法应用比较广泛，对宫颈状况不好的患者也很适用。具体操作方法同ICI，注入洗涤、上游处理过的精液量一般不超过0.8 ml 。导管必须通过宫颈管抵达宫底部为宜。并尽量避免擦伤黏膜。在注入精液前应先通过B超了解宫颈管的长度、宫腔的深度以及子宫的位置。使用的导管可选用Weissman IUI导管或Shepard IUI导管（图Ⅲ-1）。

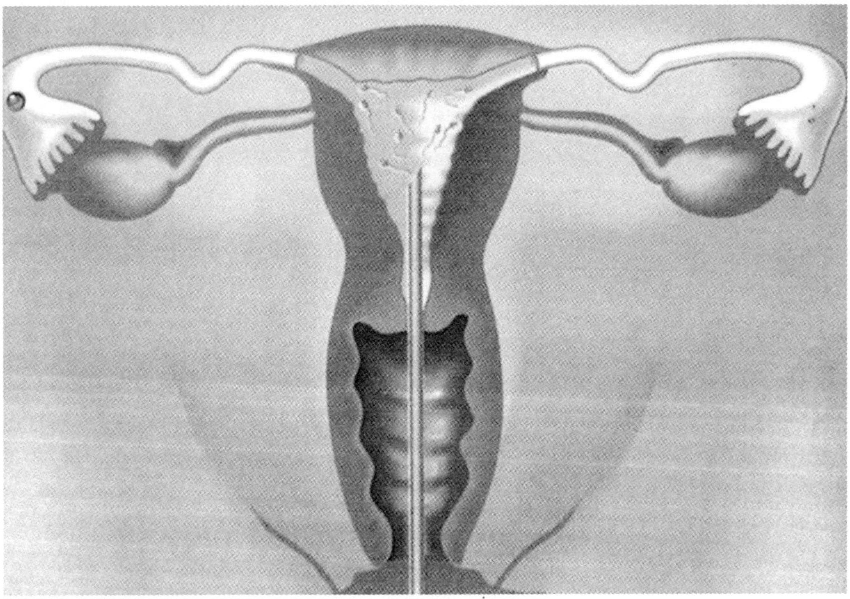

图Ⅲ-1 宫腔内人工授精示意图

四、精液的处理

精液处理的目的是收集足够数量活动良好的精子，去除精浆内对妊娠有害的物质，如前列腺素、抗精子抗体、免疫活性细胞,减少精浆的黏稠度,促进精子获能,改善精子的活动能力和受精能力。

(一)精液的采集 采集精液时,应给患者创造一个安静、舒适的环境,并建议患者应用手淫方法取精比较好,如果手淫方法取不出精液也可选用性交方式体外射精收集精液,并嘱患者应注意不能将前段精液丢失;电动按摩法收集精液应注意不要污染精液。个别患者在医院采集精液心理紧张,可以在家中或附近的旅店中采集精液并立即送往医院,需注意保温,放在贴身的衣袋内。这样比较自然、安宁、无心理障碍。

(二)精液的处理 随着生殖医学的发展,精子体外处理技术也不断地得到发展和完善。目前临床应用的精子体外处理技术有很多种,如上游法、下游法、白蛋白梯度分离法、玻璃纤维过滤法、Percoll 梯度离心法、Sephadex G50 过滤法等。其中应用最多、最广泛的是上游法和 Percoll 梯度离心法。

1. *上游法*(swim-up) 这种方法是利用活动精子的泳动能力,让沉淀于试管底部的精子向上泳动,进入上层的培养液中,而死精子或凝集精子以及白细胞等成分留在试管底部,收集上层含有较多活动精子的培养液,即可达到优选精子的目的。

此方法操作简单,取 1 份新鲜的液化精液和 3 份培养液(Earle 液、Hams F-10 液或 Tyrode 液)混匀后,以 200 G 离心 5 分钟,轻轻移去上层培养液。经过 2 次清洗沉淀,轻轻指弹试管底部,让沉淀物松散开,沿试管壁缓慢加入 0.5～0.8 ml 含 5%血清的培养液,置于 37℃的 CO_2 培养箱内孵育 45 分钟,吸出上面呈云雾状的上游精子层培养液作授精用。

2. *Percoll 密度梯度离心法*(Percoll gradient columns,PGC) PGC 技术既利用精子本身的主动泳动功能,又利用离心力的被动分离作用,使活动的成熟精子回收率有所提高,适用于精液黏稠或严重少精、弱精患者。常用的方法有 Percoll 和 Nycodenz 密度梯度离心法。下面重点介绍 Percoll 密度梯度离心法。

Percoll 为体表裹以聚乙烯吡咯烷酮的二氧化硅胶体,对精子无害,pH 偏碱。

先制备 90%的 Percoll 2 ml,置于试管的底部,然后加入 45%的 Percoll 2 ml 在其上层,形成两层 Percoll 密度梯度分离柱,最后加入液化的精液标本 2 ml 于分离柱上层,每层交界处均可见清晰的分界面。然后按 300 G 离心 20 分钟,将上面的精液层和 45%的 Percoll 层吸去,将 90%的 Percoll 层与 4 ml 的培养液混匀,再以 300 G 离心 10 分钟,去除上清液,留 0.3～0.5 ml 的精子球作人工授精用。

五、人工授精时机的选择

精子在女性生殖道内存活时间一般是在阴道内为 2½ 小时,在宫颈内为 48 小时,在宫腔内为 24 小时,在输卵管内为 48 小时。而卵母细胞受精能力最强是在排卵后 12 小时。因此,选择合适的人工授精时机显得十分重要,一般在即将排卵时最为合适。显然,如何预测排卵至关重要,目前卵泡监测的方法较多,常用的方法有下面几种。

(一)宫颈黏液评分法 育龄期妇女宫颈黏液的理化性质受雌孕激素的影响,而呈周期性改变。近排卵期宫颈口张开,黏液稀薄、增多,黏液拉丝度加大达 10 cm 以上,这些现象均表示即将排卵。目前多数生殖中心常规应用的是改良的 Insler 评分法(见表Ⅲ-1)。

表Ⅲ-1 改良 Insler 评分法

评 分	0	1	2	3	得 分
黏液量(ml)	无	0.1	0.2	0.3	
拉丝度(cm)	无	1～4	5～8	≥9	
结 晶	无	不典型结晶	主干+分支	主干+2 级分支	
黏稠度	极黏稠	中间型	轻度	稀薄	
白细胞数(个数)	>11/HP	6～10/HP	1～5/HP	偶见	
总 分					

注：评分在 10～15 分接近于排卵

最高宫颈黏液评分值与 LH 峰同步，故评分值≥9 可作为排卵的信号。如果以宫颈评分状况来确定排卵时机，多主张作 2 次人工授精。笔者常规是当宫颈评分值≥8 时做第 1 次人工授精，第 2 天再做第 2 次人工授精。

(二) 超声监测卵泡发育 利用 B 超监测卵泡发育已被临床广泛应用，特别是阴道 B 超监测卵泡更为清晰。一般从月经来潮第 8 天开始监测，当卵泡直径<10 mm 时，3 天监测 1 次，当卵泡直径在 10～15 mm，2 天监测 1 次，当卵泡直径>15 mm 时应每天监测 1 次。当卵泡直径达到 18～20 mm，并向卵巢表面突出，卵泡内可见卵丘光点，提示卵泡发育成熟，即将排卵。

排卵的超声图像特征为：① 成熟卵泡骤然消失，或明显缩小超过 5 mm；② 卵泡内光点多，此为排卵后卵泡内血液积聚所致；③ 子宫直肠窝内可见液性暗区。

如果卵泡直径<17 mm，却不见增长，反而缩小，且自行消退，为不成熟卵泡黄素化；如果卵泡直径>18 mm 而没有破裂，还在继续增大，则为黄素化未破裂卵泡综合征(LUFS)。

如果卵泡直径>18 mm，且形态上变圆，向卵巢表面突出，可辨认卵丘回声，这些典型 B 超征象出现，约 66%于第 2 天排卵，86.5%在 24～48 小时内排卵。人工授精一般选在出现上述征象的第 2 天。

(三) 激素测定预测排卵 通常以测定血清 LH 值和尿 LH 值来预测排卵。排卵前血 LH 出现峰值大于 40 U/L，在血 LH 峰值后 8～20 小时出现尿 LH 峰值。排卵一般在血 LH 峰值出现后 34～36 小时，或尿 LH 峰值后 12～24 小时。测定尿 LH 峰方法简单、价廉，临床上比较常用，因为市场上有多种排卵预测的试剂盒和试剂条。人工授精安排在尿 LH 峰值出现的第 2 天。

六、促排卵药物的应用

临床上采用自然周期作人工授精，其成功妊娠率在 10%左右，近年来，许多生殖中心大多数采用人工授精周期促排卵治疗。目的是提高人工授精的妊娠率。促排卵方案虽各家不完全一样，但基本上大同小异。笔者常用的促排卵方案介绍如下。

(一) 克罗米芬加雌二醇、绒毛膜促性腺激素($CC+E_2+HCG$) 即月经第 5 天起每日口服 克罗米芬 50 mg，连服 5 天；补佳乐于月经第 5～7 天始，每天口服 1 mg，连服 10 天。月经第 12 天起每天上午 8～9 点监测卵泡发育，当卵泡直径≥18 mm 时，注射 HCG 10 000 U，注射 HCG 后第 2 天下午做人工授精。

(二) 克罗米芬加入绝经期尿促性腺激素、绒毛膜促性腺激素(CC＋HMG＋HCG)　于月经第3天起每日口服克罗米芬50 mg,连服5天;月经第8、10天各注射HMG150 U。月经第12天起每天上午8～9点B超监测卵泡,当卵泡直径≥18 mm时注射HCG 10 000 U,注射HCG后第2天下午做人工授精。

七、AIH结果分析

AIH周期妊娠率一般为10%～20%,笔者所在生殖中心的周期妊娠率为19.6%。影响AIH成功的因素有女方的子宫因素、输卵管因素和年龄因素;男方因素包括精子的密度、活力和活率。其他还包括实验室人员和人工授精人员技术操作的规范程度和技术熟练程度。

第二节　供精人工授精

人工授精是指应用非性交的方法,将人精子置入女性生殖道内,以达到女方妊娠目的的一种治疗措施。有文字记载的人类第一例成功的人工授精报告,是由John于1770年为一例尿道下裂患者夫妇施行的。第二次世界大战后,随着家庭结构、经济状况,以及社会道德观念、伦理方面的改变,接受人工授精治疗的人数越来越多。据报道,美国每年有25万名妇女接受供精人工授精(AID)。另据报道,迄今世界上人工授精后生育的婴儿不下10万名。我国有报道的人工授精的研究和临床实施起步较晚,自20世纪80年代起我国各大城市都相继建立了精子库。我国男性绝对不育患者比例数较大,他们迫切要求运用AID方法解决生育困难。但人工授精涉及到人类心理、法律、遗传和伦理学等诸方面问题,开展AID治疗必须慎重。

人工授精根据精子来源的不同分为丈夫精液人工授精(AIH)和供精者精液人工授精(AID)两种。人工授精所采用的精液可以是新鲜的,也可以是冷藏在精子库中的。近年来精子的超低温冷冻贮藏技术有了很大的发展。AID要求用冷藏在精子库中的精子。

一、精子低温冷贮技术

1776年意大利Spallanzani首先观察到冷冻后的精子可以复苏。1866年Mantegazza观察到人的精子经受－15℃低温冷冻后仍能存活,他首先提出建立人类精子库的想法。并建议将战士的精液冷冻起来,一旦他战死,仍可以有一个合法的继承人。1938年Jahnel发现一些精子经过－269.5℃冷冻后仍能存活,1942年Hoagland等发现液氮能超速冷冻贮存精子。Polge等发现甘油可以作为冷冻保护剂,使精子免受冷冻的损害。1953年Sherman用10%甘油做精子的冷冻保护剂,经固体二氧化碳(干冰)冷冻(－79℃)贮存数周,解冻后的精子存活率为67%,用它们进行人工授精而获得成功,出生的婴儿健康。1963年Sherman又创立应用液氮蒸气冷冻(－196℃)贮存人精子。1973年他应用冷贮达10年3个月的健康人精子,做人工授精而获得成功,生出一正常婴儿,证实了精子可以长期冷贮而保持致孕力。这是一项突破性进展。目前大多数国家建立了精子库,且均采用液氮超速冷冻、贮存技术。我国于20世纪80年代开始建立精子库。

(一) 精子低温生物学

1. **精子在低温状态下的变化**　精子内水分大约占90%,冷冻保存精子生命力,在很大程度上取决于精子内的水分。精子在不同的低温状态下出现不同的变化。

(1) 冰晶化：大量研究证实，精子一进入冰点至－60℃这一温度区，就会出现冰晶。这一物理现象称为精子的"冰晶化"。

冰晶化对精子是一种损害。这是因为：① 冰晶化可以使精子细胞质中脱去水分，造成精子的细胞内脱水，且这种脱水现象是不可逆的。脱水后细胞质浓缩，电解质浓度增高、紊乱，对精子是一种损害；② 冰晶化破坏了细胞膜和细胞质中的蛋白结构，导致DNA发生变化；③ 冰晶形成后，结构并不稳定，冰晶体在细胞内反复形成、增大、移动，对精子产生机械性损伤，导致精子功能的丧失和死亡；④ 如果冷冻速度过快，会使精子细胞膜膨胀，造成"速冻损伤"。因此，冰晶化现象对低温贮存精子是十分有害的，必须注意在冷贮时尽量不发生或少发生冰晶化现象。冰晶化现象发生的温度范围在0～－60℃，人们把这一温度区间称之为"冰晶温度区"。

(2) 玻璃化：研究证实，精子在低于－60℃的温度下，其细胞内的水分子受超低温的抑制，流动性很小，不形成冰晶或仅形成少量冰晶，如果精子在－130℃温度以下时，其细胞内的水分子就停止运动，水分子仍然保持原来的无次序状态，就不形成冰晶，而形成玻璃样坚硬而均匀的团块，这种现象称之为"玻璃化"。玻璃化的精子不会发生原生质的明显脱水，细胞结构受到保护。但这种玻璃化状态是不稳定的，当温度回升到－60℃以上时，精子又会出现冰晶化变化。液氮的温度为－196℃。因此，从理论上讲，精子贮存在液氮中，可以无限期地保存其生命力。

2. *冷冻精子复温过程中的变化*　冷冻精子复温时也产生一系列理化与结构的变化。这些变化并不是冷冻过程的可逆重现，而有其自己的特征。复温时，在一定条件下，可引起细胞蛋白质变性、类脂氧化、能量代谢紊乱和细胞体积变化。值得注意的是，冰晶受热融化过程中会发生重结晶。实验证明，复温时，细胞内外的小冰晶聚合成为致密、不透明的大冰晶，从而使细胞内结晶数目增加，体积增大，并产生移动而引起机械损伤。一般而言，快速复温可以减轻对细胞的损害，提高细胞的存活率。

3. *冷冻速率对精子的影响*　精子冷冻时会引起损伤，冷冻速率的不同，对精子的损伤也不同。冷冻过程中，当细胞周围结冰时，溶剂从水溶液中移出，围绕细胞周围缓冲液中溶质浓度升高，形成一个渗透压梯度引起细胞脱水而皱缩。如果冷冻速度太快，细胞还未发生皱缩，细胞内的水分就形成冰晶，造成细胞的损伤和死亡，就称之为"速冻损伤"。相反，当细胞冷冻速度较慢，有足够时间使它们丢失细胞内的水分，发生皱缩，这样就很少形成冰晶。然而，如果冷冻速度太慢，在达到很低温度前，细胞就因过度皱缩或长时间暴露在周围高浓度的溶质中而遭受损伤，就称之为"慢冻损伤"。

因此，冷冻精子时，欲得到最佳存活率需选择合适的冷冻速度，将这两种损伤限制到最低程度。

4. *精子冷冻保护剂的作用原理*　精子冷冻保存已有100多年的历史，但直到1949年，英国Polge等发现甘油具有冷冻保护作用，才使精子超低温冷贮获得成功。

冷冻保护剂需要具备两个条件：① 必须对细胞无毒性；② 具有高水溶性。冷冻保护剂不能防止"速冻损伤"。因为当冷冻速度太快，细胞还未发生皱缩，细胞内就已形成冰晶。然而，它们可以防止"慢性损伤"。它们的作用原理是使冰晶形成较少，防止液相过多减少及随之发生的溶质浓度过度增加，从而安全地过渡到较低而损伤较少的温度范围。

最常用的低温保护剂为甘油，其保护作用的原理可能是：① 甘油的亲水性强，易溶于水，可以任意比例与水相混合，它的水溶液为中性，与精液混合后，不改变精液的 pH；② 甘油的冰点低，加上少量水后，能显著降低冰点，如含 60%甘油的水溶液冰点为－35℃，所以在零度以下不发生结晶；③ 具有高渗透性，很容易进入精子内部，可以防止精子的严重脱水和冰晶化现象的发生，并由于甘油的渗入，使细胞游离水带着无机盐排出细胞外，这样能防止精子的浓缩和电解质紊乱对精子的损害；④ 甘油可以防止精子在－15℃以下引起的蛋白质变性，从而对精子膜上水合蛋白质结构起稳定作用。

另外，卵黄保护剂的作用原理，可能是卵黄中卵磷脂成分对精子膜有稳定作用，可以防止精子顶体外膜的破裂；枸橼酸钠是缓冲盐试剂，其作用可能与调整渗透压及 pH 值有关。

（二）精子冷冻原则　成功的精子冷冻措施包括合适的冷冻速度、特定浓度的保护剂以及溶解速率和复苏后的处理。

1. *冷冻速率*　根据低温生物学原理，冷冻速率不同对精子损伤也不同。选择合适的冷冻速率是一项重要的保护措施。一般认为细胞皱缩的保护措施也可以通过两步冷冻法达到。所谓两步冷冻法，即开始迅速将精子冷冻到一个特定的零下温度，恰好在精子已出现皱缩而未出现冰晶化现象的低温区内，然后，将精子迅速转移进超低温环境中储存。目前常用的方法是用液氮蒸气作为制冷物质，用液氮作为储存液。

2. *低温保护剂的使用原则*　经多年研究认为有 40 多种物质具有冷冻保护作用。大致分为 3 类：① 能渗入细胞的保护剂：也称膜内保护剂。如甘油、二甲亚砜(DMSO)等；② 不透入细胞的保护剂：如蔗糖、葡萄糖、乳糖等，单独使用效果很差；③ 高分子保护剂：也称膜外保护剂。如右旋糖酐、白蛋白、聚乙烯吡咯酮等，与小分子膜内保护剂配伍，可起到膜内外协同保护作用。

目前使用最广泛的低温保护剂是甘油。实验证明，甘油浓度以及冷冻速度的相互作用，对复苏后精子存活率有影响，有人用 4 种不同冷冻方法比较了纯甘油或甘油-卵黄-枸橼酸缓冲液作为低温保护液的效果，发现复苏后精子活力差异很大。又有人发现 7.5%甘油-卵黄缓冲液比 10%甘油缓冲液对少精子症患者的精子保护作用更强。另外，实验发现甘油浓度与溶解速率对精子复苏后的存活率也有明显影响。有人认为当溶解温度升高，也应提高甘油浓度的含量。当甘油浓度为 8.5%，溶解温度为 65℃时，细胞的损伤最小。目前大多数实验室一般都采用 20℃和 37℃水浴方法溶解冷冻精液。

因此，使用保护剂的原则，应注意浓度合适、配方合理，并选择相应合适的冷冻速度和溶解速率，才能对精子保护起到最佳效果。

3. *献精者的选择标准*　为了使人工授精成功率高，且符合优生优育标准，应该严格选择供精者：① 必须身体健康，两代无遗传疾病，本人无传染病、无性病，年龄应在 22～40 岁；② 体貌端正，精神、心理状态良好，智商高，最好具有大专以上文化程度；③ 精液标准为，精液量大于 2 ml，液体时间不超过 60 分钟，精子密度大于 2 千万/ml，活动率大于 60%，畸形率小于 15%；④ 供精者在献精前禁欲 3～5 天，献精前 24 小时禁止饮酒和喝含酒精的饮料。20 世纪 70 年代中期，美国已建立了诺贝尔奖金获得者和优秀运动员精子库。

（三）人类精子超低温冷贮技术　根据低温生物学原理，为了确保精子冷贮后具有较高的存活率，需要注意三项关键技术：① 冷冻保护剂的配制和使用；② 冷冻方法和速度；③ 冷冻精液的溶解。

1. *冷冻保护剂的配制和使用*　现行精子保护剂大致分两类：一种是单纯应用甘油；另一种应用甘油复合剂。

(1) 甘油保护剂的使用：将液化后的精液用18号针头，吸入5 ml的针筒内。测量其容积，再注入大口瓶内，用滴管加入纯甘油(分析纯)，添加甘油时，应一滴一滴地缓慢地加至精液内，边加边轻轻摇动盛有精液的大口瓶，使甘油和精液均匀混合。添加甘油的速度一般约1分钟加入1滴甘油，若添加速度过快，会使精子内渗透压改变，使细胞膜过度皱缩，引起精子死亡。加入甘油的量一般为每11～14滴精液加甘油1滴。甘油的浓度不要求十分准确，有实验证明5%、7.5%或10%的甘油，对精子存活率无显著差异。添加甘油完毕，将混合液放置5～15分钟，使甘油进入精子内，充分发挥其冷冻保护作用。所用甘油必须密闭保存，防止其吸水。另外，其化学规格最好高于分析纯。可将大瓶甘油分装在小安瓿，灭菌备用。

(2) 甘油复合剂的配制及应用：甘油复合剂的配方很多，多数单位采用甘油-卵黄-枸橼酸钠缓冲液(GEYC)。具体配方见表Ⅲ-2。

表Ⅲ-2 GEYC配方

物　质	容量(ml)
1.3%葡萄糖(分析纯)	26
2.9%枸橼酸(分析纯)	40
卵黄(新鲜鸡蛋黄)	20
甘油(分析纯)	14
合　计	100

复合剂配制应准确，并按一定顺序进行，否则会给复合剂的作用带来一定影响。所用的葡萄糖和枸橼酸钠应该用分析天平准确称量，所用的水溶剂应是双蒸馏水。待上述晶体充分溶解后再添加甘油，由于甘油的比重比普通晶体液高，易沉淀，因此，添加甘油时应边加边搅拌。充分混匀后再添加卵黄。卵黄必须是新鲜的。卵黄的采取是先用温水将鸡蛋壳洗净、擦干，用75%乙醇棉消毒，待乙醇挥发干，将蛋壳中间横截面敲开，尽可能除去蛋清，不要破坏包囊卵黄的膜，用20 ml注射器不带针头，刺破卵黄膜，持续、平稳地抽吸卵黄，抽吸时不可过度用力，避免将卵黄膜吸入，然后加入上述溶液中，边加边搅拌，使溶液充分混匀。

GEYC溶液置于室温下，用少量的1/6 mol/L的氢氧化钠溶液，将其pH调至7.2～7.4。配制后，将GEYC液暂放在2～4℃冰箱内，以防有机成分变性。不宜放置过久，一般仅供一次使用，最好在使用前1～4小时配制。使用前从冰箱内取出，放置在室温下待用，与精液混合前应充分搅拌，以防因放置过久，发生甘油和卵黄的沉淀，影响冷贮的效果。

GEYC的用量与精液等量，即它们的比例为1∶1。添加时也应一滴一滴地缓慢加入精液内，边加边轻轻搅拌。如在1 ml精液内加GEYC，每次2～3滴，在15分钟内将1 ml的GEYC加完。两者混匀后，分装冷冻。

2. *精子超低温冷贮方法*　目前许多实验室精子库常用的有3种方法。① 将装有精液的塑料管或安瓿悬吊在液氮蒸气约－20 ℃处2～3分钟，然后置入液氮中。② 三阶段法，即将装有精子的塑料管或安瓿放在液氮蒸气中逐渐降低高度的方法。例如先放在液氮蒸气约－30℃处，15分钟后再放在－70 ℃处15分钟，最后放入－196℃的液氮中。③ "精液珠"冷冻技术，即将精液与保护剂的混合液直接滴到一个由液氮蒸气冷却的盘子上，或者滴到二氧化碳干冰上形成"精液珠"，再转移到液氮之中。

另外，贮存精液的容器有安瓿和毛细管法两种。实验证实，两种方法各有优点：① 试管法(即安瓿)：易于大规模操作，不会破裂，容易标记，分装均匀，冷冻、运输方便。② 毛细管法：分装样品均匀，散温快而均匀，不易破裂，配上专用授精器，可在解冻后直接作人工授精，由于程序降温仪的普及，细管法正逐渐取代其他方法。

（四）人类精子库 中华人民共和国卫生部于 2003 年颁发了《人类精子库基本标准和技术规范》。现介绍如下。

1. *人类精子库基本标准* 人类精子库是以治疗不育症及预防遗传病和提供生殖保险等为目的，利用超低温冷冻技术，采集、检测、保存和提供精子。

(1) 机构设置条件：① 人类精子库必须设置在持有《医疗机构执业许可证》的综合性医院，专科医院或持有《计划生育技术执业许可证》的省级以上（含省级）计划生育服务机构内，其设置必须符合《人类精子库管理办法》的规定。② 中国人民解放军医疗机构中设置人类精子库的，根据两个《办法》规定，由所在省、自治区、直辖市卫生厅局或总后卫生部科技部门组织专家论证评审、审核、报国家卫生部审批。③ 中外合资、合作医疗机构，必须同时持有卫生部批准证书和原外贸部（现商务部）颁发的《外商投资企业批准证书》。④ 人类精子库必须具有安全、可靠、有效的精子来源；机构内如同时设有人类精子库和开展人类辅助生殖技术，必须严格分开管理。⑤ 设置人类精子库必须获得卫生部的批准证书。

(2) 人类精子库基本任务：① 对供精者进行严格的医学和医学遗传学筛查，并建立完整的资料库。② 对供精者的精液进行冷冻保存，用于治疗不育症、提供生殖保险等服务。③ 向持有卫生部供精人工授精或体外受精-胚胎移植批准证书的机构提供健康合格的冷冻精液和相关服务。④ 建立一整套监控机制，以确保每位供精者的精液标本最多只能使 5 名妇女受孕。⑤ 人类精子库除上述基本任务外，还可开展精子库及其相应的生殖医学方面的研究，如供精者的研究、冷藏技术的研究和人类精子库计算机管理系统的研究等。

(3) 工作部门设置及人员要求：

1) 工作部门设置：根据人类精子库的任务，下设 4 个工作职能部门。① 精液采集部门：筛选献精者，采集精液。② 精液冷冻部门：精液冷冻与保存。③ 精液供给部门：受理用精机构的申请、审核其资格并签订供精合同和供给精液。④ 档案管理部门：建立供精者及用精机构人工授精结局的反馈信息等档案管理制度和计算机管理系统。

2) 工作人员要求：① 精子库至少配备 5 名专职技术人员，人员构成如下：ⓐ 配备 1 名具有高级专业技术职称、从事生殖医学专业的执业医师。ⓑ 配备 1 名具有医学遗传学临床经验中级以上职称的技术人员。ⓒ 配备实验技师 2 名，要具备男科实验室操作技能并熟悉世界卫生组织精液分析标准程序、生物细胞冷冻保存有关的知识及冷冻保存技术，掌握传染病及种类感染特别是性病的检测及其他临床检验知识和技能。ⓓ 配备管理人员 1 名，具有计算机知识和操作技能并有一定管理能力。② 所有工作人员必须具备良好的职业道德。

(4) 场所和设备要求：

1) 人类精子库各种工作用房的规模：① 供精者接待室使用面积 15 m^2 以上。② 取精室 2 间（每间使用面积 5 m^2 以上），有洗手设备。③ 人类精子库实验室使用面积 40 m^2 以上。④ 标本存储室使用面积 15 m^2 以上。⑤ 辅助实验室（进行性传播疾病及一般检查的实验室）使用面积 20 m^2 以上。⑥ 档案管理室使用面积 15 m^2 以上。

2) 人类精子库仪器设备配制基本标准：① 能储存 1 万份精液标本的标本储存罐。② 程序降温仪 1 套。③ 34 L 以上液氮罐 2 个。④ 精子运输罐 3 个以上。⑤ 37℃恒温培养箱和水浴箱各 1 台。⑥ 超净台 2 台。⑦ 相差显微镜 1 台。⑧ 恒温操作台 1 套。⑨ 离心机 1 台。⑩ 电子天平 1 台。⑪ 加热平台及搅拌机各 1 台。⑫ 计算机 1 台及文件柜若干个。⑬ 冰箱 1 台。⑭ 纯水制作装置 1 套(或所在机构具备)。⑮ 精液分析设备。

3) 人类精子库或其所在机构要求：必须具备染色体核型分析的技术和相关设置。

(5) 管理：

1) 业务管理：人类精子库必须对精液的采供进行严格管理,并建立供精者、用精机构反馈的受精者妊娠结局及子代信息的计算机管理档案库,控制使用同一供精者精液获得成功妊娠的数量,防止血亲通婚。具体包括：① 建立供精者筛选和精液采集、冻存、供精、运输的流程。② 按流程顺序做好记录。③ 做好档案管理：精子库档案管理应设专用计算机,所有资料应备份,文字资料应放置整齐有序,注意防火、防盗及保密。人类精子库资料应永久保存。④ 严格控制每一位供精者第一次供出去精液的数量最多只能提供 5 名不育妇女使用,待受者结局信息反馈后,再以递减方式(下次提供的受者人数＝5 名受者－其中已受孕人数)决定下一轮发放的数量,以确保每一供精者的精液标本最多只能使 5 名妇女受孕。⑤ 精子库必须将供精者的主要信息,如姓名、年龄、身份证号和生物学特征的标志等,上报精子库中央信息库,予以备案,信息库工作人员必须对各精子库提供的信息保密。⑥ 各精子库必须将拟定的供精候选人身份情况上报精子库中央信息库,信息库必须在 10 个工作日内反馈信息,以确保供精者只在一处供精。⑦ 做好随访工作：每月定期收集用精机构精液标本使用情况并记录受精者的有关反馈信息,包括受者妊娠、子代的发育状况、有无出生缺陷及受者使用冷冻精液后是否出现性传播疾病的临床信息等。

2) 质量管理：① 人类精子库必须按《供精者健康检查标准》进行严格筛查,保证所提供精子的质量。② 人类精子库必须具备完善、健全的规章制度,包括业务和档案管理规范、技术操作手册及人类精子采供计划书(包括采集和供应范围)等。③ 必须定期或不定期对人类精子库进行自查,检查人类精子库规章制度执行情况、精液质量、服务质量及档案资料管理情况等,并随时接受审批部门的检查或抽查。

3) 保密原则：① 人类精子库工作人员应尊重供精和受精当事人的隐私权并严格保密。② 除司法机关出具公函或相关当事人具有充分理由同意查阅外,其他任何单位和个人一律谢绝查阅供精者的档案。确因工作需要及其他特殊原因非得查阅档案时,则必须经人类精子库机构负责人批准,并隐去供精者的社会身份资料。③ 除精子库负责人外,其他任何工作人员不得查阅有关供精者身份资料和详细地址。

2. 人类精子库技术规范

(1) 供精者基本条件：① 供精者必须原籍为中国公民。② 供精者赠精是一种自愿的人道主义行为。③ 供精者必须达到供精者健康检查标准。④ 供精者对所供精液的用途、权利和义务完全知情并签订供精知情同意书。

(2) 自精保存者基本条件：1) 接受辅助生殖技术时,有合理的医疗要求,如取精困难者和少、弱精子症者。2) 出于“生殖保险”目的：① 需保存精子以备将来生育者。② 男性在其接受致畸剂量的射线、药品、有毒物质、绝育手术之前,以及夫妻长期两地分居,需保存精子准备将来生育等情况下要求保存精液。③ 申请者需了解有关精子冷冻、保存和复苏过程中可能存在的影响,并签订知情同意书。

(3) 人类精子库不得开展的工作：

1) 人类精子库不得向未取得卫生部人类辅助生殖技术批准证书的机构提供精液。

2）人类精子库不得提供未经检验或检验不合格的精液。

3）人类精子库不得提供新鲜精液进行供精人工授精，精液冷冻保存需经半年检疫期并经复检合格后，才能提供临床使用。

4）人类精子库不得实施非医学指征、以性别选择生育为目的的精子分离技术。

5）人类精子库不得提供 2 人或 2 人以上的混合精液。

6）人类精子库不得采集、保存和使用未签署供精知情同意书者的精液。

7）人类精子库工作人员及其家属不得供精。

8）设置人类精子库的科室不得开展人类辅助生殖技术，其专职人员不得参与实施人类辅助生殖技术。

(4) 供精者筛查程序及健康检查标准：所有供精志愿者在签署知情同意书后，均要进行初步筛查，初筛符合条件后，还需接受进一步的检查，达到健康检查标准后，方可供精。

供精者的初筛：供精者的年龄必须在 22～45 周岁，能真实地提供本人及其家族成员的一般病史和遗传病史，回答医师提出的其他相关问题，按要求提供精液标本，以供检查。

1）病史筛查：

A. 病史　询问供精者的既往病史、个人生活史和性传播疾病史。

a. 既往病史：供精者不能有全身性疾病和严重器质性疾患，如心脏病、糖尿病、肺结核、肝脏病、泌尿生殖系统疾病、血液系统疾病、高血压、精神病和麻风病等。

b. 个人生活史：供精者应无长期接触放射线和有毒有害物质等情况，没有吸毒、酗酒、嗜烟等不良嗜好和同性恋史、冶游史。

c. 性传播疾病史：询问供精者性传播疾病史和过去 6 个月性伴侣情况，是否有多个性伴侣，排除性传播疾病(包括艾滋病)的高危人群。供精者应没有性传播疾病史，如淋病、梅毒、尖锐湿疣、传染性软疣、生殖器疱疹、艾滋病、乙型肝炎及丙型肝炎、并排除性伴侣的性传播疾病、阴道滴虫病等疾患。

B. 家系调查　供精者不应有遗传病史和遗传病家族史。

a. 染色体病：排除各种类型的染色体病。

b. 单基因遗传病：排除白化病、血红蛋白异常、血友病、遗传性高胆固醇血症、神经纤维瘤病、结节性硬化症、地中海贫血、囊性纤维变性、家族性黑蒙性痴呆、葡萄糖-α-磷酸脱氢酶缺乏症、先天性聋哑、Prader-willi 综合征、遗传性视神经萎缩等疾病。

c. 多基因遗传病：排除唇裂、腭裂、畸形足、先天性髋关节脱位、先天性心脏病、尿道下裂、脊柱裂、哮喘、癫痫症、幼年糖尿病、精神病、类风湿关节炎、严重的高血压病、严重的屈光不正等疾病。

2）体格检查：

A. 一般体格检查　供精者必须身体健康、无畸形体征、心、肺、肝、脾等检查均无异常，同时应注意四肢有无多次静脉注射的痕迹。

B. 生殖系统检查　供精者生殖系统发育良好，无畸形，无生殖系统溃疡，无尿道分泌物和生殖系统疣等疾患。

3）实验室检查：

A. 染色体检查　供精者染色体常规核型分析必须正常，排除染色体异常的供精者。

B. 性传播疾病的检查

a. 供精者乙肝及丙肝等检查正常。

b. 供精者梅毒、淋病、艾滋病等检查阴性。

c. 供精者衣原体、支原体、巨细胞病毒、风疹病毒、单纯疱疹病毒和弓形体等检查阴性。

d. 精液应进行常规细菌培养,以排除致病菌感染。

C. 精液常规分析及供精质量要求　对供精者精液要做常规检查。取精前要禁欲3～7天。精液质量要求高于世界卫生组织《人类精液及精子-宫颈黏液相互作用实验室检验手册》(1999年,第四版)精液变量参考值的标准:精液液化时间少于60分钟,精液量多于2 ml,密度大于20×10^6/ml,存活率超过60%,其中前向运动精子多于60%,精子正常形态率多于30%。

D. ABO血型及Rh血型检查。

E. 冷冻复苏率检查　应进行精子冷冻实验。前向运动精子冷冻复苏率不低于60%。

(5) 供精者的随访和管理:精子库应加强对供精者在供精过程中的随访和管理。

1) 供精者出现下述情况,应立即取消供精资格。① 生殖器疣。② 生殖器疱疹。③ 生殖器溃疡。④ 尿道异常分泌物。⑤ 供精者有新的性伴侣。

2) 至少每隔半年对供精者进行一次全面检查。

3) 精子库应追踪受精者使用冷冻精液后是否出现性传播疾病的临床信息。

4) 供精者HIV复查:精液冻存6个月后,需再次对供精者进行HIV检测,检测阴性方可使用该冷冻精液。

5) 对外提供精子的基本标准:对外供精用于供精人工授精或体外受精-胚胎移植的冷冻精液,冷冻复苏后前向运动精子(a+b级)不低于40%,每份精液中前向运动精子的总数不得低于12×10^6。

(五) 计算机系统在人类精子库管理中的应用　人类精子库(HSB)并非几个液氮罐的简单堆积,HSB管理是一个系统工程,李建平认为,人类精子库的管理又主要包括精子库事务管理、物流管理及信息管理等。其中事务管理涉及精子库日常事务的方方面面,如精子库精源募集业务管理、供精业务管理、对外精子临时冻存业务管理、精子保险业务管理、精子库实验室操作规程管理以及精子库质量控制管理等;精子库物流管理包括精子入库管理、精子出库管理及精子库精子存量控制管理等;精子库信息管理主要包括精子库档案管理和精子库数据管理等。信息管理是精子库其他管理的基础,也是整个精子库管理工作的核心。

精子库事务的复杂性决定了精子库在其运作过程中必然会产生大量的数据,如何有效组织和管理这些数据是精子库管理的重要环节,也是决定精子库管理成败的关键。传统簿记式的人工管理或文件管理很难担此重任,人工管理数据有其自身难以克服的弊病,如数据分散,组织困难,检索困难,统计分析困难,数据的有效性、一致性和安全性难以保证等。文件管理也存在很大的弱点,即数据与具体的应用程序捆绑在一起,数据缺乏独立性,不能实现程序间的数据共享。计算机数据库技术是现代信息管理系统的基础,它可以比较轻松地解决人工管理和文件管理数据所面临的一系列难题。一个现代的精子库数据管理系统应该也必须建立在数据库技术之上。

钱立新、杨金胜、吴宏飞等研制开发了人类精子库计算机管理系统。该系统包括人员管理、精液管理、信息查询、数据打印、系统相关等几个子模块和一个以MS ACCESS 2000建立的数据库。

1. *人员管理子模块* 该子模块主要负责录入供精志愿者的有关资料，包括志愿者的一般情况、健康状况、体格检查、实验室检查。资料录入完整后，将根据国家卫生部对《人类辅助生殖技术管理办法》、“人类精子库管理办法”、“人类精子库技术规范”等有关规定，自动判断出申请者是否能成为合格的供精者，然后将合格者的相关资料转录到核心数据库中。

该子模块中还有另一部分人员管理，就是使用精子库供精方的相关材料。根据有关规定，供精与受精双方应该互盲，所以精液接受方的资料仅仅限于人工授精单位的有关资料，如辅助生殖单位名称及接受治疗妇女的编号，而不是受精者的具体详细资料。

2. *精液管理子模块* 这是本系统的核心部分。该部分将提供供精者的供精记录管理、精液入库编号、精液的质量分析记录等各方面的数据，同时在人工授精单位需要符合特定条件（如血型、身高、肤色、体貌特征等）的精液时，该子模块负责从库存的精液中挑选出满足要求的精液，并告知精子库管理员符合条件的精液标本试管号。

该子模块还负责跟踪随访供精的使用情况，基于互盲的原则，主要是随访供精是否使女方妊娠、妊娠结局、出生婴儿是否健康以及性别等。

该子模块还有几个辅助功能，首先是记录了精液冷冻复苏结果，它能根据随机复苏管的合格与否来判定同批次的精液是否合格，以及是否还需继续保留；该子模块还有处理意外损坏的精液试管、自动提醒某供精者到了复查人类免疫缺陷病毒（HIV）的时间等功能。

3. *信息查询子模块* 该子模块包括简单查询和组合查询，获得供精者以及精液的基本情况，用户只需要点击 2 次鼠标，就可以查找到所需的数据。对于查找条件比较多的或者需要跨表查找的信息，则采用组合查找法。这主要用于对不同情况的精液试管的查询。

4. *数据打印子模块* 该子模块包括各种清单的打印和各类统计数据的打印，和查询一样，统计的时候也无需用户了解数据库的查询语法，不需输入太多的查询条件，而只需要按照常规的统计需要，按 1 次鼠标直接得出结果。

5. *系统相关子模块* 该子模块目的是为了数据安全性而进行的管理，如每次操作都必须通过密码确认。另外考虑到数据安全性，还特别提供了数据转储功能，用户可以将数据完整地转储到其他存储器中，比如移动硬盘、U 盘等，必要的时候再行恢复。

人类精子库计算机管理系统为精子库管理提供了一套科学、方便、高效的方法，经多年实际应用，已具有以下的显著特点：① 使用方便：整个系统均采用统一风格的菜单与功能按钮结构绝大部分的功能只需点击鼠标就可以完成，尽量减少使用人员的输入工作量，也无需死背有关的命令。对于资料录入这种大信息量输入的功能，采用预设置技术，将大部分输入内容预先设置到系统中，录入员只需要按屏幕提示选择即可。② 智能化：本系统可以根据国家的有关规定，对供精者进行自动分类，筛选出合格的供精人员，同时根据“人类精子库管理办法”的规定，自动查询到符合辅助生育单位要求的精液标本，如一个供精者的精液最多只能供 5 个受精妇女怀孕，这样大大减少了相关人员的劳动强度。③ 安全可靠：本系统充分考虑了数据安全性和实物安全性。通过对数据库和应用程序施加不同的密码，有效杜绝了对数据的恶意查看和修改。④ 持续发展性：对数据库的访问技术允许今后将系统扩展成网络分布式系统。

（六）人类精子库的伦理原则 为了促进人类精子库安全、有效、合理地采集、保存和提供精子，保障供精者和受者个人、家庭、后代的健康和权益，维护社会公益，特制定以下伦理原则。

1. 有利于供受者的原则

(1) 严格对供精者进行筛查,精液必须经过检疫方可使用,以避免或减少出生缺陷,防止性传播疾病的传播和蔓延。

(2) 严禁用商业广告形式募集供精者,要采用社会能够接受的文明形式和方法,尽可能扩大供精者群体,建立完善的供精者体貌特征表,尊重受者夫妇的选择权。

(3) 应配备相应的心理咨询服务,为供精者和自冻精者解决可能出现的心理障碍。

(4) 应充分理解和尊重供精者和自冻精者在精液采集过程中可能遇到的困难,并给予最大可能的帮助。

2. 知情同意的原则

(1) 供精者应是完全自愿地参加供精,并有权知道其精液的用途及限制供精次数的必要性(防止后代血亲通婚),应签署书面知情同意书。

(2) 供精者在心理、生理不适或其他情况下,有权终止供精,同时在适当补偿精子库筛查和冷冻费用后,有权要求终止使用已被冷冻保存的精液。

(3) 需进行自精冷冻保存者,也应在签署知情同意书后,方可实施自精冷冻保存。医务人员有义务告知自精冷冻保存者采用该项技术的必要性、目前的冷冻复苏率和最终可能的治疗结果。

(4) 精子库不得采集、检测、保存和使用未签署知情同意书者的精液。

3. 保护后代的原则

(1) 医务人员有义务告知供精者,对其供精出生的后代无任何的权利和义务。

(2) 建立完善的供精使用管理体系,精子库有义务在匿名的情况下,为未来人工授精后代提供有关医学信息的婚姻咨询服务。

4. 社会公益原则

(1) 建立完善的供精者管理机制,严禁同一供精者多处供精并使 5 名以上妇女受孕。

(2) 不得实施无医学指征的 X、Y 精子筛选。

5. 保密原则

(1) 为保护供精者和受者夫妇及所出生后代的权益,供者和受者夫妇应保持互盲,供者和实施人类辅助生育技术的医务人员应保护互盲,供者和后代应保持互盲。

(2) 精子库的医务人员有义务为供者、受者及其后代保密,精子库应建立严格的保密制度并确保实施,包括冷冻精液被使用时应一律用代码表示,冷冻精液的受者身份对精子库隐匿等措施。

(3) 受者夫妇以及实施人类辅助生育技术机构的医务人员均无权查阅供精者真实身份和信息资料,供精者无权查阅受者及其后代的一切身份信息资料。

6. 严防商业化的原则

(1) 禁止以盈利为目的的供精行为。供精是自愿的人道主义行为,精子库仅对供者给予必要的误工、交通和其所承担的医疗风险补偿。

(2) 人类精子库只能向已经获得卫生部人类辅助生殖技术批准证书的机构提供符合国家技术规范要求的冷冻精液。

(3) 禁止买卖精子,精子库的精子不得作为商品进行市场交易。

(4) 人类精子库不得为追求高额回报降低供精质量。

7. 伦理监督的原则

(1) 为确保以上原则的实施，精子库应接受由医学伦理学、心理学、社会学、法学和生殖医学、护理、群众代表等专家组成的生殖医学伦理委员会的指导、监督和审查。

(2) 生殖医学伦理委员会应依据上述原则对精子库进行监督，并开展必要的伦理宣传和教育，对实施中遇到的伦理问题进行审查、咨询、论证和建议。

二、供精人工授精的实施

供精人工授精(AID)是男性绝对不育的惟一补救措施，因此应严格掌握其适应证。

(一) 适应证　这是用供精者精液作人工授精的一种方法。AID 生育的后代，其社会学父亲和生物学父亲不一致，这将涉及法律、心理等诸因素，因此，除了完全出于自愿外，还必须严格掌握其适应证。① 丈夫因患绝对性不育症和严重的生育能力低下。如经多次精液检查证实为无精子症、死精子症、严重少精子症，经治疗无效者；先天性生殖功能低下症、睾丸萎缩、睾丸切除术、隐睾、睾丸炎及截瘫、输精管结扎后渴望生育，而做输精管吻合术又失败者。② 丈夫患遗传疾病，或携带病变基因。如精神病、癫痫、白痴、Gierke 糖原增多症等。③ 丈夫患有性功能障碍，而做 AIH 或 IVF - ET、ICSI 失败者。如 ED、逆行射精、不射精等。④ 免疫性不育，包括丈夫患自身免疫性不育以及血型不合，如 ABO 血型不合，或 Rh 因子不合(女方为 Rh 阴性，丈夫为 Rh 阳性)。

美国哈佛大学医学院制定的 AID 适应证及病例选择可供参考表Ⅲ-3。

表Ⅲ-3　哈佛大学医学院 AID 适应证及选择例数

适应证(病因)	例　数(%)
无精子症	56(52.3%)
严重的少精子症	42(39.2%)
性交不射精	1
逆向射精	1
ED	2
放射线损伤	2
Rh 因子或 ABO 血型不合	3
总　　计	107

根据卫生部要求，对少精子症、弱精子症、畸形精子症、严重 ED 患者、不射精症、逆行射精症、输精管复通术失败的患者，医生必须向其交代清楚，通过卵泡浆内单精子显微注射技术也可能使其有自己血亲关系的后代，如果患者本人仍坚持放弃通过卵泡浆单精子显微注射技术助孕的权益，则必须与其签署知情同意书，方可采用供精人工授精技术助孕。

(二) 禁忌证　女方有下列情况之一者，禁止作 AID：① 患有泌尿生殖系统急性感染或传播性疾病；② 患有严重的遗传、躯体疾病或精神疾病；③ 接触致畸量的射线、毒物、药品，并处于作用期；④ 有吸毒等不良嗜好者。

(三) 办理相关手续

1. 供精人工授精申请书　AID 术涉及法学、伦理学和心理学诸方面的问题。对心理压力大，欲做又不十分迫切的夫妇不宜作 AID 术，以免引起不必要的纠纷。

凡属供精人工授精适应证，并完成上述准备工作后，如夫妇双方自愿申请作 AID 术，必须自觉提供书面申请书。申请书的格式和内容参照如下。

供精人工授精申请书

某医院某科：

我们结婚____年未育，经检查丈夫患有______疾病，无生育能力。经慎重考虑，我们夫妇双方均自愿申请作供精人工授精术。我们愿按照你科的要求进行授精前的检查和准备，提供必要的证件(结婚证、身份证、计划生育证明)。

申请人 丈夫(签名)
妻子(签名)
年 月 日

2. *AID 技术人员的行为准则* 按卫生部要求 AID 技术人员必须做到：

(1) 严格遵守国家人口和计划生育法律法规。

(2) 严格遵守知情同意、知情选择的自愿原则。

(3) 尊重患者隐私权。

(4) 禁止无医学指征的性别选择。

(5) 在同一治疗周期中，精子必须是同一男性。

(6) 禁止给不符合国家人口和计划生育法规和条例规定的夫妇和单身妇女实施 AID。

(7) 一个男性的精子只能供 5 个受精的女性孕育。

(8) 严格审验接受 AID 夫妇的结婚证、身份证和计划生育证明，并认真记录、存档。

3. *签署知情同意书* 在生物学意义上，AID 生育的后代与接受 AID 术的丈夫无任何血缘关系，受精者丈夫不是其后代的生物学父亲，但他必须承担社会学父亲的责任和义务。这种情况，应该向接受 AID 夫妇讲清楚，并签署知情同意书。知情同意书应包括下述内容：

(1) 经科学检查证实男方无生育能力，自愿申请作供精人工授精。

(2) 院方提供的精源是经过选择的，供精者无遗传性疾病、无传染病、身体健康、精子质量合格。

(3) 院方为供精者和受精者双方保密，互不相认，互不相知。院方既不向供精者提受精者的姓名、地址和身份，也不向受精者提供供精者的姓名、地址和身份。

(4) 接受 AID 的夫妇是人工授精后所生育后代的法律上的父母，必须承担其后代的抚养、教育等义务。

(5) 鉴于正常情况下，女方也有流产、早产、分娩畸形胎儿的可能，故院方除保证提供健康者正常精液外，不可能保证不发生上述类似情况。

(6) 如果人工授精后，有多胎妊娠，应施行减胎术。

(四) 女方术前准备

1. 女方必须排除生殖道感染，排除各种影响孕育的免疫因素，包括抗精子抗体、抗子宫内膜抗体、抗卵巢抗体等。确定输卵管通畅，子宫大小、形态、内膜正常，卵巢功能良好。

2. 从月经第 5 天开始，给予克罗米芬促排卵治疗，每天 50 mg，连续服用 5 天。月经第 12 天开始，用 B 超监测排卵，当卵泡发育到 18～20 mm 时，给予肌内注射 HCG 6 000～10 000 U。

3. 注射 HCG 后 24 小时，定为人工授精时间。第二天再监测卵泡，如果确定卵泡已破裂，一般不再施行第二次人工授精。也有学者主张排卵后可作第二次人工授精。

4. 如果用克罗米芬促排治疗无效，可采用克罗米芬加 HMG 进行促排治疗。

（五）人工授精方法 常用的人工授精方法，有宫颈内注入法和宫腔内注入法。

1. **宫颈内注入法** 这是不少医院经常采用的人工授精方法。宫颈管在排卵期前充满宫颈黏液，且宫颈管的隐窝是最适合精子生长和贮藏的地方，据研究认为，在此，一般能存活48小时，而阴道内 pH 不利于精子的生存，据研究认为，精子在阴道内 4～6 小时后完全丧失活动能力。因此，多数医生乐意采用宫颈内注入法作人工授精。

具体操作方法是患者取膀胱截石位，臀部垫高，常规消毒外阴，放置未涂润滑剂的消毒窥阴器，暴露宫颈，观察宫颈黏液的量和质以及宫颈外口的开放程度，并取少量宫颈黏液作羊齿状结晶检查。再擦净宫颈外口黏液，常规消毒，然后用注射器吸取精液，在注射器前端接一根直径为 2 mm 的授精管，排空管内气体，将授精管插入宫颈管内 0.5～0.8 cm(不超过 1 cm)，轻轻缓慢地推注精液入宫颈管内，一般注入数滴即够，或注入 0.5～1 ml 精液，如果冷冻精液采用细管法，可直接将细管中冻融的精液直接注入宫颈管内。

注毕轻轻取出导管和窥阴器，令患者两腿并拢平卧或斜靠 30～60 分钟后，即可回家休息。

2. **宫腔内授精法** 许多学者认为宫腔内授精有许多缺点：① 导管插入宫腔比较困难，并可引起出血和宫颈痉挛；② 精液进入宫腔常可引起子宫痉挛而致剧烈腹痛；③ 由于越过了宫颈的杀菌屏障，容易引起宫腔感染；④ 直接注入宫腔的精子，缺乏宫颈黏液对精子获能应起的作用，受孕率低；⑤ 易产生抗体；⑥ 由于精子很快从子宫腔进入输卵管，如女方尚未排卵，则因精子很快死亡而受孕机会少。因此，有人认为宫腔内授精不良反应大，受孕机会少，不主张采用。只用于女方存在宫颈病变的患者。但仍有些学者报道有部分精子返流至宫颈内口处隐窝的黏液中，这部分精子在此获能生存并缓慢持续释放而使受孕机会增加。故近年来多数医院采用宫腔内授精法。

具体操作方法与宫颈内注入基本相同，只是将导管继续向前推进，使导管进宫颈口内3～4 cm，注入精液不超过 0.5 ml，否则会引起子宫痉挛，使精液全部排出，并伴有剧烈腹痛等不良反应。

（六）人工授精结果分析

1. **人工授精周期数与妊娠关系** 普遍认为妊娠率与人工授精周期数密切相关。

据统计，正常人群中男女婚后 1 个月妊娠率为 25%，6 个月妊娠率为 63%，1 年妊娠率为 81%。因此，确定人工授精成败一般以 12 个周期为界。作人工授精治疗不育症也以坚持 6～12 周期为宜，切勿中途放弃治疗。这一点应在术前向患者讲清楚，希望能得到患者的配合。

由于人工授精的成败受诸多因素的影响，如精液的质量差异，接受人工授精妇女的选择不同，因此总成功率报道差异较大，难以与正常比较。 ·般认为，用“周期成功率”比较授精效果是较好的指标。周期成功率是以妊娠总人次数授精总周期数，换算成百分数。据国外统计，周期成功率为 9.6%～16.4%，国内报道为 18.2%。

2. **人工授精成功率与授精方式的关系** 人工授精的成功率与人工授精的方式也有密切关系。据国外报道 AID 总成功率为 47%～72%；AIH 总成功率为 13%～25%。两者比较，AIH 的效果明显低于 AID。但由于 AIH 对不育夫妇的心理影响小，故仍是一种很受欢迎的方法。AIH可用新鲜精液，也可用多次冷贮精液的混合物；AID术一般多采用冷贮精液。

3. **人工授精所生婴儿性别与体格、智力情况分析** 人工授精不干扰精子与卵子的自然结合过程。因此，理论上说，人工授精所生婴儿的性别比例与自然人群无差异。但多数资料表明，AID所生婴儿男性多于女性，美国两组报道，男性占53%～53.7%，女性占42.5%～43%。日本报道，AID所生婴儿的男女比例接近，国内报道男婴多于女婴。

人工授精后所生婴儿的畸形发生率与体格、智力是令人关注的问题。美国Sherman统计1964～1973年10年之中人工授精所生571个婴儿的情况表明，畸形发生率为1.2%，这低于自然人群出生婴儿的畸形发生率(3%)。

另外，据个别单位随访结果，表明AID所生婴儿的体格、智力情况略优于自然人群所生婴儿。这可能是冷贮精液优选的结果。美国现已建立了诺贝尔奖金获得者和优秀运动员精子库，这无疑对所生婴儿有一定的影响，国外已有冷贮精液AID术所生婴儿才智超群的随访报道。因此，冷贮精液的优选，从遗传学角度分析，AID婴儿的体格、智力条件较自然人群为好。

4. **影响人工授精成败的因素** 决定人工授精成败的因素有男方因素和女方因素。

(1) 男方因素：首先是精液的质量，包括精子活动力、存活率、密度，以及精液的黏稠度和酸碱度。冷贮精液的技术不同，造成精子的损伤不同，其结果也不同。另外，供精者精液与丈夫精液间存在免疫反应，降低了成功率。故一般主张，在做AID前后数日应避免性交。

(2) 女方因素：术前监测女方排卵不精确会影响其成功率；女方存在造影术难以发现的输卵管周围粘连和内膜炎；子宫内膜的演变与孕卵的发育不同步；女方年龄偏高，若女方年龄超过30岁，其妊娠率造成影响；女方精神紧张，心理上不平衡也会影响人工授精的成功率。

术者应尽量避免不利因素，认真、细致地做好精子的冷贮、复温和人工授精的每一关键步骤，不断提高人工授精周期成功率。

（陈利生　陈　前　张爱君　陈予雯）

第二章　体外受精-胚胎移植及其衍生技术

许多难治性不育患者自从诞生了体外受精-胚胎移植(IVF－ET)技术后获得了希望。世界上第一例IVF－ET婴儿(Luise Brown 路易斯·布朗)诞生于1978年7月25日。此后这项技术得到迅速发展,并日趋成熟。

第一节　体外受精-胚胎移植

一、适应证

(1) 因输卵管因素引起的经久不愈的不育：如慢性输卵管炎引起输卵管阻塞或通而不畅;宫外孕双侧输卵管切除后;输卵管结扎复通术后多年不育;先天性输卵管畸形。

(2) 慢性盆腔炎广泛粘连,尽管做粘连松解术也长年不育,曾患有盆腔结核史,但已排除子宫内膜结核的患者。这些均是IVF－ET的适应证。

(3) 曾多次做AIH失败的子宫内膜异位症患者：这类患者可试行IVF－ET。

(4) 卵巢功能衰竭但子宫良好需采用赠卵者。

(5) 男方因少精、弱精、射精障碍不能做AIH或多次AIH失败的夫妇。

(6) 男女双方体内存在抗精子抗体而经过药物治疗无效或多次AIH失败者。

(7) 不明原因的不育：因目前的技术水平,夫妇双方均找不到不育的原因,如精子获能不佳,精子穿透能力不强。

二、术前准备

临床上适合做IVF－ET的患者,医生应向其告知该项技术的过程、费用、成功率和可能出现的并发症。术前应签署知情同意书。

应排除各种遗传病(如《母婴保健法》规定的不宜生育者,目前无法进行胚胎移植前遗传学诊断的各种遗传病),还应排除各种传染病,如艾滋病、梅毒、病毒性肝炎及支原体、衣原体感染。其他还应排除精神疾患和急性泌尿生殖道感染,包括性传播性疾病。

月经第3天抽血查内分泌激素,如FSH、LH、T、E_2、PRL,并采用B超监测卵巢的窦卵泡数目。结合年龄、体重指数为选择控制性超促排卵(COH)方案作准备。

男方的精液检查包括精子顶体反应和5小时存活率检测。这为选择体外受精与胚胎移植术,还是选择卵泡浆内单精子显微注射(ICSI)提供依据。

COH前应作一次试移植,了解子宫的位置、宫腔的大小,以判断移植管进入子宫腔难易的程度和方向。对试移植的结果应作详细记录,并绘制成图。如发现子宫颈狭窄,应在做IVF前做扩张宫颈手术,这对胚胎移植的准备工作十分重要。

三、IVF-ET的方法和步骤

(一) 控制性超促排卵(COH) 世界上第一例试管婴儿是 Steptoe 和 Edward 采用自然周期做了 IVF-ET 而成功诞生。但在自然周期中,每个月只产生一个优势卵泡,取卵容易失败,且受精率和妊娠率很低。1980 年澳大利亚 Card Wood 采用人绝经期尿促性腺激素(HMG)联合绒毛膜促性腺激素(HCG)诱导排卵,诞生了世界上第四例试管婴儿。此后,全世界各生殖中心开始广泛采用 COH 方法采集多个卵子进行 IVF-ET 术,大大地提高了受精率和妊娠率。到 2002 年底全世界出生的试管婴儿已达 100 万。

1. COH *常用药物* 近年来用于 COH 的药物有促性腺激素(Gn)、促性腺激素释放激素类似物(GnRHa)和生长激素。

(1) 促性腺激素(Gn):现在临床上应用比较多的促性腺激素有人绝经期促性腺激素(HMG)、促卵泡素(FSH)、高纯度促卵泡素(FSH-HP)和基因重组的促卵泡素(rec-FSH)。其生理作用:① 直接刺激颗粒细胞的增生和分化;② 诱导颗粒细胞 FSH、LH 受体的合成,增强颗粒细胞对 LH 反应的敏感性;③ 与颗粒细胞表面 FSH 受体结合,激活腺苷酸环化酶和 cAMP 依赖性蛋白激酶,诱导芳香化酶的活性,使雄激素转化为雌激素;④ 刺激颗粒细胞合成抑制素、激活素和胰岛素样生长因子-I(IGF-I)调节优势卵泡的选择和闭锁。

(2) 促性腺激素释放激素(GnRH)类似物:GnRH 类似物有两种:GnRH 激动剂(GnRHa)和 GnRH 拮抗剂(GnRH-A)。目前临床上常用的是 GnRHa。于 1984 年 Porter 首先报道了应用 GnRHa 与 Gn 进行 COH,使 IVF-ET 放弃周期率降低,妊娠率提高,近几年已被广泛应用于 IVF 控制性超促排卵周期。其生理作用是当 GnRHa 与 GnRH 受体结合后形成一种有活性的激素受体,刺激垂体急剧释放 Gn,产生垂体去势。然而应用外源性的 Gn 刺激卵巢的卵泡发育,有效地控制卵泡同步生长。

目前临床比较常用的 GnRHa 有长效和短效两大类:① 短效制剂有:Buserelin(布舍瑞林)、decapepty(小剂量达必佳);② 长效制剂有达必佳(3.75 mg/安瓿)、达菲林等。

应用 GnRHa 不足之处有:① 需要一个长时间才能获得垂体去势,延长了治疗周期,并增加了 Gn 的药量,使 COH 费用增加;② 易产生卵巢过度抑制;③ 易发生卵巢囊肿;④ 垂体去势后,易产生性激素减退的不良反应,如潮热、阴道干燥和月经失调。

GnRH 拮抗剂(GnRH-A)国外已开始用于临床,如 cetrorelix、ganrelix 和 antide。其作用机制是它与垂体 GnRH 受体竞争性结合,抑制垂体 Gn 的释放,并且具有起效快、作用时间短、停药后垂体功能迅速恢复的特点。

(3) 生长激素(GH):现已明确,卵巢也是 GH 作用的靶器官,GH 直接作用于卵巢上,增加胰岛素样生长因子(IGF),实验证明 IGF 具有良好的自分泌和旁分泌作用,促进卵泡的生长和分化;GH 作用于肝脏,增加循环内的 IGF 含量,也促进卵泡的生长和分化。1988 年 Homburg 首先对无排卵、低促性腺激素、对 HMG 拮抗的妇女进行研究,发现 GH 可以改善这类妇女对 HMG 的反应。特别是对那些垂体本身 GH 储备较差的患者,联合应用 GH 和 Gn,可以增强卵巢对 Gn 的反应,改善促排效果,减少 Gn 的用量,缩短刺激时间,增加卵泡数,提高妊娠率。目前不少生殖中心对那些卵巢低反应患者联合应用 GH。

2. COH *常用方案* 20 世纪 80 年代以前一般采用克罗米芬(CC)和促性腺激素(Gn)

进行促排卵。常用的方案是 CC＋FSH/HMG＋HCG。这种方案常常出现(20%～40%)过早的内源性 LH 峰值,卵泡期高水平的 LH 值可使卵泡微环境中雄激素水平过高,影响卵子的质量,减低受精率和着床率。另外,还可能出现取卵前过早排卵或卵子过熟,而降低获卵率、受精率和妊娠率。自从 Porter 于 1984 年开始应用 GnRHa 降调方案以来,取代了 CC＋HMG/FSH＋HCG 方案。目前 GnRHa 降调方案已被广泛应用,并被公认这种方案能避免卵泡期过早的山峰出现,改善获卵率、受精率、种植率和妊娠率。GnRHa 方案有 3 种,分别介绍如下。

(1) GnRHa 长方案：用 GnRHa 使垂体内源性 Gn 完全释放,依赖外源性 Gn 控制卵泡的发育。具体用法是：于月经周期第 21 天或预测月经来潮前 7 天(促排卵的前一个周期),每日肌内注射达必佳 0.05 mg,或隔日注射达必佳 0.1 mg,一直用到促排周期注射 HCG 时停止。Gn 于促排周期的月经第 3 天开始,根据窦卵泡数决定起始剂量,再根据 B 超卵泡发育情况及血 E_2 水平调整用药剂量。一般在月经第 3 天开始用果纳芬 75～225 U,连用 3 天,月经第 6 天开始用 HMG2～3 支。直到注射 HCG 时停用。长方案一般用于年轻女性或多囊卵巢综合征患者或子宫内膜异位症患者。

(2) GnRHa 短方案：于促排卵周期的月经第 2 天开始,每日肌注达必佳 0.1 mg,用 3～4 天后改为每日肌注达必佳 0.05 mg,直至注射 HCG 时停用。于月经第 3 天加用 Gn,如 HMG 和果纳芬,直至注射 HCG 时停用,剂量、方法同长方案。短方案笔者一般用于年龄较大者或月经不规则的患者。

(3) 超短方案：于促排卵周期第 2 天开始,GnRHa 和 Gn 同时应用,每日肌注达必佳 0.05 mg共 3 天。Gn 一直用到注射 HCG 时。这一方案适用于卵巢反应不良患者或年龄较大的患者。此方案我们很少采用。

各生殖中心采用什么方案,应用多少剂量都有自己的经验,不完全一致。

(二) 卵子的收集与培养　在促排卵周期月经第 10 天开始,用阴道 B 超监测卵泡发育,当一侧卵巢中发现有 2～3 个直径 1.8 cm 的卵泡时,注射 HCG 10 000 U,促使卵泡成熟。在注射 HCG 后 36 小时取卵,收集卵子。取卵应在靠近实验室的取卵间进行。取卵途径在早期一般是腹腔镜下取卵,20 世纪 80 年代初开始经阴道 B 超引导下取卵。

1. **取卵步骤**　下面主要介绍经阴道 B 超引导下的取卵步骤。

(1) 清洁阴道：自注射 HCG 当日起,每天两次用生理盐水擦洗阴道,如有阴道炎症可适当应用抗生素。

(2) 按无菌手术的要求,患者更换消毒衣和消毒拖鞋进入取卵间,以膀胱截石位平卧手术床上。术者和工作人员穿上消毒衣,并充分消毒手指、手臂,戴无菌手套,并用生理盐水反复多次冲手套上滑石粉。目前市场上有无菌、无粉手套供应,也可选用。

(3) 术者穿洗手衣,用生理盐水消毒外阴,擦洗宫颈和阴道。然后穿上手术衣,铺巾。阴道 B 超探头上使用的探头套应是无菌,且对卵子是无毒害的。固定穿刺架,超声显示器上显示穿刺线。

(4) 穿刺针有单腔和双腔两种。市场上供应的有 COOK 和 CCD 两家,笔者习惯用 CCD 单腔或 COOK 双腔取卵针,型号为 17 号。从阴道后穹隆或阴道侧穹隆进针。

(5) 从最靠近阴道壁的卵泡开始取卵,由近及远一一穿刺取卵。一般情况下一侧卵巢只穿刺 1 次,尽可能避免多次穿刺,减少术后出血。

(6) 穿刺时负压吸引器的负压保持在12～18 kPa。

(7) 将收集到的含卵子的卵泡液通过传递窗传递给体外受精实验室。

(8) 双侧卵巢取卵结束后，观察子宫直肠窝有无积液，如果有积液应吸尽，还需观察盆腔是否有积血、积液，如果有也应吸尽。退出穿刺针，冲洗穿刺针。观察阴道出血情况，如有出血应压迫止血。

(9) 术后让患者在手术床上休息1～2小时。

(10) 术中笔者一般不用麻醉药，患者多数能耐受。有些患者适当给予杜冷丁50～100 mg镇静止痛。也有人选择静脉麻醉。

2. *取卵注意事项* 为了避免影响卵子的采集，应注意如下事项：

(1) 严格掌握无菌操作，避免卵子、卵泡液与有害物质接触，工作人员进入实验室和取卵间不能涂抹化妆品。操作要准确、快捷，避免卵子、卵泡液暴露时间过长。并注意试管及卵泡液的保温。

(2) 穿刺过程中针尖要对准卵泡中央，减少术中术后出血，避免伤及血管。

(3) 负压吸引器的负压不宜过高，负压过高会损伤卵子。笔者一般用17号穿刺针，负压在15～18 kPa。

3. *卵子的培养* 取出的卵子与卵泡液的混合物立即通过传递窗传递到胚胎实验室，技术人员即刻对卵母细胞进行冲洗和培养。这一序贯过程用三种液体进行处理，即洗涤液(MHTF)、受精液(HTF)和生长液(P_1)。

(1) 找卵子：将取出的卵泡液倒入一个大的平底培养皿中，在解剖显微镜下找卵。当找到3～5 mm的黏液团中有一针尖大小的白点，即为卵-冠-丘复合物(OCCC)，并在镜下确认有无卵子。

(2) 将找到的OCCC放入洗涤液(MHTF)和受精液(HTF)中各洗涤2次，去掉血细胞和颗粒细胞，最后移到受精液(HTF)，置于37℃5% CO_2的培养箱内培养4～6小时，使卵母细胞进一步成熟。

(三) 取精 男方禁欲3～5天，在取卵当日用手淫法将精液收集于一只无菌、无毒的容器内，采精时不要污染杯缘和杯内，送胚胎实验室，待其液化后进行常规检查，并采用上游法进行处理，受精时的活动精子的密度应调至5万～10万/ml。

(四) 体外受精 卵子培养4～6小时后进行体外受精。

1. *加入精子* 先将卵母细胞移至1孔或1滴受精液(HTF)中，每孔可加入2～3个卵母细胞，10万个活动精子。然后置于37℃5%的CO_2培养箱中继续培养。

2. *拆卵及更换培养液* 体外受精后16～20小时，卵母细胞周围残留的放射冠与卵丘细胞应当剥离掉。这种操作在显微镜下进行，故称“显微加工”。方法有两种：一是用TB注射器针头剥离；另一种是用微吸管，其内径与卵母细胞直径相吻合，把卵母细胞吸进去，然后再用力把它吹出来，这样反复多次地吸入和吹出，就可以把卵母细胞周围的放射冠与卵丘细胞剥脱下来。笔者采用的是第二种方法。无论使用哪种方法切勿损伤卵母细胞和透明带。剥脱下来的放射冠、卵丘细胞和残余精子对受精卵的进一步发育不利。因此，必须把受精卵移到生长液中(P_1)。

3. *观察受精情况* 在解剖显微镜下观察生长液(P_1)中受精情况。如果卵母细胞内出现两个相同大小的圆形结构，约1.5～2.0 μm，比较致密、光洁，这就是雌雄原核。有时在卵周隙中还可看到两个极体。这标志着这个卵细胞受精已经成功。

观察原核形态正常与否，预测胚胎的发展潜能、种植率和临床妊娠率十分重要。Scott 和 Smith 于 1998 年提出，根据核仁核前体(NPB)是否出现极化现象，将合子分为三类。Ⅰ类：在雌雄原核中 NPB 都呈极化状态；Ⅱ类：NPB 一个原核呈极化，另一个原核呈非极化状态；Ⅲ类：NPB 雌雄原核都呈非极化状态。Ⅰ类合子具有很高的发展成囊胚的潜能，且这类囊胚有很高的种植率和妊娠率。

将观察后的有受精卵且盛有生长液(P_1)的培养皿再放入 37℃的 5%CO_2 培养箱中继续培养。一般在受精后 36～48 小时观察卵裂情况。

(五) 胚胎移植　胚胎移植前必须对胚胎的质量进行评估。Rienzi 将受精后第 3 天的胚胎分为四级：Ⅰ级胚胎的卵裂球大小相等，且没有碎片；Ⅱ级胚胎的卵裂球大小相等，碎片＜20%；Ⅲ级胚胎卵裂球大小不等，碎片≥20%；Ⅳ级胚胎卵裂球大小不等，碎片≥50%。

1. *移植时间*　体外受精后 48～72 小时，胚胎已发育到 4～16 个细胞。目前大多数生殖中心在取卵后 2～3 天进行胚胎移植。也可在体外受精后 4～5 天囊胚期进行移植，推迟移植时间更符合妊娠生理；但对体外培养条件要求更高。

2. *操作方法*　患者取膀胱截石位，用生理盐水清洁阴道、外阴，并用 MHTF 液清洗宫颈。

移植管必须用 MHTF 液冲洗 2～3 次，确保抽吸系统的完好。然后依次吸入空气 10 μl、含胚胎的培养液 30 μl、空气 10 μl 和培养液 10 μl。先将移植管的外套管插入宫颈内口，再将吸有胚胎的移植管经外套管插入宫腔，距宫底 1 cm 处，缓慢将胚胎注入宫腔内。取出移植管，检查胚胎是否完全注入宫腔，若有余留，必须再次作胚胎移植，直到确保移植管内的胚胎完全注入宫腔为止。术毕让患者在手术室平卧休息 2～3 小时。

(六) 黄体支持　胚胎移植后应及时给予黄体支持。其原因是：① COH 时多个卵泡同时发育，使卵泡期 E_2 分泌过高，导致黄体期过短；② 取卵时抽吸卵泡，使部分颗粒细胞丢失，影响黄体功能；③ GnRHa 使用后垂体受抑制，到黄体期其抑制作用尚未完全消失。因此，胚胎移植后，需及时补充黄体酮。一般在取卵日开始每天肌内注射黄体酮 60～80 mg。待移植后 14 天测尿 HCG，如果未妊娠，即可停药。如果证实已妊娠，继续用药到移植后 2 个月停药。

为了减少卵巢过度刺激综合征的发生，一般不采用 HCG 支持黄体功能。如果需要应用，在移植当天、移植后第 4、7、10 天各注射 HCG 2 000 U 即可。

(七) 妊娠确定　胚胎移植后 14 天，测尿 HCG 或血 βHCG。尿 HCG 阳性或血 βHCG ＞50IU/L 确定为妊娠。移植后 35 天，B 超检查胎儿发育情况和胎儿数。

四、IVF－ET 并发症

实施 IVF－ET 常见的有以下两种。

(一) 卵巢过度刺激综合征(OHSS)　这是一种医源性疾病，在 COH 治疗中比较常见。

1. *病理变化*　OHSS 主要病理表现为：① 卵巢囊性增大；② 毛细血管通透性增加，以致体液从血管内向第三体腔转移，形成腹水和胸水，继而造成血液浓缩，电解质紊乱，以致引起肝、肾功能损伤和血栓形成。

2. *发病机制*　OHSS 的发病机制目前还没有研究清楚，可能与下列因素相关。

(1) 毛细血管通透性增加可能与前列腺素分泌增加相关。首先,HCG 可以活化花生四烯酸转变为前列腺素所需的环氧酶;其次体内较高的雌激素水平共同促使前列腺素分泌增加。

(2) 血管紧张素Ⅱ增加也造成毛细血管通透性增加,HCG 可使血液和卵泡液中肾素原增加,并激活肾素-血管紧张素-醛固酮系统,导致血管紧张素Ⅱ的增加。

(3) 血管内皮生长因子(VEGF)的产生使血管通透性增加,细胞因子、雌激素、HMG、HCG 可刺激 VEGF 的产生。当前,多数学者认为 VEGF 是引发 OHSS 的中介物。离体实验中发现 VEGF 抗体可逆转这一作用。

(4) 血栓形成的机制:首先是血管浓缩的结果。另外,注射 HCG 后使凝血活酶、纤溶系统被激活而引起。

3. **临床分类** 按临床症状的轻重分为三度五级,即 Golan 分类法(见表Ⅲ-4)。

表Ⅲ-4 Golan 分类法(OHSS)

级别	轻度	中度	重度
1	腹胀不舒		
2	腹胀、恶心、呕吐或腹泻卵巢直径 5～12 cm		
3		超声发现腹水症状同轻度 1、2 级	
4			中度具有的症状加腹水、胸水、呼吸困难
5			所有症状加血容量减少、血液浓缩、血黏稠度增加、凝血异常、肾功能减退

4. **治疗** 对轻度和中度患者应严密观察,多卧床休息,多饮水,不作特殊处理。对重度患者应住院治疗并给予下列处理:

(1) 补充血容量:每日补液量为 1 500～3 000 ml,由于大量腹水,白蛋白丢失较多,需补充白蛋白,5%～10%白蛋白 100 ml,每日 2 次。

(2) B 超引导下,经阴道穿刺放腹水,一次放液可达 3 000 ml 左右。

(3) 严密观察病情变化,每日测体重,量腹围,检查血液常规、红细胞比容、电解质、凝血功能及肝、肾功能,发现变化及时处理,并请内科医师会诊。

5. **预防** OHSS 重在预防。

(1) 对有高度倾向的患者,如多囊卵巢综合征等,应选用高纯度的 FSH 和 GnRHa 进行控制性促排卵治疗。

(2) 在促排卵过程中按时监测卵泡发育和 E_2 水平,及时调整 Gn 的用量。当发现 E_2 上升快,达 5 000 pg/ml,或大批卵泡发育,可在卵泡直径达 14 mm 时停用 Gn,但继续使用 GnRHa 2～3 天,当 E_2 水平降至 2 500 pg/ml 时注射 HCG。

(3) 对高危患者取卵前 36 小时注射 HCG 可减半,即注射 HCG 5 000 U 即可。

(4) 不使用 HCG 作为黄体支持。

(5) 若在移植前发生 OHSS,应将胚胎冷冻保存不进行移植,留在以后非超促排卵周期再移植。

(6) 对某些高危患者在取卵后即可给予白蛋白和林格溶液治疗。

(二) 多胎妊娠 由于促排卵药物的广泛应用和多胚胎的移植,使多胎妊娠的发生率大大提高。多胎妊娠对胎儿的生长发育和母体妊娠并发症的发生都是很不利的。因此避免多胎妊娠和处理多胎妊娠成为临床医生的一大责任。

1. *预防措施* 在做人工授精时,无论是 AIH 还是 AID,如果施行促排卵过程中,定期B超监测卵泡发育数,当排卵前卵泡数过多,可取消注射 HCG;在做 IVF-ET 时,严格控制移植胚胎数,一般主张移植 2~3 个优质胚胎,不能超过 3 个。

2. *减胎术*(MFPR) 当确定为多胎妊娠,应施行减胎术,保留 1~2 个胎儿。目前我国各生殖中心常采用的是经阴道 B 超引导下抽吸胚胎的方法。

(1) 时间的选择: 减胎时间各家报道不一,手术可在妊娠 7~13 周进行,选择性减胎术应在妊娠 9.5 周后。笔者一般选在 7~10 周进行。

(2) 操作方法: ① 清洁阴道: 从术前 1 天开始,用碘伏液擦洗阴道 2 次。手术时取膀胱截石位,用碘伏再擦洗 1 次,然后用生理盐水冲洗。② 术前应用抗生素,一般选用青霉素 800 万静脉滴注。③ 麻醉一般用哌替啶(杜冷丁)50 mg 即可。④ B 超阴道探头外面套上无菌、无害避孕套,扫描各胚胎的方位,选择最接近阴道壁,最容易穿刺的孕囊进行减灭术,穿刺针进入孕囊后,针尖靠近胎心搏动处,搅动数次,突然抽吸,导致胎心搏动停,并抽吸部分羊水;穿刺第一胚胎后,如需再穿刺,定位后以同样的方法穿刺抽吸下一个胚胎。术后休息 3 小时。

一周后,B 超复查,观察减灭的胎儿是否消失,保留的胎儿是否正常发育。

第二节 卵泡浆内单精子注射

随着 IVF-ET 技术的不断发展,衍生了一系列辅助生殖技术,卵泡浆内单精子注射(ICSI)就是最常用的一种。这是比利时的 Palemo 于 1992 年首创成功,由于该技术有很高的受精率,很快在全世界得到普遍推广。

一、适应证

(一) 男性不育 如严重的少精、弱精、畸形精子症,经过药物治疗无效,多次 AIH 术也未能成功;精子顶体缺乏或顶体反应不良;阻塞性无精子症,本来就没有治疗的希望和价值,通过 ICSI 技术使患者获得了生育的希望;随着精子和精子细胞分离技术的改进,用曲细精管精子或精子细胞做 ICSI,使那些严重生精功能低下的患者也有了希望。

(二) 透明带硬化卵子的体外受精 不成熟的卵子经体外培养后透明带会"变硬",即卵子透明带硬化,使精子穿透受阻,ICSI 能克服这一障碍。

(三) 免疫性不育 ICSI 也适用于免疫性不育的夫妇。

(四) IVF-ET 失败后 如 IVF 受精失败,可选择应用 ICSI 这一辅助生殖技术。

(五) 男子射精障碍 逆行射精和不射精患者可以采用 ICSI 辅助生殖技术获得成功。

(六) IVF16 小时未受精 在做 IVF16 小时后,卵子未受精,立即补行 ICSI,仍可达 70%的受精率。

二、ICSI 实验室准备

在 IVF 实验室基础上建立 ICSI 实验室。

(一) 仪器设备 常规 IVF 所必需的仪器：CO_2 培养箱、37℃干燥孵育箱、离心机、pH 测定仪、渗透压测定仪、纯水生产系统、分析天平等。除此之外，还必须一台倒置显微镜和一套显微操作系统。倒置显微镜的镜头应清晰，并连接闭路电视系统，可以监视、录像和教学；显微镜的工作台必须平稳，有吸震装置；显微镜工作台要有恒温的控制装置，温度在 37℃。

显微针一般都是进口成品，规格统一，清洁无菌。

(二) 材料准备

1. HEPE'S - HTF、PVP、矿物油、人工代用血清或女方血清。
2. 透明质酸酶溶液。
3. 胚胎生长液。
4. 已拉过的巴氏吸管。
5. 0.2 μm 的过滤器。
6. 进口的显微注射针，如 COOK 公司显微注射针。
7. 进口的固定针。
8. 60 mm 灭菌的培养皿，如 Falcon 1006。

三、术前准备

严格掌握适应证，向患者介绍 ICSI 的全过程，收费标准，还应讲明成功的概率和潜在危险性。术前签署知情同意书。

夫妇双方的术前检查同 IVF - ET。女方的促排卵方案的选择亦同于 IVF。

男方若为无精子患者，应排除染色体病变和 AZF 基因缺失。尽管在术前通过附睾穿刺或睾丸活检找到精子，也应告之患者万一在手术中找不到精子，应作好供精 ICSI 的思想准备和物质准备。术前也应签署作供精 ICSI 的知情同意书。

四、精子的准备

根据取精方法的不同，精子处理亦不同。

(一) 手淫法取精 采精室应尽量靠近 IVF 实验室。患者自行消毒龟头，将精液排入无菌、无毒的采集杯中，即刻送交实验室处理。精液处理一般采取上游法或 Pecoll 浓度梯度分离法。将优选的精子加入 HTF 液中，置于 37℃5%CO_2 培养箱中待用。

逆行射精患者，采集精液前先碱化尿液，手淫排精后，将尿液留于盛有碱性培养液的消毒杯中送实验室处理。

(二) 附睾穿刺取精 附睾穿刺取精在手术室中进行，常规消毒手术野皮肤，用 7½ 号静脉注射针连 20 ml 注射器，针筒内先吸入 1 ml 含有肝素的培养液，抽吸附睾液后，连同培养液一起注入培养皿中，送实验室处理。

(三) 从精曲小管中取精 如果附睾穿刺失败，未找到精子，切开睾丸，取出部分精曲小管，将精曲小管置入盛有 HTF 培养液的培养皿中，送实验室。实验室工作人员将精曲小管磨碎成混悬液，静置 37℃5%CO_2 培养箱内 3～4 小时。应用前，反复吹打、静置，待大块组织沉淀后，取上层液体离心后找精子。

（四）供精备用　如果附睾穿刺和睾丸精曲小管中均找不到精子，用冷冻的供精者精子，解冻后供 ICSI 使用。但必须事先征得患者丈夫的同意，并签署知情同意书。

五、卵子的准备

（一）去颗粒细胞　取卵后 2 小时，先把卵母细胞置于含有透明质酸酶的 M－HTF 中连续吹打数次，然后再将卵子移入 M－HTF 中，换用内径为 130～150 μm 的毛细玻璃管继续吹打，直到几乎完全去掉颗粒细胞。

（二）检查卵子的成熟度　GV 期卵子有核，无极体；MⅠ期卵子无核、无极体；MⅡ期卵子无核，有一个极体。MⅡ期卵子为成熟卵子，可以做 ICSI 用。GV 期和 MⅠ期卵子可进行体外培养，待成熟后再做 ICSI。

六、显微注射步骤

（一）挑选卵子　从培养箱中取出并挑选 MⅡ期成熟卵子，在 M－HTF 液中平衡，然后移卵子于培养基滴，每滴一个卵细胞。记录卵子的形态特征。

（二）精子制动　用穿刺针在 PVP 滴中的精子尾部中段猛烈制动，使其尾部损伤或断裂，直至其活动停止，将精子吸入针内，移至卵母细胞的微滴中（图Ⅱ－28）。

（三）固定卵细胞　调节固定针，通过负压轻轻吸住卵细胞，使极体位于 6 点或 12 点的位置。

（四）显微注射　将精子移至穿刺针的针尖部位，在 3 点位置穿刺针刺入卵细胞。穿过透明带后，继续进针，此时卵细胞如苹果状有一个陷窝，说明此时还没有穿透卵泡膜。调整平面再快速进针，可穿破卵胞膜（图Ⅲ－2）。回吸少量胞质以确定卵胞膜已破后，立即停止回吸胞质。即将精子注入卵细胞内，注意尽量少注入 PVP 滴。

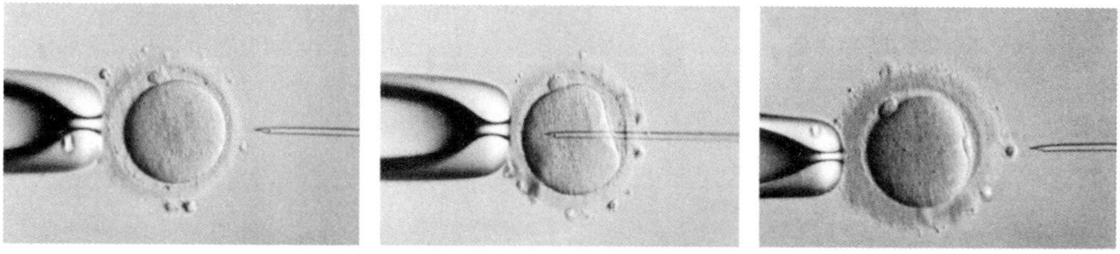

1　　2　　3

图Ⅲ－2　卵泡浆内单精子注射（ICSI）

（五）观察注射结果　当精子注入卵细胞后，将注射针移走，观察卵胞膜是否回复正常，是否有胞质的外漏，并观察精子注入的部位。确定注射成功后，释放经注射的卵子，移走固定针，准备再次注射。再次注射前必须将穿刺针移至 PVP 滴中，进行吸进、吹出数次冲洗穿刺针，确定针内无胞质及其他黏性物质残留，否则将影响下次注射。

（六）受精卵的培养与胚胎移植　单精子注射后的卵细胞用 HTF 液清洗数次后，移至 30 μl 的 P_1GM 液中，置入 37℃5%CO_2 培养箱内孵育。培养 16 小时后观察受精情况。受精卵继续培养 24 小时，观察卵裂情况。再培养 24 小时，将胚胎进行评分。选择优质胚胎移植入子宫，每次移植 2～3 个胚胎。如有多余的优质胚胎冷冻保存。冷冻保存胚胎应告知患者夫妇，交纳一定的保存费，并签署胚胎知情同意书。

七、ICSI的安全性

ICSI技术的诞生，为男性不育症的治疗带来革命性变化。自1992年比利时的Palermo首次报道通过ICSI获得妊娠成功以来，迄今已有数万名ICSI婴儿出生。由于ICSI把自然状态下很难受精的精子直接注入卵细胞内，从而回避了自然选择的过程。因此，使人们不能不产生疑虑：会不会将遗传缺陷传给下一代？单精子注射难免会对卵子产生损伤，而造成染色体的不分离？但目前未有证据证明ICSI的致畸率高。1998年Bonducll追踪了共1 987个ICSI婴儿，其致畸率为2.3%(46/1987)；Palermo跟踪了共2 059个ICSI出生的婴儿，其致畸率为1.8%(38/2059)，与一般人群致畸率2.0%～2.8%无区别。尽管如此，还必须在做ICSI前，对不育男子作相关的染色体检查和AZF基因检测，让患者了解ICSI可能存在的潜在危险。种植前诊断和产前检查可避免严重畸形胎儿的出生。

第三节　配子输卵管内移植术

配子输卵管内移植术(GIFT)是直接将卵母细胞和洗涤后的精子移植到输卵管壶腹部的一种助孕技术，是继IVF－ET之后发展起来的比较成熟的助孕技术之一。1983年Tesarik报道在显微外科手术治疗输卵管阻塞时，将配子移植到输卵管内而获成功妊娠。1984年Asch报道了第1例在腹腔镜下施行GIFT后而获得成功分娩。此后，腹腔镜下GIFT得到了推广。由于该项技术对实验室设备和技术要求较低，且配子在输卵管内受精，比较符合正常的生理条件，因此GIFT也是临床上常用的一种辅助生殖技术。

一、适应证和基本条件

(一) 适应证　GIFT的适应证与IVF－ET基本相同。

1. *原因不明性不育*　在那些不明原因的不孕症中，可能存在某种客观上无法确定的因素，如精子运输异常和受精能力异常，也可能输卵管拾卵功能异常。这些因素可以通过GIFT克服。

2. *男方少精、弱精症*　精子密度较低，在$(5\sim20)\times10^6$/ml，或精子密度虽然正常，但是，a+b级精子<25%，AIH未成功，可以考虑GIFT。

3. *子宫内膜异位症*　Ⅰ～Ⅱ期子宫内膜异位症，年龄超过30岁，可考虑GIFT，Ⅲ～Ⅳ期子宫内膜异位症，先给予药物和手术治疗，再行GIFT。

4. *3次以上AIH失败。*

5. *排卵障碍*　黄素化未破裂卵泡综合征患者，如经HCG注射无效，可考虑GIFT。

6. *免疫性不孕。*

7. *宫颈因素*　包括慢性宫颈炎、宫颈黏液数量和质量异常，致使精子的活动、储存、成活与获能不好。

(二) 基本条件

1. 男女双方均没有急性生殖道感染，如衣原体、支原体感染，霉菌、滴虫感染，也不存在性传播性疾病。并排除盆腔结核和输卵管结核。

2. 精子密度应达到 5 万～10 万/ml 以上，活率应＞25%。a＋b 级精子总数能超过 5 万。

3. 至少有一条形态和功能基本正常的输卵管。

4. 子宫正常，具备正常妊娠的潜能。

5. 卵巢有一定的储备能力。月经第 3 天，血 FSH＜10 IU/L，E_2＜45 pg/ml。

6. 双方身体健康，无传染性、遗传性疾病，无精神疾病。

二、GIFT 的步骤

(一) 诱发排卵 目前几乎所有生殖中心，采用 GIFT 辅助生殖技术时，均应用诱发排卵，来获取较多的成熟卵子。常用的方案有下面几种。

1. *CC＋HMG＋HCG 方案* 这是笔者常用的方案。月经第 3 天开始，每天口服克罗米芬(CC)50 mg，连服 5 天；月经第 8 天开始每天注射 HMG 2 支(150 U)共 3 天。月经第 11 天开始监测卵泡，当卵泡直径达 18 mm，子宫内膜达 9 mm 时注射 HCG 6 000～10 000 U。

2. *HMG＋HCG 方案* 从月经第 3 天开始注射 HMG 2 支(150 U)，每天 1 次。月经第 10 天开始 B 超监测卵泡，当卵泡直径＞18 mm，宫颈评分≥8 分时停用 HMG，24～48 小时后注射 HCG 针 6 000～10 000 U。

3. *FSH＋HMG＋HCG 方案* 对以往促排卵反应不好者应用此方案。

于月经第 3 天开始用 FSH，每天 150 U，连用 2 天。月经第 5 天开始注射 HMG，每天 3 支(每支 75 U)，连用 5 天。月经第 10 天开始 B 超监测卵泡。当卵泡直径＞18 mm，宫颈评分≥8 分时停用 HMG，24～48 小时后注射 HCG。

4. *控制性超促排卵方案(COH)* 不少生殖中心在施行 GIFT 周期，采用 GnRHa 降调，控制超促排卵。使用的长方案或短方案同于 IVF－ET。

(二) 取卵 取卵时间一般在注射 HCG 后 36 小时。取卵方法有以下几种。

1. *腹腔镜下取卵* 第一例成功的 GIFT 是在腹腔镜下取卵，也是早期 GIFT 普遍采用的方法，取卵和移植一次完成。

按腹腔镜手术的常规操作，消毒皮肤，在脐部切一小口，插入腹腔镜，用充气针向腹腔充气，气体一般采用 5%的 CO_2，目前也有用 90%的 N_2 和 5%的 CO_2 混合气体；于耻骨上正中部位造口，作为第二个穿刺点，用无损伤的抓钳提起卵巢固有韧带，暴露卵巢和卵泡。直视下，通过第三穿刺点放入穿刺针，带负压穿入卵泡内，吸出卵泡液和卵子。交实验室用 M－HTF 液冲洗数次，在解剖显微镜下找出卵母细胞，并将卵母细胞分级。移植时挑选成熟的卵母细胞。抽吸时负压不宜过大，以免损伤卵母细胞。负压一般在 13.3～19.5 kPa(100～150 mmHg)。

2. *B 超引导下经阴道穿刺取卵* 具体方法同 IVF－ET。

(三) 精子的采集和处理 在取卵前 2 小时取精液，精子的处理可选用上游法或 Percoll 密度梯度离心法。最后用 HTF 液将精子密度调整到 5 万～10 万/20 μl 个活动精子，置 37℃ 5%CO_2 培养箱中待用。

(四) 配子移植到输卵管 GIFT 有两种方法可供选用。

1. *腹腔镜下 GIFT* 如系腹腔下取卵，将取卵和移植一次完成。如采用 B 超引导下经阴道取卵,等实验室将卵子和精子处理后,做腹腔镜手术(略)。插入腹腔镜常规检查盆腔脏器,然后用无损伤的抓钳提起输卵管系膜的对侧伞端,找到输卵管开口,将导管插入输卵管壶腹部 2～3 cm。

移植管依次吸入 20 μl 精液(含 10 万个活动精子),5 μl 空气,20 μl 培养液(含 2～3 个卵子)再吸入 5 μl 空气,10 μl 精液。精卵之间用空气隔开,避免精子和卵子在体外接触而受精。然后将移植管插入导管,缓慢将精液和含有卵子的培养液注入输卵管壶腹部。稍等数分钟,退出移植管交实验室检查,是否还有卵子遗留在管内。术后吸出腹腔内的气体。

2. *经宫颈输卵管插管行配子移植(TV－GIFT)* 近年来,宫腔镜应用比较普遍。因此,TV－GIFT 一般都在宫腔镜下或输卵管镜下移植。插管用的导管多数选用 COOK 公司的 KJITS—2 000 型和 KJITS—5 000 型。

在宫腔镜下将导管插入输卵管开口处,然后将准备好的吸有精子和卵子的移植管送入导管,无明显阻力继续插入移植管,达输卵管峡部(约 3～4 cm)缓慢注入精卵混合液,经 2～3 分钟,停留数分钟后退出移植管,交实验室在镜下检查确定无卵子遗留在管内,再缓慢退出导管。

三、黄体支持与妊娠诊断

GIFT 与 IVF 一样,配子移植后应支持黄体功能。一般在移植当日开始用黄体酮 40 mg,每天一次,用半个月。移植后半个月测晨尿 HCG,如为阳性,继续用黄体酮 6～8 周。如用 GnRHa 长方案 COH,黄体酮的用量应增加至每天 60～100 mg。也可用 HCG 支持黄体,在移植日开始,肌内注射 HCG 2 000 U,每隔 2 天 1 次,共 4 次。如诊断妊娠,改为每周 2 次。直至妊娠 8～10 周停止。

第四节 其他辅助生殖技术

自从 1978 年第一例试管婴儿诞生以来,辅助生殖技术得到了迅速发展和不断完善。除了开展 IVF－ET、ICSI 和 GIFT 以外,还衍生了许多其他辅助生殖技术,由于应用不普遍,只作一般常识介绍。

一、体外受精阴道培养法

体外受精阴道培养法(intravaginal culture,IVC)是将精卵密封在含有 HTF 培养液的试管内,然后置于女方阴道内 48 小时,使之在阴道内培养,并完成受精。48 小时后取出试管,检出优质胚胎移植到子宫内。该方法促排卵治疗、取卵、卵子和精子的处理同 IVF。IVC 较 IVF 方法简单。据法国 Ranoux 报道,其妊娠率与 IVF－ET 无显著差异。

二、合子输卵管内移植

合子输卵管内移植(zygote intrafallopian transfer,ZIFT)是将精子和卵子在体外受精后,形成受精卵(合子)移植到输卵管壶腹部的一种技术。也有将培养到 4～8 细胞的胚胎做输卵管内移植。

三、赠卵

1984 年 Lutjen 报道了利用卵子捐赠手术，结合 IVF－ET，使一位卵巢早衰的妇女成功地获得妊娠，并出生了正常新生儿。从那以后，赠卵(oocyte donation)的使用在世界各地普遍使用，使那些卵巢功能减退，但又急需要生育的妇女有了希望。

该项技术的关键是利用人工周期疗法，使供卵者和受卵者月经周期和子宫内膜发育同步。

适应证：① 卵巢早衰；② 卵巢抵抗综合征；③ 卵巢去势；④ 绝经期前后的妇女；⑤ 女方有遗传性疾病；⑥ 反复 IVF－ET 或 ICSI 失败者。

卵子的来源：① 志愿者；② 知情捐赠者；③ 多余的卵子。

赠卵的伦理学问题引起社会各界的关注和争议，特别是知情捐赠者，对将来出生的孩子产生情感、相互抚养问题，会引起纠纷。孩子将来对自己生物学母亲的知情权会引起情感纠纷。因此，术前双方应签署捐赠协议，将可能发生的上述问题协议解决。

四、胚胎捐赠

胚胎捐赠(enbryo donation)也是辅助生殖技术中比较成功的形式。其适应证为：① 卵巢功能低下；② 绝经期妇女；③ 夫妇双方生育能力均低下；④ 反复 IVF－ET 和 ICSI 失败。

其伦理学问题与开展赠卵技术一样，术前应签署捐赠协议。但一般不主张开展这项技术。

五、植入前遗传学检查

植入前遗传学检查(preimplantation genetic diagnosis，PGD)技术是早期产前遗传学诊断的一种形式，是建立在 IVF 基础上的一项新的辅助生殖技术，俗称第三代试管婴儿。通常将成熟的卵母细胞中取出极体或从 4～8 细胞的胚胎取部分细胞进行遗传学分析，然后将确定无遗传病的胚胎移植入子宫内。理论上，这是一种优生优育的良好方法。自从 1990 年世界上第一例的 PGD 婴儿诞生以来至今已有 14 年之多，但这项技术推广并不快。究其原因有两个方面。第一，技术复杂，费用昂贵；第二，通过 PGD 只能防止小部分遗传病的产生。因此，影响了患者的接受能力。尽管如此，这项技术毕竟是一项新的具有挑战性的技术，对优生优育具有广阔的发展前景。

PGD 方法有两种：① 利用多聚酶链反应(PCR)；② 应用荧光原位杂交(FISH)技术，进行移植前的遗传学诊断。两种方法，应用较多的是 FISH 技术。随着遗传学研究的发展，PGD 技术的应用将会越来越普遍。

（陈　莉　陈利生　张爱君）

第三章 人类辅助生殖技术法规与伦理原则

第一节 人类辅助生殖技术法规

中华人民共和国卫生部于2001年颁143号文件，对人类辅助生殖技术(ART)的技术规范作出了明确的规定。

一、体外受精-胚胎移植及其衍生技术规范

体外受精-胚胎移植及其衍生技术目前主要包括体外受精-胚胎移植、配子或合子输卵管内移植、卵胞浆内单精子显微注射、胚胎冻融、植入前胚胎遗传学诊断等。

(一) 基本要求

1. *机构设置条件*

(1) 必须是持有《医疗机构执业许可证》的综合性医院、专科医院或持有《计划生育技术服务机构执业许可证》的省级以上(含省级)的计划生育技术服务机构。

(2) 中国人民解放军医疗机构开展体外受精-胚胎移植及其衍生技术，根据两个《办法》的规定，由所在的省、自治区、直辖市卫生行政部门或总后卫生部科技部门组织专家论证、审核并报国家卫生部审批。

(3) 中外合资、合作医疗机构必须同时持有卫生部批准证书和原外经贸部(现商务部)颁发的《外商投资企业批准证书》。

(4) 机构必须设有妇产科和男科临床并具有妇产科住院开腹手术的技术和条件。

(5) 生殖医学机构由生殖医学临床(简称临床)和体外受精实验室(简称实验室)两部分组成。

(6) 机构必须具备选择性减胎技术。

(7) 机构必须具备胚胎冷冻、保存、复苏的技术和条件。

(8) 机构如同时设置人类精子库，不能设在同一科室，必须与生殖医学机构分开管理。

(9)凡计划拟开展人类辅助生殖技术的机构，必须由所在省、区、市卫生行政部门根据区域规划、医疗需求予以初审，并上报卫生部批准筹建。筹建完成后由卫生部组织专家进行预准入评审，试运行一年后再行正式准入评审。

(10) 实施体外受精-胚胎移植及其衍生技术必须获得卫生部的批准证书。

2. *在编人员要求* 机构设总负责人、临床负责人和实验室负责人，临床负责人与实验室负责人不得由同一人担任。

生殖医学机构的在编专职技术人员不得少于12人，其中临床医师不得少于6人(包括男科执业医师1人)，实验室专业技术人员不得少于3人，护理人员不得少于3人。上述人员须接受卫生部指定医疗机构进行生殖医学专业技术培训。

外籍、中国台湾地区及香港和澳门特别行政区技术人员来内地从事人类辅助生殖诊疗活动须按国家有关管理规定执行。

临床医师

(1) 专职临床医师必须具备医学学士学位并已获得中级以上技术职称或具备生殖医学硕士学位的妇产科或泌尿男科专业的执业医师。

(2) 临床负责人须由从事生殖专业具有高级技术职称的妇产科执业医师担任。

(3) 临床医师必须具备以下方面的知识和工作能力：即应① 掌握女性生殖内分泌学临床专业知识，特别是促排卵药物的使用和月经周期的激素调控。② 掌握妇科超声技术，并具备卵泡超声监测及B超介导下阴道穿刺取卵的技术能力，具备开腹手术的能力；具备处理人类辅助生殖技术各种并发症的能力。

(4) 机构中应配备专职男科临床医师，掌握男性生殖医学基础理论和临床专业技术。

实验室技术人员

(1) 胚胎培养实验室技术人员必须具备医学或生物学专业学士以上学位或大专毕业并具备中级技术职称。

(2) 实验室负责人须由医学或生物学专业高级技术职称人员担任，具备细胞生物学、胚胎学、遗传学等相关学科的理论及细胞培养技能，掌握人类辅助生殖技术的实验室技能，具有实验室管理能力。

(3) 至少一人具有按世界卫生组织精液分析标准程序处理精液的技能。

(4) 至少一人在卫生部指定的机构接受过精子、胚胎冷冻及复苏技术培训，并系统掌握精子、胚胎冷冻及复苏技能。

(5) 开展卵胞浆内单精子显微注射技术的机构，至少有一人在卫生部指定机构受过本技术的培训，并具备熟练的显微操作及体外受精与胚胎移植实验室技能。

(6) 开展植入前胚胎遗传学诊断的机构，必须有专门人员受过极体或胚胎卵裂球活检技术培训，熟练掌握该项技术的操作技能，掌握医学遗传学理论知识和单细胞遗传学诊断技术，所在机构必须具备遗传咨询和产前诊断技术条件。

护士

护士须有护士执业证书，受过生殖医学护理工作的培训，护理工作的负责人必须具备中级技术职称。

3. *场所要求*

(1) 场所须包括候诊区、诊疗室、检查室、取精室、精液处理室、资料档案室、清洗室、缓冲区(包括更衣室)、超声室、胚胎培养室、取卵室、体外受精实验室、胚胎移植室及其他辅助场所。

(2) 用于生殖医学医疗活动的总使用面积不小于 260 m^2。

(3) 场所布局合理，符合洁净要求，建筑和装修材料要求无毒，应避开对工作产生不良影响的化学源和放射源。

(4) 工作场所须符合医院建筑安全要求和消防要求，保障水电供应。各工作间应具备空气消毒设施。

(5) 主要场所应符合以下要求：

超声室：使用面积不小于 15 m^2，环境符合卫生部医疗场所Ⅲ类标准。

取精室：与精液处理室邻近，使用面积不小于 5 m^2，并有洗手设备。

精液处理室：使用面积不小于 10 m^2。

取卵室：供 B 超介导下经阴道取卵用，使用面积不小于 25 m^2，环境符合卫生部医疗场所Ⅱ类标准。

体外受精实验室：使用面积不小于 30 m^2，并具备缓冲区。环境符合卫生部医疗场所Ⅰ类标准，建议设置空气净化层流室。胚胎操作区必须达到百级标准。

胚胎移植室：使用面积不小于 15 m^2，环境符合卫生部医疗场所Ⅱ类标准。

4. **设备条件**

(1) B 超机：2 台(配置阴道探头和穿刺引导装置)。

(2) 负压吸引器。

(3) 妇科床。

(4) 超净工作台：3 台。

(5) 解剖显微镜。

(6) 生物显微镜。

(7) 倒置显微镜(含恒温平台)。

(8) 精液分析设备。

(9) 二氧化碳培养箱(至少 3 台)。

(10) 二氧化碳浓度测定仪。

(11) 恒温平台和恒温试管架。

(12) 冰箱。

(13) 离心机。

(14) 实验室常规仪器：pH 计、渗透压计、天平、电热干燥箱等。

(15) 配子和胚胎冷冻设备：包括冷冻仪、液氮储存罐和液氮运输罐等。

申报开展卵胞浆内单精子显微注射技术的机构，必须具备显微操作仪 1 台。

5. **其他要求** 开展体外受精与胚胎移植及其衍生技术的机构还必须具备以下条件：

(1) 临床常规检验(包括常规生化、血尿常规、影像学检查、生殖免疫学检查)。

(2) 生殖内分泌实验室及其相关设备。

(3) 细胞和分子遗传学诊断实验室及其相关设备，开展植入前胚胎遗传学诊断的机构，必须同时具备产前诊断技术的认可资格。

(4) 开腹手术条件。

(5) 住院治疗条件。

(6) 用品消毒和污物处理条件。

(二) 管理

1. 实施体外受精与胚胎移植及其衍生技术的机构，必须遵守国家人口和计划生育法规和条例的规定，并与不育夫妇签署相关技术的《知情同意书》和《多胎妊娠减胎术同意书》。

2. 机构必须预先认真查验不育夫妇的身份证、结婚证和符合国家人口和计划生育法规和条例规定的生育证明原件，并保留其复印件备案；涉外婚姻夫妇及外籍人员应出示护照及婚姻证明并保留其复印件备案。

3. 机构必须按期对工作情况进行自查，按要求向卫生部提供必须的各种资料及年度报告。

4. 机构的各种病历及其相关记录，须按卫生部和国家中医药管理局卫医发〔2002〕193号“关于印发《医疗机构病历管理规定》的通知”要求，予以严格管理。

5. 机构实施供精体外受精与胚胎移植及其衍生技术，必须向供精的人类精子库及时准确地反馈受者的妊娠和子代等相关信息。

6. 规章制度　机构应建立以下制度。

(1) 生殖医学伦理委员会工作制度。

(2) 病案管理制度。

(3) 随访制度。

(4) 工作人员分工责任制度。

(5) 接触配子、胚胎的实验材料质控制度。

(6) 各项技术操作常规。

(7) 特殊药品管理制度。

(8) 仪器管理制度。

(9) 消毒隔离制度。

(10) 材料管理制度。

7. 技术安全要求

(1) 要求机构具有基本急救条件，包括供氧、气管插管等用品和常用急救药品和设备等。

(2) 采用麻醉技术的机构，必须配备相应的监护、抢救设备和人员。

(3) 实验材料必须无毒、无尘、无菌，并符合相应的质量标准。

(4) 实验用水须用去离子超纯水。

(5) 每周期移植胚胎总数不得超过3个，其中35岁以下妇女第一次助孕周期移植胚胎数不得超过2个。

(6) 与配子或胚胎接触的用品须为一次性使用耗材。

(7) 实施供精的体外受精与胚胎移植及其衍生技术的机构，必须参照人工授精的有关规定执行。

(三) 适应证与禁忌证

1. 适应证

(1) 体外受精-胚胎移植适应证：

1) 女方各种因素导致的配子运输障碍。

2) 排卵障碍。

3) 子宫内膜异位症。

4) 男方少、弱精子症。

5) 不明原因的不育。

6) 免疫性不育。

(2) 卵泡浆内单精子显微注射适应证：

1) 严重的少、弱、畸精子症。

2) 不可逆的梗阻性无精子症。

3）生精功能障碍(排除遗传缺陷疾病所致)。

4）免疫性不育。

5）体外受精失败。

6）精子顶体异常。

7）需行植入前胚胎遗传学检查者。

(3) 植入前胚胎遗传学诊断适应证：目前主要用于单基因相关遗传病、染色体病、性连锁遗传病及可能生育异常患儿的高风险人群等。

(4) 接受卵子赠送适应证：

1）丧失产生卵子的能力。

2）女方是严重的遗传性疾病携带者或患者。

3）具有明显影响卵子数量和质量的因素。

(5) 赠卵的基本条件：

1）赠卵是一种人道主义行为，禁止任何组织和个人以任何形式募集供卵者进行商业化的供卵行为。

2）赠卵只限于人类辅助生殖治疗周期中剩余的卵子。

3）对赠卵者必须进行相关的健康检查(参照供精者健康检查标准)。

4）赠卵者对所赠卵子的用途、权利和义务应完全知情并签订知情同意书。

5)每位赠卵者最多只能使 5 名妇女妊娠。

6)赠卵的临床随访率必须达 100%。

2. 禁忌证

(1) 有以下情况之一者，不得实施体外受精-胚胎移植及其衍生技术：

1）男女任何一方患有严重的精神疾患、泌尿生殖系统急性感染、性传播性疾病。

2）患有《母婴保健法》规定的不宜生育的、目前无法进行胚胎植入前遗传学诊断的遗传性疾病。

3）任何一方具有吸毒等严重不良嗜好。

4）任何一方接触致畸量的射线、毒物、药品并处于作用期。

(2) 女方子宫不具备妊娠功能或严重躯体疾病不能承受妊娠。

(四) 质量标准

1. 为了切实保障患者的利益，维护妇女和儿童健康权益，提高人口质量，严格防止人类辅助生殖技术产业化和商品化，及确保该技术更加规范有序进行，任何生殖机构每年所实施的体外受精与胚胎移植及其衍生技术不得超过 1 000 个取卵周期。

2. 机构对体外受精-胚胎移植出生的随访率不得低于 95%。

3. 体外受精的受精率不得低于 65%，卵泡浆内单精子显微注射的受精率不得低于 70%。

4. 取卵周期临床妊娠率在机构成立的第一年不得低于 15%，第二年以后不得低于 20%；冻融胚胎的移植周期临床妊娠率不得低于 10%[移植周期临床妊娠率=(临床妊娠数/移植周期数)×100%]。

5. 对于多胎妊娠必须实施减胎术，避免双胎，严禁 3 胎和 3 胎以上的妊娠分娩。

二、人工授精技术规范

见第三编第一章第二节供精人工授精。

第二节　人类辅助生殖技术伦理原则

一、人类辅助生殖技术伦理原则

人类辅助生殖技术是治疗不育症的一种医疗手段。为安全、有效、合理地实施人类辅助生殖技术，保障个人和家庭以及后代的健康和利益，维护社会公益，特制定以下伦理原则。

（一）有利于患者的原则

1. 综合考虑患者病理、生理、心理及社会因素，医务人员有义务告诉患者目前可供选择的治疗手段、利弊及其所承担的风险，在患者充分知情的情况下，提出有医学指征的选择和最有利于患者的治疗方案。

2. 禁止以多胎和商业化供卵为目的的促排卵。

3. 不育夫妇对实施人类辅助生殖技术过程中获得的配子、胚胎拥有其选择处理方式的权利，技术服务机构必须对此有详细的记录，并获得夫、妇或双方的书面知情同意。

4. 患者的配子和胚胎在未征得其知情同意情况下，不得进行任何处理，更不得进行买卖。

（二）知情同意的原则

1. 人类辅助生殖技术必须在夫妇双方自愿同意并签署书面知情同意书后方可实施。

2. 医务人员对人类辅助生殖技术适应证的夫妇，需使其了解实施该技术的必要性、实施程序、可能承受的风险以及为降低这些风险所采取的措施、该机构稳定的成功率、每周期大致的总费用及进口、国产药物选择等与患者作出合理选择相关的实质性信息。

3. 接受人类辅助生殖技术的夫妇在任何时候都有权提出终止该技术的实施，并且不会影响对其今后的治疗。

4. 医务人员必须告知接受人类辅助生殖技术的夫妇及其已出生孩子随访的必要性。

5. 医务人员有义务告知捐赠者对其进行健康检查的必要性，并获取书面知情同意书。

（三）保护后代的原则

1. 医务人员有义务告知受者，通过人类辅助生殖技术出生的后代与自然受孕分娩的后代享有同样的法律权利和义务，包括后代的继承权、受教育权、赡养父母的义务、父母离异时对孩子监护权的裁定等。

2. 医务人员有义务告知接受人类辅助生殖技术治疗的夫妇，他们通过对该技术出生的孩子（包括对有出生缺陷的孩子）负有伦理、道德和法律上的权利和义务。

3. 如果有证据表明实施人类辅助生殖技术将会对后代产生严重的生理、心理和社会损害，医务人员有义务停止该技术的实施。

4. 医务人员不得对近亲间及任何不符合伦理、道德原则的精子和卵子实施人类辅助生殖技术。

5. 医务人员不得实施代孕技术。

6. 医务人员不得实施胚胎赠送助孕技术。

7. 在尚未解决人卵胞浆移植和人卵核移植技术安全性问题之前,医务人员不得实施以治疗不育为目的的人卵胞浆移植和人卵核移植技术。

8. 同一供者的精子、卵子最多只能使5名妇女受孕。

9. 医务人员不得实施以生育为目的的嵌合体胚胎技术。

(四)社会公益原则

1. 医务人员必须严格贯彻国家人口和计划生育法律法规,不得对不符合国家人口和计划生育法规和条例规定的夫妇和单身妇女实施人类辅助生殖技术。

2. 根据《母婴保健法》,医务人员不得实施非医学需要的性别选择。

3. 医务人员不得实施生殖性克隆技术。

4. 医务人员不得将异种配子和胚胎用于人类辅助生殖技术。

5. 医务人员不得进行各种违反伦理、道德原则的配子和胚胎实验研究及临床工作。

(五)保密原则

1. 互盲原则 凡使用供精实施的人类辅助生殖技术,供方与受方夫妇应保持互盲,供方与实施人类辅助生殖技术的医务人员应保持互盲,供方与后代保持互盲。

2. 机构和医务人员对使用人类辅助生殖技术的所有参与者(如卵子捐赠者和受者)有实行匿名和保密的义务。匿名是藏匿供体的身份;保密是藏匿受体参与配子捐赠的事实以及对受者有关信息的保密。

3. 医务人员有义务告知捐赠者不可查询受者及其后代的一切信息,并签署书面知情同意书。

(六)严防商业化的原则

机构和医务人员对要求实施人类辅助生殖技术的夫妇,要严格掌握适应证,不能受经济利益驱动而滥用人类辅助生殖技术。

供精、供卵只能是以捐赠助人为目的,禁止买卖,但是可以给予捐赠者必要的误工、交通和医疗补偿。

(七)伦理监督的原则

1. 为确保以上原则的实施,实施人类辅助生殖技术的机构应建立生殖医学伦理委员会,并接受其指导和监督。

2. 生殖医学伦理委员会应由医学伦理学、心理学、社会学、法学、生殖医学、护理学专家和群众代表等组成。

3. 生殖医学伦理委员会应依据上述原则对人类辅助生殖技术的全过程和有关研究进行监督,开展生殖医学伦理宣传教育,并对实施中遇到的伦理问题进行审查、咨询、论证和建议。

二、技术人员行为准则

1. 必须严格遵守国家人口和计划生育法律法规。

2. 必须严格遵守知情同意、知情选择的自愿原则。

3. 必须尊重患者隐私权。

4. 禁止无医学指征的性别选择。

5. 禁止实施代孕技术。

6. 禁止实施胚胎赠送。

7. 禁止实施以治疗不育为目的的人卵泡浆移植及核移植技术。

8. 禁止人类与异种配子的杂交;禁止人类体内移植异种配子、合子和胚胎。禁止异种体内移植人类配子、合子和胚胎。

9. 禁止以生殖为目的对人类配子、合子和胚胎进行基因操作。

10. 禁止实施近亲间的精子和卵子结合。

11. 在同一治疗周期中,配子和合子必须来自同一男性和同一女性。

12. 禁止在患者不知情和不自愿的情况下,将配子、合子和胚胎转送他人或进行科学研究。

13. 禁止给不符合国家人口和计划生育法规和条例规定的夫妇和单身妇女实施人类辅助生殖技术。

14. 禁止开展人类嵌合体胚胎试验研究。

15. 禁止克隆人。

（陈予雯　陈利生　陈　莉）

主要参考文献

1. 张慧琴主编. 生殖医学理论与实践. 上海：世界图书出版公司，2005，318－332.

2. 郭应禄，李宏军主编. 男性不育. 北京：人民军医出版社，2003，331—336.

3. 黄荷凤主编. 现代辅助生育技术，北京：人民军医出版社，2003，102—167.

4. 罗丽兰. 不孕与不育，北京：人民卫生出版社，1998，430—437.

5. 张惜阴主编. 实用妇产科学(第2版). 北京：人民卫生出版社，2003，820—831.

6. 李美芝主编. 妇科内分泌学，北京：人民军医出版社，201—208.

7. 黄荷凤主编. 现代辅助生育技术。北京：人民军医出版社，2003，277—282.

8. 葛秦生主编. 临床生殖内分泌学，北京：科学技术文献出版社，2001，331—420.

9. 李建平. 人类精子库数据管理系统的初步建立. 中华男科学杂志，2002，8(5)：373.

10. 钱立新，杨金胜，吴宏飞. 人类精子库计算机管理系统的开发与应用. 中华男科学杂志，2005，(11) 65－67.

11. 韦相才等. 精子分离两种方法的比较和评价，中华男科学，2000，6(4)：234.

12. 庄广伦. 辅助生育技术的新进展，中华妇产科杂志，2001，36(4)：252—254.

13. 杨 卉. 高催乳素血症的研究进展，国外医学计划生育分册，2004，23(3)：147—150.

14. 胡晓霞. 血清测定及宫腔声学造影诊断子宫腺肌病。实用妇产科杂志，1999，15：265—267.

15. Nani J M, Jeyendran R S sperm processing: glass wool column filtration. Arch Androl, 2001, 47(1): 15.

16. Gardner DK, Weisismen A, Honles CM, et al. Textbook of Assisted Reproductive Rechniques

17. AK man MA, Erden H F, Tosun S B, et al. Addition of Gn RH antagonist in cycles of poor responders under going IVF. Hum Reprod, 2000, 15(10): 2145—2147.

18. Schoolcraft WB, Surrey ES, Gardner DK, et al. Embryo transfer: techniques and variables affecting success, Fertil, 2001, 76(5): 863—870.

19. Chung PH, Yeko TR, Mayer J C, et al. Gamete intrafallopian transfer. Does smoking play a roce? Reprod Med, 1997, 42(2): 65—70.

20. Palermo GD, Neri QV, Hariprashad J J, et al. ICSI and out come. Semin Reprod Med, 2000, 18(2): 161—169.

21. Ginsburg J, Hardiman P. Thomas M. Vaginal bnomocriptine. Lancet, 1991, 338: 1205.

22. Genazzani A D, Petrglia F, Genazzani A R, et al. Amenorrhea evidence of altered central neuromodulation. Fertil steril, 1996, 65: 935—938.

23. Vera-Lustra O, Luis J, Luis R, et al. Prolactin and autoimmun. Autoimmun Rev, 2002, 1: 360—364.

24. Could well WT, Rovit R L, Weiss M H. Role of surgery in the treatment of microprolactinomas. Neurosurg Clin N Am, 2003, 14(1): 89—92.